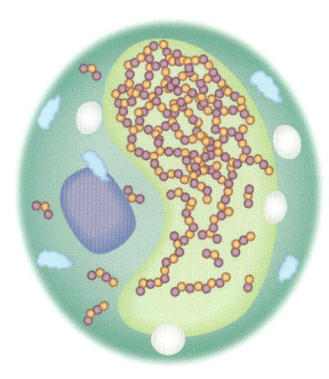

ムコ多糖症 UPDATE

総監修	岐阜大学名誉教授 **折居 忠夫**
編 集 (五十音順)	東京慈恵会医科大学小児科学講座 教授 **井田 博幸** 東京慈恵会医科大学遺伝病研究講座 教授 **衞藤 義勝** 国立成育医療研究センター ライソゾーム病センター センター長 **奥山 虎之** 岐阜大学医学部 医学教育開発研究センター 教授 **鈴木 康之** 大阪市立大学大学院医学研究科 発達小児医学 准教授 **田中 あけみ**

序文

　ムコ多糖症の研究は欧米で先行し、1952年（昭和27年）Hurler 病がムコ多糖蓄積症であることが化学的に証明され、1957～1958年（昭和32～33年）Hurler 病に酸性ムコ多糖尿が見出され、1964年（昭和39年）Hurler 病はライソゾーム病であると提唱されました。1972年（昭和47年）Hurler 病、Scheie病、Sanfilippo病AおよびB、1973年（昭和48年）Hunter病、Maroteaux-Lamy病、Sly病、1974年（昭和49年）Morquio病、1978年（昭和53年）Sanfilippo病Cの欠損酵素が次々と発見されました。日本では1964年（昭和39年）にオリンピックが東京で開催され、戦後の復興が一段落した時代ですが、日本でのムコ多糖症の研究水準は機関銃と竹槍くらいの大きな差がありました。しかし、遅ればせながら、1965年（昭和40年）前後から次第に日本小児代謝研究会（現在の日本先天代謝異常学会）へ、東大、金沢大、九州大、大阪市大、札幌医大などから演題が発表され活発となり、診断面では尿の分析から、欠損酵素、遺伝子解析へ、治療面でも対症療法から、造血幹細胞移植、酵素補充療法など世界レベルの貢献をなし、現在に至っており、研究費、研究施設、研究設備、研究環境など、諸外国に比べ、なお多くの格差のある中で、善戦しているのは、研究者、医師、医療スタッフなど、これまでの先人の筆舌に尽くし難い労苦によることを忘れてはなりません。

　ムコ多糖症は現在、7疾患グループ、11酵素欠損症に分かれ、重症から軽症型まであり、ライソゾーム病では最も頻度の高い疾患に属していますが、臨床医にとっては希少の難病であり、かつ、診断に苦慮することが多く、軽症型では20～30代で診断される例も少なくありません。最近、本邦でもムコ多糖症Ⅰ、ⅡおよびⅥに対する酵素補充療法（ERT）が薬価収載されました。近年、新生児期のマススクリーニング法が開発されつつあり、実用化されるでしょう。しかし、現在、生存中の患者さんについては、臨床医が疑いを抱き、診断へとつなげなければなりません。ここで遺伝性ムコ多糖症という疾患をよりよくご理解いただくために、少々付言致します。ムコ多糖症はライソゾーム病に属しますが、結合組織の構成成分であるグリコサミノグリカン（GAGs、旧名　ムコ多糖）が蓄積する結合組織病であり、且つ蓄積性疾患であります。GAGsは組織として皮膚、軟骨、骨、腱、靭帯、椎間板、臍帯、心臓弁、角膜、肝、肺、動脈壁、脳、細胞成分として線維芽細胞、マクロファージ、肥満細胞、脂肪細胞、リンパ球、形質細胞、多形核白血球などに分布しており、各種の組織および細胞成分の障害に基づく症候、症状にご留意なされることが、早期診断につながると考えております。さらに、診断された患者さんの治療、ケア、QOLの向上のために、多くの医療関係者やボランテアのご協力やご支援をいただくことが必要です。そして、ムコ多糖症に関心を抱いていただくには、フレンドリーで、疑診から確診への道筋を具体的にかつ、分かり易く多面的な視点からとらえた医学学術書が不可欠であり、本邦での研究者の優れた研究に光をあてながら、本学術書「ムコ多糖症UPDATE」の出版を企画させていただきました。

　ご多忙中にもかかわらず、多くの優れた業績をお持ちの先生方にムコ多糖症の御執筆および編集をいただき大変感謝しております。どうか今後のムコ多糖症の研究と医療の発展のために、お力をいただけることを切に願っている次第であります。

2011年11月
折居　忠夫
岐阜大学名誉教授

総監修・編集・執筆者一覧

総監修

折居　忠夫　　岐阜大学名誉教授/折居クリニック 院長

編集（五十音順）

井田　博幸　　東京慈恵会医科大学小児科学講座 教授
衞藤　義勝　　東京慈恵会医科大学遺伝病研究講座 教授
奥山　虎之　　国立成育医療研究センター ライソゾーム病センター センター長
鈴木　康之　　岐阜大学医学部医学教育開発研究センター 教授
田中あけみ　　大阪市立大学大学院医学研究科 発達小児医学 准教授

執筆者（執筆順　肩書略）

折居　忠夫　　岐阜大学名誉教授/折居クリニック
鈴木　康之　　岐阜大学医学部医学教育開発研究センター
鈴木　義之　　国際医療福祉大学大学院保健医療学専攻 リハビリテーション学・理学療法学分野）
戸松　俊治　　Division of Medical Genetics, Department of Pediatrics of Saint Louis University School of Medicine
田中あけみ　　大阪市立大学大学院医学研究科 発達小児医学
鰐渕　英機　　大阪市立大学大学院医学研究科 都市環境病理学
石井　真美　　大阪市立大学大学院医学研究科 都市環境病理学
守本　倫子　　国立成育医療研究センター耳鼻咽喉科
藤原　優子　　東京慈恵会医科大学小児科学講座
東　　範行　　国立成育医療研究センター眼科
小林　百合　　国立成育医療研究センター眼科
落合　豊子　　日本大学医学部皮膚科学
山口徹太郎　　昭和大学歯学部歯科矯正学
市橋　　寛　　いちはし赤ちゃんこどもクリニック
廣田　光前　　虎姫町国民健康保険診療所
Adriana Maria Montaño
　　　　　　　Division of Medical Genetics, Department of Pediatrics of Saint Louis University School of Medicine
奥山　虎之　　国立成育医療研究センターライソゾーム病センター
升野　光雄　　川崎医療福祉大学医療福祉学部保健看護学科
福田　誠司　　島根大学医学部小児科学講座
折居　建治　　岐阜大学医学部小児科
増江　道哉　　木沢記念病院小児科
折居　恒治　　岐阜県総合医療センター小児科（現折居クリニック）
玉那覇栄一　　中頭病院
衞藤　義勝　　東京慈恵会医科大学遺伝病研究講座
赤木　幹弘　　大阪大学大学院医学系研究科小児科学/大阪船員保険病院小児科

福島　久雄	大阪大学大学院医学系研究科小児科学／福島小児科
伊藤　道徳	独立行政法人国立病院機構　香川小児病院　小児科
金蔵　拓郎	鹿児島大学大学院医歯学総合研究科皮膚科
伊藤　孝司	徳島大学薬学部創薬生命工学
櫻庭　　均	明治薬科大学分析化学／臨床遺伝学
菅原佳奈子	明治薬科大学臨床遺伝学
吉田　邦広	信州大学医学部第三内科
酒井　規夫	大阪大学大学院医学研究科小児科学
大友　孝信	大阪大学大学院医学研究科小児科学
知念　安紹	琉球大学医学部小児科学
松田　光正	東海大学医学部外科学系　診療部麻酔科
加藤　俊一	東海大学医学部　基盤診療学系再生医療科学
高倉　広充	東海大学医学部専門診療学系小児科学
小林　博司	東京慈恵会医科大学DNA医学研究所／同小児科学講座
池田　久雄	久留米大学医療センター循環器科
原田　晴仁	久留米大学医療センター循環器科
田中　藤樹	国立成育医療研究センター遺伝診療科（現札幌医科大学医学部小児科／小樽協会病院）
戸田壮一郎	手稲渓仁会病院小児科（現亀田総合病院小児科）
窪田　　満	手稲渓仁会病院小児科
澤田　　智	大阪市立大学大学院医学研究科　発達小児医学
本田　涼子	長崎大学医学部小児科（現国立精神・神経医療研究センター　小児神経科）
古城真秀子	独立行政法人国立病院機構　岡山医療センター小児科
小須賀基通	国立成育医療研究センターライソゾーム病センター
大橋　十也	東京慈恵会医科大学DNA医学研究所／同小児科学講座
井田　博幸	東京慈恵会医科大学小児科学講座
見上　豊繁	日本ムコ多糖症親の会
所　　正樹	日本ムコ多糖症親の会
村田　修二	日本ムコ多糖症親の会
笠　　信博	日本ムコ多糖症親の会
田島　直秀	日本ムコ多糖症親の会

目次

序文
総監修・編集・執筆者一覧

ムコ多糖症(まとめ) ... ix
- I ムコ多糖症の診断チャート ... x
- II ムコ多糖症の自然経過(目安) ... xii
- III ムコ多糖症各論 ... xiii
- IV ムコ多糖症関連写真 ... xx

1 ムコ多糖症の総論・全般的評価 ... 1
- 1-1 ムコ多糖症 ― 今日までの研究の歴史 ― ... 2
- 1-2 ムコ多糖症の疫学 ... 7

2 ムコ多糖症の病因・病態(蓄積物質、酵素欠損)のまとめ ... 9
- 2-1 ライソゾームとライソゾーム病 ... 10
- 2-2 ムコ多糖症の病因、病態(蓄積物質と分解酵素)総論 ... 15

3 ムコ多糖症の病理学的特徴 ... 21
- 3-1 ムコ多糖症の病理学的特徴(まとめ) ... 22
- 3-2 ムコ多糖症の病理学的特徴 ... 23

4 ムコ多糖症の臓器障害の特徴 ... 27
- 4-1 呼吸器の障害 ... 28
- 4-2 循環器の障害 ... 31
- 4-3 軟骨・骨組織の障害 ... 35
- 4-4 耳鼻科領域の障害 ... 40
- 4-5 ムコ多糖症と眼合併症 ... 42
- 4-6 脳・神経領域の障害 ... 45
- 4-7 皮膚組織の障害 ... 46
- 4-8 歯科領域の障害 ... 50

5 ムコ多糖症が疑われた場合の検索法 ... 53
- 5-1 直腸粘膜電顕像による遺伝性蓄積性疾患のスクリーニング ... 54
- 5-2 岐阜大学における尿中GAGのスクリーニング ... 58
- 5-3 SRLにおける尿中GAGのスクリーニング ... 62
- 5-4 大阪市立大学における尿中GAGのスクリーニング ... 64

6 ムコ多糖症の酵素と酵素欠損、遺伝子異常の機構 ... 67
- 6-1 ムコ多糖症の酵素と酵素欠損(まとめ) ... 68
- 6-2-1 ムコ多糖症I型の酵素と酵素欠損、遺伝子異常の機構 ... 71
- 6-2-2 ムコ多糖症I型の遺伝子座位 ... 73
- 6-3-1 ムコ多糖症II型の酵素と酵素欠損、分解酵素の活性低下の機構 ... 74
- 6-3-2 ムコ多糖症II型の遺伝子と遺伝子異常 ... 76
- 6-3-3 ムコ多糖症II型の遺伝子座位 ... 80
- 6-4-1 ムコ多糖症III型の酵素と酵素欠損、遺伝子異常の機構、遺伝子座位 ... 81
- 6-4-2 ムコ多糖症IIIC型の酵素と酵素欠損、遺伝子異常の機構、遺伝子座位 ... 82
- 6-5-1 ムコ多糖症IVA型の酵素と酵素欠損、分解酵素の活性低下の機構 ... 84
- 6-5-2 ムコ多糖症IVA型の遺伝子と遺伝子異常 ... 87
- 6-5-3 ムコ多糖症IVA型の遺伝子座位 ... 90
- 6-6 ムコ多糖症IVB型の酵素と酵素欠損、遺伝子異常の機構、遺伝子座位 ... 91

  6-7 ムコ多糖症Ⅵ型の酵素と酵素欠損、遺伝子異常の機構、遺伝子座位 ･････････････････････92
  6-8-1 ムコ多糖症Ⅶ型の酵素と酵素欠損、遺伝子異常の機構 ･･････････････････････････････93
  6-8-2 ムコ多糖症Ⅶ型の遺伝子座位 ･･96
  6-9 ムコ多糖症Ⅸ型の酵素と酵素欠損、遺伝子異常の機構 ･･････････････････････････････････97
  6-10 ムコ多糖症の遺伝子座位 ･･98

7 ムコ多糖症各論 ･･101
  7-1 ムコ多糖症Ⅰ型 ･･･102
  7-2 ムコ多糖症Ⅱ型(Hunter病) ･･･106
  7-3-1 ムコ多糖症Ⅲ型 ･･･111
  7-3-2 ムコ多糖症ⅢC型 ･･･115
  7-4 ムコ多糖症ⅣA型 ･･･119
  7-5 ムコ多糖症ⅣB型 ･･･131
  7-6 ムコ多糖症Ⅵ型 ･･･138
  7-7 ムコ多糖症Ⅶ型 ･･･141
  7-8 ムコ多糖症Ⅸ型 ･･･146

8 ムコ多糖症の鑑別診断 ･･･149
  8-1 G_{M1}-ガングリオシドーシス ･･150
  8-2 マルチプルスルファターゼ欠損症(Multiple sulfatase deficiency, MSD) ･･･････････････154
  8-3 フコシドーシス ･･･159
  8-4-1 α-マンノシドーシス ･･･161
  8-4-2 β-マンノシドーシス ･･･164
  8-5 シアリドーシス ･･･167
  8-6 ガラクトシアリドーシス(Galactosialidosis) ･･･････････････････････････････････････170
  8-7 アスパルチルグルコサミン尿症(Aspartylglucosaminuria) ････････････････････････････172
  8-8 ムコリピドーシスⅡ・Ⅲ型(I-cell disease、Pseudo-Hurler polydystrophy) ･････････････175

9 ムコ多糖症、リピドーシスおよびムコリピドーシスの鑑別 ･･････････････････179
  9-1 リピドーシスの観点から見た鑑別 ･･･180
  9-2 所謂ムコリピドーシスの鑑別 ･･･182

10 ムコ多糖症の貴重な症例の紹介 ･･･185
  10-1 沖縄県におけるムコ多糖症について ･･･186
  10-2 世界あるいは日本で初めての症例ならびに世界で初めての研究発表(到着順) ･････････････188

11 ムコ多糖症の治療 ･･197
  11-1 ムコ多糖症に対する対症療法、欧米における治療法開発の現況 ････････････････････････198
  11-2 ムコ多糖症のADLとQOL ･･･202
  11-3 ムコ多糖症患児への麻酔導入時の留意事項 ･･･205
  11-4-1 ムコ多糖症Ⅱ型 造血幹細胞移植症例提示 ･･･209
  11-4-2 ムコ多糖症に対する造血幹細胞移植の現状と課題(骨髄、臍帯血、末梢血) ･･･････････････212
  11-5-1 大動脈弁狭窄を有するムコ多糖症Ⅰ型に対する酵素補充療法の経験 ･････････････････････219
  11-5-2 成人のムコ多糖症Ⅰ型におけるラロニダーゼ酵素補充療法の左室心筋運動に対する効果 ････221
  11-5-3 ムコ多糖症Ⅰ型に対するアウドラザイム補充療法の複数例 ･････････････････････････････223
  11-5-4 ムコ多糖症Ⅱ型重症例に施行している酵素補充療法の経験 ････････････････････････････225
  11-5-5 ムコ多糖症Ⅱ型11症例の酵素補充療法の効果 ･･227
  11-5-6 酵素補充療法を開始した、女性ムコ多糖症Ⅱ型(Hunter病)の1例 ･･････････････････････229
  11-5-7 ムコ多糖症Ⅵ型に対する酵素補充療法の経験 ･･･231
  11-6-1 酵素補充療法(ムコ多糖症Ⅰ型)まとめ ･･233
  11-6-2 酵素補充療法(ムコ多糖症Ⅱ型)まとめ ･･235
  11-6-3 酵素補充療法(ムコ多糖症Ⅵ型)まとめ ･･237

目次

  11-6-4 酵素補充療法（ムコ多糖症ⅣA型）まとめ･･･239
  11-7 ムコ多糖症への造血幹細胞移植と酵素補充療法･････････････････････････････････････242
  11-8-1 ムコ多糖症に対する遺伝子治療･･･245
  11-8-2 ムコ多糖症の幹細胞治療･･251
  11-8-3 ケミカルシャペロン療法･･256
  11-9 ライソゾーム病に対する治療の進歩と、そのムコ多糖症治療法開発への応用･･････････261

12 ムコ多糖症の予防･･267
  12-1 出生前診断･･･268
  12-2 保因者診断･･･270

13 新生児マススクリーニング･･273
  13-1 新生児マススクリーニング総論･･274
  13-2 血液ろ紙または尿を使用したマススクリーニング法･･････････････････････････････276

14 カウンセリング患者ケア･･285
  14-1 ムコ多糖症患者ケアと対症療法の実際･･286
  14-2 ムコ多糖症の患者及び家族へのかかわり方の実際･････････････････････････････････288
  14-3 ムコ多糖症の診断と治療に関わる医師・医療集団の連携････････････････････････････290
  14-4 ムコ多糖症を含むライソゾーム病の医療費の公費負担制度及び関連システム･･････293

15 ムコ多糖症に対する酵素補充療法、新生児マススクリーニングについての患者と家族の意見･････297
  15-1 ムコ多糖症に対する酵素補充療法についての患者と家族の意見･････････････････････298
  15-2 ムコ多糖症に対するマススクリーニングについての患者及び家族に想定される問題点とその対策･･299

16 日本におけるムコ多糖症の研究、診断数･･301
  16-1 日本におけるムコ多糖症の研究、診断数（札幌医大・岐阜大学小児科）･････････････302
  16-2 日本におけるムコ多糖症の研究、診断数（大阪市立大学）･･･････････････････････304
  16-3 日本におけるムコ多糖症の研究、診断数（国立成育医療研究センター）･･･････････306

17 ムコ多糖症の患者団体・関連学会・関連医療機関･･････････････････････････････307
  17-1 日本ムコ多糖症親の会の設立に関与して･･308
  17-2 日本ムコ多糖症親の会 活動の歩み･･･310
  17-3 海外のMPS協会・患者団体との連携･･･313
  17-4 日本ムコ多糖症親の会の現状と将来･･314
  17-5 日本ムコ多糖症親の会と日本ムコ多糖症研究会･･･････････････････････････････316
  17-6 ムコ多糖症の関連医療機関、酵素活性・遺伝子検査実施施設、関連学会一覧･････････319

18 付録：遺伝子変異のリスト･･･325
  ムコ多糖症遺伝子変異（Mutation）一覧･･326

19 索引･･･355

ムコ多糖症（まとめ）

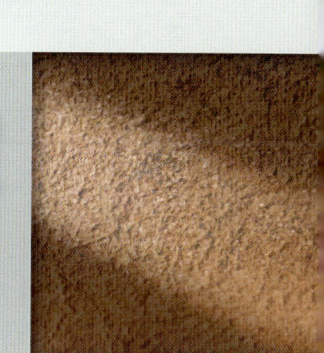

ムコ多糖症の診断チャート

鈴木康之、折居忠夫

　日本におけるムコ多糖症（MPS）はMPS II型が55%、MPS I型は15%で、両者を合わせると70%で2/3以上がHunter（MPS II型）-Hurler（MPS I型）病ということになる。MPSといえばHunter-Hurler病の重症型を念頭におくとよい。両者の違いとして前者（MPS II型）はX染色体劣性遺伝で、症状が後者（MPS I型）よりやや軽く、角膜混濁はないが時に角膜混濁を認める例がある。頻度は少ないが皮膚に畝状の結節をもつ例もある。

診断の重要ポイント	●早期診断が何よりも重要→ 早期治療へ ●典型的な症状が出る前にムコ多糖症を疑う ●病型診断、確定診断のために専門医へ
注目すべき臨床症候	1．特有な粗な顔付き（大きな頭、前額突出、巨舌）、2．腹部の膨隆（肝脾腫）、3．関節運動制限、4．精神運動発達遅滞、5．多発性骨形成不全（X線所見）、6．角膜混濁の有無、7．3～4歳以降低身長
早期診断のために	生直後に胸郭の変形（厚い胸、鳩胸、前後径が長い、肋骨弓の突出、左右不対照に気づかれることもある。臍・鼠径ヘルニア、騒音呼吸、反復性閉塞性気道疾患、反復性中耳炎、大きな頭（交通性水頭症）、粗毛・多毛、突背、円柱状の胴体、致死的心筋症、精神運動発達遅滞（乳児期後期）に留意するとよい。

■精神運動発達遅滞を伴うタイプ

MPS I 重症型	xiiページ参照
MPS II 重症型	xiiページ参照
MPS III	通常1-3歳に反復する気道感染、多動、睡眠障害、重症の精神運動発達遅滞、その他の身体症候は軽度なのが特徴、多くは10-20歳代で死亡する。
MPS VII	臨床症候は多様で、胎児水腫もあり、乳児に発症して反復する気道感染、精神運動発達遅滞がゆるやかに進行する。特有の顔付き、骨変化、臍・鼠径ヘルニア、顆粒球に異染性顆粒がみられる。

■精神運動発達遅滞を伴わないタイプ

MPS I 軽症型	精神運動発達遅滞はないかあっても軽度、その他の臨床症候も軽い。
MPS II 軽症型	精神運動発達遅滞はないかあっても軽度、その他の臨床症候も軽い。
MPS IVA 重症型	出生後に気づかれる胸腰椎移行部の骨変形、胸骨・肋骨弓の突出、鐘様胸郭、短胴性低身長（1歳以降）、X脚、筋緊張低下、関節の過伸展と腫大、環軸椎亜脱臼、特異で高度の骨変形、角膜の混濁、難聴、心弁膜症。
MPS IVB 軽症型	MPS IVAに対し非定型的で、軽症例が多く、症候は多様である。本邦では稀。
MPS VIA 重症型	生下時、大きな頭、胸郭の異常に気づかれることもある。精神運動発達遅滞は無い点その他の症状もHunter-Hurler病重症型に比し軽度であるが、高度の低身長109-138cmを呈す。角膜の混濁、骨の変形は強い。関節運動制限、心障害、肝脾腫、難聴、Alder顆粒が見られる。
MPS VIB 軽症型	MPS IのIS型に似る。多くは学童期以後に気づかれる。低身長（155-163cm）、角膜混濁、骨変化（胸骨の突出、鐘様胸郭）、心雑音、関節運動制限、肝脾腫、難聴、Alder顆粒、成人まで生存しうる。

■骨変化の強いタイプ

MPS IVA 重症型	xiiページ参照
MPS VIA 重症型	xiiページ参照

左の分類は、あくまでも類型化したものであり、尿中グリコサミノグリカン分析と酵素活性、場合によっては遺伝子解析によって確定診断される。

尿中ムコ多糖（グリコサミノグリカン）分析
尿中ムコ多糖（尿中GAGの定量および定性検査）

病型	DS	HS	CS	KS
ⅠH, ⅠH/S, ⅠS	●	●		
Ⅱ	●	●		
Ⅲ		●		
ⅣA			●	●
ⅣB				●
Ⅵ	●		●	
Ⅶ	●	●	●	
Ⅸ	（尿中にはムコ多糖を認めない）			

DS：デルマタン硫酸　HS：ヘパラン硫酸　CS：コンドロイチン硫酸　KS：ケラタン硫酸

酵素活性
白血球、血漿、培養皮膚線維芽細胞中の欠損酵素を確認

病型	欠損（低下）酵素
ⅠH, ⅠH/S, ⅠS	α-L-iduronidase（IDUA）
Ⅱ	Iduronate sulfatase（IDS）
ⅢA	heparan N-sulfatase（SGSH）
ⅢB	α-N-acetylglucosaminidase（NAGLU）
ⅢC	Acetyl-CoA：α-glucosaminide N-acetyltransferase（HGSNAT）
ⅢD	N-acetylglucosamine 6-sulfatase（GNS）
ⅣA	N-acetylgalactosamine-6-sulfate sulfatase（GALNS）
ⅣB	β-galactosidase（GLB1）
Ⅵ	N-acetylgalactosamine 4-sulfatase（ARSB）
Ⅶ	β-glucuronidase（GUSB）
Ⅸ	hyaluronidase（HYAL1）

（遺伝子診断）

確定診断

鑑別診断

- ■ムコリピドーシス・リピドーシス
  - GM1-ガングリオシドーシス
  - マルチプルスルファターゼ欠損症
  - フコシドーシス
  - α-マンノシドーシス
  - β-マンノシドーシス
  - シアリドーシス
  - ガラクトシアリドーシス
  - アスパルチルグルコサミン尿症
  - ムコリピドーシスⅡ/Ⅲ型
  （I-cell disease, Pseudo-Hurler polydystrophy）
- ■若年性特発性関節炎
- ■関節リウマチ
- ■結合組織疾患（強皮症など）
- ■自己免疫疾患

など

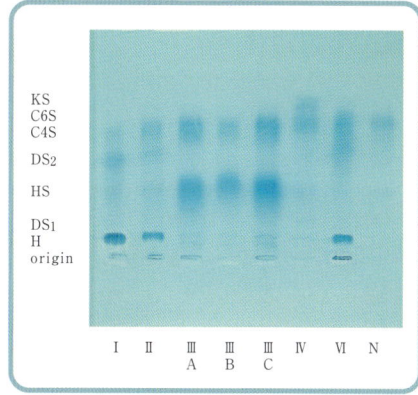

遺伝カウンセリング
保因者診断
出生前診断

治療法の選択

ムコ多糖症の自然経過（目安）

■ムコ多糖症Ⅰ、Ⅱ、Ⅵ、Ⅶ

【新生児・乳児】	【幼児】	【学童】	【成人】

- 胸郭の変形 ─── 骨太な体型（過成長）─── 低身長（成長停止）─── 高度な低身長
- 蒙古斑・多毛
- 臍・鼠径ヘルニア
- 中耳炎 ─── 中耳炎の反復 ─── 難聴 ─── 高度難聴
- 脊椎後弯 ─── 脊髄圧迫・亜脱臼
- 大頭、粗な顔付き
- 巨舌・アデノイド肥大 ─── 気道狭窄 ─── 呼吸不全
- 関節のこわばり ─── 関節拘縮（手指）─── 拘縮の進行
- 肝脾腫 ─── 肝脾腫の進行
- 弁膜症 ─── 心肥大、肺高血圧、心筋梗塞、心筋症 ─── 心不全
- 手根管症候群
- 角膜混濁 MPS-Ⅰ型
- 畝状皮膚 MPS-Ⅱ型
- 知能正常 MPS-Ⅵ型, ⅠS型, Ⅱ型軽症例
- 発達遅滞 MPS-ⅠH型, Ⅱ型重症例
- 網膜変性
- 白血球の顆粒、リンパ球の空胞

■ムコ多糖症Ⅲ

【新生児・乳児】	【幼児】	【学童】	【成人】

- 軽度の粗な顔付き
- 多毛・濃い眉毛
- 軽度の肝肥大
- 中耳炎
- 正常な体型 ─── ほぼ正常の身長 ─── やや小柄
- 発達の遅れ、多動 ─── 睡眠障害、退行、けいれん、寝たきり
- ヘルニア、中耳炎 ─── 関節拘縮（肘）
- 白血球の顆粒、リンパ球の空胞

■ムコ多糖症ⅣA 重症型、ⅥA 重症型

【新生児・乳児】	【幼児】	【学童】	【成人】

- 椎体の変形は生下時から
- 胸郭の変形、胸郭の前後径が長い
- 関節のこわばり、関節弛緩
- 低身長 ─── 高度の低身長
- 短胴・扁平椎体 ─── 頸椎亜脱臼・四肢麻痺・呼吸麻痺
- 鳩胸・X脚
- 知能正常
- 角膜混濁・弁膜症・難聴
- 白血球の顆粒、リンパ球の空胞

すべての症例が同じ経過を取ることは少なく、あくまでも経験的な目安として作成した。

ムコ多糖症各論

■ムコ多糖症Ⅰ型　MPS-ⅠH（Hurler）、ⅠH/S（Hurler/Scheie）、ⅠS（Scheie）

概要	1919年にドイツのGertrud Hurlerにより報告
疫学	約10万人に1人 日本では約70例が確認（約40万人に1人）
遺伝形式	常染色体劣性遺伝
原因遺伝子、変異数	α-L-iduronidase（*IDUA*）、119 mutations
臨床症状	MPS ⅠH（Hurler病）生直後には、粗な顔付き（大きな頭、前額の突出、巨舌）、胸郭の変形、厚い胸、鳩胸、腹部の膨隆（肝脾腫）、蒙古斑、多毛が見られ、乳児期早期から次第に臍・鼠径ヘルニア、騒音呼吸、反復性閉塞性気道疾患、反復性中耳炎、難聴、関節のこわばり、猫背、突背、多発性骨形成不全、角膜混濁、心弁膜疾患、精神運動発達遅滞に気付かれる。低身長は3～4歳以降に進行する。 MPS ⅠS（Scheie病）初発症状として手指の拘縮（乳児期～7歳）、Carpal tunnel syndrome（手根管症候群）、緑内障、関節運動障害（就学期）、角膜混濁（幼児期から成人期）などがあるが、知能はほぼ正常、加齢とともに関節痛、手指の使用制限が進行する。GAGの蓄積で頚部の髄膜や靱帯の進行性肥厚による頚髄圧迫がみられる。さらに脊椎変形（後弯、側弯、腰椎の前弯、back pain、環軸椎不安定性、脊椎すべり症による急性の脊髄圧迫の報告もある。予後のよいことが特徴である。 MPS ⅠH/S（Hurler-Scheie病）MPS ⅠH型とMPS ⅠS型のほぼ中間の臨床症候を示す。多くは20歳代で閉塞性気道疾患、心不全（弁膜、心筋、冠動脈障害）にて死亡する。 ⅠH型の脳MRI画像　　ⅠH型の右角膜混濁 特有のガルゴイル顔貌、著明な腹部膨隆　　腰椎部における著明な後弯 （ⅠH型、2歳5ヵ月、本邦で初めての報告例） （高橋恒夫他：ガルゴイリズムに就いて，内科の領域，1:77-84, 1953 より転載）
診断検査	■尿中へのヘパラン硫酸、デルマタン硫酸の定量定性検査 ■確定診断（末梢血リンパ球あるいは培養皮膚線維芽細胞） α-L-iduronidaseの酵素活性の低下・欠損の確認
治療	**造血幹細胞移植**：適切なドナー、2歳未満 **酵素補充療法**：遺伝子組換えα-L-イズロニダーゼ **対症療法**：①ヘルニア修復術、②脊髄圧迫治療、③扁桃摘除術、④鼓膜チューブ、⑤呼吸補助（持続的気道陽圧法、気管切開術）、⑥手根管症候群修復などの手術、⑦心臓弁置換術など

■ムコ多糖症Ⅱ型　Hunter病　MPS-ⅡA、ⅡB

概要	1917年にCharles Hunterによって報告
疫学	男児34,000人（イスラエル）〜188,000人（台湾）に1人 日本では男児約53,000人に1人
遺伝形式	X連鎖劣性遺伝（男児の発症がほとんど（稀にヘテロ型の女児））
原因遺伝子、変異数	Iduronate sulfatase (*IDS*)　375 mutatuions
臨床症状	MPSⅡA重症型 全般的にHurler病より症状は軽い。角膜の混濁は原則としてみられない。重症型はMPS IH型と同様に生直後から、粗な顔付き（大きな頭、前額の突出、舌の肥厚）、鳩胸、蒙古斑、多毛が見られることが多い、乳児期早期から乳児、幼児、学童期に次の症状・症候、臍・鼠径ヘルニア、反復性閉塞性気道疾患、反復性中耳炎、肝脾腫、扁桃・アデノイドの肥大、関節の拘縮、背中の後・側弯、心臓弁疾患が進展する。 MPSⅡB軽症型 知能障害は軽度から正常まで幅がある。4〜8歳で診断される。臨床症状はScheie病（MPS IS）に類似している。軽いが特有の顔付き、関節拘縮、低身長、肝肥大と弛緩した腹筋による腹部の突出が見られる。成人まで生存できるが、加齢とともに難聴、関節痛、網膜色素変性等の症状が出現し、呼吸不全や心不全などで、30歳頃までに死亡する例が多い。しかし、少数例では平均寿命近くまで生存して子どもを持つ例もある。 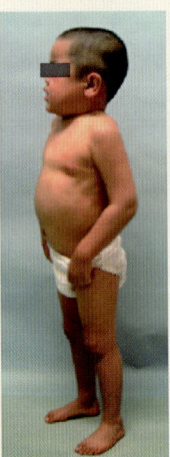 Hunter病の幼児 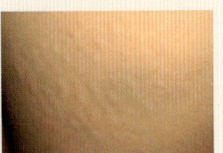 畝状皮膚
診断検査	■尿中へのヘパラン硫酸やデルマタン硫酸の定量定性検査 ■確定診断（末梢血リンパ球あるいは培養皮膚線維芽細胞） Iduronate sulfataseの酵素活性の低下・欠損の確認
治療	<table><tr><td>造血幹細胞移植 適切なドナー 海外では報告少ない</td><td>酵素補充療法 遺伝子組換えイデュルスルファーゼ</td></tr><tr><td colspan="2">対症療法 ①ヘルニア修復術、②脊髄圧迫治療、③扁桃摘除術、④鼓膜チューブ、⑤呼吸補助（持続的気道陽圧法、気管切開術）、⑥手根管症候群修復などの手術、⑦心臓弁置換術など</td></tr></table>

■ムコ多糖症Ⅲ型　Sanfilippo病　MPS-ⅢA、ⅢB、ⅢC、ⅢD

概要	1963年にSanfilippoらにより知能障害を呈する症例として報告
疫学	10万人に1〜2人、日本では約30万人に1人（沖縄県で他府県の3〜4倍の頻度） 日本ではⅢB型がⅢAよりやや多く、ⅢC・ⅢDは稀
遺伝形式	常染色体劣性遺伝
原因遺伝子、変異数	ⅢA：heparan N-sulfatase（SGSH）、84 mutations、 ⅢB：α-N-acetylglucosaminidase（NAGLU）、120 mutations、 ⅢC：Acetyl-CoA: α-glucosaminide N-acetyltransferase（HGSNAT）、54 mutations ⅢD：N-acetylglucosamine 6-sulfatase（GNS）、23 mutations
臨床症状	初発症状は発達の遅れや行動異常で、2〜6歳に発症。多動、乱暴な行動（進行性の行動異常）、発達遅滞、睡眠障害、痙攣発作、などの精神学的障害が進行する。特有な顔貌は軽度、粗い毛、多毛（眉は太く、睫毛、髪毛は太く粗い）、骨変形は軽度 日本人のⅢC型症例 a) 11歳男児、b) 11歳男児、c) 7歳女児 ⅢC型症例腰椎側面X線像　椎体の変形、椎体間の開大をみる
診断検査	■尿中へのヘパラン硫酸の定量定性検査 ■確定診断（末梢血リンパ球あるいは培養皮膚線維芽細胞） 末梢血リンパ球などを用いて、頻度が高いⅢA（heparan N-sulfatase）あるいはⅢB（α-N-acetylglucosaminidase）の酵素活性測定、否定されるとⅢC（Acetyl-CoA: α-glucosaminide N-acetyltransferase）、ⅢD（N-acetylglucosamine 6-sulfatase）の酵素活性測定し、酵素活性の低下・欠損の確認
治療	**酵素補充療法**：海外で治験開始中 **対症療法**：ゲニステイン（イソフラボン）による症状緩和（臨床研究中）／メラトニンによる睡眠障害の治療／耳鼻科・呼吸器領域による感染症対策など

■ムコ多糖症Ⅳ型　Morquio病　MPS-ⅣA、ⅣB

概要	ムコ多糖症ⅣA型（古典型）は1929年、L. MorquioおよびJ.F. Brailsfordにより報告。MPSⅣA軽症型は1981年、Oriiらが報告。ⅣB型はマケドニアの症例で報告
疫学	20万人に1人、日本では約60万人に1人 ⅣBは41例の報告あり（ヨーロッパ、中東、日本など）
遺伝形式	常染色体劣性遺伝
原因遺伝子、変異数	ⅣA：N-acetylgalactosamine-6-sulfate sulfatase（GALNS）、172 mutations 　　　遺伝子へ変位の同定：福田ら（1992） ⅣB：β-galactosidase（GLB1）、145 mutations 　　　遺伝子へ変位の同定：大島ら（1991）
臨床症状	ムコ多糖症ⅣA型 重症型、中間型、軽症型がある。 重症型ではgeneralized platyspondylyの他に撓骨尺骨遠位端の斜形化、中手骨近位端の円錐状変化、外反股、寛骨臼の拡大、歯エナメル質の形成不全、および常にみられるとは限らないが、第1または第2腰椎前縁の形成不全が見られることが多い。以上の異常があれば角膜の混濁は原則として存在し、また存在しなくとも後に発来する。ケラタン硫酸を主として排泄する。 ⅣA型の臨床像 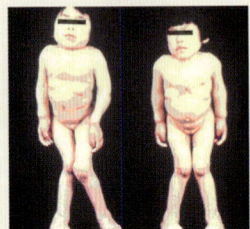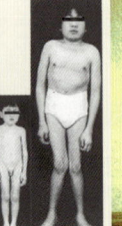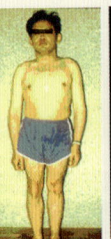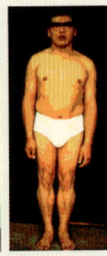 重症型　　　　中間型　　　軽症型 ⅣA型のX線像 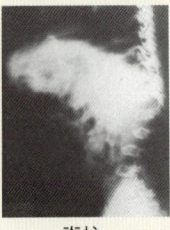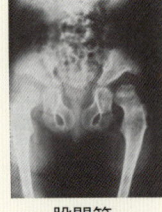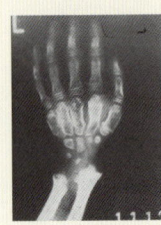 脊柱　　　　股関節　　　左手
診断検査	■尿中ムコ多糖症（グリミサミノグリカン）分析 ⅣA型：ケラタン硫酸、コンドロイチン-6-硫酸の定量定性検査 ⅣB型：ケラタン硫酸の定量定性検査 ■確定診断（末梢血リンパ球あるいは培養皮膚線維芽細胞） ⅣA型：N-acetylgalactosamine-6-sulfate sulfatase（GALNS）の酵素活性低下・欠損の確認 ⅣB型：β-galactosidase（GLB1）の酵素活性の低下・欠損の確認
治療	**造血幹細胞移植** ⅣA型患者における臨床結果を明らかにした報告はない（戸松らによる臨床症状改善の報告あり） **酵素補充療法** これまでの酵素補充療法では骨変形などに対する効果は期待できないが、短鎖酸性ペプチドを結合させた酵素製剤E6-GALNSの投与では肝、心臓弁、骨髄、大腿骨成長層の軟骨細胞の蓄積物質の著明な減少を認めており、早期の実用化が期待されている。 **対症療法** 整形外科手術（脊髄圧迫解除、減圧治療、股関節手術）、呼吸器管理（扁桃摘出術やアデノイド切除術、持続的気道陽圧装置による管理など）、歯科領域の管理、難聴管理、心臓弁疾患の管理など

■ムコ多糖症Ⅵ型　Maroteaux-Lamy病　MPS-ⅥA、ⅥB

概要	1965年にMaroteauxとLamyにより最初に報告
疫学	約30万人に1人。ムコ多糖症全体の2％程度。ブラジルではムコ多糖症全体の20％近くを占める。ポルトガル北部も高頻度。日本では8例が診断されている。
遺伝形式	常染色体劣性遺伝
原因遺伝子、変異数	N-Acetylgalactosamine 4-sulfatase（arylsulfatase B：ARSB）、133 mutations
臨床症状	臨床的にⅥA型（重症型）とⅥB型（軽症型）に分類されている。 Maroteaux-Lamy病　重症型（ⅥA型） IH型に類似するが、精神運動発達は正常で、生下時に大きな頭、胸郭の異常で気づかれることもある。特有な顔付き、角膜混濁、低身長を示し、骨変化（胸骨突出、鐘様胸郭、脊椎後弯、関節軟骨の損傷など）が強く、臍・鼠径ヘルニア、心障害、肝脾腫、難聴、Alder顆粒を呈する。通常2歳までに診断可能である。成長は4歳ごろまでは正常、その後しだいに遅れ、最終身長は109-138cm程度である。10代後半から20代前半に死亡する。 Maroteaux-Lamy病　軽症型（ⅥB型） IS型の症状に似ている。多くは学童期以後、低身長がみられ、特有の顔付き、角膜混濁などの異常を示し、骨変化（胸骨突出、鐘様胸郭、脊椎後弯、関節軟骨の損傷など）は軽度で、知能は正常であるが、心障害、関節運動制限、肝脾腫、臍・鼠径ヘルニア、難聴、Alder顆粒を伴う。40〜50代まで生存しうる。 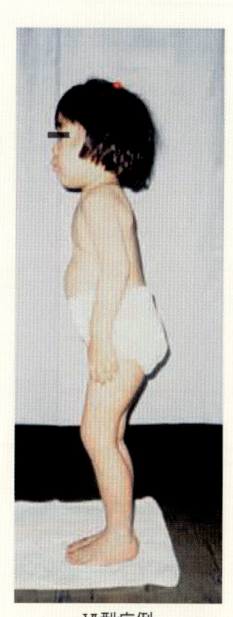 Ⅵ型症例（5歳, 女児）
診断検査	■尿中へのデルマタン硫酸、コンドロイチン硫酸の定量定性検査 ■確定診断（末梢血リンパ球あるいは培養皮膚線維芽細胞） N-Acetylgalactosamine 4-sulfatase（arylsulfatase B）の酵素活性の低下・欠損を確認
治療	

造血幹細胞移植	酵素補充療法
適切なドナー MPSの中でも治療効果が認められている	遺伝子組換えヒトアリルスルファターゼB

対症療法
①ヘルニア修復術、②脊髄圧迫治療、③扁桃摘除術、④鼓膜チューブ、⑤呼吸補助（持続的気道陽圧法、気管切開術）、⑥手根管症候群修復などの手術、⑦心臓弁置換術など

■ムコ多糖症Ⅶ型　Sly病　MPS-Ⅶ

概要	1973年にSlyらにより初めて報告された
疫学	頻度は少なく56例の患者が報告（胎児期の死亡の可能性あり）、日本では6例が診断されている。
遺伝形式	常染色体劣性遺伝
原因遺伝子、変異数	β-glucuronidase（*GUSB*）、54 mutations 遺伝子変異の同定：戸松ら（1990）
臨床症状	本症の発症年齢は日齢0日から青年期まで多様であり、臨床症状も特有の顔付き、多毛、鳩胸、骨の変形、角膜混濁、精神運動発達遅滞、肝脾腫、呼吸器感染症などで、胎児水腫で生まれる場合もあり、知能障害の程度も多様である。しかし殆どの症例に好中球の細胞質内に粗大な異常顆粒が認められる。 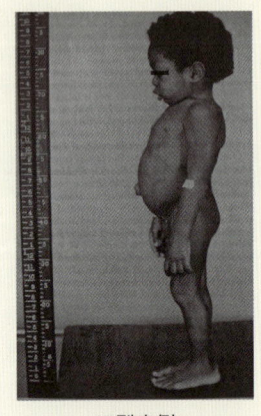 Ⅶ型症例 （Sly博士の御厚意により掲載）
診断検査	■末梢血液像にて好中球に異常顆粒 ■尿中への最も多いコンドロイチン硫酸、デルマタン硫酸、ヘパラン硫酸の定量定性検査 ■確定診断（末梢血リンパ球あるいは培養皮膚線維芽細胞） 　β-glucuronidase（GUSB）の酵素活性の低下・欠損を確認
治療	**造血幹細胞移植**：本邦で運動機能、肝脾腫、呼吸症状、歩行の改善の報告 **対症療法**：酸素補給（持続的気道陽圧法，気管切開術）、脊髄圧迫治療、ヘルニア修復術、手根管症候群修復などの手術、心臓弁置換術など

■ムコ多糖症Ⅸ型　MPS-Ⅸ

概要	1996年に初めて報告、ヒアルロニダーゼ欠損症で蓄積物質はヒアルロナン
疫学	今までに女児1例のみが報告。日本での報告はない
遺伝形式	常染色体劣性遺伝
原因遺伝子、変異数	hyaluronidase（*HYAL1*）、2 mutations
臨床症状	原著報告された患児は中耳炎を繰り返し、生後6ヵ月に手関節部のガングリオン、7歳に足関節部軟部腫瘤、8歳に手指・膝・足関節部の軟部腫瘤を切除している。 9歳以降、有痛性の関節腫脹・皮膚の腫脹・発熱を伴う発作を数回（72時間以内 自然軽快）、8歳以降、成長遅延、14歳には身長145.5cm。 非発作時の身体所見としては低身長、関節部の軟部腫瘤、軽度の形態異常（平坦な鼻稜、二分口蓋垂、粘膜下口蓋裂）など。一般状態は良好。 関節可動域は正常、脊椎、リンパ節、肝臓などにも異常を認めない。 股関節レントゲンでは両側臼蓋面の不整、膝関節MRIで滑膜の結節、囊胞、関節液の貯留など。 ■病理所見 滑膜組織は著明な絨毛状ないし結節状の増生が認められ、空胞状の組織球が多数認められる。
診断検査	■通常の尿中ムコ多糖分析、オリゴ糖分析では異常を認めない。 ■確定診断 血清中hyaluronidase活性の低下、血中hyaluronanの蓄積、hyaluronidase遺伝子HYAL1の変異
治療	対症療法 ガングリオン・軟部腫瘤の切除術の報告

ムコ多糖症関連写真

■MPS I型 [2,8,9,11,14,17,20,24,32,33,34]

●MPS IH

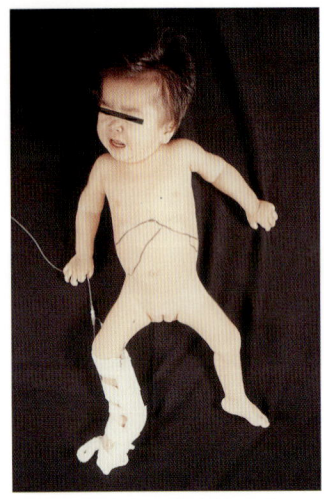

Hurler 病患者の全身像（1歳6ヵ月）、特有な顔貌、肝脾腫（札幌医科大小児科症例）

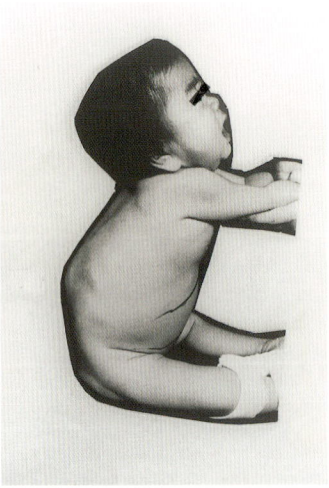

Hurler 病患者の全身側面像（1歳6ヵ月）、突背を認める

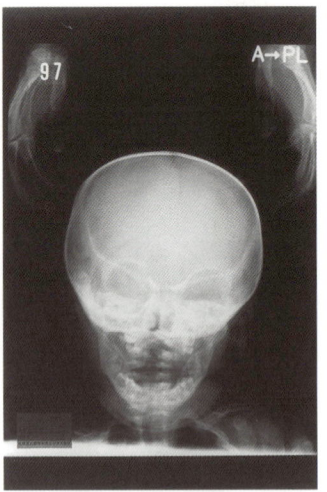

Hurler 病患者の頭部正面のX線像（1歳6ヵ月）、側頭骨の膨隆をみる

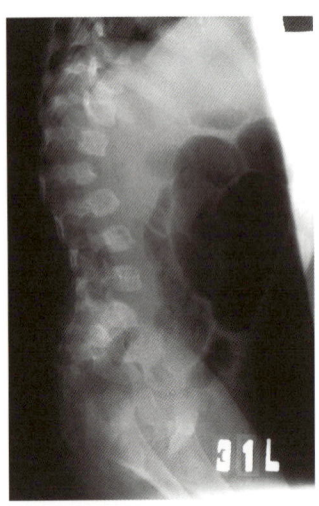

Hurler 病患者の脊椎体側面のX線像（1歳6ヵ月）、椎体は卵形で前縁上部の骨化不全、とくに第2腰椎では鉤状変化を示し、後方へ偏位し突背の原因となる

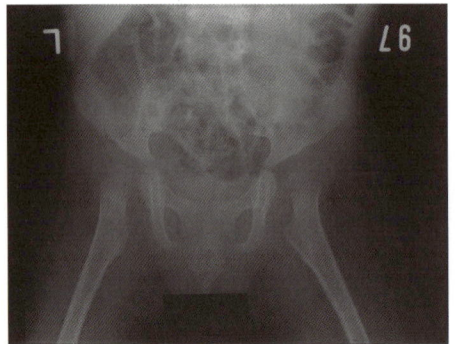

Hurler 病患者の骨盤のX線像（1歳6ヵ月）、腸骨底部の低形成、寛骨臼は浅く、腸骨翼のフレア様変形を認める。大腿骨頸部は幅広く、かつ長く外反位を示す

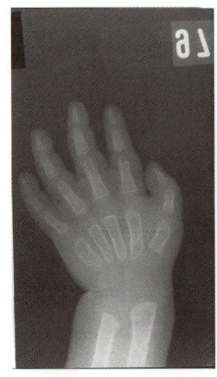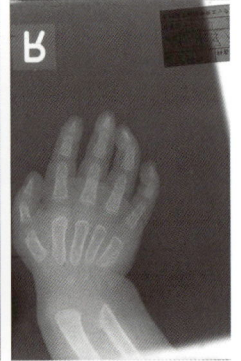

Hurler 病患者の手部のX線像（1歳6ヵ月）橈骨と尺骨はやや太く、遠位端が内方へ斜形化（V字様）し、尺骨の短縮をみる。手根骨の骨化遅延、中手骨近位端は尖鋭化している。指骨は砲丸様変形をみる

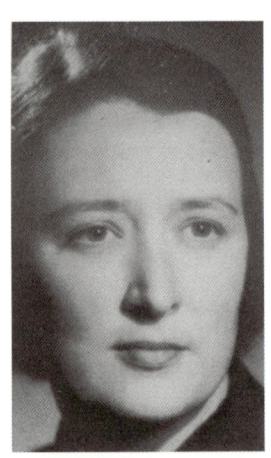

Dr. B. Shannon Danes
Danes & Bearn は 1965年細胞培養法を用いて、皮膚線維芽細胞を Toluidine blue O で染色し、異染性顆粒の出現の有無により、ムコ多糖症の患者と保因者を健常者から識別することに成功し、画期的成果をもたらした。

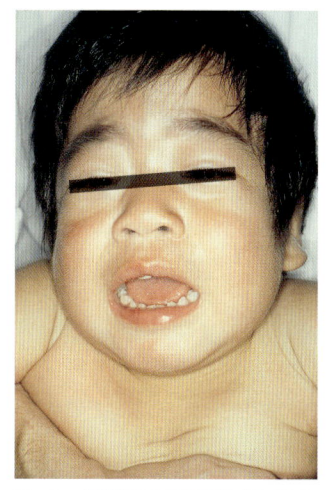
Hurler病患者の顔面像（3歳1ヵ月、女児）、α-L-iduronidase活性の欠損と特有な顔貌、精神運動発達遅滞、腹部の膨隆（肝・脾腫）、骨変化などからMPS I H（Hurler病）と診断された。

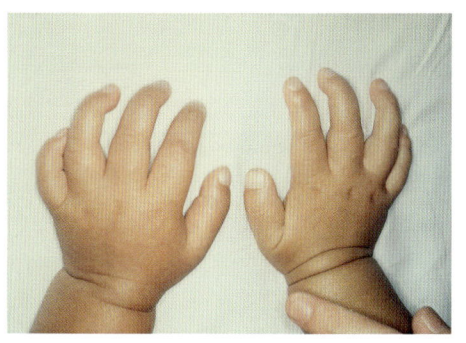
Hurler病患者の手部像（3歳1ヵ月、女児）、鷲手を認める

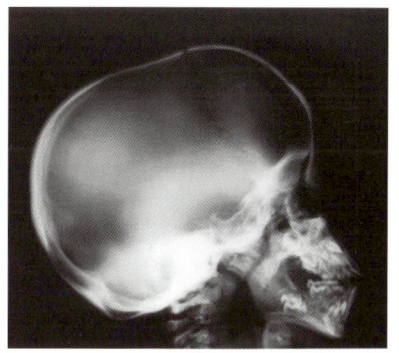
Hurler病患者の頭の側面X線像（3歳1ヵ月、女児）、トルコ鞍の拡大、頭蓋冠の特有の変形に留意

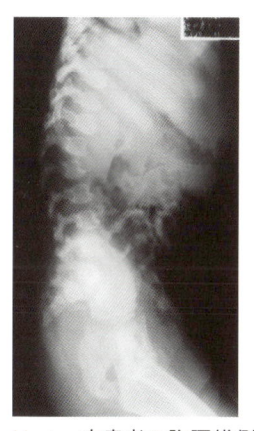
Hurler病患者の胸腰椎側面X線像（3歳1ヵ月、女児）

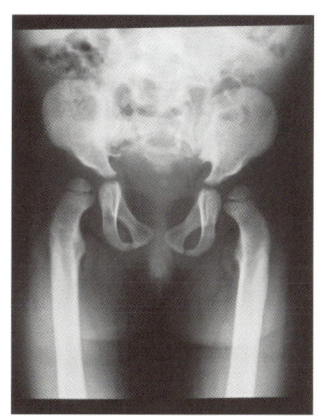
Hurler病患者の骨盤X線像（3歳1ヵ月、女児）

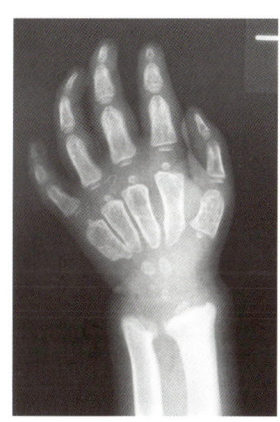
Hurler病患者の手部X線像（3歳1ヵ月、女児）

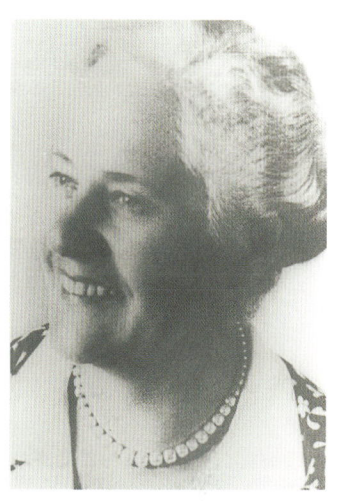
Dr. Gertrud Hurler (1889-1965)

● MPS I H/S

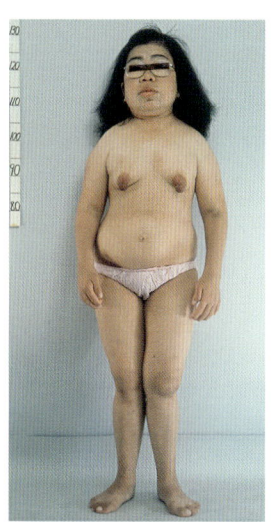
Hurler/Scheie病患者の全身像（28歳、女性）

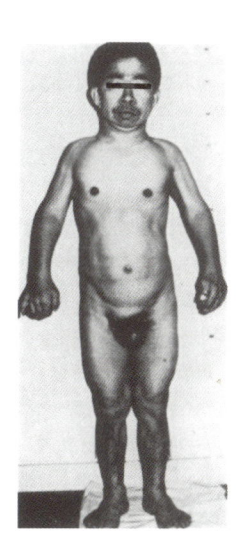
Hurler/Scheie病患者の全身像（31歳、男性）名古屋大学第三内科鮫島氏のご厚意による

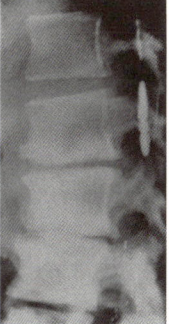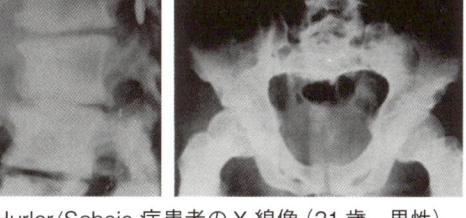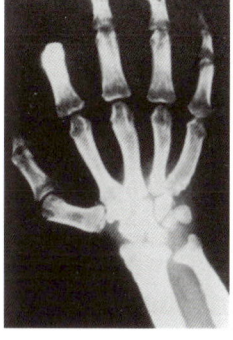
Hurler/Scheie病患者のX線像（31歳、男性）
身長135.5cm、体重36kg、特有な顔貌、難聴（高音障害）、四肢の伸展屈曲制限、歩行障害あり、肝6cm、脾3cm触知、頸髄圧迫障害をみる。腰椎体間距離の狭小化、L3椎体のherniationを認める。骨盤では大腿骨頸部、大腿骨骨幹部が太い。橈骨、尺骨はV字様に斜形化し、尺骨の骨幹遠位部の収斂化をみる。中手骨近位端のタッパー様変形による手根骨の密集化、およびとくに指骨末節の屈曲拘縮を認める。

●MPS I S

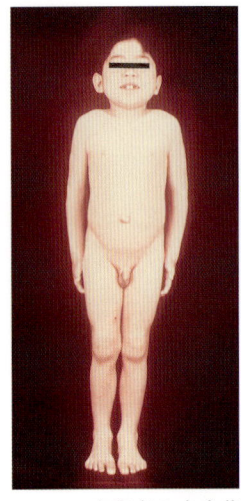
Scheie 病患者の全身像（9 歳、男児）

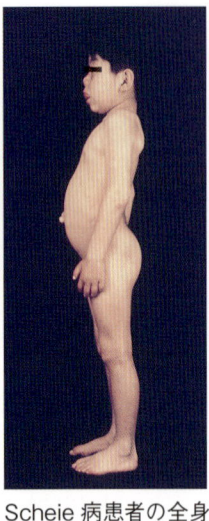
Scheie 病患者の全身側面像（9 歳、男児）

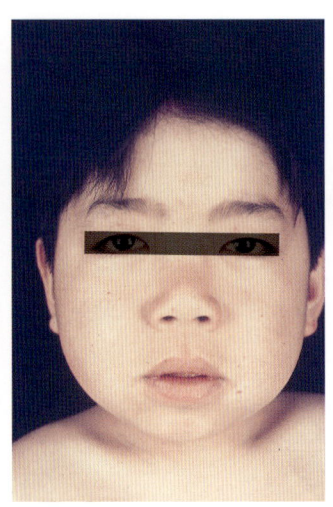
Scheie 病患者の顔面像（9 歳、男児）、顔付き軽度でやや毛深く、鼻根部が扁平である

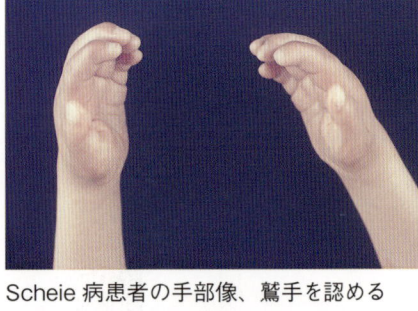
Scheie 病患者の手部像、鷲手を認める

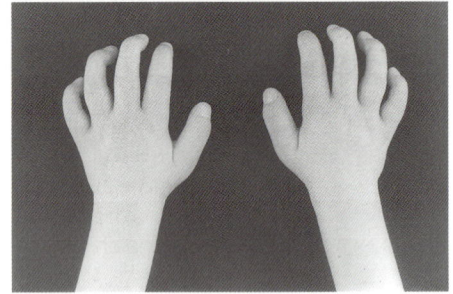
Scheie 病患者の手部像、軽度であるが鷲手を認める

伊達日赤病院小児科（当時）大鹿栄達先生のご紹介による特有の顔貌、短頸、臍ヘルニア、遠位指関節・趾関節の屈曲拘縮がみられる。一般に障害が軽度である。α-L-iduronidase 活性の低値が確認されている。

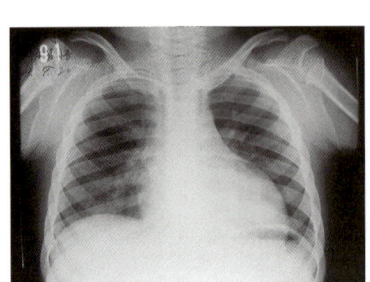
Scheie 病患者の胸部 X 線像（9 歳、男児）、やや心拡大がみられ、肺野に気管支陰影の軽度の増強がみられる

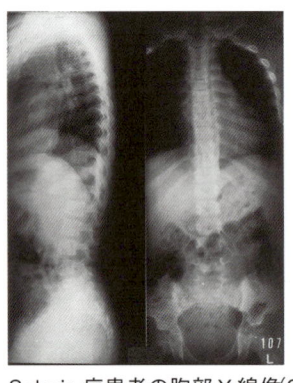
Scheie 病患者の胸部 X 線像（9 歳、男児）、脊椎体の側面像にはとくに異常をみとめない

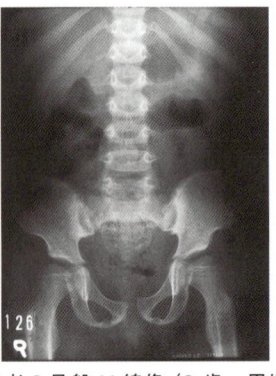
Scheie 病患者の骨盤 X 線像（9 歳、男児）、腸骨底部の軽度の低形成、寛骨臼は浅く狭い、大腿骨頭核の扁平化、大腿骨頸部の延長、coxa valga をみる

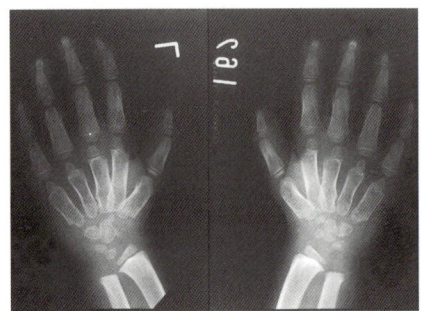
Scheie 病患者の手部の X 線像（9 歳、男児）、橈骨、尺骨は棍棒状、中手骨は短く太く、近位端の円錐状変形、指骨はタッパー様変形を示す

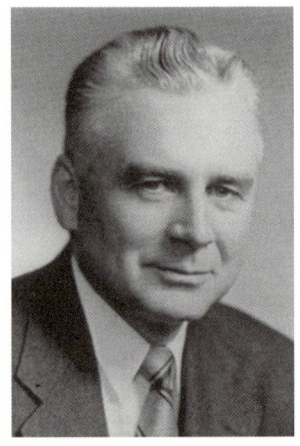
Professor Harold H Scheie
(1909-1990)

■ MPS Ⅱ型 [9,14,17,19,20,24,29,32,33,34]

● MPS Ⅱ（重症型、中間型、軽症型との比較）

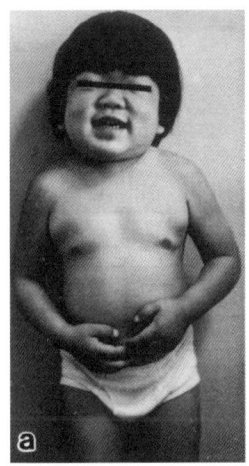 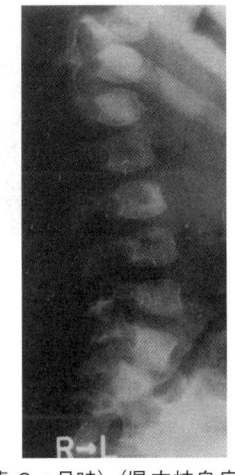 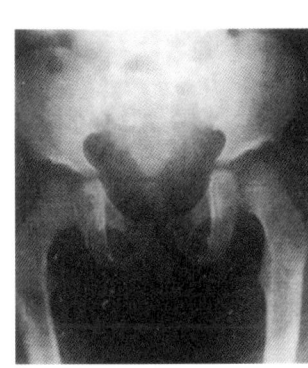 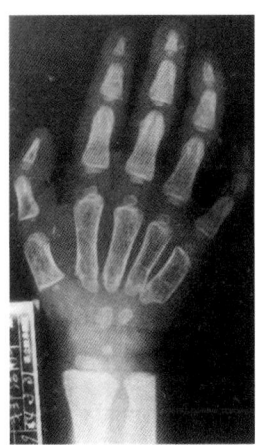

a）MPS Ⅱ重症型男児（4歳6ヵ月時）（県立岐阜病院症例）
特徴ある顔貌、肝腫（6.5cm）、関節の伸展制限、臍ヘルニア、精神運動発達遅滞を認める。椎体は卵形で、前後径の軽度の短縮、椎体後縁の凹型変形と前縁に notching を認める。腸骨底部の高度の低形成、寛骨臼は浅く広い。大腿骨頸部の延長をみる。橈骨、尺骨は棍棒状で、中手骨は短く太くタッパー様で、指骨は太く短く砲丸様であり、骨年齢の低下をみる。

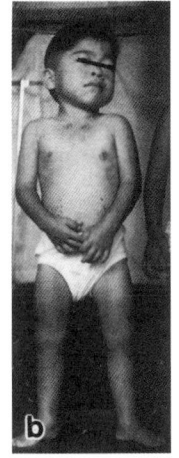 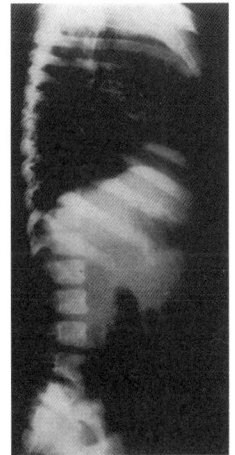 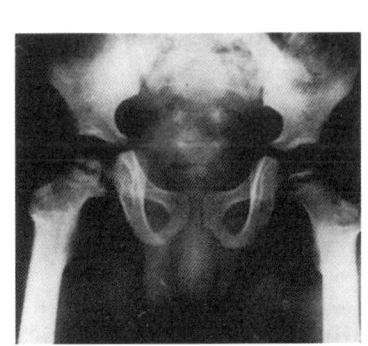 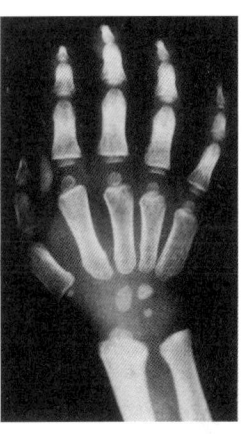

b）MPS Ⅱ中間型男児（7歳時）（青森県立中央病院症例）
四肢運動制限、軽度難聴を認め、身長 95cm、体重 15kg、肝腫（5cm）、脾腫（5cm）、IQ83 で、中間型に属すると考えられる。脊椎体の側面像では前後径の短縮を認める。腸骨底部の軽度の低形成、腸骨翼のフレア様変形、大腿骨骨頭の perthes 様変化（特に右）を認める。橈骨、尺骨は棍棒様、Ｖ字様変形をみる。中手骨は短く太くタッパー様で、指骨は太く短く砲丸様で鷲手をみる。

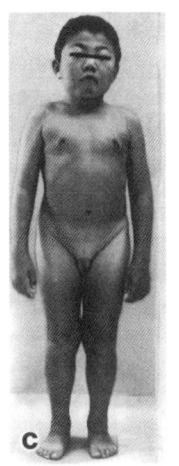 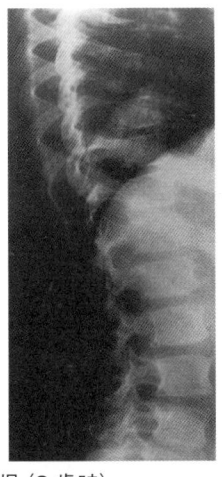 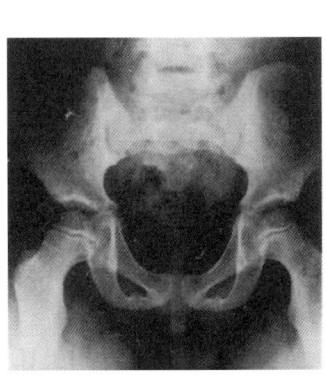 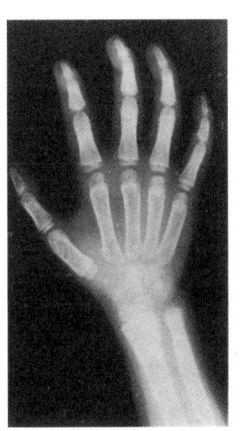

c）MPS Ⅱ軽症型男児（8歳時）
某医により指の伸展制限を指摘された。身長 123cm、体重 31kg、関節の運動制限、左耳に軽度の混合性難聴あり、IQ110。皮下結節を認める。脊椎体の側面像では腰椎後縁の軽度な凹形変形を認める。骨盤には異常を認めず、手では軽度の鷲手を認める以外、異常所見をみない。

●MPS Ⅱ重症型

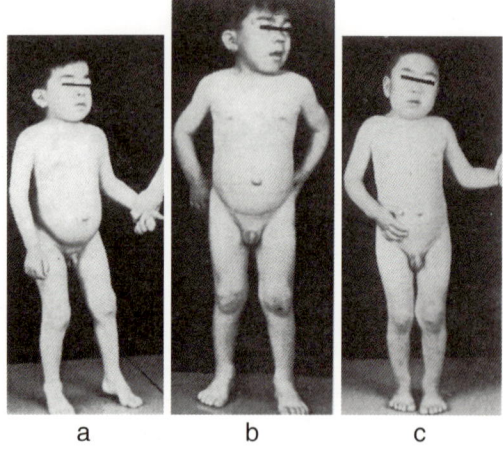

MPS Ⅱ（角膜混濁のある Hunter 病、重症型）（札幌医科大学症例）
 a：9歳、b：4歳、c：4歳男児、a と b は兄弟である。両者とも特徴的顔貌、角膜混濁、臍ヘルニア、関節の運動制限、高度の精神運動発達遅滞、肝脾腫、鷲手などを認める。a、b の兄弟例は北海道大学小児科（当時）梶井正先生より紹介された。

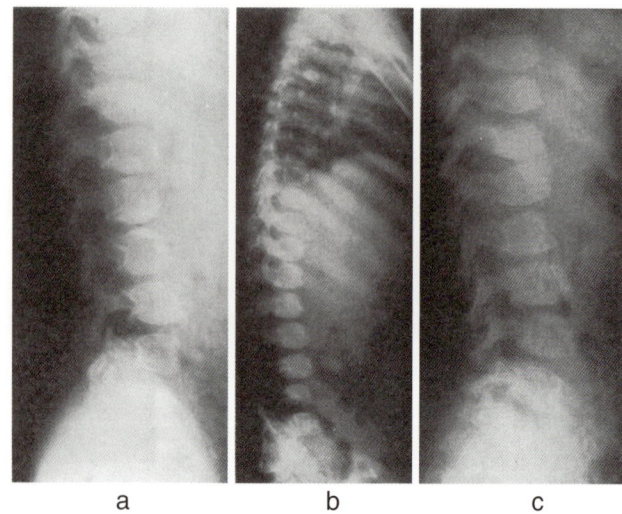

MPS Ⅱ（角膜混濁のある Hunter 病、重症型）の椎体部 X 線像（札幌医科大学症例）
 a：9歳、卵形で前後径の短縮、椎体後縁の凹形変形と前縁に notching を認める。
 b：4歳、a（兄）に比べやや軽度ながら同様の変形を認める。
 c：4歳、卵形またくちばし様変形（anterior inferior beaking）を呈し、椎体後縁の狭小化を認める。

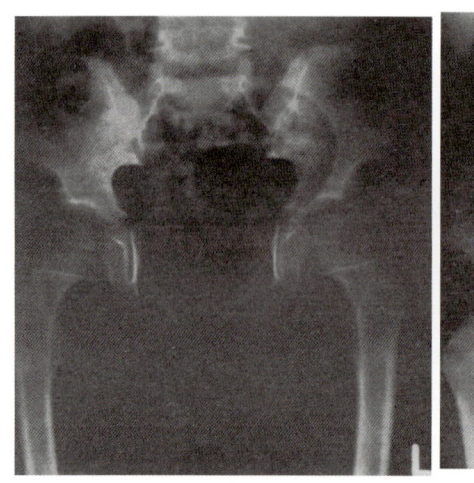
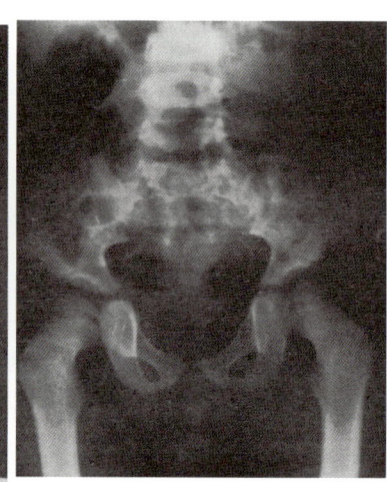
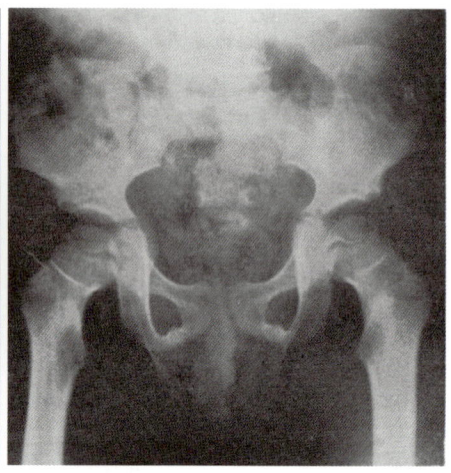

MPS Ⅱ（角膜混濁のある Hunter 病、重症型）の骨盤 X 線像
 a：9歳、腸骨底部の低形成、腸骨翼の flaring、大腿骨頸部の延長をみる。
 b：4歳、a（兄）に比べ変形が高度で腸骨底部の低形成、腸骨翼の flaring が著明である。
 c：4歳、変形は軽度で腸骨底部の低形成、太い大腿骨頸部を認める。

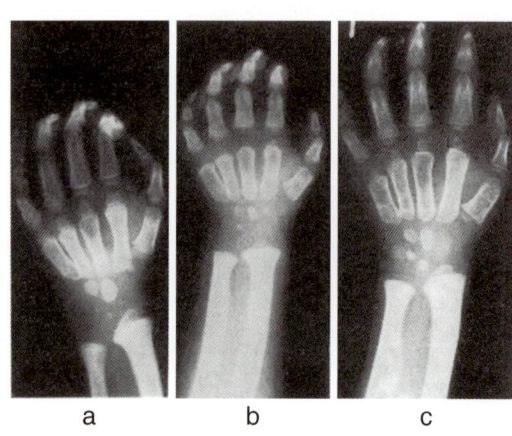

MPS Ⅱ（角膜混濁のある Hunter 病、重症型）の手の X 線像
 a：9歳、中手骨は短く太く近位端は尖鋭化し、指骨は太く短縮し、強度の claw hand をみる。骨年齢は著しく低下している。
 b：4歳、橈骨、尺骨は棍棒状で中手骨、指骨、手根骨は a（兄）と類似した変形を示す。
 c：4歳、b に比べ変形は軽度であるが、同様の変形をみる。X 線陰影の希薄化、骨梁の粗糙化を認める。

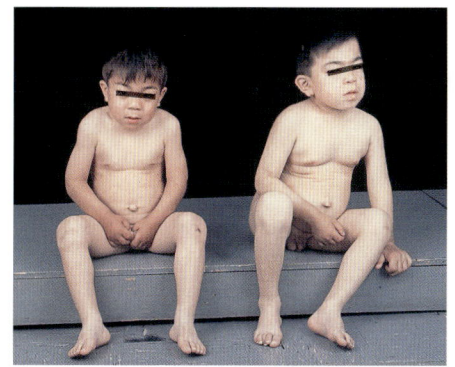

MPS Ⅱ型重症例の兄弟全身像（4歳、兄9歳）、いずれも角膜混濁あり

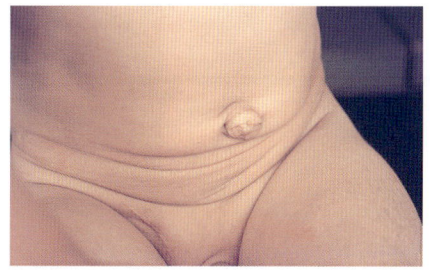

MPS Ⅱ型重症例の臍ヘルニア（兄9歳）

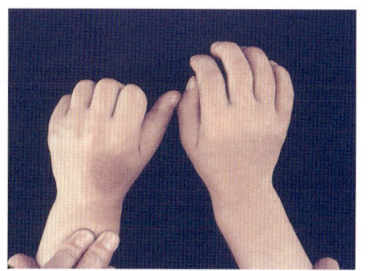

MPS Ⅱ型重症例の手部像（兄9歳）

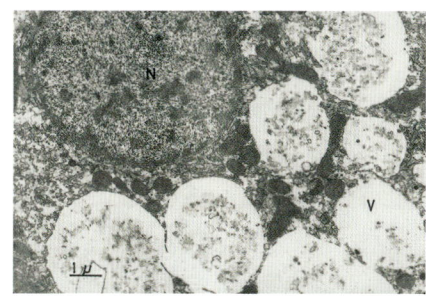

MPS Ⅱ型重症例の肝Kupffer細胞の電顕像（兄9歳）

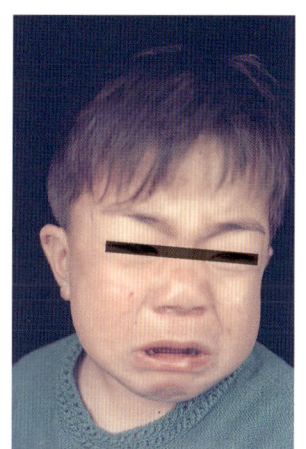

MPS Ⅱ型重症例の顔写真（4歳）

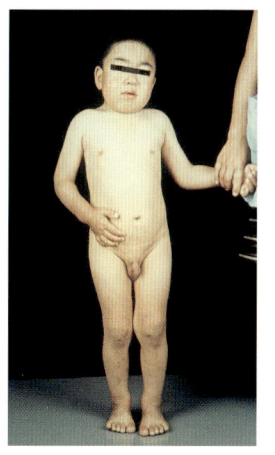

MPS Ⅱ型重症例の全身像（4歳）、角膜混濁あり

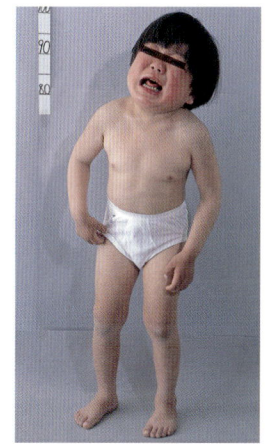

MPS Ⅱ型重症例の全身像（4歳6ヵ月）、角膜混濁あり

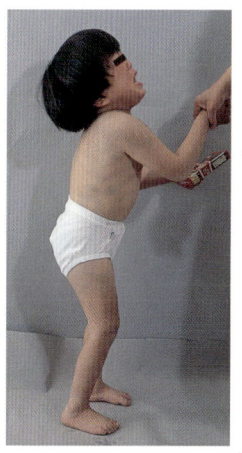

MPS Ⅱ型重症例の全身の側面像（4歳6ヵ月）

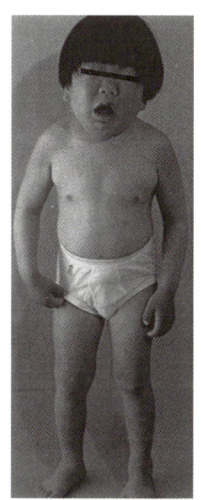

MPS ⅡA重症型患者の全身像（4歳6ヵ月、男児）
特徴ある顔貌、肝腫(6.5cm)、関節の伸展制限、鷲手、臍ヘルニア、精神運動発達遅滞を認める
県立岐阜病院症例

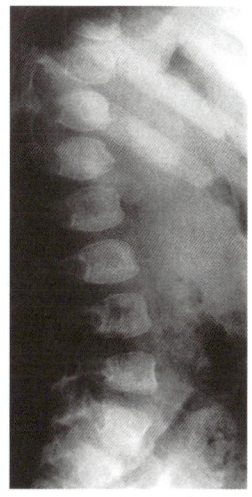

MPS ⅡA重症型患者の椎体側面のX線像（4歳6ヵ月、男児）
椎体はやや卵形で、前後径の軽度の短縮、椎体後縁の凹形変形と前縁にnotchingを認める

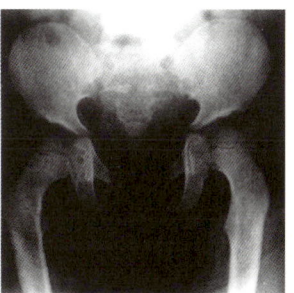

MPS ⅡA重症型患者の骨盤X線像（4歳6ヵ月、男児）
腸骨底部の高度の低形成、寛骨臼は浅く広い。大腿骨頸部の延長を認める

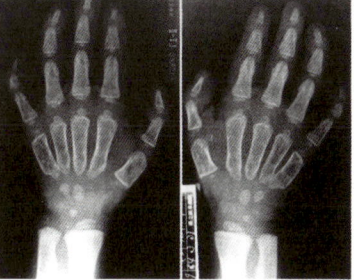

MPS ⅡA重症型患者の手部X線像（4歳6ヵ月、男児）
指骨は短く太く砲丸様。中手骨は短く太くタッパー様。骨年齢の低下、橈骨、尺骨は棍棒状である

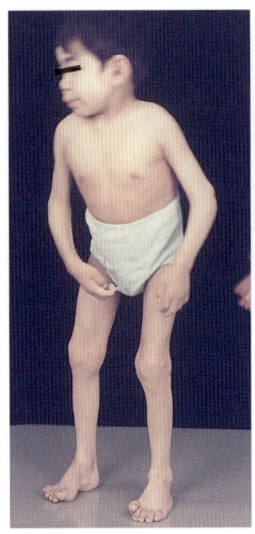
MPS Ⅱ型重症例の全身像（11歳）、角膜混濁あり 岐阜医大小児科症例

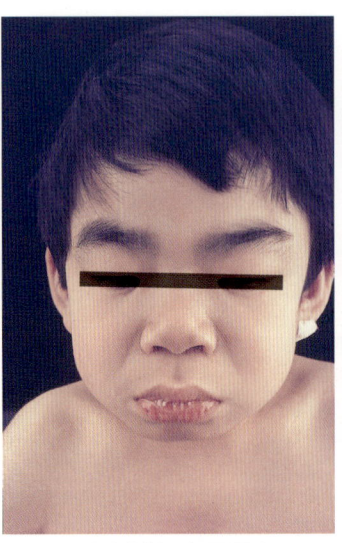
MPS Ⅱ型重症例の顔面写真（11歳）

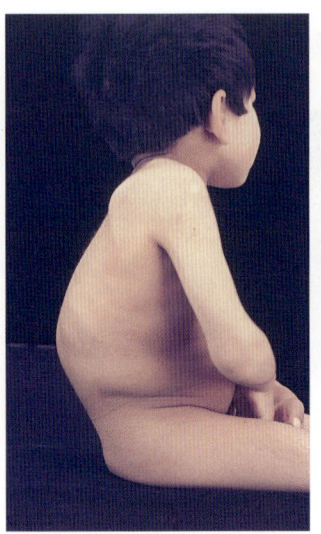
MPS Ⅱ型重症例の胸部側面写真（11歳）、猫背と突背が見られる

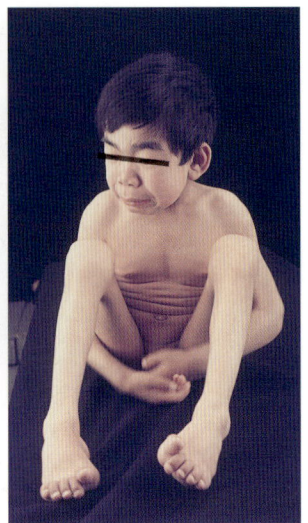
MPS Ⅱ型重症例の両足と足指の変形、脊髄の圧迫による不全麻痺

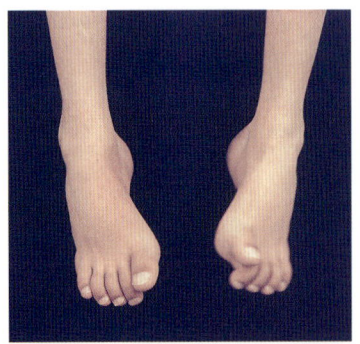
MPS Ⅱ型重症例（11歳）の足部の写真

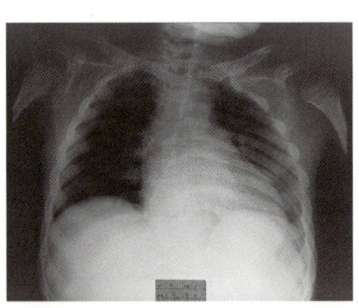
MPS Ⅱ型重症例（11歳）の胸部X線像

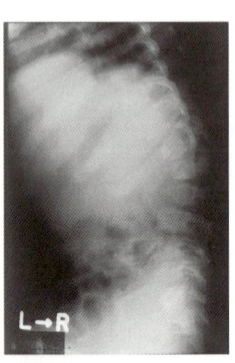
MPS Ⅱ型重症例（11歳）の脊椎側面のX線像

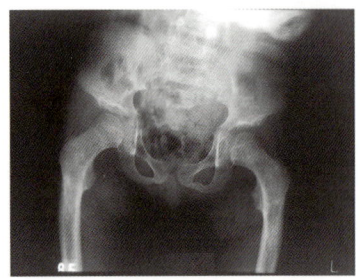
MPS Ⅱ型重症例（11歳）の骨盤のX線像、著明な内反股を認める

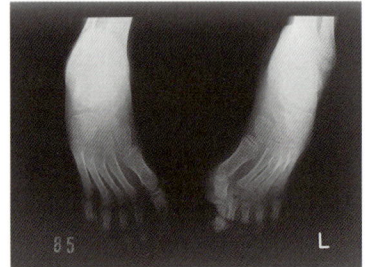
MPS Ⅱ型重症例（11歳）の足部のX線像

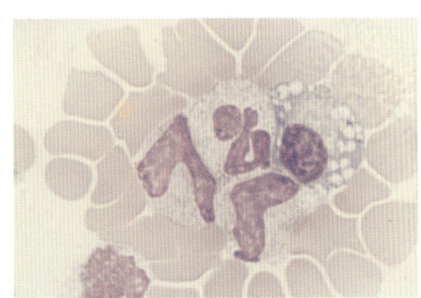
MPS Ⅱ型重症例（11歳）の骨髄のBuhot cell Hurler, Scheie, Hunter, Sanfilippo病でも見ることができる

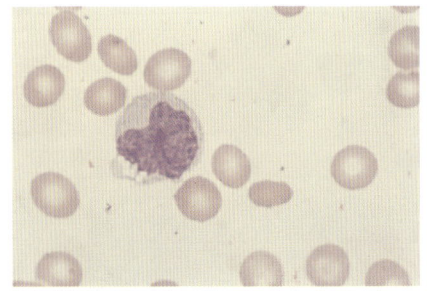
MPS Ⅱ型重症例（11歳）の末梢血のMay-Giemsa染色 リンパ球や単球の細胞質に空胞が見られる

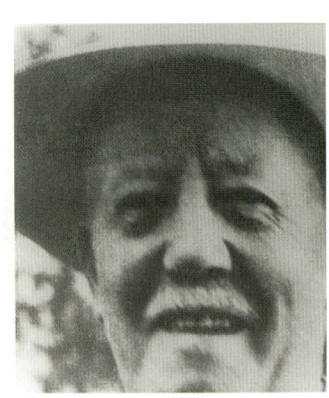
Dr. Charles Hunter (1873-1955)

●MPS Ⅱ中間型

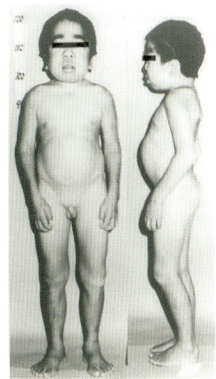

MPS Ⅱ中間型の全身像（12歳4ヵ月）
トヨタ記念病院小児科 岡田純一先生提供

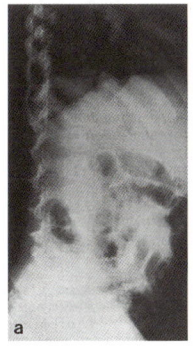

a
MPS Ⅱ中間型の脊椎体のX線像（6歳10ヵ月時）

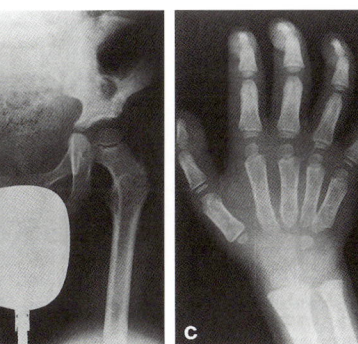

b
MPS Ⅱ中間型の骨盤のX線像（6歳10ヵ月時）

c
MPS Ⅱ中間型の手部のX線像（6歳10ヵ月時）

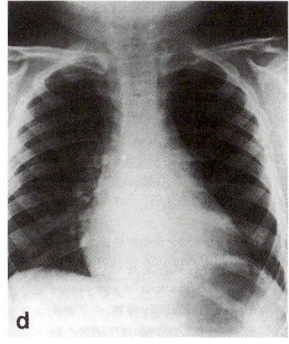

d
MPS Ⅱ中間型の胸部X線像（10歳10ヵ月時）

●MPS Ⅱ軽症型

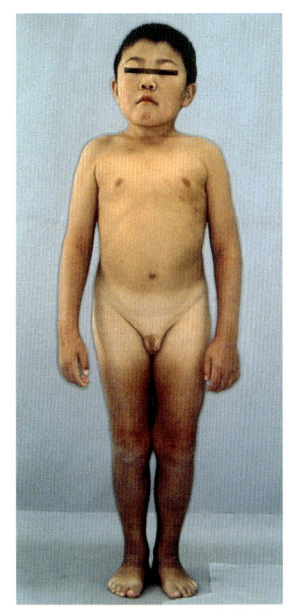

MPS Ⅱ軽症型の全身像（8歳）、某医に指の伸展制限を指摘された。IQは110、皮下結節を認める

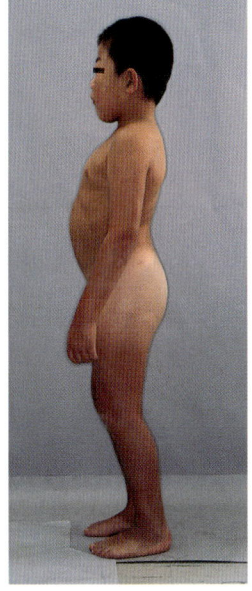

MPS Ⅱ軽症型の全身側面像

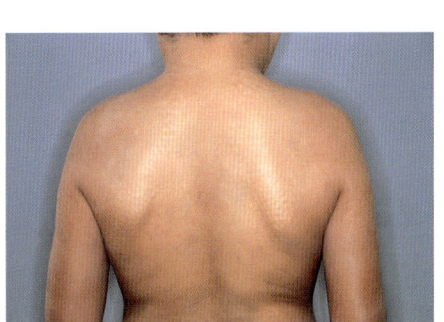

MPS Ⅱ軽症型の肩甲骨部の畝状皮下結節

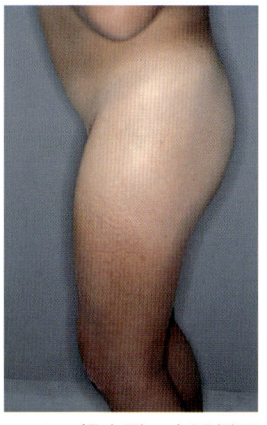

MPS Ⅱ軽症型の大腿側面像、畝状皮下結節

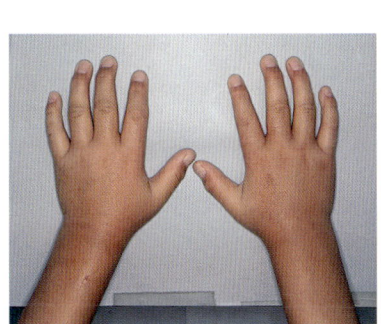

MPS Ⅱ軽症型の両手像

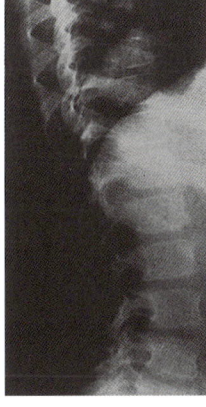

MPS Ⅱ軽症型の脊椎体のX線像

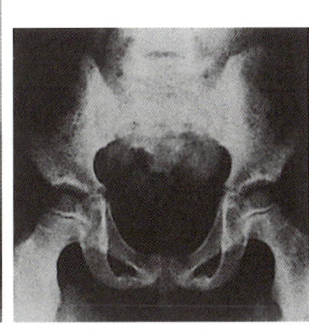

MPS Ⅱ軽症型の骨盤のX線像

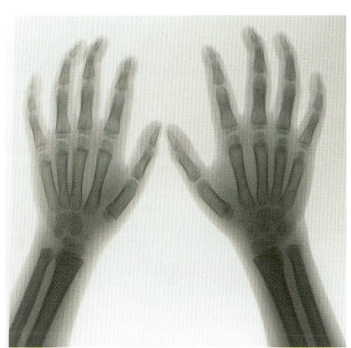

MPS Ⅱ軽症型の両手のX線像

■ MPSⅢ型[9,14,16,17,20,24,32]
● MPS ⅢA

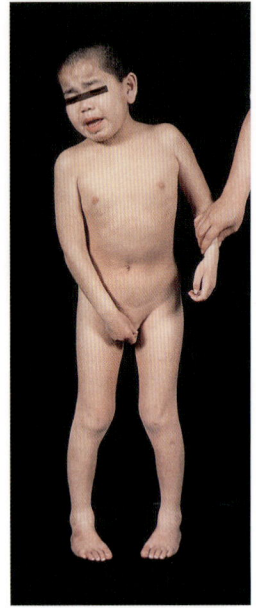

MPS ⅢA型の全身像（8歳男児、札幌医科大学症例）精神運動遅滞を認める

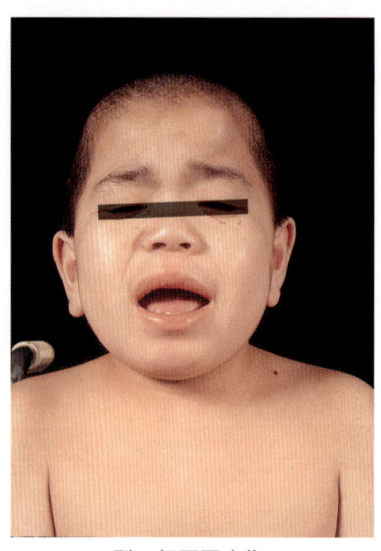

MPS ⅢA型の顔面写真像（8歳男児、札幌医科大学症例）

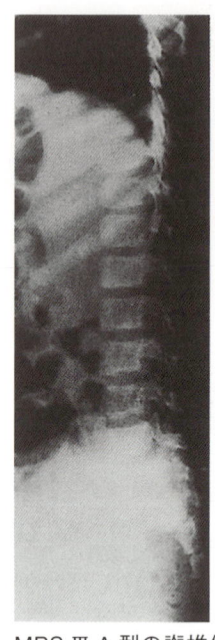

MPS ⅢA型の脊椎体のX線像（8歳男児、札幌医科大学症例）椎体の変化は軽度で、椎体の輪郭の軽度の不整、椎間距離はやや広く、骨陰影の減弱を認める

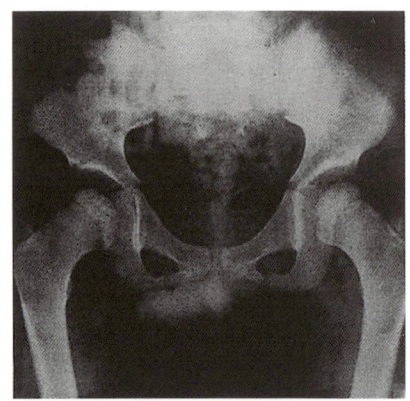

MPS ⅢA型の骨盤のX線像（8歳男児、札幌医科大学症例）骨盤影の減弱を認める。また、腸骨底部の低形成、大腿骨骨頭の扁平化、不整、内反股を認める

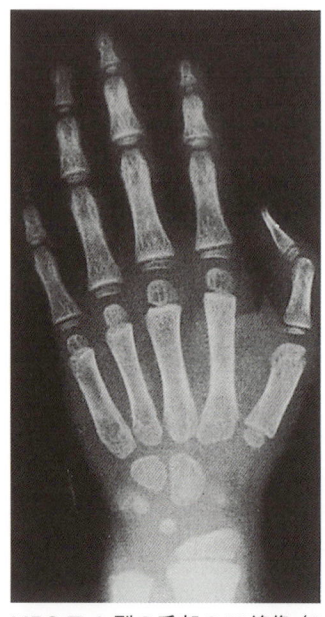

MPS ⅢA型の手部のX線像（8歳男児、札幌医科大学症例）中手骨の近位端はやや尖鋭化している。骨年齢にやや低下を認める。橈骨、尺骨はやや棍棒状

●MPS ⅢB

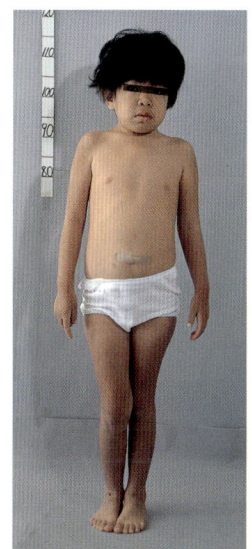
MPS ⅢB 型の全身
正面像（12 歳）
沖縄県立中部病院小児科（当時）
王那覇栄一先生のご紹介による

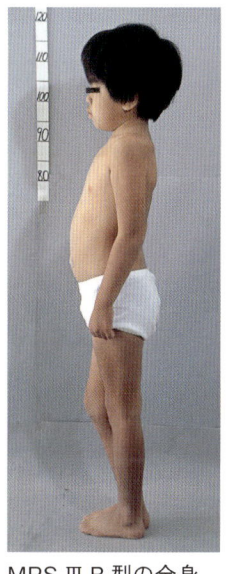
MPS ⅢB 型の全身
側面像（12 歳）

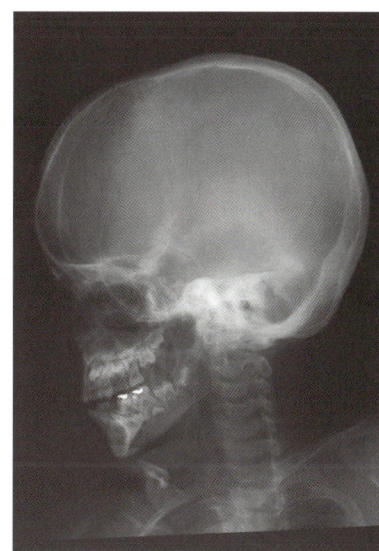
MPS ⅢB 型の頭蓋側面 X 線像
（12 歳）

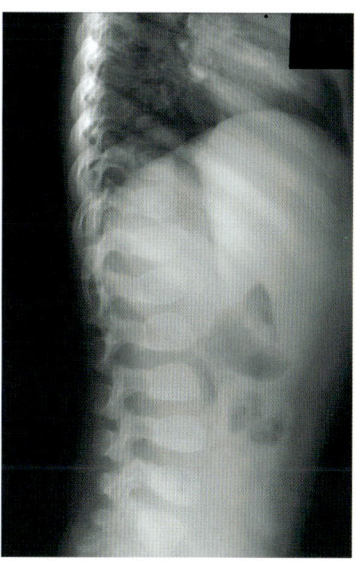
MPS ⅢB 型の脊椎側面 X 線像
（12 歳）

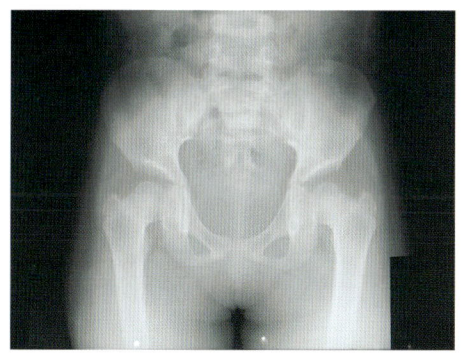
MPS ⅢB 型の骨盤 X 線像（12 歳）

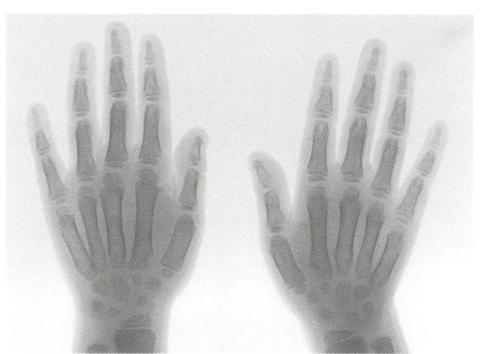
MPS ⅢB 型の両手 X 線像（12 歳）

●MPS ⅢC

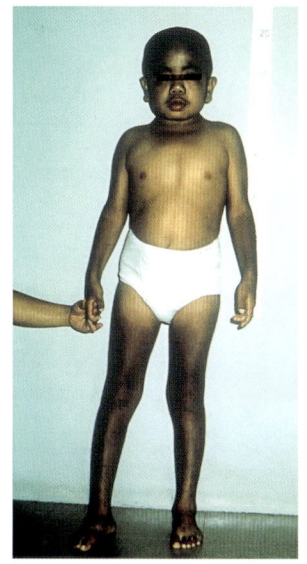
MPS ⅢC 型の全身正面像（12 歳）
沖縄県立中部病院小児科（当時）
王那覇栄一先生のご紹介による

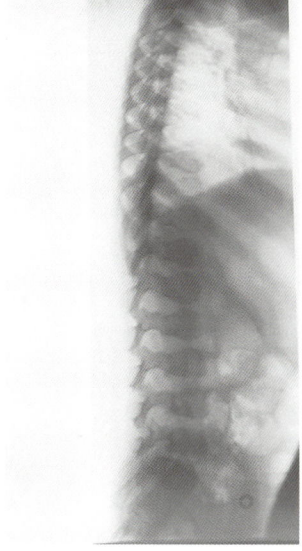
MPS ⅢC 型の脊椎側面 X 線像
（12 歳）

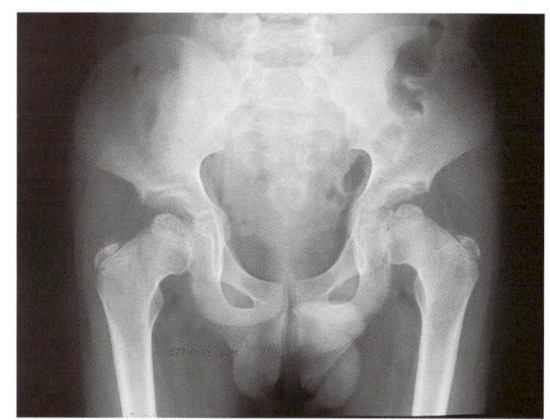
MPS ⅢC 型の骨盤正面 X 線像（12 歳）

■ MPS Ⅳ型 [1,3,4,5,8,9,12,14,18,24,32]

● MPS ⅣA型（重症型、中間型、軽症型との比較）

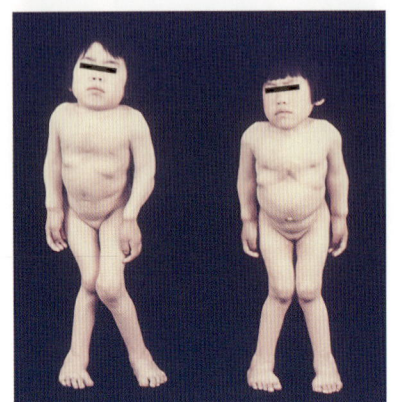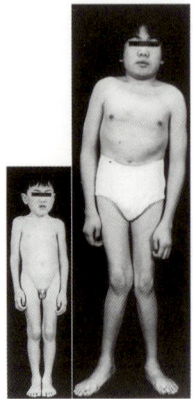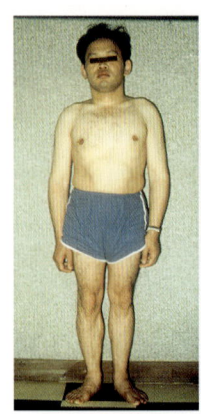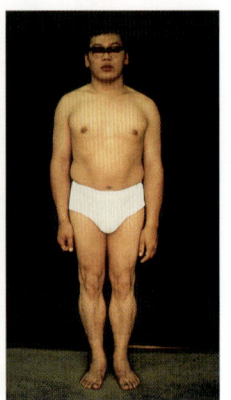

症例1　症例2　症例3　症例4　症例5
　重症型　　　中間型　　　軽症型

MPS ⅣA型の全身像比較

MPS ⅣA 分類	重症型		中間型	軽症型	
Patients	姉妹 (1971)		男児 (1971)	兄弟 (1981)	
Case Number	1	2	3	4	5
年齢	12	8	6	29	25
身長 (cm)	98	89	105.2	147	157
X脚	(+)	(+)	(−) → (+)	(−)	(−)
遺伝子変異	P125L/P125L		R94G/N204K	N204K/N204K	

MPS ⅣA型のサブタイプによる所見比較

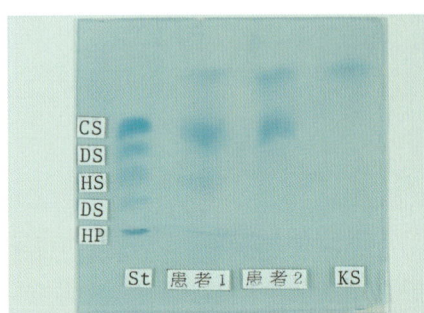

MPS ⅣA型患者の電気泳動像
患者1：症例5
患者2：症例4
KS（ケラタン硫酸）が鮮明に検出されている。CS（C6S）コンドロイチン-6-硫酸と考えられる分画もみられる。

● MPS ⅣA 重症型

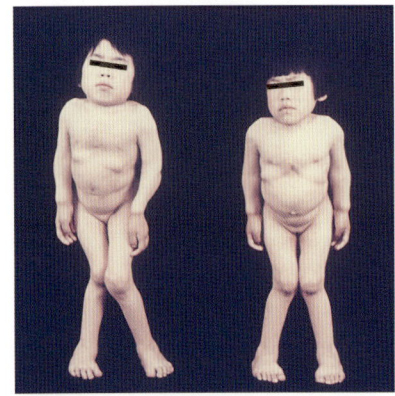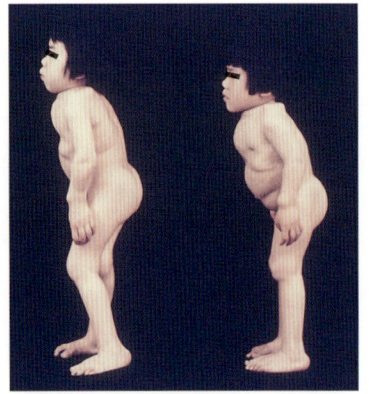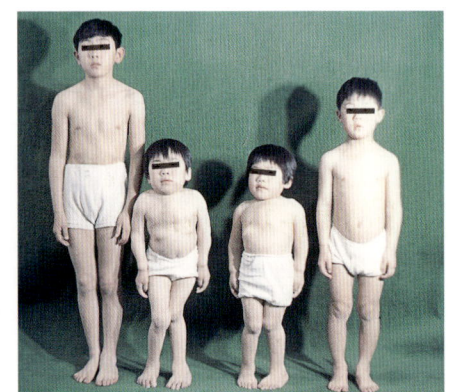

MPS ⅣA型の姉妹例　全身正面像
（12歳、8歳）
国立療養所八雲病院小児科（当時）
中原孝先生のご紹介による

MPS ⅣA型の姉妹例　全身側面像
（12歳、8歳）

MPS ⅣA型の正常年齢児との比較
（12歳、8歳）

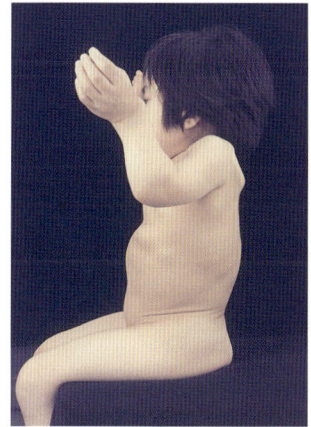
MPS ⅣA型患者の腕の挙上制限（8歳）

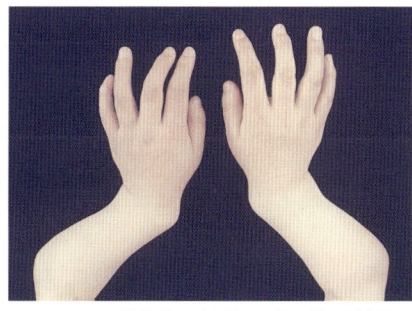
MPS ⅣA型患者の前腕と手の伸展制限（8歳）

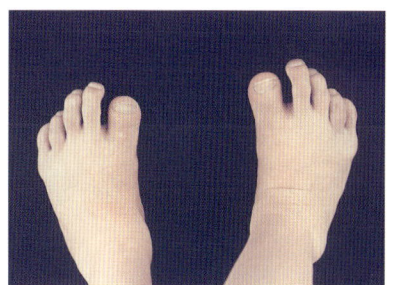
MPS ⅣA型患者の足と足指の変形（8歳）

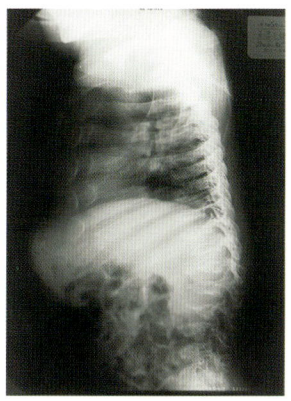
MPS ⅣA型患者の脊椎側面X線像（12歳）

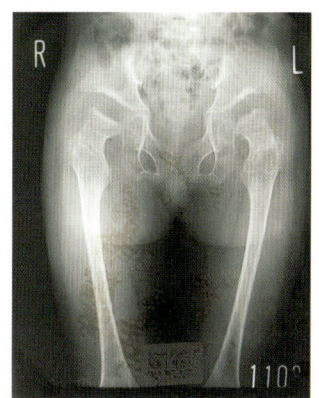
MPS ⅣA型患者の骨盤X線像（12歳）

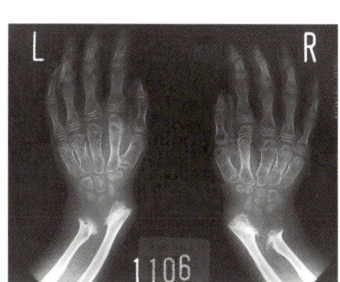
MPS ⅣA型患者の両手のX線像（12歳）

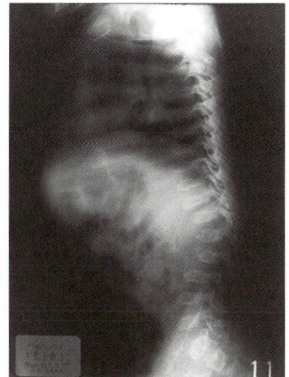
MPS ⅣA型患者の脊椎側面のX線像（8歳）

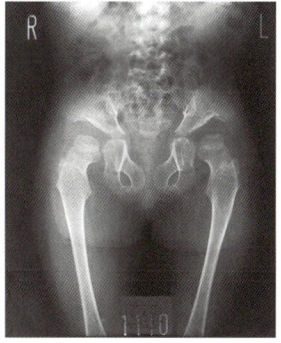
MPS ⅣA型患者の骨盤のX線像（8歳）

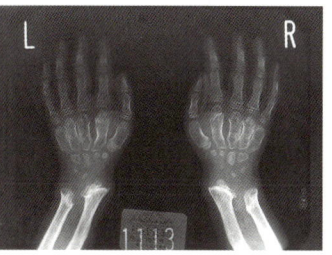
MPS ⅣA型患者の両手のX線像（8歳）

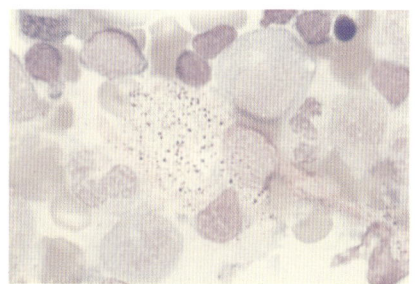
MPS ⅣA型患者（姉12歳）の骨髄標本（May-Giemsa）。原形質に多数の好塩基性を有するabnorme Retikulumzelle がみられた

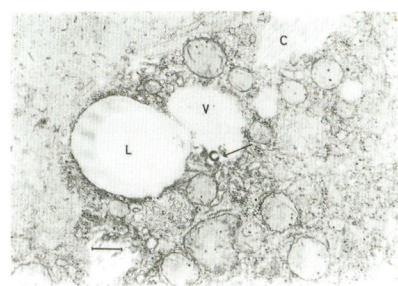
MPS ⅣA型患者（姉12歳）の肝細胞内vacuolesを示す。肝細胞は通常正常であるが、ときに写真の様なGAGsの蓄積と思われるvacuolesが認められる。径約2μで限界膜はあまりはっきりしない。Vacuoles内部にはprotein like precipitate と myelin 構造を示すvesicle が認められる。L: neutral lipid, V: vacuoles, C: collagen fiber.

●MPS ⅣA 重症型

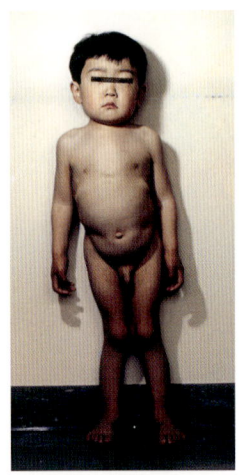

MPS ⅣA 型患者の全身正面像（6歳、男児）
茨城県立ひばり学園症例

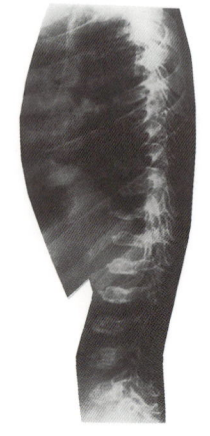

MPS ⅣA 型患者の脊椎側面 X 線像（6歳、男児）

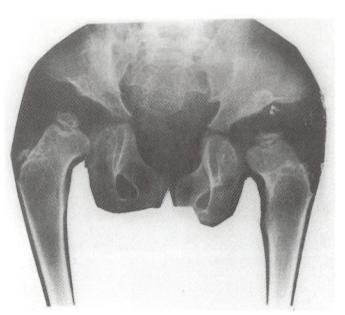

MPS ⅣA 型患者の骨盤 X 線像（6歳、男児）

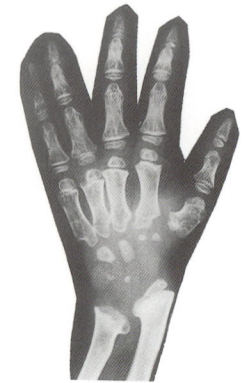

MPS ⅣA 型患者の手部 X 線像（6歳、男児）

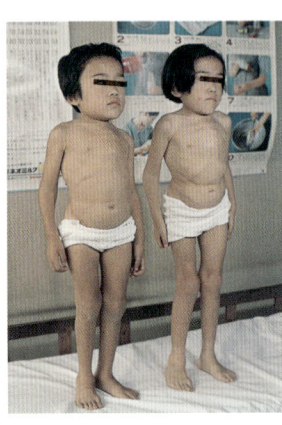

MPS ⅣA 型患者の全身正面像（9歳と12歳の弟姉例）

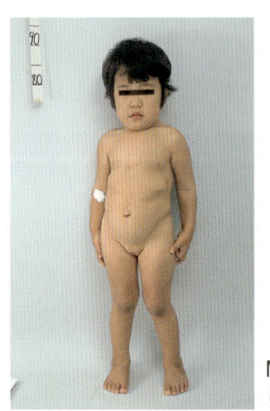

MPS ⅣA 型患者の全身正面像（2歳、女児）

●MPS ⅣA 中間型

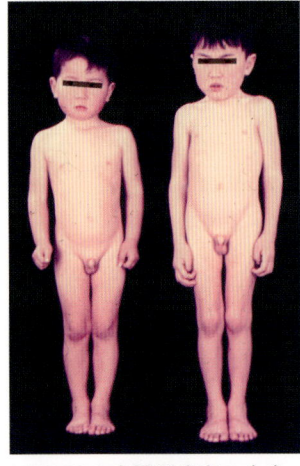

MPS ⅣA 中間型患者の全身像（6歳）（健常弟4歳との比較）
北海道立札幌整肢学院小児科（当時）
佐久間和子先生のご紹介による

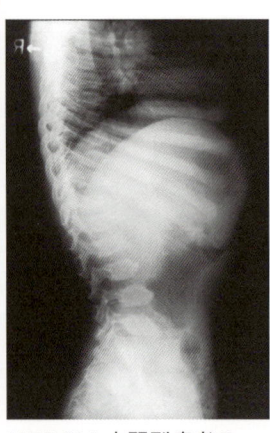

MPS ⅣA 中間型患者の椎体側面像（6歳）

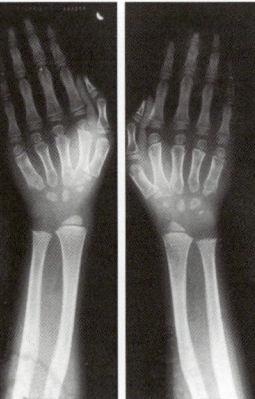

MPS ⅣA 中間型患者の手部 X 線像（6歳）

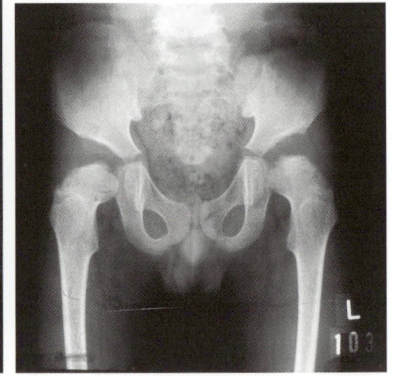

MPS ⅣA 中間型患者の骨盤 X 線像（6歳）

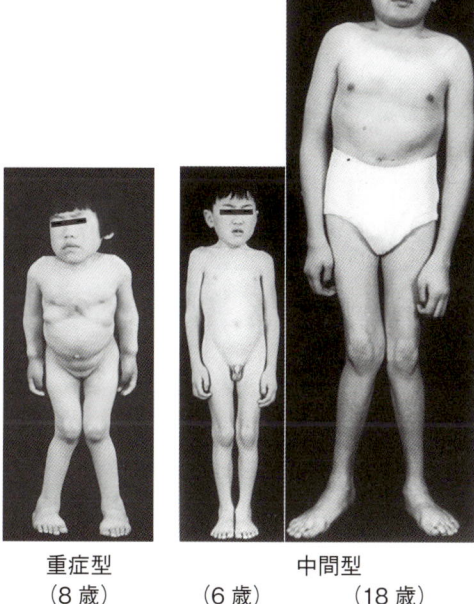

重症型　　　　　　　　中間型
（8歳）　（6歳）　（18歳）

MPS ⅣA 中間型の全身像（重症型との比較）

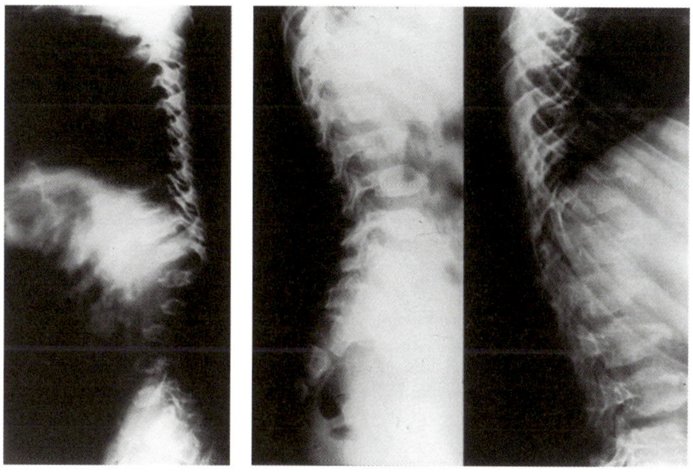

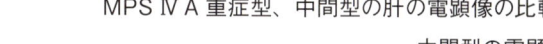

重症型　　　　　　　　中間型
（8歳）　（6歳）　（18歳）

MPS ⅣA 中間型の椎体側面の X 線像（重症型との比較）

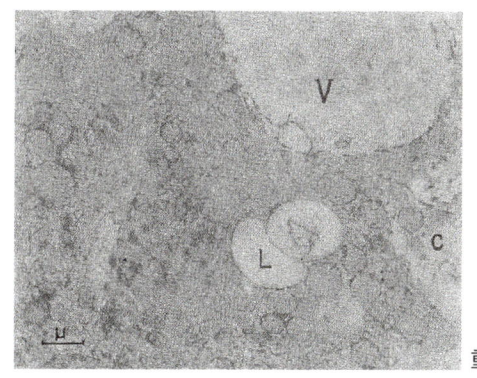

重症型 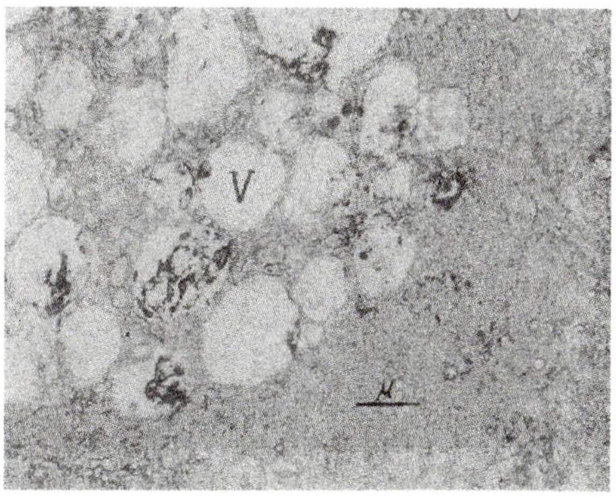　　　　　　　　　　　　　　　中間型

MPS ⅣA 重症型、中間型の肝の電顕像の比較

重症型の電顕像
肝星芒細胞内 vacuoles でその大きさは径 6.0 μ に達する。一層の限界膜につつまれ、その限界膜に接して electron dense な物質が認められる。vacuoles 内部には protein like precipitate が散在している。

中間型の電顕像
肝星芒細胞内 vacuoles を示す。Vacuoles は一層の限界膜につつまれており、多数認められる。内部には protein like precipitate 及び electron dense な物質が認められる。

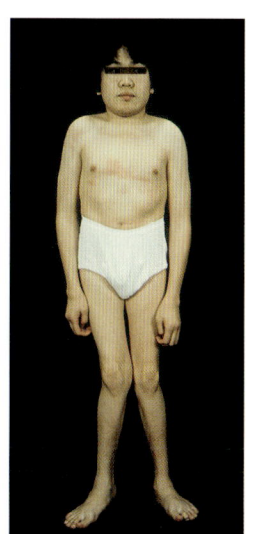

MPS ⅣA 中間型患者の全身像（18歳）

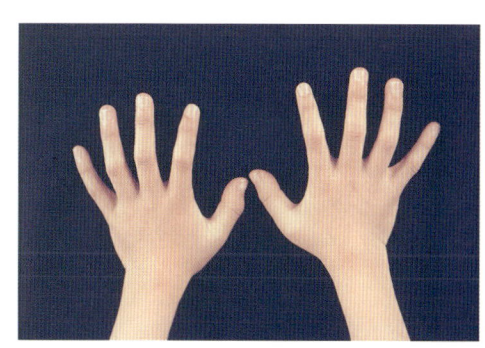

MPS ⅣA 中間型患者の手部像（6歳）

●MPS ⅣA軽症型

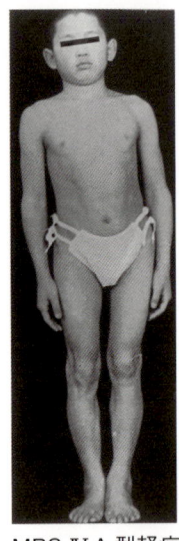

MPS ⅣA型軽症患者の全身像（12歳）
郡山療育園（当時）鬼満 雅先生のご紹介による

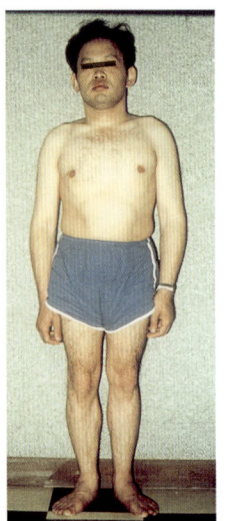

MPS ⅣA型軽症患者の全身像（29歳）

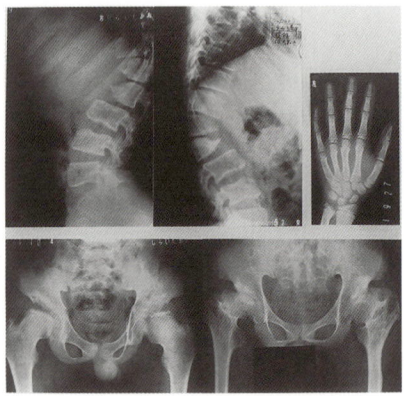

MPS ⅣA型軽症患者のX線像（29歳）

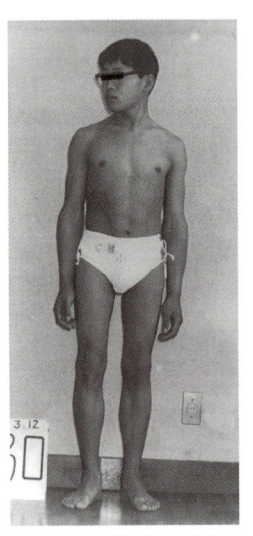

MPS ⅣA型軽症患者の全身像（15歳）

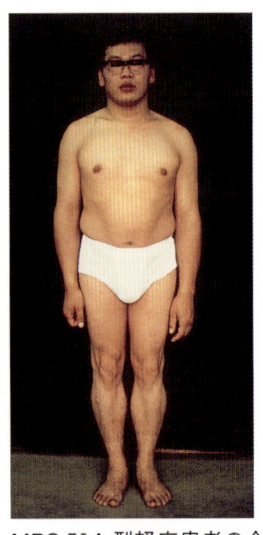

MPS ⅣA型軽症患者の全身像（25歳）

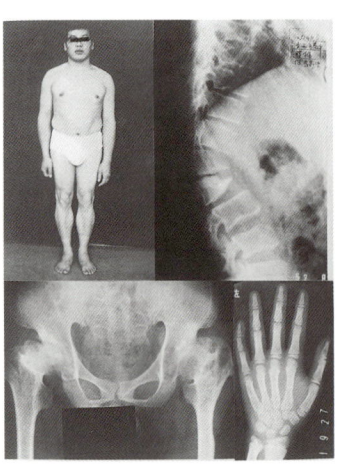

MPS ⅣA型軽症患者のX線像

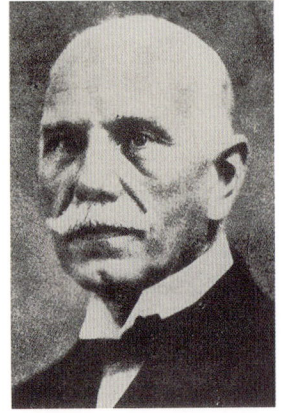

Professor Luis Morquio
(1867-1935)

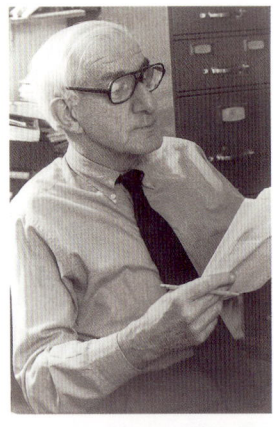

Professor Hans-Ulrich Zellweger (1909-1990)
1961年、モルキオ病患者尿からケラタン硫酸を予測し、1962年 共同研究者により確認された。また、Zellweger症候群の発見者でもある。

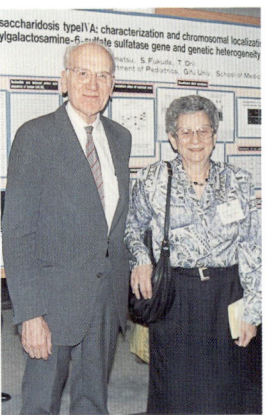

Dr. Mc Kusick, Victor A. と Dr. Neufeld, Elizabeth F.
第42回アメリカ人類遺伝学会（サンフランシスコ、1992）で、MPS ⅣAの重症型と軽症型の遺伝子変異を発表（世界初）、ポスターの前での記念撮影

●MPS ⅣBは、7-5「ムコ多糖症ⅣB型」（鈴木義之先生）を参照。

■MPS Ⅵ型 [24,32]

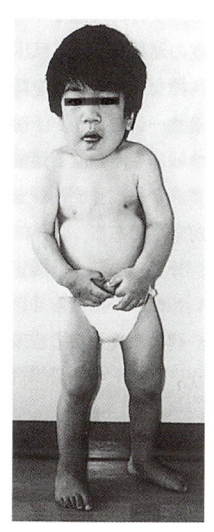

MPS Ⅵ型の全身像（2歳1ヵ月男児）
Hurler 病に似た顔つき、毛深く大きな頭、短い頸、腹部の膨隆、関節の伸展制限、鷲手がみられる

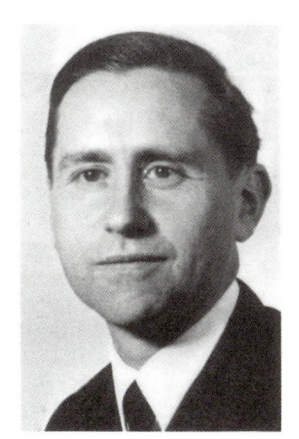

Dr. Pierre Maroteaux 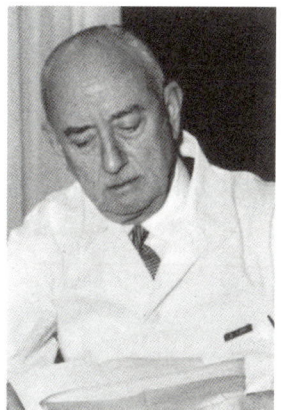　　Professor Maurice Lamy

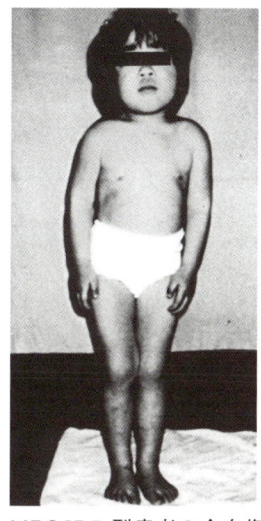

MPS Ⅵ B 型患者の全身像
（5歳、女児）
大きな顔、短頸、胸郭の変形、関節の伸展制限、鷲手
（大阪市立大学小児科症例、一色玄先生、田中あけみ先生のご厚意による）

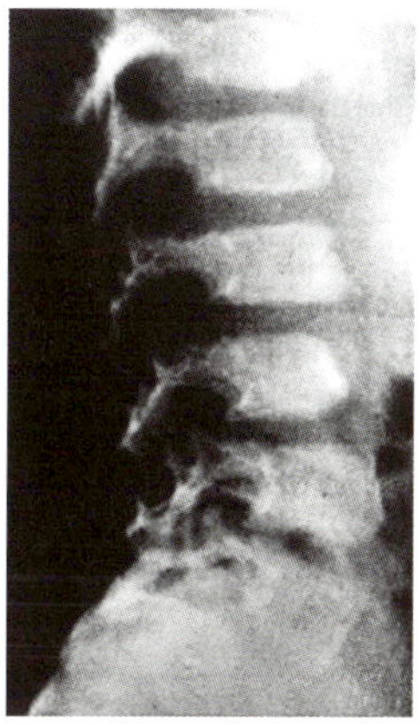

MPS Ⅵ B 型患者の腰椎 X 線像（5歳、女児）
椎間腔の拡大。椎体はやや卵形で前上縁の形成不全、前後径の短縮、椎体後縁の凹形変形をみる

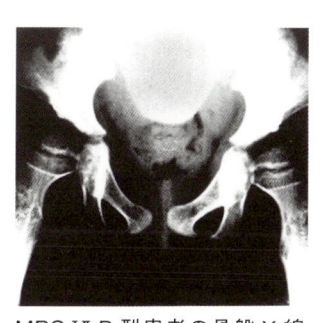

MPS Ⅵ B 型患者の骨盤 X 線像（5歳、女児）
腸骨底部の形成不全、腸骨翼の flaring、寛骨臼蓋は浅く、大腿骨骨頭核は扁平で、外反股を示す

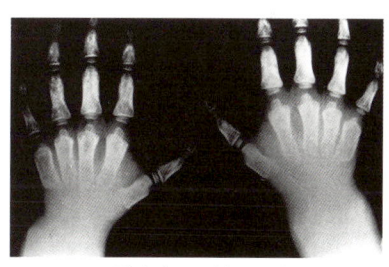

MPS Ⅵ B 型患者の手部 X 線像（5歳、女児）
橈骨、尺骨は太く、骨年齢の低下がみられ、中手骨は太く、近位端は尖鋭化し、指骨も短く太く、鷲手様変形をみる

■MPS Ⅶ型（症例1、2、3）[24,28,32]

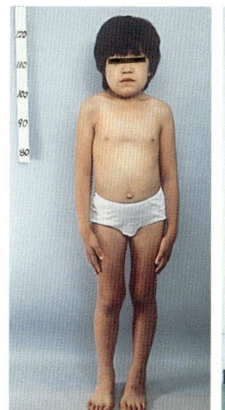

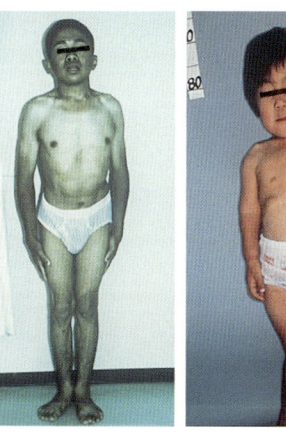

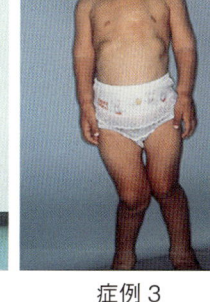

症例1　　症例2　　症例3
MPS Ⅶ型患者の全身像（8歳、24歳、7歳）

症　例	1	2	3
年　令	8歳5ヵ月	24歳	7歳4ヵ月
性	女	男	女
初診時主訴	白血球異常顆粒	コンドロイチン4,6硫酸尿症	モルキオ病（低身長、X脚）
特徴的顔貌	+	+	-
低身長	-	+	++
知能障害	+	+	-
肝脾腫	+→-	-	-
骨変化	Hurler/Hunter様	Hurler/Hunter様	Morquio様
白血球異常顆粒	+→-	+	-
血族結婚	+	-	-
突然変異	Ala^{619}→Val	Ala^{619}→Val	Arg^{382}→Cys

MPS Ⅶ型患者の所見

● **症例 1**

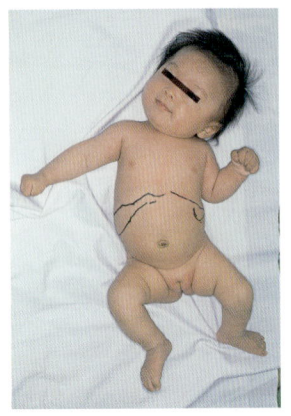

MPS Ⅶ型患者の全身像（3ヵ月時）（症例1）
長浜日赤病院小児科井関郁大先生のご紹介による

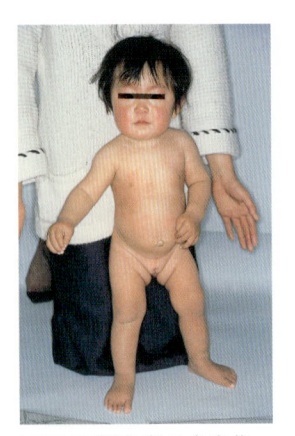

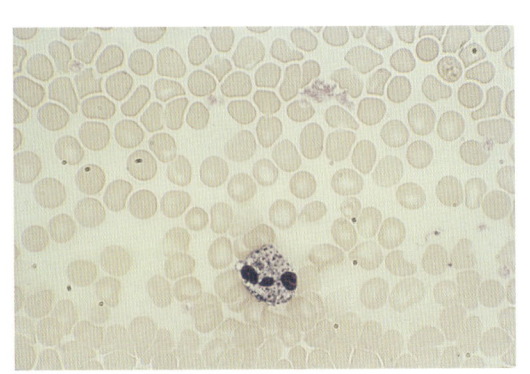

MPS Ⅶ型患者の全身像（1歳1ヵ月時）

MPS Ⅶ型の末梢血（症例1　1ヵ月時）

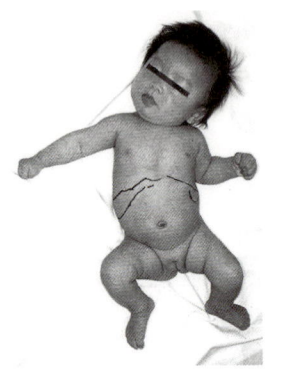

MPS Ⅶ型患者の全身像（生後83日、女児）。軽度ながら粗な顔貌、肝脾腫、末梢血の好中球に多数の顆粒を認めた

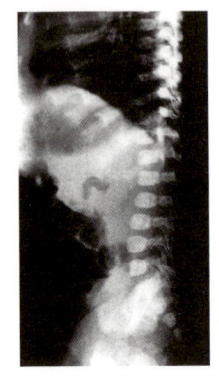

MPS Ⅶ型患者の腰椎X線像（生後83日、女児）。椎体L2,3および4）が卵形で特にL2の前上縁に骨化不全をみる

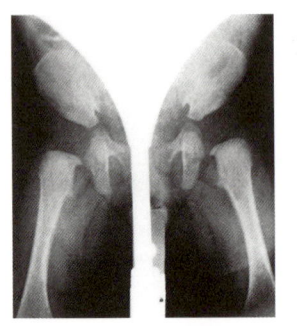

MPS Ⅶ型患者の骨盤X線像（生後83日、女児）。軽度の腸骨底部の形成不全を認める

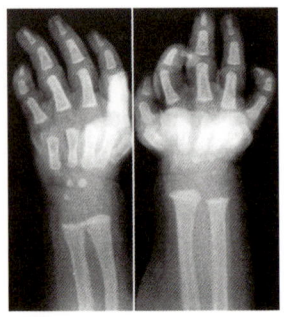

MPS Ⅶ型患者の手部X線像（生後83日、女児）。橈骨、尺骨遠位端（特に尺骨）にクル病変化を認めるが、その他特別の異常はみられない

MPS Ⅶ型患者（症例1）の末梢血液像および骨髄像

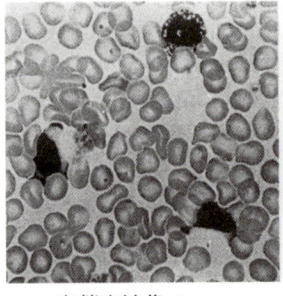

末梢血液像1 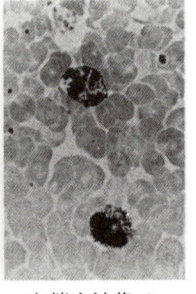
末梢血液像2
末梢好中球の異染性顆粒を認める

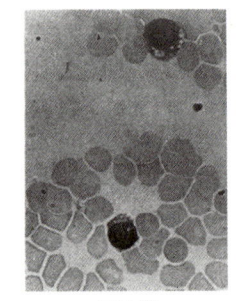

骨髄像
リンパ球の空胞化がみられる

MPS Ⅶ型患者骨X線像

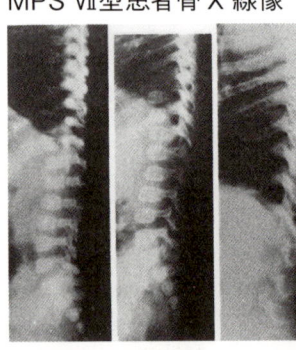

3ヵ月　1歳1ヵ月　2歳3ヵ月

椎体は3ヵ月では第2腰椎前上縁にごくわずかの骨化不全がみられ、2歳時には下部胸椎、第1～3腰椎にも骨化不全がみられる

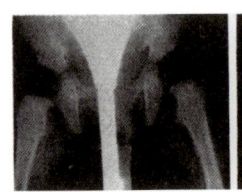

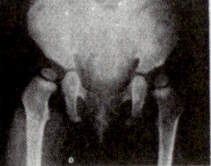

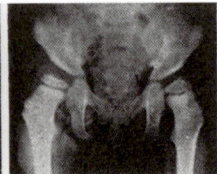

3ヵ月　1歳1ヵ月　2歳3ヵ月

骨盤は3ヵ月では特に異常なく、1～2歳時に腸骨下部の低形成、大腿骨頭の扁平化が出現している

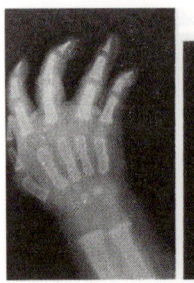

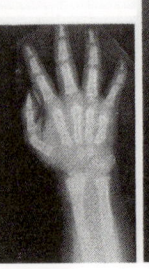

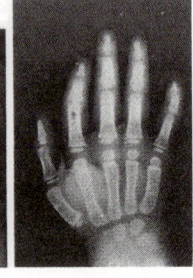

3ヵ月　1歳1ヵ月　2歳3ヵ月

手部は3ヵ月では尺骨遠位端に軽度のクル病様変化をみるも、その他異常なく、2歳時には橈骨、尺骨遠位端がやや棍棒状で、第2中指骨近位端に軽度の円錐様変化を認める

●症例2

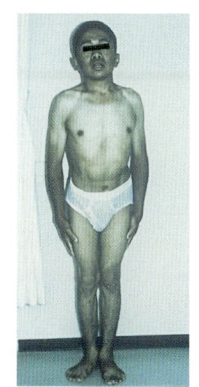

郡山療育園園長鬼満雅先生のご紹介による

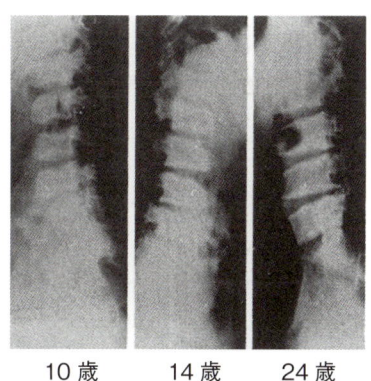

椎体は全般に軽度の扁平椎体があり、椎体前上縁には骨化不全を認めた。

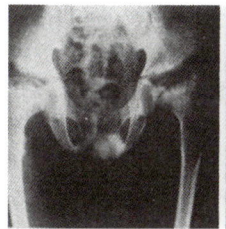

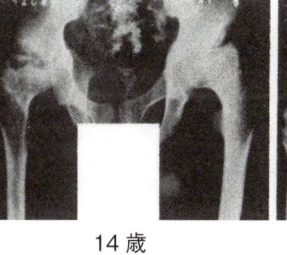

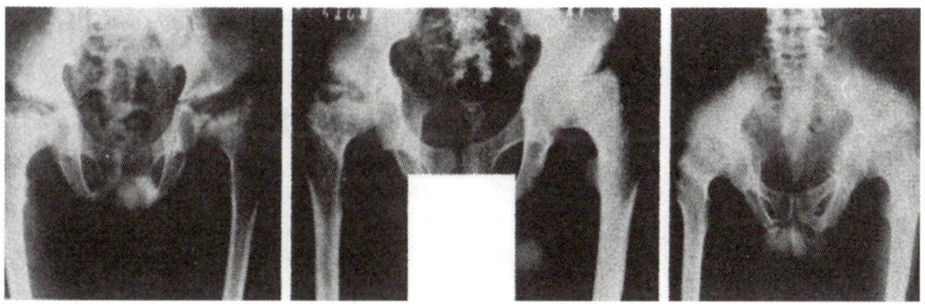

10歳　14歳　24歳

9歳　14歳　24歳

骨盤は腸骨下部の骨化不全があり、寛骨臼は広い。大腿骨頭は著しい形成不全および圧砕所見がみられる

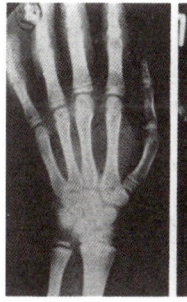

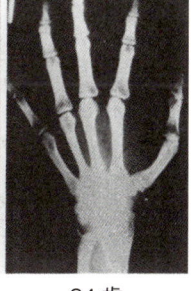

10歳　24歳

手部は特に24歳において手根骨の密集化が強く、橈骨、尺骨と中指骨との間隙が狭くなっている

●症例3

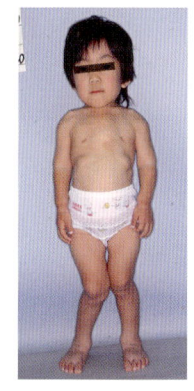

MPS Ⅶ型患者の全身像（7歳）（症例3）
大阪市立大学小児科田中あけみ先生のご紹介による

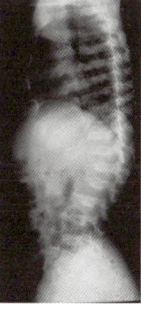

MPS Ⅶ型患者の胸部側面X線像（7歳）

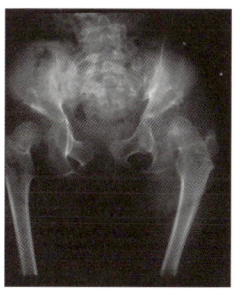

MPS Ⅶ型患者の骨盤のX線像（7歳）

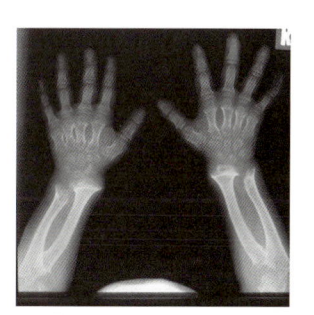

MPS Ⅶ型患者の手部のX線像（7歳）

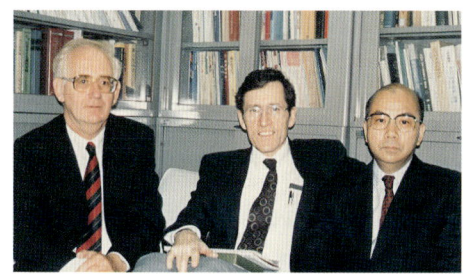

William S. Sly（中央）、MPS Ⅶ型の発見者
左はR B Schutgens、ペルオキシソーム病の研究で著名

■ムコ多糖症の電顕像

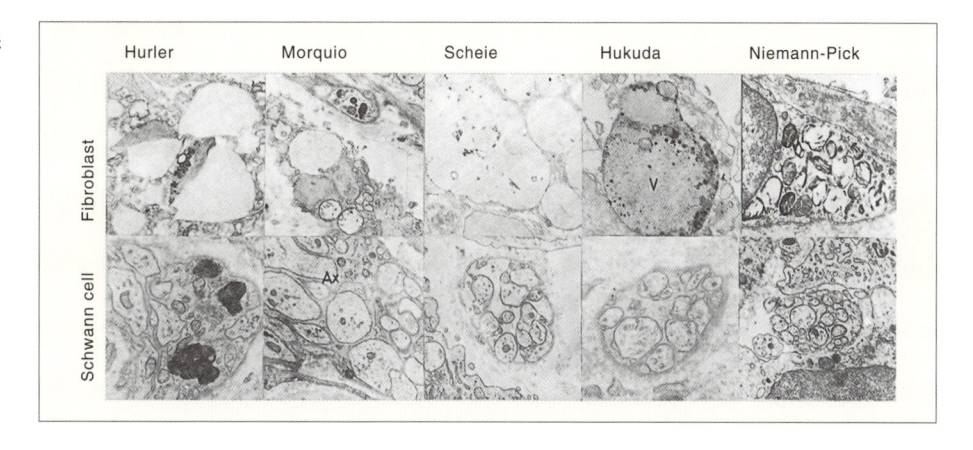

Hurler　Morquio　Scheie　Hukuda　Niemann-Pick

Fibroblast

Schwann cell

■鑑別疾患その他
●フコシドーシス[7,9]

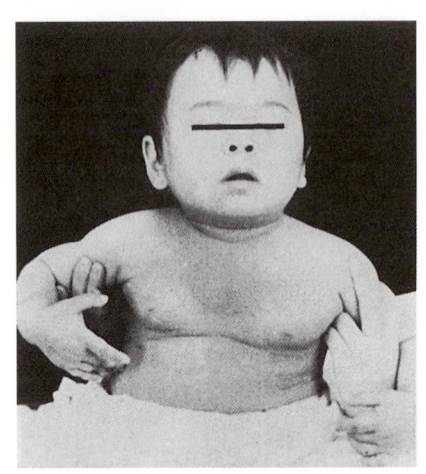

Fucosidosis の臨床像（2歳9ヵ月女児、札幌医科大学小児科例）
当初、札幌医大へ受診、事情あり、その後、北大小児科で診断された

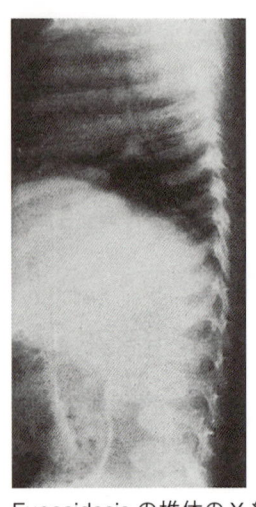

Fucosidosis の椎体の X 線像
下部胸椎は卵形を呈し、腰椎体はくちばし様変形（anterior inferior beaking）を示す

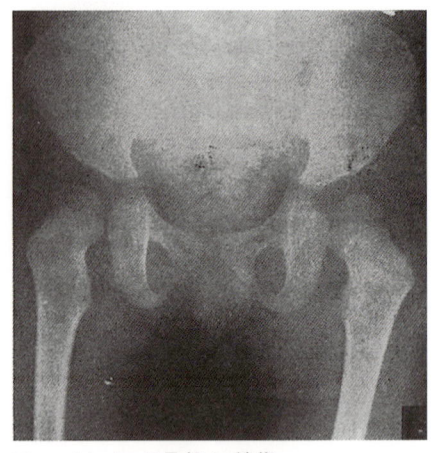

Fucosidosis の骨盤 X 線像
腸骨底部の低形成、股関節脱臼、大腿骨頸部が太く、棍棒状である

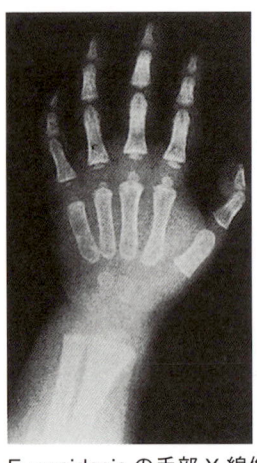

Fucosidosis の手部 X 線像
中手骨近位端（第2-5指）に軽度の円錐状変化を認め、中手骨自体が短い。橈骨の遠位端はややバチ状である

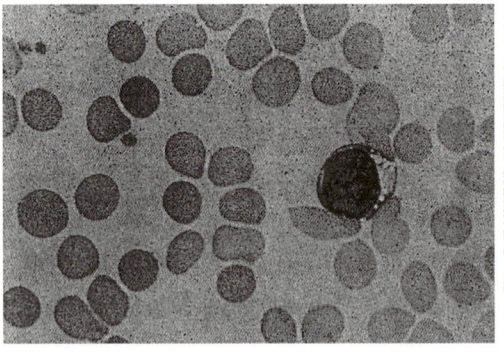

Fucosidosis の末梢血リンパ球の微細な空胞（女児、2歳9ヵ月時）（May-Giemsa 染色）

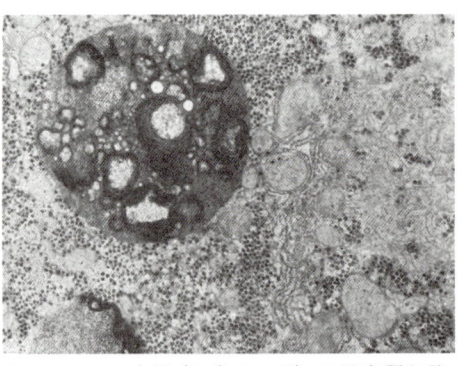

Fucosidosis 女児（2歳9ヵ月）の肝実質細胞の電顕像（1000 × 7/10）
限界膜で囲まれた細胞質内封入体、その内部に特徴的な多数の lamellar 構造と electron lucent な小胞構造が認められる（木村 穆博士による撮影）

● I -cell病[6,7,9]

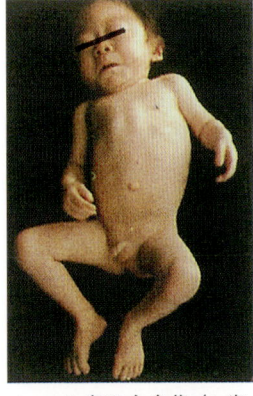

I-cell 病の全身像（1歳1ヵ月の男児、札幌医科大学小児科例）
特有な粗な顔つきと短い頸、臍ヘルニア、皮膚は厚く、関節の伸展制限がみられる

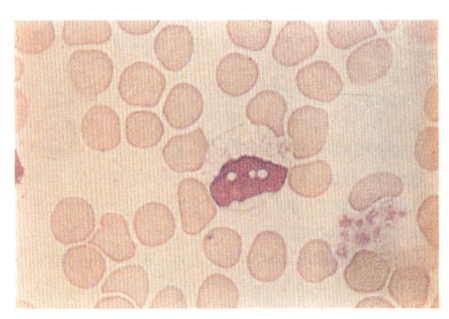

I-cell 病（ムコリピドーシスⅡ）の末梢血のリンパ球（May-Giemsa 染色）
細胞質は多数の空胞で満たされている

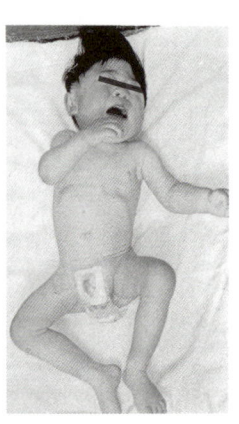

I-cell 病患者の全身像（1歳7ヵ月、男児）。皮膚の色が薄く、頭髪も茶色がかっている。特有な顔貌と短頸、臍ヘルニア、関節の運動制限がみられる

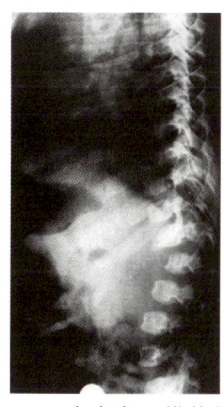

I-cell 病患者の椎体側面のX線像（9ヵ月、男児）。椎体の前後径の短縮、上部腰椎体の前上縁の骨化不全がみられ、かつL2の後方への偏位をみる

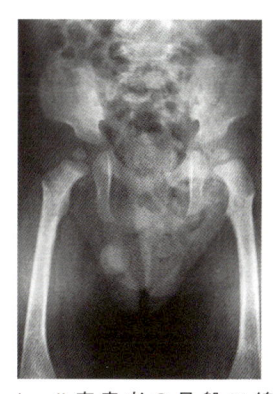

I-cell 病患者の骨盤X線像（9ヵ月、男児）。腸骨底部の形成不全、腸骨翼のflaring、大腿骨頸部の軽度の延長、外反股、骨梁の粗糙化をみる

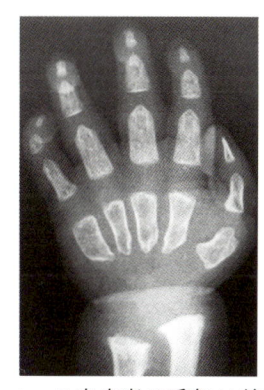

I-cell 病患者の手部X線像（1歳7ヵ月、男児）。石灰化の不良による骨梁の粗糙化、橈骨、尺骨遠位端のV字様変形と不整、指骨は砲丸状、中指骨の近位端の円錐状変形、指骨・中指骨ともに太く短い。骨年齢は低下している

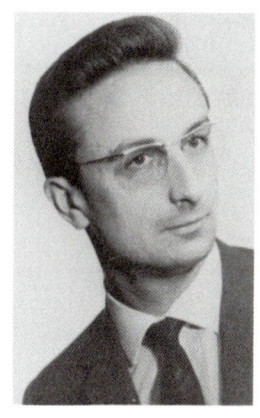

Dr. Jules G. Leroy, born in Belgium in 1934
I-cell 病の発見者

■研究者など

●多くのことについてご指導いただいた研究者の方々

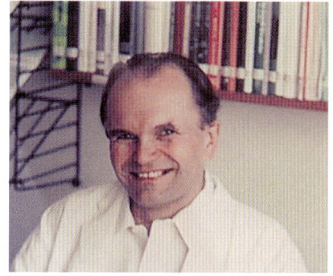

Heinz Weicker, M.D.（1968）
ムコ多糖症研究を小生に指示した恩師

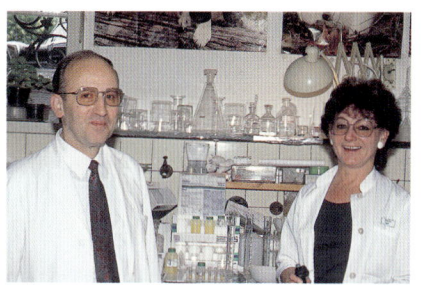

Dr. K. Otto、後に教授となられ、大変よくご指導いただいた

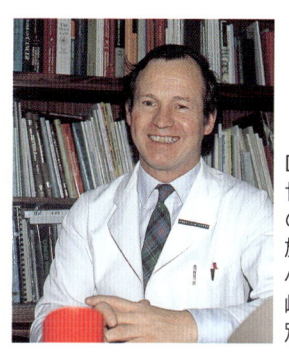

Dr. John R. Hobbs
世界で初めてムコ多糖症の患者に骨髄移植を実施した。1995年、日本小児科学会学術総会を岐阜で開催した際に特別講演をお願いした

●岐阜大学小児科を訪問され、多くの刺激を与えてくださった研究者の方々（来訪順）

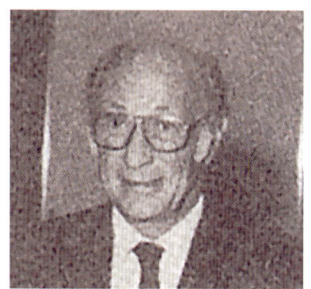

A. Dorfman, M.D.（1979）
ムコ多糖症研究の第一人者

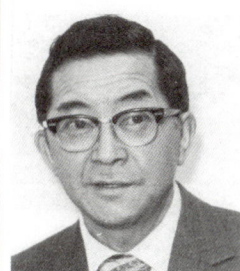

Dr. Hayato Kihara
1981年6月岐阜大小児科訪問
メタクロマチック ロイコジストロフィーなどを研究

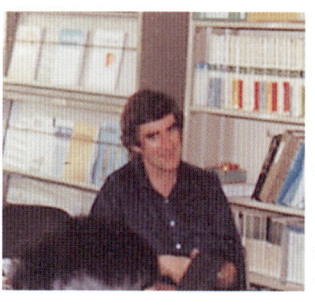

J.J. Hopwood, Ph.D（1981）
MPS I、II、III Aの病因である変異遺伝子の発見者で著名

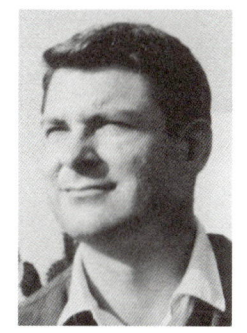

John S. O'Brien M.D.（1983）
岡田伸太郎博士とともにテイ-ザックス病、GM1-ガングリオシドーシスの酵素欠損の発見者として著名

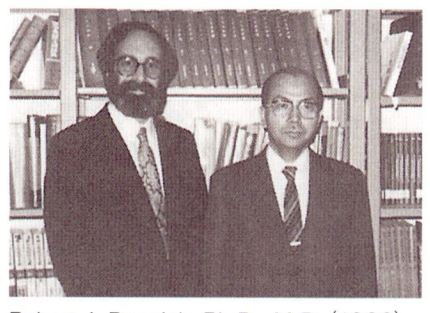

Robert J. Desnick, Ph.D., M.D.（1983）
グリコスフィンゴリピドのメタボリズムを主に研究し、ニーマン・ピック病A、B型、ファブリー病、Schindler病などに多くの業績がある

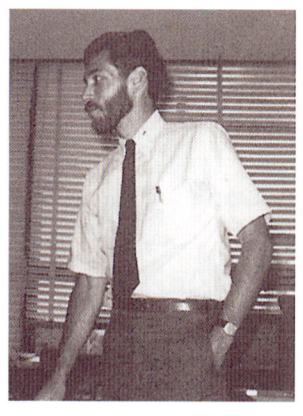

David A. Wenger（1984）
コロラド大学時代。Krabbe病の変異遺伝子の発見者

文献一覧

1) 折居忠夫, 南良二, 千葉学道, 山口衛, 津川敏, 中尾亨, 堀野清孝, 佐久間和子：Morquio症候群についての検討. 骨代謝 5：72-78, 1971.
2) 折居忠夫, 南良二, 千葉学道, 山口衛, 津川敏, 小西忠子, 中尾亨, 堀野清孝, 大鹿栄達：Scheie症候群の1例. 小児科診療 34：875-886, 1971.
3) 折居忠夫, 南良二, 山口衛, 千葉学道, 津川敏, 堀野清孝, 中尾亨：Morquio's syndromeとKeratosulfaturia. 医学のあゆみ 78：817-818, 1971.
4) 折居忠夫, 南良二, 中尾亨：Morquio症候群の診断 医学のあゆみ 80：413-419, 1972.
5) 折居忠夫, 南良二, 中尾亨, 堀野清孝, 中原孝, 菅野誠：Morquio症候群の姉妹例. 小児科臨床 25：1065-1072, 1972.
6) 森道夫, 堀野清孝, 折居忠夫：I-Cell disease・代謝 11：118, 1974.
7) 折居忠夫：Mucolipidosis 小児医学 8：929-978, 1975.
8) 折居忠夫：ムコ多糖代謝異常症. 小児内分泌・代謝異常 —検査の進め方と治療の実際—, 金原出版 283-298, 1977.
9) 折居忠夫：Storage diseaseにみられる骨格系の異常. 脳と神経 31, 455-470, 1979.
10) 折居忠夫：病態の代謝マップ, 先天性代謝異常症(31)(D)脂質代謝異常その他(V)Niemann-Pick病(図説). 代謝 16, 1141-1142, 1979.
11) 折居忠夫：遺伝性ムコ多糖症(ガルゴイリズム). 小児診療図譜4, 金原出版 1-13, 1980.
12) 折居忠夫：モルキオ病(Morquio's disease). 小児診療図譜4, 金原出版 176-177, 1980.
13) 折居忠夫：遺伝性ムコ多糖代謝異常症. 現代皮膚科学大系第19巻 A代謝・内分泌異常症1, 中山書店 135-165, 1981.
14) 折居忠夫：遺伝性ムコ多糖代謝異常症の分類と鑑別. 医学と薬学 6, 285-297, 1981.
15) 折居忠夫：遺伝性ムコ多糖代謝異常症の酵素診断. 日本小児科学会雑誌 85, 167-174, 1981.
16) 折居忠夫：Sanfilippo症候群C型(講義). 小児科診療 44, 766-772, 1981.
17) 折居忠夫, 兼村敏生, 祐川和子, 多賀俊明, 児玉真理子, 玉那覇栄一：遺伝性ムコ多糖代謝異常症—最近の進歩—. 日本医事新報 2952, 24-31, 1981.
18) 折居忠夫, 鬼満雅, 祐川和子, 兼村敏生, 服部悟, 多賀俊明, 黄光前：N-Acetylgalactosamine-6-Sulfate Sulfatase欠損症の遅発型の兄弟例. 結合組織 13, 169-175, 1981.
19) 服部悟, 祐川和子, 多賀俊明, 石川景子, 折居忠夫, 南良二, 勝島矩子, 大村清, 松尾宜武, 松井一郎, 黒木良和, 田中浩, 神谷斉：Hunter症候群の保因者検索. 小児科臨床 34：1828-1834, 1981.
20) 折居忠夫：ムコ多糖症総論, Hurler症候群, Scheie症候群, Hurler-Scheie compound, Hunter症候群, Sanfilippo症候群. 新小児医学大系第7巻 出生前小児科学IV, 中山書店 351-384, 1982.
21) 折居忠夫：リピドーシス, ムコポリサッカリドーシス. 内科セミナーMET3, 高脂血症, 永井書店 245-274, 1982.
22) 折居忠夫：ムコ多糖体蓄積症. 新臨床小児科全書4, 金原出版 269-289, 1982.
23) 折居忠夫, 元吉史昭, 山口清次, 中村仁：先天異常の骨(疾患)X線検査. 小児内科 14, 1965-1989, 1982.
24) 折居忠夫：ムコ多糖症. 図説臨床整形外科講座9 骨系統疾患, メジカルビュー社 230-245, 1983.
25) 折居忠夫：ムコ脂質症. 図説臨床整形外科講座9 骨系統疾患, メジカルビュー社 246-255, 1983.
26) 折居忠夫：遺伝性ムコ多糖代謝異常症. 図説臨床小児科講座5 先天代謝異常・染色体異常・奇形, メジカルビュー社 pp118-128, 1984.
27) 折居忠夫, 兼村敏生, 市橋寛, 松井寛雄, 祐川和子, 多賀俊明, 服部悟, 黄光前, 中村仁：ムコ多糖代謝異常症 —スクリーニング, 酵素および保因者診断—. 臨床小児医学 33, 133-141, 1985.
28) 多賀俊明, 桑原尚志, 中村仁, 黄光前, 浅野直美, 松井寛雄, 市橋寛, 祐川和子, 折居忠夫, 井関部夫, 鬼満雅：β-Glucuronidase欠損症(MPS VII型)の2症例. 日本小児科学会雑誌 89：2608-2617, 1985.
29) 折居忠夫, 祐川和子, 戸松俊治, 山田幸治, 桑原尚志：遺伝子変異が同定されたムコ多糖症II型(Hunter症候群)中間型の1例. 代謝 7: 641-649, 1992.
30) 折居忠夫, 戸松俊治, 祐川和子：ムコ多糖症. 井村裕夫ほか編集, 最新内科学大系11 代謝疾患6 ミトコンドリア病, リソソーム病, 中山書店 247-268, 1996.
31) 折居忠夫, 戸松俊治, 福田誠司, 祐川和子：遺伝性ムコ多糖症. 臨床検査 41, 449-454, 1997.
32) 折居忠夫：ムコ多糖症の診断と治療. SRL宝函 27：117-126, 2003.
33) 折居忠夫, 折居建治, 折居恒治：ムコ多糖症と酵素補充療法(前篇) 難病と在宅ケア 16(1)：45-49, 2010.
34) 折居忠夫, 折居建治, 折居恒治：ムコ多糖症と酵素補充療法(後篇) 難病と在宅ケア 16(2)：45-48, 2010.

ムコ多糖症の総論・全般的評価

1

1-1 ムコ多糖症―今日までの研究の歴史―

折居 忠夫

1 症例の集積、臨床研究の時代

　ムコ多糖症は、現在、表のように7亜型、11種類の異なる酵素欠損症に分類されている。エジンバラの学者Thompsonにより、9名の同胞中3名のHurler病（John 1895-1905, Charles 1905-1909, Jane 1911-1918）が記載されている。最初の確実な記載はしかし、1917年Charles H. Hunterによるものであり、彼は"A rare disease in two brothers"の題名で、10歳および8歳の兄弟例で、典型的な小人症、難聴、歯間の拡大、短頸、突出した腹、肝脾腫、舟状頭蓋、鞍鼻、巨舌、四肢および脊椎の関節の運動制限、手指の伸展障害、騒音呼吸、骨端の骨化障害などを特徴とし、兄には心肥大、心雑音がある。McKusickの分類でMPS Ⅱを報告し

表　ムコ多糖症（MPS）の分類と診断基準

病型	特異な顔貌	知能障害	角膜混濁	軟骨内骨化障害	関節の伸展障害	完全な臨床症候の発現	尿中に排泄されるGAGs	欠損酵素
MPS Ⅰ H（ハーラー病）	5	5	3	3	4	幼児期	DS、HS	α-L-イズロニダーゼ
MPS Ⅰ HS（ハーラー/シャイエ病）	3	2	2	2	3	幼児期	DS、HS	同上
MPS Ⅰ S（シャイエ病）	2	1	2	2	3	学童期	DS、HS	同上
MPS Ⅱ A（ハンター病、重症型）	4	5	0〜1	3	3	幼児期	DS、HS	イズロン酸スルファターゼ
MPS Ⅱ B（ハンター病、軽症型）	2	1	0	2	2	学童期	DS、HS	同上
MPS Ⅲ A（サンフィリッポ病A）	2	5	0	2	1	幼児期	HS	ヘパランN-スルファターゼ
MPS Ⅲ B（サンフィリッポ病B）	2	5	0	2	1	幼児期	HS	α-N-アセチルグルコサミニダーゼ
MPS Ⅲ C（サンフィリッポ病C）	2	5	0	2	1	幼児期	HS	アセチルCoA：α-グルコサミニドN-アセチルトランスフェラーゼ
MPS Ⅲ D（サンフィリッポ病D）	2	5	0	2	1	幼児期	HS	N-アセチルグルコサミン-6-スルファターゼ
MPS Ⅳ A（モルキオ病、重症型）	1	0	4	5	5	幼児期	KS-C6S	N-アセチルガラクトサミン-6-スルフェイト スルファターゼ
MPS Ⅳ A（軽症型）	0	0	1	2	2	学童期	KS-C6S	同上
MPS Ⅳ B	1	0	1	2	2	学童期	KS	β-ガラクトシダーゼ
MPS Ⅴ（欠番）								
MPS Ⅵ（マルトー・ラミー病、重症型）	2	0	2	4	4	幼児期	DS	N-アセチルガラクトサミン-4-スルファターゼ
MPS Ⅵ（マルトー・ラミー病、軽症型）	1	0	1	2	3	学童期	DS	同上
MPS Ⅶ（スライ病）	2	3	1	1〜3	3	幼児期	DS、HS、CS	β-グルクロニダーゼ
MPS Ⅸ（ヒアルロニダーゼ欠損症）	0	0	0	0	1	学童期	血漿HA増加	ヒアルロニダーゼ

GAGs：グリコサミノグリカンス、DS：デルマタン硫酸、HS：ヘパラン硫酸、KS-C6S：ケラタン硫酸-コンドロイチン-6-硫酸複合体、HA：ヒアルロン酸

た。さらに2年遅れて1917年にGertrud Hurlerはミュンヘン大学医学部小児科主任教授であったMeinhard von Pfaundler教授の示唆により、上記の症状のほかに亀背、角膜の混濁および知能障害を随伴した4歳と2歳の症例を発表した。McKusickの分類のMPS I型を報告した。

本邦での最初の総説「Gargoylismに就て」(伊藤、1943)によると、国外症例数は、20例で剖検報告は5例であったと言う。Emanuelによると1954年までに200例以上の症例が推定されている。

本邦では高橋恒夫ら(1953)の症例が最初の症例と考えられている。

「ガルゴイリズムに就いて」東北大学医学部小児科教室(主任 佐野 保教授)の高橋恒夫、萱場 治、佐藤弘朗により、骨形成不全、肝脾腫、角膜混濁、知能発育不全等ガルゴイリズムの典型的症状を備えた1例を報告した。なお本論文の要旨は昭和27年11月9日、日本小児科学会第48回宮城地方会において報告している。

また鬼沢によると高橋の報告以来1969年までに150の報告例があるという。疾患名はv. Pfaundler-Hurler' Krankheit, Dysostosis multiplex, Hurler Syndrom, Lipochondrodystrophie, Gargoylismus, Mukopolysaccharidose など、英語名では mucopolysaccharidosis, Hunter-Hurler disease, Hunter's syndrome, gargoylism (Ellis ら 1936), lipochondrodystrophy (Washington, 1937), Hurler-Pfaundler syndrome, Thompson's syndrome, dysostosis multiplexなどと呼ばれた。Washingtonはこの疾患を脂肪代謝異常と考えてlipochondrodystrophy(脂肪軟骨異栄養症)と命名したが、この名称はCumulated Index Medicusに採用されており、長い間、医学中央雑誌でも使用されていた。

Wolff(1942)はX染色体劣性の遺伝形式を明確に示している家系図を有する症例を報告したが、彼によるX染色体劣性の遺伝形式についてのコメントはしていない。1946年にノルウエーのNjaはHunter病の患者の家系図から患者はX染色体劣性の遺伝形式をとることを明確に示し、且つ、X染色体劣性の遺伝形式をとる患者のハルマークとして患者に角膜の混濁のないことを強調した。しかし、この報告には、Victor A. McKusick Heritable disorders of connective tissue Fourth Edition, 1972 でMcKusick は He(Nja) can be forgiven for having overlooked Wolff's publication (in Laryngoscope during World War II) in making the statement that "this type of heredity in gargoylism has not been described previously." と記載されている。

1-1 蓄積物質についての研究

白血球の異常顆粒については、1937年Alder(スイス)はMorquio病の姉妹の末梢血および骨髄の白血球にアズール好性の顆粒(Alder's granulation anomaly)を報告した。同様な異常顆粒をgargoylismに初めて報告したのは、アメリカのReilly (Reilly body, 1941)であった。その後、Reilly 小体はリンパ球、形質細胞、細網細胞にも認められており、リンパ球では空胞がみられることが多い。

病理学的にgargoylism は蓄積性疾患である。病理組織学的には異常物質の蓄積は肝細胞、肺・肝・脾臓の細網内皮系細胞、心弁膜の結合組織、軟骨組織、角膜のBowman 氏層、中枢神経の神経細胞にみられる。蓄積物質はPAS 染色陽性、またToluidine Blue でMetachromasia を呈することが特徴的である。

脳には糖脂質、脳以外の結合組織における蓄積物質は主としてPAS 染色陽性、またToluidine Blue でMetachromasia を呈し、水溶性の物質であることから、Glycosaminoglycan(GAG, ムコ多糖)と考えられるようになってきた。

1-2 日本における研究の歴史

Gargoylismに就て(西欧の5剖検例の検討)、伊藤辰治(1943)、ガルゴイリズムに就いて(本邦第1例) 高橋恒夫ら(1953)、Kobayashi, N.: Acid mucopolysaccharide granules in the glomerular epithelium in gargoylism. Am. J. Path., 35: 591,1959、病理を中心とした総説 小林登(1961, 1966)、Gargoylism 脳の電子顕微鏡的所見(世界初)内村祐之ら(1965)。

各臓器に蓄積されている物質の本態についてなお多くの問題があると小林(1961)は述べている。神経細胞に蓄積した異常物質の組織化学的特性 1)フォルマリンまたはアルコールなどの普通使用している固定液には余り溶出しない。2) PAS 染色陽性 3) Sudan III などの脂肪染色には陽性である。内臓諸臓器に蓄積されている異常物質は、組織学的に神経細胞のそれとは異なる。すなわち次の特性を示す。1) フォルマリンまたアルコールなどの普通の固定液に溶ける。2) PAS 染色に陽性である。3) Toluidine Blue によりMetachromasia を呈する。上記の特性より、神経細胞中の異常物質はGlycolipid, 内臓組

織にはMucopolysaccharideと考え得ると記載し、すべて今後の研究を待たなければならないが、現時点ではGeneralized Mucopolysaccharidoses with Neurovisceral Lipidosis と考えるべき遺伝性代謝病であると記載している（小林、1966）。

本邦には糖タンパク体についての膨大な研究（正宗一ら約300篇、1933-1959）があり、鶴見膠一、檜山 登、吉沢善作、箱守仙一郎らを輩出した。

1969年日本結合組織研究会が大高裕一によって設立され、1974年に日本結合組織学会に改名、結合組織病の研究に多大の貢献をなされた。

1-3 日本におけるGargoylism 脳の電子顕微鏡的所見ならびに生化学的研究

内村ら（1965）は臨床的に典型的なGargoylismと診断された7歳男児から生検によって得られた右側大脳半球皮質部（Area8）を材料とした。電顕的所見の特徴は、従来の脳 Lipidosis において注意されなかった二つの所見から成っている。第一は神経細胞胞体内の縞様顆粒物質の出現であり、第二は血管系細胞内の空胞形成であったと報告している。著者らは「Gargoylism 脳についての報告は、われわれの知る限り、いまだこれをみない」と述べられている通り、貴重な報告である。現時点で考えると、前者はGangliosidであり、後者はglycosaminoglycanと推察される。リピドーシス胎児の電顕像 鴨下重彦ら Hurler病では最初であろう、定型的なZebra bodyは認められず、ceroid-lipofuscin 小体を見出している（1975）。Gargoylism 脳の糖脂質については、武富および山川（1967）によるとGargoylism 脳中にCeramid lactosidが大量に増加していること、およびその脂肪酸組成がHematosidと似ていることを明らかにした。また相対的には、Hematosid および二つの速動性Gangliosid（多分Asialo-およびMonosialo-）がかなり増加することも確認した。また、これらの糖脂質の構成Sphingosinは大部分C18-Sphingosin であり、少量のC18-Dihydrosphingosin も見出している。この研究も新しい知見を世界に発信した貴重な報告である。

2 ムコ多糖症と認知された時代

2-1 尿中ムコ多糖（グリコサミノグリカン、GAG）

1952 年に Brante は Hurler 病2例の肝からデルマタン硫酸を分離してから、Hurler 病をmucopolysaccharidosis として分類した。1957年DorfmanとLorincz、翌年Meyerらにより、患者尿中に大量のGAGが発見されて、上記の患者の疾患名は遺伝性ムコ多糖症であることが確定された。尿中ムコ多糖の測定によってScheie病（1962）、Morquio病（1962）、Sanfilippo病（1963）、Maroteaux-Lamy病（1963）が発見された。McKusick（1965,1966）によりHurler病、Hunter病を加えた6病型が遺伝性酸性ムコ多糖症として分類された。

2-2 日本における尿中GAG

本邦でムコ多糖症の尿中GAGを最初に測定なされた研究者について筆者には詳らかでないが、谷口昴ら（1965、1968、1970）、鶴見膠一（1965、1967）、ムコ多糖症の尿中ムコ多糖上久保一夫（1965、1966）、総説 遺伝性の酸性ムコ多糖類代謝異常症－とくにその生化学的諸問題 篠原兵庫'1965、長谷川栄一ら（1965）、岩谷泳珀ら（1966、1968）、臼井朋包（1968、1969）、長谷川栄一、鈴木 旺、瀬野信子、平野茂博：ムコ多糖の構造と機能 南江堂、東京、1969、特に鬼沢仁一らは1965年頃からムコ多糖症の研究に着手され、多くの優れた業績を残された（1965-1975）。Orii, T., 正常小児尿中ムコ多糖の定量的研究など（1968、1968）。MPS IVAの古典型の姉妹例、中間型の1例（1971）および軽症型の兄弟例（1981）は折居により報告されたが、後2者は世界初らしい。

ここでコンドロイチナーゼABC、コンドロイチナーゼAC、コンドロ-4-スルファターゼ、コンドロ-6-スルファターゼなど多くの新しい試薬と技術を提供され、国内外のムコ多糖、ムコ多糖症の研究の進歩に貢献成された鈴木 旺博士らに深甚の感謝を捧げたい。

3 病因解明の時代

3-1 培養線維芽細胞を用いた研究

Danes & Bearn（1965-1967）は、Hurler病患者の皮膚を培養し、その線維芽細胞に異染性顆粒の蓄積を認め、さらに、X連鎖劣性遺伝を示すHunter病では、母親には認めたが、父親には認めなかったなど重要な知見を報告したが、その直後にNeufeldら（1968）の極めて顕著な業績（GAGsの分解過程の異常）に繋がることとなった。

第12回小児代謝研究会1971年（昭和46年12月）においてDanes & Bearnから5年遅れて岩谷泳珀らにより、「Mucopolysaccharidosis における skin cultureの試み」また、同日小児代謝研究会に附属して開催された酸性ムコ多糖症に関する懇談会で、青木菊麿、木村

香須美による「皮膚fibroblastのムコ多糖類生合成について」を報告している。第13回小児代謝研究会（昭和47年5月）では、津川敏らによる「Hurler症候群および近縁疾患患児由来の培養細胞の研究、とくに取り込まれたH$_2$^{35}SO$_4$の動態について」が報告された。日本と欧米の研究の水準の差は歴然で、欠損酵素の発見は1970年前半に主にNeufeldら、Dorfmanらによりなされたのである。

3-2 生合成経路の異常か分解経路の異常か？

本症の病因については、①生合成の過剰説（Dorfmanら、1966、1968）である。本稿では省略する。②分解障害説　酸性ムコ多糖の分解経路に異常があるという最初の示唆は1964年van Hoofらによってであり、彼等は肝臓の電顕で単層の限界膜に包まれた空胞を見出し、その空胞はライソゾームでそのなかに多量の未分解の酸性ムコ多糖が蓄積していると考えた。前述のDanes & Bearn（1965-1967）によるムコ多糖症の線維芽細胞の異染性顆粒に関する研究を経て、1968年Fratantoniらは、本症患者組織への過剰のムコ多糖の蓄積の機構が分解過程の異常にあることを示した。すなわち、彼等は、培養線維芽細胞内へのH$_2$^{35}SO$_4$のとりこみを追求した。正常細胞では約5時間、直線的に増加し、24時間で定常状態に達したが、Hurler細胞では定常状態に達せず、実験期間中は直線的に増加した。細胞内ムコ多糖の消失は、分解によると思われるが、Hurler-Hunter病では遅延している。すなわち、Hurler-Hunter病においては、分解過程に欠陥があることを示したわけである。Neufeld一派はHurler病の線維芽細胞と、対照、HunterおよびSanfilippo病の線維芽細胞をそれぞれ別々に混合して培養するとHurler病の線維芽細胞の分解機構の障害が、添加されたその他の線維芽細胞のcorrective factorにより取り除かれて、酸性ムコ多糖の蓄積とturnoverの特徴的パターンは正常に転換される。すなわちHurler病の線維芽細胞はHunter病の線維芽細胞の有する酸性ムコ多糖の分解機構の障害を補正するcorrective factorを有し、またその反対もしかりであり、欠損しているspecific factorはHurler、HunterおよびSanfilippo病でそれぞれ異なることを示した。

3-3 ムコ多糖症の欠損酵素の解明

MPS I型　　　α-L-Iduronidaseの欠損（Bach, Neufeldら1972、Matalon, Dorfman 1972）

MPS II型　　Iduronate sulfataseの欠損（Bach, Neufeldら1973、Sjoberg, Dorfmanら1973）

MPS IIIA型　Heparan N-sulfataseの欠損（Kresse, Neufeld 1972）

MPS IIIB型　α-N-Acetyl-glucosaminidaseの欠損（O'Brien 1972）

MPS IIIC型　Acetyl-CoA: α-glucosaminide acetyltransferaseの欠損（Klein, Von Figuraら1978）

MPS IIID型　N-Acetylglucosamine 6-sulfatase欠損（Gatti, Von Figuraら1982）

MPS IVA型　Galactose 6-sulfatase（N-acetylgalactosamine6-sulfatase）欠損（Matalon, Dorfman 1974）

MPS IVB型　β-Galactosidase欠損（O'Brien1976ら）

MPS VI型　　N-acetylgalactosamine 4-sulfatase（arylsulfatase B）欠損（Stumpfら1973）

MPS VII型　β-Glucuronidase欠損（Slyら1973）

MPS IX型　Hyaluronidase欠損（Natowiczら1996）

3-4 分子遺伝学　病因である変異遺伝子の同定

MPS I型はScottら（1992）、MPS II型はWilsonら（1990）、MPS IIIA型はScottら（1995）、MPS IIIB型はZhaoら（1995）、MPS IIIC型はHreBicekら（2006）、MPS IIID型はBeesleyら（2003）、MPS IVA型はFukudaら（1992）、MPS IVB型はOshimaら（1991）、MPS VI型はWickerら（1991）、VII型はTomatsuら（1990）、IX型はTriggs-Raineら（1999）。

4　QOLの向上目指した治療法開発の時代

●対症療法

ムコ多糖症は進行性の疾患で、計画的に継続して患者の状況を把握して本人や家族の了解により、最善の対処を考え医療を行うことである。

聴力、視力、関節機能の温存を図り、特殊療法（造血幹細胞移植、酵素補充療法）を実施しつつ、QOLを維持していくべきである。

水頭症、視力（角膜混濁、緑内障、網膜変性、視神経萎縮）、聴力（伝音性と感音性難聴が合併、難聴は反復する中耳炎、耳小骨の変形、内耳の異常による）、関節拘縮、カルパールタンネル症候群、閉塞性気道疾患、麻酔、循環器疾患、脊髄の圧迫などに特に留意したい。

●造血幹細胞移植

造血幹細胞移植については専門医による解説があり

特に述べないが、ムコ多糖症の移植の向上に数十年一貫して取り組まれて来られた加藤俊一教授およびそのグループに感謝を捧げる。

●酵素補充療法

酵素補充療法は現在MPS Ⅰ型、MPS Ⅱ型及びMPS Ⅵ型について実施され、効果が認められているが、脳、骨、心臓弁、角膜については有効な治験が得られておらず、今後多くの課題が残されている。しかし、最近、関節内への酵素補充療法の効果が認められてきた。また戸松俊治博士らの開発による短鎖酸性ペプチドを結合させた酵素製剤E6-GALNSは短鎖酸性ペプチドを結合させていない酵素製剤GALNSに比べ、20倍以上の長時間循環血液中に滞留しており、E6-GALNSの投与では、48時間後にも骨に残存酵素活性が測定可能であったという。今後の実用化が期待される。また別の観点でムコ多糖症における軟骨および軟骨細胞の病態学—GAGが介在する炎症反応が関心を集め、治療に役立つようになるであろう。詳しくは、4．ムコ多糖症の臓器障害の特徴の4-3 軟骨・骨組織の障害をご参照いただきたい。疾患の理解についても治療法についても、急速に進歩しており、希望をもって難題を解決して行きたい。

5　まとめ

外国の研究機関に留学なされた方はご存知でしょうが、研究し易い環境がよく整備されている。本邦では研究環境、研究予算、研究施設、研究体制、研究者数、協同研究などどれひとつとっても改善すべき点が多く残されている。そのような環境下で善戦してこられたのが、明治、大正、昭和を生きた研究者であると考えている。その意味で、消え去り行く業績、研究者に焦点を絞った。ムコ多糖症の欠損酵素解明では遅れをとったが、病因である遺伝子変異の同定ではMPS ⅣB（大島、鈴木ら、1991）、MPS ⅣA（福田、戸松、折居ら、1992）、MPS Ⅶ（戸松、祐川、折居ら、1990）はいずれも世界初であり、先人のご苦労に報いる事ができたのである。

なおMPS Ⅶでは祐川はcDNAを単離したが、大島章博士のご指摘で偽性と判り、大島博士の分離なされたcDNAをご恵与くださられ成果が得られたことに対してご厚意を感謝致す次第である。1966年ムコ多糖症の研究に従事してから45年、多くの先達のご指導を受けながら、また、治療法がないのなら娘に痛い思いをさせたくないと言われながら、検査をお許しいただいた、多くの患者さん、ご両親のお姿が眼に浮かんでくる。日本ムコ多糖症親の会、日本ムコ多糖症研究会、全国ならびに海外の大学、医療機関また多くの方々にご支援をいただいた。今後は『早期診断法の開発と実践、新しい治療法の開発、今行われている治療法の改善に向けて手を取り合って前進していきましょう』と強く考えている。

1-2 ムコ多糖症の疫学

鈴木 康之

世界各国におけるムコ多糖症の発症頻度を表1に示す[1-8]。国や地域により、また病型により大きな差が認められるが、ムコ多糖症全体の頻度は2～5万人に1名程度と考えられる。日本ではII型（Hunter病）の頻度は

表1 世界各国におけるムコ多糖症の発症頻度

病型	国／地域	頻度 男女計	頻度 男のみ	調査年代	文献
全病型	北アイルランド（英国）	1/25,000		1958-85	2
	オーストラリア西部	1/29,000		1969-96	6
	台湾	1/47,000		1984-2004	8
	日本	1/59,000		1982-2009	10
Hurler	ブリティッシュコロンビア（カナダ）	1/144,000		1952-86	1
	北アイルランド（英国）	1/76,000		1958-85	2
	オーストラリア西部	1/107,000		1969-96	6
	オランダ	1/84,000		1970-96	7
Hurler/Scheie	北アイルランド（英国）	1/280,000		1958-85	2
	ブリティッシュコロンビア（カナダ）	1/1,300,000		1952-86	1
Scheie	北アイルランド（英国）	<1/840,000		1958-85	2
MPS-I 合計	日本	1/388,000		1982-2009	10
Hunter	ブリティッシュコロンビア州（カナダ）		1/111,000	1952-86	1
	北アイルランド（英国）		1/72,000	1958-85	2
	英国		1/132,000		4
	オーストラリア西部		1/165,000	1969-96	6
	イスラエル		1/34,000		3
	オランダ		1/77,000	1970-96	7
	台湾		1/18,8000	1984-2004	8
	日本	1/108,000		1982-2009	10
Sanfilippo 合計	オーストラリア西部	1/58,000		1969-96	6
A, B型合計	北アイルランド（英国）	1/280,000		1958-85	2
A型のみ	ブリティッシュコロンビア（カナダ）	1/324,000		1952-86	1
	オランダ	1/86,000		1970-96	7
	日本	1/333,000		1982-2009	10
Morquio A	ブリティッシュコロンビア（カナダ）	1/216,000		1952-86	1
	北アイルランド（英国）	1/76,000		1958-85	2
	オーストラリア西部	1/640,000		1969-96	6
	日本	1/625,000		1982-2009	10
Maroteaux-Lamy	ブリティッシュコロンビア（カナダ）	1/1,300,000		1952-86	1
	北アイルランド（英国）	<1/840,000		1958-85	2
	オーストラリア西部	1/320,000		1969-96	6
	日本	1/3,448,000		1982-2009	10
Sly	ブリティッシュコロンビア（カナダ）	1/1,300,000			5
	北アイルランド（英国）	1/840,000		1958-86	2
	日本	1/4,545,000		1982-2009	10

欧米と類似していると考えられるが、その他の病型は全般的に欧米に比して頻度が低いため、Ⅱ型がムコ多糖症患者全体の約半数を占めている。この傾向は韓国、台湾などの東アジア諸国でも認められる。

日本における正確な発症頻度は不明であるが、1982〜2009年の間に467例のムコ多糖症が診断されている[9,10]。病型別の頻度は、Ⅰ型71例(15.2%)、Ⅱ型255例(54.6%)、Ⅲ型81例(17.3%)、Ⅳ型46例(9.9%)、Ⅵ型8例(1.7%)、Ⅶ型6例(1.3%)であった(**図1**)。出生数から計算した日本におけるムコ多糖症全体の発症頻度は出生約5.9万人あたり1名となるが、実際は更に高頻度であろう。

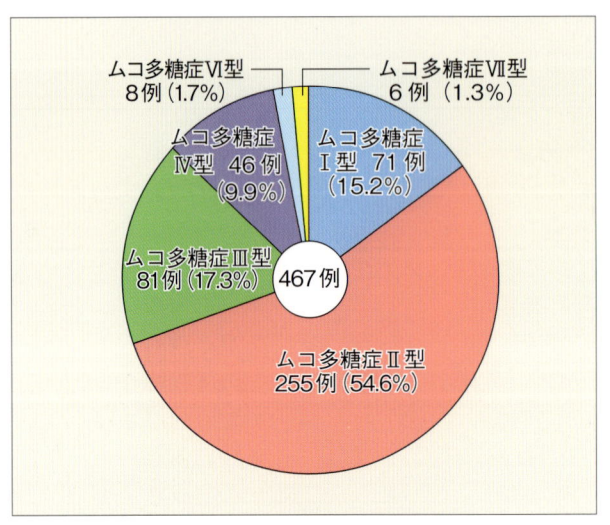

図1　日本におけるムコ多糖症の病型別頻度
（岐阜大学の調査による）

文献一覧

1) Lowry RB, Applegarth DA, Toone JR, MacDonald E, Thunem NY: An update on the frequency of mucopolysaccharide syndromes in British Columbia. Hum Genet. 85:389-390, 1990.
2) Nelson J: Incidence of the mucopolysaccharidoses in Northern Ireland. Hum Genet. 101:355-358, 1997.
3) Schaap T, Bach G: Incidence of mucopolysaccharidoses in Israel Is Hunter disease a "Jewish disease"? Hum Genet. 56:221-223, 1980.
4) Young ID, Harper PS: Incidence of Hunter's syndrome. Hum Genet. 60:391-392, 1982.
5) Lowry RB, Renwick DH: Relative frequency of the Hurler and Hunter syndromes. N Engl J Med. 284:221-222, 1971.
6) Nelson, J., Crowhurst, J., Carey, B., Greed, L. Incidence of the mucopolysaccharidoses in western Australia. Am. J. Med. Genet. 123A:310-313, 2003.
7) Poorthuis BJ, Wevers RA, Kleijer WJ, Groener JE, de Jong JG, van Weely S, Niezen-Koning KE, van Diggelen OP. The frequency of lysosomal storage diseases in the Netherlands. Hum Genet. 105:151-156, 1999.
8) Lin HY, Lin SP, Chuang CK, Niu DM, Chen MR, Tsai FJ, Chao MC, Chiu PC, Lin SJ, Tsai LP, Hwu WL, Lin JL. The incidence of the mucopolysaccharidoses in Taiwan, 1984-2004. Am J Med Genet A. 149A:960-964, 2009.
9) 折居忠夫. ムコ多糖症の診断と治療. SRL宝函 27:117-126, 2003.
10) Orii T, Sukegawa K, Huang K-C, Orii KO, Suzuki Y. Incidence of the mucopolysaccharidoses in Japan. Proceedings of 11th International Symposium on Mucopolysaccharide and Related Diseases. 2010, Adalaide, Australia.

2 ムコ多糖症の病因・病態（蓄積物質、酵素欠損）のまとめ

　遺伝性ライソゾーム病は「2-1. ライソゾームとライソゾーム病」の表1－5に示されているように主に1）ライソゾームの酵素の遺伝子変異によるが、近年、2）酵素活性制御蛋白質異常によるもの、3）酵素分子の翻訳後修飾障害によるもの、4）細胞内輸送障害によるもの、5）膜形成異常・機能障害によるものが知られてきており、50種類以上のライソゾーム病が報告されている。ライソゾーム病の病態は基質の種類により類別化され、分類されている。

　遺伝性ムコ多糖症（MPS）はムコ多糖（最近はグリコサミノグリカン、GAGが使用される）を異化するライソゾームの酵素の遺伝子変異による疾患である。細胞内で産生されたGAGは細胞表面に輸送され、細胞外マトリックス（ECM）において成長因子、サイトカイン、酵素、接着分子などの種々のコア蛋白質と共有結合して巨大なプロテオグリカンを形成し、強く負に荷電して基質を水和し、生体高分子として全身に分布し重要な役割を担っている。C4-S、C6-S、DSは細胞接着、感染、シグナル伝達、神経突起形成などに関与、HSは成長因子の結合及び活性化などの生物学的機能に関与する。KSは細胞の運動性、胚着床、創傷治癒、角膜透明性及び神経再生に関与する。つまりGAGはECMの正常構造及び機能の維持に不可欠な物質である。

　MPS患者では通常ライソゾーム内で分解されるべきGAGまたはその断片が蓄積して臓器や組織が障害される。しかし、最近、蓄積物質が細胞機能の様々なプロセスを阻害することが明らかにされてきた（図5参照）。重要なことは、これらのプロセスの多くがライソゾーム以外の部分における蓄積物質の増加により生じることである。今後、モデル動物を用いた病態経路の解明、治療法の検討により、更に新生児マススクリーニングの導入により、将来、患者の治療の飛躍的改善が期待される。　（折居忠夫）

2-1 ライソゾームとライソゾーム病

鈴木 義之

はじめに

　ライソゾームは細胞内小器官の1つである。この小胞の内部は他の細胞内コンパートメントの環境と異なり、酸性（pH 4-5）であり、細胞内で産生され、あるいは細胞外からとりこまれた高分子化合物が加水分解酵素により順序よく分解される。その連鎖反応を触媒する酵素をコードする遺伝子の1つに突然変異がおこると酵素活性が失われる。その結果、酵素に特異的な基質がライソゾームに蓄積して細胞の機能障害をおこし、個体としての病気として表現される。これらの疾患群をまとめて遺伝性ライソゾーム病と呼ぶ。これまでに知られている病気の大部分は、複合糖質の糖鎖部分の加水分解酵素欠損症である。

　ある特定の酵素の機能障害がおこると、ライソゾーム内に過剰に蓄積した基質は蛋白質など他の分子と複合体を形成し、特有の形態を持った細胞内封入体として観察される。生理的に基質合成の多い細胞・組織の病理変化が強い。

　これらの酵素欠損症は臨床的・病理学的に類似の表現型を示すが、全く異なった分子異常による病気も存在する。細胞の機能は、水の中でおこる酵素反応により維持されるが、水に親和性の低い化合物も合成、分解をうける。合成系の酵素反応は膜に結合した状態でおこる。分解系の酵素は、必ずしも膜に強く結合しているとは限らない。試験管の中では特殊な界面活性剤を用いて酵素反応を観察できるが、細胞内では特殊な糖蛋白質が、いわば天然の界面活性剤としてはたらいている。そのほかにも活性制御（活性発現、活性阻害）機能を持つ蛋白質の構造機能障害による病気もある。

　これらの病気の分子異常については1980年代以後、おもに酵素のcDNAのクローニングが相次いで報告されて以来、詳細な分析の結果、数多くの変異遺伝子が同定された[1]。

分類

　蓄積基質の種類により分類される（**表1**）。リピドーシス（脂質蓄積症）の中で、スフィンゴシン塩基に脂肪酸や糖鎖が結合した構造を持つスフィンゴ脂質の蓄積症をまとめてスフィンゴリピドーシス、その中でシアル酸を含有するスフィンゴ脂質（ガングリオシド）の蓄積症をガングリオシドーシスと呼ぶ（**表2**）。

　ムコ多糖体蓄積症（ムコ多糖症）は特有の臨床像を示すが、それに類似の症状を示しながらGAGは蓄積しない疾患群をムコリピドーシスと分類した時期があった。しかし現在までに、これらの病気の分子異常はすべて糖蛋白質由来のオリゴ糖分解障害であることが明らかにされた。現在は糖蛋白質代謝異常あるいはオリゴ糖症と分類される。ただし疾患名としてはムコリピドーシスという名称が残されている（**表3**）。

　最近までのライソゾーム病研究の対象は糖質あるいは脂質を基質とする酵素の遺伝子変異であったが、単一酵素欠損が検出されない患者例の分析により、蛋白質分解酵素あるいは細胞内に存在する酵素活性制御にかかわる蛋白質遺伝子の変異による疾患が確認されつつある。これらは骨格系や皮膚粘膜下組織、あるいは中枢神経障害ではあるが、それまで知られてきた神経疾患とはかなり臨床像の異なる疾患群としての表現型を示すことが多い。それらは**表1**と**2**にカテプシン欠損症あるいはカテプシン阻害蛋白質欠損症として記載した。

病因・病態

　分子異常の本体が解明されるまでは、遺伝性ライソゾーム病は本来そこにはたらく酵素蛋白質をコードする遺伝子の変異による病気と考えられた。しかし以後の分子病理学的研究により、酵素活性の発現を制御する分子の異常症（**表2**）や酵素分子の翻訳後修飾の異常による病気（**表3**）も発見された。

　その第1は封入体細胞病（I-cell disease）である[2]。多くのライソゾーム酵素蛋白質の翻訳後、アスパラギン分子に結合した糖側鎖のマンノース分子がリン酸化され、そのマンノース-6-リン酸を認識する蛋白質により酵素分子がライソゾームに運搬される。このリン酸化に障害が起ると、多くの酵素分子は細胞内輸送の途中で正常にライソゾームに運ばれず、細胞外に排泄される。この現象は特に線維芽細胞において顕著であり、臨床的にはムコ多糖症類似の症状を示す。

第2の病気として、異染性白質ジストロフィー類似の疾患である多種スルファターゼ欠損症が知られる[3]。スルファターゼ（硫酸基加水分解酵素）分子は一般に翻訳後分子内のシステインが2-アミノ-3-オキソプロピオン酸に修飾を受けて触媒活性を獲得する。この過程の障害により、多くのsulfatase活性が低下し、異染性白質ジストロフィーとムコ多糖症が合併した臨床像を呈する疾患として表現される。

　長年、Niemann-Pick病は臨床的に4型あるいはその他のスフィンゴミエリン蓄積症と分類されてきた。その病因はこの脂質の分解酵素、スフィンゴミエリナーゼと考えられてきたが、現在ではNiemann-Pick病C型という病気が全く別の病態を持つことが分かってきた（**表4**）。臨床的にはsphingomyelinase欠損症のグループであるA型、B型類似の臨床像、生化学的所見を示すが、酵素活性の低下はあるものの欠損のレベルでは

表1　酵素遺伝子変異による遺伝性ライソゾーム病

疾患	蓄積基質	蛋白質（酵素）	遺伝子座位	遺伝子変異*
1）糖原病				
Pompe病	グリコーゲン	α-glucosidase	17q25.2-q25.3	＋
2）スフィンゴリピドーシス				
G_{M1}-ガングリオシドーシス	G_{M1}、オリゴ糖	β-galactosidase	3p21.33	＋
G_{M2}-ガングリオシドーシス				
Tay-Sachs病	G_{M2}	β-hexosaminidase A	15q23-q24	＋
Sandhoff病	G_{M2}、グロボシド	β-hexosaminidase B	5q13	＋
Gaucher病（Ⅰ-Ⅲ型）	グルコシルセラミド	β-glucosidase	1q21	＋
Niemann-Pick病（A型、B型）	スフィンゴミエリン	sphingomyelinase	11p15.4-p15.1	＋
Fabry病	セラミドトリヘキソシド	α-galactosidase A	Xq22	＋
異染性白質ジストロフィー	スルファチド	arylsulfatase A	22q13.31-qter	＋
Krabbe病	ガラクトシルセラミド	galactosylceramidase	14q31	＋
Farber病	セラミド	ceramidase	8p22-p21.3	＋
3）ムコ多糖症				
Hurler-Scheie病（Ⅰ）	デルマタン硫酸、ヘパラン硫酸	α-L-iduronidase	4p16.3	＋
Hunter病（Ⅱ）	デルマタン硫酸、ヘパラン硫酸	iduronate 2-sulfatase	Xq28	＋
Sanfilippo病（Ⅲ）A型	ヘパラン硫酸	N-sulfoglucosamine sulfohydrolase	17q25.3	＋
B型	ヘパラン硫酸	N-α-acetylglucosaminidase	17q21	＋
C型	ヘパラン硫酸	heparin acetyl-CoA:α-glucosaminide N-acetyltransferase	8p11.1	＋
D型	ヘパラン硫酸	N-acetylglucosamine-6-sulfatase	12q14	＋
Morquio病（Ⅳ）A型	ケラタン硫酸	galactosamine-6-sulfate sulfatase	16q24.3	＋
B型	ケラタン硫酸	β-galactosidase	3p21.33	＋
Maroteaux-Lamy病（Ⅵ）	デルマタン硫酸	arylsulfatase B	5q11-q13	＋
Sly病（Ⅶ）	デルマタン硫酸、ヘパラン硫酸	β-glucuronidase	7q21.11	＋
Hyaluronidase欠損症（Ⅸ）	ヒアルロナン	hyaluronidase	3p21.3-p21.2	＋
4）蛋白質・糖蛋白質代謝異常				
ガラクトシアリドーシス	シアリルオリゴ糖	cathepsin A	20q13.1	＋
Papillon-Lefevre症候群	（免疫異常、歯周病）	cathepsin C	11q14.1-q14.3	＋
ピクノディスオストーシス	骨基質蛋白	cathepsin K	1q21	＋
アスパルチルグルコサミン尿症	アスパルチルグルコサミン	aspartylglucosaminidase	4q32-q33	＋
α-マンノシドーシス	マンノシルオリゴ糖	α-mannosidase	19cen-q12	＋
β-マンノシドーシス	マンノシルオリゴ糖	β-mannosidase	4q22-q25	－
フコシドーシス	フコシルオリゴ糖	α-fucosidase	6q25-qter	＋
シアリドーシス	シアリルオリゴ糖	sialidase	6p21.3	＋
Schindler-Kanzaki病	o-グリコシドアミノ酸	α-N-acetylgalactosaminidase	22q11	＋
5）その他				
Wolman病・コレステロールエステル蓄積症	コレステロールエステル、トリグリセリド	acid lipase	10q24-q25	＋
酸性ホスファターゼ欠損症	不明（マウス）	acid phosphatase	11p12-p11	－

＊＋：変異同定報告あり、－：変異未同定

なく、遊離コレステロールのエステル化障害、そしてこの脂質の細胞内輸送の異常が確認された。そしてNPC1またはNPC2という遺伝子によりコードされる蛋白質の異常による病気であることが分った[4]。これらの蛋白質は細胞内コレステロールの輸送にかかわり、その遺伝子変異が、細胞内で、コレステロールをはじめとするいくつかの脂質蓄積を起こして病気が発生すると考えられている。さらにまれな疾患ではあるが、ライソゾーム膜蛋白の機能障害による疾患も知られている(表5)。

現在知られているほとんどすべての病気の責任遺伝子が確認され、その変異も同定されている。

表2　酵素活性制御蛋白質異常による遺伝性ライソゾーム病

疾　患	蛋白質	活性制御	遺伝子座位	遺伝子変異*
1) 酵素活性化蛋白質				
G_{M2}-ガングリオシドーシスAB型	G_{M2}活性化蛋白質(GM 2 A)	β-hexosaminidase A	5q31.3-q33.1	+
プロサポシン欠損症	プロサポシン	以下の酵素	10q22.1	+
Krabbe病(非定型)	サポシンA	glucosylceramidase galactosylceramidase	10q22.1	+
異染性白質ジストロフィー	サポシンB	Arylsulfatase A α-galactosidase A sialidase sphingomyelinase β-galactosidase	10q22.1	+
Gaucher病	サポシンC	glucosylceramidase galactosylceramidase sphingomyelinase	10q22.1	+
知られていない	サポシンD	sphingomyelinase	10q22.1	+
2) 酵素活性阻害				
ミオクローヌスてんかん(Unverricht-Lundborg病)	シスタチンB	cathepsinB, H, L阻害	21q22.3	+

＊＋：変異同定報告あり、－：変異未同定

表3　酵素分子の翻訳後修飾障害による遺伝性ライソゾーム病

疾　患	変異蛋白質	蛋白質機能	酵素活性	遺伝子座位	遺伝子変異*
I-cell disease病 (ムコリピドーシスII) ムコリピドーシスIII	N-acetylglucosamine-1-phosphotransferase	糖鎖マンノース燐酸化	ライソゾーム酵素活性低下	12q23.3	+
多種スルファターゼ欠損症	sulfatase-modifying factor-1	cysteine → C-α-formylglycine	sulfatase活性低下	3p26	－

＊＋：変異同定報告あり、－：変異未同定

表4　細胞内輸送障害による遺伝性ライソゾーム病

疾　患	蛋白質	病　態	蓄積物	遺伝子座位	遺伝子変異*
Niemann-Pick病C1	NPC1膜蛋白質	細胞外コレステロールの細胞内輸送障害	遊離コレステロール スフィンゴミエリンガングリオシド	18q11-q12	+
Niemann-Pick病C2	NPC2コレステロール結合可溶性蛋白質	細胞外コレステロールの細胞内輸送障害	遊離コレステロール スフィンゴミエリンガングリオシド	14q24.3	+

＊＋：変異同定報告あり、－：変異未同定

表5　膜形成異常・機能障害による遺伝性ライソゾーム病

疾　患	病　態	蛋白質	遺伝子座位	遺伝子変異*
Danon病	グリコーゲン蓄積	LAMP2(膜蛋白)	Xq24	+
シスチン症	シスチン蓄積	cystinosin	17p13	+
Salla病(シアル酸尿症)	遊離シアル酸蓄積	シアル酸トランスポーター	6q14-q15	+
Chediak-Higashi病	ライソゾーム膜ターゲティング	lysosomal trafficking regulator gene	1q42.1-q42.2	+

＊＋：変異同定報告あり、－：変異未同定

臨床像・診断

これらは小児期に発生する進行性の中枢神経疾患として発現することが多い。病気により発症時期が異なる。多くは乳児早期に精神運動発達の停滞、退行を示すのが特徴であるが、異染性白質ジストロフィーのように1歳過ぎに歩行開始後、運動失調・まひで始まる病気もある。また典型例は乳幼児期に発症するが、まれに学童期や成人期に発症する非定型例もある。一般に発症が遅い症例・病型ほど小脳・脳幹・脊髄・末梢神経など、大脳以外の神経系の症状が強い傾向がある。

典型例でも末梢神経障害が疾患の診断につながることがある。Krabbe病、異染性白質ジストロフィーなどの脱髄疾患では深部腱反射低下・消失が診断の根拠になる。末梢神経障害に伴い、髄液蛋白の上昇がみられる。

またそれぞれの病気には特有な一般臓器症状があり、診断の根拠となる。眼底のチェリーレッドスポットはガングリオシドーシスを疑う特徴的な所見であるが、Niemann-Pick病その他のスフィンゴリピドーシスや、シアリドーシスなどの糖蛋白質代謝異常にもみられるので、鑑別が必要である。

内臓腫大、特に肝脾腫はNiemann-Pick病、Gaucher病の診断に有力な症状である。Farber病、Wolman病にはそれぞれ特有の臨床症状がある。前者は乳児期に始まる皮下結節、嗄声など、後者は乳児期の消化器症状、副腎石灰化などが特徴的である。

ミオクローヌスてんかんとして知られていたUnverricht Lundborg病は蛋白分解酵素であるcathepsinB, H, Lの細胞内阻害蛋白質であるシスタチンB遺伝子の変異による病気であることが分った[5]。この蛋白質は全身の細胞に発現しているにもかかわらず、臨床像が中枢神経系に限局しているように見える理由は不明である。またPapillon-Lefevre症候群[6]やピクノディスオストーシス[7]のような骨格、歯、皮膚あるいはその他の中胚葉系の異常を示す疾患の病態は今のところ不明である。

一般に臨床症状、経過からこの種の疾患を疑うが、診断確定には酵素活性測定または蓄積基質の同定が必要である。現在は末梢血の有核細胞(とくに白血球)、培養線維芽細胞などを使うことが多い。一部の疾患では、尿沈渣の脂質分析、尿中オリゴ糖の分析により診断を確定することができる。特殊な疾患の場合、また特定の変異遺伝子が特定の地域・集団に多いことが確認されている場合、スクリーニングとして既知変異部位のみを対象とした遺伝子分析を行うことも可能である。例えば、日本人に多い成人型G_{M1}-ガングリオシドーシス[8]、若年・成人型ガラクトシアリドーシス[9]などは、酵素診断が可能であるが、遺伝カウンセリングや同胞発症の予測のためには、共通遺伝子変異のスクリーニングが、きわめて有用な検査法となっている。

将来への展望

これらの遺伝病の本質的な治療、予防は不可能である。Gaucher病から始まった酵素補充療法は一般体細胞の病態矯正には有効であり、対象疾患の数が増えつつある。欠損酵素の精製標品を定期的に静脈内に投与することにより、症状を改善し、維持することができる。ただし中枢神経症状に対して効果は確認されていない。遺伝子治療は研究・実験レベルでは多くの報告はあるが、診療に用いられるようになるには、まだ時間が必要であろう。

我々はこれらとは違った試みをはじめている。すべての症例に適用できるわけでないが、酵素活性を保持している変異蛋白質が細胞内では不安定であることに着目し、基質類似の低分子化合物により安定化し、酵素活性を回復させようとしている。Fabry病では酵素活性を十分に発現することができた[10]。このアプローチはすべての遺伝性ライソゾーム病に有効であると期待される。β-ガラクトシダーゼ欠損症のように重篤な脳障害を伴う病気についても、動物レベルでの有効性を確認した[11]。

このような新しいアプローチには動物モデルを使うことも必要である。これまでに多くのノックアウトマウスやトランスジェニックマウスなどが開発されている。これらの個体を詳細に分析することにより、それぞれの病気の発生病理・病態が明らかになることも期待される。

文献一覧

1) Valle D, Beaudet AL, Vogelstein B, Kinzler KW, Antonarakis SF, Ballabio A (eds). The Online Metabolic and Molecular Bases of Inherited Disease <http://www.ommbid.com/>, McGraw-Hill, New York, 2008.

2) Kaplan A, Achord DT, Sly WS. Phosphohexosyl components of a lysosomal enzyme are recognized by pinocytosis receptors on human fibroblasts. Proc Natl Acad Sci USA 74: 2026, 1977.

3) Schmidt B, Selmer T, Ingendoh A, von Figura K. A novel

amino acid modification in sulfatases that is defective in multiple sulfatase deficiency. Cell 82: 271-278, 1995.

4) Carstea ED, Morris JA, Coleman KG, Loftus SK, Zhang D, Cummings C, Gu J, Rosenfeld MA, Pavan WJ, Krizman DB, Nagle J, Polymeropoulos MH, Sturley SL, Ioannou YA, Higgins ME, Comly M, Cooney A, Brown A, Kaneski CR, Blanchette-Mackie EJ, Dwyer NK, Neufeld EB, Chang TY, Liscum L, Tagle DA. Niemann-Pick C1 disease gene: homology to mediators of cholesterol homeostasis. Science 277: 228-231, 1997.

5) Pennacchio LA, Lehesjoki A E, Stone NE, Willour VL, Virtaneva K, Miao J, D'Amato E, Ramirez L, Faham M, Koskiniemi M, Warrington JA, Norio R, de la Chapelle A, Cox DR, Myers RM. Mutations in the gene encoding cystatin B in progressive myoclonus epilepsy (EPM1). Science 271: 1731-1734, 1996.

6) Toomes C, James J, Wood AJ, Wu CL, McCormick D, Lench N, Hewitt C, Moynihan L, Roberts E, Woods CG, Markham A, Wong M, Widmer R, Ghaffar K A, Pemberton M, Hussein IR, Temtamy SA, Davies R, Read AP, Sloan P, Dixon MJ, Thakker NS. Loss-of-function mutations in the cathepsin C gene result in periodontal disease and palmoplantar keratosis. Nat Genet 23: 421-424, 1999.

7) Gelb BD, Shi GP, Chapman HA, Desnick RJ. Pycnodysostosis, a lysosomal disease caused by cathepsin K deficiency. Science 273: 1236-1238, 1996.

8) Yoshida K, Oshima A, Sakuraba H, Nakano T, Yanagisawa N, Inui K, Okada S, Uyama E, Namba R, Kondo K, Iwasaki S, Takamiya K, Suzuki Y. G_{M1}-gangliosi-dosis in adults: Clinical and molecular analysis of sixteen Japanese patients. Ann Neurol, 31: 328-332, 1992.

9) Shimmoto M, Takano T, Fukuhara Y, Oshima A, Sakuraba H, Suzuki Y. Japanese-type adult galactosialidosis. A unique and common splice junction mutation causing exon skipping in the protective protein/carboxypeptidase gene. Proc Japan Acad 66B: 217-222, 1990.

10) Fan JQ, Ishii S, Asano N, Suzuki Y. Accelerating transport and maturation of lysosomal α-galactosidase A in Fabry lymphoblasts by an enzyme inhibitor. Nat Med 5: 112-115, 1999.

11) Suzuki Y, Ichinomiya S, Kurosawa M, Ohkubo M, Watanabe H, Iwasaki H, Matsuda J, Noguchi Y, Takimoto K, Itoh M, Tabe M, Iida M, Kubo T, Ogawa S, Nanba E, Higaki K, Ohno K, Brady RO. Chemical chaperone therapy: clinical effect in murine G_{M1}-gangliosidosis. Ann Neurol 62: 671-675, 2007.

2-2 ムコ多糖症の病因、病態（蓄積物質と分解酵素）総論

戸松 俊治、Adriana Maria Montaño

はじめに

ムコ多糖症（MPS）は、デルマタン硫酸（DS）、ヘパラン硫酸（HS）、ケラタン硫酸（KS）、コンドロイチン硫酸（CS）、あるいはヒアルロナンなどのグリコサミノグリカン（GAG）が分解されないことにより起きるライソゾーム疾患の一群である。患者の多くが、高度の中枢神経系障害、臓器肥大、軟部組織障害、変形性関節症や骨の成長障害を引き起こす軟骨障害などを呈する。

細胞内で産生されたGAGは細胞表面に輸送され、細胞外基質（ECM）において成長因子、ケモカイン、サイトカイン、酵素、及び接着分子などのさまざまなタンパク質を結合し調節を行う（Gandhiら、2008年）[1]。プロテオグリカン（PG）は、1つ以上のGAGがそのコアタンパクに共有結合している分子である。これらは強く負に帯電して基質を水和し（糖−硫酸基）、ほぼ全身に分布する。その大きさや構造は大きく異なる。生体高分子としてのPGの役割は以下の通りである。

- ■ 全ての組織及び臓器に存在
- ■ 細胞内及び細胞外に存在
- ■ 結合組織及び骨基質の重要な成分
- ■ 複数の細胞内イベントを調節（例：細胞接着）

特定の酵素の欠損により、これらの異化が単独で、または複合して阻害される。GAG分子のライソゾーム内蓄積は細胞、組織、及び臓器の機能障害をもたらす。MPSでは、未分解の、または部分的に分解されたGAGがライソゾームに蓄積され、あるいは循環血中に分泌された後、尿中に排泄される。異なる7タイプのMPSを引き起こす11の酵素欠損が知られている。この7タイプのMPS疾患には多くの共通した臨床像が見られるものの（**図1**）、各疾患に独特の特徴がある。全てのMPS疾患で臨床重症度に幅が見られる。

GAGの段階的分解

GAGの段階的分解には、4つのエキソグリコシダーゼ、5つのスルファターゼ、そして1つの非加水分解性トランスフェラーゼが必要である。また、エンドグリコシダーゼもその分解に関わる（Neufeld及びMuenzer、2001年）[2]。GAGの分解を理解することは、スクリーニング法の開発や治療のモニターに関する新たな戦略を確立するために重要である。**図2〜4**に、ライソゾーム内におけるDS、CS、KS、及びHSの分解経路を示す。

CS鎖の骨格は、D-グルクロン酸（GlcA）及びN-アセチルガラクトサミン（GalNAc）残基を含む二糖類単位の反復により構成され、一方、DSは、GlcAの代わりにL-イズロン酸（IdoA）を種々の割合でもつCSの立体異性体の一種である。CS及びDSは、細胞接着、感染、シグナル伝達、神経突起形成などに関与する（Purushothamanら、2007年）（**図2**）[3]。http://www.ommbid.com/components/com_book_navigation/display_content.php?currPage=2&path=the_online_metabolic_and_molecular_bases_of_inherited_disease%2Fhtml%2Fpart_16%2Fch136%2Fthe_mucopolysaccharidoses

HS-GAG鎖は、N-アセチル化またはN-硫酸化グルコサミン単位（N-アセチルグルコサミン（GlcNAc）またはN-スルホグルコサミン（GlcNS））及びウロン酸（GlcAまたはIdoA）が交互に構成する線形の多糖である。HSは、成長因子の結合及び活性化などのさまざまな生物学的機能に関与する（Sugahara及びKitagawa、2002年）（**図3**）[4]。

KS鎖の骨格はガラクトース（Gal）及びGlcNAc残基から成るラクトサミンをもつ二糖類単位の反復により構成される。KSは、細胞の運動性、胚着床、創傷治癒、角膜透明性、及び神経再生に関与する（Funderburgh、2000年）（**図4**）[5]。

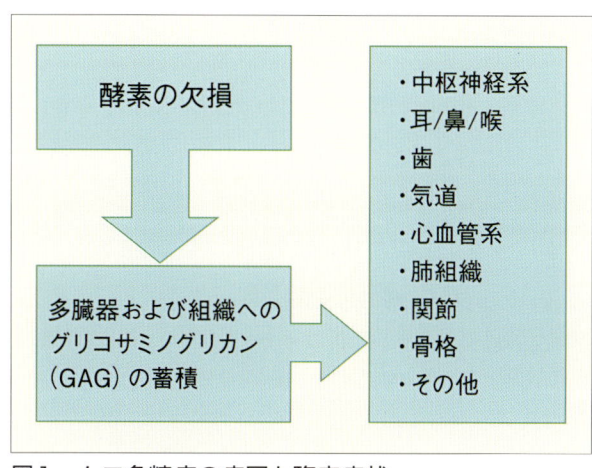

図1 ムコ多糖症の病因と臨床症状

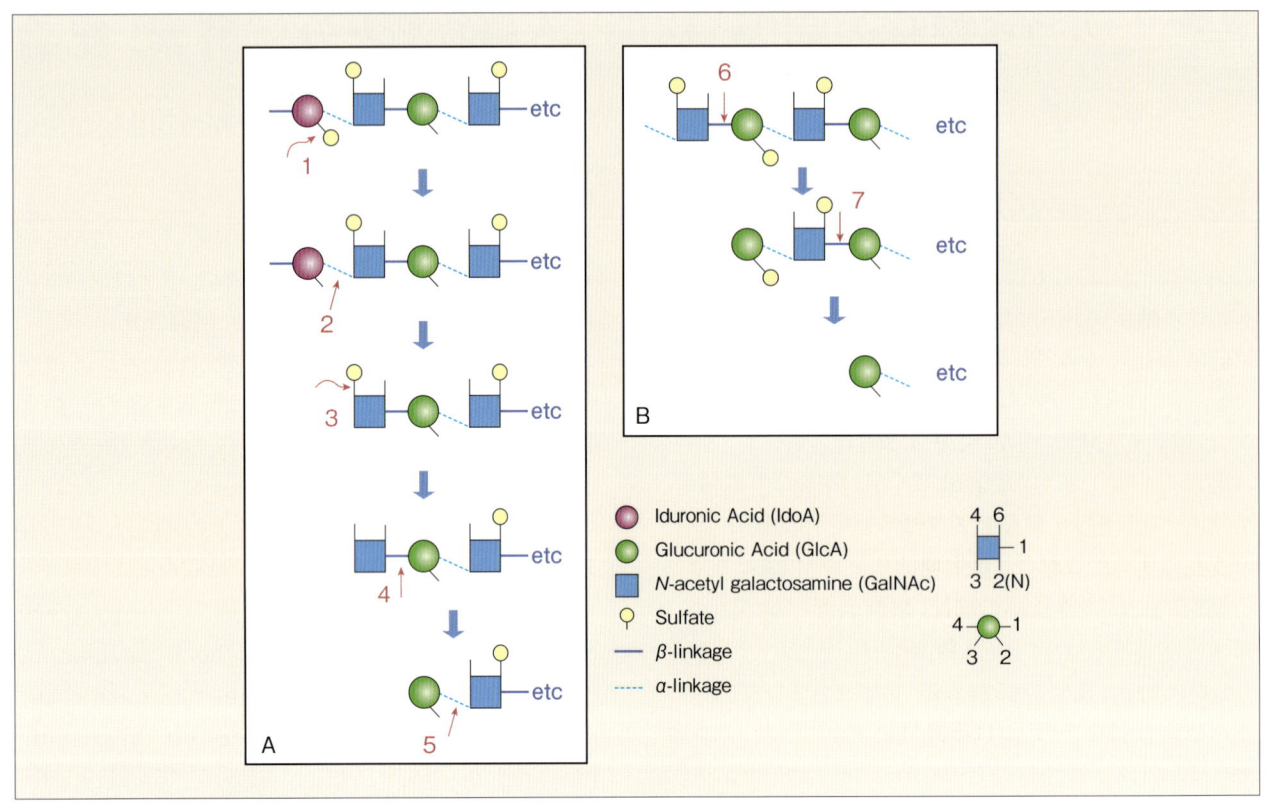

図2 デルマタン硫酸(DS)及びコンドロイチン硫酸(CS)の段階的分解

パネル A：DS酵素欠損及び対応する疾患：1＝ イズロン酸スルファターゼ（MPS Ⅱ型 – ハンター病）；2＝ α-L- イズロニダーゼ（MPS Ⅰ型 – ハーラー病）；3 ＝ N-アセチルガラクトサミン4-スルファターゼ（MPS Ⅳ型 – マルトー・ラミー病）；4 ＝ β- ヘキソサミニダーゼ A, B, S（サンドホフ病）

パネル B: CS, 5 ＝ β-グルクロニダーゼ（スライ病）；6 and 7 ＝ ヒアルロニダーゼ；Aに示す通り、さらに加水分解が行われる。

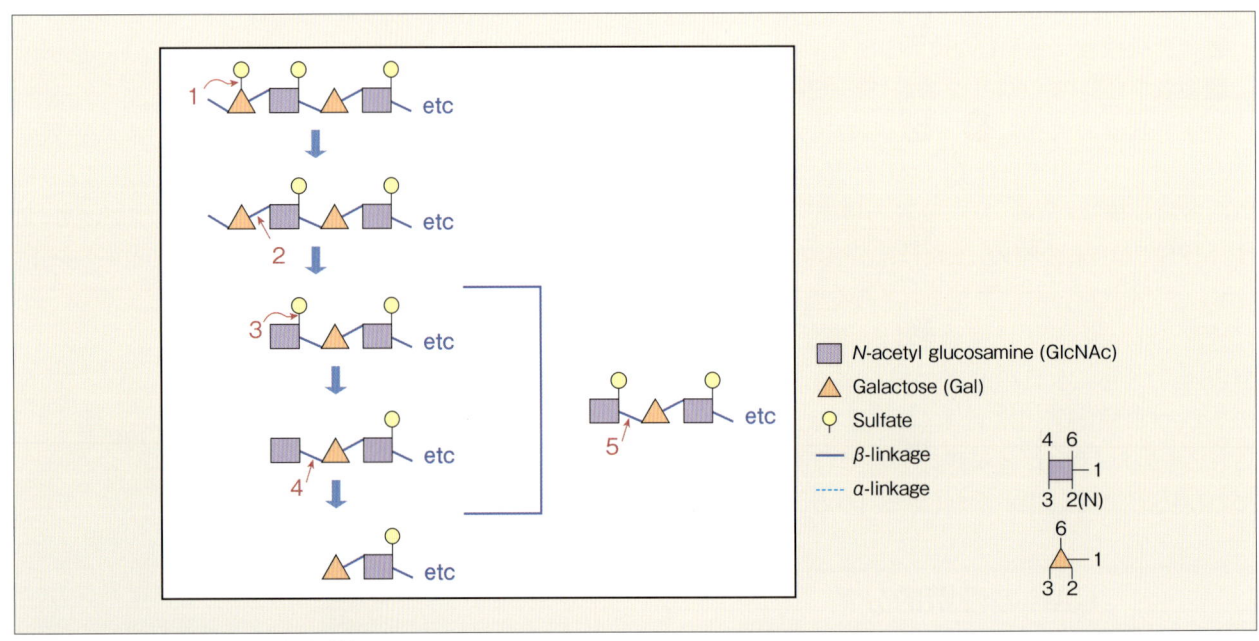

図3 ケラタン硫酸の段階的分解

酵素欠損及び対応する疾患：1 ＝ MPS ⅣA型、モルキオ病A型；2 ＝ MPS ⅣB型、モルキオ病B型；3 ＝ MPS ⅢD型、サンフィリッポ病D型；4 ＝ サンドホフ病；及び5 ＝ テイ―サックス及びサンドホフ病。代替経路は正常のN-アセチルグルコサミン6硫酸を放出する。

つまり、GAGは生理学的及び病理学的プロセスに関与し、ECMの正常構造及び機能を維持するために不可欠な物質である。

MPSの病因

MPS患者では、通常はライソゾーム内で分解される成分が蓄積する。MPSではこの蓄積により臓器が障害され、重い症状や若年死に至る。蓄積された成分が細胞機能を障害する機序を明らかにすることは、MPSを含むライソゾーム蓄積疾患（LSD）の背景となる病態生理を理解する基礎となる。この数年で、蓄積成分が細胞レベルでさまざまなプロセスを阻害することが明らかにされた。これは、非生理的リガンドによる受容体の活性化、受容体反応の調節、シグナル変換カスケードの細胞内エフェクター、自食作用の障害など広範囲に及ぶ。重要なことは、これらのプロセスの多くがライソゾーム以外の部分における蓄積物質の増加により生じることである。

自食作用は細胞質内の物質や細胞小器官を分解するため、これらをライソゾームに運ぶ。オートファゴソームの形成は一連の自食遺伝子により制御されている。オートファゴソームの形成量は、栄養感知キナーゼを含むシグナル伝達経路を介して、細胞内及び細胞外のアミノ酸濃度とATP値により厳密に制御されている。ストレス反応である自食機能は、飢餓や酸化ストレス、その他の有害な条件により上方制御される。驚くべきことに、自食作用が健康や長寿に寄与する重要な維持管理機能を有することが明らかにされている。自食作用は、先天性及び後天性免疫やプログラムされた細胞死の他、癌予防や神経変性、加齢にも関与する。また、自食分解能の障害は、ヒトにおいてLSDを含む数々の疾患の病因になっている。

飢餓などのストレスシグナルにより誘導された自食作用の第1段階は、オートファゴソームの形成である。ライソゾームと融合したオートファゴソームをオートライソゾームと呼ぶ。細胞質及びその周囲の内境界膜がライソゾーム加水分解酵素により分解され、この分解産物は細胞質に輸送され、生合成やエネルギー産生に再利用される。全ての物質がオートライソゾームで分解された後は、これらはライソゾームとなり別のオートファゴソームと融合すると推測される。

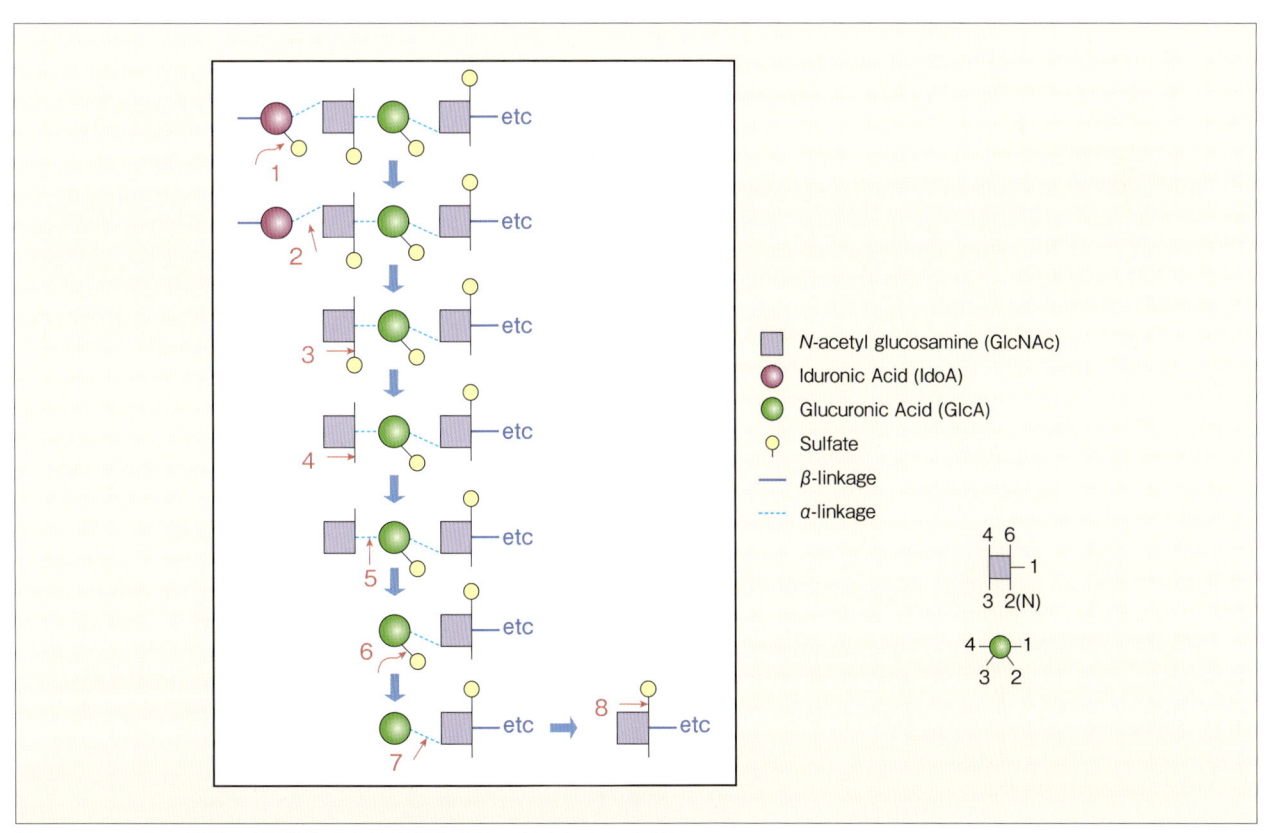

図4　ヘパラン硫酸の段階的分解 酵素欠損及び対応する疾患：
1= MPS Ⅱ型、ハンター病；2 = MPS Ⅰ型、ハーラー病；3 = MPS ⅢA型、サンフィリッポ病A型；4 = MPS ⅢC型、サンフィリッポ病C型；5 = MPS ⅢB型、サンフィリッポ病B型；6 = 不明；7 = MPS Ⅶ型、スライ病；8 = MPS ⅢD型、サンフィリッポ病D型

多くのLSDはライソゾーム加水分解酵素の欠損が原因であり、その結果、未分解の基質やその他の物質がライソゾーム内に蓄積する。また、基質のライソゾーム内蓄積は、オートファゴソームとライソゾームの融合（オートライソゾーム）を障害する可能性がある。複数のスルファターゼ欠損と高度の神経変性を伴う2つのLSD疾患及びムコ多糖症ⅢA型のマウスモデルでは、オートファゴソームは脳及び分離細胞株に蓄積する（Settembreら、2008年）。

MPSにおいて自食作用が欠損しているという証拠は、MPSの病因におそらくは一次蓄積物以上に関与すると考えられるポリユビキチン化タンパクや異常なミトコンドリアのような自食された基質が二次的に蓄積するモデルを示している（表1、図5）。このモデルは、もし正しければ、MPSやLSD、そしてアルツハイマー病やパーキンソン病、ハンチントン病などのより一般的な神経変性疾患に共通する重要な点を示しており、これらの治療戦略をオーバーラップできる可能性を示唆している。

MPSの分野における現在の課題は、蓄積された物質がどのようにして細胞及び臓器の機能を障害するかを理解することである。ここ数年で、蓄積成分がシグナル変換受容体の非生理的リガンドとして作用する可能性があることが明らかにされた。その例として、MPSに見られるGAGの断片が挙げられる。ハーラー病では、GAGの断片は成長因子受容体反応を調節する。細胞プロセスにおける変化の多くはライソゾーム内の蓄積物質により引き起こされたのではなく、むしろ他の細胞内及び細胞外の部位における蓄積によることに注目する必要がある。MPSの病因となる機序の一部は、特定の疾患だけではなく、さまざまな疾患に関係している。これは、自食作用の障害、炎症、Ca^{2+}ホメオスタシスの変化、リゾ脂質の蓄積にも当てはめることができる。現在は、酵素補充療法及び造血幹細胞移植の時代であ

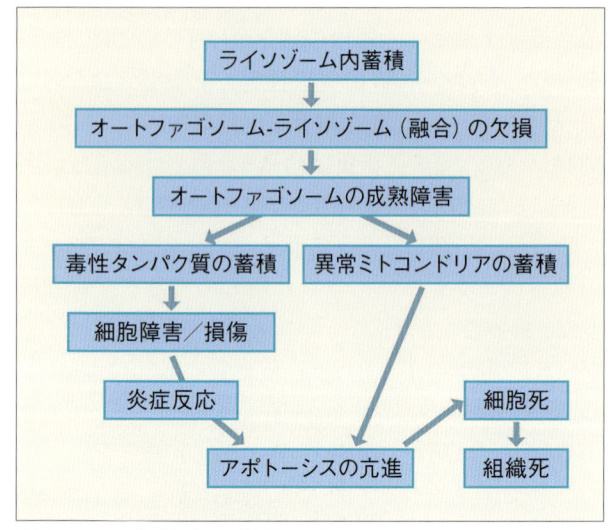

図5　ムコ多糖症の病因モデル
ライソゾーム内の蓄積物質はオートファゴソームと融合するライソゾームの能力を低下させる。この結果としてオートファジーの成熟化の阻害と分解の欠損にいたる。結果としてオートファジーの基質が集積し、機能不全をおこしたミトコンドリアが蓄積し細胞死にいたる。細胞破壊にいたる炎症反応も細胞死に寄与する。

表1　ムコ多糖症各型における蓄積物質

型	一次蓄積産物	二次蓄積産物
MPS Ⅰ型	DS, HS	GM2, GM3, SCMAS
MPS Ⅱ型	DS, HS	GM2, GM3, SCMAS
MPS ⅢA型	HS	GM2, GM3, GD2, SCMAS, ubiuitin
MPS ⅢB型	HS	GM2, GM3, GD2, SCMAS, unesterified cholesterol
MPS ⅢC型	HS	GM2, GM3, GD2, SCMAS
MPS ⅢD型	HS	GM2, GM3, GD2, SCMAS
MPS ⅣA型	KS, C6S	
MPS ⅣB型	KS, Oligosaccharides	
MPS Ⅵ型	DS	GM2, GM3, unesterified cholesterol
MPS Ⅶ型	DS,HS, C4S, C6S	GM2, GM3, SCMAS, ubiuitin

SCMAS: subunit c mitochondrial ATP synthase
GM2: GM2 (ganglioside)
GM3: GM3 (ganglioside)
GD2: disialoganglioside

る。多くの疾患にとり根治的な治療ではないが、これらの疾患の治療に向けた重要なステップとして評価されるであろう。本療法の科学的な基礎は、1970年代から1980年代に考え出された。同じように、現在行われている病因経路の解明により治療の標的が特定される可能性は高く、将来、患者の治療に役立つと考えられる。

またMPSは、細胞外に増加した蓄積物質が非生理的なシグナル変換受容体の活性化を引き起こすことを例示している。リポ多糖体（LPS）はトール様受容体4（TLR4）に結合し活性化するグラム陰性細菌のエンドトキシンである。これは、先天性免疫システムの反応を誘導するさまざまな炎症性サイトカインの分泌を引き起こす。GAGの分解物質は構造的にLPSに類似する（Johnsonら、2002年）[6]。従って、MPSにおけるGAG分解物質の蓄積がTLR4受容体を活性化するのは当然である（Simonaroら、2005年）[7]。MPSの動物モデルでTLRのシグナル伝達に関与する複数の遺伝子が増加していることが確認されている（Simonaroら、2008年）[8]。その中には、TLR4自体やLPS結合タンパク、TLR4の下流で作用するアダプタータンパクであるMyD88が含まれる。この結果、イヌやネコ、ラットを用いたMPS Ⅶ型及びMPS Ⅵ型モデルでは、それぞれ、軟骨細胞に蓄積するGAGが NO値よりも高値を示し、IL-1βやTNF-α、TGF-βなどの炎症性サイトカインの分泌量は亢進していた。これらのサイトカインの発現は動物の年齢及び病理像の進行とともに増加する。NO及びサイトカインは細胞外基質分解酵素の発現を誘導し、そのタンパク質分解作用を通じて直接、軟骨変性の原因となっている可能性がある。

文献一覧

1) Gandhi NS, Mancera RL. The structure of glycosaminoglycans and their interactions with proteins. Chem Biol Drug Des. 72(6):455-482, 2008.
2) Neufeld, E.F. and Muenzer, J. The Mucopolysaccharidoses. In The Metabolic and Molecular Bases of Inherited Disease, 8th Edition. C.R. Scriver, A.L. Beaudet, W.S. Sly, and D. Valle (eds.), McGraw-Hill (New York), pp. 3421-3452, 2001.
3) Purushothaman A, Fukuda J, Mizumoto S, ten Dam GB, van Kuppevelt TH, Kitagawa H, Mikami T, Sugahara K. Functions of chondroitin sulfate/dermatan sulfate chains in brain development. Critical roles of E and iE disaccharide units recognized by a single chain antibody GD3G7. J Biol Chem. 282(27):19442-52, 2007.
4) Sugahara K, Kitagawa H. Heparin and heparan sulfate biosynthesis. IUBMB Life. 54(4):163-175, 2002.
5) Funderburgh JL. Keratan sulfate: Structure, biosynthesis and function. Glycobiology 10 (10):951-958 2000.
6) Johnson GB, Brunn GJ. Kodaira Y, Platt JL. Receptor-mediated monitoring of tissue well-being via detection of soluble heparan sulfate by Toll-like receptor 4, J. Immunol. 168 : 5233-5239, 2002.
7) Simonaro CM, D'Angelo M, Haskins ME, Schuchman EH. Joint and bone disease in mucopolysaccharidoses VI and VII: identification of new therapeutic targets and biomarkers using animal models, Pediatr. Res. 57 : 701-707, 2005.
8) Simonaro CM, D'Angelo M, He X, Eliyahu E, Shtraizent N, Haskins ME, Schuchman EH. Mechanism of glycosaminoglycan-mediated bone and joint disease: implications for the mucopolysaccharidoses and other connective tissue diseases, Am. J. Pathol. 172 : 112-122, 2008.

ムコ多糖症の病理学的特徴 3

3-1 ムコ多糖症の病理学的特徴（まとめ）

田中 あけみ

光顕所見[1-3]

　種々の臓器細胞は、ライソゾーム内にムコ多糖体を蓄積してライソゾームが膨れ上がり、細胞質に多くの空胞が見える。これらのライソゾーム内の蓄積物質は、PAS、トルイジンブルー、アルシアンブルー、Sudanの各染色により染められる。これらは空胞細胞あるいは泡沫細胞と呼ばれる。泡沫細胞の分布や量は、病型による違いはあるが、おおむね共通した所見を呈する。以下に各臓器の所見を述べる。

a）心臓、大血管
　心内膜、弁は肥厚し、多くの泡沫細胞が認められる。心筋の間質にも空胞を有した線維芽細胞が散見される。

b）肺
　数多くの泡沫細胞が浸潤し、時に肺胞腔内を満たしている。気管、気管支、細気管支の平滑筋、軟骨細胞および肺胞上皮細胞にも空胞化が認められる。

c）肝臓
　間質細胞は空胞化し、Glisson氏鞘や血管周囲間質組織には空胞を有した線維芽細胞が浸潤する。肝実質細胞やKupffer細胞には空胞化の程度は少ない。

d）脾臓
　脾洞内皮細胞は空胞化し、脾洞、髄索、脾柱に空胞を有した組織球が散在する。

e）骨髄
　次第に脂肪髄となり、組織球の浸潤を認める。空胞化したリンパ球や形質細胞も認められる。

f）リンパ節
　リンパ小胞の多くは萎縮している。リンパ洞はやや開大し、空胞化した組織球が多数浸潤する。

g）腎臓
　糸球体、Bowman嚢の上皮細胞およびHenle係蹄、遠位尿細管、集合管の上皮に空胞が認められる。間質には泡沫細胞が多数浸潤する。

h）中枢神経
　大脳皮質、基底核、小脳歯状核、脊髄の神経細胞の胞体は膨化している。大脳灰白質では神経細胞の脱落やグリオーシスが見られ、白質では脱髄が見られる。小脳のPurkinje細胞も膨化や脱落が認められる。軟膜、くも膜は浮腫状に線維化して肥厚し、そこには泡沫細胞が見られる。血管外膜周囲腔（Virchow-Robin氏腔）にも泡沫細胞が浸潤し、血管外膜周囲腔は開大する。

電顕所見[4]

　ライソゾーム内に物質が蓄積している。蓄積内容物は、形態上（1）membranous cytoplasmic body、（2）zebra body、（3）electron dense bodyの3つが存在する。あらゆる組織の細胞封入体に認められ、結合組織の間質細胞、線維芽細胞、組織球には著明に認められる。量的には、（1）が主でありあらゆるところで見られる。（3）も時々見つけられる。（2）は、神経系細胞に認められる。生化学的に（1）はムコ多糖体であろうと推測され、（2）はガングリオシドなどの糖脂質が二次的に蓄積しているものと推測される。

文献一覧

1) Dekaban AS, Constantpoulos G, Herman MM, Steusing JK. Mucopolysaccharidosis type V (Scheie syndrome). Arch Pathol Lab Med 100: 237-245, 1976.
2) Shimamura K, Hakozaki H, Takahashi K, Kimura A, Fujino J, Suzuki Y, Nakamura N. Sanfilippo B syndrome: A case report. Acta Path Jap 26: 739-764, 1974.
3) Nakajima K, Endo H, Sakakibara K, Suzuki Y, Onisawa J. Morphological and biochemical studies of a case of mucopolysaccharidosis II (Hunter's syndrome). Acta Path Jap 26: 115-132, 1976.
4) 山野恒一, 翁長晃, 川崎久樹, 奥村啓子, 口分田政夫, 大田茂. Mucopolysaccharidosis (Hunter-type)の形態学的研究. 滋医大誌1: 51-57, 1986.

3-2 ムコ多糖症の病理学的特徴

石井 真美、鰐渕 英機

概説

　ムコ多糖症（mucopolysaccharidosis：MPS）は、ムコ多糖を分解するライソゾーム酵素のうちの1つが障害された結果、ライソゾーム内にムコ多糖が蓄積する遺伝性蓄積症である。遺伝子欠損が特定の酵素を失活させ、デルマタン硫酸、ヘパラン硫酸、ケラタン硫酸、または、コンドロイチン硫酸などが蓄積する。ライソゾームでのムコ多糖の蓄積は、最終的に細胞、血管、組織、臓器の機能障害をもたらす[1]。一般的に、ムコ多糖の蓄積は、全身の単核食細胞、内皮細胞、血管平滑筋細胞や線維芽細胞にみられる。臓器としては、血管、心臓、肝臓、脾臓、骨髄、リンパ節、に蓄積する[2]。分解されないムコ多糖は、時間とともに次第に蓄積するため、進行性の病状を示す。蓄積基質の分布が異なることにより病型ごとの症状の違いがある。

　ムコ多糖が蓄積した細胞は膨張し、細胞質が非常に淡いいわゆるバルーン細胞を形成する。細胞質が淡く見えるのは、多くの微小な小胞のためで、電子顕微鏡では、生化学的にムコ多糖と同定されるPAS陽性の細かい顆粒状の物質で満たされた膨張したライソゾームであることが確認できる[2]。なお、ライソゾーム内の蓄積物質は、アルシアンブルー染色、トルイジンブルー染色、コロイド鉄染色、PAS染色等にても染められる。同様のライソゾームの変化は、中枢神経症状が見られるこれらの症候群の神経細胞でも見られる。これに加えて、神経細胞のいくつかのライソゾームは、Niemann-Pick病でみられるような層状のゼブラ小体が見られるものもある[2]。

　また、蓄積物質の性質により、特定の組織障害に関連していると考えられる。例えば、デルマタン硫酸は皮膚、腱、靭帯、心臓弁、動脈壁、脳に、ヘパラン硫酸は肝、肺、動脈壁、脳などに広く分布する[3]が、特に、ヘパラン硫酸の蓄積により中枢神経系が、ケラタン硫酸の蓄積により骨が障害を受ける[4]。

　肝脾腫、骨格異常、弁異常、動脈の内皮下沈着や脳病変はすべてのMPSの共通の脅威である。特に冠動脈内皮下のへのムコ多糖の沈着は、心筋虚血を引き起こし、その結果としての心筋梗塞や心不全は重要な死因となる。

各臓器の光顕所見[5]

1) 心臓、大血管
　心内膜、弁は肥厚し、多くの泡沫細胞が認められる。心筋の間質にも空胞を有した線維芽細胞が散見される。

2) 肺
　数多くの泡沫細胞が浸潤し、時に肺胞腔内を満たしている。気管、気管支、細気管支の平滑筋、軟骨細胞および肺胞上皮細胞にも空胞化が認められる。

3) 肝臓
　間質細胞は空胞化し、グリソン鞘や血管周囲間質組織には空胞を有した線維芽細胞が浸潤する。

4) 脾臓
　脾洞内皮細胞は空胞化し、脾洞、髄索、脾柱に空胞を有した組織球が散在する。

5) 骨髄
　次第に脂肪髄となり、組織球の浸潤を認める。空胞化したリンパ球や形質細胞も認められる。

6) リンパ節
　リンパ小胞の多くは萎縮している。リンパ洞はやや開大し、空胞化した組織球が多数浸潤する。

7) 腎臓
　糸球体、ボーマン嚢の上皮細胞およびヘンレ係蹄、遠位尿細管、集合管の上皮に空胞が認められる。間質には泡沫細胞が多数浸潤する。

8) 中枢神経
　大脳皮質、基底核、小脳歯状核、脊髄の神経細胞の胞体は膨化している。大脳灰白質では神経細胞の脱落やグリオーシスがみられ、白質では脱髄がみられる。小脳のプルキンエ細胞も膨化や脱落が認められる。軟膜、くも膜は浮腫状に線維化して肥厚し、そこには泡沫細胞がみられる。血管外膜周囲腔（Virchow-Robin腔）にも泡沫細胞が浸潤し、血管外膜周囲腔は開大する。

症例提示

症例1（図1A、B）：24歳男性、Hunter病の剖検例。HE染色では肝細胞は細胞質が淡く、類洞が拡大して

いる（**図1A**）。アルシアンブルー（AB）染色により染まるクッパー細胞がみられている（**図1B**矢印）。ムコ多糖の蓄積のために細胞が膨化している。

症例2（**図2A、B**）：26歳男性、Hunter病の剖検例。神経細胞をLuxol Fast Blue（LFB）染色でみると、LFB染色陽性物質の蓄積がみられる（**図2A**）。コロイド鉄染色で染まる細胞も散見される（**図2B**矢印）。

症例3（**図1C、D、図2C、D**）：15歳女性、Hurler病、約15ヶ月酵素補充療法を受けた後の剖検例。HE染色では症例1と同様の細胞質の淡い肝細胞が認められる（**図1C**）。一方、AB染色では、陽性の細胞を認めない（**図1D**）。KakkisらのMPSI 10例に約1年間酵素補充療法を行った報告において、酵素補充療法により肝臓のサイズが正常範囲へと改善し、肝臓におけるライソゾーム内のムコ多糖の蓄積が減少したことを示している[6]。これらの酵素補充療法をうけた症例と同様に肝臓におけるライソゾーム内のムコ多糖の蓄積が減少したことを、本症例では組織学的に確認できた。

一方、中枢神経では、Virchow-Robin腔に泡沫細胞が浸潤し、血管外膜周囲腔が開大している像（**図2C**）や、コロイド鉄染色で染まる細胞も見られる（**図2D**矢印）。末梢投与された組換え酵素が血液脳関門を通過することはなく、したがって、中枢神経症状を改善したり、安定化したりすることはない[7,8]。酵素補充療法を15ヶ月行った症例3においては、図1に示した肝臓を含め、中枢神経以外の組織には明らかにムコ多糖が蓄積

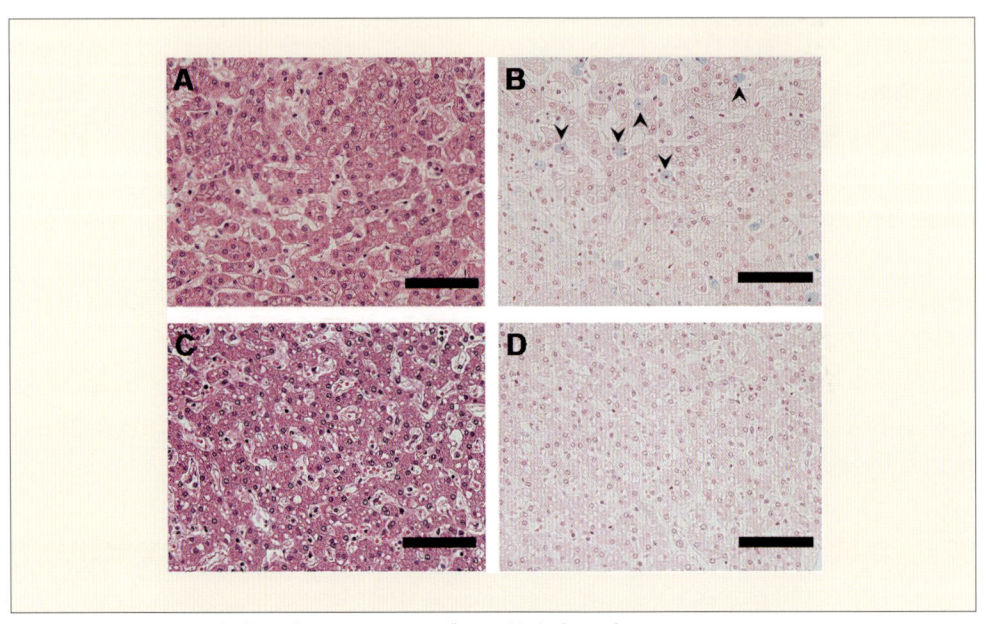

図1　肝臓　HE染色（A、C）、アルシアンブルー染色（B、D）、Bar=100μm

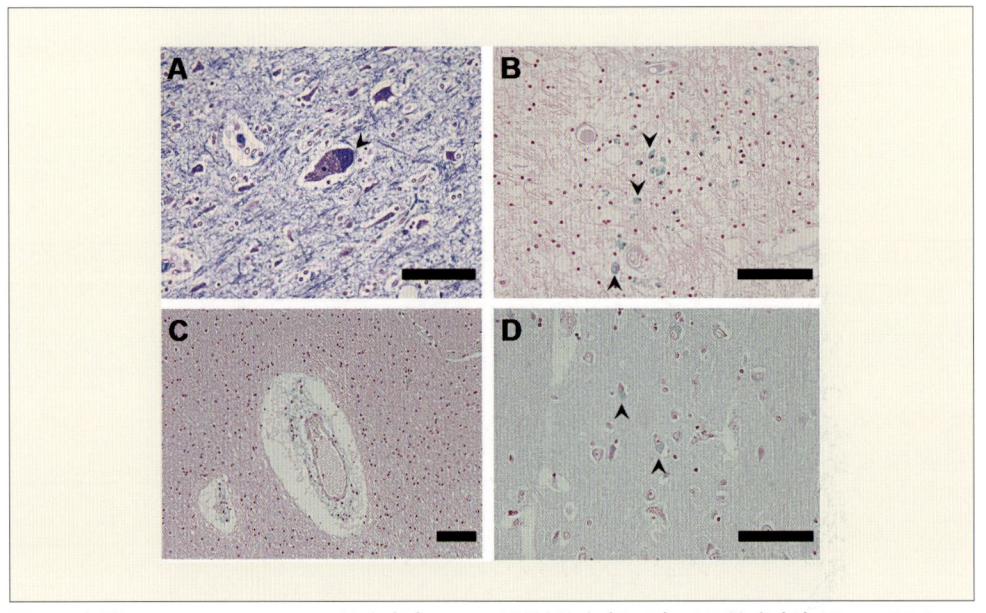

図2　大脳　Luxol Fast Blue染色（A）、コロイド鉄染色（B、D）、AB染色（C）、Bar=100μm

した細胞はみられなかったが、中枢神経細胞では、**図2**に示すように酸性ムコ多糖の細胞内蓄積が認められたことに合致していると考えられる。

電顕所見[5]（図3）

ライソゾーム内に蓄積している内容物は、形態上（1）membranous cytoplasmic body（MCB）、（2）zebra body、（3）electron dense bodyの3つが存在する。あらゆる組織の細胞封入体にみとめられ、結合組織の間質細胞、線維芽細胞、組織球には著明に認められる。量的には（1）が主でありあらゆるところでみられる。（2）は、神経系細胞に認められる。生化学的に（1）はムコ多糖体であろうと推測され、（2）はガングリオシドなどの糖脂質が二次的に蓄積しているものと推測される。

図3の症例1のHunter病の肝細胞では、ライソゾームはムコ多糖体の蓄積により大きく膨らみ、細胞質内にMCBを認める。

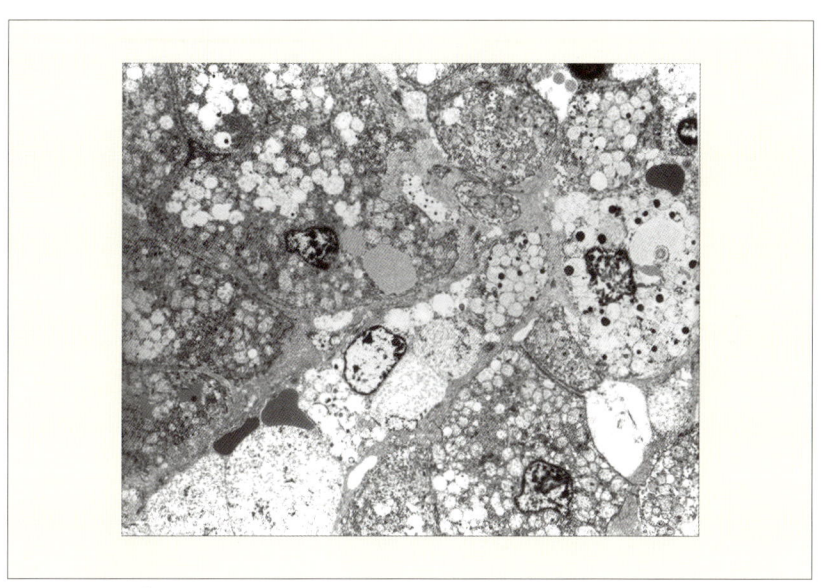

図3　電顕所見

文献一覧

1) Behrman, Richard E, Kliegman, Robert M, Jenson, Hal B. NELSON TEXTBOOK OF PEDIATRICS, 17th EDITION 499.
2) Vinay Kumar, Abul K. Abbas, Nelson Fausto. Robbins and Cotran Pathologic Basis of Disease 7th edition: Philadelphia: Elsvier Saunders, 165, 2005.
3) 酒井規夫．ムコ多糖症, 小児内科, 38, 増刊号：169-170, 2006.
4) Ivan Damjanov, James Linder, W. A. D. Anderson. Anderson's Pathology 10th edition: St. Louis; Tokyo: Mosby, 287-288, 2786-2789, 1996.
5) 田中あけみ，山野恒一．ムコ多糖症の臨床と病理、病理と臨床、22(1)：45-49, 2004.
6) Kakkis ED, Muenzer J, Tiller GE, Waber L, Belmont J, Passage M, Izykowski B, Phillips J, Doroshow R, Walot I, Hoft R, Neufeld EF. Enzyme-Replacement Therapy in Mucopolysaccharidosis I, N Eng J Med, 344(3): 182-188, 2001.
7) Wraith JE, Scarpa M, Beck M, Bodamer OA, De Meirleir L, Guffon N, Meldgaard Lund A, Malm G, Van der Ploeg AT, Zeman J. Mucopolysaccharidosis type II (Hunter syndrome): a clinical review and recommendations for treatment in the era of enzyme replacement therapy, Eur J Pediatr, 167(3):267-277, 2008.
8) Muenzer J, Wraith JE, Clarke LA. International Consensus Panel on Management and Treatment of Mucopolysaccharidosis I.: Mucopolysaccharidosis I: management and treatment guidelines, Pediatrics, 123(1):19-29, 2009.

ムコ多糖症の臓器障害の特徴

4

4-1 呼吸器の障害

守本 倫子

はじめに

ムコ多糖症での上気道障害は、アデノイド肥大や口蓋扁桃肥大などに伴う上咽頭、中咽頭の狭窄、舌根肥大や咽頭全体の狭窄、喉頭粘膜浮腫や肥厚に伴う声門部および声門上の狭窄、気管そのものの狭窄など、様々な原因により生じる。程度も軽度の喘鳴やいびきなどを呈する軽症から、夜間臥位で眠れなかったり気管切開を要し、さらに死にいたる重症例まで様々である。そこで、本稿では、呼吸障害を起こす病態について述べたい。

上気道狭窄

粘膜全体にムコ多糖物質が沈着、肥厚し、舌も肥大するため、上咽頭、中咽頭の狭窄をきたしやすい。さらにアデノイド肥大や扁桃肥大があると閉塞性の上気道狭窄症状が著しくなる[1]。表1に当院ムコ多糖症患者28例の夜間睡眠時無呼吸検査結果をまとめた。I型（Hurler病）はほぼ全例に、II型（Hunter病）も高率に夜間睡眠時無呼吸の合併がみられ、そのうち数例はかなり重篤な呼吸障害を呈していた。

喉頭狭窄

喉頭の粘膜にもムコ多糖物質が沈着するため、喉頭蓋の肥厚や披裂粘膜が浮腫状になり（図1）余剰粘膜が喉頭内に引き込まれる、いわゆる喉頭軟弱症の所見となり、これに伴う吸気性喘鳴が認められる[2]。こうした所見は特にII型に多く認められた（表2）。

気管狭窄

CTにて本来ほぼ円形の気管がつぶれた楕円形に見え、同年齢の正常児と比較してほぼ半分くらいの面積にまで狭窄していることが報告されている（図2）[3]。正

表1 夜間睡眠時持続モニターにて、全睡眠時間に対してSpO2<90%が認められた時間の割合により軽度、中等度、高度の閉塞性無呼吸を認められた症例。

（例）	高度 10%<	中等度 1-10%	軽度 >0% <1%	正常 0%
MPS I （4）	2	1	1	0
MPS II （19）	3	1	2	13 (2例はA＆T術後)
MPS III （1）	0	0	0	1 (A＆T術後)
MPS IV （3）	0	0	0	3 (1例はA＆T術後)
MPS VI （1）	0	0	0	1

I型は全例高度から軽度の睡眠時無呼吸を認めた。
初診時アデノイド＋扁桃摘出術を施行されていた4例は睡眠時無呼吸は消失していた。

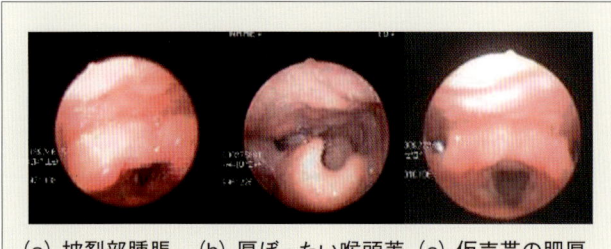

(a) 披裂部腫脹　(b) 厚ぼったい喉頭蓋　(c) 仮声帯の肥厚

図1 喉頭ファイバースコピーによる喉頭所見（II型症例）

表2 ムコにおける喉頭異常所見

MPS I	Hurler病	1/4(例)	(25%)
MPS II	Hunter病	11/14	(79%)
MPS III	Sanfilippo病	0/1	(0%)
MPS IV	Morquio病	1/3	(33%)
MPS VI	Maroteaux-Lamy病	0/1	(0%)

喉頭ファイバースコピーにより喉頭蓋、声帯及び仮声帯、披裂部の腫脹などが認められた割合を型ごとに示した。喉頭粘膜の異常所見はII型に多く認められた。

常構造の気管は馬蹄形の形をしているが、ムコ多糖症で気管軟骨の肥厚、変形が生じてくると前後につぶれた楕円形または星型を呈する。さらに**図3**は単純X線写真上で計測した正常児の平均気管径とムコ多糖症例17例の気管径との対比をしめす。全例明らかに気管径の狭窄が認められ、正常児平均を超えた例はなかったことからも明らかなように、ちょっとした感染でも呼吸困難などが強く表れる可能性があるため注意が必要である。気管狭窄の原因として、ムコ多糖症では、Ⅰ,Ⅱ型はデルマタン硫酸とヘパラン硫酸、Ⅲ型はヘパラン硫酸、Ⅳ型はケラタン硫酸、Ⅵ型はデルマタン硫酸が気管壁に蓄積することによる。気管は硝子体軟骨がC型を形成している前壁と軟骨膜周囲を弾性のある筋組織で取り囲んでいる後壁により形成されている。前壁の硝子体軟骨は主にケラタン硫酸を多く含むタイプ2コラーゲンで形成されており、後壁はデルマタン硫酸を多く含むタイプ2コラーゲンで形成されている。このため、Ⅲ型は気管に沈着しないため気管狭窄が生じにくいのではないかと考えられている[3]。

病理検査では、肉芽組織や支持力が乏しく薄くなった気管壁が容易につぶれ、気管軟骨周囲の結合織にはムコ多糖物質の沈着と肉芽組織形成による肥厚が認められている[4]。

治療方法

狭窄に伴う呼吸困難に対して、どのように狭窄を取り去るかが大切である。

1) アデノイド、扁桃肥大に対する上咽頭、中咽頭狭窄：全身麻酔下にアデノイド切除、扁桃摘出術を行う。しかし、開口障害があると挿管が非常に難しくなり、また術野も十分に確保できないため手術の難易度が高くなる。ムコ多糖症では循環器系の合併症も多く、全身麻酔をかけることによる心臓への負担と、上気道狭窄による肺高血圧の程度を比較して手術の適応を検討する必要がある。手術以外の方法として、マスク型のC-PAP（持続型陽圧呼吸補助装置）を装着し、狭い気道に圧をかけて上気道閉塞が生じないようにする侵襲の少ない方法がある。しかし、顔にマスクを密着させることなどを嫌がり、発達遅滞もあるため装着困難であることが多い。

2) 気管切開：呼吸困難が著しい場合は気管切開が必要となる。しかし、気管そのものが狭窄し、容易につぶれやすくなっているため、気管カニューレの先端と擦れて肉芽やそれに伴う瘢痕狭窄が生じやすい。これらの問題に対処するためには、肉芽の形成を認めたらすぐにカニューレの長さを変更し、同じ部位の気管粘膜を刺激し続けないようにする必要がある。

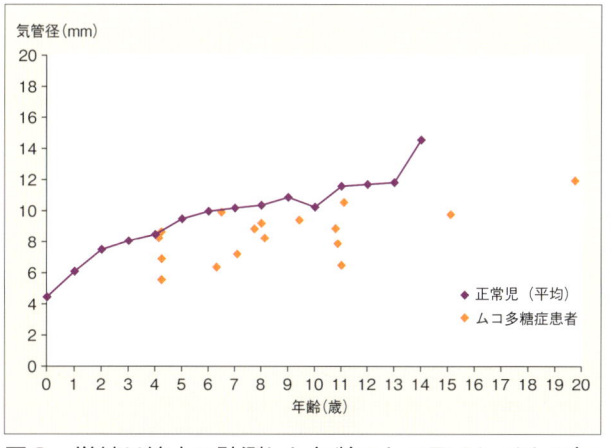

図3　単純X線上で計測した年齢ごとのTh1レベルの気管径(mm)比較

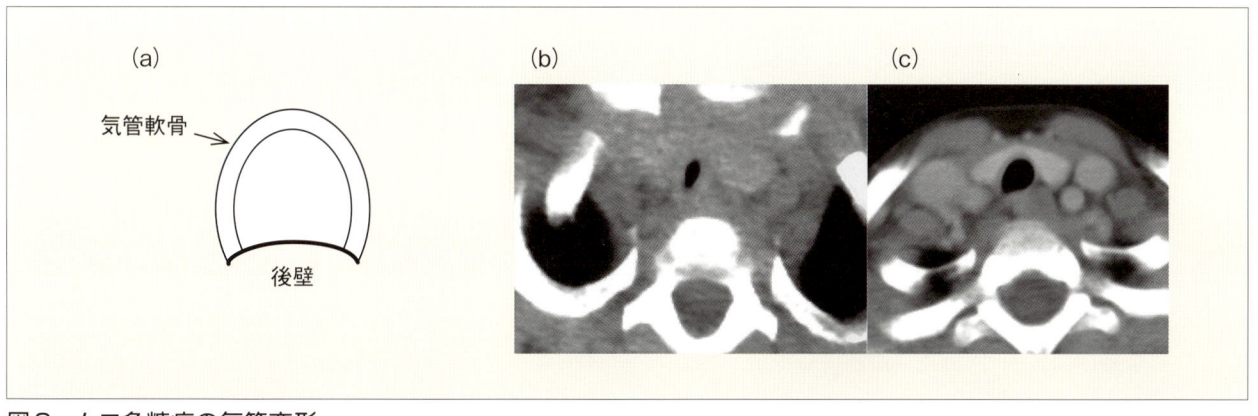

図2　ムコ多糖症の気管変形
(a) 気管構造のシェーマ
(b) Ⅱ型児の気管　縦長に狭窄しており、馬蹄形の構造が変形している。
(c) 正常児の気管　馬蹄形の構造が保たれている。

肉芽がある部位より下位に先端があるような長いカニューレを使用する方法と、短いカニューレにして人工換気にて陽圧をかける方法で改善がみられることもあるが、効果がなく死に至る症例も少なくない。

3) 周術期の呼吸トラブル：ムコ多糖症では、全身麻酔をかけてマスク換気をするところからすでに換気困難を伴うことも少なくなく、周術期の管理は熟練した麻酔医が必要である。ムコ多糖症の患者に対する外科手術を行う際の問題点を**表3**に示す。気管が狭窄していた場合は麻酔をかけることからリスクを伴う。また、上気道感染により狭窄部が痰で閉塞、粘膜腫脹による狭窄などで換気が十分にできないこともある。こうしたリスクを念頭におき、いずれ全身麻酔をかける必要があるのであれば狭窄が進行しないうちに、早めに対応するなどの決断も必要である。

おわりに

ムコ多糖症における上気道障害について解説した。現在酵素補充療法が開始されており、これが気管の狭窄を予防することができればこのような気道トラブルを減少させることが期待できる。今後もさらに長期的な観察が必要であろう。

表3　外科的治療におけるリスク

麻酔のリスク
- 開口障害のため挿管困難
- 環軸関節が不安定のため、頸部の過伸展ができない
- 気管狭窄のため、細い挿管チューブを使用しなければならず、術中に閉塞の危険
- 抜管困難とちょっとした腫脹による術後気道狭窄
- 心疾患の合併

手術のリスク
- 開口器使用に困難
- 気管切開では肉芽ができやすい

文献一覧

1) 守本倫子. 小児耳鼻咽喉科診断の進歩―難聴以外の疾患の遺伝子診断. 小児科臨床 10:1659-1665, 2008.
2) Simmons MA, Bruce IA, Penney S, Wraith E, Rothera MP. Otorhinolaryngological manifestations of the mucopolysaccharidoses. Int J Pediatr Otorhinolaryngol, 69:589-595, 2005.
3) Shih SL, Lee YJ, Lin SP, Sheu CY, Blickman JG. Airway changes in chidren with mucopolysaccharidoses-CT evaluation. Acta Radiologica, 43:40-43, 2002.
4) Nagano R, Takizawa S, Hayama N, Umemura S, Uesugi T, Nakagawa S, Okamoto S, Yanagimachi N, Takagi S. Three dimensional CT and histopathological findings of airway malacia in Hunter syndrome. Tokai J Exp Clin Med, 32:59-61, 2007.

4-2 循環器の障害

藤原 優子

はじめに

ムコ多糖症（MPS）では循環器の障害をきたす。ムコ多糖類を分解する酵素欠損により分解が阻害され、代謝産物が弁膜・心筋・冠動脈・刺激伝導系などに蓄積し、年齢とともに弁膜・心筋障害・弁膜症・不整脈・冠動脈病変を発症する。

MPSの型にかかわらず最も多い心病変は僧帽弁閉鎖不全（mitral regurgitation:MR）や狭窄（mitral stenosis:MS）を呈する僧帽弁肥厚である。次に大動脈弁疾患である。

進行性病変のため、MPS全例に定期的な循環器評価が推奨される。

根本的治療として造血幹細胞移植（MPS I,MPS II）や酵素補充療法（MPS I,MPS II、MPS VI）が可能となっている。

早期の主な死因は心筋症であり、逆に乳児の心筋症を認めたならばムコ多糖症の可能性も念頭に診療を行うべきである。

心病変の発症頻度と危険因子

MPSは希少疾患のため、心病変に関する発症頻度の報告は少ない（表1）[1-5]。このため発症頻度は報告により異なる。

最も重篤な心病変を呈するのはMPS IとMPS IIである[1,2,4]。MPS IVは年長になり心病変を発症する。MPS IIIは心病変の発生頻度が低く[1,4]、病変が軽い。

MRは29-81.8％に、大動脈弁閉鎖不全（aortic regurgitation:AR）は16-56.4％に発症する。また、心病変は進行性であり、年齢に依存する。

心臓手術は僧帽弁、大動脈弁置換が施行され、その後弁機能は温存されている。しかし、肺高血圧が進行する例がある。

造血幹細胞移植により心病変の悪化は安定化する。しかし近年可能となった酵素補充療法は、酵素補充療法の開始年齢が高い、すでに心病変が進行している、酵素補充療法の経過期間が短いなどの要因により、心病変が進行した例もあり、心病変に対する効果判定はまだ議論のある段階である。

死亡へのリスクファクターは年齢、MPS I、左室駆出率に依存するが、MPS II、左室肥大、僧帽弁病変はリスクファクターにならない[3]。

症状

心病変は心雑音で気づくこともあるが、上気道閉塞などにより気づきにくい。心雑音は、僧帽弁閉鎖不全、

表1 MPSの心病変の発生頻度

	対象		弁膜症	MR	MS	AR	AS	心筋症
Wippermann ら[1]	84例		75%	64.3%		40.5%	57.1%	
			弁肥厚92.4%	うち重症4.8%		うち重症8.3%		
		MPS I	89%					
		MPS II	94%					
		MPS III	66%					
		MPS IV	33%					
		MPS VI	100%					
Dangel ら[2]	64例		72%	MR/MS44%	66%	27%		28%
Mohan ら[3]	99例			29%		16%	5%	24%
		MPS I H	38%					
		MPS II	24%			56%		
		MPS III	20%					
		MPS IV				24%		
Rigante ら[4]	39例			MS/MR23例			28.2%	
Fesslova ら[5]	57例	初回チェック		49.1%		35.1%		10.5%
		最終チェック		81.8%		56.4%		3.2%

大動脈閉鎖不全による雑音が多い。また、**努力呼吸**があっても上気道閉塞に由来するのか、心不全によるのかの鑑別も必要である。**肝腫大**もMPSによるムコ多糖類の蓄積のため、右心不全によるものかの鑑別が困難である。

このため、心病変の出現・進行の評価のため簡便にベッドサイドで施行可能な心エコー検査が必須である。

また、**高血圧**を呈することもある。この原因は大動脈縮窄や胸部・腹部・腎動脈の血管病変による。上下肢の血圧差を認める場合がある[6]。定期受診の際の血圧測定を推奨する。

ムコ多糖の刺激伝導系への蓄積により不整脈を発症すると、**動悸**を訴えることもある。

胸部レントゲン検査：MPS自体に胸郭変形を伴い、心拡大の評価は重症とならないと判定が難しい。また、弁の石灰化を認める場合がある[7]。

標準12誘導心電図：ムコ多糖の刺激伝導系への蓄積によりQT時間延長、上室性期外収縮、心室性期外収縮、心房細動、房室ブロックなどを認める。

心室中隔、左室後壁の肥厚があっても心電図でQRSの低電位を77％に認めるが初期には左室肥大所見を呈さない。これは真の心筋肥厚ではなく、ムコ多糖の蓄積による心筋症のためであると考えられる[8]。

心筋異常を示唆するST-T変化、陰性T波、心筋症や弁膜症による左室肥大所見を年齢とともに呈するようになる。

心エコー検査：心筋壁厚、LV Mass Index (LVMI)、弁膜所見、左室駆出率 (LVEF)、左室短縮率、拡張機能評価としてE/Aを計測する。

僧帽弁・大動脈弁での結節性肥厚・硬化を認め、弁の開放制限を認める（**図1**）。また、大動脈弁輪拡張により、大動脈弁閉鎖不全を生じる。

心筋へのムコ多糖蓄積により、心筋肥厚が生じ、左室内腔の狭小化を認める。その後、拡張相に移行する。

心不全治療：心不全を発症した場合、血管拡張剤・利尿剤などを含めた心不全治療を行う。

手術療法：近年では、周術期管理が改善し、弁置換手術がMPS患者でも安全に手術が行われるようになった。外科医、麻酔科医、小児科医でのチーム医療を要する。

周術期管理：周術期管理として、気道閉塞・挿管困難により致死的となる場合もあり麻酔科医、小児呼吸器科や耳鼻咽喉科のスペシャリストのスタンバイでの挿管を推奨する[9-11]。

麻酔のリスクは年齢と共に増加する。脊椎可動性低下、特に頸椎の過伸展に注意しポジショニングをする。術前にレントゲンを必ず評価する。顎の可動制限、短頸、巨舌、分泌物増加により上級麻酔医でも困難な場合もある。気管狭小化や声門肥厚のため予想外に細い挿管チューブしか挿管できなかったりする。ファイバースコープは必須である。

一般的に術後気道閉塞を起こす。術後気管切開を要することもある[9]。

またMPS IIでは抜管も肺の閉塞性浮腫により危険を伴う[10]。麻酔からの回復も遅く、術後の気道閉塞は常時考慮すべきである。

日常管理：心病変を合併した場合には、感染性心内膜炎の予防を要する[1,2,9-11]。新しいAmerican Heart

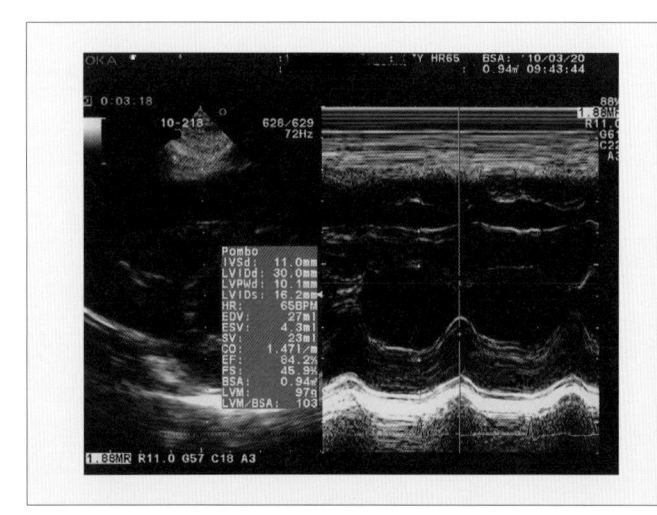

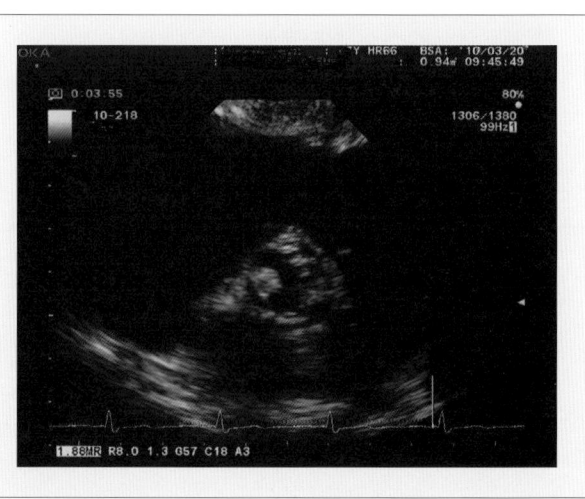

図1 Hurler-Scheie病（体表面積0.97cm²）の心エコー検査

左：左室短軸像。心室中隔11mm、左室後壁10.1mmと肥厚している。
右：大動脈弁短軸像。大動脈弁輪の部分的肥厚と弁の部分的肥厚を認める。弁口面積は0.76cm²と狭小化している。上行大動脈の流速は2.33m/secで推定左室大動脈圧較差は22mmHgである。

Associationのガイドラインでは感染性心内膜炎予防は過去に感染性心内膜炎既往、人工弁置換後、人工物による心内手術後の例に行う[9]。

各論

1. MPS I

重症型のHurler病、発症の遅いScheie病、中間型のHurler-Scheie病があり、重症度により生命予後・発症時期が異なる。MPS Iの治療法には造血幹細胞移植と2006年12月に日本でも可能となった酵素補充療法がある。

心血管病変として心筋症、うっ血性心不全、肺性心、弁膜症、不整脈、冠動脈疾患、肺・体高血圧を認める[9,12]。GAGが、心筋、弁のspongiosa、epicardial coronary arteryの心筋内膜まで蓄積され、心筋症・弁閉鎖不全を発症する。近年の報告ではMPS Iは年齢にかかわらず70％以上に弁膜症を伴い[12]、心病変は年齢とともに悪化する[9]。

1）重症型MPS Iの心病変

弁膜症・不整脈・心筋症を呈し、心不全、冠動脈疾患、肺・体高血圧、肺性心を発症する。冠動脈疾患により二次性に心筋梗塞を発症したり、上気道所見とともに突然死する[13]。

2）軽症型MPS Iの心病変

大動脈弁閉鎖不全、僧帽弁閉鎖不全の弁膜症、呼吸不全による肺性心を呈する。冠動脈病変は非典型的である。1-2年に1回の経過観察を推奨しており。高血圧、心不全治療は適宜行う[9]。

3）造血幹細胞移植の心臓への効果

骨髄・臍帯血移植による造血幹細胞移植は発達遅滞出現前の早期のMPS Iに適応がある。予後は年齢、心合併症、発達、ドナーのタイプ、拒絶反応の有無に依存する。造血幹細胞移植後1年以内に心不全・頻拍は改善し、心筋機能と冠動脈の改善は維持している。しかし、弁膜症はしばしば進行する[9]。

移植後に死亡した剖検例の報告では、冠動脈の狭窄はわずかである[14]。また非対象性心筋肥厚も改善する[15]。

4）酵素補充療法の心臓への効果

酵素補充療法前より心病変を有する場合が多い。酵素補充療法を施行後、左室短縮率や左室肥大は改善している。しかし弁膜所見の改善傾向は一概ではなく、病変が残存し変化がない場合と悪化していく場合もある。大動脈病変に関する効果は不明である[9,16]。

5）心臓手術

MPS I registryでは544例のMPS I患者のうち、心弁膜手術は20例（1.2％）に施行、Hurler-Scheie病では中央値15.5歳、Scheie病では36.8歳で行われていた。また、心臓手術はMPS Iと診断される前に施行されていたものも含まれている[17]。充分な周術期管理を要する。

2. MPS II（Hunter病）

男性のみに発症するHunter病は軽症型、重症型に分類される。心病変としては、弁膜疾患、心筋症、不整脈、肺高血圧を発症する。

Hunter outcome study（HOS）では、心血管病変の合併は82％、弁膜症発症は57％で、心雑音は62％で聴取され、心筋症は8％に発症する。他の心血管徴候発症は6.0歳である。高血圧は33.7％に合併する。また、僧帽弁、大動脈弁、心筋の順に病変が進行する[18]。重症型は10歳代までに死亡し、軽症型は成人期に達する[19]。心病変は予後に関する1因子となっている。造血幹細胞骨髄移植はMPS IIに関しては肯定的ではない。MPS IIも、2007年10月に本邦で酵素補充療法が可能となった。心機能評価として6分間歩行が有用で、酵素補充療法により歩行距離が改善した[20,21]。

1）MPS IIの心病変

心エコー検査で弁膜症は肥厚と可動制限を認め、大動脈弁・僧帽弁の閉鎖不全、あるいは狭窄を呈する。心筋症の頻度は低いが、不整脈を呈する場合がある。また年1回の心エコー検査も必須である[10]。

2）酵素補充療法の心臓への効果

短期的な効果としてはERTによりLVMIが14.1％改善すると報告されている。

3）手術治療

弁膜症が進行した場合人工弁置換は必須である。充分な周術期管理を要する。

3. MPS IV（Morquio病）

MPS IVに対しては2010年現在、いまだに酵素治療は行われていない。このため、循環器の障害は進行性である。生命予後は10代後半から40代以降までである。一般的に心病変は大動脈弁閉鎖不全が多く5歳以降に発見されるとされてきたが、近年では一概にそうとも限らない結果もでてきた[5]。

1）MPS IVの心病変

年長となってから大動脈弁の肥厚、僧帽弁の肥厚、冠動脈への浸潤を呈する。心筋は肥厚する。組織学的

に内膜の硬化があるが内腔の狭窄はわずかである。性差はない。心病変の進行の鑑別のため、定期的な心エコー検査を要する[11]。

2）心臓手術

精神発達遅滞がないため心症状を発症した場合、手術適応となる。年長になってもQOLの改善目的で手術が選択される。大動脈弁置換の報告が多い。時に手術時にMPSⅣと診断されなかったためホモグラフトを用いたロス手術を行い、その後弁機能不全により死亡した報告もある。人工弁置換を推奨する[22]。

まとめ

MPSでの心疾患の評価は必須であり、小児循環器医とのコラボレーションが必要である。また、心臓手術にあたり、麻酔・手術術式選択の充分な配慮を要する。

文献一覧

1) Wippermann CF, Beck M, Schranz D, Huth R, Michel-Behnke I, Jungst BK. Mitral and aortic regurgitation in 84 patients with mucopolysacchridoses. Eur J Pediatr.54：98-101, 1995.

2) Dangel JH. Cardiovascular changes in children with mucopolysaccharide strage diseases and related disorders-clinical and echocardiographic findings in 64 patients.Eur J Pediatr. 157:534-538, 1998.

3) Mohan UR Hay AA, Cleary MA, Wraith JE, Patel RG. Cardiovascular changes in children with mucopolysacchride disoeders.Acta Paediatr 91: 799-804, 2002.

4) Rigante D, Segni G. Cardiac structural involvement in mucopolysaccharidoses. Cardiology 98:18-20, 2002.

5) Fesslova V, et al. The natural course and the impact of therapies of cardiac involvement in the mucopolysaccharidoses. Cardiol Young, 19:170-178, 2009.

6) Tayler DB, Blaser SI, Barrows PE, Stringer DA, Clarke JTR, Thorner P.Arteriopathy and coactation of the abdominal aorta in children with mucopolysaccharidosis: Imaging findings. AJR 157;819-823, 1991.

7) Schieken RM, Kerber RE, Ionasescu VV, Zellweger H, Cardiac manifestations of the mucopolysaccharidoses. Circulation 52:700-705, 1975.

8) Nelson J, Schelds MD, Mulholland HC. Cardiovascular studies on the mucopolysaccharidoses. J Med Genet 27:97-100, 1990.

9) J Muenzer, Wraith JE, Clarke A. The International Consensus Panel on the management and treatment of mucopolysaccharidosis Ⅰ Mucopolysaccharidosis Ⅰ: management and Treatment Guidelines. Pediatr 123: 19-29, 2009.

10) Wraith J EScarpa M, Beck M, Bodamer OA, De Meirleir L, Guffon N, Lund AM, Malm G, Van der Ploeg AT, Zeman J. Mucopolysaccharidosis type Ⅱ (Hunter syndrome): a clinical review and recommendations for treatment in the era of enzyme replacement therapy. Eur J Pediatr 167:267-277, 2008.

11) Northover H, Cowie Wraith JE. Mucopolysaccharidosis type ⅥA(Morquio syndrome):A clinical review. I. Inher. Metab. Dis.19:357-365, 1996.

12) Pastores GM, Arn P, beck M, Clarke JTR, Guffon N, Kaplan P, Muenzer J, norato DYJ, Shapiro E, Thomas J, Viskochik D, Wraith JE. The MPS Ⅰ registry:design,methodology, and early findings of a global disease registry for monitoring patients with Mucopolysaccharidosis Type Ⅰ. Molecular Genetics and metabolism 91: 37-47, 2007.

13) Danaldson MDC, Pennock CA, Berry PJ, Duncan AW, Cawdery JE, Loenard JV. Hurler syndrome with cardiomyopathy in infancy. J Pediatr.114:430-432, 1989.

14) Braunlin EA, Rose AG, Hopwood JJ, candel RD, Krivit W. Coronary artery patincy following long-term successful engraftment 14 years after bone mallow transplantation in Hurler syndrome. Am J Cardiol.88:1075-77, 2001.

15) Vinallonga X, Sanz N, balaguer A, Miro L, Ortega J, Casaldaliga J. Hypertrophic cardiomyopathy in mucopolys accharidoses:regression after bone marrow transplantation. Pediatr Cardiol 13:107-109, 1992.

16) Braunlin EA, Berry JM, Whitley CB. Cardiac findings after enzyme replacement therapy for mucopolysaccharidosis type Ⅰ：Am J Cardiol. 98:416-418, 2006.

17) Arn P, Wraith E, Underhill L. Characterization of surgical procedures in patients with mucopolysaccharidosis type Ⅰ: findings from the MPS Ⅰ registry. J Pediatr 154:859-64, 2009.

18) Wraith JE, Beck M, Giugliani R, Clarke J, Martin R, Muenzer J. Initial report from the Hunter Outcome Survey. Genet Med 10:508-516, 2008.

19) Clarke LA .Idursulfase for the treatment of mucopolysaccharidosis Ⅱ. Expert Opin. Pharmacother 9:311-317, 2008.

20) Muenzer J, Gucsavas-calikoglu M, McCandless SE, Schuetz TJ, Kimura A. A phase Ⅰ/Ⅱ clinical trial of enzyme replacement therapy in mucopolysaccharidosis Ⅱ (Hunter syndrome. Mol Genet Metab.90:329-337, 2007.

21) Muenzer J, Wraith JE, Beck M, Giugliani R, Harmatz P, Eng CM, Vellodi A,martin R, ramaswami R, Gucsavas-Calikoglu M, Vijayaraghavan S, Wendt S, Puga A, Ulblich B,Shnawi M, Cleary M, Piper D, Piper D, Conway AM, Kimura A. A phase Ⅱ/Ⅲ clinical study of enzyme replacement therapy with idursulfase in mucopolysaccharidosis Ⅱ(Hunter syndrome. Molecular Genet Med 8:465-473, 2006.

22) Barry MO, Beardslee MA, Braverman AC. Morquio's syndrome:Severe aortic regurgitaition and late pulmonary autograft failure. Heart Valve Dis.15:839-842, 2006.

4-3 軟骨・骨組織の障害

折居 忠夫

はじめに

ムコ多糖症（MPS）はGAGsを分解するライソゾームの加水分解酵素の異常により、結合組織細胞の内外にGAGs断片が蓄積するこれが一次的病因である。MPSの関節障害といっても11種類の酵素異常症、またそのなかでも重症型、軽症型では障害の程度に差異が見られ、ADLやQOLに大きな影響を与えていることについて考案し、最近になって主にモデル動物の関節内のGAGs断片に他の物質が結合したGAGs-complex或いはGAGs断片それ自体が炎症を誘発し、疾患の増悪因子となっていることを示す証拠が得られてきており治療法も提案されており、関節軟骨および軟骨細胞の病態学―GAGが介在する炎症反応について触れる[1,2]。

ムコ多糖症の関節障害

ムコ多糖症で見られる軟骨・骨組織の障害は主として関節と脊椎とその関節に局在している。図1はムコ多糖症における骨X線像で、主な障害部位を示している。図1に示していないが、脊椎間関節ならびに肩、肘、膝、足などの関節も傷害される。ムコ多糖症の中では、障害の強い順に並べるとⅣAの古典型、Ⅵの重症型、Ⅶの重症型、ⅣBの重症型、ⅠH型、ⅡA型、Ⅲ型となる。

図2にMPS ⅣAの古典型を例にとると、大きな関節は拘縮を、小さな関節例えば手関節では過伸展を示す。関節は腫大を示す。

ムコ多糖症（MPS）では関節・骨に障害を伴うことが特徴で、例えば膝関節（図2、3）は体重を支える荷重関節で、基本的な構造として、大腿骨、脛骨、膝蓋骨の三つの骨のほかに関節軟骨、関節包、靭帯などがある。骨の表面には関節軟骨が被っている、靭帯は骨と骨をつなぐ紐である。関節包は袋のように関節を包み込み、この内側に滑膜があり、少量の関節液を分泌している。

MPS ⅣAの膝関節は大腿骨遠位成長板、大腿骨遠

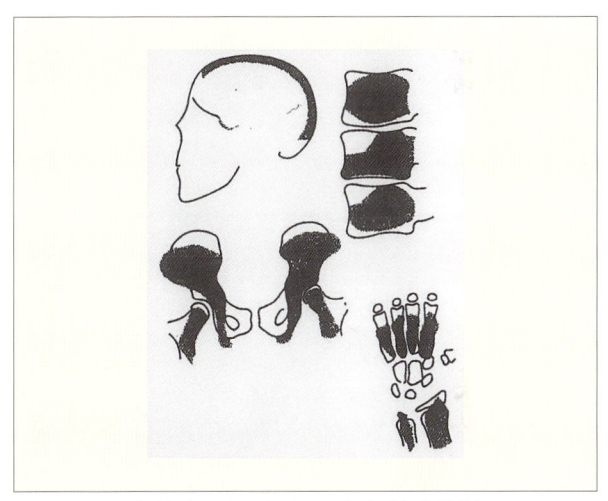

図1 ムコ多糖症における骨の主な障害部位

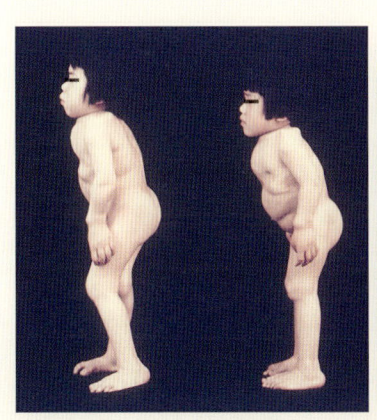

図2 MPS ⅣAの古典例の全身像と膝関節のX線像

MPS ⅣA重症型患者の全身側面像（12歳、8歳）

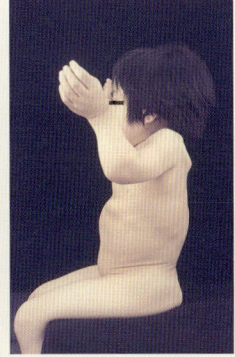

MPS ⅣA重症型患者の腕の挙上制限（8歳）

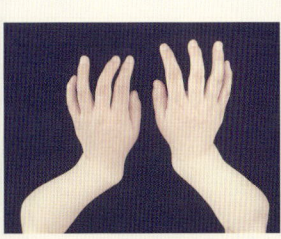

MPS ⅣA重症型患者の手部像（8歳）

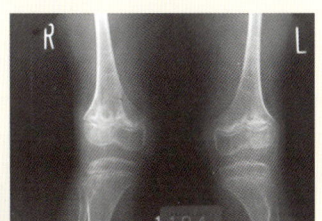

MPS ⅣA重症型患者の膝X線像（12歳）
両大腿骨および脛骨の骨幹部の骨量の減少が著しい。大腿骨遠位端はバチ状で辺縁は極めて不整で硬化像が強い。骨端核は辺縁が不整且つ薄く骨化不全が増強している。脛骨の近位端は不整で扁平で硬化像も見られる。骨端核は薄く、辺縁に硬化像が見られる。

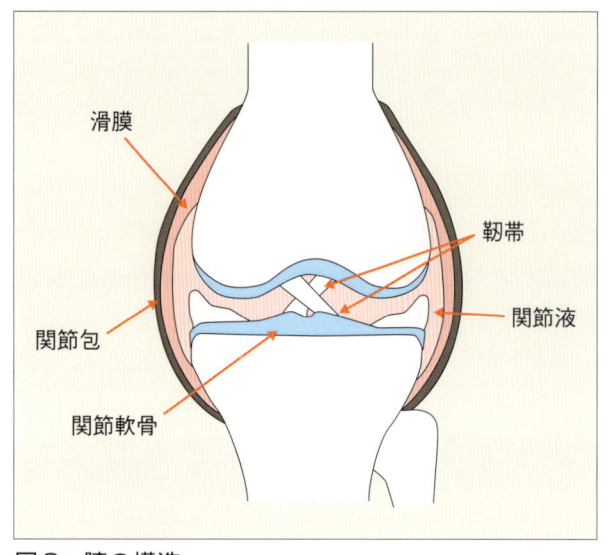

図3 膝の構造

位端、脛骨近位端、大腿骨遠位骨幹端、脛骨近位骨幹端に骨化不全が加齢とともに増強する。骨幹端（成長板）は長軸への伸びが悪く、低身長となり、代償的に横へ伸びようとし、骨幹端はバチ状を呈する。且つ、関節包、靭帯などへのGAGの蓄積により、膝関節は肥厚すると同時に弛緩し、X脚が加齢と共に増悪し、結果として関節の過伸展、可動域の減退、疼痛などが生じる。

各MPSの関節障害

MPSでは長管骨の骨折は通常みられない。しかし関節を構成する軟骨・骨組織の障害は11種類の酵素異常症、またそのなかでも重症型、軽症型では障害の程度に差異が見られるのは何故であろうか？関節軟骨は細胞周囲に特徴的な基質が豊富に存在しており、そ

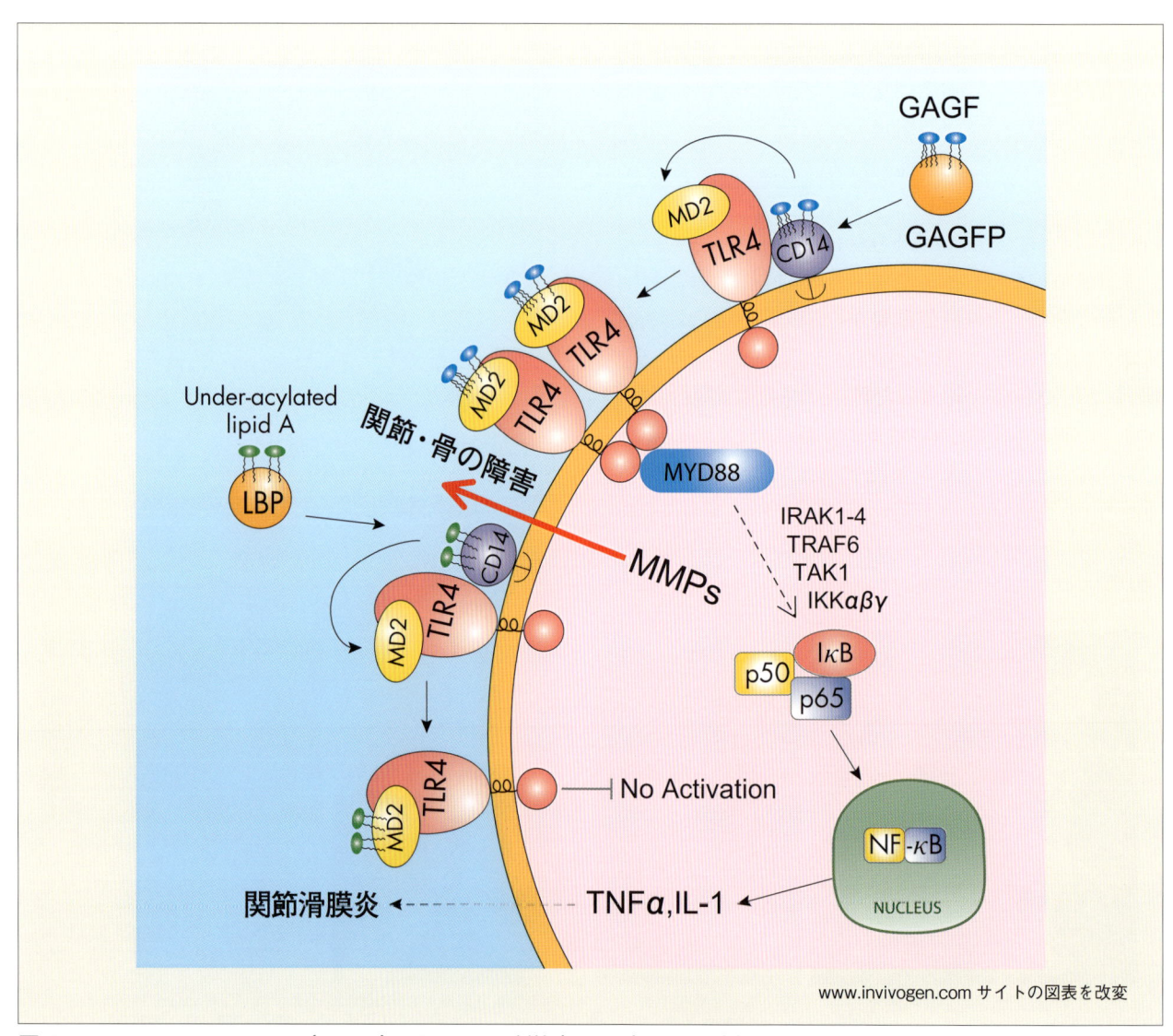

図4 Toll-like receptor 4（TLR4）によるGAG断片（GAGF）の認識機構
－GAGが介在した関節・軟骨細胞の炎症反応－

の粘弾性・保水性によって平滑で弾力に富んだ組織を形成している。健常軟骨では、その基質の分解と産生は緻密にコントロールされており、恒常性が保たれている[3]。変形性膝関節症では基本的には力学的負荷の繰り返しと蓄積により、関節軟骨の変性・破壊、さらに関節周辺や軟骨下骨における骨の増殖性変化がおこり、2次的な滑膜炎を生じる反応であると定義される[4]。また軟骨細胞の肥大化、アポトーシス、石灰化は成長版軟骨の軟骨内骨化の過程でみられる現象である。しかし、過度のメカニカルストレスの蓄積に抗しきれず、軟骨内骨化するために細胞の肥大分化・アポトーシスが起こるものと推察される。滑膜や靱帯に接して血管の侵入が可能な関節辺縁では、軟骨内骨化が起こって力学的要請に応じた骨棘ができるが、関節の内部では血管侵入ができないために骨化することなく軟骨の破壊だけで終わってしまうと考えられる[5]。

MPSでは関節内外の病的な軟骨細胞死により、より未熟な軟骨細胞の増殖によって異常で力学的に脆弱な基質が造成されることになる。関節内外で造成された基質中のGAG断片の組成は酵素異常症の種類によって異なっており、その違いにより重症度に差が出てくると考えている。

正常軟骨には細胞外マトリックスにプロテオグリカン（糖タンパクの一種）が豊富に存在し、軟骨組織が受ける圧力を吸収するなど重要な役割を担っている。プロテオグリカンはコアタンパク質にグリコサミノグリカンという糖鎖が多数結合した構造を持つ高分子ファミリーの総称である。グリコサミノグリカンは軟骨細胞の小胞体やゴルジ体などの細胞内小器官で活性化された糖ヌクレオチドをもとに合成される。その際、細胞質で作られた活性化糖ヌクレオチドを、膜を越えて細胞内小器官へ運ぶ必要がある。その役割を担っているのが糖ヌクレオチド輸送体のSLC35である。SLC35D1はグリコサミノグリカンのうち、主にコンドロイチン硫酸（CS）とヘパラン硫酸の合成に用いられる糖ヌクレオチドを輸送することが知られていた。池川らはSLC35D1がマウスの骨格形成、軟骨マトリックスの代謝に不可欠な分子であることを明らかにした[6]。SLC35D1ノックアウトマウスの軟骨組織中のCS鎖を測定したところ、含量は約1/4に、糖鎖長は半分以下に低下しており、短いCS鎖が付加された異常なアグリカンが形成されていた。それ故に、正常な軟骨の形成には、正常な含量と正常な糖鎖長のCS鎖がマウスの骨格形成に必須であることが分かったと述べられている。各種ムコ多糖症の関節軟骨にも同様なことが考えられるのである。

MPS IVAのケラタン硫酸とコンドロイチン-6硫酸の組み合わせが、軟骨・骨や関節包・靱帯・腱に最高度の障害をもたらし、デルマタン硫酸とヘパラン硫酸の蓄積するIとII型では軟骨の障害は軽度で主として関節包・靱帯・腱の障害が強く現れる。ヘパラン硫酸のみの蓄積では関節の障害は軽微である。軟骨・骨と関節包・靱帯・腱に蓄積するGAGsの種類、組み合わせ、蓄積量および蓄積部位による可能性が強い。今後、追求すべき課題である。

関節軟骨および軟骨細胞の病態学 ―GAGが介在する炎症反応

近年、ムコ多糖症の動物モデルでの研究で、MPSでは、GAGの蓄積後、二次的に生ずる炎症が大きな問題になりつつある。

関節軟骨細胞と周囲組織に炎症を誘発するバイオマーカーは変形性関節症、関節リウマチ、ムコ多糖症などで見出されている。2次病変は疾患の1次的病因は異なっても2次病変や産生されるバイオマーカーは類似している報告がなされている。関節に視点をおけばムコ多糖症は変形性関節症の一つと考えることもできる。

GAGが効果的に代謝されずに、二次的に異常なGAG断片（GAGF）の蓄積によって細胞は障害され、細胞死、炎症性反応をもたらす。GAGは結合組織の主な構成成分で、その構造と機能に深く結びついている。MPSは結合組織病であり、成長障害を伴った重症の骨格の異常（Dysostosis multiplex）、重症の関節軟骨および関節疾患によって特徴づけられている。現在、三種類のMPSにERTが実施されているが、骨や関節への効果は限られており、これらの組織への新しい治療上の手がかりが求められている。

■ Toll-like receptor 4（TLR4[注5]）によるGAG断片（GAGF）の認識機構（図4）

TLRによる情報伝達は関節リウマチを含む多くの自己免疫性および炎症性疾患に重要な役割を演じている。最近ではGAG自体がTLR4を活性化すること、また、関節や骨の創傷により、細胞外マトリックスから少量のGAGFが放出されて、つまり内性因子による情報伝達がTLR4を活性化し、炎症を起こすことが示された。

図4について説明すると、一部推定の部分があるが、GAG断片結合蛋白（GAGFP）によりGAG断片（GAGF）

が捕捉され、CD14分子へと輸送されることにより開始される。さらにGAGF-CD14複合体はTLR4に結合するわけであるが、その認識にはMD2分子が必須である。

■シグナル伝達

リガンドの結合による細胞内シグナル伝達経路はIL-1受容体と同様であり、以下の通りである。まず、TLR4にGAGFが結合するとアダプタータンパク質であるミエロイド系分化因子MyD88（Myeloid Differentiation Protein-88, MyD88）を介してセリン/スレオニンキナーゼであるIL-1受容体関連キナーゼ（IL-1 Receptor Associating Kinase, IRAK）を活性化する。さらにIRAKの下流にあるアダプタータンパク質TRAF-6（TNF Receptor-associated Factor-6）を介して炎症反応に関与するNFkB（Nuclear Factor kB）の活性を引き起こし、転写活性を示す。

この一連の炎症経過で、腫瘍壊死因子-α（TNF-α）[注2]およびその他の炎症性サイトカイン[注1]［例えばインターロイキン1β（IL-1β）］が軟骨細胞から放出され、アポトーシス[注3]を招来する。これに加えて、マトリックスメタロプロテナーゼ（MMPs）[注4]が放出されて、関節や骨が障害され、遂には軟骨細胞死を増強し、その結果として、未成熟な軟骨細胞の急増を来たし、異常なマトリックスが形成されることになる。

外性あるいは内性因子の経路によるTLR4活性化の直接的結果はTNF-αの放出である。その他、MMPの上昇は直接TNF-αの上昇と関連し、このサイトカインはプロテアーゼの合成と放出を刺激し、軟骨の分解を促進することが示されているが、Dr. Simonaroによれば、既にMMP-13（collagenase 3）とMMP-1はMPSの滑膜中に上昇し、細胞外マトリックスの病的再構築を起こすことが知られている。注目すべきことはTLR4の情報伝達に重要な数種類の分子群（例えばLBP, TLR4, CD14, MyD88）がMPS細胞中で上昇していることである。

Dr. SimonaroはさらにMPSの関節および骨の病因についてTNF-αの発現増加の影響を調査した。TNF-αとNF-kB ligand（RANKL）[注6]は関節リウマチにおいて破骨細胞の分化を刺激するが、破骨細胞の分化に必須であるRANKLはT細胞や炎症性滑膜組織の線維芽細胞に発現しており、且つ、潜在型炎症性サイトカインによってコントロールされている。RANKLの発現と活性がMPSの滑膜組織と骨髄に著しく上昇していることをDr. Simonaroは見出している。加えて

MPSの骨髄培養でTRAP-positive multinucleated osteoclast-like cells（MNCs）が認められ、以前に動物で観察されたosteopenia（骨質量減少）と一致していた。Dr. SimonaroはMPS Ⅶ型マウスの血清TNF-αを測定し、正常に比べ約3倍の増加を認めた。

ムコ多糖症の骨および関節疾患の病因についてTLR4が重要な役割を荷っており、この経路の抑制は動物レベルでは、治療効果が認められている。現在、直接TLR4を抑制する薬でFDAによって承認されたものはない。下流のメデエイターTNF-αをターゲットとした薬Remicadeは関節リウマチや他の炎症性疾患に使用されている。TNF-αは前炎症性サイトカイン産生カスケードの最初に位置しており、その薬剤投与は潜在型炎症性分子群産生の抑制あるいは鈍化により、MPS関節炎症状の減少が期待される。期待されるのは、この薬剤はMPS患者や動物モデルについて組織的には評価されていない段階だからである。そこで、MPS Ⅵ型ラットに投与を試みたところ、症状出現前の生後1ヶ月のラットへの投与では血清中のTNF-αの上昇を防止できた。薬剤を投与されたラットの外観、体重、身長は、未治療のラットと有意な差異を認めなかった。それは予想されたことであった。抗TNF-α療法のみでは骨の成長の改善を期待できない。理由は成長板に蓄積したGAGおよびGAG断片は減少していないからである。ラットの成長板の変化はすでに生後1ヶ月後では改善はみられず、不可逆の状態であると考えられた。さらにRemicadeは血清中ではTNF-αを抑制するが、成長板は極端に血管のない組織であり、Remicadeの効果は限定的と考えられる。しかしながら、関節軟骨のTUNEL染色により、治療後のMPSⅥラットでは、未治療のMPSⅥラットに比べ、アポトーシスインデックスは50%減少し、骨の滑膜組織への侵襲の程度は低下した。これらの変化は可動域の改善、疼痛の軽減など一部の臨床症状の改善をもたらすのであろう。

まとめ

結論としてMPSにおけるGAGの蓄積は分子異常を伴った複合体を形成し、TLR4経路が活性化されて、軟骨組織に炎症、アポトーシス、滑膜の肥厚をもたらし、マトリックスメタロプロテアーゼ（MMPs）の活性化によって病的な結合組織を形成して、関節と骨が強く侵される。MPS Ⅶ型マウスとTLR4のダブルノックアウトマウスの研究で、TLR4経路が不活性化できれば、MPSの多くの生化学的異常、臨床症状が是正されるので、

TLR4経路をターゲットした薬剤はMPSの治療に有効と考えられる。

TLR4の活性化により、TNF-α値が上昇するので、抗TNF-α薬として既にFDAにより認可されているRemicadeはMPS VIマウスの炎症反応を軽減し、関節症状を改善した。それ故、Dr. SimonaroはRemicadeおよび関連した抗炎症剤による治療を単独あるいはERTとの併用で、MPSの患者へ投与し、評価されることを提案している。さらにERTおよび抗炎症剤の効果に加えて、抗炎症剤は炎症の抑制により、滑膜組織への酵素製剤のアクセスが改善されてERTの効果が高められることも期待される。

Dr. Simonaro C.M.らはムコ多糖症のために利用可能で新しいバイオマーカーを7個 IL-1β、MMP-2、MMP-9、NO、TGF-β、TIMP-1、およびTNF-αを挙げている。いずれも血清、滑液〔関節液〕で測定可能である。

注1：サイトカイン　種々の細胞が産生する蛋白質（多くは糖蛋白質）で可溶性のものと膜結合性のものが存在する。特異的な受容体に結合し、免疫、炎症反応の制御作用、抗ウイルス作用、抗腫瘍作用、細胞増殖・分化の調節作用など細胞間相互作用を媒介する。

注2：腫瘍壊死因子-α（TNF—α）　活性化マクロファージなどが産生する代表的なサイトカインの一種で、マクロファージを細菌（特にリポ多糖）やウイルス、寄生虫などで刺激したときに産生される。もともと種々の固形がんに出血性の壊死を起こすリンホカインとして同定された。TNF—αは関節リウマチの発症に関与していることから、TNF—αを中和する抗体が関節リウマチの治療薬として用いられている。

注3：アポトーシス　細胞が膜結合性の粒子へと断片化し、これが他細胞により捕食されて消滅すること

注4：マトリックスメタロプロテアーゼ　コラゲナーゼやゼラチナーゼなどを総称してMMPと呼ぶ。

注5：Toll-like receptors（Toll様受容体、TLRと略す。）　動物の細胞表面にある受容体たんぱく質で、種々の病原体を感知して自然免疫（獲得免疫とは異なり、一般の病原体を排除する非特異的な免疫作用）を作動させる機能がある。脊椎動物では獲得免疫が働くためにもToll様受容体などを介した自然免疫の作動が必要である。例えばTLR4のリガンドはリポ多糖、ウイルスの糖タンパク質である。

注6：RANKL　1998年骨代謝研究者によって破骨細胞分化因子が同定されたが、この分子はその前年に免疫学者がT細胞上に発現する樹状細胞活性化因子としてクローニングした分子RANKLと同一であった。RANKLはTNFファミリーに属するサイトカインであり、破骨細胞分化抑制因子osteoprotegerin（OPG）はこのデコイ受容体としてRANKLを制御する分子である。RANKLとその受容体RANKの破骨細胞分化における重要性は、ノックアウトマウスが大理石病になることによって証明された。

文献一覧

1) Simonaro CM. Cartilage and chondrocyte pathology in the mucopolysaccharidoses: The role of glycosaminoglycan-mediated inflammation, J Pediatr Rehabili Med 3, 85-88, 2010.
2) Simonaro CM, Ge Y, Eliyahu E, He X, Jepsen KJ, Schuchman EH.Involvement of the Toll-like receptor 4 pathway and use of TNF-alpha antagonists for treatment of the mucopolysaccharidoses.Proc Natl Acad Sci U S A. 2010 Jan 5; 107(1): 222-7. Epub 2009.
3) 岡崎　賢, 岩本　幸英. 変形性関節症軟骨における遺伝子発現の変化とその調節メカニズム. CLINICAL CALCIUM 19: 1578-1585, 2009.
4) 木村　友厚. 変形性関節症の病態・診断と治療のオーバービュー 変形性関節症. CLINICAL CALCIUM 19: 1565-1571, 2009.
5) 川口　浩. 変形性関節症に対する分子標的治療の展望. CLINICAL CALCIUM 19: 1608-1614, 2009.
6) 池川志郎, 古市達哉, 西村 玄：骨系統疾患と遺伝子異常－蝸牛様骨盤異形成症の原因遺伝子SLC35D1の発見. 最新医学 63（11）: 2211-2217, 2008.

4-4 耳鼻科領域の障害

守本 倫子

はじめに

ムコ多糖症における耳鼻咽喉科領域の問題点としては、難聴、呼吸障害が挙げられる。難聴の種類は伝音難聴と感音難聴、および混合難聴である。知能障害もあるため、聴力検査が困難であることも少なくない。呼吸障害は主に上気道狭窄によるものであるが、ムコ多糖物質が気道に沈着、肥厚することによる狭窄が原因であるが、死因につながることも少なくない。

難聴

ムコ多糖症における難聴の合併頻度は報告により様々であるが、24%-28%とされ、特にⅡ型ではほぼ9割以上に難聴を認めたとの報告もある[1]。当院受診例28例での検討では、8例（29%）に混合性難聴を認め、補聴器装用を行っている（表1）。

1. **滲出性中耳炎**：鼻咽腔、耳管、中耳粘膜にムコ多糖物質が沈着、肥厚することにより滲出性中耳炎を反復しやすい。鼓室内に滲出液が貯留していることにより聴力低下をきたす。自検例では滲出性中耳炎の合併は38例中21例（55%）であった。全例に鼓膜チューブ留置術が行われているが、チューブ留置後も反復して耳漏が認められることによる聴力低下[2]や補聴器がなかなか装用できないなどで、生活に支障をきたすことがある。

表1 当院ムコ多糖症28例における耳疾患の合併

	滲出性中耳炎	中等度難聴
MPS Ⅰ Hurler/Scheie (4)	4 (100%)	2 (50%)
MPS Ⅱ Hunter (19)	10 (53%)	5 (26%)
MPS Ⅲ Sanfilippo (1)	1 (100%)	1 (100%)
MPS Ⅳ Morquio (3)	1 (33%)	0
MPS Ⅵ Maroteaux-Lamy (1)	1 (100%)	0
28例	17例 (61%)	8例 (29%)

2. **伝音難聴**：耳小骨の変形も原因の一つである。代表的なⅡ型の側頭骨病理所見では、肥厚した中耳粘膜にはAlcian blue染色陽性で酸性ムコ多糖の蓄積が示唆されており、さらに、間葉組織の遺残が鼓室内や乳突蜂巣に充満し、発育も極度に抑制されている[3]。これが中耳炎を反復させ、やがては鼓膜穿孔などによる慢性中耳炎で聴力低下をきたすこともある。

3. **感音性難聴**：ムコ多糖物質が内耳に沈着することにより進行性に生じる。側頭骨病理所見では、ラセン神経節細胞の空胞化が認められる[4]。難聴の程度は軽度から中等度であるが、成人まで生存した症例では高度難聴をきたすこともあると報告されている[5]。

呼吸障害

1. **上気道狭窄**：上咽頭、中咽頭粘膜の肥厚に加えてアデノイドや扁桃の肥大が生じると睡眠時閉塞性無呼吸が認められる。閉塞性無呼吸の程度により、アデノイド切除＋口蓋扁桃摘出術の適応となる。この手術は、全身麻酔下に開口器をかけて口を大きく開け、口腔内より扁桃およびアデノイド組織を切除する方法である。

1) 周術期のリスク

全身麻酔下の気道の手術は、ムコ多糖症患者の場合、①ムコ多糖物質が気道に蓄積して上下気道狭窄を生じているため、術後抜管が困難となる可能性がある、②顎関節の拘縮により開口制限があるため気管内挿管がしにくく、口腔内で手術機器を操作することにも困難がある、③心疾患の合併も多く、また抗凝固剤などを内服していることもあるので出血などの可能性が高い、④胸郭が拘縮していることにより、全身麻酔中の換気がしにくい、などの理由により周術期の管理は難易度が高くなる。また、術後症状が再発するケースもあり、当院の検討では重度の睡眠時無呼吸にてアデノイド切除を行った11例のうち、2例は術直後に呼吸状態が改善したものの、成長に従い閉塞性無呼吸症状を再発させている。原因としては、上気道粘膜や舌根部の肥厚が進行して咽頭全体が狭窄して生じていると考えられ

る。こういった例に対しては、持続陽圧換気（CPAP）が有効である[6]。

2）手術の時期

酵素補充療法により咽頭の粘膜腫脹が軽減してくる可能性についても期待されている。しかし、残念ながら1年間酵素補充療法を行った症例について検討してみると、アデノイドや扁桃組織の肥大に対しては明らかな抑制効果は認められていない。このため、今後も無呼吸が認められるようであれば、積極的に外科的治療を勧めてよいと考える。ただし、1年間酵素補充療法を行ったⅡ型症例19例の気管径を評価したところ、19例中9例に1年間の間に気管径の狭小化が認められた。また、当院で行ったアデノイド、扁桃摘出術において、5歳未満で手術した場合の方が、5歳以上で手術した場合に比べて術中の開口障害や術後の抜管困難などの周術期のトラブルが少なかった。手術を行う時期は症状と照らし合わせながら、むやみに先延ばしにするべきではないだろう。

喉頭・気管狭窄

1）喉頭

喉頭内視鏡検査では、幼児期は喉頭の形態がほぼ正常であるものの、10歳頃から喉頭蓋が厚ぼったく浮腫状に肥厚し、オメガ型を呈する。また、披裂部粘膜は披裂軟骨の形態が全くわからないほど余剰の粘膜が増加し、吸気時に気管内に引き込まれる[7]（図1）。さらに仮声帯は厚く肥厚するため声帯がみえなくなり、声門下は狭窄する。これは、すべてムコ多糖物質が気道の粘膜に沈着して肥厚することによる症状である。

2）気管

気管は主気管から気管支にかけて全周性に肥厚狭窄する[8]。こうした原因により感冒を契機に呼吸困難を生じ、気管内挿管→抜管困難→気管切開が必要となる症例は少なくない。気管切開を行ったあとも、気管カニューレにより無理やり気管内腔を拡げるため、カニューレ先端と気管粘膜がこすれて肉芽が形成され、それが治癒すると瘢痕狭窄をきたすことがある。肉芽に対してはレーザーによる蒸散や肉芽より分岐部側にカニューレの先端がくるようにカニューレの長さを調節することなどで十分に呼吸ができるように工夫する必要がある[9]。

おわりに

ムコ多糖症では聴力や呼吸など生活の質に関連する耳鼻咽喉科領域の合併症が多く認められる。現時点では耳鼻咽喉科領域に対する酵素補充療法の効果は未知数であるため、必要であれば外科的な治療法によりなるべく早期に症状を改善することが望ましいと考える。

文献一覧

1) Young ID, harper PS, Mild form of Hunter's syndrome clinical delineation based on 31 cases. Arch Dis Child, 57:838-836, 1982.
2) Motamed M, Thorne S, Narula A. Treatment of otitis media with effusion in children with mucopolysaccharidoses. Int J Pedatr Otorhinolaryngol, 53:121-124, 2000.
3) Hayes E, Richard B, Charles P. The otologic manifestations of mucopolysaccharidosis. Am J Otol, 2:65-69, 1980.
4) Komura Y, Kaga K, Ogata Y, Yamaguchi Y, Tsuzaki T, Suzuki JI. ABR and temporal bone pathology in Hurler's disease. Int J Pediatr Otorhinolaryngol, 43:179-188, 1998.
5) 飯野ゆき子, 鈴木淳一. 耳鼻科と先天代謝異常. 小児科診療, 56:826-831, 1993.
6) Simmons MA, Bruce IA, Penney S, Wraith E, Rothera MP. Otorhinolaryngological manifestations of the mucopolysaccharidoses. Int J Pediatr Otorhinolaryngol, 69:589-595, 2005.
7) 守本倫子. 小児耳鼻咽喉科の診断の進歩－難聴以外の疾患の遺伝子診断. 小児科臨床 10:1659-1665, 2008.
8) Shih SL, Lee YJ, Lin SP, Sheu CY, Blickman JG, Airway changes in children with mucopolysaccharidoses – CT evaluation. Acta Radiologica, 43:40-43, 2002.
9) Nagano R, Takizawa S, Hayama N, Umemura S, Uesugi T, Nakagawa S, Okamoto S, Yanagimachi N, Takagi S. Three dimensional CT and histopathological findings of airway malacia in Hunter syndrome. Tokai J Exp Clin Med, 32:59-61, 2007.

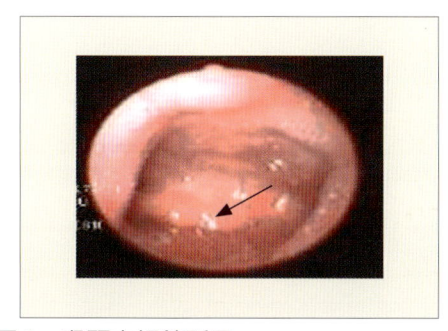

図1　喉頭内視鏡所見
披裂部の著しい腫脹と余剰粘膜のため、吸気時に声帯を覆ってしまい吸気性の呼吸困難を認める。

4-5 ムコ多糖症と眼合併症

小林 百合、東 範行

ムコ多糖症と眼合併症

ムコ多糖症（mucopolysaccharidosis：MPS）の疾患の全身所見あるいは眼合併症は、重複はしているものの、その発現頻度や重症度がそれぞれ異なっている。（**表1**）眼合併症については、下記のように、特異顔貌と骨変形の程度および眼所見に基づいて、大きく3群に分けて捉える[1]と理解しやすい。

1. Hurler病とそれに類似した表現型の疾患群：角膜混濁、網膜変性、視神経萎縮を生じる。
   (a) ムコ多糖症IH型（Hurler病）
   (b) ムコ多糖症VI型（Maroteaux-Lamy病）…知能正常
   (c) ムコ多糖症VII型（Sly病）…注：眼科所見の報告が少ない。
2. 特異顔貌と角膜混濁を合併する疾患群
   (a) ムコ多糖症IS型（Scheie病）…手指の関節拘縮や変形、大動脈弁の異常、網膜変性も稀に生じることがあるが、知能は正常である。
   (b) ムコ多糖症IV型（Morquio病）…著しい骨変形、知能正常で網膜変性もないとされる。
3. 精神発達遅滞と特異顔貌を生じるが、角膜混濁は伴わない疾患群
   (a) ムコ多糖症II型（Hunter病）…著しい骨変形と網膜変性、精神発達遅滞
   (b) ムコ多糖症III型（Sanfilippo病）…重度の精神発達遅滞、中等度の骨変形を生じ、網膜変性も時折生ずる。

眼合併症とその管理

角膜混濁：「すりガラス状」と表現される混濁で、角膜の全層で混濁をきたす。病理学的に、角膜細胞内および細胞間隙のどちらにもムコ多糖が沈着し、角膜実質のコラーゲン配置に異常を来たしている[2]。角膜混濁を顕微鏡観察で認めず、臨床上、眼合併症を認めない症例でも、結膜を生検すると、結膜細胞にムコ多糖を含んだ細胞内封入体を認める。

角膜混濁が進行し、視力障害を来たした場合には、治療法として角膜移植を検討する。その場合は、網膜変性や視神経萎縮、重度の精神発達遅滞などを合併しておらず、極端に短い生命予後ではないことを十分考慮することが必要である。全層移植あるいは深層角膜移植が選択され、拒絶反応は少なく、良好な術後成績を得ている。しかし、角膜移植後、移植角膜は、もとの角膜が混濁に至ったのとほぼ同じ速度で再び混濁を始めることが知られており[3]、強い再混濁を来たした場合、再移植を必要とすることがある。骨髄移植が成功した場合、一旦混濁した角膜はごくわずかにしか透明にはならないが、骨髄移植後に角膜移植を行なった場

表1 ムコ多糖症の眼合併症

病名	蓄積するムコ多糖	角膜混濁	網膜変性	緑内障	視神経乳頭異常
IH型（Hurler）	DS, HS	+++	++	++	++
IH/S型（Hurler-Scheie）	DS, HS	++	++	++	++
IS型（Scheie）	DS, HS	+	++	+	+
II型（Hunter）	HS	±	++	+	++
IIIA-D型（Sanfilippo）	HS	±	+++	+	+
IV型（Morquio）	KS	+	++	+	+
VI型（Maroteaux-Lamy）	DS	+++	+	++	++
VII型（Sly）	DS, HS, CS	++?	+	++?	+
IX型（Natowicz）	CS	?	?	?	?

各疾患において症状は重複している。DS：デルマタン硫酸，HS：ヘパラン硫酸，CS：コンドロイチン硫酸，KS：ケラタン硫酸。

合、その移植角膜にムコ多糖沈着は生じない。

網膜変性：MPS Ⅳ型に限らず、ほとんどの病型で認められる所見と病理学的には考えられている。検眼鏡的に網膜色素変性症と類似した網膜の色調変化を認め、視力低下や夜盲を呈する。(注：MPS ISとMPS Ⅳは夜盲を呈さない網膜変性があるとされる。)発症時期を含め、臨床上、的確にこの所見を捉えるが難しい。というのも、角膜混濁を一旦生ずると、それより後方に存在する網膜の色調変化を検眼鏡的に確認することが困難なためである。眼底検査で確認出来ない場合には、網膜電位図での網膜機能の評価が網膜変性の診断には有用である。また、精神発達遅滞を合併している場合に緩徐に進行するこの合併症を眼底検査等で他覚的に発見しなくてはならない点も発症時期を捉えにくい理由に挙げられる。病理学的には、眼組織のすべての部位にムコ多糖沈着の障害を来たすが、とくに網膜色素細胞と隣接する網膜外層（視細胞）にムコ多糖沈着が著しく、その変化が網膜変性を生じるとされる。現在のところ、治療法はない。

ムコ多糖症のその他の眼合併症として、以下の所見が挙げられる[4]。

緑内障：隅角線維柱帯へのムコ多糖の蓄積や、角膜実質の肥厚によって、開放隅角および閉塞隅角緑内障を合併することがある。

白内障：皮質下に軽度の混濁を生じることがある。

強膜肥厚：ムコ多糖の蓄積による。滲出性網膜剥離の原因となりうる。

視神経乳頭浮腫や萎縮：網膜神経節細胞や視神経線維にムコ多糖が沈着する。また間接的に、神経膠細胞へのムコ多糖沈着が視神経軸索への栄養供給を低下させ軸索循環を不良にするという機序も関係していると考えられている。

眼球突出・眼球隔離症：眼窩の骨の形成不全に伴う。

疾患別の眼合併症

A．ムコ多糖症ⅠH型（Hurler病）

角膜は、出生時は透明であるが、1歳までに角膜混濁が生じ、徐々に進行していく。角膜の混濁の原因は、角膜実質におけるムコ多糖の蓄積によって生じ、顕微鏡では角膜実質のびまん性の混濁として観察される。隅角線維柱帯へのムコ多糖の沈着に伴う緑内障、色素沈着を伴う網膜変性、視神経乳頭浮腫、視神経萎縮なども生じやすい。

B．ムコ多糖症ⅠS型（Scheie病）

角膜混濁は軽度であり、角膜移植が必要となることは少ない。網膜色素上皮の変性や緑内障、視神経乳頭浮腫が生じることがある。

C．ムコ多糖症ⅠH/S型（Hurler/Scheie病）

Hurler病とScheie病の中間程度の身体所見を呈する。眼科的には、角膜のびまん性混濁や網膜変性が生じる。開放隅角だけなく閉塞隅角緑内障も生じうる。視神経乳頭浮腫と視神経の萎縮はよく認められる所見である。

D．ムコ多糖症Ⅱ型（Hunter病）

日本人に最も多いムコ多糖症で、重症型から軽症型まで臨床所見は幅広い。眼球突出、視神経乳頭浮腫、視神経萎縮、網膜変性などが合併症として指摘されている。Hunter病では、角膜混濁の程度は、顕微鏡で軽度の実質混濁を観察する程度と考えられている。

E．ムコ多糖症Ⅲ型（Sanfilippo病）

欠損する酵素の種類により、さらにA型・B型・C型・D型の4型に分類がなされている。眼科的な臨床症状としては、これら4型に区別はなく、網膜色素上皮の変性

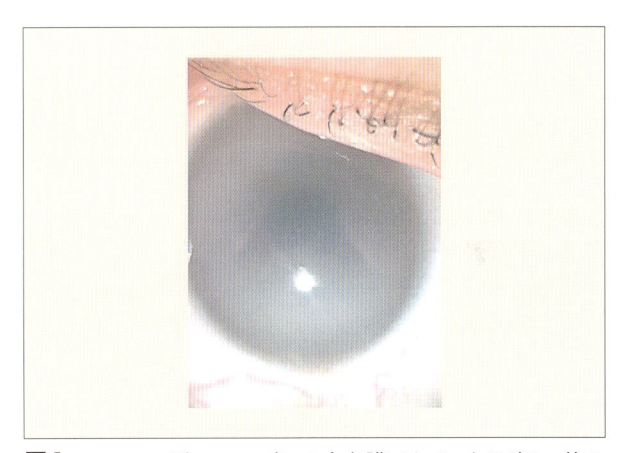

図1：MPS ⅠH型（Hurler病）の右角膜である。すりガラス状の混濁が均一に角膜に広がっている。

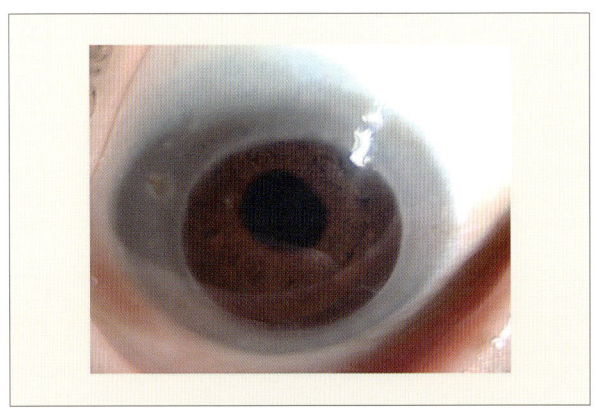

図2：図1と同じ患者の左角膜である。こちらは角膜移植後で、中央部の透明な角膜が移植角膜である。

が生じることが多いとされている。角膜混濁はないかあってもごく軽度で、まれに視神経浮腫や視神経萎縮を生じることがある。

F．ムコ多糖症Ⅳ型（Morquio病）

欠損する酵素の種類により、さらにA型・B型に分類されているが、MPSⅣ型同様、眼科的には大差がない。角膜混濁は軽度なものが、角膜周辺部で観察される。視力予後には影響がないことが多い。高度の骨変形が眼窩骨の変形を生じると、眼窩が浅くなり、眼球突出が生じうる。

G．ムコ多糖症Ⅵ型（Maroteaux-Lamy病）

著明な角膜混濁、ムコ多糖の蓄積による角膜厚増大、閉塞隅角緑内障、視神経乳頭浮腫や視神経萎縮を認めることがある。

H．ムコ多糖症Ⅶ型（Sly病）

角膜混濁や視神経乳頭と浮腫を生じることがある。

I．ムコ多糖症Ⅸ型（Natowicz病）

報告例が少なく、現在、眼所見は不明である。神経学的および眼科的な異常は指摘されていない。

眼合併症の治療

眼症状はムコ多糖の代謝異常の一部分症状であるので、全身的治療としてplasma infusionやHLAが同一である同胞の線維芽細胞移植によるenzyme replacement therapyなどが試みられている。後者では角膜混濁のわずかな減少が認められている。また、眼軸長が極端に短く、角膜屈折力もかなり小さいために、結果的に、遠視傾向を示す。したがって弱視にならないように早期に屈折検査を行い、眼鏡処方し装用させることも多い。MPSの患者では程度に差こそあれ知能障害のあることが多く、自覚的視力検査が不可能な場合がある。視力障害を他覚的に発見し、必要があればその治療を行なうため、眼科医の定期診察を必要とする。

参考文献

1) Taylor D, Hoyt SC. Pediatric Ophthalmology and Strabismus third edition. Elesevier saunders Section 5 Page 698-700.
2) Alroy J, Haskins M, Brik DE. Altered corneal stromal matrix organization is associated with mucopolysaccharidosis Ⅰ, Ⅲ and Ⅵ. Exp Eye Res. 68 : 523-30, 1999.
3) Gullingsrud EO, Krivit W, Summers CG. Ocular abnormalities in the mucopolysaccharidosis after bone marrow transplantation. Longer follow-up. Ophthalmology 105: 1099-105, 1998.
4) Waith JE. The mucopolysaccharidosis: a clinical review and guide to management. Arch Dis Child. 72: 382-4, 1995.

4-6 脳・神経領域の障害

田中 あけみ

脳神経障害

　ムコ多糖症の脳神経障害には、2つの要素が関わっていると想像される。ひとつは、脳脊髄液の吸収障害に基づく水頭症的メカニズムによるものである。脳室の拡大が認められるがいわゆる水頭症のような脳圧の亢進を見ることは無い。しかし、シャント術により脳障害の進行が緩徐になる症例が少なくない。他のひとつは、脳神経細胞の直接的障害によるものである。これが進行すると、脳萎縮が起こる。

　図1に、ムコ多糖症の典型的な脳MRI像を示す。I型の脳障害は水頭症的要素が強く、III型では脳神経細胞の直接障害が主である。II型の脳障害は、両方の要素が関わっていると想像される。これ以外のムコ多糖症の脳MRI上の異常として、**図2**に見られるような血管周囲腔の拡大の所見がある。この所見は、直接的には脳障害に関与しないと思われる。

　造血幹細胞移植の効果が認められるのは、水頭症的要素による障害に対してである。また、血管周囲腔の拡大の改善も認められる。

脊髄神経障害

　最も問題となるのは、骨変形と硬膜の肥厚による頸髄（C1、C2）の圧迫である。これは、ムコ多糖症IV型で最も重篤である（**図3**）。ムコ多糖症VI型やムコリピドーシスなど骨変形が強いタイプでも留意が必要である。定期的に頸部のMRIを撮り、四肢の深部腱反射などの臨床所見に注意して、適当な時期に頸椎固定術などの対応がなされるべきであろう。環椎、軸椎の形成不全、形態異常もあり、また麻酔のための挿管も困難であることから、手術にも慎重を要する。日常生活においても、頭部の過度の前屈や頭部打撲、鞭打ち障害などの外力からの保護が必要である。腰髄の障害もある。膀胱直腸障害を呈した症例もある。

末梢神経障害

　I型、II型でよく認められるものに、手根管症候群がある。手根管部にムコ多糖が沈着して神経の圧迫障害を来すものと考えられる。手指のしびれ、感覚異常、冷感に注意して、手根管の徐圧術により改善が見られる。病状の進行により再発することもある。病状が進行すると、拇指球筋の萎縮が見られる。

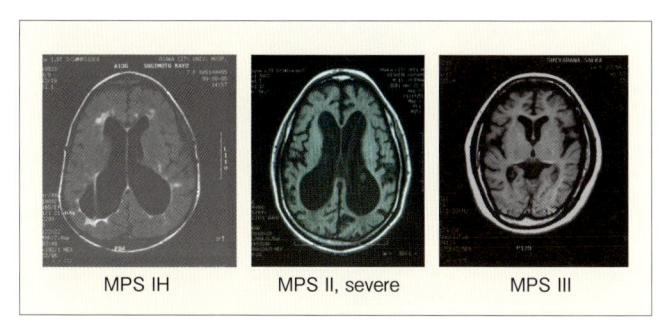

図1　ムコ多糖症各型の脳MRI像

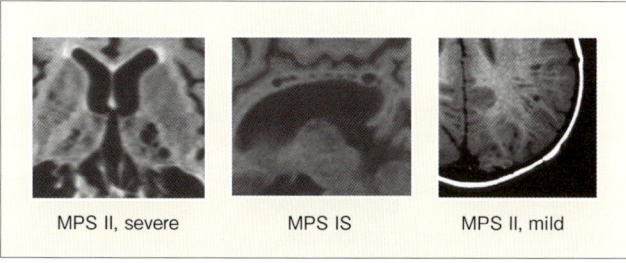

図2　ムコ多糖症の脳にみられる血管周囲腔の拡大像

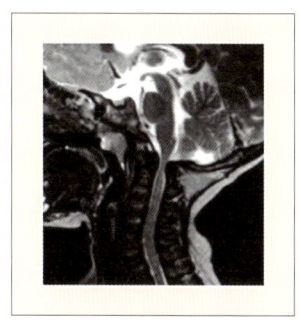

図3　ムコ多糖症IV型の頸髄圧迫像

4-7 皮膚組織の障害

落合 豊子

はじめに

ムコ多糖症（MPS）では、皮膚に不完全に分解されたムコ多糖が沈着することによって、硬い弾力のない皮膚を生じ、Hunter病では結節様の皮膚の肥厚を認める。ここではまずこれらの臨床と病理組織学的特徴について記載し、そのあとで最近MPSで注目されている高濃度型広汎性蒙古斑の組織所見について、その臨床的意義を含めて述べてみたい。

厚く硬い皮膚、多毛

MPSのうちHurler病、Hunter病、Maroteaux-Lamy病などに顕著である。乳児期には鼻翼の硬さで気づくことがあり、小鼻がふさがらない、鼻をかみにくいなどの症状がある。耳介も大きくいわゆる"福耳"であることが多い。多毛は肩～背部と上腕、眉毛部、頭部に目立つ。

結節様の皮膚の肥厚 (Pebbly-appearing papules)

1) 臨床症状

Hunter病ではiduronate-2-sulfataseの活性低下により、デルマタン硫酸、ヘパラン硫酸の分解が阻害される。それらは不完全に分解されたムコ多糖の断片としてライソゾームに蓄積し、さらに皮膚組織にも蓄積されて厚く硬い皮膚となる。Hunter病ではその皮膚の上にpebbly-appearing papulesを生じる（図1）。これはMPSのうち唯一特徴的な皮疹で、主に肩甲骨から後腋窩線までの範囲や上腕、上胸、大腿外側に好発する[1]。左右対称性に生じ、直径1～10mmまでの白色丘疹ないしは小結節が集簇して局面を形成する。臨床的にはあたかも小石を敷き詰めたように見え、触れると凹凸がある。これらは出生時には認められず、多くは3～5歳頃出現し、数年で自然消退する。

2) 病理組織所見[2]

本症の病理組織では、真皮中層の膠原線維束間が離開して、そこにアルシアンブルー染色やコロイド鉄染色陽性の酸性ムコ多糖が多量に沈着している（図2）。膠原線維束間の酸性ムコ多糖はヒアルロニダーゼで消化されるためヒアルロン酸も多く含有していると考えられる。線維芽細胞の細胞質には、ヒアルロニダーゼ消

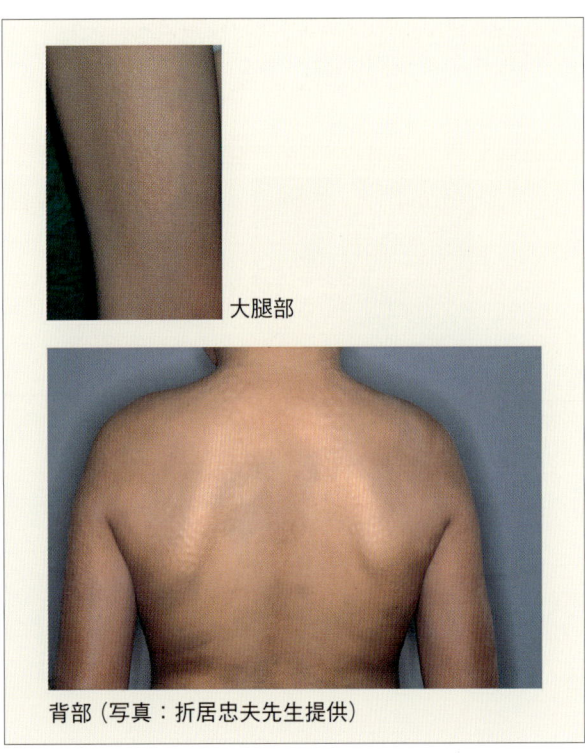

大腿部

背部（写真：折居忠夫先生提供）

図1：Hunter病にみられるpebbly-appearing papules

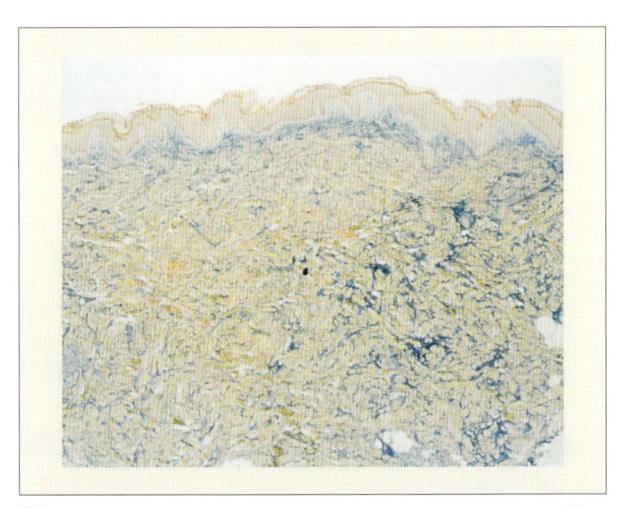

図2：Hunter病のpebbly-appearing papulesの病理組織所見。病巣部（右側1/2）と周囲の皮膚（左側1/2）をコロイド鉄染色で比較すると、膠原線維束間に青染される酸多糖は、病巣部に多くみられる。×40

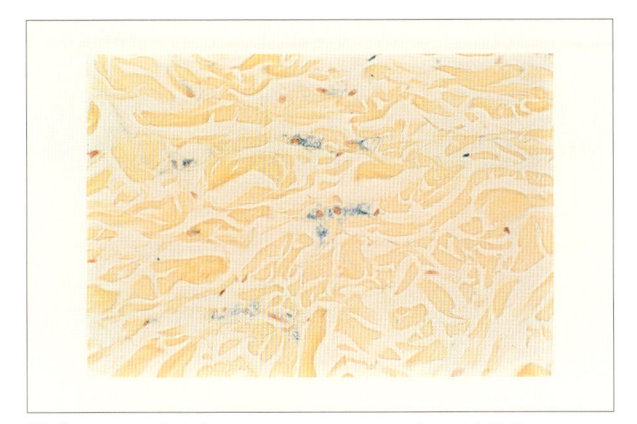

図3：図2の病巣部におけるヒアルロニダーゼ消化後のコロイド鉄染色。膠原線維束間の酸多糖は消化されているが、線維芽細胞の細胞質にはコロイド鉄染色陽性の顆粒状物質を認める。X400

化後もコロイド鉄染色陽性の顆粒状物質が認められ（図3）、これはライソゾームに蓄積されたデルマタン硫酸やヘパラン硫酸ではないかと推測される。電顕所見[1),3)]では、真皮の線維芽細胞、シュワン細胞、神経周膜細胞の細胞質に、大型の空胞が多数みられ、空胞の限界膜に接して、種々の大きさの顆粒が認められる（図4）。

3）幹細胞移植後の所見（図5）

Hunter病に造血幹細胞移植を行うと、厚く硬い皮膚は徐々に柔らかく触れるようになるが、pebbly-appearing papulesは急速に平坦化し、1カ月くらいでほぼ消失する。病理組織では真皮膠原線維束間の酸性ムコ多糖が減少している所見がみられる[1)]。我々の観察では、電顕的に線維芽細胞の細胞質にみられた空胞は、幹細胞移植後減少し観察されなくなった[3)]。一方、

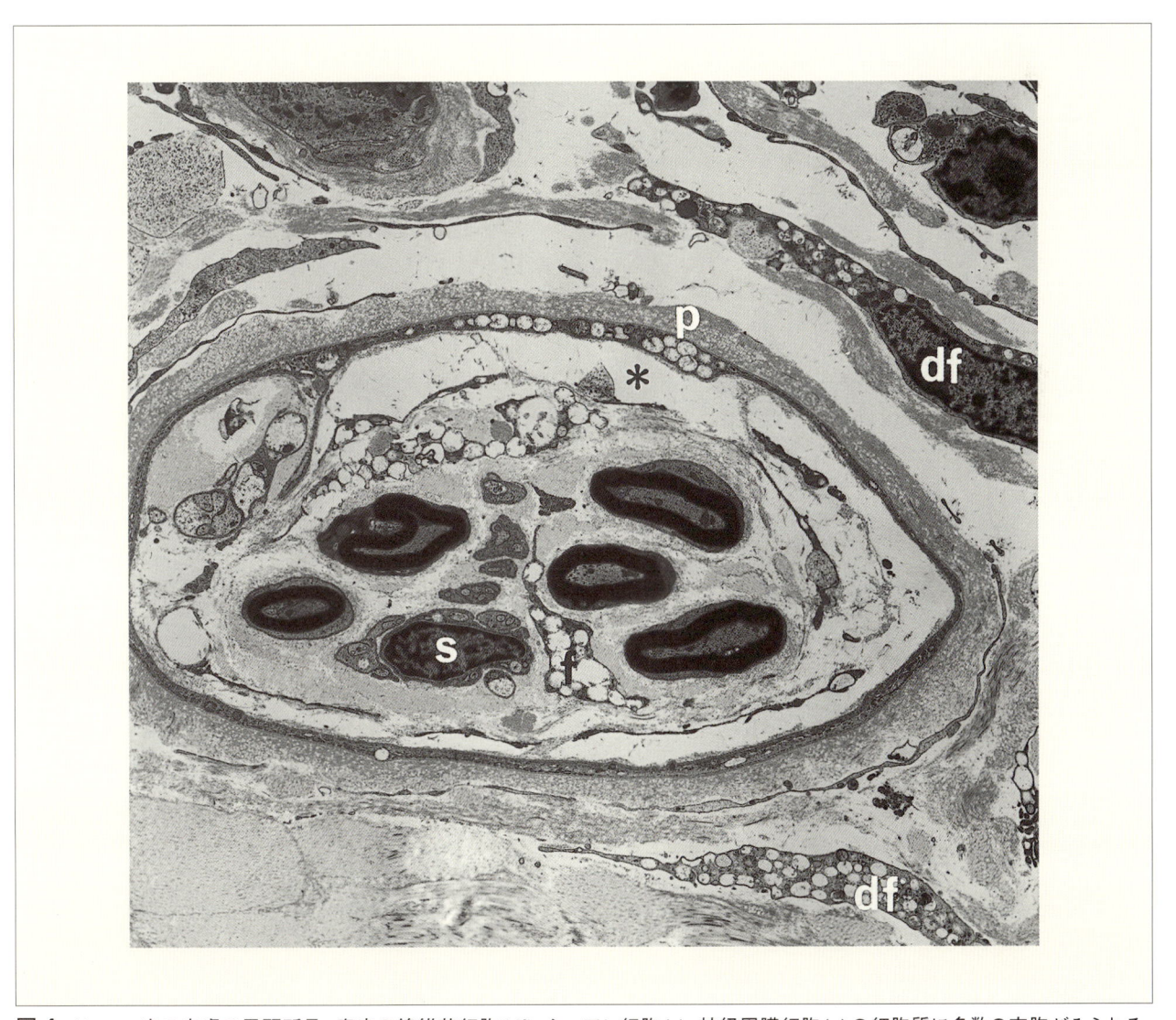

図4：Hunter病の皮膚の電顕所見。真皮の線維芽細胞（df）、シュワン細胞（s）、神経周膜細胞（p）の細胞質に多数の空胞がみられる。真皮の膠原線維束間や、神経周膜と神経組織の間（*）には多量の無構造物質が沈着している。f；神経組織内の線維芽細胞。

皮膚神経組織のシュワン細胞、神経周膜細胞にみられる空胞は移植後2年経過しても観察された[3]。今後Hunter病の治療として酵素補充療法や幹細胞移植が行われる時、形態的な予後判定としての皮膚生検は、リスクが少なく意義のある選択肢になると考えられる。

高度濃色型広汎性蒙古斑

1) 臨床所見

Hurler病[4]やHunter病[5]では出生時、背部に濃色で広く分布する蒙古斑がみられることが以前より指摘されている。そこでHunter病の蒙古斑のnatural historyを3歳から40歳までの52人で調査[6]したところ、乳児では殆どすべてにみられ、色調は通常型のそれより濃かった。本症の蒙古斑は加齢に伴い消退傾向がみられる。しかしその経過はゆっくりで、学童期に入ると薄くなり始め、12歳〜19歳でもおよそ80%の症例で淡く残存し、20歳代で自然消退する。Hunter病の蒙古斑は、幼少期に幹細胞移植をおこなっても消退が早まることはない。Hunter病の兄弟児でHunter病でない21人に対しても同様の調査[8]をしたところ、すべて通常型の蒙古斑[7]を呈し、広汎型はみられなかった。このことから高度濃色型広汎性蒙古斑の存在は、新生児〜乳児期のHunter病における簡便な臨床的スクリーニング項目の1つとして意義があると考えられる。

2) 病理組織所見

5〜8歳位のHunter病の高度濃色型蒙古斑を病理組織学的に観察すると[8]、真皮上層〜中層にかけてメラニン顆粒を細胞質に充満させた紡錘型真皮メラノサイトが、結合組織の構築を乱すことなく存在している所見が観察される。電顕的には成熟した大型のメラノソームが多数存在し、メラノサイトを取り巻くextracellular sheathが一部で菲薄化して脱顆粒している真皮メラノサイトや、extracellular sheathと真皮弾力線維に取り囲まれstage III、IVのメラノソームを含有する真皮メラノサイトが観察される (図6, 7)。これらの所見は成人の異所性蒙古斑、あるいは2歳前の進展期の蒙古斑の真皮メラノサイトに類似しており[9]、組織学的にHunter病の蒙古斑の消退が遅い所見を示唆していると考えられる。

なお、この高濃度型広汎性蒙古斑は、今回の調査でHurler病、Maroteaux-Lamy病でも確認されたが

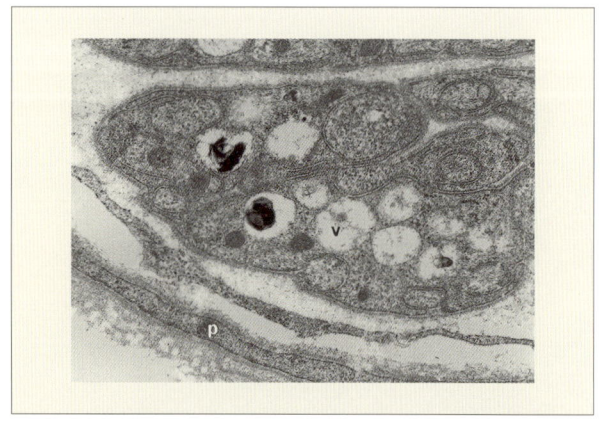

図5：Hunter病における造血幹細胞移植2カ月後の皮膚電顕所見。真皮の神経組織では、シュワン細胞の細胞質に多数の空胞(v)がみられ、その中にオスミウム親和性の小体を認める。p；神経周膜細胞

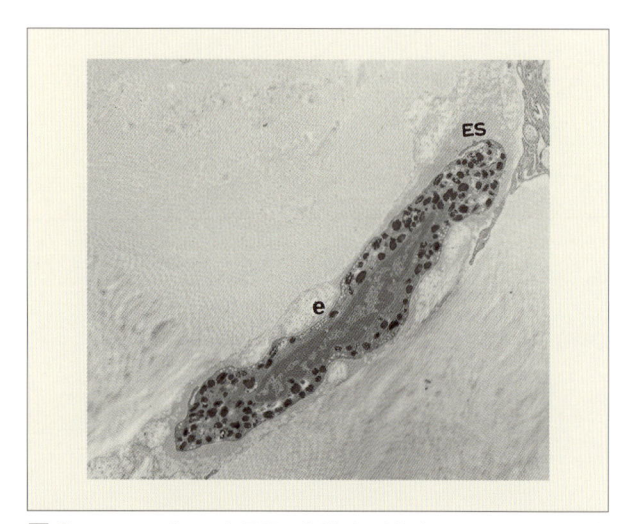

図6：Hunter病。5歳男児、高濃度型蒙古斑にみられる真皮メラノサイトの電顕所見。真皮メラノサイトは弾力線維(e)とextracellular seath(ES)に取り囲まれている。

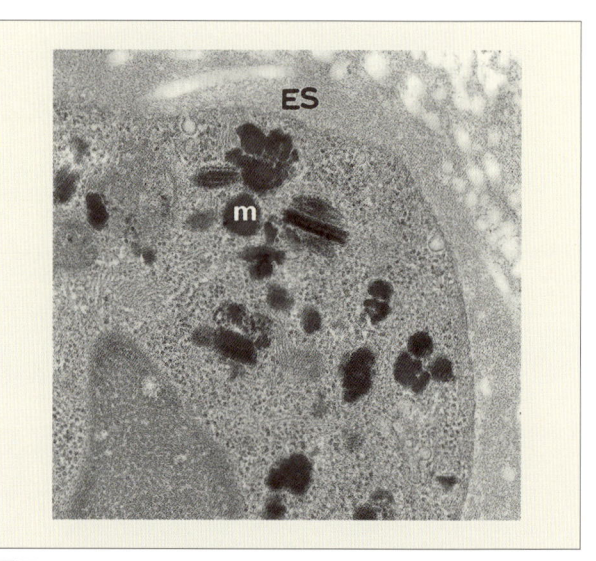

図7：図6と同一症例。extracellular sheath(ES)に取り囲まれた真皮メラノサイトの細胞質には、stage III、IVのメラノソーム(m)が多数みられる。

Morquio病にはみられなかった。さらに調査した患者数は少ないが、ムコリピドーシス、ガラクトシアリドーシスなどでも観察されるため、必ずしもMPSに特徴的な皮膚所見とはいえないようである。これらの疾患の蒙古斑に対しては、今後の検討が必要である。

文献一覧

1) Ito K, Ochiai T, Suzuki H, Chin M, Shichino H, Mugishima H. The effect of hematopoietic stem cell transplant (HSCT) on papules with 'pebbly' appearance in Hunter's syndrome. Br J Dermatol 151: 207-211, 2004.
2) 伊藤恵子, 落合豊子, 森嶋隆文, 七野浩之, 陳 基明, 麦島秀雄: Hunter症候群に特有な皮膚症状(pebbly-appearing papules)—造血幹細胞移植後の経過を含めて—, 皮膚臨床 45(1): 43-46, 2003.
3) Ochiai T, Ito K, Shichino H, Chin M, Mugishima H. Ultrastructural findings of the cutaneous nerves in the patients with Hunter's syndrome following hematopoietic stem cell transplant. Med Mol Morphol 38(2): 118-122, 2005.
4) Mendes HMM, Pinto LIB, Paskulin GA, Ricachnevsky N. Is there a relationship between inborn errors of metabolism and extensive Mongolian spots? Am J Med Genet 47: 456-457, 1993.
5) Sapadin AN, Friedman IS. Extensive Mongolian spots with Hunter syndrome. J Am Acad Dermatol 39: 1013-1015, 1998.
8) Ochiai T, Suzuki Y, Kato T, Shichino H, Chin M, Mugishima H, Orii. Natural history of extensive Mongolian spots in mupopolysaccharidosis II (Hunter's syndrome): A survey among 52 Japanese patients. J Eur Acad Dermatol Venereol 21: 1082-1085, 2007.
7) Kikuchi I, Inoue S. Natural history of the Mongolian spots. J Dermatol 7: 449-450, 1980.
8) Ochiai T, Ito K, Okada T, Chin M, Shichino H, Mugishima H. Significance of extensive Mongolian Spots in Hunter's syndrome. Br J Dermatol 148: 1173-1178, 2003.
9) 井上勝平, 桑原宏始, 佐藤隆久, 石井芳満. 真皮メラノサイト—蒙古斑, 太田母斑, 青色母斑などの臨床—, 皮膚臨床 16: 747-768, 1974.

4-8 歯科領域の障害

山口 徹太郎

ムコ多糖症

ムコ多糖症における歯科領域の障害では同一病型においても症例や年齢により異なる臨床像を呈する。一般に幅広く厚い口唇、巨舌、歯肉肥厚を認める。空隙歯列や前歯部の開咬が歯列不正として認められる。乳歯、永久歯のエナメル質は形成不全のため灰色を呈する。顎骨における嚢胞様X線透過像と下顎頭の形成不全は特に特徴的な所見である。永久歯の萌出障害も多い。

ムコ多糖症I型（Hurler病、Scheie病、Hurler-Scheie病）

肥厚した口唇、口は大きな舌を突出した状態で大抵、開いている。この傾向は5歳以降より強くなる[1]。このため空隙歯列や開咬を呈する。萌出障害も認める。

特に留意すべき点として嚢胞様X線透過像と下顎頭の形成不全がある。嚢胞様罹患部の酸性ムコ多糖質を大量に含んだ結合組織の存在[2]、Maroteaux-Lamy病におけるdermatan sulfateの貯留[3]が報告されているが、ムコ多糖症に罹患していない含歯性嚢胞液と同様の組成比率であるとする報告もなされている[4]。4～5歳頃からX線写真上で診断することができる[5]。Hurler病、Maroteaux-Lamy病以外にもHunter病、Sanfilippo病における報告も認める[5]。また、下顎頭の形成不全も凹面状変化から扁平化まで多くの症例で認める所見である[6]。Hurler病の多くの症例の他、Morquio病、および一部のHunter病では軽度に認める[5]。機序についてはなんら明らかとなっていない。

歯牙の形成不全はカリエスリスクを高める可能性があるので留意が必要である。その程度は報告により大きく異なることから口腔清掃管理により予防できるものと考えられる。空隙歯列などの歯列不正、開咬や口呼吸による歯周疾患リスクにも配慮が必要となる。川口ら[7]は歯科治療における留意点として循環器合併症、開口状態の確保（顎関節変形）、気道の確保（視力障害・聴力障害・精神発達遅延）、体位の制限（骨変形・関節拘縮）を指摘し、口清掃指導の徹底、カリエスの早期発見、早期治療と、さらには歯周疾患への配慮をあげている。

Scheie病、Hurler-Scheie病では歯科領域の障害はないか、または軽微である[3,8]。

ムコ多糖症II型（Hunter病）

歯科的所見として巨舌とそれに伴う空隙歯列や開咬を呈する[9]。5歳以降にこの傾向は顕著となる[3]。重症Hunter病ではHurler病に認める同様の含歯性嚢胞様骨変化を認める[10]。歯の形態異常[11]、乳歯晩期残存と永久歯の萌出遅延[11]、歯肉肥厚[12,13]などが報告されている。

ムコ多糖症III型（Sanfilippo病）

不均一な第二象牙質についての報告[14]がなされているが顕著な歯科口腔的所見は認められない[3]。

ムコ多糖症IV型（Morquio病）

症例の重篤度により異なる臨床像を呈する[15]。薄いエナメル質は健常の約3分の1とされ[16]、このため咬頭は細くときに表面に小孔が見られ灰色や黄色を呈する[15-22]。これらはエナメル質形成不全に極めて近似した表現型を呈している[17]。巨舌、前歯の唇側傾斜、歯牙の形成不全により空隙歯列や前歯部の開咬を呈する[16-19,22,23]。Morquio病患児の空隙歯列に対する矯正治療例が報告されている[23]。歯牙の形成不全を理由に可撤式の装置が選択されている。側面頭部X線規格写真による上下顎顎間関係の評価からはI級であった。他の病型も含め上下顎顎間関係についての十分な評価はこの報告以外にはないがいずれの病型においても巨舌とそれに伴う前歯の唇側傾斜、開咬による上下顎前突を呈しているようにみうけられる。

ムコ多糖症VI型（Maroteaux-Lamy病）

巨舌による空隙歯列や前歯部の開咬、永久歯の萌出障害、含歯性嚢胞様骨変化、下顎頭の形成不全、歯肉肥厚などが報告されている[4,24,25]。

咀嚼、嚥下、発音など健やかな顎口腔機能を患児らが営むための情報が不足している[26]。また、酵素補充療法によりこれまでに述べた歯科的障害なるものの変化を観察することで、ムコ多糖症によって引き起こされる病態をより理解することができるし、治療計画を立てやすくなることも考えられる。

文献一覧

1) Leroy JG, Crocker AC. Clinical Definition of Hurler-Hunter Phenotypes. Am J Dis Child 112(6): 518-530, 1966.
2) Cawson RA. The oral changes in gargoilism. Proc Roy Soc Med 55: 1066-1070, 1962.
3) Gorlin RJ, Pindborg JJ, Cohen Jr MM. Syndromes of the head and neck. 2nd Ed, New York, McGraw-Hill Book Company, 476-509, 1976.
4) Roberts MW, Barton NW, Constantopoulos G, Butler DP, Donahue AH. Occurrence of multiple dentigerous cysts in a patient with the Maroteaux-Lamy syndrome (mucopolysaccharidosis, type VI). Oral Surg Oral Med Oral Pathol 58(2): 169-175, 1984.
5) 山田直之, 藤下昌巳, 藤木芳行, 古川惣平, 小倉壽, 渕端孟. 遺伝性ムコ多糖症における歯・顎骨のX線診断. 歯科放射線 21(4): 256-264, 1982.
6) Worth HM. Hurler's syndrome. A study of radiologic appearances in the jaws. Oral Surg Oral Med Oral Pathol 22(1): 21-35, 1966.
7) 川口由佳, 山口純生, 名原行徳. Hurler症候群の1例の歯科的所見について. 障歯誌 21(2): 245-251, 2000.
8) Keith O, Scully C, Weidmann GM. Orofacial features of Scheie (Hurler-Scheie) syndrome (alpha-L-iduronidase deficiency). Oral Surg Oral Med Oral Pathol 70(1): 70-74, 1990.
9) Liu KL. The oral signs of Hurler-Hunter syndrome: report of four cases. ASDC J Dent Child 47(2): 122-127, 1980.
10) Lustmann J, Bimstein E, Yatziv S. Dentigerous cysts and radiolucent lesions of the jaw associated with Hunter's syndrome. J Oral Surg 33(9): 679-685, 1975.
11) Downs AT, Crisp T, Ferretti G. Hunter's syndrome and oral manifestations: a review. Pediatr Dent 17(2): 98-100, 1995.
12) Dorfman A. Mucopolysaccharidoses. Nelson Textbook of Pediatrics, 11th Ed, Vaughan VC III, McKay RJ Jr, Behrman RE, Eds. Philadelphia, WB Saunders Co, 1845-1848, 1979.
13) Gorlin RJ, Cohen MM Jr, Levin LS. Mucopolysaccharidosis II. Syndromes of the Head and Neck, 3rd Ed, New York, Oxford University Press, 106-108, 1990.
14) Webman MS, Hirsch SA, Webman H, Stanley HR. Obliterated pulp cavities in the Sanfilippo syndrome (mucopolysaccharidosis III). Oral Surg Oral Med Oral Pathol 43(5): 734-738, 1977.
15) Nelson J, Thomas PS. Clinical findings in 12 patients with MPS IV A (Morquio's disease). Further evidence for heterogeneity. Part III: Odontoid dysplasia. Clin Genet 33(2): 126-130, 1988.
16) Gardner DG. The dental manifestations of the Morquio syndrome (mucopolysaccharidosis type IV). A diagnostic aid. Am J Dis Child 129(12): 1445-1448, 1975.
17) Barker D, Welbury RR. Dental findings in Morquio syndrome (mucopolysaccharidoses type IVa). ASDC J Dent Child 67(6): 431-433, 407, 2000.
18) Levin LS, Jorgenson RJ, Salinas CF. Oral findings in the Morquio syndrome (mucopolysaccharidosis IV). Oral Surg Oral Med Oral Pathol 39(3): 390-395, 1975.
19) Sela M, Eidelman E, Yatziv S. Oral manifestations of Morquio's syndrome. Oral Surg 39(4): 583-589, 1975.
20) Kinirons MJ, Nelson J. Dental findings in mucopolysaccharidosis type IV A (Morquio's disease type A). Oral Surg Oral Med Oral Pathol 70(2): 176-179, 1990.
21) Fitzgerald J, Verveniotis SJ. Morquio's syndrome. A case report and review of clinical findings. N Y State Dent J 64(8): 48-50, 1998.
22) Rølling I, Clausen N, Nyvad B, Sindet-Pedersen S. Dental findings in three siblings with Morquio's syndrome. Int J Paediatr Dent 9(3): 219-224, 1999.
23) Kuratani T, Miyawaki S, Murakami T, Takano-Yamamoto T. Early orthodontic treatment and long-term observation in a patient with Morquio syndrome. Angle Orthod 75(5): 881-887, 2005.
24) Alpöz AR, Coker M, Celen E, Ersin NK, Gökçen D, van Diggelenc OP, Huijmansc JG. The oral manifestations of Maroteaux-Lamy syndrome (mucopolysaccharidosis VI): a case report. Oral Surg Oral Med Oral Pathol Oral Radiol Endod 101(5): 632-637, 2006.
25) Smith KS, Hallett KB, Hall RK, Wardrop RW, Firth N. Mucopolysaccharidosis: MPS VI and associated delayed tooth eruption. Int J Oral Maxillofac Surg 24(2): 176-180, 1995.
26) Turra GS, Schwartz IV. Evaluation of orofacial motricity in patients with mucopolysaccharidosis: a cross-sectional study. J Pediatr (Rio J) 85(3): 254-260, 2009.

5

ムコ多糖症が
疑われた場合の検索法

5-1 直腸粘膜電顕像による遺伝性蓄積性疾患のスクリーニング

市橋　寛

はじめに

1960年、NakaiおよびLanding[1]はHurler症候群の診断に直腸生検を応用した。その後直腸生検はNeurolipidosisの診断に有用な方法であることが示され[2,3]、特に直腸筋層内および粘膜下神経叢の神経細胞が中枢神経系の変化をかなり反映していることが報告された[4]。しかしながら、従来より行なわれている直腸生検は1955年SwenssonらがHirschsprung氏病の診断に使用した方法で、小児に用いる場合、出血、穿孔等の偶発症の危険があった。そこで、堀野ら[5,6]や著者ら[7]は、合併症が見られないCrosby-Kuglar型小腸生検器具を直腸粘膜の吸引生検に応用し、各種の遺伝性蓄積性疾患について電顕的検索を行った。そして、この方法による直腸粘膜電顕像が診断に際して有力な手懸りとなることを報告した。従来、遺伝性蓄積性疾患の電顕的検索の多くは肝においてなされてきた[8,9]が、著者は直腸粘膜の電顕像が肝の電顕像と同様な所見が得られ、その手技的な容易さと安全性の点から肝の電顕像に替わり得ることを報告した[10]。また、さらに直腸粘膜の電顕像ではSchuwann細胞や神経線維も観察することができ、肝にては観察できなかったところの中枢神経系の所見をある程度反映している像が得たれることも示した[11]。これらのことにより直腸粘膜生検による電顕的な検索は、遺伝性蓄積性疾患か否かのスクリーニングにおいても有用な検索法の一つであると考えられる。

ここでは、各種のムコ多糖症とムコリピドーシスについてCrosby-Kuglar型小腸生検器具を用いて得られた直腸粘膜の電顕像における特徴的な所見について提示する。

ムコ多糖症とムコリピドーシスにおける直腸粘膜電顕像の特徴

1　ムコ多糖症Ⅰ型Hurler病

多くの線維芽細胞の細胞質にはムコ多糖症に特徴的な像である網状顆粒状物質を含む明るい小空胞が多数認められる（図1）。所々の組織球にも同様の大型の空胞が少量みられ、これらの網状顆粒状物質はグリコプロテインとムコポリサッカリドの蓄積と考えられる。そして、これらの網状顆粒状物質はMarinozziによりムコ多糖症の特徴であることが示されている[12]。あちこちのSchwann細胞と神経線維には電子密度の高いしばしばミエリン様構造物を示す小体が多く観察され、これらは脳において見られるZebra bodiesと同様にGm$_2$、Gm$_3$ガングリオシドの蓄積像と考えられる。

2　ムコ多糖症Ⅰ型Scheie病

Scheie病はHurler病と同じ酵素欠損であるが、臨床像は異なり末端部の関節の拘縮は強いが、低身長、知能障害は軽度で生命予後も良好である。ほとんどの線維芽細胞にHunter病とほぼ同様の網状顆粒状物質を含んだ明るい小空胞を多数観察し、また同様の空胞を持った血管内皮細胞、血管外膜細胞が所々に認められる。組織球にも同様の内容を含んだ大きな空胞が観察され、空胞の一部に三日月様あるいは半月様に限界膜に添った中等度の電子密度の集積像（Signet ring様）が認められる（図2）。このSignet ring様の像はグリコリピッドの蓄積像と考えられ、加齢により出現すると考えられる[11]。Schwann細胞にはミエリン様構造物あるいは網状顆粒状物質をわずかに含む小空胞を認め、神経線維にも少量のミエリン様構造物を含む空胞と電子密度の高い小体がしばしば見られる。これらのミエリン様構造物様はHurler病より少量であり、知能障害が軽度であることを反映している所見と考えられる。

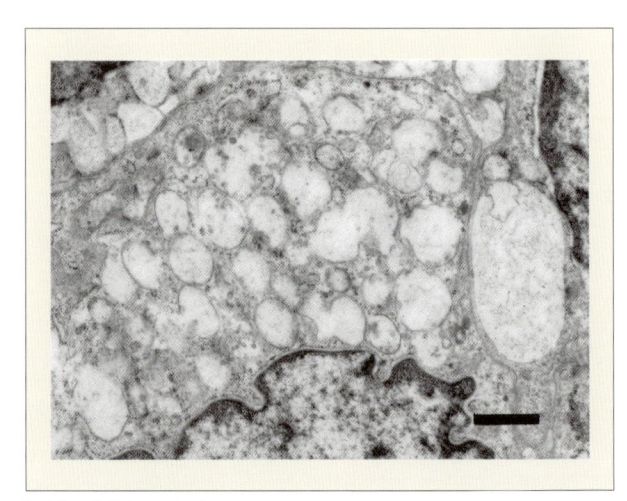

図1　MPS ⅠH

3 ムコ多糖症Ⅱ型A(Hunter病重症型)

ムコ多糖症ⅠH、ⅠSとほぼ同様の網状顆粒状物質をわずかに含む明るい多数の小空胞が多くの線維芽細胞に認められる(**図3**)。同様の空胞をあちこちの血管内皮細胞や血管外膜細胞にも観察する。これらの像はElsner[13]が直腸にて検索した像とほぼ同様のものであると考えられる。また、所々の組織球にはグリコリピッドの蓄積像と考えられるSignet ring様を呈する大型の空胞が充満している。Schwann細胞にはミエリン様構造物を含むあるいは網状顆粒状物質をわずかに含む空胞を認め、神経線維には少量のミエリン様構造物を含む空胞と電子密度の高い小体がしばしば観察される(**図4**)。

4 ムコ多糖症Ⅱ型B(Hunter病軽症型)

ムコ多糖症ⅡBはムコ多糖症ⅡAとは知能障害がほとんど見られない点で異なっているが、同様の空胞を線維芽細胞、血管内皮細胞、血管外膜細胞に多数観察される。大型の明るい空胞を組織球に認めるが、グリコリピッドの蓄積像と考えられるSignet ring様の変化はわずかである。Schwann細胞、神経線維の所々に電子密度の高い小体を観察されるが、膜様、ミエリン様構造物を含む空胞は認められない。

5 ムコ多糖症Ⅲ型A、Ⅲ型B、Ⅲ型C (Sanfilippo病A型、B型、C型)

これらの3型は欠損酵素は異なるが、いずれもが尿中にヘパラン硫酸を排泄し、臨床像も酷似している。3型ともヘパラン硫酸のみの蓄積であるが、ほとんどすべての線維芽細胞、多くの血管内皮細胞、血管外膜細胞に網状顆粒状物質を含んだ明るい小空胞が多数観察され、3型ともほぼ同様の所見にてほとんど区別はつかない。これらの網状顆粒状物質を含んでだ空胞はヘパラン硫酸とコンドロイチン硫酸の蓄積するムコ多糖症Ⅰ型、Ⅱ型に見られた空胞とほとんど類似の所見である。所々のリンパ球やプラズマ細胞にも少量の同様の小空胞が散見される。多くの組織球にはムコ多糖症ⅠS、ⅡAに見られたと同様のSignet ring様を呈する大型の空胞を多数認める。O'Brienら[14]もMPS ⅢAとMPS ⅢBの皮膚生検にて特に区別のつく所見は得ていない。Schwann細胞の多くには膜様、ミエリン様構造物と網状顆粒状物質を含む空胞が多数観察され、強い中枢神経系の障害と関連があることが示唆される。神経線維には電子密度の高い小体が散見されたが、ミエリン様構造物を含む空胞はまれである(**図5**)。

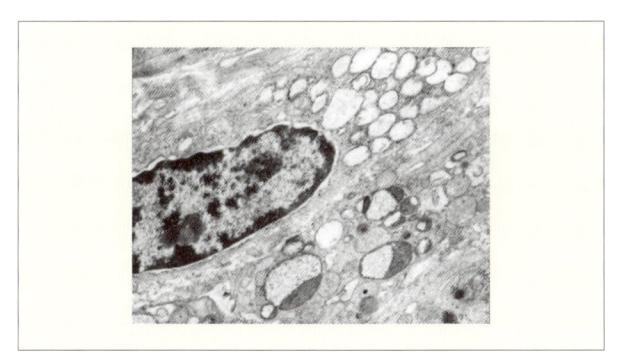

図2 MPS ⅠS

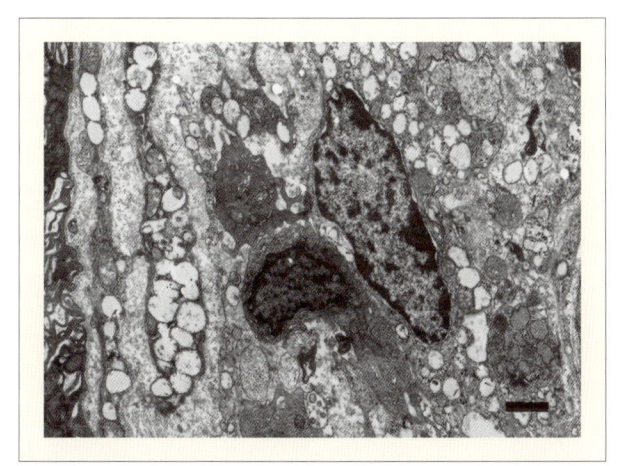

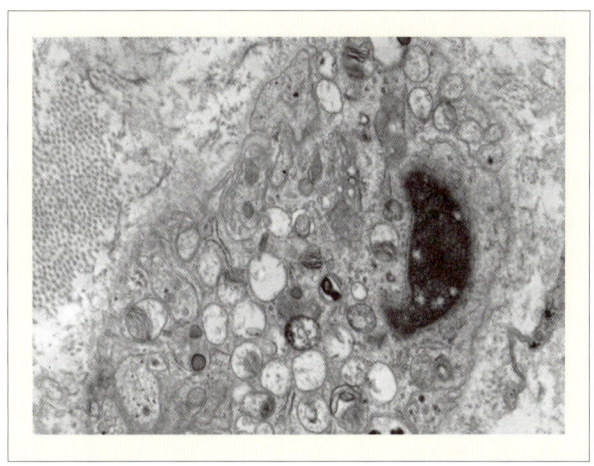

図3 MPS ⅡA

図4 MPS ⅡA

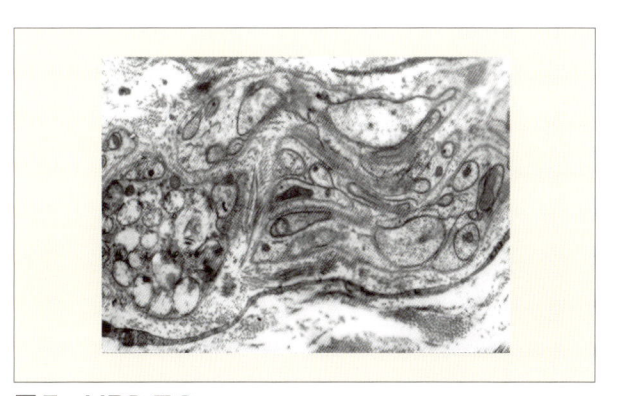

図5 MPS ⅢC

6 ムコ多糖症Ⅳ型(Morquio病)

網状顆粒状物質あるいは雲絮状物質を含む空胞が所々の組織球と少量の線維芽細胞に認められ、年長例では電子密度のやや高い雲絮状物質を多く含んでいる(**図6**)。これらの雲絮状物質は年齢が長ずるにしたがって増加傾向が認められる[15]。この雲絮状物質は他のムコ多糖症では見られないケラタン硫酸の尿中への排泄と関連性があると考えられる。一部の血管内皮細胞、血管外膜細胞にも同様の空胞が観察されるが、Schwann細胞や神経線維にはほとんど異常所見は認められない。

7 ムコ多糖症Ⅶ型(Maroteaux-Lamy病)

Gehierら[16]は肝にて微細網状物質を含む空胞を観察しているが、著者らも網状顆粒状物質を含む明るい小空胞で充満した線維芽細胞が散在し(**図7**)、同様の空胞が血管内皮細胞、血管外膜細胞にも観察している。これらの蓄積物はコンドロイチン硫酸が主と考えられ、ムコ多糖症Ⅳ以外のムコ多糖症の所見と類似しており区別は困難であると考えられる。所々の組織球にも同様の内容を含む大型の空胞が認められ、一部にSignet ring様の変化が見られる。Schwann細胞、神経線維には著しい変化は認められない。

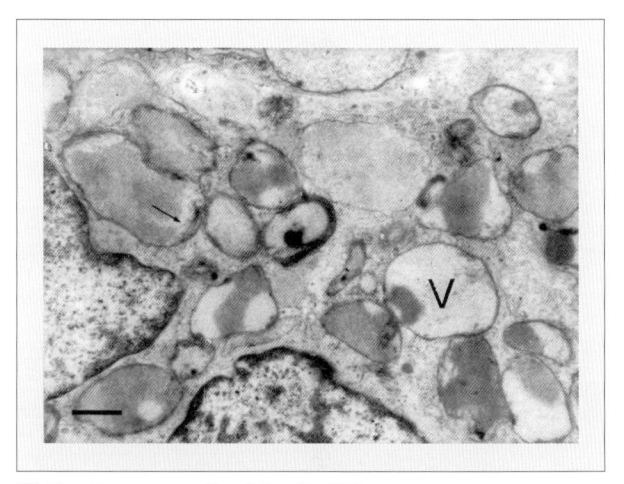

8 Gm$_1$-gangliosidosis 2A、2B

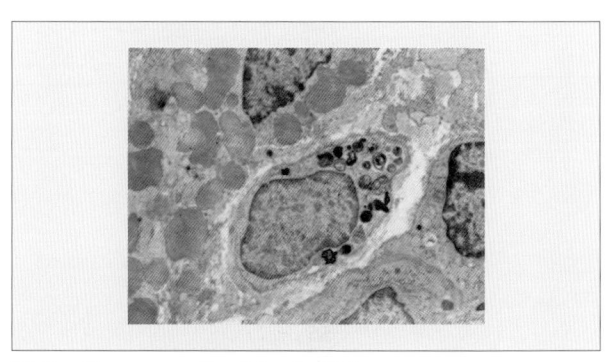

大型の組織球の細胞質には中等度の電子密度の雲絮状物質を多く含む空胞が多数認められ、この空胞の所々にフィラメント様構造物を示す物質がしばしば観察される(**図8**)。このフィラメント様構造物はO'Brienら[17]が肝細胞や肝星細胞にて認めたと同様のものと推測され、Gm$_1$ガングリオシドの蓄積と考えられる。血管内皮細胞、血管外膜細胞、線維芽細胞にも網状顆粒状物質を含む明るい小空胞が非常に多く観察される。これらの小空胞はGm$_1$-gangliosidosisにおいてもムコ多糖の蓄積が認められることからムコ多糖症に認められたものと同様の所見と推測される。Schwann細胞ならびに神経線維には膜様構造物およびミエリン様構造物を含む電子密度の高い正体がGm$_1$-gangliosidosis 2Aで散見されるが(**図9**)、軽症例のGm$_1$-gangliosidosis 2Bではほとんど変化は認められない。

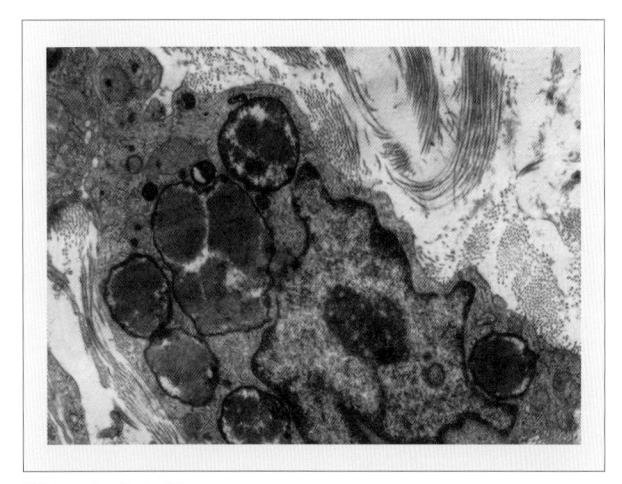

図6 MPS Ⅳ

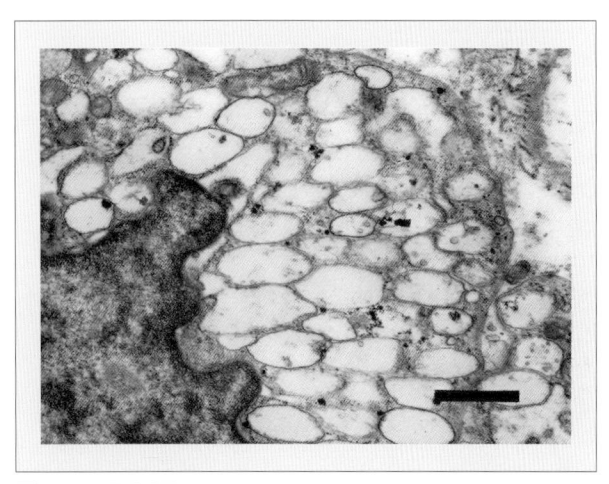

図7 MPS Ⅶ

図8 Gm$_1$-gangliosidosis 2A

図9 Gm$_1$-gangliosidosis 2A

9 I-cell病

ほとんどの線維芽細胞とあちこちのプラズマ細胞にも非常に明るい空胞が多数観察され、これらの空胞の多くは網状顆粒状物質あるいは木村ら[18]が骨髄細胞にて観察している小胞体構造と同様のものと考えられる小円形小体や電子密度の高い小体を含んでいる（**図10**）。これらの所見は中枢神経系の障害の強さと関係していると考えられる。組織球にも同様の空胞が所々に認められる。Schwann細胞の細胞質にはムコ多糖症やGm₁ − gangliosidosisに比べて多数の明るい小空胞が観察され、この空胞の所々に膜様構造を示す円形小体も認められる。

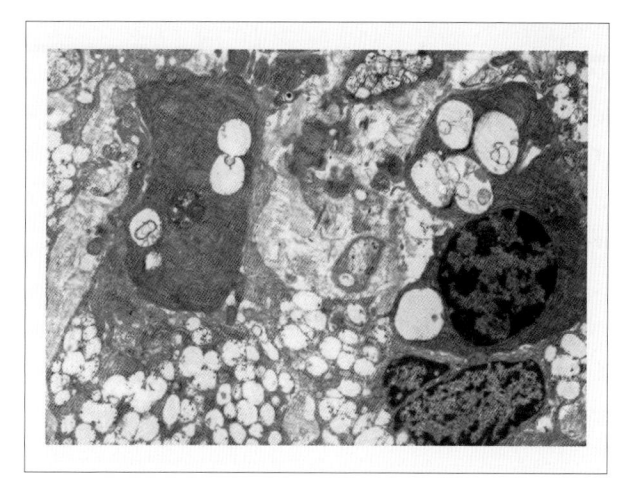

図10　I-cell disease

文献一覧

1) Nakai H and Landing BH. Suggested use of rectal biopsy in the diagnosis of neural lipidosis. Pediatrics 26: 225-228, 1960.
2) Martin LW, Landing BH, and Nakai H. Rectal biopsy as an aid in the diagnosis of disease of infant and children. J Pediatr 62: 192-203, 1963.
3) Kamoshita S and Landing BH. Distribution of lesion in myenteric plexus and gastrointestinal mucosa in lipidosis and other neurologic disorder of children. Am J Clin Pathol 49: 312-318, 1968.
4) Adachi M, Volk BW, Schneck L and Torii J. Fine structure of the myenteric plexus in various lipidoses. Arch Pathol 87: 228-241, 1969.
5) 堀野清孝, 折居忠夫, 中尾 亨. Lipidosisにおける簡易直腸粘膜生検法の診断的応用について. 電顕的研究を中心として 脳と発達　6：3−11, 1974.
6) 堀野清孝. Mucopolysaccharidoses, Mucolipidoses, Sphingolipidosesの生検による直腸粘膜の電子顕微鏡的研究 札幌医誌 44：13−40, 1975.
7) 市橋 寛, 兼村敏生, 折居忠夫, 正村静子, 磯野日出夫. 遺伝性蓄積性疾患4症例の簡易直腸粘膜生検の電顕像 臨床小児医学 27：225-233, 1975.
8) Callahan WP and Lorincz AE. Hepatic ultrastructure in the Hurler syndrome. Am J Patho 48: 277-298, 1966.
9) Blumke S, Freitag F and Sprunger J. Comparative ultrastructural investigation of livers in mucopolysaccharidoses and mucolipidoses.Verh Dtsch Ges Pathol 55: 394-399, 1971.
10) 市橋 寛. 遺伝性蓄積性疾患における直腸粘膜の電顕的検索（Ⅰ）岐阜大医紀 32：374-397, 1984.
11) 市橋 寛. 遺伝性蓄積性疾患における直腸粘膜の電顕的検索（Ⅱ）岐阜大医紀 32：398-433, 1984.
12) Marinozzi V. Silver impregnation of ultrathin section electron microscopy. J Biophys Biochem Cytro 9: 121-128, 1961.
13) Elsner B. Ultrastructure of the rectal wall in Hunter's syndrome. Gastroenterology 58: 856-862, 1970.
14) O' Brien JS, Bernet J, Veath ML and Paa D. Lysosomal strage disease.:Diagnosis by ultrastructural examination of skin biopsy specimens.Arch Neurol 32: 592-599, 1975.
15) Ichihashi H, Terasawa S and Orii T. Ultrastructure of rectal mucosa in 4 cases with Morquio's syndrome. J Clin Electron Microscopy 15: 666-667, 1982.
16) Gehier J, cantz M, Tolksdorf M and Spranger J. Mucopolysaccharidoses VII: β-glucronidase deficiency. Humanngenetics 23: 149-158, 1976.
17) O'Brien JS, Ho MW, Veath ML, Wilson JF, Myers G, Opitz JM, ZuRein GM, Spranger JW, Hartmann HA, Hanneberg B and Grosse FR. Juvenile Gm₁-gangliosidosis: Clinical pathological, chemical and enzymatic studies. Clin Genet 3: 411-434, 1972.
18) 木村清次. I-cell病骨髄細胞の形態的観察 脳と発達 14: 379-385, 1982.

5-2 岐阜大学における尿中GAGのスクリーニング

廣田 光前

緒言

遺伝性ムコ多糖代謝異常症（Mucopolysaccharidosis、以下MPS症と略）はグリコサミノグリカン（Glycosaminoglycan、以下GAGと略）の分解に関与する細胞内のLysosome由来の5種類のGlycosidase、5種類のSulfataseと1種類のTransferaseの欠損あるいは活性の低下によって、MPS I H（Hurler病）、MPS I S（Scheie病）、MPS II（Hunter病）、MPS III（Sanfilippo病）、MPS IV（Morquio病）、MPS VI（Maroteaux-Lamy病）、MPS VII（Sly病、β-Glucuronidase欠損症）及び、MPS IX（Hyaluronidase欠損症）に分類されている。全身の各組織に不完全に分解されたGAG断片の蓄積をきたし、GAG尿を伴うことを特徴とする。

著者らは、MPS症を簡単にスクリーニングできるために、まず①日本人の任意一回尿のGAGの標準値（ウロン酸／クレアチニン、UA/C比として）を求めた。さらに酵素学的に確定診断されたMPS症 I、II、III、IV、VI 及びVII型計79例の任意一回尿のUA/C比と比較検討した[1]。引き続き②MPS症各亜型の簡易スクリーニングのため、健康人80名及びMPS症72例の任意一回尿をもちいて、一次元電気泳動法により尿中GAGの組成を分析した[2]。

①、②の結果に基づいて、岐阜大学小児科における1982年から2002年まで21年間、全国の医療機関からの依頼検体のうちMPS症388例を分析し、任意一回尿のMPS症亜型までの簡易スクリーニングの信頼度を検討した。

方法と結果

①UAの測定について、まずDiFerrante法[3]でGAGを分離し、Bitter及びMuirの改良法[4]によってUAを測定した。健康人405名及びMPS症79例の任意一回尿のUA濃度（図1）を見ると、健康人のUA濃度はほとんど20mg/L以下であった。しかし15名（3%）においては20～24mg/Lの高値を示した。なお健康人のUA濃度と年齢との相関は認められなかった。一方、MPS症においては最高140mg/Lを認めた。MPS IVを除くMPS症は健康人より明らかに高値を示した。MPS IVの18例中13例（72%）及びMPS III、MPS VII各1例の合計15例が20mg/L以下の濃度であった。MPS IVを除けば、濃度20mg/L以下のMPS症は2名（3%）のみであった。

UA/C比については、尿中クレアチニンの濃度はJaffe法[5]で測定した。健康人405名の各年齢グループにおける任意一回尿UA/C比の平均値±標準偏差及びMPS症79例のUA/C比の分布（図2）をみると、MPS IVを除くMPS症のUA/C比は同年齢の健康人の平均値±標準偏差より2倍から最高10倍までに至り、明らかに高値を示した。MPS IVについては18例中7例（39%）のUA/C比と健康人のUA/C比との差異は認められなかった。

健康人405名のUA/C比と年齢との相関は加齢と共に減少しており、なお各年齢グループにおける任意一回尿UA/C比の平均値±標準偏差（表1）の性別差はなかった。

②任意一回尿の一次元電気泳動法については、まず

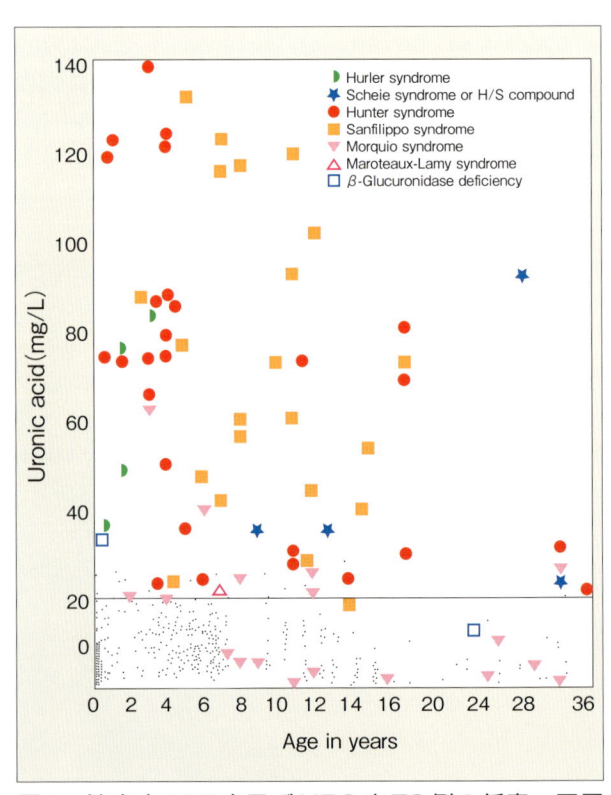

図1 健康人405名及びMPS症79例の任意一回尿のウロン酸濃度（mg/L）

HopwoodらのCPC法[6]により尿中GAGを分離し、Hopwoodらの改良法にて一次元電気泳動を行った。

MPS Ⅰ、MPS Ⅱ、MPS ⅢA、MPS ⅢB、MPS ⅢC、MPS Ⅳ、MPS Ⅵ及び健康人における任意一回尿の一次元電気泳動の結果（**図3**）は、原点よりDS$_1$（Dermatan Sulfate 1）、HS（Heparan Sulfate）、DS$_2$（Dermatan Sulfate 2）、C4S（Chondroitin 4 Sulfate）、C6S（Chondroitin 6 Sulfate）及びKS（Keratan Sulfate）が分離された。図のごとく、健康人の尿はCS（C4S＋C6S）及びわずかなHSを認めた。MPS Ⅰ及びMPS Ⅱについては、DS（DS$_1$＋DS$_2$）、HSが多く、MPS Ⅲでは特に、HSのバンドが強く認められ、かつ原点とDS$_1$の間でもう一つ小さい（豚の腸より得たHeparinと同じ移動度を示す）バンドが出現した。なおMPS ⅢA、ⅢB、ⅢCの間の差異は認められなかった。MPS Ⅳについては特徴的にKSが分離されること、MPS ⅥはMPS Ⅰ、MPS Ⅱに類似した分離像を示すが、HSバンドが極めて少なかった。

また、一次元電気泳動により分離したGAGのバンドは波長560nm（Gelman Automatic Computing Densitometer ACD-18）で測定し、GAGの半定量を行った。

健康人ならびにMPS各亜型のDensitography（**図4**）は5つのパターン、すなわちMPS Ⅰ―Ⅱ、Ⅲ、Ⅳ、Ⅵ及び正常のパターンが明瞭に区別された。MPS Ⅶでは

表1　男女別各年齢グループにおける任意一回尿のUA/C比の平均値±標準偏差

Age in years	Male Number of cases tested	Male UA/C mean ± 1 S.D.	Female Number of cases tested	Female UA/C mean ± 1 S.D.
0―1/12	28	46.45 ± 13.98	22	44.26 ± 16.32
1/2―1	12	34.28 ± 16.56	1	42.30
1―2	10	32.36 ± 13.92	6	27.92 ± 16.52
2―3	11	29.75 ± 9.93	2	24.10 ± 5.23
3―4	22	17.99 ± 6.99	12	20.98 ± 6.43
4―5	29	18.53 ± 6.94	14	18.11 ± 5.61
5―6	27	14.98 ± 6.75	30	13.41 ± 5.01
6―7	32	11.71 ± 4.01	37	13.67 ± 5.16
7―8	8	12.96 ± 2.37	9	11.74 ± 3.46
9―10	5	11.96 ± 4.80	5	12.96 ± 4.12
10―11	5	10.48 ± 2.51	5	11.82 ± 6.82
11―12	5	9.96 ± 5.64	5	9.63 ± 3.84
12―13	5	7.88 ± 2.26	5	5.98 ± 1.79
13―14	5	7.28 ± 2.96	5	5.46 ± 1.69
14―15	5	6.42 ± 3.01	5	2.94 ± 0.97
15―16	5	3.38 ± 1.20	5	2.72 ± 0.61
17	1	3.40		
18	2	3.55		
20―33	14	3.36 ± 1.55	6	3.32 ± 1.26

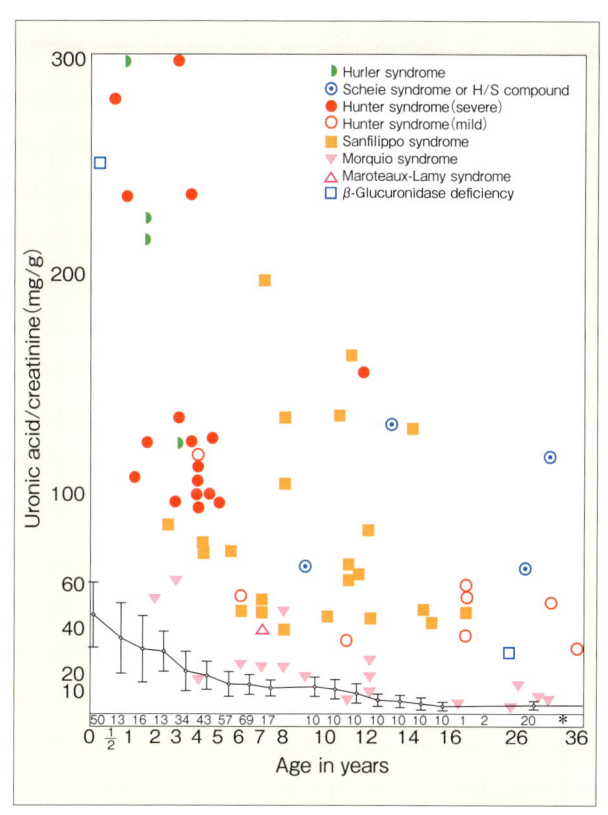

図2　健康人405名の各年齢グループにおける任意一回尿UA/C比の平均値±標準偏差及びMPS症79例のUA/C比の分布

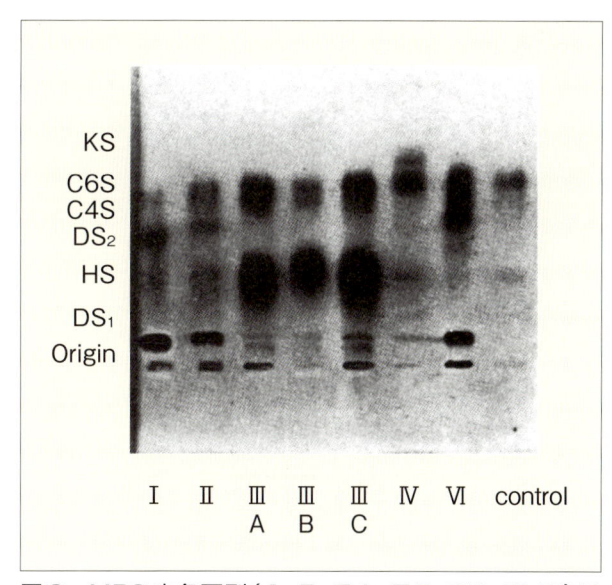

図3　MPS症各亜型（Ⅰ、Ⅱ、ⅢA、ⅢB、ⅢC、Ⅳ、Ⅵ）及び健康人における任意一回尿の一次元電気泳動のelectrophoretogram

健康人とほぼ同様のパターンを示したが、尿中UA/C比は、同年齢の基準値より高いので、スクリーニング可能であった。

さらにDensitometerにより読みとった72例のMPS症及び80名の健康人の尿中GAGの比率（**表2**）もMPS Ⅰ—Ⅱ、Ⅲ、Ⅳ、Ⅵ及び正常とⅦに分けられた。

2000年まで全国の医療機関から依頼検体のうち、MPS症であったのは423例（約1/3以下）であった[7]。著者らは1982～2002年の21年間388依頼検体について、任意一回尿のUA、UA/C測定と一次元電気泳動法との組み合わせのスクリーニングの信頼度を検討した（**表3**）。その結果は、酵素診断だけ（25例）、尿測定だけ（74例）を除く、酵素と尿検とも実施できた289例について、酵素診断によりMPS Ⅱ、Ⅲで、UA/C比は正常範囲の症例は3例、すなわち1％の疑陰性であった。一方、一次元電気泳動により、MPS亜型までスクリーニングできないのは、16例（約5.5％）を認めた。任意一回尿のUA、UA/Cと一次元電気泳動によりMPS亜型ま

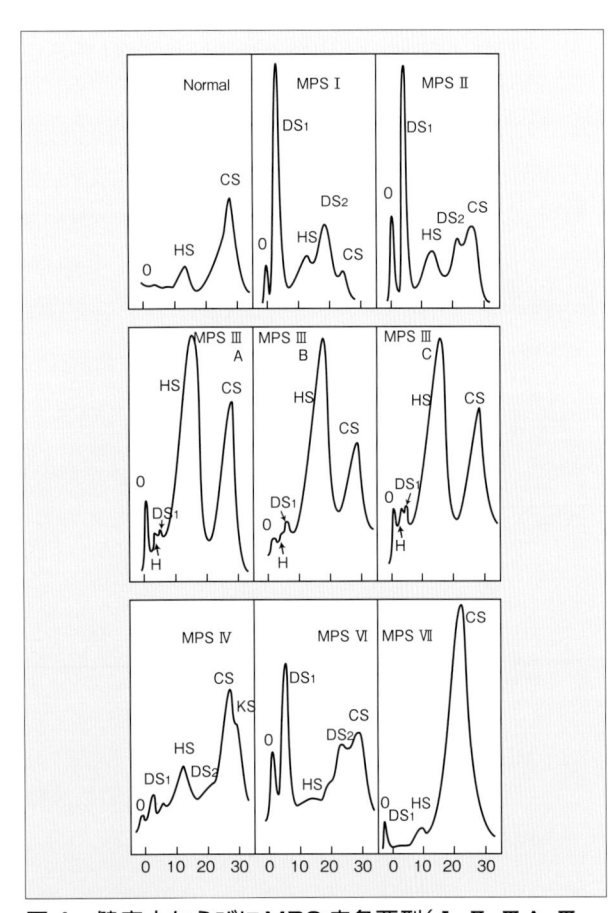

表2 Densitometerにより読み取ったMPS症72例及び健康人80名の尿中GAGの比率

Type of MPS		Case No.	DS₁	HS	DS₂	CS	KS
MPS Ⅰ	H	5	-	22-63 (45)	8-16 (12)	14-57 (31)	8-13 (12)
	H/S or S	4	-	35-65 (50)	8-26 (14)	17-29 (24)	4-25 (12)
MPS Ⅱ	A	14	-	20-65 (40)	11-37 (26)	9-27 (17)	10-27 (17)
	B	7	-	25-62 (44)	16-31 (24)	13-33 (20)	6-23 (12)
MPS Ⅲ	A	8	nd-6 (2)	nd-14 (6)	49-89 (60)	-	11-49 (32)
	B	11	nd-10 (2)	nd-11 (6)	52-82 (63)	-	16-42 (29)
	C	3	nd-6 (3)	nd-5 (3)	56-81 (68)	-	19-33 (26)
MPS Ⅳ	A	13	-	nd-18 (5)	3-31 (12)	nd-12 (4)	31-90 (68)	5-20 (11)
	B	3	-	nd-7 (4)	22-43 (32)	nd-9 (3)	41-63 (53)	5-9 (8)
MPS Ⅵ		2	-	24-64 (44)	nd-8 (4)	19-39 (29)	17-30 (23)	
MPS Ⅶ		2	-	1-11 (6)	1-6 (4)	-	81-93 (87)	
Control		80	-	nd-10 (1)	1-30 (13)	-	60-98 (86)	

図4 健康人ならびにMPS症各亜型（Ⅰ、Ⅱ、ⅢA、ⅢB、ⅢC、Ⅳ、ⅥとⅦ）のdensitography
Ⅶ以外、図3と同一症例で、Ⅶは別のTitan Ⅲ plateからのdensitography

表3 21年間全国からの依頼患者の中MPS症と診断された388例における任意一回尿のUA,UA/Cと一次元電気泳動法との組み合わせのスクリーニング信頼度の検討

		酵	合	尿	不一致	年間例	Ⅰ	Ⅱ	ⅢA	ⅢB	ⅢC	Ⅳ	Ⅵ	Ⅶ	不一致
01	1982	4	12	13		29	3	4	1	2	0	1	0	1	
02	83	3	9	6		18	1	4	1	1		2			
03	84	2	8	4		14		1	2	4		1			
04	85	2	19	1		22	3	11	1	2		2			
05	86	0	17	3		20	2	12	2	1					
06	87	0	15	7		22		6	4	2	2	1			
07	88	2	12	5		19	2	8	1				1		
08	89	0	8	1	1	10	1	4		1		2			1
09	90	0	14	3	3	20	2	10	2						3
10	91	3	15	6	1	25	1	9	2			2	1		1
11	92	3	13	4	2	22	4	7	1				1		2
12	93	0	12	4	2	18	2	7				1		2	
13	94	0	22	1		23	5	13	3			1			
14	95	0	15	1		16	3	9	1	1	1				
15	96	0	15	6	1	22	1	10	1	1		1	1		1
16	97	0	18	3		21	3	13	1			1			
17	98	0	11	0	3	14	1	6				3	1		3
18	99	3	11	3		17	1	9				1			
19	2000	3	10	1	3	17		8	2						3
20	01	0	15	0		15	3	10	1			1			
21	02	0	2	2		4		1	1						
		25	273	74	16	388	38	163	26	17	3	19	3	4	16

273 (94.5％) ─── (5.5％)
酵素検査と尿検査一致する

＊酵(酵素測定)、尿(尿中UA,UA/C,一次元電気泳動検査)

でのスクリーニングの信頼度は約94.5％の結論を得られた。

依頼先医療機関の各都道府県の症例数及び酵素学と尿スクリーニング法で診断できたMPS症各亜型の状況(**表4**)を見ると、4つの都道府県以外はすべて症例が見つかっており、その中ではMPS Ⅱの183例(48％)が一番多かった。又、沖縄県の症例を見ると25例中MPS Ⅲは21例(84％)となっていた。

結論

尿UA、UA/Cと一次元電気泳動検査の本スクリーニング法では、約20mLの任意一回尿、7時間だけで、16検体を同時に、MPS症の亜型まで検査結果を得られ、またその信頼度は約94.5％であった。

文献一覧

1) 黄 光前．遺伝性ムコ多糖代謝異常症(MPS症)の簡易スクリーニング(Ⅰ)：健康人ならびにMPS症の一回尿におけるムコ多糖の検討 岐阜大医紀 33：166-178, 1985.
2) 黄 光前．遺伝性ムコ多糖代謝異常症(MPS症)の簡易スクリーニング(Ⅱ)：尿中ムコ多糖の簡易スクリーニング法および遺伝性ムコ多糖症の各亜型のスクリーニング 岐阜大医紀 33：179-201, 1985.
3) DiFerrante NM. The measurement of urinary mucopolysaccharides. Anal Biochem 21: 98-106, 1967.
4) Bitter T and Muir HM. A modified uronic acid carbazole reaction. Anal Biochem 4: 330-334, 1962.
5) Bonsnes RW and Taussky HH. On the colorimetric determination of creatinine by the Jaffe reaction. J Biol Chem 158: 581-591, 1945.
6) Hopwood JJ and Harrison JR. High-resolution electrophoresis of urinary glycosaminoglycans: An improved screening test for the mucopolysaccharidoses. Anal Biochem 119: 120-127, 1982.
7) 折居忠夫．ムコ多糖症の診断と治療 SRL 宝函 27：117-126, 2003.

表4 21年間各依頼先医療機関の都道府県などの症例数及び酵素学と尿スクリーニング法により診断できたMPS症381例の各亜型の状況

	Ⅰ	Ⅱ	Ⅲ	Ⅳ	Ⅵ	Ⅶ	Ⅰ-Ⅱ	合計
北海道	2	8	2	2	1	0	1	16
青森	0	0	0	0	0	0	0	0
岩手	0	1	0	0	0	0	0	1
秋田	0	1	0	0	0	0	0	1
山形	0	4	0	0	0	0	0	4
宮城	0	4	1	0	0	0	2	7
福島	2	0	0	1	0	1	0	4
群馬	2	3	2	1	0	0	0	8
栃木	0	5	0	1	0	0	0	6
茨城	0	3	1	0	0	0	0	4
新潟	1	8	1	0	1	0	1	12
千葉	1	7	3	1	0	0	2	14
埼玉	3	11	0	2	0	0	1	17
東京	7	22	5	8	0	2	3	47
神奈川	0	6	7	0	0	0	3	16
山梨	0	1	1	0	0	0	1	3
長野	0	3	0	0	0	0	1	4
静岡	0	13	2	1	0	0	3	19
愛知	5	6	3	0	0	2	0	16
岐阜	4	15	0	3	0	0	1	23
三重	1	1	1	0	0	0	0	3
富山	0	0	0	0	0	0	0	0
石川	0	3	0	0	0	0	0	3
福井	1	1	0	1	0	0	0	3
滋賀	0	0	0	0	0	0	0	0
京都	0	3	1	0	0	0	1	5
大阪	1	7	4	2	0	0	1	15
奈良	0	1	0	0	0	0	0	1
和歌山	1	3	1	0	0	0	0	5
兵庫	0	4	0	0	0	0	1	5
岡山	0	4	0	0	0	0	1	5
広島	0	7	6	2	0	0	1	16
鳥取	0	2	3	0	0	0	0	5
島根	0	1	0	0	0	0	0	1
山口	0	2	3	0	0	0	0	5
徳島	1	3	1	0	0	2	0	7
香川	0	1	1	0	0	0	0	2
高知	1	0	0	1	0	0	2	4
愛媛	0	1	0	0	0	0	2	3
福岡	5	6	5	3	0	0	1	20
佐賀	0	0	0	0	0	0	0	0
長崎	0	2	1	0	0	0	1	4
大分	0	1	0	0	0	0	0	1
熊本	0	1	1	0	0	0	0	2
宮崎	0	2	2	0	0	0	0	4
鹿児島	4	2	6	0	0	0	0	12
沖縄	0	3	21	1	0	0	0	25
韓国	0	1	0	0	0	0	1	2
USA	0	0	0	0	1	0	0	1
合計	42	183	85	30	3	8	30	381

※7症例は都道府県所属不明(表3では388症例)

5-3 SRLにおける尿中GAGのスクリーニング

折居 忠夫

SRLでの尿中GAGのスクリーニングについて

　岐阜大学では1982年から1999年まで18年間全国からの検体依頼に対応してきたが、担当者の退職により、検体依頼を断らざるを得なくなった。空白期間ができたが、SRLのご厚意で2003年から検査業務を継承いただけることになった。検査結果について折居が2009年まで7年間担当させていただき、2010年以降は奥山虎之先生にご無理をお願いでき胸をなでおろしている。

　SRLによるムコ多糖症の検査としては一次検査として、ウロン酸定量検査がある。ウロン酸定量検査は硫酸カルバゾール法により実施した。尿中ウロン酸GAGの分離回収はHopwoodら[1]によるcetylpyridinium chloride（CPC）法により行った。なお、尿濃度を補正する為、クレアチニンをJaffe法で測定し、ウロン酸mg/gクレアチニンの値を採用している。また、検体はAlcian blue染色およびCappellettiら[2]の電気泳動法により分画した。尿中ムコ多糖分画（デルマタン硫酸・ヘパラン硫酸・コンドロイチン硫酸・ケラタン硫酸）、尿中ウロン酸定量値とムコ多糖分画比率により正常・異常・ムコ多糖症のTypeを判別した。

　ウロン酸定量検査は検査材料は随時尿50ml以上が必要となる。検査結果の判定は2009年12月14日以前は著者の施設において実施した（それ以降は国立病院機構成育医療研究センター奥山虎之先生に依頼している）。

　この段階でムコ多糖症が疑われた場合、二次検査として白血球中あるいは線維芽細胞の酵素活性を測定する。SRLではMPSの代謝酵素活性を以下のタイプ別に実施している[3]。

▼ムコ多糖症型:酵素
MPS I型（ハーラー、シャイエ病）：α-L-イズロニダーゼ
MPS II型（ハンター病）：イズロネート-2-スルファターゼ
MPS III A型（サンフィリッポA病）：ヘパラン-N-スルファターゼ
MPS III B型（サンフィリッポB病）：α NAcグルコサミニダーゼ
MPS III C型（サンフィリッポC病）：GlcNAcトランスフェラーゼ
MPS III D型（サンフィリッポD病）：SRL未実施
MPS IV A型（モルキオA病）：GalNAc6スルファターゼ
MPS III B型（モルキオB病）：β-ガラクトシダーゼ
MPS VI型（マルトー・ラミー病）：アリルスルファターゼB
MPS VII型（スライ病）：β-グルクロニダーゼ
MPS IX型：SRL未実施

日本におけるMPS患者数の内訳（2003-2009）

　上記の方法により日本全国から依頼された検体について2003年〜2009年の7年間における136例についての解析が行われた（図1）。その結果、MPS I型（16.2%, n=22）、MPS II型（58.1%, n=79）、MPS III A型（3.0%, n=4）、MPS III B型（8.1%, n=11）、MPS IVA型（11.0%, n=15）、MPS IV B型（0.7%, n=1）、MPS VI型（2.9%, n=4）であった。ムコ多糖症II型が58.1%と過半数を超え、ムコ多糖症I型が16.2%であり、この2つを合計すると全体の3/4に達することが判明した。この結果は1982年〜1999年に実施された全国調査の結果とほぼ一致している[4,5]。西欧ではムコ多糖症I型が最も多く、わが国ではII型が多い結果となっている。参考のため、1982年から1999年までの18年間の検査成績も掲載させていただいた（図2）。

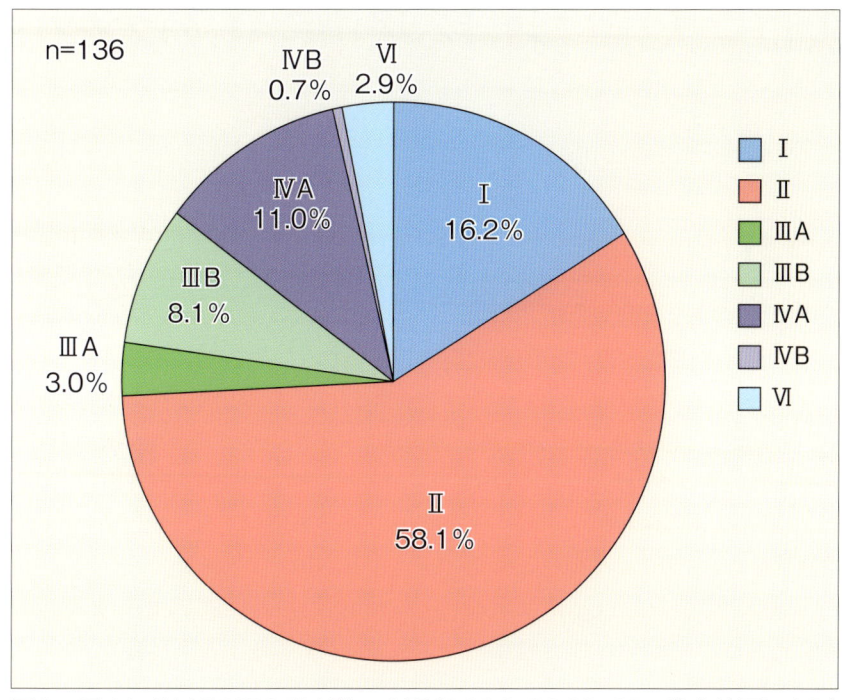

図1 日本におけるMPS患者数の内訳（2003-2009、SRL検査結果による）

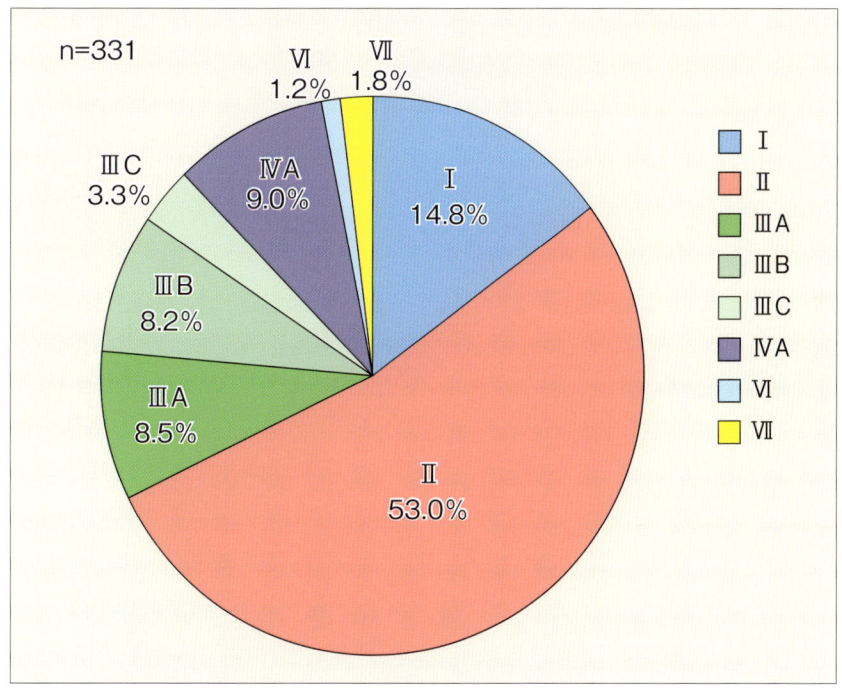

図2 日本国内の依頼検体からの総診断数と型別の比率（1982年～1999年、全国調査） 岐阜大学小児科

文献一覧

1) Hopwood JJ, Harrison J. R. High-resolution electrophoresis of urinary glycosaminoglycans: An Improved screening test for the mucopolysaccharidoses. Anal. Biochem：119, 120-127, 1982.
2) Cappelletti R, Del Rosso M, Chiarugi VP. A new electrophoretic method for the complete separation of all known animal glycosaminoglycans in a monodimensional run. Anal Biochem.; 99(2):311-5, 1979.
3) 株式会社エスアールエルサイト http://www.srl-group.co.jp/
4) 折居忠夫. ムコ多糖症の診断と治療. SRL宝函 27:117-126, 2003
5) Orii T, Sukegawa K, Huang K-C, Orii KO, Suzuki Y. Incidence of the mucopolysaccharidoses in Japan. Proceedings of 11th International Symposium on Mucopolysaccharide and Related Diseases. 2010, Adalaide, Australia.

5-4 大阪市立大学における尿中GAGのスクリーニング

田中 あけみ

ムコ多糖とは

　ムコ多糖は、体の結合組織の主な成分であり、グリコサミノグリカンとも言われる。基本構造はアミノ糖（ヘキソサミン）とウロン酸（ケラタン硫酸はD-ガラクトース）の二糖体のポリマーである（**表1**）。生体内にあるムコ多糖の多くは酸性基を含み酸性ムコ多糖と呼ばれる。体の中では蛋白と結合して糖蛋白（プロテオグリカン）として存在する生体高分子である。あらゆる細胞と臓器中、および細胞外液と細胞内液とに存在し、結合組織と骨基質の重要な構成要素となっている。細胞の粘着など細胞の働きにも重要である。

どんな時に尿中ムコ多糖を調べるか

　ムコ多糖は生体内で常に生成と分解とが行われている。分解されたムコ多糖は、再利用に使われたり排泄されたりする。このムコ多糖を分解する酵素の遺伝子が先天的に障害され、酵素活性が欠損するために起こる疾患がムコ多糖症である。ムコ多糖症においては、分解されないムコ多糖が多量に尿中に排泄される。
　ムコ多糖は主に結合組織に多く存在するため、症状は結合組織臓器に現れる。進行性の骨の変形や関節の拘縮を見たときは、ムコ多糖症を疑い、尿中ムコ多糖を調べるべきである。ムコ多糖症を早期に診断するには、疑わしい初発症状に気付き、尿中のムコ多糖分析をおこなうことである。

検査方法

　ムコ多糖症を疑ったとき、尿中総ムコ多糖量を測定する。総ムコ多糖量は、総ウロン酸量として測定する。検査会社（SRL）にて測定可能であるが、保険収載されていない。具体的な方法は、カルバゾール硫酸法により測定する。
　【カルバゾール硫酸法】尿中ムコ多糖をセチルピリミジウムクロライド（CPC）にて沈殿させ回収する。試料にホウ酸ナトリウム/硫酸溶液およびカルバゾール/メタノール溶液を加えて100℃で20分間反応させ、室温に冷やした後530nmの吸光度を測定する。
　総ウロン酸量の増多を認めたときには、電気泳動により（方法は、文献1を参照）ムコ多糖の種類を同定する。ただし、ケラタン硫酸にはウロン酸が含まれないため、電気泳動による検出しかない。尿中ムコ多糖の電気泳動も保険収載されていない。

表1　ムコ多糖の種類と構成成分

グリコサミノグリカン	アミノ糖	ウロン酸	硫酸
ヒアルロン酸	D-グルコサミン	D-グルクロン酸	—
コンドロイチン	D-ガラクトサミン	D-グルクロン酸	—
コンドロイチン-4-硫酸	D-ガラクトサミン	D-グルクロン酸	O-硫酸
コンドロイチン-6-硫酸	D-ガラクトサミン	D-グルクロン酸	O-硫酸
デルマタン硫酸	D-ガラクトサミン	D-グルクロン酸	
		L-イズロン酸	O-硫酸
ヘパラン硫酸	D-グルコサミン	D-グルクロン酸	O-硫酸
		L-イズロン酸	N-硫酸
ヘパリン	D-グルコサミン	D-グルクロン酸	O-硫酸
		L-イズロン酸	N-硫酸
ケラタン硫酸	D-グルコサミン	D-ガラクトース	O-硫酸

結果と意義

ウロン酸値は、単位クレアチニン当たりの量として算出されるため、成長に伴い値は小さくなる。正常人の尿には、コンドロイチン-6-硫酸およびコンドロイチン-4-硫酸が少量排泄されている。成長とともにコンドロイチン-4-硫酸が減少して、成人ではコンドロイチン-6-硫酸が主となる。成長とともにヘパラン硫酸の排泄も増加して、成人ではコンドロイチン硫酸とほぼ1：1の割合になる。

これに対してムコ多糖症患者では、分解が障害されているデルマタン硫酸やヘパラン硫酸が多量に排泄され、総ウロン酸量として正常人の3～10倍となる。増加するのは、分解が障害されているムコ多糖であり、正常人でも排泄されるものとしてのコンドロイチン-6-硫酸およびコンドロイチン-4-硫酸の量は変わらない。

尿中ムコ多糖によるムコ多糖症のスクリーニング

最も古くから行われているものに、CTAB（セタブロン：セチルトリメチルアンモニウムブロマイド）やCPC（セチルピリミジウムクロライド）による混濁反応がある。ムコ多糖体がこれらの試薬と反応し、塩を作って析出することによる定性反応である。感度はあまりよくないので、現在では診断の目的としては使われていない。ジメチルメチレンブルー（DMB）を用いた呈色反応[2]は、試薬を加えるだけでムコ多糖と反応して桃色を呈する。手技的に容易であり定量性もある。しかし、この呈色反応は試薬濃度、pH、反応時間により容易に変動するため標準化して定量することが難しい。

尿中のムコ多糖は、正常者においても存在するうえ量も変動することから、部分尿を用いた定性反応や簡易定量法では正常者と患者とを明確に識別することは困難である。デルマタン硫酸、ヘパラン硫酸、ケラタン硫酸といった種類のムコ多糖が多くの割合で排泄されていることが患者識別に重要である。我々はコンドロイチナーゼによる酵素消化を検体に施すことにより、これらのムコ多糖を特異的に検出しようと行っている[3]。

文献一覧

1) Hopwood JJ and Harrison JR. High-resolution electrophoresis of urinary glycosaminoglycans: An Improved screening test for the mucopolysaccharidoses. Anal. Biochem., 119,120-127, 1982.
2) De Jong JGN, Heijs WMJ, Wevers RA. Mucopolysaccharidoses screening: dimethylmethylene blue versus Alcian blue. Ann. Clin. Biochem. 31: 267-271, 1994.
3) 田中あけみ，梶田知子，藤本昭榮，新宅治夫，一色 玄．尿濾紙を用いた先天性ムコ多糖症のスクリーニング：コンドロイチナーゼA/C消化・DMB-マイクロプレート法．日本マス・スクリーニング学会誌 8: 29-35, 1998.

ムコ多糖症の酵素と酸素欠損、遺伝子異常の機構

6

6-1 ムコ多糖症の酵素と酵素欠損（まとめ）

戸松 俊治、Adriana Maria Montaño

MPSの酵素と酵素欠損

　ムコ多糖症（MPS）はライソゾーム酵素の欠損により引き起こされるLSD疾患の一群である。この酵素は二糖単位の反復により構成される長い非分岐鎖多糖体で、グリコサミノグリカン（GAG）を分解する（Neufeld及びMuenzer、2001年）。GAGにはコンドロイチン硫酸（CS）、デルマタン硫酸（DS）、ヘパラン硫酸（HS）、ケラタン硫酸（KS）、ヒアルロナンなどがある。GAGは我々の各細胞内に存在する糖炭水化物の長鎖で、骨や軟骨、腱、結合組織の形成を助ける。また、グリコサミノグリカン（正式にはムコ多糖体と呼ばれる）は我々の関節を円滑にする液体内にも確認されている。特定の酵素欠損によりこれらの異化が単独で、あるいは複合して阻害される。MPSでは、未分解あるいは一部分解されたGAGがライソゾームに蓄積したり、循環血中に分泌されたりした後、尿中に排泄される。7つの異なるMPS型の原因となる11の酵素が明らかにされている。MPSで障害されていると考えられるこの11酵素は、α-L-イズロニダーゼ、L-イズロン酸スルファターゼ、α-N-アセチルグルコサミニダーゼ、ヘパラン-N-スルファターゼ、アセチル-CoA α-グルコサミニド N-アセチルトランスフェラーゼ、N-アセチルグルコサミン6-スルファターゼ、N-アセチルガラクトサミン6-スルフェイト スルファターゼ、β-ガラクトシダーゼ、N-アセチルガラクトサミン4-スルファターゼ、β-グルクロニダーゼ、そしてヒアルロニダーゼである（**表1**）。

　MPS患者は、これらの糖鎖を分解し単純な分子にするために必要なこの11酵素のうちのいずれかを十分に産生しない、もしくは適切に作用しない酵素を生産する。これらのグリコサミノグリカンは次第に細胞や血液、結合組織に蓄積する。この結果、恒久的な進行性の細胞障害を生じ、容貌、身体能力、臓器及びその機能、そして多くの例では精神発達も障害される。

MPSの発生頻度

　MPSは全世界で確認されている。MPSの発生率は出生児25,000人当たりに1人と推定されているものの、一部のMPS型の発生率にはばらつきがある。MPS Ⅲ型は欧州で最も高頻度に見られ、MPS ⅢA型は主として中欧に、MPS ⅢB型は地中海地域に見られる（Kircherら、2007年）。MPS Ⅰ型が最も一般的で、MPS Ⅸ型が最も頻度が低い。米国ではMPSの発生率に関する研究はない（**表2**）。

表1　ムコ多糖症の欠損酵素・遺伝・染色体・蓄積物質

病名	欠損酵素	遺伝	染色体	蓄積物質
MPS Ⅰ（ハーラー）	α-L-イズロニダーゼ	AR	4p16.3	HS, DS
MPS Ⅱ（ハンター）	L-イズロン酸スルファターゼ	XR	Xq28	HS, DS
MPS ⅢA（サンフィリッポA）	ヘパラン-N-スルファターゼ（スルファミダーゼ）	AR	17q25.3	HS
MPS ⅢB（サンフィリッポB）	α-N-アセチルグルコサミニダーゼ	AR	17q21	HS
MPS ⅢC（サンフィリッポC）	アセチル-CoA：α-グルコサミニド N-アセチルトランスフェラーゼ	AR	8p11.1	HS
MPS ⅢD（サンフィリッポD）	N-アセチルグルコサミン 6-スルファターゼ	AR	12q14	HS
MPS ⅣA（モルキオ A）	N-アセチルガラクトサミン 6-スルフェイト スルファターゼ	AR	16q24.3	KS, CS
MPS ⅣB（モルキオ B）	β-ガラクトシダーゼ	AR	3p21.33	KS
MPS Ⅵ（マルトー・ラミー）	N-アセチルガラクトサミン-4-スルファターゼ（アリルスルファターゼB）	AR	5q11-q13	DS, CS
MPS Ⅶ（スライ）	β-グルクロニダーゼ	AR	7q21.11	DS, HS, CS
MPS Ⅸ（ナトビッツ）	ヒアルロニダーゼ	AR	3p21.3-p21.2	Hyaluronic acid

表2 各ムコ多糖症の発生頻度

	地域	全体比	期間	参考
MPS I	Northern Ireland	1: 76,000	1958-1985	Nelson, 1997
	Australia	1: 111,000	1980-1996	Meikle et al, 1999
	The Netherlands	1: 84,000	1970-1996	Poorthuis et al, 1999
	British Columbia	1: 172,600	1969-1996	Applegarth et al, 2000
	Western Australia	1: 106,000	1969-1996	Nelson et al, 2003
	Germany	1: 145,000	1980-1995	Baehner et al, 2005
	Sweden	1: 149,000	1975-2004	Malm et al, 2008
	Norway	1: 54,000	1979-2004	Malm et al, 2008
	Denmark	1: 185,000	1975-2004	Malm et al, 2008
	Taiwan	1: 911,000	1984-2004	Lin et al, 2009
MPS II	Northern Ireland	1: 139,000	1958-1985	Nelson, 1997
	Australia	1: 190,000	1980-1996	Meikle et al, 1999
	The Netherlands	1: 150,000	1970-1996	Poorthuis et al, 1999
	British Columbia	1: 1,000,000	1969-1996	Applegarth et al, 2000
	Western Australia	1: 320,000	1969-1996	Nelson et al, 2003
	Germany	1: 156,000	1980-1995	Baehner et al, 2005
	Sweden	1: 370,000	1975-2004	Malm et al, 2008
	Norway	1: 770,000	1979-2004	Malm et al, 2008
	Denmark	1: 370,000	1975-2004	Malm et al, 2008
	Taiwan	1: 93,000	1984-2004	Lin et al, 2009
MPS III	Northern Ireland	1: 279,000	1958-1985	Nelson, 1997
	Australia	1: 73,000	1980-1996	Meikle et al, 1999
	The Netherlands	1: 53,000	1970-1996	Poorthuis et al, 1999
	British Columbia	1: 345,000	1969-1996	Applegarth et al, 2000
	Western Australia	1: 58,000	1969-1996	Nelson et al, 2003
	Germany	1: 64,000	1980-1995	Baehner et al, 2005
	Sweden	1: 149,000	1975-2004	Malm et al, 2008
	Norway	1: 370,000	1979-2004	Malm et al, 2008
	Denmark	1: 232,000	1975-2004	Malm et al, 2008
	Taiwan	1: 255,000	1984-2004	Lin et al, 2009
MPS IV	Northern Ireland	1: 76,000	1958-1985	Nelson, 1997
	Australia	1: 201,000	1980-1996	Meikle et al, 1999
	The Netherlands	1: 455,000	1970-1996	Poorthuis et al, 1999
	British Columbia	1: 207,000	1969-1996	Applegarth et al, 2000
	Western Australia	1: 641,000	1969-1996	Nelson et al, 2003
	Germany	1: 260,000	1980-1995	Baehner et al, 2005
	Sweden	1: 1,428,000	1975-2004	Malm et al, 2008
	Norway	1: 130,000	1979-2004	Malm et al, 2008
	Denmark	1: 208,000	1975-2004	Malm et al, 2008
	Taiwan	1: 303,000	1984-2004	Lin et al, 2009
MPS VI	Australia	1: 248,000	1980-1996	Meikle et al, 1999
	The Netherlands	1: 667,000	1970-1996	Poorthuis et al, 1999
	British Columbia	1: 207,000	1969-1996	Applegarth et al, 2000
	Western Australia	1: 320,000	1969-1996	Nelson et al, 2003
	Germany	1: 434,000	1980-1995	Baehner et al, 2005
	Sweden	1: 1,428,000	1975-2004	Malm et al, 2008
	Norway	1: 1,428,000	1979-2004	Malm et al, 2008
	Denmark	1: 2,000,000	1975-2004	Malm et al, 2008
	Taiwan	1: 708,000	1984-2004	Lin et al, 2009
MPS VII	Australia	1: 2,100,000	1980-1996	Meikle et al, 1999
	The Netherlands	1: 2,000,000	1970-1996	Poorthuis et al, 1999
	British Columbia	1: 345,000	1969-1996	Applegarth et al, 2000

岐阜大学では過去20年間に約400人のムコ多糖症患者を診断した。日本におけるムコ多糖症の出生頻度はおよそ5万分の1である（**図1**）。日本では、MPS Ⅱ型が最も多く、全てのMPS患者の50％を占める。

　本疾患は常染色体劣性疾患であり、これは欠損遺伝子を両親から受け継いでいる個人のみが罹患することを意味する（MPS Ⅱ型またはハンター病は例外である。これらの疾患では、X連鎖により母親のみから欠損遺伝子が息子に伝わる）。夫婦が2人とも欠損遺伝子をもつ場合、妊娠毎に4分の1の確率で罹患児が生まれる。罹患児の両親や兄弟は本疾患の兆候を何ら示さないこともある。MPS患児の罹患していない兄弟や親戚の一部は劣性遺伝子をもち、自身の子供にそれを伝える可能性がある。

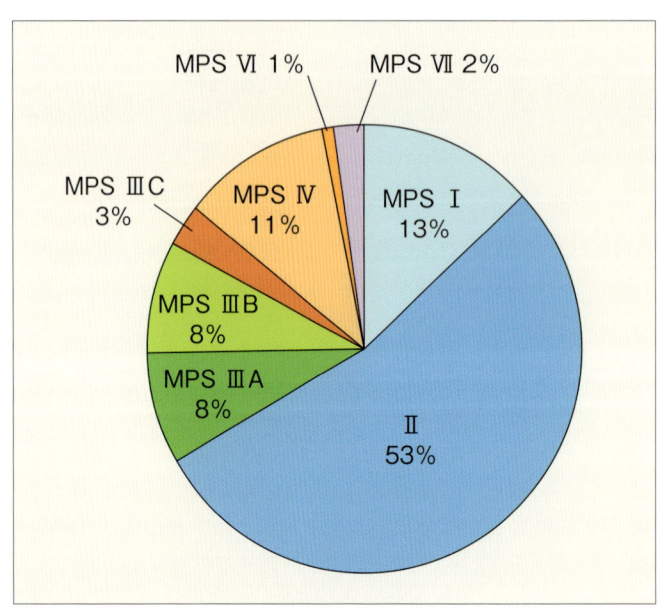

図1　日本におけるムコ多糖症の内訳
（1980-2000.7：岐阜大学調べ、n=385）

6-2 1 ムコ多糖症I型の酵素と酵素欠損、遺伝子異常の機構

奥山 虎之

ムコ多糖症I型の欠損酵素

ムコ多糖症I型におけるデルマタン硫酸、ヘパラン硫酸の蓄積は、加水分解酵素であるα-L-イズロニダーゼの活性低下に起因する。α-L-イズロニダーゼは当初Hurler corrective factorとして研究され[1]、1978年、Romeらによってヒトα-L-イズロニダーゼの単離同定が報告された[2]。

cDNAの配列から、ヒトα-L-イズロニダーゼは前駆体は693個のアミノ酸から成るたんぱく質で、イヌ、ネズミと相同性が高い。活性酵素は単量体で、26アミノ酸残基が切断され、74kDのペプチドとして合成される[3,4]。マンノース6-リン酸受容体からライソゾームに取込まれる。CHO細胞によって過剰発現させた遺伝子組換えヒトα-L-イズロニダーゼの解析から、6箇所に糖鎖が結合する構造を持つ。

ヒトα-L-イズロニダーゼ活性は、ほとんどの組織で測定可能であるが、白血球、培養線維芽細胞、血漿などから測定する。

α-L-イズロニダーゼの活性低下の機構

α-L-イズロニダーゼ活性が低下すると、ライソゾーム中のグリコサミノグリカンであるヘパラン硫酸とデルマタン硫酸の非還元末端であるα-L-イズロニド残基を除去することができなくなり、大量に蓄積していく(**図1**)。ほとんどのムコ多糖症I型では、α-L-イズロニダーゼ酵素活性の測定は困難とされている。

Scottらがα-L-イズロニダーゼの遺伝子配列の解読に成功している[4]。α-L-イズロニダーゼ遺伝子(*IDUA*遺伝子)の遺伝子座位は第4番染色体短腕(4p16.3)に局在し、mRNAは約2.3Kbである。ハンチントン病遺伝子の領域に位置する。全長19kbで14個のエクソンを含む[4]。

α-L-イズロニダーゼ遺伝子の変異

α-L-イズロニダーゼをコードする遺伝子については、ミスセンス変異、ナンセンス変異、欠失、スプライジング、フレームシフトなどによる100種類以上の変異が同定されている[5]。

白人のHurler病では対立遺伝子変異の半数以上が、全欠変異(W402X、Q70X)とP533Rである[6]。これらの遺伝子変異が一つでも存在する場合は、ムコ多糖症I型は重症となる。W402X、Q70Xの様々な出現頻度がヨーロッパでの多様な病態をもたらしている[7]。

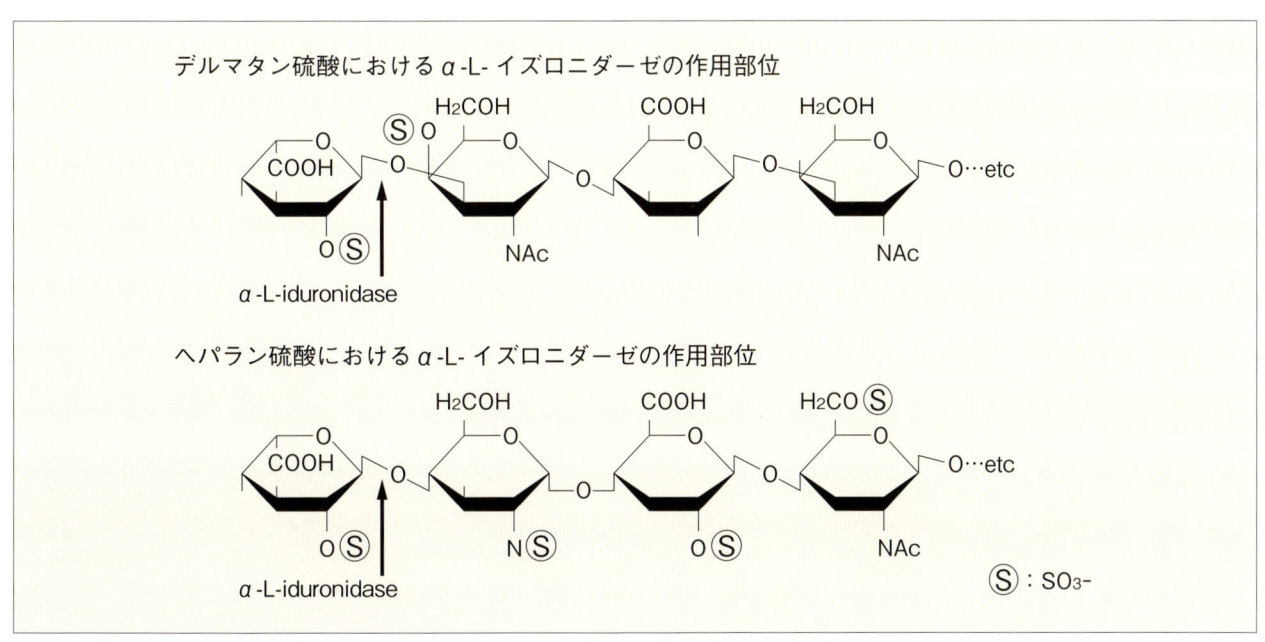

図1 デルマタン硫酸、ヘパラン硫酸におけるα-L-イズロニダーゼの作用部位

P533Rはシシリア島で高頻度に出現している。これらは、イスラエル・アラブ系のHurler病とは異なり、日本における患者とも異なっている。

図2は、ムコ多糖症Ⅰ型で報告された遺伝子変異の中で、ミスセンス変異とナンセンス変異のみを掲載した。変異は多彩であり、ホットスポットはない。

遺伝子型と病型に明確な相関性は確認されていないため、遺伝子型判定で予後を推測するのは困難であるが、対立遺伝子が両方とも全欠失変異の場合は重症型となる。

Scheie病では、intorn7において、スプライシングやフレームシフトを起こす原因となる置換変異が起きていると推察されている。Scheie病あるいはHurler/Scheie病をもたらすその他ほとんどの対立遺伝子は、ミスセンス変異によるもので、例外はY343XとX654Gである。R89Q変異は、Scheie病、Hurler/scheie病患者で認められる[8]。A361TはCpG変異が関与するため、欧米人でも日本人でもみられる変異である[9]。

また日本人におけるHurler/scheie病はR89Qと704ins5の2つの変異のヘテロ接合であると報告されている。ホモ接合の場合、Hurler病あるいはScheie病となると予測されていた[10]。R89Q変異は、Scheie病にホモ接合で存在するため、軽症型を規定する変異と考えられている。704ins5は重症化を規定していると考えられる[9]。

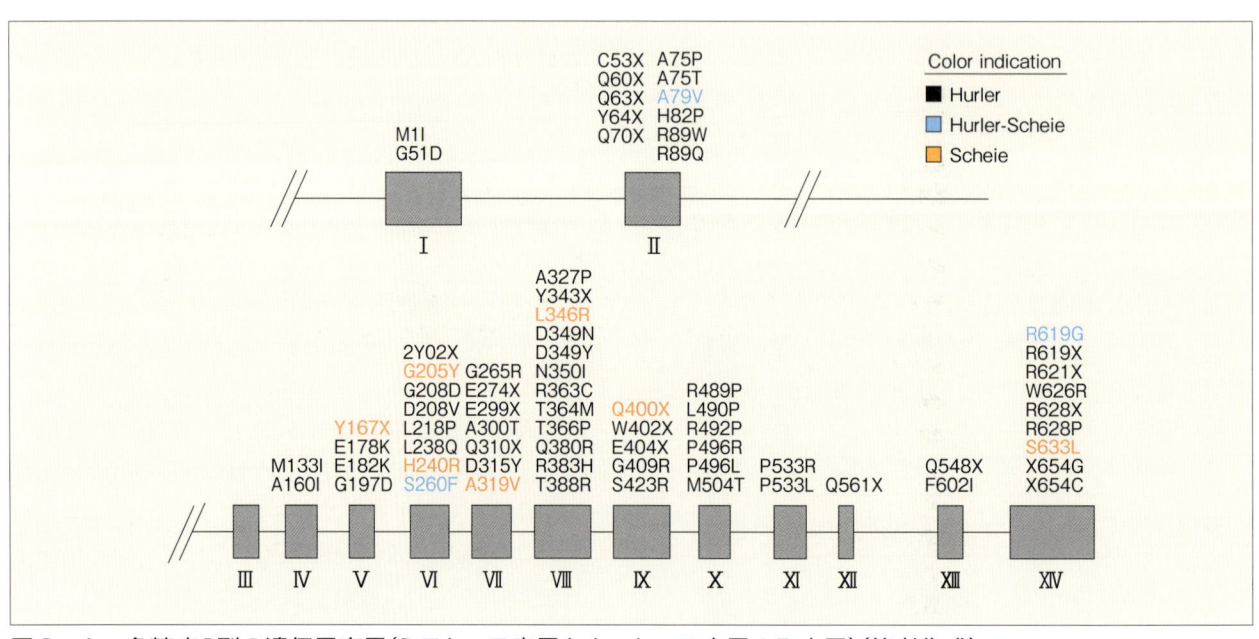

図2 ムコ多糖症Ⅰ型の遺伝子変異（ミスセンス変異とナンセンス変異のみ表示）（筆者作成）

文献一覧

1) Barton RW, Neufeld EF. The Hurler corrective factor. Purification and some properties. J Biol Chem. 25; 246(24): 7773-7779, 1971.
2) Rome LH, Garvin AJ, Neufeld EF. Human kidney alpha-L-iduronidase: purification and characterization. Arch Biochem Biophys. 189(2): 344-353, 1978.
3) Scott HS, Anson DS, Orsborn AM, Nelson PV, Clements PR, Morris CP, Hopwood JJ. Human alpha-L-iduronidase: cDNA isolation and expression. Proc Natl Acad Sci U S A. 1; 88(21): 9695-9699, 1991.
4) Scott HS, Guo XH, Hopwood JJ, Morris CP. Structure and sequence of the human alpha-L-iduronidase gene. Genomics, 13(4):1311-1313, 1992.
5) Terlato N, Cox G. Can mucopolysaccharidosis type Ⅰ disease severitybe predicted based on a patient's genotype? A comprehensive reviewof the literature. Genet Med. 5(4): 286-294, 2003.
6) Neufeld EF, Muenzer J. The Mucopolysaccharidoses. In: Scriver C, Beaudet A, Sly W, Valle D (eds). The metabolic and molecular bases of inherited disease, 8th Ed. New York, New York: McGraw-Hill, 3421-3452, 2001.
7) Bunge S, Kleijer WJ, Steglich C, Beck M, Zuther C, Morris CP, Schwinger E, Hopwood JJ, Scott HS, Gal A. Mucopolysaccharidosis type Ⅰ: identification of 8 novel mutations and determination of the frequency of the two common alpha-L-iduronidase mutations (W402X and Q70X) among European patients. Hum Mol Genet. 3(6): 861-866, 1994.
8) Scott HS, Litjens T, Nelson PV, Thompson PR, Brooks DA, Hopwood JJ, Morris CP. Identification of mutations in the alpha-L-iduronidase gene (IDUA) that cause Hurler and Scheie syndromes. Am J Hum Genet. 53(5): 973-986, 1993.
9) Yamagishi A, Tomatsu S, Fukuda S, Uchiyama A, Shimozawa N, Suzuki Y, Kondo N, Sukegawa K, Orii T. Mucopolysaccharidosis type Ⅰ: identification of common mutations that cause Hurler and Scheie syndromes in Japanese populations. Hum Mutat. 7(1): 23-29, 1996.
10) McKusick VA, Howell RR, Hussels IE, Neufeld EF, Stevenson RE. Allelism, non-allelism, and genetic compounds among the mucopolysaccharidoses. Lancet. 6; 1(7758): 993-996, 1972.

6-2 2 ムコ多糖症I型の遺伝子座位

升野 光雄

病型：I型
欠損酵素：α-L-iduronidase
遺伝子：*IDUA*
遺伝子座位：4p16.3（UCSC Genome Browser, Assembly 2006）

遺伝子マッピングの解析方法：
1. *in situ* ハイブリダイゼーション（オートラジオグラフィー法）
使用プローブ：cDNA（700 bp）
遺伝子座位：4p16.3[1]

使用プローブ：genomic DNA（1.5 kb）
遺伝子座位：4p16.3[1]

2. 体細胞雑種パネル（Somatic cell hybrid panel）
i) 酵素活性測定（モノクローナル抗体Id1Aによるimmunocapture）
遺伝子座位：4pter→q25[1]

ii) Southern blot
使用プローブ cDNA（700 bp）
遺伝子座位：4pter→q25[1]

使用プローブ genomic DNA（1.5 kb）
遺伝子座位：4p16.3[2]

文献一覧

1) Scott HS, Ashton LJ, Eyre HJ, Baker E, Brooks DA, Callen DF, Sutherland GR, Morris CP, Hopwood JJ. Chromosomal localization of the human α-L-iduronidase gene (*IDUA*) to 4p16.3. Am J Hum Genet 47(5):802-807, 1990.
2) MacDonald ME, Scott HS, Whaley WL, Pohl T, Wasmuth JJ, Lehrach H, Morris CP, Frischauf AM, Hopwood JJ, Gusella JF. Huntington disease-linked locus *D4S111* exposed as the α-L-iduronidase gene. Somat Cell Mol UCSC Genome Browser (http://genome.ucsc.edu/cgi-bin/hgTracks?org=human)

6-3 1 ムコ多糖症Ⅱ型の酵素と酵素欠損、分解酵素の活性低下の機構

福田 誠司

はじめに

　ムコ多糖症は、結合組織マトリックスの重要成分であるムコ多糖の分解に関与するライソゾームの加水分解酵素の異常症である。ムコ多糖の分解に関与するいずれかの酵素欠損が、デルマタン硫酸、ヘパラン硫酸、ケラタン硫酸、コンドロイチン硫酸の分解を障害し、不完全に分解されたムコ多糖断片が種々の臓器、組織に蓄積する。このうちムコ多糖症Ⅱ型はIduronate-2-sulfatase活性の低下あるいは欠損により、デルマタン硫酸、ヘパラン硫酸が蓄積し、重症型患者では知能障害、顔貌異常、低身長、骨変形、関節拘縮等の症状を呈する。

ムコ多糖症Ⅱ型の欠損酵素

　ムコ多糖症Ⅱ型における過剰なデルマタン硫酸、ヘパラン硫酸の蓄積は、当初これらの過剰産生の結果生ずるものであると考えられていたが、その後の研究でこれらの分解の障害によることが明らかにされた[1]。続いて、本症患者の培養線維芽細胞の蓄積ムコ多糖が、ムコ多糖症Ⅰ型の患者線維芽細胞から分泌される因子 (Hunter-corrective factor) により減少すること、また、その逆も起こりうることなどが示された。その後、Hunter-corrective factor が正常人尿から精製され[2]、Iduronate-2-sulfatase (IDS) として同定された[3]。
　IDSは、成熟赤血球を除く全ての組織で発現している[4]。種々のヒト組織より精製され、1650bpの塩基配列にコードされる550個のアミノ酸より成り[5]、7つの糖鎖修飾部位をもつと予想される。前駆体蛋白質が、ライソゾームの中で蛋白分解反応によりプロセスされ成熟酵素となる[4]。本酵素はデルマタン硫酸、ヘパラン硫酸中のイズロン酸中の硫酸基を除去するが、ムコ多糖症Ⅱ型では、IDSの酵素活性低下によりこの反応が障害され、デルマタン硫酸、ヘパラン硫酸のその後の分解反応が進まずこれらが蓄積される[4](図1)。また、尿中にこれらの過剰な蓄積物質が排泄される。
　IDS活性は白血球、線維芽細胞などを用いて測定可能である。近年、乾燥ろ紙血を用いた酵素活性の測定が可能となり、スクリーニングの目的で使用できると期待される[6]。また、細胞や血清の輸送が困難な場合にも有用である。IDS活性の低下は本症の診断に必須であるが、Multiple Sulfatase 欠損症を除外する為に他のスルファターゼ活性が正常であることを確認する必要がある。しかし、正常人と保因者間でIDS酵素活性にかなりのオーバーラップが存在する為、酵素活性の値による保因者診断や患者の臨床重症度の予測は、しばしば困難である。一般にIDS活性の完全欠損は重症型と関連するが、重症型患者において必ずしもIDS活性が完全欠損するとは限らない。これらの問題点を解決する為には、酵素診断に加えて遺伝子診断が必要となる[7]。

Iduronate-2-sulfataseの活性低下の機構

　IDS遺伝子の欠失、挿入、再構成、点変異、フレームシフト変異、スプライス部位の変異、微細欠失、微細挿入などこれまでに330以上の病因遺伝子変異が同定されており、これらによりIDS酵素蛋白質の構造変化、発現低下、または活性部位の機能喪失を生じ、結果として酵素機能不全にいたる[8]。また、IDS遺伝子変異の部位や種類により、酵素蛋白質の安定性、発現量、活性に相

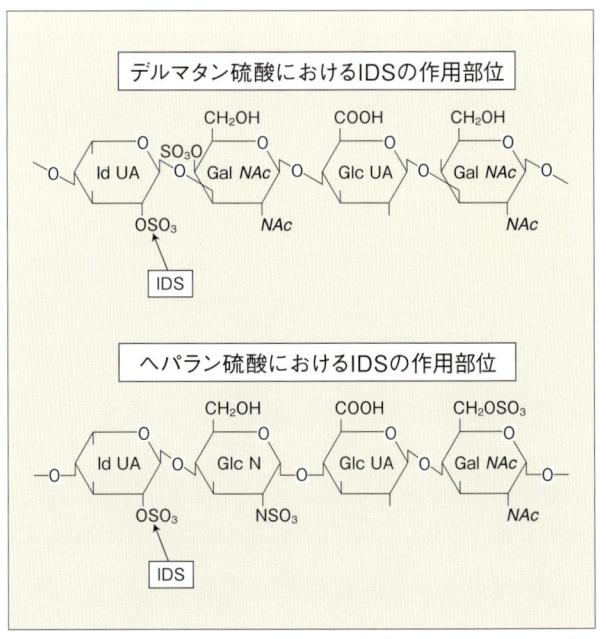

図1　デルマタン硫酸、ヘパラン硫酸におけるIDSの作用部位

違を及ぼすと考えられ、その結果臨床症状に軽重の差を生ずると推測される。

　一般にIDS遺伝子の再構成、大欠失は酵素蛋白質の大きな構造異常を来たす為に、活性低下はより顕著となり重症型と関連することが報告されている[5,8]。また、ナンセンス変異のうち多くのものが、短い酵素が作られる為に、同様に残存活性に大きな影響を与える。同様にフレームシフト変異は短いだけでなく、C末端に於ける異常な酵素蛋白質が作られる為に、活性低下に大きな影響を及ぼす[9]。また、いくつかのスルファターゼ間において比較的保存されている部分の点変異は、構造解析により機能的な活性部位を破壊することが示唆されている[9]。また、スプライス異常は、エクソンの欠失、イントロンの挿入などの異常を生ずることにより、フレームシフトを生ずる場合があり、その結果酵素活性の著しい低下を引き起こす。

　また、他のX-連鎖性劣性疾患同様、本症では大部分の患者は男児であるが、非常に少数ながら女児例も報告されている。通常女性では父方由来、母方由来のX染色体がランダムに不活化されており、体細胞においては父由来、母由来のX染色体がモザイクで同等の比率で発現している。しかし、父由来のX染色体が特異的に不活化されていると、母親由来の遺伝子変異を受け継いだ女児では、正常のIDS活性が存在しないために、保因者ではなく患者となる[10,11]。

　遺伝子異常に関する詳細は、6-3-2ムコ多糖症II型の遺伝子と遺伝子異常を参照されたい。

文献一覧

1) Chrambach A, Bach G, Neufeld EF. The defect in Hurler's and Hunter's syndromes: faulty degradation of mucopolysaccharide. Proc Natl Acad Sci USA. 60:699-706, 1968.

2) Cantz M, Chrambach A, Bach G, Neufeld EF. The Hunter corrective factor: purification and preliminary characterization. J Biol Chem. 247:5456-5462, 1972.

3) Bach G, Eisenberg F Jr, Cantz M, Neufeld EF. The defect in the Hunter syndrome: deficiency of sulfoiduronate sulfatase. ProcNatl Acad Sci USA. 70:2134-2138, 1973.

4) Neufeld EF, Muenzer J. The mucopolysaccharidoses. In: Scriver CR, ed. The Metabolic and Molecular Bases of Inherited Disease. New York, NY: McGraw-Hill; 3421-3452, 2001.

5) Wilson PJ, Morris CP, Anson DS, Occhiodoro T, Bielicki J, Clements PR, Hopwood JJ. Hunter syndrome: isolation of an iduronate-2-sulfatase cDNA clone and analysis of patient DNA. Proc Natl Acad Sci U S A. 87:8531-5, 1990.

6) Dean CJ, Bockmann MR, Hopwood JJ, Brooks DA, Meikle PJ. Detection of mucopolysaccharidosis type II by measurement of iduronate-2-sulfatase in dried blood spots and plasma samples. Clin Chem. 52:643-649, 2006.

7) Martin R, Beck M, Eng C, Giugliani R, Harmatz P, Munoz V, Muenzer J. Recognition and diagnosis of Mucopolysaccharidosis II (Hunter syndrome). Pediatrics 121:E377-E386, 2008.

8) Froissart R, Da Silva IM, Maire I. Mucopolysaccharidosis type II: an update on mutation spectrum. Acta Paediatrica 96:71-772, 2007.

9) Kato T, Kato Z, Kuratsubo I, Tanaka N, Ishigami T, Kajihara J, Sukegawa-Hayasaka K, Orii K, Isogai K, Fukao T, Shimozawa N, Orii T, Kondo N, Suzuki Y. Mutational and structural analysis of Japanese patients with mucopolysaccharidosis type II. Journal of Human Genetics 50:395-402, 2005.

10) Sukegawa K, Song XQ, Masuno M, Fukao T, Shimozawa N, Fukuda S, Isogai K, Nishio H, Matsuo M, Tomatsu S, Kondo N, Orii T. Hunter disease in a girl caused by R468Q mutation in the iduronate-2-sulfatase gene and skewed inactivation of the X chromosome carrying the normal allele. Human Mutation 10:361-367, 1997.

11) Sukegawa K, Matsuzaki T, Fukuda S, Masuno M, Fukao T, Kokuryu M, Iwata S, Tomatsu S, Orii T, Kondo N. Brother/sister siblings affected with Hunter disease: evidence for skewed X chromosome inactivation. Clinical Genetics, 53:96-101, 1998.

6-3 2 ムコ多糖症II型の遺伝子と遺伝子異常

福田 誠司

はじめに

ムコ多糖症II型の原因遺伝子Iduronate-2-sulfatase（*IDS*）cDNAとゲノム遺伝子は、それぞれ1990年と1993年にクローニングされた[1,2]。その後、患者の遺伝子解析がなされ、現在までに330以上の病因と関連する遺伝子変異が報告されている[3]。本稿では、IDS遺伝子と、患者遺伝子変異の種類、遺伝子型と変異型の関連について、日本人に認められる変異を中心に概説する。

ムコ多糖症II型の原因遺伝子

本症の原因遺伝子はIduronate-2-sulfatase（*IDS*）であり[4]、Xq28に存在しX連鎖劣性遺伝形式を示す[5]。全長約2.3KbのcDNAの内, open reading frameは1650bpで550個のアミノ酸をコードする[1]。アミノ酸の一次配列比較では、他のスルファターゼと相同性を示し、特にアリルスルファターゼと高い相同性が認められる。ノーザンブロットを用いたヒト胎盤におけるmRNA発現解析では5.7、5.4、2.1と1.4Kbの転写産物が認められたが、これらは3'-非翻訳領域における異なるポリアデニル化により生ずるものと考えられる[1]。また、ゲノム遺伝子は約24Kbで9個のエクソンを有する[2]。興味深いことにIDS遺伝子のエクソン2、エクソン3とイントロン7に相同性を持つ偽遺伝子（I2S）が、IDS遺伝子の約20kbテロメア側に存在する。また、IDS遺伝子近傍には多くの異なる遺伝子が存在している。

ムコ多糖症II型の遺伝子変異

これまでに、遺伝子欠失、挿入、再構成、点変異、フレームシフト変異、スプライス部位の変異、微細欠失、微細挿入などの330以上の遺伝子変異が報告されている[3]。このように変異は非常に多彩であるにも関わらず、2人以上の患者に共通して見られる変異はごく一部である。

遺伝子欠失、遺伝子再構成

約20％の患者で遺伝子欠失、挿入、再構成が報告されている[1,3,6,7]。これらには部分欠失や全欠失が含まれる。また、近傍に存在する偽遺伝子との相同組換えが原因で起こると考えられる遺伝子再構成や欠失が約13％に見られる[8]。近傍の遺伝子を含むような巨大な遺伝子欠失が報告されており、隣接遺伝子症候群を呈するものもあり、重症ハンター病の症状に加えて、FMR2遺伝子欠失の影響によると考えられる早期からの痙攣などが症状に加わる[4]。

点変異、微細欠失、挿入

点変異、微細欠失、挿入などが約80％前後の患者の原因遺伝子変異を占める[3]。

この中にはアミノ酸を置換するミスセンス変異、終止コドンを生ずるナンセンス変異、フレームシフトを生ずる挿入または欠失、フレームシフトを生じない挿入や欠失、スプライシングの異常を生ずるためにアミノ酸が欠失あるいは挿入されるイントロン内またはエクソン内の点変異が含まれる。最も頻度が多いものはミスセンス変異で、これに続いてフレームシフト変異、ナンセンス変異が多い[3,9,10]。患者間に共通する変異は少ないが、約20個程度報告されている。このうち、W12X、A85T、P86L、R172X、S333L、G374G、R443X、R468W、R468Q変異などは日本人だけでなく、人種を超えて報告されている[3,9-11]。また、R8X（exon 1）、P86L（exon 3）、R88H（exon 3）、A85T（exon 3）変異を持つ患者では、IDS遺伝子の転写調節領域からイントロン3にかけてのメチル化の程度が正常人に比べて、顕著に高いことが見出されており、過剰メチル化が点変異の誘導を促進している可能性が示唆される[12]。

女児患者の遺伝子異常

ハンター病の遺伝形式はX-連鎖性劣性である為、大部分の患者は男児であるが、非常に少数ながらも女児例も報告されている。通常女性では父方由来、母方由来のX染色体がランダムに不活化されており、体細胞においては父由来、母由来のX染色体がモザイクで同等の比率で発現している。しかし、父由来のX染色体が特異的に不活化されていると、母親由来の遺伝子変異を受け継いだ女児では、正常のIDS活性が存在しないために、保因者ではなく患者となる。例えば正常核

型日本人女児2例において、母方由来のR468Qあるいは R468L変異と父方由来のX染色体の特異的賦活化が、本疾患の女児における発症原因として報告されている[13,14]。

日本人患者の遺伝子変異

日本人患者においても遺伝子欠失、点変異、微細欠失、微細挿入などが報告されているが、それぞれの頻度は他の人種由来の患者と比較して同程度である[6,9-11,13,14]。日本人には468番目のアルギニンに生ずる変異が比較的頻度が高く、グルタミン、トリプトファン、ロイシンに置換するものが数例に認められる[10,11,13,14]。また、大きな遺伝子欠失、再構成などが数例に共通して認められる[6]。しかし、その他の大部分の変異は幅広く分布している(表1)。

遺伝子型と表現型

本疾患では遺伝子変異が多彩である為に、表現型と遺伝子型の関連性を明確にすることが困難であるが、いくつかの変異は、臨床型と相関を示す。逆に同じ変異であっても患者の表現型が全く異なったり、ナンセンス変異のように蛋白質が全く作られないと予想される変異でも、軽症型である例が報告されている。

IDS遺伝子の再構成、大欠失は一般に重症型と関連することが報告されている[1,3]。また、ナンセンス変異のうち多くのものが、重症型患者に見られるが、逆にR8X[15]、W12X[16]、E177X[17]等のように非常に短く活性を持たない酵素蛋白質が作られると予想されるものでさえ、非重症型患者で認められることがある。同様にフレームシフトを生じ短い酵素蛋白質が作られると考えられるA23fs、L24sfも非重症型患者と関連がある[9](表2)。

また、R88C、R88G、R88H、R88L、R88P、S333Lは、いくつかのスルファターゼ間において比較的保存されている部分の変異であり、構造解析により機能的な活性部位の変異であることが示唆されており[9]、重症型に認められる。

一方、重症型でも軽症型にも存在する変異が報告されている。例えば、A85T変異はスルファターゼ群では保存されていない部分の変異であるため、非重症型患者で報告されている一方で、重症型においても報告されている[10,16,18]。R443X変異は軽症型から重症型患者においても報告されている[3,11,16,19]。この変異で生ずる終止コドンはフィデリティが低いとされており、一部の

表1 日本人ムコ多糖症Ⅱ型の遺伝子変異と表現型

遺伝子異常	変異部位	表現型	患者数	文献
W12X	エクソンⅠ	非重症型	1	9
R48P	エクソンⅡ	非重症型	1	11
L73 del	エクソンⅡ	非重症型	1	9
Q75X	エクソンⅡ	重症型	1	9
A85T	エクソンⅢ	非重症型	1	10
P86L	エクソンⅢ	重症型	1	10
G140R	エクソンⅢ	非重症型	1	9
Y151X	エクソンⅣ	重症型	1	10
S152fs	エクソンⅣ	非重症型	1	10
C171R	エクソンⅤ	重症型	1	9
R172X	エクソンⅤ	重症型	1	10
L182P	エクソンⅤ	重症型	1	10
L196S	エクソンⅤ	重症型	1	10
K199fs	エクソンⅤ	重症型	1	10
T214fs	エクソンⅤ	重症型	1	10
G224E	エクソンⅤ	重症型	1	9
Y225D	エクソンⅤ	重症型	1	10
K227M	エクソンⅤ	非重症型	2	10, 9
D308N	エクソンⅦ	非重症型	2	10, 9
L314P	エクソンⅦ	重症型	1	10
S333L	エクソンⅦ	重症型	1	11
G336V	エクソンⅧ	重症型	1	9
W337R	エクソンⅧ	非重症型	1	11
W345X	エクソンⅧ	重症型	1	11
S349I	エクソンⅧ	重症型	1	10
G374G (スプライス異常)	エクソンⅧ	非重症型	2	9
V401fs	エクソンⅨ	非重症型	1	9
C422fs	エクソンⅨ	非重症型	1	9
H441fs	エクソンⅨ	重症型	1	9
R443X	エクソンⅨ	非重症型	1	26, 11
D446fs	エクソンⅨ	重症型	1	10
R468W	エクソンⅨ	重症型	2	10, 9
R468Q	エクソンⅨ	重症型	3	11,13,10
R468L	エクソンⅨ	重症型	4	11,14,9
Q531X	エクソンⅨ	非重症型	2	11, 9
240nt+1	イントロンⅡ	非重症型	1	10
遺伝子欠失		重症型	3	6
遺伝子挿入		重症型	2	6
遺伝子再構成		重症型(7例) 非重症型(1例)	8	6
選択的X染色体非賦活化		重症型(女児)	2	13 14

fs：フレームシフト、赤字は日本人以外でも報告されている異常

表2 非重症型におけるナンセンス、フレームシフト変異

表現型	ナンセンス変異	文献	フレームシフト	文献
非重症型	R8X	15	A23fs	9
	W12X	9,16	L24fs	9
	E177X	27	V401fs	9
	W475X	24	C422fs	9
	Q531X	3,11,16	H441fs	9

患者では同様の変異であっても、翻訳が進んでしまう可能性が示唆されている[3]。また、G374G変異はアミノ酸は置換しないサイレント変異であるが、あらたなスプライス部位を形成する為に20アミノ酸を欠失させる。しかし、この欠失部分はスルファターゼで保存されて

表3 様々な表現型に共通する変異

表現型	ナンセンス変異	文献	ミスセンス、スプライシング変異	文献
重症型と非重症型	R443X	3,11,16 19	A85T G347G	10,16,18 16,21,22 20,23,24,19

いない部分に相当し、立体構造解析により活性部位からは離れた部分であることが明らかになったこと[9]、更に異常なスプライシング転写産物以外にもわずかながら正常の転写もおこると考えられる為[20]、主として非重症型患者において認められる。しかしながら、重症型においてもG374G変異は報告されている[16,19-24]（表3）。

従来、重症型と軽症型の区別は知能障害が存在するか否かにより、臨床医による個々の評価により決定されてきたが、知能低下が激しい例では、体の症状が軽微であったり、あるいはその逆であることもあり、臨床重症度を評価する際に混乱を生じている例も存在すると思われる。残念ながら、臨床重症度を客観的に評価する共通の指標が存在しないことが、本症において臨床型と遺伝子型が必ずしも一致しない理由の一つとして上げられる。個々の患者の予後予想や重症度に応じた治療を提供する為にも、遺伝子型と表現型の関連を明らかにすることは重要である。また、これまでに遺伝子変異による酵素活性の程度、酵素蛋白質の生合成や分解の起こり方、立体構造解析などによっても本疾患の病態解明の試みがなされており[9,25]、遺伝子型から臨床表現型に至るメカニズムが明らかになることが期待される。

文献一覧

1) Wilson PJ, Morris CP, Anson DS, Occhiodoro T, Bielicki J, Clements PR, Hopwood JJ. Hunter syndrome: isolation of an iduronate-2-sulfatase cDNA clone and analysis of patient DNA. Proc Natl Acad Sci U S A. 87: 8531-5, 1990.

2) Wilson PJ, Meaney CA, Hopwood JJ, Morris CP. Sequence of the Human Iduronate 2-Sulfatase (Ids) Gene. Genomics 17:773-775, 1993.

3) Froissart R, Da Silva IM, Maire I. Mucopolysaccharidosis type II: an update on mutation spectrum. Acta Paediatrica 96:71-77, 2007.

4) Neufeld EF, Muenzer J. The mucopolysaccharidoses. In: Scriver CR, ed. The Metabolic and Molecular Bases of Inherited Disease. New York, NY: McGraw-Hill, 3421-3452, 2001.

5) Wilson PJ, Suthers GK, Callen DF, Baker E, Nelson PV, Cooper A, Wraith JE, Sutherland GR, Morris CP, Hopwood JJ. Frequent deletions at Xq28 indicate genetic heterogeneity in Hunter syndrome. Hum Genet. 86:505-8, 1991.

6) Yamada Y, Tomatsu S, Sukegawa K, Suzuki Y, Kondo N, Hopwood JJ, Orii T. Mucopolysaccharidosis Type-II (Hunter Disease) - 13 Gene-Mutations in 52 Japanese Patients and Carrier Detection in 4 Families. Human Genetics 92:110-114, 1993.

7) Martin R, Beck M, Eng C, Giugliani R, Harmatz P, Munoz V, Muenzer J.. Recognition and diagnosis of Mucopolysaccharidosis II (Hunter syndrome). Pediatrics 121:E377-E386, 2008.

8) Bondeson ML, Dahl N, Malmgren H, Kleijer WJ, Tönnesen T, Carlberg BM, Pettersson U. Inversion of the Ids Gene Resulting from Recombination with Ids-Related Sequences Is A Common-Cause of the Hunter Syndrome. Human Molecular Genetics, 4:615-621, 1995.

9) Kato T, Kato Z, Kuratsubo I, Tanaka N, Ishigami T, Kajihara J, Sukegawa-Hayasaka K, Orii K, Isogai K, Fukao T, Shimozawa N, Orii T, Kondo N, Suzuki Y. Mutational and structural analysis of Japanese patients with mucopolysaccharidosis type II. Journal of Human Genetics, 50:395-402, 2005.

10) Isogai K, Sukegawa K, Tomatsu S, Fukao T, Song XQ, Yamada Y, Fukuda S, Orii T, Kondo N. Mutation analysis in the iduronate-2-sulphatase gene in 43 Japanese patients with mucopolysaccharidosis type II (Hunter disease). Journal of Inherited Metabolic Disease 21:60-70, 1998.

11) Sukegawa K, Tomatsu S, Fukao T, Iwata H, Song XQ, Yamada Y, Fukuda S, Isogai K, Orii T. Mucopolysaccharidosis Type-II (Hunter-Disease) - Identification and Characterization of 8-Point Mutations in the Iduronate-2-Sulfatase Gene in Japanese Patients. Human Mutation 6:136-143, 1995.

12) Tomatsu S, Sukegawa K, Trandafirescu GG, Gutierrez MA, Nishioka T, Yamaguchi S, Orii T, Froissart R, Maire I, Chabas A, Cooper A, Di Natale P, Gal A, Noguchi A, Sly WS. Differences in methylation patterns in the methylation boundary region of IDS gene in hunter syndrome patients: implications for CpG hot spot mutations. European Journal of Human Genetics 14:838-845, 2006.

13) Sukegawa K, Song XQ, Masuno M, Fukao T, Shimozawa N, Fukuda S, Isogai K, Nishio H, Matsuo M, Tomatsu S, Kondo N, Orii T. Hunter disease in a girl caused by R468Q mutation in the iduronate-2-sulfatase gene and skewed inactivation of the X chromosome carrying the normal allele. Human Mutation, 10:361-367, 1997.

14) Sukegawa K, Matsuzaki T, Fukuda S, Masuno M, Fukao T, Kokuryu M, Iwata S, Tomatsu S, Orii T, Kondo N. Brother/sister siblings affected with Hunter disease: evidence for skewed X chromosome inactivation. Clinical Genetics, 53:96-101, 1998.

15) Vafiadaki E, Cooper A, Heptinstall LE, Hatton CE, Thornley M, Wraith JE. Mutation analysis in 57 unrelated patients with MPS II (Hunter's disease). Archives of Disease in Childhood, 79:237-241, 1998.

16) Rathmann M, Bunge S, Beck M, Kresse H, Tylki-Szymanska A, Gal A. Mucopolysaccharidosis type II (Hunter

16) syndrome): Mutation "hot spots" in the iduronate-2-sulfatase gene. American Journal of Human Genetics, 59:1202-1209, 1996.

17) Gort L, Chabas A, Coll MJ. Hunter disease in the Spanish population: Molecular analysis in 31 families. Journal of Inherited Metabolic Disease, 21:655-661, 1998.

18) Li PN, Bellows AB, Thompson JN. Molecular basis of iduronate-2-sulphatase gene mutations in patients with mucopolysaccharidosis type II (Hunter syndrome). Journal of Medical Genetics, 36:21-27, 1999.

19) Karsten SL, Voskoboeva E, Carlberg BM, Kleijer WJ, Tsnnesen T, Pettersson U, Bondeson ML. Identification of 9 novel IDS gene mutations in 19 unrelated Hunter syndrome (mucopolysaccharidosis Type II) patients. Mutations in brief no. 202. Online. Hum Mutat. 12:433, 1998.

20) Bunge S, Steglich C, Zuther C, Beck M, Morris CP, Schwinger E, Schinzel A, Hopwood JJ, Gal A. Iduronate-2-sulfatase gene mutations in 16 patients with mucopolysaccharidosis type II (Hunter syndrome). Hum Mol Genet. 2:1871-5, 1993.

21) Gort L, Coll MJ, Chabas A. Mutations in the iduronate-2-sulfatase gene in 12 Spanish patients with Hunter disease. Human Mutation, S66-S68, 1998.

22) Filocamo M, Bonuccelli G, Corsolini F, Mazzotti R, Cusano R, Gatti R. Molecular analysis of 40 Italian patients with mucopolysaccharidosis type II: New mutations in the iduronate-2-sulfatase (IDS) gene. Hum Mutat. 18:164-5, 2001.

23) Hartog C, Fryer A, Upadhyaya M. Mutation analysis of iduronate-2-sulphatase gene in 24 patients with Hunter syndrome: characterisation of 6 novel mutations. Mutation in brief no. 249. Online. Hum Mutat. 14:87, 1999.

24) Balzano N, Villani GRD, Grosso M, Izzo P, Di Natale P. Detection of four novel mutations in the iduronate-2-sulfatase gene. Human Mutation, 11:333, 1998.

25) Sukegawa-Hayasaka K, Kato Z, Nakamura H, Tomatsu S, Fukao T, Kuwata K, Orii T, Kondo N. Effect of Hunter disease (mucopolysaccharidosis type II) mutations on molecular phenotypes of iduronate-2-sulfatase: Enzymatic activity, protein processing and structural analysis. Journal of Inherited Metabolic Disease, 29:755-761, 2006.

26) Sukegawa K, Tomatsu S, Tamai K, Ikeda M, Sasaki T, Masue M, Fukuda S, Yamada Y, Orii T. Intermediate form of mucopolysaccharidosis type II (Hunter disease): a C1327 to T substitution in the iduronate sulfatase gene. Biochem Biophys Res Commun. 183:809-13, 1992.

27) Kim CH, Hwang HZ, Song SM, Paik KH, Kwon EK, Moon KB, Yoon JH, Han CK, Jin DK. Mutational spectrum of the iduronate 2 sulfatase gene in 25 unrelated Korean Hunter syndrome patients: identification of 13 novel mutations. Hum Mutat. 21:449-50, 2003.

6-3 3 ムコ多糖症Ⅱ型の遺伝子座位

升野 光雄

病型：Ⅱ型
欠損酵素：iduronate sulfatase
遺伝子：*IDS*
遺伝子座位：Xq28（UCSC Genome Browser, Assembly 2006）

遺伝子マッピングの解析方法：
1. 連鎖解析
遺伝子座位：Xq27-qter[1]

2. 染色体異常細胞
t(X;5) 転座切断点解析（G分染法、R分染法）
遺伝子座位：Xq27-q28[2]

3. *in situ* ハイブリダイゼーション（オートラジオグラフィー法）
使用プローブ：cDNA（コード領域の90％以上を含む）
遺伝子座位：Xq28[3]

文献一覧

1) Upadhyaya M, Sarfarazi M, Bamforth JS, Thomas NST, Oberle I, Young I, Harper PS. Localisation of the gene for Hunter syndrome on the long arm of X chromosome. Hum Genet 74(4):391-398, 1986.
2) Roberts SH, Upadhyaya M, Sarfarazi M, Harper PS. Further evidence localising the gene for Hunter's syndrome to the distal region of the X chromosome long arm. J Med Genet 26(5):309-313, 1989.
3) Wilson PJ, Suthers GK, Callen DF, Baker E, Nelson PV, Cooper A, Wraith JE, Sutherland GR, Morris CP, Hopwood JJ. Frequent deletions at Xq28 indicate genetic heterogeneity in Hunter syndrome. Hum Genet 86(5):505-508, 1991.

UCSC Genome Browser (http://genome.ucsc.edu/cgi-bin/hgTracks?org=human)

6-4 1 ムコ多糖症Ⅲ型の酵素と酵素欠損、遺伝子異常の機構、遺伝子座位

田中 あけみ

ムコ多糖症ⅢA型：
heparan N-sulfatase遺伝子（SGSH）異常

遺伝子座位は、17q25.3にあり、503のアミノ酸からなる。糖鎖結合部位は5か所あると考えられる。現在までに94個の遺伝子変異が報告されている。Common mutationとしては、ドイツ[1]とオランダ[2]でR245H、イタリア[3]でS66W、ポーランド[1]とスペイン[4]でR74Cと1079delCとがそれぞれ報告されている。Genotype-phenotype correlationは複雑である。G122R、R206P、S298P、I322S、E369Kの変異は、症状を軽度にすると報告されている[5]。

ムコ多糖症ⅢB型：
α-N-acetylglucosaminidase遺伝子（NAGLU）異常

遺伝子座位は、17q21.1にあり、720個のアミノ酸からなる。糖鎖結合部位は6か所あると考えられる。現在までに128個の遺伝子変異が報告されている。変異の種類は多様で、欧米でのcommon mutationの報告はない。日本では、沖縄県でcommon mutationの存在が報告されている[6,7]。Genotype-phenotype correlationは、さらに複雑である。変異G69S、S612G、R643Cが軽症化に寄与するとの報告がある[8]。沖縄のcommon mutation R565Pは、ホモで存在すると重症となる。F314Lは軽症化に寄与すると推測される[7]。

ムコ多糖症ⅢC型：
acetylCoA: α-glucosaminide N-acetyltransferase遺伝子（HGSNAT）異常

遺伝子座位は8p11.1にあり、635個のアミノ酸からなり11個の膜貫通ドメインがある。現在までに54個の遺伝子変異が報告されている。変異R344CおよびS518Fはドイツ人に多いと言われている[9]。G262RおよびS539Cは、軽症型に関与していると報告されている[9]。日本人については、7-3-1を参照されたい。

ムコ多糖症ⅢD型：
N-acetylglucosamine 6-sulfatase遺伝子（GNS）異常

552個のアミノ酸からなり、13個の糖鎖結合部位があると考えられる。1988年にクローニングされて以来、変異は23個の報告があるのみである。

文献一覧

1) Bunge S, Ince H, Steglich C, Kleijer WJ, Beck M, Zaremba J, van Diggelen OP, Weber B, Hopwood JJ, Gal A. Identification of 16 sulfamidase gene mutations including the common R74C in patients with mucopolysaccharidosis type ⅢA (Sanfilippo A). Hum Mutat. 10(6):479-485, 2005.
2) Weber B, Guo XH, Wraith JE, Cooper A, Kleijer WJ, Bunge S, Hopwood JJ. Novel mutations in Sanfilippo A syndrome: implications for enzyme function. Hum Mol Genet. 6(9):1573-1579, 1997.
3) Di Natale NP, Balzano N, Esposito S, Villani GR. Identification of molecular defects in Italian Sanfilippo A patients including 13 novel mutations. Hum Mutat. 11(4):313-320, 1998.
4) Montfort M, Vilageliu L, Garcia-Giralt N, Guidi S, Coll MJ, Chabás A, Grinberg D. Mutation 1091delC is highly prevalent in Spanish Sanfilippo syndrome type A patients. Hum Mutat. 12(4):274-279, 1998.
5) Gabrielli O, Coppa GV, Bruni S, Villani GR, Pontarelli G, Di NP. An adult Sanfilippo type A patient with homozygous mutation R206P in the sulfamidase gene. Am J Med Genet A. 15;133A(1):85-89, 2005.
6) Chinen Y, Tohma T, Izumikawa Y, Uehara H, Ohta T. Sanfilippo type B syndrome: five patients with an R565P homozygous mutation in the alpha-N-acetylglucosaminidase gene from the Okinawa islands in Japan. J Hum Genet. 50(7):357-359, 2005.
7) Tanaka A, Kimura M, Hoang TNL, Takaura N, Yamano T. Molecular alalysis of the α-N-acetylglucosaminidase gene in seven Japanese patients from six unrelated families with mucopolysaccharidosis ⅢB (Sanfilippo type B), including two novel mutations. J Hum Genet. 47(9):484-487, 2002.
8) Yogalingam G, Hopwood JJ. Molecular genetics of mucopolysaccharidosis type ⅢA and ⅢB: Diagnostic, clinical, and biological implications. Hum Mutat. 18(4):264-281, 2001.
9) Ruijter GJ, Valstar MJ, van de Kamp JM, van der Helm RM, Durand S, van Diggelen OP, Wevers RA, Poorthuis BJ, Pshezhetsky AV, Wijburg FA. Clinical and genetic spectrum of Sanfilippo type C (MPS ⅢC) disease in The Netherlands. Mol Genet Metab. 93(2):104-111, 2008.

6-4 2 ムコ多糖症ⅢC型の酵素と酵素欠損、遺伝子異常の機構、遺伝子座位

折居 建治

酵素と酵素欠損

ムコ多糖症ⅢC型（MPS ⅢC, MIM#252930）については、臨床所見と尿中ヘパラン硫酸（「7-3-2 ムコ多糖症ⅢC型」参照）の増加からムコ多糖症Ⅲ型（Sanfilippo症候群）と診断されていた患者の中に、heparan N-sulfataseおよびα-N-acetylglucosaminidase活性の正常な症例が報告され[1]、さらに、1978年Kleinらが、この型ではⅢA、ⅢBとは異なり、acetyl-CoA:α-glucosaminide acetyl-transferaseが欠損していることを証明し、ムコ多糖症ⅢC型を新たに明らかにした[2]。この酵素はライソゾーム膜にあるheparan sulfate acetyl-CoA: α -glucosaminide N-aceryltransferase（HGSNAT, EC2.3.1.78）で、ライソゾーム内にあるヘパリンまたはヘパラン硫酸のαグルコサミン残基をアセチル化し、それが膜のα-N-acetylglucosaminidaseの基質となる[3]。この酵素は120kDの2量体を形成しているため精製が難しいといわれている[4]。酵素のアセチル化とアセチル化された群をグルコサミンに転移する2つからなっている。反応はライソゾーム内でのみ行われるが、サイトゾルに存在するacetyl-CoAを補因子として必要とするため反応がどのように行われているかについては不明な点が多い。

遺伝子の同定と変異解析、遺伝子座位

稀な、常染色体劣性遺伝疾患であるが、家系解析から、2006年には、Transmembrane protein 76遺伝子（TMEM76）が責任遺伝子と報告され、現在ではheparan-α-glucosaminide N-acetyltransferase（*HGSNAT*）と呼ばれている[5,6]。遺伝子座位は2004年に染色体8p11.1にあると報告された（**図1**）。73kDaの蛋白質で635アミノ酸からなり、11の膜貫通ドメインをもっている（**図2**）[7,8,9]。変異解析では、今までに43個の変異が、オランダをはじめとするヨーロッパから報告されているが日本からの報告はまだない（**図2**）[5,6,10]。

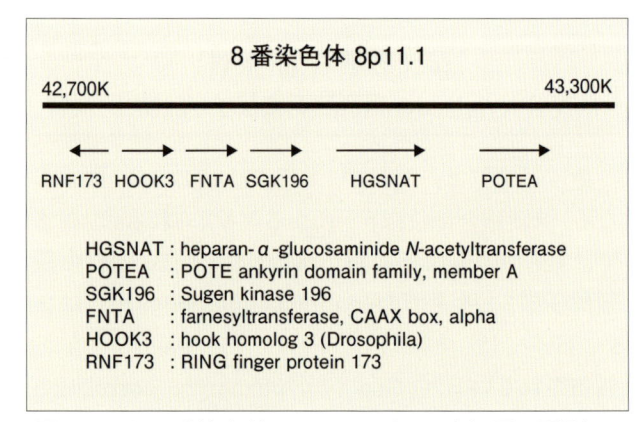

```
            8番染色体 8p11.1
42,700K                                    43,300K

  ←      →      →    →          →        →
RNF173  HOOK3  FNTA  SGK196     HGSNAT    POTEA

HGSNAT : heparan- α -glucosaminide N-acetyltransferase
POTEA  : POTE ankyrin domain family, member A
SGK196 : Sugen kinase 196
FNTA   : farnesyltransferase, CAAX box, alpha
HOOK3  : hook homolog 3 (Drosophila)
RNF173 : RING finger protein 173
```

図1　ヒト8番染色体 8p11.1 周辺の遺伝子の配列

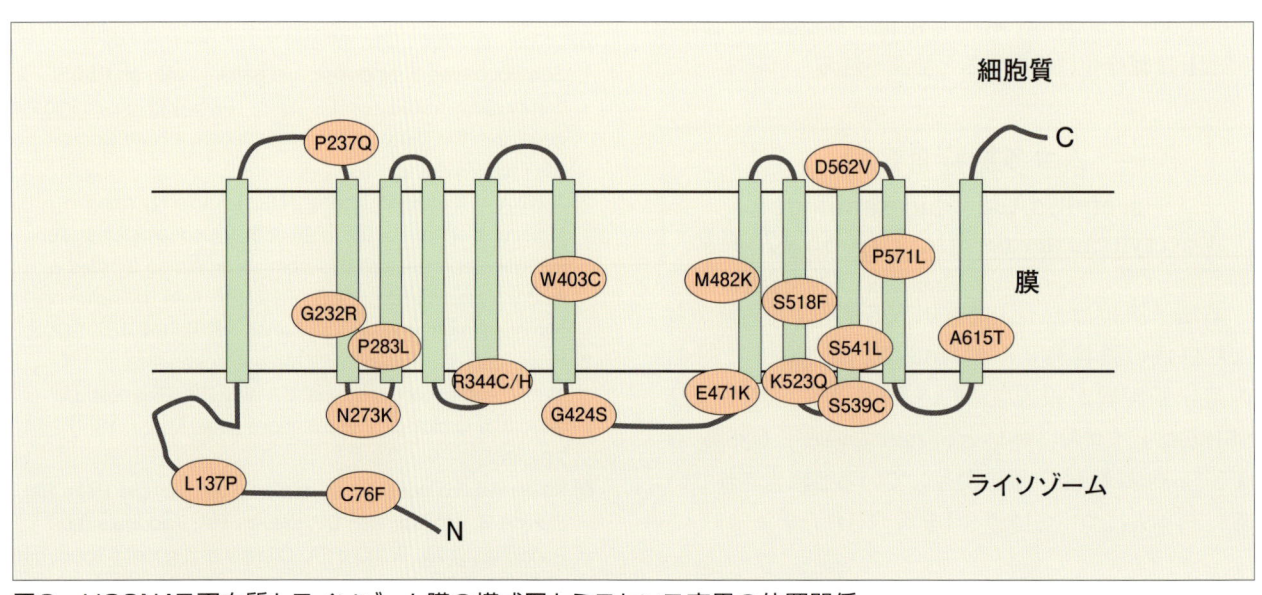

図2　HGSNAT蛋白質とライソゾーム膜の模式図とミスセンス変異の位置関係
Ruijter GJG et al. Mol Genet Metab 93（2008）より改変

2008年には8個のframeshift変異、10個のスプライス部位の変異、19個のミスセンス変異、6個のナンセンス変異がオランダより報告され、p.R344Cとp.S518Fの2つのミスセンス変異がオランダ人に多くみられている[9]。その他、R344C変異は、ドイツ、イギリス、シンガポールからの家系から報告されている。また、R344H変異は、ポーランド、チェコ、フィンランドから報告されている[11]。ポルトガルからは、1塩基挿入のc.525dupT（V176fsX16）と、スプライス異常をおこすc.372-2 A→G（p.R124SfsX26）の2種類が報告された[12]。1つ目のc.525dupTはポルトガル人に多いと考えられる。p.G262Rとp.S539C変異はおそらく軽症例と関連があるといわれている[9]。

ミスセンス変異をもつ大多数のMPS ⅢC型の患者は、ナンセンス変異やスプライス異常をもちHGSNAT蛋白質が検出されない患者と同じくらいに重症であることが知られており、その機序については不明であったが、2009年にFeldhammerらは蛋白のミスフォールディングがその原因であることを示した[11]。21種類のミスセンス変異をヒト線維芽細胞とCOS7細胞に発現させ、蛋白質の3次元構造、局在、酵素活性について検討され、21種類のうち17種類で3次元構造に異常がおこり蛋白が小胞体にとどまりライソゾームに移動できないことによって酵素活性が低下することが報告された[11]。

文献一覧

1) Kresse H, & von Figura K. Protides Biol Fluids Proc 22nd Colloq Bruges pp263-267, 1975.
2) Klein U, Kresse H, von Figura K. Sanfilippo syndrome type C: deficiency of acetyl-CoA: α-glucosaminide N-acetyl-transferase in skin fibroblasts. Proc Natl Acad Sci USA 75: 5185-5189, 1978.
3) Bame K, Rome JH. Genetic evidence for transmembrane acetylation by lysosomes. Science 233: 1087-1089, 1986.
4) Ausseil J, Landry K, Seyrantepe V, Trudel S, Mazur A, Lapointe F, Pshezhetsky AV. An acetylated 120kDa lysosomal transmembrane protein is absent from mucopolysaccharidosis ⅢC fibroblasts: a candidate molecule for MPS ⅢC. Mol. Genet. Metab. 87(1): 22-31, 2006.
5) HreBicek M, Mrazora L, Seyrantepe V, Durand S, Roslin NM, Noskova L, Hartmannova H, Ivanek R, Cizkova A, Poupetova H, Sikora J, Urinovska J, Stranecky V, Zeman J, Lepage P, Roquis D, Verner A, Ausseil J, Beesley CE, Maire I, Poothuis BJHM, van de Kamp J, van Diggelen OP, Wevers RA, Hudson TJ, Fujiwara TM, Majewski J, Morgan K, Kmoch S, Pshezhetsky AV. Mutations in TMEM76 cause Mucopolysaccharidosis ⅢC (Sanfilippo C syndrome). Am J Hum Genet. 79: 807-819, 2006.
6) Fan X, Zhang H, Zhang S, Bagshaw RD, Tropak MB, Callahan JW, mahuran DJ. Identification of the Gene Encoding the Enzyme deficient in Mucopolysaccharidosis ⅢC (Sanfilippo disease type C). Am J Hum Genet. 79: 738-744, 2006.
7) Ausseil J, Loredo-Osti JC, Verner A, Darmond-Zwaig C, Maire I, Poorthuis B, van Diggelen OP, Hudson TJ, Fujiwara TM, Morgan K, Pshezhetsky AV. Localisation of a gene for mucopolysaccharidosis ⅢC to the pericentric region of chromosome 8. J Med Genet. 41: 941-944, 2004.
8) Seyrantepe V, Tihy F, Pshezhetsky AV. The microcell-mediated transfer of human chromosome 8 restores the deficient N-acetyltransferase activity in skin fibroblasts of mucopolysaccharidosis type ⅢC patients. Hum Gent. 120(2): 293-296, 2006.
9) Ruijter GJG, Valstar MJ, van de Kamp JM, van der Helm RM, Durand S, van Diggelen OP, Wevers RA, Poorthuis BJ, Pshezhetsky AV, Wijburg FA. Clinical and genetic spectrum of Sanfilippo type C(MPS ⅢC) disease in the Netherlands. Mol Genet and Metab. 93: 104-111, 2008.
10) Fedele AO, Filocamo M, Rocco MD, Sersale G, Lubke T, di Natale P, Cosma MP, Ballabio A. Mutational analysis of the HGSNAT gene in Italian patients with mucopolysaccharidosis ⅢC (Sanfilippo C syndrome). Hum Mutat 28: 523, 2007.
11) Feldhammer M, Durand S, Pshezhtsky AV. Protein misfolding as an underlying molecular defect in mucopolysaccharidosis Ⅲ type C. PLoS ONE 4(10): e7434, 2009.
12) Coutinho MF, Lacerda L, Prata MJ, Ribeiro H, Lopes L, Ferreira C, Alves S. Molecular characterization of Portuguese patients with mucopolysaccharidosis ⅢC: two novel mutations in the HGSNAT gene. Clin Genet. 74: 194-195, 2008.

6-5 1 ムコ多糖症ⅣA型の酵素と酵素欠損、分解酵素の活性低下の機構

増江 道哉

はじめに

　ムコ多糖症ⅣA型は、臨床的にモルキオ病と呼ばれ、ケラタン硫酸やコンドロイチン硫酸を分解する酵素である N-acetylgalactosamine 6-sulfate sulfatase（GALNS）の遺伝子異常症である。GALNSはGalactose 6-sulfate sulfataseの酵素活性も持っていると推定されていたが、著者らは酵素精製を通してこの酵素が両活性を持つことを証明し、酵素の性質を解析した。次に、精製した酵素から抗体を作製し、患者にこの酵素が欠損していることを証明した。さらに、著者らのグループは酵素抗体からcDNAクローニング、ゲノム遺伝子解析、酵素タンパク質の立体構造解析を行い、酵素タンパクの遺伝子変異と臨床表現型との関連性を明らかにした。以下にGALNSの酵素と酵素欠損についての解析結果を述べる。

酵素精製による酵素解析[1]

　ヒト胎盤より1）酵素抽出2）硫安沈殿3）コンカナバリンAセファロースクロマトグラフィ4）DEAEセルロースクロマトグラフィ5）ウルトロゲルAcA34分子ふるい6）MonoPクロマトフォーカシング7）MonoQクロマトグラフィの7ステップでGALNSを精製した。胎盤を出発材料にしたのは、臓器の入手がしやすいためである。GALNSは生体内に微量にしか存在せず、繰り返し酵素精製しなくてはならないため、胎盤を選んだ。著者はこの研究のため胎盤1kgからの酵素精製を70回以上行った。7ステップを通して約3万倍の精製を行ったが、この間にGALNSとGalactose 6-sulfate sulfataseの活性比はほぼ一定であったことより、本酵素は両活性を持っていることが強く示唆された。

　分子ふるいクロマトグラフィにより推定した分子量は120kDaであった。SDS-PAGEでは還元状態で40kDaと15kDa、非還元状態で60kDaのバンドからなっていた（図1）。40kDaと15kDaのバンドは、1:1で存在していた。これらの結果より、本酵素はジスルフィド結合でつながった40kDaと15kDaのサブユニット2つづつからなるヘテロ4量体であることがわかった。

　精製酵素の基質特異性は、GALNSとGalactose 6-sulfate sulfataseの酵素活性のみを示し、その他のsulfatase活性やⅣ型を除くⅠ～Ⅶ型のムコ多糖症欠損酵素活性も示さなかったことより、純粋なGALNS酵素であると考えた（表1）。

抗体作成による酵素解析[1]

　精製酵素を抗原として、ウサギに免疫して抗体を作成した。実際はマウスの免疫、モルモットの免疫、モノクロナール抗体の作成なども試みたが、最も良い抗体はウサギから作成できた。作成した抗体は、精製GALNSの活性滴定でGALNSとGalactose 6-sulfate sulfataseの上清活性を完全に沈降させた（図2）。このことより、本酵素はGALNSとGalactose 6-sulfate sulfataseの活性を有していることが明らかとなった。

　さらに、この抗体を使って行ったcell free translation実験から、本酵素の前駆体分子量は60kDaであった。つまり、60kDaの前駆体がプロセッシングされて40kDaと15kDaのサブユニットになること

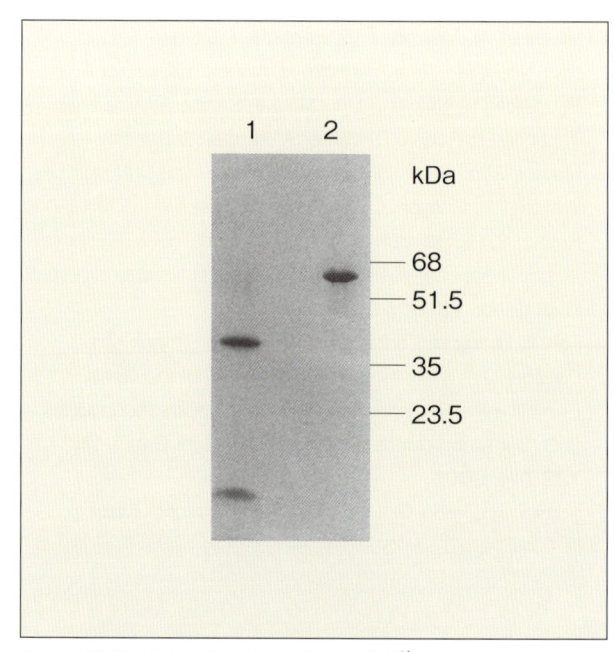

図1　精製GALNSのSDS-PAGE[1]
ヒト胎盤からの精製GALNSは、還元状態で40kDaと15kDa（1）、非還元状態で60kDa（2）のバンドからなっている。

がわかった。

正常人の胎盤、肝臓、培養皮膚線維芽細胞、ムコ多糖症ⅣA型の培養皮膚線維芽細胞の各抽出液のSDS-PAGEを行いイムノブロット解析を行った。正常組織（胎盤、肝臓、培養皮膚線維芽細胞）では40kDaと15kDaの交差反応物質が存在したが、ムコ多糖症ⅣA型の培養皮膚線維芽細胞では交差反応物質を認めなかったことより、40kDaと15kDaのサブユニットはムコ多糖症ⅣA型の欠損酵素（GALNS）であると考えられた（**図3**）。ムコ多糖症ⅣA型には軽症型から重症型まであり、各症例をイムノブロット解析したが、酵素が微量であることと、抗体感度の限界のため公表できる結果は得られなかった。

しかし、この抗体からcDNAクローニングをすることが出来たので[2]、遺伝子解析を通して患者の変異を解析した。

立体構造モデルによる酵素解析

遺伝子変異は、タンパク質の機能発現に影響を与え、変異酵素の機能異常の原因になる。筆者らのグループはムコ多糖症ⅣA型のGALNS遺伝子変異を約100種類同定したが、その内の約80％は点変異であった。

われわれのグループの祐川らは、GALNS遺伝子からアミノ酸配列を決定し、酵素たんぱく質の立体構造

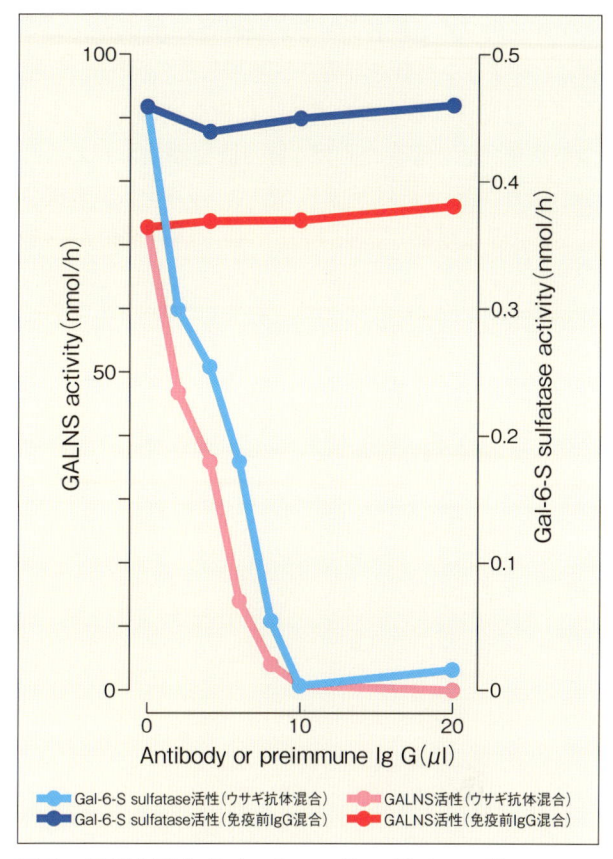

図2　GALNSとGalactose 6-sulfate sulfataseの活性滴定[1]

GALNS抗体は、精製GALNSの活性滴定でGALNSとGalactose 6-sulfate sulfataseの上清活性を完全に沈降させ、本酵素はGALNSとGalactose 6-sulfate sulfataseの両活性を有していることが明らかとなった。

表1　ヒト胎盤抽出液および精製GALNSの酵素活性[1]

Enzyme	Crude[a] （nmol/h/mg）	Purified[b] （nmol/h/mg）
Iduronate-2-sulfatase	7.6	<0.5
N-Acetylglucosamine-6-sulfate sulfatase	2.0	<0.05
Arylsulfatase A	137	<10
Arylsulfatase B	101	<10
α-L-Iduronidase	1.5	<1
α-N-Acetylglucosaminidase	3.1	<0.05
β-Galactosidase	22	<1
β-Glucuronidase	30	<1
Galactose-6-sulfate sulfatase	<0.05	1,100
N-Acetylgalactosamine-6-sulfate sulfatase	3.8	127,640

[a]Crude extract obtained after *Purification Step 1*. [b]Purified enzyme obtained after *Purification Step 7*.

精製酵素の基質特異性は、GALNSとGalactose 6-sulfate sulfataseの酵素活性のみを示し、その他のsulfatase活性やⅣ型を除くⅠ～Ⅶ型のムコ多糖症欠損酵素活性も示さなかった。

モデルを作成し、患者のアミノ酸置換が酵素たんぱく質にどのような影響を与えるか解析した。その結果、重症患者に見られる変異を構造上に置くと、少なくとも三つの機構により酵素たんぱく質の機能が失われることが示唆された。1群は疎水性コアやパッキングが破壊される、2群は塩橋が消失する、3群は活性部位が影響される。一方、軽症型にみられる変異では酵素タンパク質表面のアミノ酸置換が多く確認された。つまり、重症変異は酵素たんぱく質の安定性に大きな影響をもたらすか、活性部位の変化により酵素反応に障害をもたらすが、軽症型変異は構造維持と機能発現に与える影響がより小さい部位の変異であった[3]。

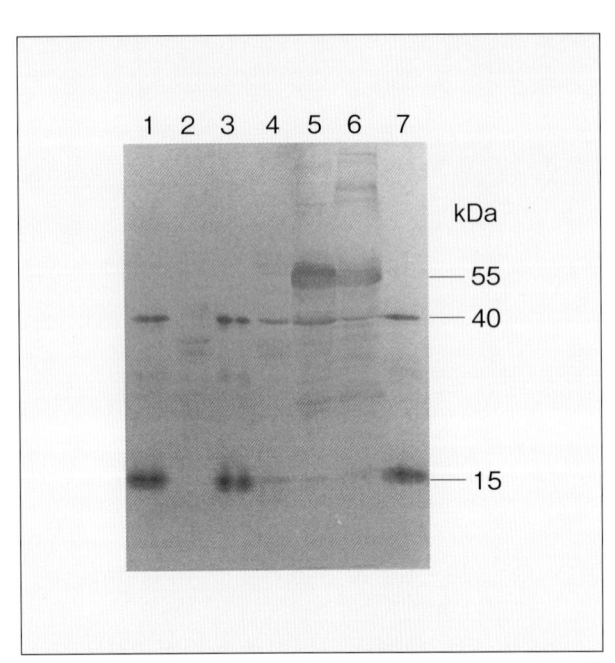

図3 正常人とムコ多糖症ⅣA型患者のイムノブロット[1]
正常組織では40kDaと15kDaの交差反応物質が存在したが、ムコ多糖症ⅣA型の培養皮膚線維芽細胞では交差反応物質を認めなかった。
1・3・7：精製GALNS
2：ムコ多糖症ⅣA型患者線維芽細胞
4：正常線維芽細胞
5：正常肝臓
6：正常胎盤

文献一覧

1) Masue M, Sukegawa K, Orii T, Hashimoto T. N-Acetylgalactosamine-6-Sulfate Sulfatase in Human Placenta: Purification and Characteristics. Journal of Biochemistry 110 : 965-970, 1991.

2) Tomatsu S, Fukuda S, Masue M, Sukegawa K, Fukao T, Yamagishi A, Hori T, Iwata H, Ogawa T, Nakashima Y, Hanyu Y, Hashimoto T, Titani K, Oyama R, Suzuki M, Yagi K, Hayashi Y, Orii T. Morquio Disease: Isolation, Characterization and Expression of Full-length cDNA for Human N-Acetylgalactosamine-6-Sulfate Sulfatase. BIOCHEMICAL AND BIOPHYSICAL RESEARCH COMMUNICATIONS 181(2) : 677-683, 1991.

3) Sukegawa K, Nakamura H, Kato Z, Tomatsu S, Montano A, Fukao T, Toietta G, Tortora P, Orii T, Kondo N. Biochemical and structural analysis of missense mutations in N-acetylgalactosamine-6-sulfate sulfatase causing mucopolysaccharidosis ⅣA phenotypes. Hum Mol Genet 9 : 1283-1290, 2000.

6-5 2 ムコ多糖症IVA型の遺伝子と遺伝子異常

福田 誠司、戸松 俊治

はじめに

ムコ多糖症IVA型の原因遺伝子cDNAとゲノム遺伝子は、それぞれ1991年と1994年に筆者らのグループによりクローニングされた[1,2]。その後、患者の遺伝子変異の同定が次々となされ、非常に多彩な遺伝子変異により本疾患が発症することが明らかとなった。

ムコ多糖症IVA型の原因遺伝子

本症の原因遺伝子はN-acetylgalactosamine-6-sulfate sulfatase (GALNS) であり、全長約2.3KbのcDNAの内、約1.6Kbのopen reading frameは522個のアミノ酸をコードする。ゲノム遺伝子は約50Kbにおよび14個のエクソンを有する[1,2]。

ムコ多糖症IVA型の遺伝子変異

本症は重症型から軽症型までが存在し、遺伝子変異の相違が臨床症状の程度を決定すると予測されていた。本症における日本人症例の重症型、中間型と軽症型に関連するいくつかの原因遺伝子変異が、筆者らにより初めて報告された[3]。

重症型の遺伝子変異

最初に変異が報告された重症型は31歳女性で、両親はいとこ婚である。症例は古典的なモルキオ病の症状を呈し、GALNS残存活性並びに蛋白は検出されなかった。RT-PCRを用いた解析によりフレームシフトを生ずる1343と1344番目の2塩基欠失を両アレルに認めた (1342delCA)。母親は本遺伝子変異の保因者であることがPCRを用いた家系解析により明らかとなった。また、この変異はGALNS活性を全く有さず、重症型と関連する変異であると考えられた[3]。

軽症型の遺伝子変異

最初に変異が報告された日本人軽症型例は、25歳と29歳の兄弟であり、両親はいとこ同士である。本患者らは遅発型であり、症状は非常に軽微でGALNS残存活性が認められた。また、60kDaのGALNS前駆体蛋白質が認められた。cDNA解析により204番目のアスパラギンをリジンに置換する一塩基変異が両アレルに同定された (N204K)。N204K変異はGALNS cDNA上2箇所存在する糖鎖修飾部位を破壊するため、マンノース6リン酸を介した前駆体蛋白質のゴルジ体からライソゾームへの輸送に障害を生ずると予想された。また、本変異は約1%の残存活性を有し、軽症型と関連すると考えられた。更に、家系解析により患者である弟も同様の変異をホモで有し、両親は保因者であることが明らかとなった[3]。

中間型の遺伝子変異

本例は16歳男子で、残存活性は1%以下であったが、中間型の表現型を呈していた。cDNA解析により、軽症型に認められたN204K変異と、94番目のアルギニンをグリシンに置換する一塩基変異 (R94G) がヘテロで認められた。R94GによるGALNS活性は正常の1%以下であった。また、家系解析では、母親がN204K変異の保因者、父親がR94G変異の保因者であった。本例では、軽症型と関連するN204K変異とR94G変異の組み合わせにより臨床的に中間型に至ったと推測される[4]。

その他の日本人患者遺伝子変異

この他数種類の遺伝子変異が日本人患者において同定された。これらは一塩基変異、スプライス部位異常、遺伝子欠失などが含まれる。このうち3人の重症型患者と1人の中間型患者に共通するGALNS遺伝子の2箇所の部分欠失が、5アレルで発見された (症例8-11)[5]。また、別の重症型患者では隣接するAPRT遺伝子とGALNS遺伝子の全欠失がヘテロで認められた (症例7)[6]。日本人患者の遺伝子変異と臨床型を**表1**に示す。

これまでに同定された患者遺伝子変異

さまざまな分子技術により、250名の患者によるグループの400変異対立遺伝子に、本疾患の表現型に多様性をもたらす遺伝子変異が未報告例も含めて170以上確認されている。変異は遺伝子全長に沿って分布しており、すべてのタイプの変異が認められている。すなわち、ミスセンス変異が全体の70％、ナンセンス変異が4％、スプライス部位変異が8％、小欠損が14％、そしてその他が4％を占めた。従って、GALNS変異の中ではミスセンス変異が最も多い。1つの欠損を除き、7つ以上の変異対立遺伝子に最も高頻度に見られる10変異は、単一ヌクレオチドの変化により表されている。これらは、すでに明らかにされた遺伝子変異全体の35％を占める。16の遺伝子変異が6、5、4変異対立遺伝子から成り、すべての遺伝子変異の19％を占める。残る46％の遺伝子変異が人口全体で3倍未満に認められ、GALNS変異の明らかな分子不均一性が示唆されている。最も高頻度に見られるCpGジヌクレオチドにおけるc.1156C>T transitional mutation（p.R386C）がさまざまな民族グループの患者の9％に認められた[6,9,10-13]。同系の遺伝子変異をもつ9名の患者全員が、類似する臨床兆候と症状を伴う重症型のMPS IVA型を発症した。

遺伝子変異p.I113Fおよびp.T312Sは英国／アイルランド人に特異的な変異であり、英国／アイルランド全体の変異のそれぞれ18％および14％を占めていることから、非常に注目されている[14,15]。これら2つの創始者変異は、北アイルランドにおけるMPS IVA型の発生率が他の民族と比較して3～6倍高いことに関連している。この p.I113F変異は重症表現型を決定し、一方、p.T312S変異は軽症表現型を決定する。すなわち、一部の遺伝子変異は明らかに特定の臨床表現型と相関している。

表1　日本人患者の遺伝子変異と臨床型

	表現型	遺伝子型	性別	診断年齢	血族結婚	文献
1	重症型	IVS1nt-2/ IVS1nt-2	F	4歳	あり	(7)
2	重症型	IVS1nt-2/ IVS1nt-2	M	1歳	あり	(7)
3	重症型	1342delCA/1342delCA	F	20歳	あり	(3)
4	重症型	1342delCA/D344N	M	12歳	なし	(4)
5	重症型	M343R/F346L	F	36歳	なし	(4)
6	重症型	E450/?	M	3歳	なし	(4)
7	重症型	M318R/?	M	1歳	なし	(4)
8	重症型	R386C/large deletion	M	4歳	なし	(6)
9	重症型	Q148X/double deletion	M	4歳	なし	(5, 8)
10	重症型	P151S/double deletion	M	3歳	なし	(5, 8)
11	重症型	double deletion/double deletion	M	5歳	なし	(5)
12	中間型	V138A/double deletion	M	6歳	なし	(5, 8)
13	中間型	N204K/R94G	M	16歳	なし	(4)
14	軽症型	N204K/N204K	M	25歳	あり	(3)
15	軽症型	N204K/N204K	M	29歳	あり	(3)

文献一覧

1) Tomatsu S, Fukuda S, Masue M, Sukegawa K, Fukao T, Yamagishi A, Hori T, Iwata H, Ogawa T, Nakashima Y, et al. Morquio disease: isolation, characterization and expression of full-length cDNA for human N-acetylgalactosamine-6-sulfate sulfatase. Biochem Biophys Res Commun. 181 (2): 677-83, 1991.

2) Nakashima Y, Tomatsu S, Hori T, Fukuda S, Sukegawa K, Kondo N, Suzuki Y, Shimozawa N, Orii T. Mucopolysaccharidosis IV A: molecular cloning of the human N-acetylgalactosamine-6-sulfatase gene (GALNS) and analysis of the 5'-flanking region. Genomics. 20(1): 99-104, 1994.

3) Fukuda S, Tomatsu S, Masue M, Sukegawa K, Iwata H, Ogawa T, Nakashima Y, Hori T, Yamagishi A, Hanyu Y, et al. Mucopolysaccharidosis type IVA. N-acetylgalactosamine-6-sulfate sulfatase exonic point mutations in classical Morquio and mild cases. J Clin Invest. 90(3): 1049-53, 1992.

4) Ogawa T, Tomatsu S, Fukuda S, Yamagishi A, Rezvi GM, Sukegawa K, Kondo N, Suzuki Y, Shimozawa N, Orii T. Mucopolysaccharidosis IVA: screening and identification of mutations of the N-acetylgalactosamine-6-sulfate sulfatase gene. Hum Mol Genet. 4(3): 341-9, 1995.

5) Hori T, Tomatsu S, Nakashima Y, Uchiyama A, Fukuda S, Sukegawa K, Shimozawa N, Suzuki Y, Kondo N, Horiuchi T, et al. Mucopolysaccharidosis type IVA: common double deletion in the N-acetylgalactosamine-6-sulfatase gene (GALNS). Genomics. 26(3): 535-42, 1995.

6) Fukuda S, Tomatsu S, Masuno M, Ogawa T, Yamagishi A, Rezvi GM, Sukegawa K, Shimozawa N, Suzuki Y, Kondo N, Imaizumi K, Kuroki Y, Okabe T, Orii T. Mucopolysaccharidosis IVA: submicroscopic deletion of 16q24.3 and a novel R386C mutation of N-acetylgalactosamine-6-sulfate sulfatase gene in a classical Morquio disease. Hum Mutat. 7(2): 123-34, 1996.

7) Tomatsu S, Fukuda S, Ogawa T, Kato Z, Isogai K, Kondo N, Suzuki Y, Shimozawa N, Sukegawa K, Orii T. A novel splice site mutation in intron 1 of the GALNS gene in a Japanese patient with mucopolysaccharidosis IVA. Hum Mol Genet. 3(8):1427-8, 1994.

8) Tomatsu S, Fukuda S, Yamagishi A, Cooper A, Wraith JF, Hori T, Kato Z, Yamada N, Isogai K, Sukegawa K, Kondo N, Suzuki Y, Shimozawa N, Orii T. Mucopolysaccharidosis IVA: four new exonic mutations in patients with N-acetylgalactosamine-6-sulfate sulfatase deficiency. Am J Hum Genet. 58(5): 950-62, 1996.

9) Bunge S, Kleijer WJ, Tylki-Szymanska A, Steglich C, Beck M, Tomatsu S, Fukuda S, Poortuis BJHM, Czartoryska B, Orii T, Gal A. 1997. Identification of 31 novel mutations in the N-acetylgalactosamine-6-sulfate sulfatase gene reveals excessive allelic heterogeneity among patients with Morquio A syndrome. Hum Mutat 10: 223-232, 1997.

10) Tomatsu S, Dieter T, Schwartz IV, Sarmient P, Giugliani R, Barrera LA, Guelbert N, Kremer R, Repetto GM, Gutierrez MA, Nishioka T, Serrato OP, Montano AM, Yamaguchi S, Noguchi A. Identification of a common mutation in mucopolysaccharidosis IVA: correlation among genotype, phenotype, and keratan sulfate. J Hum Genet. 49(9): 490-494, 2004.

11) Tomatsu S, Filocamo M, Orii KO, Sly WS, Gutierrez MA, Nishioka T, Serrato OP, Di Natale P, Montano AM, Yamaguchi S, Kondo N, Orii T, Noguchi A. Mucopolysaccharidosis IVA (Morquio A): identification of novel common mutations in the N-acetylgalactosamine-6-sulfate sulfatase (GALNS) gene in Italian patients. Hum Mutat. 24(2): 187-8, 2004.

12) Terzioglu M, Tokatli A, Coskun T, Emre S. Molecular analysis of Turkish mucopolysaccharidosis IVA (Morquio A) patients: identification of novel mutations in the N-acetylgalactosamine-6-sulfate sulfatase (GALNS) gene. Hum Mutat. 20(6): 477-8, 2002.

13) Tomatsu S, Montano AM, Nishioka T, Gutierrez MA, Pena OM, Tranda Firescu GG, Lopez P, Yamaguchi S, Noguchi A, Orii T. Mutation and polymorphism spectrum of the GALNS gene in mucopolysaccharidosis IVA (Morquio A). Hum Mutat. 26(6): 500-12, 2005.

14) Tomatsu S, Fukuda S, Cooper A, Wraith JE, Rezvi GM, Yamagishi A, Yamada N, Kato Z, Isogai K, Sukegawa K, et al.Mucopolysaccharidosis IVA: identification of a common missense mutation I113F in the N-Acetylgalactosamine-6-sulfate sulfatase gene. Am J Hum Genet. 57(3): 556-63, 1995.

15) Yamada N, Fukuda S, Tomatsu S, Muller V, Hopwood JJ, Nelson J, Kato Z, Yamagishi A, Sukegawa K, Kondo N, Orii T. Molecular heterogeneity in mucopolysaccharidosis IV A in Australia and Northern Ireland: nine novel mutations including T312S, a common allele that confers a mild phenotype.Hum Mutat. 11(3): 202-8, 1998.

6-5 3 ムコ多糖症ⅣA型の遺伝子座位

升野 光雄

病型：ⅣA型
欠損酵素：*N*-acetylgalactosamine 6-sulfatase
遺伝子：*GALNS*
遺伝子座位：16q24.3（UCSC Genome Browser, Assembly 2006）

遺伝子マッピングの解析方法：
1．蛍光 *in situ* ハイブリダイゼーション（FISH）
使用プローブ: genomic DNA（6.0 kb, 6.3 kb, 8.0 kb）
遺伝子座位：16q24[1]

使用プローブ: full-length cDNA（2.3 kb）
遺伝子座位：16q24.3[2]

2．染色体異常細胞
培養皮膚線維芽細胞酵素活性測定
遺伝子座位：16q22.1→qter[1]

3．体細胞雑種パネル（Somatic cell hybrid panel）
PCR増幅
遺伝子座位：16q24.2→q24.3[2]

文献一覧

1) Masuno M, Tomatsu S, Nakashima Y, Hori T, Fukuda S, Masue M, Sukegawa K, Orii T. Mucopolysaccharidosis IV A: assignment of the human *N*-acetylgalactosamine-6-sulfate sulfatase (GALNS) gene to chromosome 16q24. Genomics 16(3):777-778, 1993.
2) Baker E, Guo XH, Orsborn AM, Sutherland GR, Callen DF, Hopwood JJ, Morris CP. The Morquio A syndrome (mucopolysaccharidosis IVA) gene maps to 16q24.3. Am J Hum Genet 52(1):96-98, 1993.

UCSC Genome Browser (http://genome.ucsc.edu/cgi-bin/hgTracks?org=human)

6-6 ムコ多糖症ⅣB型の酵素と酵素欠損、遺伝子異常の機構、遺伝子座位

鈴木 義之

酵素欠損

ライソゾームに存在する2種類のβ-ガラクトース結合加水分解酵素のうち、G_{M1}その他の脳に存在する脂質を基質とする酵素、β-ガラクトシダーゼ（EC 3.2.1.23）の欠損症である[1]。その遺伝子は3番染色体3p21.33に座位を持つ。ガングリオシドG_{M1}およびそのアシアロ体G_{A1}、ラクトシルセラミド、アシアロフェツイン、ガラクトース含有オリゴ糖、ケラタン硫酸などを分解する。この酵素遺伝子の異なった変異により、G_{M1}-ガングリオシドーシスという骨病変を伴う中枢神経疾患と、全身の骨系統疾患であるモルキオ病B型という2種の異なった表現型となる。

β-ガラクトシダーゼは成熟赤血球以外のすべての有核細胞に存在し、活性を発現する。84-85 kDaの前駆体から64 kDaの成熟体となり、もうひとつの機能蛋白質、カテプシンA（保護蛋白質）の存在下に、高分子複合体を形成して酵素活性を発現する。カテプシンAが存在しないと、β-ガラクトシダーゼC末端が異常にトリミング（ペプチド分解）を受け、活性を失う。つまりカテプシンAの変異が起こるとβ-ガラクトシダーゼの活性発現も阻害され、G_{M1}-ガングリオシドーシスに似た臨床像を示すガラクトシアリドーシスという病気となる。

モルキオ病B型における変異β-ガラクトシダーゼの分子病態の詳細はよくわかっていない。特定の変異により、特に基質ケラタン硫酸の認識が障害され、分解能が低下するという予備データの報告がある。患者の細胞体液では、合成基質を用いたβ-ガラクトシダーゼ活性が低い。他のライソゾーム酵素の活性は正常か亢進する。

臨床検体を用いたβ-ガラクトシダーゼ活性測定は広く行われている。血清中の活性測定も可能であるが、血液凝固後の血清分離までの時間によりデータが変動するので注意が必要である。血漿中の酵素活性は診断に有用である。臨床材料として、末梢血白血球、皮膚由来培養線維芽細胞、その他の臓器組織（生検、剖検）が診断確定に用いられる。尿にも酵素蛋白質が排泄されるので、活性測定が可能である。

酵素活性測定には合成基質が一般に用いられる。パラニトロフェノール誘導体による可視光比色（p-nitrophenyl β-galactopyranoside）またはウンベリフェロン誘導体による蛍光比色（4-methylumbelliferyl β-galactopyranoside）がよく用いられる。乳児型あるいは若年型G_{M1}-ガングリオシドーシスでは酵素活性は著しく低く、検出感度限界に近いが、モルキオ病では、合成基質を用いた測定での残余活性が比較的高い。一般に発症年齢と残余活性の間には正の相関がある。

酵素遺伝子

ヒトβ-ガラクトシダーゼ遺伝子（GBL1）は3番染色体3p21.33にあり、677アミノ酸をコードする。23のシグナル配列、7か所に糖鎖のアスパラギン結合部位がある。遺伝子は60kbのサイズで、16のエクソンを持つ。交代性スプライシングにより、β-ガラクトシダーゼ（GLB1）と酵素触媒能のないエラスチン結合蛋白質（EBP）を発現する。この蛋白質は細胞表面に存在する。

ミスセンス変異、終止コドン変異、重複、挿入、欠失、スプライス異常など、多様な変異が知られている。変異部位と表現型の関係は明らかでないが、大部分は乳児型G_{M1}-ガングリオシドーシスとして発現する。70%はGBL1とEBPともに変異を起こす。EBP変異を伴うと、心筋障害や結合組織の異常を伴う。

特定の病型と変異との関係が明らかにされている例もある。モルキオ病B型については、W273L が白人モルキオ病の共通変異であることが分かっている。我々の最初の報告[1]のみならず、オーストリアからのヨーロッパ人モルキオB患者15例中14例にW273Lを同定したという報告がある[6]。この変異遺伝子の発現蛋白質は保護蛋白質（カテプシンA）とともにライソゾームで複合体を形成し、安定な状態で存在する。しかし酵素触媒能、特にケラタン硫酸のガラクトース加水分解活性の低下のため、骨関節系の代謝異常として発現するようである。この点について最終的な結論は得られていない。

以上の記載の詳細については7-5. ムコ多糖症ⅣB型および文献1を参照されたい。

文献一覧

1) Suzuki Y, Nanba E, Matsuda J, Higaki K, Oshima A. β-Galactosidase deficiency（β-galactosidosis）: G_{M1}-Gangliosidosis and Morquio B Disease. Valle D, Beaudet AL, Vogelstein B, Kinzler KW, Antonarakis SF, Ballabio A（eds）: The Online Metabolic and Molecular Bases of Inherited Disease <http://www.ommbid.com/>, McGraw-Hill, New York, Chap 151, pp 1-101, 2008.

6-7 ムコ多糖症Ⅵ型の酵素と酵素欠損、遺伝子異常の機構、遺伝子座位

田中 あけみ

　遺伝子座位は、5q11-13にある。個々の遺伝子変異の詳細は、Human Gene Mutation Databaseを参照されたい[1]。ここに133個の遺伝子変異が挙げられている。うち、ミスセンス変異／ナンセンス変異が100個、微小欠失が17個、微小挿入が3個で、様々な重症度臨床型が報告されている。ナンセンス変異は10個で、ホモのときには重症型である。ガルスルファーゼの1/2相、3相試験の時に調べられたものでは、ごく少数で遺伝子型と表現型との相関が認められたのみであった[2,3]。遺伝子発現の手法を用いて多くの遺伝子変異について変異の酵素活性に及ぼす影響が調べられた[2,3]。10％の症例で認められるY210C変異は、軽症型に関連しているという報告がある[4]。さらにKarageorsらは、2007年に105例の患者の遺伝子変異を調べ、85種類を明らかにして発表した[5]。うち、62個は新たに発見されたものである。

文献一覧

1) Human Gene Mutation Database. ARSB. Available at: www.hgmd.cf.ac.uk/ac/gene.php?gene_ARSB. Accessed March 25, 2011.
2) Karageorgos L, Harmatz P, Simon J, Pollard A, Clements PR, Brooks DA, Hopwood JJ. Mutational analysis of mucopolysaccharidosis type Ⅵ patients undergoing a trial of enzyme replacement therapy. Hum Mutat. 23(3):229-233, 2004.
3) Karageorgos L, Brooks D, Harmatz P, Ketteridge D, Pollard A, Melville EL, Parkinson-Lawrence E, Clements PR, Hopwood JJ. Mutational analysis of mucopolysaccharidosis type Ⅵ patients undergoing a phase II trial of enzyme replacement therapy. Mol Genet Metab. 90(2):164-170, 2007.
4) Bradford TM, Litjens T, Parkinson EJ, Hopwood JJ, Brooks DA. Mucopolysaccharidosis type Ⅵ (Maroteaux-Lamy syndrome): a Y210C mutation causes either altered protein handling or altered protein function of N-acetylgalactosamine-4-sulfatase at multiple points in the vacuolar network. Biochemistry. 41(15):4962-71, 2002.
5) Karageorgos L, Brooks D, Pollard A, Melville EL, Hein LK, Clements PR, Ketteridge D, Swiedler SJ, Beck M, Giugliani R, Harmatz P, Wraith JE, Guffon N, Leão Teles E, Sá Miranda MC, Hopwood JJ. Mutational analysis of 105 mucopolysaccharidosis type Ⅵ patients. Hum Mutat. 28(9):897-903, 2007.

6-8 1 ムコ多糖症Ⅶ型の酵素と酵素欠損、遺伝子異常の機構

折居 恒治

蓄積物質

ムコ多糖症Ⅶ型が初めて報告されたのはこの本の中にも紹介されているようにSly博士らによる1973年のJ. Pediatr誌[1]においてであり、その記述によれば、尿中ムコ多糖分析では、コンドロイチン-4-硫酸とコンドロイチン-6-硫酸が主に蓄積していたとされている。その後のムコ多糖解析法の進歩によって、ヘパラン硫酸とデルマタン硫酸の蓄積も認められることがわかっている[2]。

酵素の特徴

ヒトβ-グルクロニダーゼ酵素研究の歴史を簡単に述べる。

ムコ多糖にはグルクロン酸が含まれていること、その分解にはβ-グルクロニダーゼが必要であることが以前から知られており、また哺乳類におけるβ-グルクロニダーゼの精製はヒトでの欠損症の発見以前になされていた[3,4]。ヒト欠損症の存在が1973年にSlyらにより報告された後[1]、1978年にBrotらによりヒトβ-グルクロニダーゼ酵素が胎盤より分離精製された[5]。β-グルクロニダーゼ欠損症の解析が進むにつれ、正常と考えられるヒトの中で酵素活性が欠損症との境界付近まで低下したpseudo-deficiencyと呼ばれる状態の存在することが報告された[6]。ヒトβ-グルクロニダーゼ遺伝子は1987年にOshimaらにより明らかにされ[7]、以後遺伝子レベルでのβ-グルクロニダーゼ変異解析が可能となった。Tomatsuらの2009年のHuman Mutation誌での報告によれば、2008年までに49種類の変異が報告されている[8]。Pseudodeficiencyの症例はD152Nのアミノ酸置換を持ち、polymorphismとしてはP649Lのアミノ酸置換もしくはcDNAレベルでの1976TからCへの置換を持つ場合が報告されている[6,9]。

β-グルクロニダーゼはライソソームの酸性ムコ多糖の水解酵素の1つである。この酵素はヘパラン硫酸、デルマタン硫酸、コンドロイチン硫酸からグルクロン酸残基を取り除く活性を有する。酵素は、75kDのサブユニット4つからなるホモ4量体で、前駆体として生合成された後に、C-末端の加水分解を受ける[10]。ヒト酵素の2.6Åの解像度によるX線構造解析[11]（図1参照）によると、このホモ4量体は2面的対称性を持ちプロトマー（構造的サブユニット）がそれぞれ3つの構造的な部位を有している。1つ目はjelly roll barrel（βシート構造が幾つか集まって丸い樽状の立体構造を作る）に似た部位、2つ目が免疫グロブリン定常領域に類似した部位、そして3つ目がトリオースリン酸イソメラーゼ（TIM）barrel（外側にαらせん、内側にβシートを持った樽状の立体構造）といわれる部位である。β-グルクロニダーゼの第179-204残基は、βヘアピン構造を有し、これはカテプシンDのライソソーム標的シグナルに類似している。2つの単量体の会合面に出来る大きな1つの溝が活性中心を形成しており、451番目と540番目のGluおよび504番目のTyrが酵素の触媒反応に重要と考えられている。ミスセンス変異は重症型と軽症型表現型のどちらにも見られ、540番目のGluの変異（E540K）も知られており、表現形としては軽症型変異として知られている。ナンセンス変異もしくはdeletionタイプの変異は重症型変異になるとされている[8]。

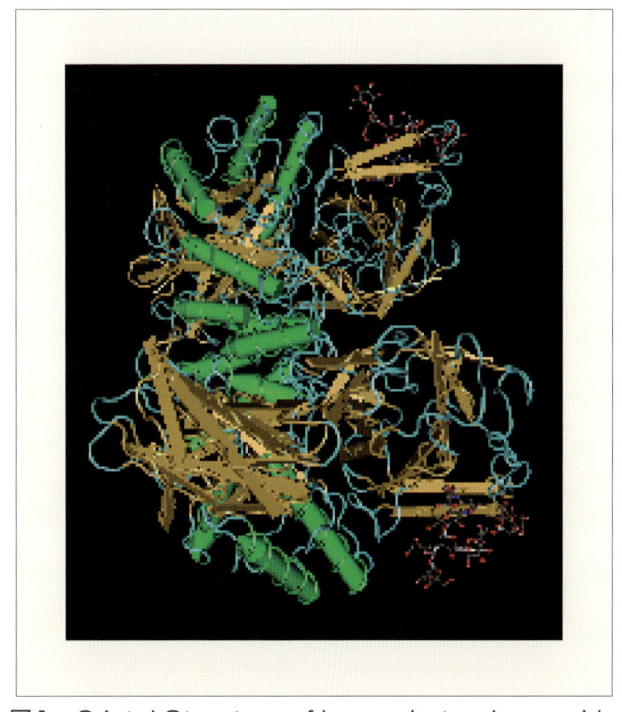

図1 Cristal Structure of human beta-glucuronidase
(Jain S et al. Nat. Struct. Biol. 1996.)

遺伝子異常

　ムコ多糖症Ⅶ型の欠損酵素であるβ-グルクロニダーゼの遺伝子（以下GUSB）はcDNAがOshimaらにより1987年にクローニングされ[7]、ゲノム遺伝子のクローニングは1990年にMillerらにより報告された[12]。1990年Tomatsuらによりムコ多糖症Ⅶ型患者の遺伝子変異が初めて報告された[9,13]。これはムコ多糖症全体でも初の遺伝子変異同定であった。その後GUSBの患者遺伝子解析は飛躍的に進み、2009年のTomatsuらの報告によれば56人の患者から103の変異アレルが同定されている[8]。103の変異アレルのうち、ミスセンス変異78.6%、ナンセンス変異12.6%、欠質5.8%、スプライスサイト変異が2.9%であった。DNAのメチル化はCpGというDNA塩基のCとGが連続した場所に多くみられ、CpGの80%ほどがメチル化されている。ゲノム上でCpGが高密度に存在する場所をCpGアイランド（Island）といい、遺伝子発現の調節、癌、インプリンティング等に関係していると言われている。一般的にCpGアイランドのシトシンはあまりメチル化されておらず、それ以外の部分のCpGはメチル化されている。メチル化されたシトシンはチミン（T）に化学的変化を起こしやすいため、DNAのメチル化部位は遺伝子変異の好発部位になる。GUSBのCpG部位における遺伝子変異は17個が報告されており、これらは、変異アレルの40.8%を占め、またMPSⅦゲノム遺伝子エクソン上の変異の44.7%を占めていた。Hot spotというべき5つの変異（p.L176F, p.R357X, p.P408S, p.P415L, p.A619V）が存在し、44/103変異アレルを占めていた。遺伝子型と表現型の相関については、一部を除けば重症型、軽症型に分けられることが分かる（**図2**参照）。健常者の中にβ-グルクロニダーゼ活性の極めて低い例のあることが分かっており、臨床症状がないことからpseudodeficiencyと呼ばれている。pseudodeficiency alleleとしてp.D152Nが知られている[14]。

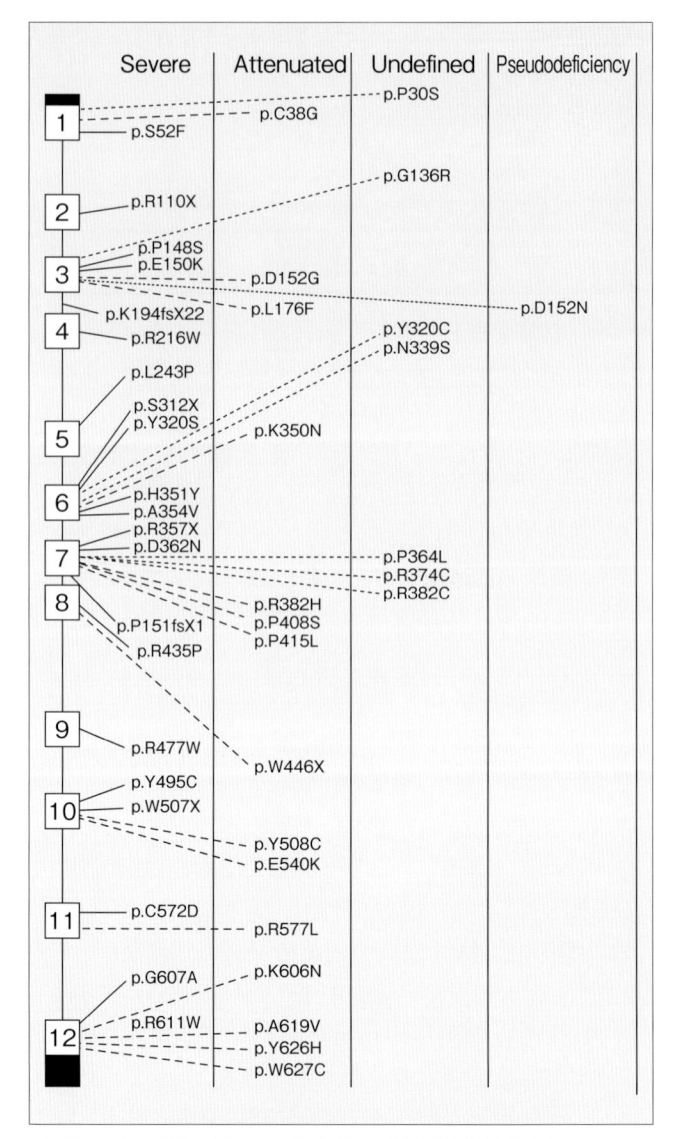

図2　ムコ多糖症Ⅶ型の遺伝子と表現型の相関
左の番号のついた四角はGUSBゲノム遺伝子の各エクソンを示す。Severe: 重症型、attenuated: 軽症型、undefined: 未決定、Pseudodeficiency: 偽欠損症型

文献一覧

1) Cappelletti R, Rossa MD, Chiarung VP. A new electrophoretic method for the complete separation of a all known animal glycosaminoglycans in a monodimentional run. Anal. Biochem. 99:311-15, 1979.

2) Sly WS, Quiton BA, McAlister WH, Rimoin DL. Beta glucuronidase deficiency: Report of clinical, radiologic, and biochemical features of a new mucopolysaccharidosis. J Pediatr. 82:249-257, 1973.

3) Stahl PD, Touster O. β-glucuronidase of rat liver lysosomes. J Biol Chem. 246: 5398-5406, 1971.

4) Himeno M, Ohara H, Kato K. Beta-glucuronidase of bovine liver: Purification, properties, carbohydrate composition. J Biochem. 76:1243-1252, 1974.

5) Brot FE, Bell CE, Sly WS. Purification and properties of β-glucuronidase from human placenta. Biochemistry. 17:385-391, 1978.

6) Vervoort R, Gitzelmann R, Bosshard N, Maire I, Liebaers I, Lissens W. Low beta-glucuronidase enzyme activity and mutations in the human beta-glucuronidase gene in mild mucopolysaccharidosis type VII, pseudodeficiency and a heterozygote. Hum Genet. 102:69-78, 1998.

7) Oshima A, Kyle JW, Miller RD, Hoffman JW, Powell PP, Grubb JH, Sly WS, Tropak M, Guise KS, Gravel RA. Cloning, sequencing and expression of cDNA for human β-glucuronidase. Proc Natl Acad Sci. USA 84(3):685-689, 1987.

8) Tomatsu S, Montano AM, Dung VC, Grubb JH, Sly WS. Mutations and polymorphisms in GUSB gene in mucopolysaccharidosis VII (Sly Syndrome). Hum Mut. 30, 511-519, 2009.

9) Tomatsu S, Fukuda S, Sukegawa K, Ikedo Y, Yamada S, Sasaki T, Okamoto H, Kuwabara T, Yamaguchi S, Kiman T, Shintaku H, IsshikiG, Orii T. Mucopolysaccharidosis type VII :characterization of mutations and molecular heterogeneity. Am J Hum Genet. 48(1):89-96, 1991.

10) Medda S, Chemelli RM, Martin JL, Pohl LR, Swank RT. Involvement of the carboxyl-terminal propeptide of β-glucuronidase in its compartmentalization within the endoplasmic reticulum as determined by a synthetic peptide approach. J Biol Chem. 264:15824-15828, 1989.

11) Jain S, Drendel WB, Chen ZW, Mathews FS, Sly WS, Grubb JH. Structure of human beta-glucuronidase reveals candidate lysosomal targeting and active-site motifs. Nat Struct Biol. 3:375-381, 1996.

12) Miller R. Hoffmann J. Powell P, Kyle J, Shipley J, Bachinsky D, Sly W. Cloning and characterization of the human beta-glucuronidase gene. Genomics 7:280-83,1990.

13) Tomatsu S, Sukegawa K, Ikedo Y, Fukuda S, Yamada Y, Sasaki T, Okamoto H, Kuwabara T, Orii T. Molecular basis of mucopolysaccharidosis type VII: replacement of Ala619 in beta-glucuronidase with Val. 89(2):283-7, 1990. Gene.

14) Vervoort R, Islam MR, Sly W, Chabas A, Wevers R, de Jong J, Liebaers I, Lissens W. A pseudodeficiency allele (D152N) of the human beta-glucuronidase gene. Am J Hum Genet. 57(4):798-804, 1995.

6-8 2 ムコ多糖症Ⅶ型の遺伝子座位

升野 光雄

病型：Ⅶ型
欠損酵素：β-glucuronidase
遺伝子：*GUSB*
遺伝子座位：7q11.21（UCSC Genome Browser, Assembly 2006）

遺伝子マッピングの解析方法：
1. 体細胞雑種パネル（Somatic cell hybrid panel）
酵素タンパク質ゲル電気泳動法
遺伝子座位：7番染色体[1,2]

2. 染色体異常細胞
ⅰ）白血球酵素活性測定
遺伝子座位：7q21.1→q22[3]
遺伝子座位：7q21.11→q22.1[4]

ⅱ）Southern blot
遺伝子座位：7q21.1→q22[3]

ⅲ）培養皮膚線維芽細胞酵素活性測定
遺伝子座位：7q21.11[5]

3. 蛍光 *in situ* ハイブリダイゼーション（FISH）
使用プローブ：genomic DNA（pSC1 cosmid clone）
遺伝子座位：7q11.21→q11.22[6]

文献一覧

1) Grzeschik KH. Assignment of a structural gene for β-glucuronidase to human chromosome C7. Somatic Cell Genet 2(5):401-410, 1976.
2) Lalley PA, Brown JA, Eddy RL, Haley LL, Byers MG, Goggin AP, Shows TB. Human β-glucuronidase: assignment of the structural gene to chromosome 7 using somatic cell hybrids. Biochem Genet 15(3-4):367-382, 1977.
3) Allanson JE, Gemmill RM, Hecht BK, Johnsen S, Wenger DA. Deletion mapping of the β-glucuronidase gene. Am J Med Genet 29(3):517-522, 1988.
4) Fagan K, Gill A, Henry R, Wilkinson I, Carey B. A summary of 7q interstitial deletions and exclusion mapping of the gene for β-glucuronidase. J Med Genet 26(10):619-625, 1989.
5) Schwartz CE, Stanislovitis P, Phelan MC, Klinger K, Taylor HA, Stevenson RE. Deletion mapping of plasminogen activator inhibitor, type I (PLANH1) and β-glucuronidase (GUSB) in 7q21→q22. Cytogenet Cell Genet 51(3-4):152-153, 1991.
6) Speleman F, Vervoort R, van Roy N, Liebaers I, Sly WS, Lissens W. Localization by fluorescence in situ hybridization of the human functional β-glucuronidase gene (GUSB) to 7q11.21→q11.22 and two pseudogenes to 5p13 and 5q13. Cytogenet Cell Genet 72(1):53-55, 1996.

UCSC Genome Browser (http://genome.ucsc.edu/cgi-bin/hgTracks?org=human)

6-9 ムコ多糖症Ⅸ型の酵素と酵素欠損、遺伝子異常の機構

鈴木 康之、升野 光雄

Ⅸ型の酵素欠損について

ムコ多糖症Ⅸ型（hyaluronidase欠損症）では通常の尿中ムコ多糖分析、オリゴ糖分析では異常を認めない。当然のことながら、ムコ多糖症Ⅰ型～Ⅶ型の酵素活性を測定しても異常を認めない。

患児の血清中の酵素活性を測定したところ、hyaluronanを基質としてもchondroitinを基質としても活性はゼロであった[1]。患者血清中に酵素活性阻害物質は検出されなかった。両親、母方祖父、父方祖母の酵素活性は対照のほぼ半分であり、保因者であると考えられ、遺伝形式は常染色体劣性遺伝と推定される。患者の血中hyaluronan濃度は918～2118μg/Lと非常に高く（対照：23.7±14.6）、両親の血中hyaluronan濃度は正常であった。

他のライソゾーム病患者において、hyaluronidase活性の低下や血中hyaluronanの蓄積は認められていない。

Ⅸ型の遺伝子異常について

ムコ多糖症Ⅸ型の原因遺伝子であるHyaluronidase遺伝子は3p21.3に位置している。興味深いことに3p21.3には3つの異なるhyaluronidase遺伝子（HYAL1、HYAL2、HYAL3）が存在し、ムコ多糖症Ⅸ型はHYAL1遺伝子の変異によることが明らかにされている[2]。Natowiczらによって報告された唯一の患者[1]は、活性中心近傍のミスセンス変異1412G-A（Glu 268 to Lys）と、遺伝子内のrearrangement変異1361del37ins14によるpremature terminationの複合ヘテロ接合体であることが証明されている。

HYAL1、HYAL2、HYAL3はそれぞれ基質特異性が異なり、組織での発現も異なる。

HYAL1はhyaluronanの主な分解組織である肝臓で特に強く発現しているのに対してHYAL2は全身組織に均等に発現している。HYAL1遺伝子異常であるムコ多糖症Ⅸ型の臨床症状が比較的軽いのは、こうしたisozymeの存在によるものと考えられる。

表1 酵素活性（対照の酵素活性の%で表示）

	Hyaluronidase	Chondroitinase
患児	0%	0%
母	53	58
父	30	38
母方祖父	32	58
父方祖母	18	45

文献1より引用改変

Ⅸ型の遺伝子座位

病型：Ⅸ型

欠損酵素：hyaluronidase

遺伝子：HYAL1

遺伝子座位：3p21.31（UCSC Genome Browser, Assembly 2006）

遺伝子マッピングの解析方法：

1. 蛍光 in situ ハイブリダイゼーション（FISH）
使用プローブ：genomic DNA（PAC clone）
遺伝子座位：3p21.2-p21.3[3]

2. 染色体異常細胞
Southern blot
使用プローブ genomic DNA（cosmid clone）
遺伝子座位：3p21.3[4]

文献一覧

1) Natowicz MR, Short MP, Wang Y, Dickersin GR. Gebhardt MC, Rosenthal DI, Sims KB, Rosenberg AE. Clinical and biochemical manifestations of hyaluronidase deficiency. New Eng J Med 335:1029-1033, 1996.
2) Triggs-Raine B, Salo TJ, Zhang H, Wicklow BA, Natowicz MR. Mutations in HYAL1, a member of a tandemly distributed multigene family encoding disparate hyaluronidase activities, cause a newly described lysosomal disorder, mucopolysaccharidosis IX. Proc Nat Acad Sci 96: 6296-6300, 1999.
3) Csóka AB, Frost GI, Heng HHQ, Scherer SW, Mohapatra G, Stern R. The hyaluronidase gene HYAL1 maps to chromosome 3p21.2-p21.3 in human and 9F1-F2 in mouse, a conserved candidate tumor suppressor locus. Genomics 48(1):63-70, 1998.
4) Wei MH, Latif F, Bader S, Kashuba V, Chen JY, Duh FM, Sekido Y, Lee CC, Geil L, Kuzmin I, Zabarovsky E, Klein G, Zbar B, Minna JD, Lerman MI. Construction of a 600-kilobase cosmid clone contig and generation of a transcriptional map surrounding the lung cancer tumor suppressor gene (TSG) locus on human chromosome 3p21.3: progress toward the isolation of a lung cancer TSG. Cancer Res 56(7):1487-1492, 1996.

UCSC Genome Browser (http://genome.ucsc.edu/cgi-bin/hgTracks?org=human)

6-10 ムコ多糖症の遺伝子座位

升野 光雄

はじめに

ヒト遺伝子地図作成（遺伝子マッピング）の解析法の開発は、ヒトゲノムプロジェクトの進展と密接に関連している。ムコ多糖症の遺伝子座位の記載にあたり、ヒト遺伝子地図作成の概要と解析法について解説する。

ヒト遺伝子地図作成

遺伝子座位を特定の染色体に位置づけたものを遺伝子地図とよび、その作成法により、遺伝的地図と物理的地図に分けられる。

国際協力（米・英・日・仏・独・中）のもと、ヒトゲノムプロジェクト（1990～2003）によりヒトゲノムの全塩基配列が決定され、「人類の歴史の中でつくられた最も偉大な地図」と評された。ヒトゲノムプロジェクトでは、遺伝的地図と物理的地図を相互に関連づけながら、究極の物理的地図であるゲノムの全塩基配列を決定した。

1 遺伝的地図（genetic map）

遺伝的地図は、染色体上の遺伝子座位間の相対的な位置関係を表示したものである。多型マーカー（個体差がみられるDNA塩基配列）を用いて多数の家系に連鎖解析を行い、組換え頻度を実測して、マーカー間の距離や位置関係を明らかにする。遺伝的距離はcM（センチモルガン）という単位で表し、1cMは減数分裂時の組み換え頻度1％に相当する[1]。

多型マーカーには、RFLP（restriction fragment length polymorphism；制限酵素断片長多型）、VNTR（variable number of tandem repeat；9～65塩基の縦列反復配列数の違いによる多型）、マイクロサテライト（1～4塩基の縦列反復配列数の違いによる多型）などがある。1992年にはマイクロサテライトに基づく最初の遺伝的地図が作成された。1994年にはマイクロサテライトが1cMあたり1個の高密度遺伝的地図が完成し、詳細な物理的地図作成のための重要な骨組みとなった。

2 物理的地図（physical map）

物理的地図は、染色体DNA上にある同定可能な指標（遺伝子、多型マーカーなど）の絶対的な位置を表示したものである。塩基対数を距離の単位とし、1,000塩基対（kb）や100万塩基対（Mb）で表す。遺伝的地図の1cMは平均すると約1Mbの距離に相当する。

低密度の物理的地図は、染色体のバンドで表される。高密度の物理的地図には、整列クローン地図（contig map）がある。ヒト全ゲノムを制限酵素で限定分解した断片（完全切断をしないことにより、大きな断片を得ることができる）をクローニングし、その挿入断片がどのDNAマーカーを含んでいるかを分析し、部分的に重複したクローンを本来の染色体上の順序に配列することによって作成する。

酵母人工染色体（yeast artificial chromosome：YAC、挿入断片の大きさは数Mbまで可能）クローンが連続して染色体のゲノムをカバーする物理的地図（YAC contig map）は1993年に完成した。YACクローンをさらに細菌人工染色体（bacterial artificial chromosome：BAC、挿入断片は300 kbまで可能）、コスミド（挿入断片は40 kbまで可能）へと小さな整列クローンを作成し、各クローンの塩基配列を連結することで全塩基配列（30億塩基対）が決定された[2]。日本の研究グループは、22番、21番、11番、18番染色体の塩基配列決定に貢献した。

現在では、染色体ごとに詳細な物理的地図と遺伝的地図の情報がインターネット上で無料公開されている。

遺伝子マッピングの解析方法

1 連鎖解析

遺伝性疾患家系において、疾患とともに伝達される多型マーカーを探索する。Lod score（logarithm of odds）が3以上を示す多型マーカーが得られると疾患遺伝子座位をそのマーカー近傍に特定できる。

2 体細胞雑種パネル

ヒト細胞と齧歯類細胞を融合させた雑種細胞は、選択的にヒト染色体が失われ、数本のヒト染色体を保持した状態で安定する。ヒト染色体の一部をさまざまな組合せでもつ雑種細胞のパネルを用いると、ヒト遺伝子を特定の染色体あるいは染色体領域にマッピングできる。具体的には、体細胞雑種パネルの酵素活性測定や、遺伝子がすでに単離されていれば、体細胞雑種パネルのDNAから遺伝子DNAをPCR増幅することで

決定する。

3 染色体異常（欠失・転座）細胞

遺伝子が座位する染色体が判明している場合には、当該染色体部分欠失（あるいは部分重複）細胞における酵素活性測定により、遺伝子座位の領域を限局することができる。染色体転座切断点から遺伝子座位が推定されることもある。

4 in situ ハイブリダイゼーション

当初は、放射性同位元素で標識した遺伝子DNAをプローブとして、オートラジオグラフィーで検出した染色体標本上の銀粒子の分布を解析することで遺伝子座位を決定していた。オートラジオグラフィーは時間を要し、精度も高くはないという欠点があった。蛍光色素でDNAを標識する蛍光 in situ ハイブリダイゼーション（FISH）の登場により、DNAの染色体上へのマッピングをYACクローンのような大きな挿入断片でも簡便に2日で行えるようになった（**図**）[3]。FISHの普及も遺伝子地図作成を大きく推進した。

ムコ多糖症の責任遺伝子マッピングの論文は、1990年代に in situ ハイブリダイゼーション（ISH）を中心に解析されたものである。今や、物理的地図が完成し、いくつかのヒトゲノムブラウザがインターネット上に公開されている。ISHでは肉眼により染色体バンドを判定するため、ゲノムブラウザの遺伝子座位とは若干異なることがある。したがって、本書では最終的な遺伝子座位として、UCSC Genome Browser（http://genome.ucsc.edu/cgi-bin/hgTracks?org=human）のデータを記載した。

文献一覧

1) 高野貴子. ヒトの染色体地図. 遺伝学事典, 東江昭夫・徳永勝士・町田泰則 編集, 朝倉書店, p283-284, 2005.
2) ゲノムプロジェクトとモデル生物. ヒトの分子遺伝学, 第3版, 村松正實・木南 凌 監修, メディカル・サイエンス・インターナショナル, p236-257, 2005.
3) 升野光雄. 奇形診断の新しい検査. 別冊 日本臨牀 領域別症候群シリーズ No.33 先天異常症候群辞典（上巻）, p34-40, 日本臨牀社, 2001.

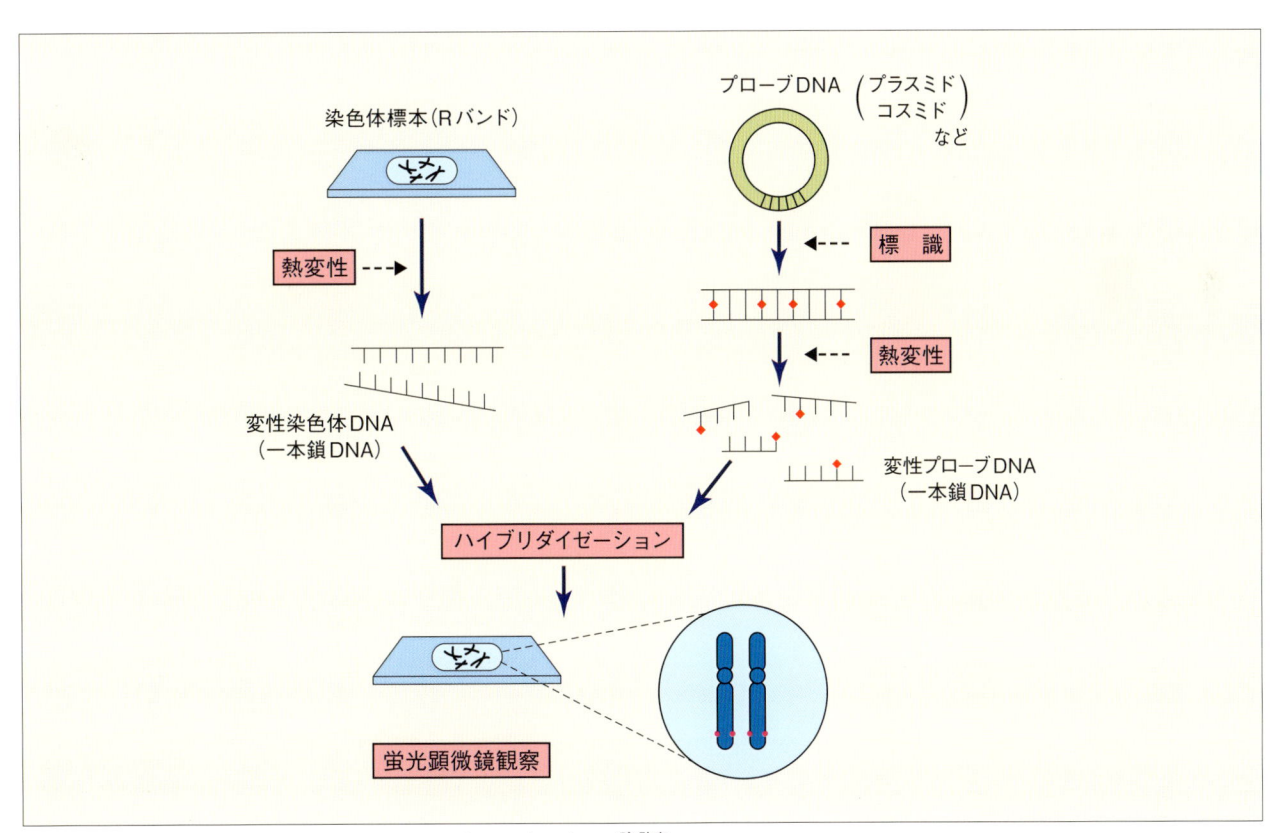

図 蛍光 in situ ハイブリダイゼーション（FISH）の概要[3] 改変

7

ムコ多糖症
各論

7-1 ムコ多糖症I型

奥山 虎之

概念

ムコ多糖症I型はライソゾームの加水分解酵素α-L-イズロニダーゼの酵素欠損により、全身にヘパラン硫酸やデルマタン硫酸などのグリコサミノグリカンが蓄積する常染色体劣性遺伝病である。重症度からムコ多糖症IH（Hurler病）、IS（Scheie病）、IH/IS（Hurler/Scheie病）の3病型に分類されている。Hurler症候群は1919年に報告され[1]、その特徴的顔貌からHunter症候群などとともにガーゴイリズムと呼ばれていた。その後、1952年にHurler症候群の肝細胞からムコ多糖が分離され、1957年には尿中へのムコ多糖の排泄が報告された。Hurler症候群がムコ多糖症と呼ばれるようになった最初の疾患である。

疫学

全世界ではムコ多糖症I型の発症率は新生児十万人に約1人と推測されている[2]。7型あるムコ多糖症の中でもっとも発症頻度が高い。我が国の患者数は50例程度[3]と推測されており、ムコ多糖症II型に次ぐ発症頻度となっている。

臨床

a. 症状と経過

ムコ多糖症I型は発症年齢、発症形態、重症度などにより多彩な症状を呈する。ガーゴイル様顔貌、難聴、中耳炎、骨・関節の変形、関節の拘縮、閉塞性呼吸障害、無呼吸症候群、心臓弁膜症などの症状が多様にかつ進行性に発現する。重症型のムコ多糖症IH（Hurler病）では、生後6ヵ月から2歳頃までに臨床症状が発現し、無治療の場合10歳までに死亡する。精神発達遅滞、水頭症、角膜混濁などが見られる。軽症型のIS（Scheie病）では5歳以降に発現することが多く精神発達障害を伴うことはない。平均的な寿命を示す場合もある。IH/IS（Hurler/Scheie病）はこれらの中間型の症状を示す。3〜8歳頃発現し10代〜20代で死亡する。

■神経症状
Hurler病では発育遅延および習得技能の進行性の損失を経験し、重度認知機能障害へと進展する。Hurler病およびHurler/Scheie病患者では、水頭症を来たし、脳室腹腔シャントが必要となる場合がある。

■特異的顔貌
Hurler病では短頚、歯・歯茎の異常、多毛、藁のような髪、巨舌などが見られる。肌も硬くあれている。

■目・耳
ほとんどの患者で角膜混濁により視力低下を認める。また、網膜神経疾患や視神経疾患、網膜変性を呈することもある。

■呼吸器
気道内におけるGAG沈着はムコ多糖症I型では一般的であり、騒音呼吸、いびき、睡眠時無呼吸の原因となる気道閉塞を呈し、気管切開が必要とされることもある。また、麻酔の使用がかなり困難になることもある。また慢性の中耳炎はほとんどの症例でみられ、チューブ挿入などの治療を必要とする。

■心症状
致死性および進行性の心疾患が生じ、心臓弁、心内膜、心筋、冠動脈、全身動脈に病変が及ぶ。心臓弁閉鎖不全症はGAG蓄積により弾性肥厚および損失が生じることから、広く認められる。

■腹部
肝脾腫大による腹部膨満は特にHurler病およびHurler/Scheie病患者の一般的な初期徴候である。また一部の患者は、腸上皮細胞のGAG蓄積により慢性下痢を経験する。

また鼠径ヘルニアおよび臍ヘルニアが見られるのも一般的である。これらのヘルニアは先天性というよりはむしろ後天性であり、GAG蓄積に関連する。このため、乳児期および幼児期以降もしばしば再発する。

■関節
患児および成人患者の関節は通常限られた可動域しかなく、しばしば関節痛および関節拘縮のため、歩行困難を呈する。"鷲手"および"ばね指"のため、指の進展に限界があり、細かな動きは困難である。

■骨
軽度あるいは重度の多発性骨異形成などの骨格異

常を有する。

■身長

ほとんどの患者は幼児期を過ぎてからは正常に成長しない。成長不足はしばしば骨格異常を来す。

b. 原著例[1]

1919年、ドイツのGertrud Hurlerによって2児の臨床経過が最初に報告された。4歳9ヵ月の男児と生後23ヵ月の幼児である。いずれも骨格系を中心とした多発性異常として報告されていた。1918年11月、当時4歳9ヵ月の男児が最初の症例として観察された。特異な疾患と考えられ、重症のくる病と診断治療されていた。生後3ヵ月で、背中の弯曲がみられ徐々に悪化した。生後6ヵ月には頭の特異な形が目立つようになった。2歳以降、著しい身体的、精神的な遅れがあった。1歳前後で一人座りができるようになり、生後26ヵ月でようやく歩き始め、最初の言葉（パパ、ママ）は2歳前後に発したが、その後他の言葉をしゃべることはない。動きは非常に緩慢でぎこちなく、転びやすい。一人で食べることができる。身近な環境には親しんでおり、大抵は静かで機嫌がよく、笑い、一人遊びが好きだった。9ヵ月前からは難聴がみられていた。

生後23ヵ月の幼児は、上記症例と類似する臨床徴候を持っていた。生後4週で両側に鼠径ヘルニアと臍ヘルニアが生じ、離乳以降、身体的、精神的にはっきりと発達の遅れが見えた。生後6ヵ月で一人座りが、生後9ヵ月で支えがあれば立てるようになった。生後20ヵ月より一人で椅子の周りを歩けるようになった。その後頭蓋の変形が認められた。2児とも骨格に非常に目立った変形が見られ、頭蓋縫合異常と頭蓋基底の骨化阻害を伴う頭蓋の変形、歯列障害、他の骨の変性、脊柱後弯症。それに加えて特徴的な眼の所見と、指の末節骨に共通した拘縮が見られていたという。骨格の異常があり、その他に目立った精神的な障害があった。

全身臓器へのムコ多糖体の蓄積が認められ、ヘパラン硫酸やデルマタン硫酸などのglycosaminoglycan（GAG）が蓄積する。関節周囲などの軟部組織に著明な膨化や間質における沈着が認められ、心筋周辺の血管細胞などにも胞体のない空胞状のライソゾームなどが確認される。

検査所見

a. 尿中ムコ多糖

ヘパラン硫酸やデルマタン硫酸などのglycosaminoglycan（GAG）の定量・定性検査が有用である。

b. 酵素測定

ムコ多糖症I型ではいずれの病型においてもα-L-イズロニダーゼ活性の低下が認められる。確定診断は白血球あるいは培養皮膚線維芽細胞における酵素活性を測定し、活性低下あるいは活性欠損を確認する。

表1　ムコ多糖症I型の臨床徴候

臨床症状	
精神症状	重症型患者 ・発育遅延、習得技能の進行性の損失、重度認知機能障害への進展 ・水頭症 脳脊髄のMRI異常
特異的顔貌	短頸、歯・歯茎の異常、多毛、藁のような髪、巨舌
目・耳	角膜混濁、難聴
呼吸器	GAG蓄積に起因する気道閉塞、再発性の耳、鼻、咽喉の感染症、騒音呼吸、いびき、睡眠時無呼吸
心臓	左室肥大、肥大型心筋症、冠動脈疾患、僧帽弁および大動脈弁の肥厚
腹部	GAG蓄積に起因する臓器肥大、腹部突出、限局性肺拡張 腹腔内圧上昇、胃粘膜のGAG蓄積に起因する慢性下痢 ヘルニア（しばしば再発）
関節	関節痛および関節拘縮、鷲手
骨	軽度あるいは重度の多発性骨異形成などの骨格異常
身長	低身長

分子遺伝学

ムコ多糖症Ⅰ型は常染色体劣性の遺伝形式をとる疾患である。Scottらによりα-L-イズロニダーゼ遺伝子の遺伝子配列が報告された[4]。α-L-イズロニダーゼの遺伝子（IDUA）は、全長19Kbで14のエキソンを含み[5]、mRNAは約2.3Kbである。遺伝子座位は4p16.3と報告されている。遺伝子変異は100種類以上あることが報告されている[6]。欧米人のHurler症候群患者では、W402X、Q70Xのナンセンス変異が多く報告されP533R変異も報告されている[7]。R89QはScheie症候群のホモ接合で認められている。また日本人では対立遺伝子変異の42％がR89Qと704ins5であると報告されている[8]。

診断

α-L-イズロニダーゼ活性の低下が認められ、臨床徴候の状態、発症時期などから診断を確定する。Hurler病は重症型が多いため比較的正確に診断することは可能だが、Scheie病やHurler/Scheie病では臨床症状が連続的であり、明確な診断は難しい。また、鑑別診断が必要となる。主な疾患を表2に掲載する。

遺伝子検査は、発端者の診断には必ずしも必須ではないが、出生前診断などには有用である。原因となる遺伝子変異は多様である。

治療と予後

根治的な治療法と対症療法がある。

対症療法：呼吸困難のために酸素補給、持続的気道陽圧法、または気管切開術を必要する場合がある。脊髄圧迫、ヘルニア修復術、手根管症候群、または心臓弁置換のために手術が必要となる。理学療法は関節拘縮に役立つ。ムコ多糖所Ⅰ型では、小児期での手術が多数行われることが多い[9]。ヘルニアの修復、耳のチューブ、整形外科や手根管修復などの外科手術も含む。こうした外科手術は診断前に行われており、早期診断治療の必要性の根拠となる。

根治的治療法：造血幹細胞移植と酵素補充療法が実施されている。将来的には、遺伝子治療の実用化も期待されている。

造血幹細胞移植：世界ではHurler病を中心に400例以上の骨髄移植が実施されている。Hobbsらが1981年にHurler症候群に対する最初の骨髄移植の報告を行っている[10]。PetersらがいったHurler症候群に対する骨髄移植では、ドナーのHLAが完全適合であり、2歳未満の患者において神経症状の改善や難聴の改善などが2歳以上の実施患者より優れることが報告されており[11]、肝脾腫の改善、皮膚が薄くなる、関節拘縮の改善、心不全などの改善がみられている。Hurler症候群患者で造血幹細胞移植を行った64例に対するPetersらの予後追跡調査では[12]、移植後追跡期間の中央値（5年）における生存率は59％であった。移植後に影響を及ぼした因子は、HLAの一致、移植時の年齢、精神発達指数（MDI）、移植後の酵素活性であった。造血幹細胞移植は進行する前に早期に実施することが望ましい。2歳以下でIQが、80以上保たれている患者では、効果が期待できるとされている。

酵素補充療法（ERT）としては、遺伝子組換えα-L-イズロニダーゼによる治療が我が国で2006年から開始されている。しかし、ERTは神経学的症状には無効とされている。そのため造血幹細胞移植との組み合わせが考慮される。

出生前診断と保因者診断

ムコ多糖症Ⅰ型は常染色体性劣性遺伝病であり、保因者どうしの結婚により発症する。したがって、その頻度は非常に低いと考えるが、ムコ多糖症Ⅰ型の発症児がいる家族での次子再発率は25％である。絨毛検査あるいは羊水穿刺により、得られた胎児の細胞の酵素活性を測定し、胎児の罹患を診断する。また、予め、発端者の遺伝子変異が確定している場合には、胎児由来の細胞の遺伝子検査により出生前診断が可能である。出生前診断においては、結果次第では胎児の生命に関わることとなるため、当該疾患の臨床経験の豊富な医師による遺伝カウンセリングが必要である（参考文献：奥山他日本小児科学会誌）[13]。

表2 ムコ多糖症との鑑別が必要な主要な疾患

ムコリピドーシス
（若年性）リウマチ
関節拘縮
変性リウマチ
軟骨疾患
結合組織疾患（強皮症など）
自己免疫疾患
など

文献一覧

1) Hurler G. Ueber einen Typ multipler Abartungen,vorwiegend am Skelettsystem.Ztschr.Kinderh., 24: 220, 1919.
2) Neufeld EF, Muenzer J. The Mucopolysaccharidoses. In: The Metabolic & Molecular Bases of Inherited Disease. Scriver CR, Beaudet AL, Sly WS, Valle D (Eds.)McGraw-Hill, New York, USA(2001): 3421-3452.
3) 折居忠夫，ムコ多糖症の診断と治療，SRL宝函，27, 117〜126, 2003.
4) Scott HS, Anson DS, Orsborn AM, Nelson PV, Clements PR, Morris CP, Hopwood JJ. Human alpha-L-iduronidase: cDNA isolation and expression,Proc Natl Acad Sci U S A. 88(21): 9695-9699, 1991.
5) Scott HS, Guo XH, Hopwood JJ, Morris CP. Structure and sequence of the human alpha-L-iduronidase gene. Genomics, 13(4): 1311-1313, 1992.
6) Terlato N, Cox G. Can mucopolysaccharidosis type I disease severity be predicted based on a patient's genotype? A comprehensive review of the literature. Genet Med 5(4): 286-294, 2003.
7) Neufeld EF, Muenzer J. The Mucopolysaccharidoses. In: Scriver C, Beaudet A, Sly W, Valle D (eds). The metabolic and molecular bases of inherited disease, 8th Ed. New York, New York: McGraw-Hill; 3421-3452, 2001.
8) Yamagishi A, Tomatsu S, Fukuda S, Uchiyama A, Shimozawa N, Suzuki Y, Kondo N, Sukegawa K, Orii T. Mucopolysaccharidosis type I: identification of common mutations that cause Hurler and Scheie syndromes in Japanese populations.Hum Mutat. 7(1): 23-9, 1996.
9) Arn P, Wraith J, Underhill L. Characterization of surgical procedures in patients with mucopolysaccharidosis type I: findings from the MPS I Registry. J Pediatr, 154: 859-64 e3, 2009.
10) Hobbs JR, Hugh-Jones K, Barrett AJ, Byrom N, Chambers D, Henry K, James DC, Lucas CF, Rogers TR, Benson PF, Tansley LR, Patrick AD, Mossman J, Young EP. Reversal of clinical features of Hurler's disease and biochemical improvement after treatment by bone marrow transplantation. Lancet, 2: 709-712, 1981.
11) Peters C, Shapiro EG, Anderson J, Henslee-Downey PJ, Klemperer MR, Cowan MJ, Saunders EF, deAlarcon PA, Twist C, Nachman JB, Hale GA, Harris RE, Rozans MK, Kurtzberg J, Grayson GH, Williams TE, Lenarsky C, Wagner JE, Krivit W. Hurler syndrome: II. Outcome of HLA-genotypically identical sibling and HLA-haploidentical related donor bone marrow transplantation in fifty-four children. Blood 91: 2601, 1998.
12) Peters C, Shapiro EG, Anderson J, Henslee-Downey PJ, Klemperer MR, Cowan MJ, Saunders EF, deAlarcon PA, Twist C, Nachman JB, Hale GA, Harris RE, Rozans MK, Kurtzberg J, Grayson GH, Williams TE, Lenarsky C, Wagner JE, Krivit W. Hurler syndrome: II. Outcome of HLA-genotypically identical sibling and HLA-haploidentical related donor bone marrow transplantation in fifty-four children. The Storage Disease Collaborative Study Group. Blood. 91(7): 2601-2608, 1998.
13) 奥山虎之, 高柳正樹, 遠藤文夫. 保険収載されたライソゾーム病5疾患の遺伝病学的検査および遺伝カウンセリングの実施に関するガイドライン. 日本小児科学会雑誌 789-790 113, 4, 2009.

7-2 ムコ多糖症Ⅱ型（Hunter病）

鈴木 康之

概念

　Hunter病はムコ多糖症Ⅱ型に分類される。ムコ多糖症の各病型の中では最も早く1917年にHunterによって報告された[1]。本症でムコ多糖の蓄積がはじめて報告されたのは1952年であり、1968年にムコ多糖の分解異常が明らかにされた[2]。病因酵素iduronate-2-sulfatase（I2S）の欠損は1973年に明らかにされ[3]、1990年にI2S遺伝子（染色体座位Xq27-28）がクローニングされ、患者における遺伝子異常も明らかにされた[4]。
　I2Sはデルマタン硫酸・ヘパラン硫酸を構成するiduronic acidのC-2位の硫酸基を加水分解するライソゾーム酵素であり、患者組織内にデルマタン硫酸、ヘパラン硫酸が蓄積し、尿中に多量に排泄される。デルマタン硫酸は腱・靱帯・皮膚・心臓弁・動脈壁・脳などに、ヘパラン硫酸は脳・肝・肺・動脈壁などに分布し、全身症状をもたらす。ムコ多糖症の中で唯一X染色体劣性遺伝形式をとり、もっぱら男児に発症するが、Sukegawaら[5]はX染色体不活化の偏りによる女児例を報告している。身体所見、精神発達遅滞の程度や生存期間により重症型・中間型・軽症型に分類されるが、表現型は多様で、幅広いスペクトラムを示し[6]、視力障害のみの症例や[7]、87歳の高齢者も報告されている[8]。

疫学

　発症頻度は国や地域によって大きく異なり、男児34,000人（イスラエル）〜188,000人（台湾）あたり1人と報告されている（ムコ多糖症の疫学の項参照）。日本や東アジア諸国ではムコ多糖症全体の過半数を占め、最も頻度の高い病型である。1982〜1999および2003〜2009年の25年間に255例のHunter病が診断されており、この期間の日本の出生数から、発症頻度は出生10万人あたり0.93名（男児53,000名あたり1名）と推測される。（ムコ多糖症の疫学の項参照）

臨床

a. 症状と経過

　Hurler病と共通するムコ多糖症特有の症状・経過を示すが、全般的にHurler病より症状・所見は軽く、角膜混濁は原則としてみられない。重症型は乳幼児期から発語の遅れなどの中枢神経症状に気づかれて来院する場合が多く、6〜7歳をピークに発達の退行がはじまり、徐々に進行してゆく。軽症型では幼児期の関節拘縮が初発症状である場合が多く、神経学的には成人まで発達するが、身体症状は徐々に進行して行く（ムコ多糖症のADLとQOLの項参照）。平泉[9]は、72例（重症型45例、中間型14例、軽症型8例、詳細不明5例）のⅡ型患者の身体所見（表1）と初発症状（表2）をまとめている。

　＜乳児期＞　出生時には症状は明らかでないが、広範な蒙古斑・異所性蒙古斑を認める場合が多い[10]。反復性の中耳炎に罹患しやすい。臍ヘルニア、鼠径ヘルニアも多く、Hunter病と診断される前に手術を受けている場合が多い。歯牙萌出は遅延する。また軽微な脊椎後弯を認める場合もある。腰椎側面の単純レントゲン撮影で椎体の卵円化を認める。

　＜幼児期＞　幼児期は過成長を示し、骨太のがっしりした体型となり、頭囲も大きい（3歳児24例の平均身長98.0cm、体重20.1kg）。頭蓋・顔貌が次第に特徴的となり、側頭・前頭の膨隆、鞍鼻、大きく硬い鼻翼、厚い口唇、大きな舌、歯肉肥厚、広い歯間、厚く硬い耳介などが認められる。巨舌、上気道の狭窄、アデノイド肥大などによって騒音呼吸や睡眠時無呼吸を呈する（図1）。頭髪・うぶ毛が濃く、皮膚は硬く粗となり、そう痒感によるかき傷が多い。本症に特徴的な畝状の皮膚肥厚（図2）は一部の症例で腕・胸部・肩甲部・殿部・大腿に見られる。臍ヘルニア、鼠径ヘルニアも高頻度に認める。軽症型では精神運動発達は正常であるが、重症型では運動・発語の遅れ、多動などの行動異常を認め、初発症状となる場合が多い（表2）。呼吸器感染・中耳炎を反復し、伝音性難聴をきたす。関節拘縮は軽症型の初発症状として多く、手指拘縮（鷲手）、脊椎後弯、股・膝・肘・肩関節の拘縮が認められるようになる（表2）。肝腫大による腹部膨隆、僧帽弁・大動脈弁閉鎖不全による心雑音なども出現する。酵素補充療法や造血幹細胞移植の効果を高めるためには幼児期早期（2歳未満）に診断されることが望ましい。

<学童～思春期>　幼児期に出現した各所見が顕著になってくる。成長は学童期以降鈍化し、小学校高学年でほぼ停止する。最終身長は110～130cmが多いが、168cmの症例もある[7]。知的発達は軽症型ではほぼ正常とされているが、Wechsler系の検査ではIQは53～106と幅広く[11]、学業・就労が困難な例もある。知能は正常でも、身体障害（関節拘縮）・難聴の進行・発声障害などによって社会生活が制約される場合が多く、心理的問題を抱える例もあり、充分な配慮が必要である[11]。重症型では6～7歳をピークに精神運動発達の退行を認める例が多く[12]、思春期には呼吸障害、嚥下障害などが進行し、臥床状態となる例が多く、脳障害、心不全（心臓弁膜症）、呼吸不全が進行して死亡する例もある。

<成人期>　重症型では前述したように脳障害が進行し死亡する例が多い。軽症型では知能は保たれて

図1　Hunter病の幼児

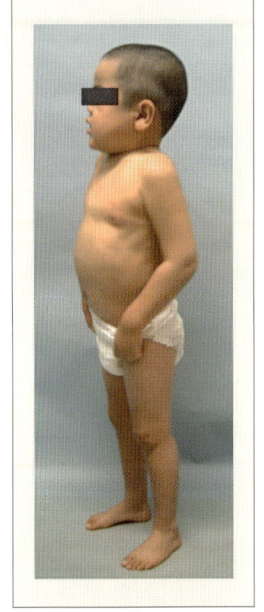

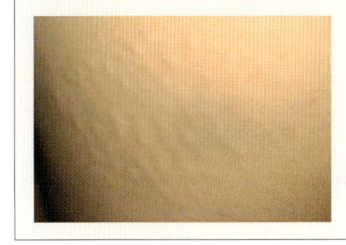

図2　畝状皮膚

表1　Hunter病の臨床所見（文献9より引用、一部改変）

臨床所見	％（症例数）	臨床所見	％（症例数）
大きな頭	86％（30/35）	胸腰椎移行部後弯	49％（20/41）
蝶骨鱗状縫合部の膨隆	74％（26/35）	腰椎前弯	38％（13/34）
大きな顔	91％（31/34）	関節の伸展制限	94％（50/53）
ガーゴイル様顔貌	93％（52/56）	手関節腫脹	71％（20/28）
大きな鼻孔、肉厚な鞍鼻	86％（31/36）	幅広で短く厚い手	93％（37/40）
厚い口唇	82％（28/34）	鷲手	82％（37/45）
巨舌	68％（23/34）	膝・踝関節の腫脹	67％（18/27）
不整で隙間のある歯	55％（16/29）	幅広で短く厚い足	70％（19/27）
短頸	83％（29/35）	腹部膨隆	83％（24/29）
幅広い胸郭	83％（25/30）	肝腫	98％（53/54）
騒音呼吸	63％（19/30）	脾腫	59％（27/46）
心雑音	57％（24/42）	臍ヘルニア	82％（32/39）
厚い皮膚	92％（23/25）	鼠径ヘルニア	55％（21/38）
手触りの粗い頭髪	71％（25/35）	慢性の下痢	71％（10/14）
多毛	79％（30/38）	難聴	81％（30/37）
著明な蒙古斑	42％（10/24）		

表2　Hunter病の初発症状（文献9より引用、一部改変）

病型	初発症状	発症年齢 0～2歳	2～4歳	4～6歳
重症型	顔貌異常	2	5	2
	言語遅滞	1	5	
	精神運動発達遅滞	1	3	
	肝脾腫	2	1	1
	関節伸展制限		2	1
	脊椎後弯	2		
中間・軽症型	関節伸展制限		1	6

いるが、弁膜症による心不全、気道狭窄による呼吸不全、難聴、関節拘縮などが進行して日常生活が著しく制限される。夜間BiPAPなどの補助呼吸が必要になる例もある。手根管症候群による手の痛み・しびれ・筋力低下、網膜色素変性による視力障害なども出現する場合がある。生命予後は軽症型の中でも大きな差があり、20歳代で死亡する例から、視力障害のみの例[7]、80歳代まで生存する例[8]まである。

画像検査所見(**図3**)：乳児期は顕著ではないが、腰椎椎体の卵円化・後弯が早期から認められる場合もある。幼児期には典型的な骨所見(頭蓋骨の肥厚、トルコ鞍の拡大、腰椎の卵円化、オール状肋骨、砲弾様指骨、大腿骨頭の異形成など)が認められ、診断的価値が高い。大腿骨頭の所見はペルテス病と誤診される場合がある。頭部MRIでは脳室拡大、血管周囲腔の空胞状変化が高頻度に認められる。

b. 原著例の紹介

Charles Hunter[1]は10歳と8歳の兄弟例を記載している。兄は1歳から発語があり、学業も良好であったが、弟は発語が遅れ、学業の遅れがあった。二人とも扁桃とアデノイドの摘出術を受けている。身長は兄120cm(標準132cm)、弟115cm(標準122cm)、頭囲は兄58cm、弟56cmで、二人とも低身長と頭囲拡大(側頭部と前頭部の膨隆)を認めている。その他の記載所見は以下のとおりである。大きな顔面、浮腫状の眼瞼、鞍鼻、分厚い鼻翼・口唇、巨舌、歯列の不整・広い歯間、短頸、聴力低下、広い胸郭、腹部膨隆、臍ヘルニア、鼠径ヘルニア、高位肩甲骨(Sprengel変形様)、脊柱の生理的弯曲の消失、上腕骨の短縮、肘関節の屈曲拘縮、手関節肥厚、ぶ厚い手掌、手指の短縮と拘縮、膝関節の屈曲拘縮、関節部の肥厚、ぶ厚い足、上肢の挙上制限、全身的な関節可動域制限、皮膚の肥厚、騒音呼吸、運動時の息切れ、心拡大・心雑音(兄)、著明な肝脾腫、鼓膜の陥凹と充血、レントゲン異常(骨肥厚、骨化遅延、骨端拡大、指骨短縮、肋骨の肥厚、トルコ鞍の拡大など)。この兄弟は11歳と16歳に心臓疾患で死亡している。

病理

May-Giemsa染色で末梢血リンパ球や骨髄細胞において異染性封入体が認められる。市橋[13]は直腸粘膜線維芽細胞・組織球内に多数の空胞(拡張したライソゾーム)を認め、診断的に有用であることを報告している。

検査室診断

a 尿中ムコ多糖

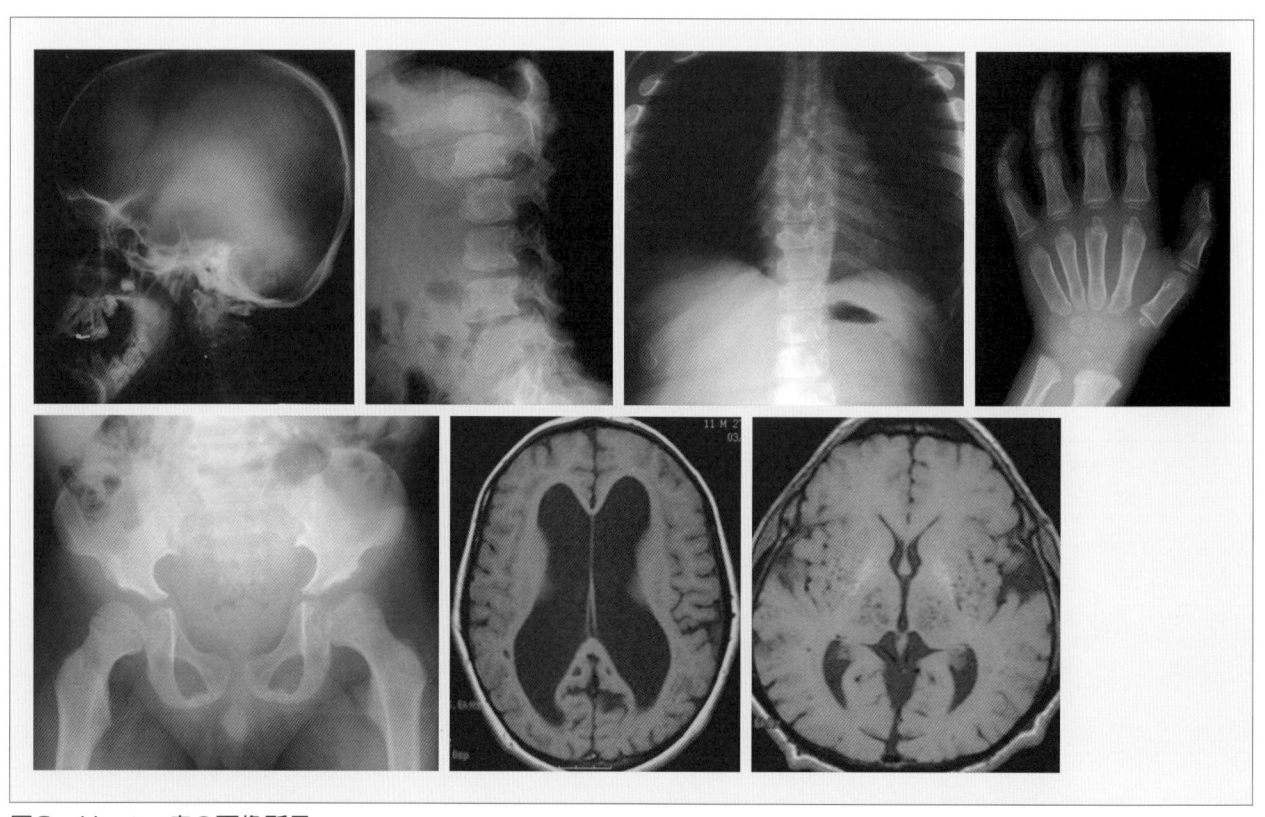

図3　Hunter病の画像所見

尿中ウロン酸排泄量の増加が著明である。Huangら[14]はムコ多糖症各病型の尿中GAGの排泄パターンを分析し、I型とII型ではデルマタン硫酸とヘパラン硫酸が多量に排泄されることを明らかにし、現在の尿スクリーニング法の基礎となった。

b 酵素測定

I2S活性の著明な低下が認められるが、残存活性は重症型も軽症型もほとんど測定感度以下で、酵素活性から重症度を区別することは困難である。酵素活性は白血球、培養線維芽細胞、培養羊水細胞、絨毛組織、その他の組織で測定が可能である。

c 保因者診断

Hunter病はX連鎖劣性遺伝病であり、女性保因者からの遺伝が診断的に重要である。女性保因者は原則として無症状であり、尿中GAGの排泄量も正常であるが、例外的に女性発症例もある[5]。保因者を診断する場合、通常の酵素活性測定では健常者とオーバラップするため、保因者の確定は困難である。服部[15]は、頭髪の毛根測定を行い、保因者では活性のある毛根と活性のない毛根が混在することから保因者診断が可能であることを明らかにした。現在では保因者診断はもっぱら遺伝子解析によって行われているが、前提として発端者(患者)の遺伝子変異の確定が重要である。

分子遺伝学

Iduronate-2-sulfatase (IDS) 遺伝子はXq27-28に存在し、9つのエキソンからなる。cDNAはシグナルペプチド(25アミノ酸)を含む550アミノ酸をコードし、糖鎖の修飾やペプチドの分解を受け、45kDaと15kDaの成熟体へプロセシングされる[4]。本症の遺伝子変異はこれまでに300種類以上報告されているが、ほとんどが孤発例である。Froissartら[16]は155例の解析を行い、27例に遺伝子欠失を、128例に96種類のsmall gene alterationを発見している。Phenotype-genotype correlationはある程度認められるが、兄弟間で異なる重症度を示す例も存在する[17]。隣接するpseudogeneとの相同組換えによって相互の逆位を生じる変異は、多くの人種に比較的高頻度に見いだされている[18]。

診断

ムコ多糖症に特徴的な臨床所見(関節拘縮、特徴的な顔貌、肝脾腫、弁膜症、難聴など)、尿中ムコ多糖分析でデルマタン硫酸・ヘパラン硫酸の排泄増加、白血球・培養皮膚線維芽細胞中のiduronate-2-sulfatase酵素活性低下により診断する。鑑別診断としては、その他のムコ多糖症、ムコリピドーシス、マルチプルスルファターゼ欠損症、GM1-ガングリオシドーシスなどが挙げられる。

治療と予後

造血幹細胞移植:Hunter病への骨髄移植は、海外では移植効果が疑問視され、ほとんど行われてこなかったが[19]、臍帯血移植の可能性に触れている文献[20]もある。日本国内ではこれまでに十数例に対して施行され、関節拘縮や肝脾腫の改善は確認されているが、中枢神経系障害の改善は明らかでない。

酵素補充療法:本症に対する酵素補充療法の基礎検討は1990年代から始まり[21]、2006年7月に米国FDAで認可され、本邦では2007年10月に薬価収載された。毎週1回、0.5mg/kgを点滴する。投与後1ヵ月ころから尿中GAGの排泄減少、肝脾腫の改善がみられ、その後、呼吸機能・歩行能力(6分間歩行検査)・皮膚所見・関節拘縮などが次第に改善し、患者のQOLが改善されてくることが明らかになっている[22,23,24]。しかし、中枢神経病変・骨病変・心臓弁膜症に対する効果は明らかでない。(酵素補充療法の項参照)

対症療法:慢性中耳炎と難聴(伝音性、感音性、混合性)に対しては感染予防に努め、鼓膜換気チューブの挿入により中耳への滲出物の貯留を防ぐ。早期のリハビリ、無理のない四肢の運動とマッサージで関節拘縮の進行を緩和させる。口蓋扁桃・アデノイドの切除は無呼吸の改善、耳管機能の改善に有効である。髄液吸収障害による脳室拡大・水頭症に対してはシャント手術を行う。第1・2頚椎の不安定性、亜脱臼、ムコ多糖沈着による狭窄などが生じる場合がある。成人後は手根管症候群、心臓弁膜症に対する治療が必要となる場合がある。

予後:重症型は10歳過ぎから神経学的退行と呼吸障害が進行し、死亡例が出現するようになる。軽症型は成人後、徐々に心不全、呼吸不全が進行し、死亡例が散見されるようになるが、心肺機能が良好な場合は長期生存が期待できる。国際的なHunter病のデータベースでは、重症型と軽症型の平均死亡年齢はそれぞれ11.7歳と14.1歳であるが[25]、酵素補充療法や造血幹細胞移植によって、生命予後の改善が期待されているが、客観的なデータはまだ報告されていない。

出生前診断

母親が保因者の場合、遺伝カウンセリングの上で出生前診断が行われることがある。絨毛細胞・培養羊膜細胞を用いて酵素活性測定、遺伝子診断が行われる。

文献一覧

1) Hunter C. A rare disease in two brothers. Proc R Soc Med 10:104-116, 1917.
2) Fratantoni JC, Hall CW, Neufeld EF. The defect in Hurler's and Hunter's syndromes: faulty degradation of mucopolysaccharide. Proc Natl Acad Sci USA. 60:699-706, 1968.
3) Bach G, Eisenberg F Jr, Cantz M, Neufeld EF. The defect in the Hunter syndrome: deficiency of sulfoiduronate sulfatase. Proc Natl Acad Sci. 70, 2134-2138, 1973.
4) Wilson PJ, Morris CP, Anson DS, Occhiodoro T, Bielicki J, Clements PR, Hopwood JJ. Hunter syndrome: isolation of an iduronate-2-sulfatase cDNA clone and analysis of patient DNA. Proc Nat Acad Sci. 87:8531-8535, 1990.
5) Sukegawa K, Song XQ, Masuno M, Fukao T, Shimozawa N, Fukuda S, Isogai K, Nishio H, Matsuo M, Tomatsu S, Kondo N, Orii T. Hunter disease in a girl caused by R468Q mutation in the iduronate-2-sulfatase gene and skewed inactivation of the X chromosome carrying the normal allele. Hum Mutat. 10:361-367, 1997.
6) 折居忠夫. ムコ多糖症の診断と治療. SRL宝函 27:117-126, 2003.
7) Suzuki Y, Aoyama A, Kato T, Shimozawa N: Retinitis pigmentosa and mucopolysaccharidosis type II: an extremely attenuated phenotype. J Inher Metab Dis. 32:582-583, 2009.
8) Hobolth N, Pedersen C. Six cases of a mild form of the Hunter syndrome in five generations: three affected males with progeny. Clin Genet. 13:121, 1978.
9) 平泉泰久. Hunter症候群の臨床生化学的検討. 岐阜大学医学部紀要, 37:343-377, 1989.
10) Ochiai T, Suzuki Y, Kato T, Shichino H, Chin M, Mugishima H, Orii T. Natural history of extensive Mongolian spots in mucopolysaccharidosis type II (Hunter syndrome): a survey among 52 Japanese patients. J Eur Acad Dermatol Venereol 21:1082-1085, 2007.
11) Kuratsubo I, Suzuki Y, Krii KO, Kato T, Orii T, Kondo N. Psychological status of patients with mucopolysaccharidosis type II and their parents. Pediatr Intl 50:41-47, 2009.
12) Kato T, Kato Z, Kuratsubo I, Ota T, Orii T, Kondo N, Suzuki Y: Evaluation of ADL in patients with Hunter disease using FIM score. Brain and Development 29:298-305, 2007.
13) 市橋 寛. 遺伝性蓄積性疾患における直腸粘膜の電顕的検索 (I)—肝電顕像との比較検討—. 岐阜大学医学部紀要, 32:374-397, 1984.
14) Huang KC, Sukegawa K, Orii T. Screening test for urinary glycosaminoglycans and differenciation of various mucopolysaccharidoses. Clin Chim Acta. 151:147-156, 1985.
15) 服部 悟. Hunter症候群の保因者検索に関する研究 第1部 Hunter症候群の保因者検索. 結合組織 13:131-141, 1981.
16) Froissart R, Da Silva IM, Maire I. Mucopolysaccharidosis type II: an update on mutation spectrum. Acta Paediatr Suppl 96:71-77, 2007.
17) Yatziv S, Erickson RP, Epstein CJ. Mild and severe Hunter syndrome (MPS II) within the same sibships. Clin Genet. 11:319-326, 1977.
18) Bunge S, Rathmann M, Steglich C, Bondeson ML, Tylki-Szymanska A, Popowska E, Gal A. Homologous nonallelic recombinations between the iduronate-sulfatase gene and pseudogene cause various intragenic deletions and inversions in patients with mucopolysaccharidosis type II. Eur J Hum Genet. 6:492-500, 1998.
19) Peters C, Krivit W. Hematopoietic cell transplantation for mucopolysaccharidosis IIB (Hunter syndrome); an ethical commentary. Bone Marrow Transplant 25:1097-1099, 2000.
20) Martin RA. Mucopolysaccharidosis Type II. Gene Reviews, University of Washington, 2007, Nov 6, 1993.
21) Bielicki J, Hopwood JJ, Wilson PJ, Anson DS. Recombinant human iduronate-2-sulphatase: correction of mucopolysaccharidosis-type II fibroblasts and characterization of the purified enzyme. Biochem J 289:241-246, 1993.
22) Muenzer J, Gucsavas-Calikoglu M, McCandless SE, Schuetz TJ, Kimura A. A phase I/II clinical trial of enzyme replacement therapy in mucopolysaccharidosis II (Hunter syndrome). Mol Genet Metab. 90:329-337, 2007.
23) Muenzer J, Wraith JE, Beck M, Giugliani R, Harmatz P, Eng CM, Vellodi A, Martin R, Ramaswami U, Gucsavas-Calikoglu M, Vijayaraghavan S, Wendt S, Puga AC, Ulbrich B, Shinawi M, Cleary M, Piper D, Conway AM, Kimura A. A phase II/III clinical study of enzyme replacement therapy with idursulfase in mucopolysaccharidosis II (Hunter syndrome). Genet Med. 8:465-473, 2006.
24) Okuyama T, Tanaka A, Suzuki Y, Ida H, Tanaka T, Cox GF, Eto Y, Orii T. Japan Elaprase Treatment (JET) study: idursulfase enzyme replacement therapy in adult patients with attenuated Hunter syndrome (Mucopolysaccharidosis II, MPS II). Mol Genet Metab. 99:18-25, 2010.
25) Jones SA, Almássy Z, Beck M, Burt K, Clarke JT, Giugliani R, Hendriksz C, Kroepfl T, Lavery L, Lin SP, Malm G, Ramaswami U, Tincheva R, Wraith JE; HOS Investigators. Mortality and cause of death in mucopolysaccharidosis type II. -a historical review based on data from the Hunter Outcome Survey (HOS). J Inherit Metab Dis. 32:534-543, 2009.

7-3 1 ムコ多糖症Ⅲ型

田中 あけみ

概念

ムコ多糖症Ⅲ型はライソゾーム病のひとつで、進行性の知的障害と行動異常を示し、身体症状は軽度であることが特徴である。

ムコ多糖症Ⅲ型は、常染色体性劣性遺伝の疾患で、ヘパラン硫酸を分解する4つの酵素のひとつが欠損して起こる。それぞれは、A、B、C、D型と呼ばれている。4つの酵素蛋白の遺伝子はすでにクローニングされ、多くの遺伝子変異も報告されている。診断の第1歩は、尿中にヘパラン硫酸が異常に排泄されることである。末梢白血球や皮膚線維芽細胞を用いて酵素活性を測定することにより、確定診断される。

ムコ多糖症Ⅲ型の臨床経過は3つの病期に分けることができる。第1期は、1～4歳に始まる。1～2歳ころまでは正常発達に見えていた子供に発達障害が認められてくる。第2期は、3～4歳ころで、行動の異常が現れ徐々に知的障害が明らかになる。第3期には、運動障害が起こって歩けなくなり、嚥下障害や筋緊張亢進や筋の攣縮が起こって寝たきりとなる。10代半ばから30歳代で死亡する。現在のところ効果的治療法は無い。

疫学

世界的に見て十万人に1～2人という報告が多い。日本ではおよそ十万人に1人弱くらいであろうと思われる。沖縄県で頻度が高く、他府県の3～4倍の頻度と想像される。

ヨーロッパでは、北西部でA型が多く、南東部でB型が多い。日本では、B型のほうがやや多い。沖縄県にB型のcommon mutationがありfounder effectが推測されている[1]。C型、D型は、いずれにおいてもまれである。

臨床[2]

ムコ多糖症Ⅲ型（Sanfilippo病）は、1963年にSanfilippoらにより尿中にヘパラン硫酸の排泄を伴った知能障害を呈する症例として初めて報告された[3]。Hurler-Hunter syndromeと比べて骨の障害が少なく知的障害は重い。軽度の肝臓の腫大があり、角膜混濁はない。尿中にヘパリチン硫酸（ヘパラン硫酸）が出ているが、コンドロイチン硫酸B（デルマタン硫酸）は認められないと報告されている。その後、1972年から1980年にかけて欠損する酵素の異なる4つの亜型があることが明らかにされた。すなわち、heparan N-sulfatase欠損症（A型）、α-N-acetylglucosaminidase欠損症（B型）、acetylCoA: α-glucosaminide acetyltransferase欠損症（C型）、N-acetylglucosamine 6-sulfatase欠損症（D型）の4つである。臨床症状としては、いずれの亜型においても大変似かよっている。他のムコ多糖症と異なり、重症の中枢神経変性症状が特徴的で、身体症状は軽度である。

ムコ多糖症Ⅲ型は、妊娠中や周産期において異常が認められることは無い。初発症状は発達の遅れや行動異常であり、2～6歳に起こる。多動、乱暴な行動、発達遅滞、粗い毛、多毛が認められる。中枢神経変性症状が急速に進行し、7～8歳までに言語は消失する。言葉の獲得が見られないままに退行する症例もある。10歳代になると、睡眠障害、痙攣発作が見られ、周囲とのコンタクトも消失する。Sanfilippo病は、ムコ多糖症に特徴的な粗い顔貌や関節・骨の変形は非常に軽度であるため、診断が難しい。身長も、ほぼ正常範囲である。10歳代で寝たきりとなり、多くは20歳代頃に呼吸器感染症等で死亡するが、30歳、40歳にまで達する症例もある。A型が比較的重症で、C型は軽症であると言われている。

(1)神経症状の特徴

進行性の行動異常はムコ多糖症Ⅲ型の特徴である。多動、破壊的で無意味な行動、不穏や攻撃的な行動を示す。身体的活動能力が保たれているため、家庭での生活は大変である。怪我をしないように環境を整えることである。薬物治療によりこれらの行動異常をコントロールすることは、極めて難しい。神経障害が進行して、体を動かすことが難しくなると状態は落ち着くが、これは寝たきりの状態と言える。図1にⅢA型の神経症状の進行を示す[4]。

睡眠障害も重大である。夜間に起きてとび跳ねたり歩き回ったりする。完全に昼夜が逆転する症例もある。約75％の症例でメラトニンが効果を示す。日本では市

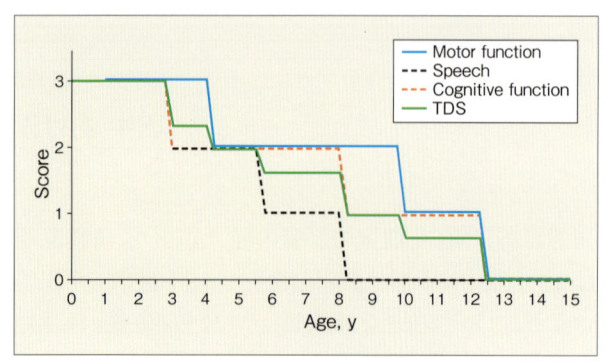

図1 ムコ多糖症ⅢA型の神経症状の進行

販されていないため、インターネットによる個人輸入により入手される。また、メラトニンのアゴニストが2010年7月に医薬品として薬価収載されたので処方も可能である。これが駄目な時は、ベンゾジアゼピンを試す。年齢が進むと痙攣発作も起こってくる。

知能障害の進行は多くの場合3.5歳～6.5歳に始まるが、進行度は症例によって差が大きい。10歳までに言葉によるコミュニケーションはできなくなる。10歳代には歩行不能となり、やがて寝たきりとなる。

(2) 身体所見の特徴

ガーゴイル様顔貌は軽度である。眉は太く、睫毛、髪の毛は太く粗い。左右が繋がっていることもある。多毛も認められる。下口唇は外にめくり上がって分厚く、上口唇は上向きで人中が突き出た感じである。耳介は分厚く、鼻先は丸い。頭は前後に長く額は狭い。年齢が進むにつれ、より粗な顔貌となる。関節拘縮は軽度である。拘縮は肘関節に認めやすい。身長は、小児期はほぼ正常範囲である。成人では小さめである。軽度の肝腫大を認める。脾腫大はほとんど認めない。臍ヘルニア、鼠径ヘルニアは、しばしば認める。

低年齢の患者では、耳鼻科領域の感染症が頻回である。下痢も多い。寝たきりになった患者では便秘も多い。聴力障害も認められる。

病理（3 病理の項を参照）

グリコサミノグリカン（ムコ多糖）は、糖蛋白の成分で細胞表面や細胞外マトリックスに存在する。負の極性のプロテオグリカンネットワークは、組織構造の中で水を保持する働きを持つだけでなく、細胞の成長や分化の調節にも関わっている。プロテアーゼや成長因子、ケモカインなど多くの蛋白と結合することができ、細胞間の相互作用、感染、凝固、脂質代謝などに影響を与えている。したがって、ムコ多糖症Ⅲ型患者では、ヘパラン硫酸のフラグメントやオリゴ糖が細胞外マトリックスに放出される結果、これらの機能が障害されていると想像される。

ムコ多糖症Ⅲ型は、他のムコ多糖症と比較して身体症状が軽く、中枢神経症状が重篤である。ヘパラン硫酸の蓄積がいかに中枢神経の荒廃を引き起こしているのかは、まだ明らかではない。ヘパラン硫酸の蓄積に伴い、GM2ガングリオシドやGM3ガングリオシドが2次的に蓄積している。このことが、中枢神経症状の発現に関わっていると推測されている[5]。ヘパラン硫酸は、多くの他のライソゾーム酵素と結合するために、ガングリオシドを分解する酵素群の活性が低下して蓄積が起こるのであろうと報告された[6]。しかし、GM2とGM3は、障害された神経細胞のなかで別々の小胞に蓄積していることから、ガングリオシドの合成や分布に係る何らかの障害によりガングリオシドの蓄積が起こっているのではないかと推測されている[7]。GM2ガングリオシドの蓄積は、神経細胞の樹状突起の生成に障害を与えるという報告もある[8]。さらに、ガングリオシドの蓄積は炎症反応を惹起し、中枢神経障害を引き起こすと推測されている。ノックアウトマウスの脳では、活性マイクログリアが多数存在し[9]、アポトーシスも多く認められると報告されている[10]。

検査室診断

a 尿中ムコ多糖

ムコ多糖症Ⅲ型では、分解されないヘパラン硫酸が体内に蓄積し、その一部が尿中に排泄される。ヘパラン硫酸は、負の極性をもつ多糖体で種々の蛋白と結合し、細胞表面や細胞外マトリックスに存在している。ヘパラン硫酸は、ウロン酸（L-イズロン酸またはL-グルクロン酸）とグルコサミン残基とα結合する二糖体の繰り返し構造を持つ。イズロン酸残基のC2の水酸基はしばしば硫酸化されているが、グルクロン酸のC2が硫酸化されていることはあまりない。グルコサミンは、アミノ基が硫酸化あるいはアセチル化されていたりC6の水酸基が硫酸化されていたりする。まれに、C3の水酸基も硫酸化されている。

図2[5]にヘパラン硫酸の分解過程を示す。まず、3つのエンドグリコシダーゼ（α-L-iduronidase、iduronate sulfatase、β-glucuronidase）によりフラグメント化される。この3つの酵素は、デルマタン硫酸の分解にも必要であり、これらの酵素欠損症として、それぞれムコ多糖症Ⅰ型、ムコ多糖症Ⅱ型、ムコ多糖症Ⅶ型がある。他に、4つの酵素

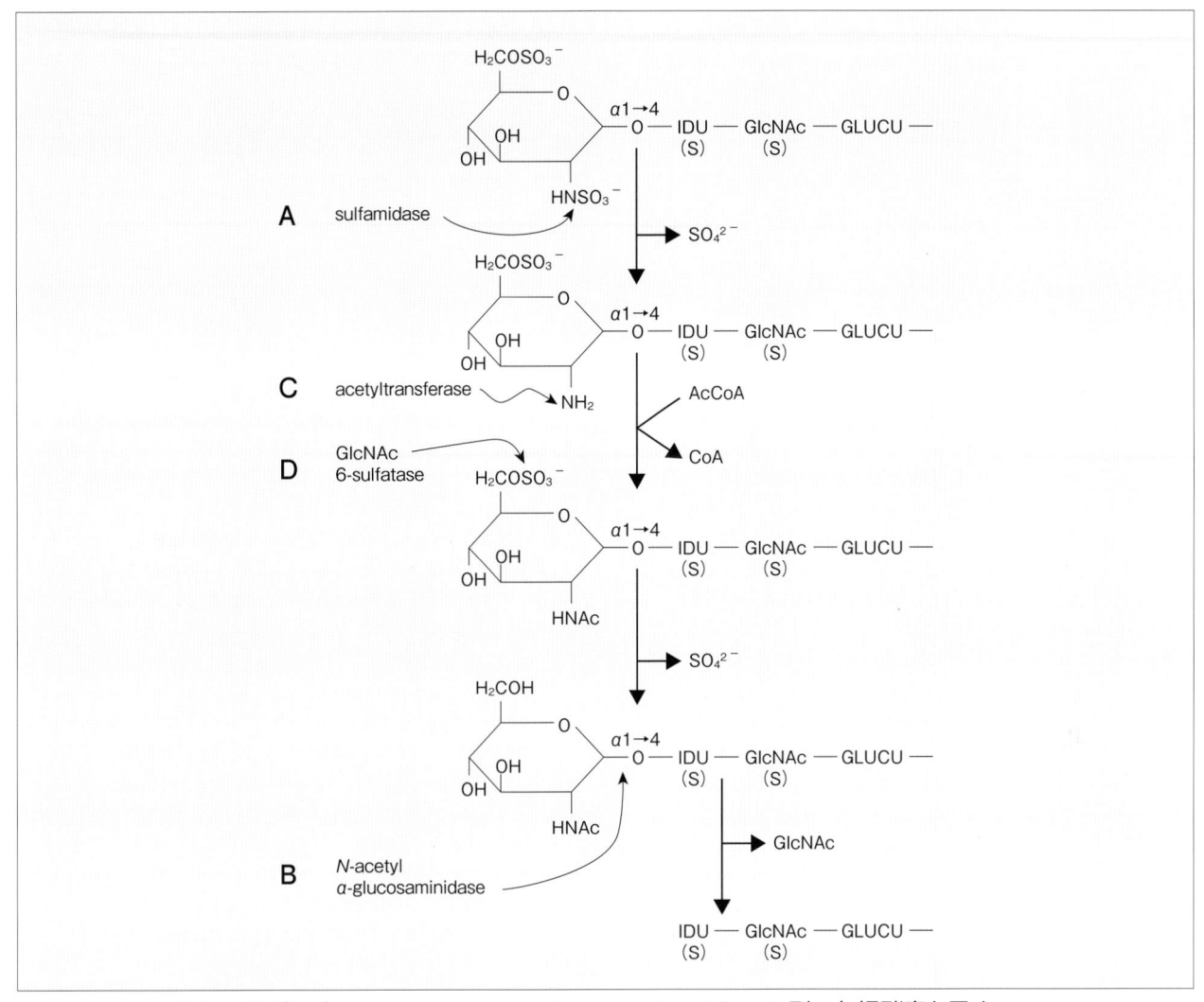

図2　ヘパラン硫酸の代謝経路：A、B、C、Dは、それぞれⅢA、ⅢB、ⅢC、ⅢD型の欠損酵素を示す。

(heparan N-sulfatase、α-N-acetylglucosaminidase、acetylCoA: α-glucosaminide N-acetyltransferase、N-acetylglucosamine 6-sulfatase)がヘパラン硫酸の分解に特異的に必要である。

b 酵素活性測定

古くは、放射性同位元素でラベルした基質で測定されていたが、近年では蛍光物質でラベルしたもので測定ができるようになった。末梢血リンパ球を用いて測定がされている。

分子遺伝学(6-4-1項を参照)

診断

ムコ多糖症を疑わせる臨床症状を見たとき、尿中ムコ多糖の分析を行う(5-4項を参照)。デルマタン硫酸の増多は認めず、ヘパラン硫酸の増多のみを認めたとき、ムコ多糖症Ⅲ型が疑われる。次に末梢血リンパ球などで酵素活性を測定して診断に至る。まず、頻度が高いB型あるいはA型の酵素を測定し、否定されるとC型あるいはD型の酵素を測定することが勧められる。それぞれの具体的な方法は、文献を参照されたい[11～14]。

治療と予後

現在のところ、原因的治療法は無い。ゲニステイン(イソフラボン)がヘパラン硫酸の合成を抑制し、症状を緩和するという報告があるが[15]、全ての患者に一定の効果があるというわけではない。現在行われていることは、対症療法である。具体的には、14-1項を参照されたい。

出生前診断と保因者診断

出生前診断は、生検胎児絨毛あるいは培養羊水細

胞を用いて酵素活性を測定することで診断可能である。あらかじめ、遺伝子変異が明らかにされている家系については遺伝子診断も可能である。

保因者診断は、酵素活性では正常者とのオーバーラップが大きく、遺伝子診断によらなければ診断は難しい。しかし、ムコ多糖症Ⅲ型は、常染色体性劣性遺伝形式を示し、保因者同士の結婚でなければ患者は発生しないことから、保因者診断の必要性は乏しいと考えられる。ただし、沖縄県においては、患者頻度が高く、保因者頻度も高いものと考えられるため、必要な場合も生じるかもしれない。

文献一覧

1) Tanaka A, Kimura M, Hoang TNL, Takaura N, Yamano T. Molecular analysis of the α-N-acetylglucosaminidase gene in seven Japanese patients from six unrelated families with mucopolysaccharidosis ⅢB (Sanfilippo type B), including two novel mutations. J Hum Genet. 47(9):484-487, 2002.

2) Valstar MJ, Ruijter GJ, van Diggelen OP, Poorthuis BJ, Wijburg FA. Sanfilippo syndrome: A mini-review J Inherit Metab Dis 31:240-252, 2008.

3) Sanfilippo SJ, Podsin R, Langer L, Good RA. Mental retardation associated with acid mucopolysachariduria (heparitin sulfate type). J Pediatr. 63:837-838, 1963.

4) Meyer A, Kossow K, Gal A, Mühlhausen C, Ullrich K, Braulke T, Muschol N. Scoring Evaluation of the Natural Course of Mucopolysaccharidosis Type ⅢA (Sanfilippo Syndrome Type A) Pediatrics, 120:1255-1261, 2007.

5) Jones MZ, Alroy J, Rutledge JC, Taylor JW, Alvord EC Jr, Toone J, Applegarth D, Hopwood JJ, Skutelsky E, Ianelli C, Thorley-Lawson D, Mitchell-Herpolsheimer C, Arias A, Sharp P, Evans W, Sillence D, Cavanagh KT. Human mucopolysaccharidosis ⅢD: clinical, biochemical, morphological and immunohistochemical characteristics. J Neuropathol Exp Neurol. 56(10):1158-1167, 1997.

6) Avila JL, Convit J. Inhibition of leucocytic lysosomal enzymes by glycosaminoglycans in vitro. Biochem J. 152(1):57-64, 1975.

7) McGlynn R, Dobrenis K, Walkley SU. Differential subcellular localization of cholesterol, gangliosides, and glycosaminoglycans in murine models of mucopolysaccharide storage disorders. J Comp Neurol. 20;480(4):415-426, 2004.

8) Walkley SU, Siegel DA, Dobrenis K. GM2 ganglioside and pyramidal neuron dendritogenesis. Neurochem Res. 20(11):1287-1299, 1995.

9) Ohmi K, Greenberg DS, Rajavel KS, Ryazantsev S, Li HH, Neufeld EF. Activated microglia in cortex of mouse models of mucopolysaccharidoses I and ⅢB. Proc Natl Acad Sci U S A. 100(4):1902-1907, 2003.

10) Villani GR, Gargiulo N, Faraonio R, Castaldo S, Gonzalez YR, Di NP. Cytokines, neurotrophins, and oxidative stress in brain disease from mucopolysaccharidosis ⅢB. J Neurosci Res. 85(3):612-622, 2007.

11) Karpova EA, Voznyi Y, Keulemans JL, Hoogeveen AT, Winchester B, Tsvetkova IV, van Diggelen OP. A fluorimetric enzyme assay for the diagnosis of Sanfilippo disease type A (MPS ⅢA). J Inherit Metab Dis. 19(3):278-285, 1996.

12) Marsh J, Fensom AH. 4-Methylumbelliferyl alpha-Nacetylglucosaminidase activity for diagnosis of Sanfilippo B disease. Clin Genet. 27(3):258-262, 1985.

13) He W, Voznyi YaV, Huijmans JG, Geilen GC, Karpova EA, Dudukina TV, Zaremba J, Van Diggelen OP, Kleijer WJ. Prenatal diagnosis of Sanfilippo disease type C using a simple fluorometric enzyme assay.Prenat Diagn. 14(1):17-22, 1994.

14) He W, Voznyi Y, Boer AM, Kleijer WJ, van Diggelen OP. A fluorimetric enzyme assay for the diagnosis of Sanfilippo disease type D (MPS ⅢD). J Inherit Metab Dis. 16(6):935-941, 1993.

15) Piotrowska E, Jakóbkiewicz-Banecka J, Barańska S, Tylki-Szymańska A, Czartoryska B, Wegrzyn A, Wegrzyn G. Genistein-mediated inhibition of glycosaminoglycan synthesis as a basis for gene expression-targeted isoflavone therapy for mucopolysaccharidoses. Eur J Hum Genet. 14(7): 846-852, 2006.

7-3 2 ムコ多糖症ⅢC型

折居 建治、玉那覇 栄一

概念

1958年から1961年にかけて、Lorincz[1]、Meyer[2]らは、尿中に大量のヘパラン硫酸を排泄しデルマタン硫酸の排泄をみないHurler-Hunter症候群の特殊型を報告し、1963年Sanfilippoが知能障害を主徴としたヘパラン硫酸尿症を、Hurler症候群、Hunter症候群とは異なる疾患単位として提唱しSanfilippo症候群（ムコ多糖症Ⅲ型）と呼ばれるようになった[3]。この症候群の亜型について、1972年にNeufeldらはheparan N-sulfataseの欠損を証明しSanfilippo症候群A型（ムコ多糖症ⅢA)[4]を報告し、1972年にO'Breinはα-N-acetylglucosaminidaseの欠損を証明し、Sanfilippo症候群B型（ムコ多糖症ⅢB）を報告した[5]。さらに、1978年にKleinらがacetyl-CoA:α-glucosaminide N-acetyltransferaseが欠損していることを証明し、Sanfilippo症候群C型（ムコ多糖症ⅢC, MIM#252930）を報告した[6]。我が国では、1981年に沖縄の1家系が折居等により初めて報告された（図1)[7]。ムコ多糖症ⅢC型は、常染色体劣性疾患でライソゾーム膜酵素であるHeparan sulfate分解酵素、acetyl-CoA: α-glucosaminide N-acetyltransferase（HGSNAT, EC 2.3.1.78）の異常により発症し、ライソゾームにヘパラン硫酸が蓄積することで細胞死をきたし特に中枢神経における神経細胞死をきたす[8-12]。臨床的には他のムコ多糖症と異なり、重症の中枢神経変性症状が特徴的で身体症状は軽度である。

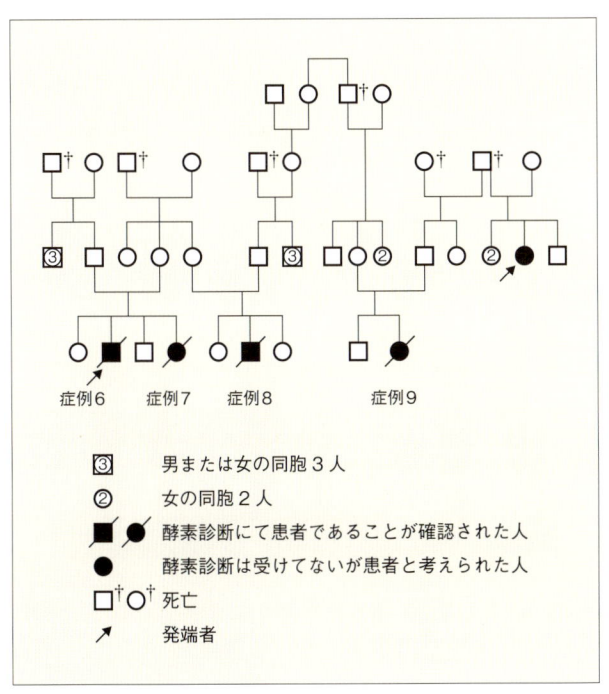

疫学

ムコ多糖症Ⅲ型全体では、発生頻度は24,000～75,000人に1人程度と推定され、ムコ多糖症全体のうち約1／3がⅢ型であるとの報告もある。ムコ多糖症ⅢC型の有病率は　出生10万人あたりオーストラリアは0.07、ポルトガルでは0.12、オランダでは0.21である[13]。白人ではA型が多く、B型がそれに次いで多いといわれている。日本人では、A型とB型はほぼ同数であるが、C型、D型はどちらもまれである。

岐阜大学小児科では、1980年～2002年の13年間にMPS Ⅲ型77例を診断したが、そのうちA型は34例、B型32例、C型は11例、D型は0例であった。これらの結果から日本でのMPS Ⅲ型はA型、B型が8割以上を占めており、C型は1割から2割程度と考えられた（第11回ムコ多糖症および近縁疾患の国際シンポジウム、2010年6月Adelaide）。

臨床

a 症状と経過

ムコ多糖症ⅢC型は、重度の精神発達遅滞と軽度の身体所見を特徴とする（図2、図3）。

骨のX線所見では、ムコ多糖症のなかでも骨変化が軽度で、椎体側面像の卵形化（図4）を示す例が多く骨盤は腸骨底部の形成不全、腸骨翼のflaringをみる。長管骨の骨梁が粗造で希薄化し鎖骨の肥厚と肋骨のオール様変形を時に認める。頭部は頭蓋冠の肥厚と硬化を認める。

発症年齢は1～3歳とされ主要臨床症状は、進行性の痴呆を主徴とし、ムコ多糖症Ⅰ型、Ⅱ型に軽度ながら類似した身体的特徴を有する。角膜の混濁はなく、顔貌は定型的ではないがgargoyle様で、やや鞍鼻、やや厚い口唇、眉毛は濃く、毛髪は粗で、軽度の肝腫を認め

図1　日本初の1家系図

る。関節の拘縮は軽度で肘と膝関節にみられ、指には観察されない。心障害は初期には認めないことが多い。2～6歳頃に多動、乱暴な行動、発達遅滞、粗い毛、多毛が認められる様になる。中枢神経症状はその後急速に進行し、7～8歳までには言語は消失する。言葉の獲得がみられないままに退行する症例もある。多動、粗暴な行動、興奮、不眠などが問題になることが多く、10歳台では睡眠障害、肝脾腫、けいれん発作がみられ、言語機能が失われる。運動機能の悪化は、11歳～13歳より始まり10～20歳代で車いすが必要となることが多い。身長はほぼ正常範囲である。多くは20歳台頃に、呼吸器感染症や呼吸不全などで死亡するが、医療的ケアの進歩により30歳～40歳にまで達する症例もある。長期生存者には網膜色素変性症がみられ、けいれん発作は約40％に観察される。一方、成人期まで気付かれない症例も報告されている。III型ではA～D型の臨床症状は非常に類似しており、症状だけで亜型（A、B、C、D）を識別することはできない[12,14-16]。

b 原著例の紹介

BartsocasとKlein、Kresse等は1978年にムコ多糖症IIIC型と初めて酵素診断された患者4名について1979年にEur.J.Pediatrに症例報告した[17]。4人のうち2人が兄妹で、血族結婚が1例に見られた。4名のうち1例について臨床像を述べる（**図2**）。

ドイツ出身の男児、健康な両親から出生した第1子で家系に血族結婚がみられた。初期の精神運動発達は正常であった。3歳の時に鼠経ヘルニアを認めた。発達は4歳から遅れを認めた。7歳で普通学級に入学したが授業中座っていられなくなり、それまでできていたことができなくなってきた。遅れは進行し次第に話せなくなった。17歳時の身体所見は、重度の体幹動揺がみられた。顔貌は粗で鼻根は低い。眉毛は濃く、唇は厚く、歯は不整だった。腰部脊椎は前弯し胸部脊椎は側弯し腹部は突出していた。両側の肘関節は可動域制限を認めたが他の関節は正常であった。身長は148cm、頭囲は59cm。産毛のような毛で体幹は覆われていた。心臓は大動脈弁の拡張期雑音を認め、肝臓は触知せず、第2次性徴を認めず精巣は小さかった。角膜混濁は認めなかった。心電図は正常。放射線検査では、頭蓋冠の肥厚があり、特に後部に顕著であった。肋骨は広く腸骨は狭く、中手骨と指節骨の構築が悪く骨年齢は遅れていた。検査所見では、尿中ムコ多糖排泄（グルクロン酸）を認めムコ多糖症と診断された。

病理

長期生存した39歳、日本人女性の病理解剖が1996年に栗原らにより報告された[18]。心臓では血管壁の肥厚と狭窄、弁と心筋に萎縮性変化を認めた。脾臓の肥大と硬化、肝臓のうっ血を認めた。頭蓋骨の肥厚、著明な大脳萎縮、特に前頭部に萎縮が目立った。脳幹部、小脳では異常は見られなかった。大脳皮質および白質の萎縮を認め側脳室の著明な拡大がみられ視床は正常より小さかった。

光学顕微鏡では、細胞内に空胞変性が心筋細胞、心外膜、心内膜にみられ、線維組織への置換が観察され

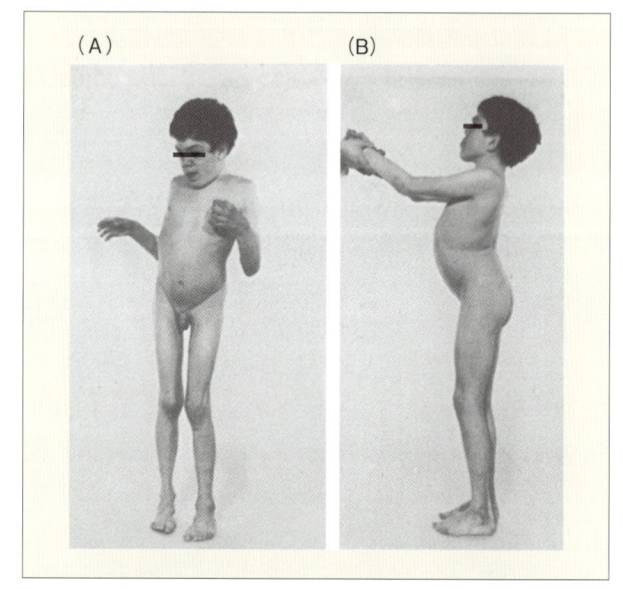

図2 原著例 17歳男児 (A) 正面、(B) 側面

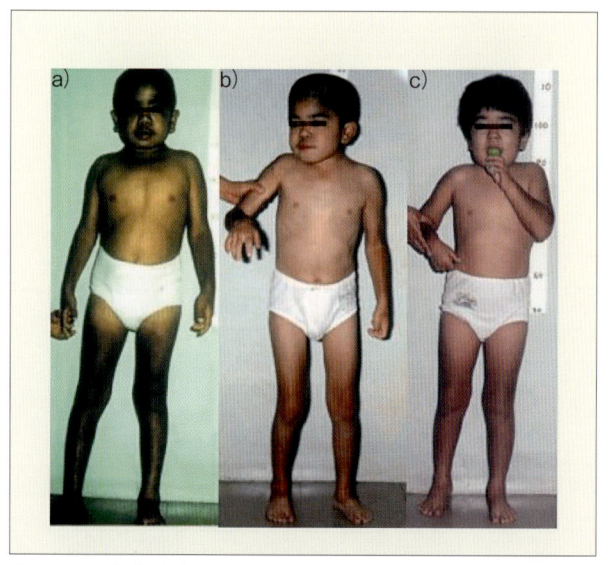

図3 日本人症例 a) 症例6 11歳男児、b) 症例8 11歳男児、c) 症例9 7歳女児

特有な顔貌、精神発達遅滞、多毛、関節の拘縮などをみる。なお、症例6は角膜の混濁を有している。

た。肺の血管壁や、幽門部の細胞、肝臓の間質細胞、アウエルバッハ神経叢などにも空胞変性が観察された。

大脳における神経細胞の脱落は　主に第2、第3神経層に観察された。残された神経細胞は巨大化していた。神経細胞の空胞変性はアンモン角の錐体細胞や顆粒細胞、視床下部の神経核に顕著に見られた。視床では神経細胞の脱落とグリオーシスを認めた。

電子顕微鏡では、神経細胞は空胞を有しており、これらは細胞膜に結合しリポフスチン様の顆粒でPAS染色陽性であった。

JonesらはD型患者2例について生化学的、病理学的解析を行い、中枢神経系にヘパラン硫酸とともにGM2、GM3-gangliosideの蓄積を観察し、ヘパラン硫酸の蓄積により誘導されたこれらの2次的代謝障害が中枢神経症状を誘発すると推論している[19,20]。

検査室診断

a　尿中ムコ多糖

ムコ多糖症Ⅲ型では　尿中へのヘパラン硫酸の排泄増加が認められる。しかしGAGSの抽出段階での不備により、ヘパラン硫酸の比率の低下を招くことがあり、結果の判定には慎重を期すべきである。成人例では尿中ムコ多糖排泄量が高値を示さない例もあるため成分比の確認は必要である。亜型診断にはリンパ球や培養皮膚線維芽細胞にてそれぞれの原因酵素活性を測定することが不可欠である。

b　酵素測定

リンパ球や培養皮膚線維芽細胞を利用してacetyl-CoA: α-glucosaminide-N-acetyltransferase活性を測定し、その活性の欠損により診断される。酵素活性測定は、ヘパラン硫酸由来の三糖（GlcN-UA-[1-3H]anMan-ol）を用い、acetyl-CoAを補酵素として、反応生成物のGlcNAc-UA-[1-3H]anMan-ol）を高圧ろ紙電気泳動にて分離、原点にとどまった生成物の放射活性を測定している[21,22]。

分子遺伝学

遺伝子の同定と変異解析

常染色体劣性遺伝病であることから、10カ国の31家族から、DNAを採取して家系解析を行い、8番染色体のマーカーにおいて患者で有意な反応を認めた[10]。患者の線維芽細胞とヒト8番染色体を導入してあるマウスA9細胞を利用してmicrocell-mediated chromosome transferという技術を用いて患者細胞に8番染色体を導入し、ムコ多糖症ⅢC型の酵素活性（acetyl-CoA: α-glucosaminide-N-acetyltransferase活性）を補えることが証明された[11]。また、マウスのライソゾーム膜蛋白質の解析で得られたTransmembrane protein 76（TMEM76）蛋白質をムコ多糖症ⅢC型患者線維芽細胞で発現させたところ、酵素活性が回復した[9]。これらのことからヒトのホモローグ（heparan-α-glucosaminide N-acetyltransferase（HGSNAT））を同定し、患者においてHGSNAT遺伝子変異が確認され、ムコ多糖症ⅢC型の原因遺伝子がHGSNATであると報告された[9]。遺伝子解析では、今までに様々な変異が、ヨーロッパから報告されているが日本からの報告はまだない[10-12]。遺伝子解析の詳細は他稿に譲る。

診断

臨床症状、骨のX線所見や尿中ヘパラン硫酸の排泄増加から、ムコ多糖症Ⅲ型を疑い、さらに亜型解析のために酵素活性を測定する。亜型診断にはリンパ球や培養皮膚線維芽細胞にてA～D型それぞれの原因酵素活性を測定することが不可欠である。C型ではacetyl-CoA: α-glucosaminide-N-acetyltransferase活性の欠損により診断される。ヒト染色体8p11.1上にあるheparan-α-glucosaminide N-acetyltransferase（HGSNAT）が原因酵素をコードしておりその解析による遺伝子診断も今後進むものと考えられる。

他のムコ多糖症、ムコリピドーシスについて鑑別診断をおこなうことが必要である[16]。

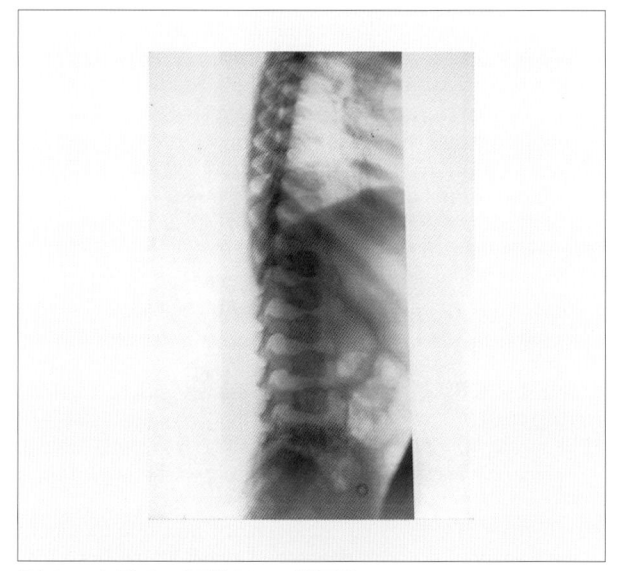

図4　症例6　腰椎Xp　側面像

治療と予後

現在のところ特異的な治療法はなく対症療法のみである[12,16]。

ムコ多糖症Ⅲ型は中枢神経症状を主徴とし、骨髄移植による症状の改善は現時点においては難しく、対症療法にゆだねられている。多くは20歳代頃に、呼吸器感染症や呼吸不全などで死亡するが、医療的ケアの進歩により30歳～40歳にまで達する症例もある。

現在、HGSNAT遺伝子のミスセンス変異によって起こる蛋白質の構造変化は、競合阻害物質であるグルコサミンを使用することで部分的にレスキューされる可能性がある。これは、酵素を活性化させる阻害剤を薬理学的なシャペロンとして使用し残存活性を高めるもので酵素活性化療法といわれMPS ⅢCはその候補である。また、ヘパラン硫酸の合成阻害をおこなう薬剤を酵素活性化療法と伴わせて使用することで代謝物質の蓄積による神経細胞死を防止する可能性が指摘されており今後の研究が期待されるところである[20,23]。

出生前診断と保因者診断

羊水培養細胞や絨毛細胞を用いた、出生前診断による発端者以降の発症予防手段がある。

日本においては　遺伝子検査が行われておらず保因者診断は行われていない。今後の検討課題と考えられる。

文献一覧

1) Dorfman A & Lorincz AE. Occurrence of urinary acid mucopolysaccharides in the Hurler syndrome. Proc Natl Acad Sci USA 43(6): 443-446, 1957.
2) Meyer K, Grumbach MM, Linker A, Hoffman P. Excretion of sulfated mucopolysaccharides in gargoylism (Hurler's syndrome). Proc Soc Exp Biol Med 97(2): 275-279, 1958.
3) Sanfilippo SJ, Podosin R, LangernL, Good RA. Mental retardation associated with acid mucopolysacchariduria (heparitin sulfate type). J pediatr 63: 837-838, 1963.
4) Kresse H, Neufeld EF. The Sanfilippo A corrective factor: purification and mode of action. J boil Chem 247: 2164-2170, 1972.
5) O'Brien JS. Sanfilippo syndrome: profound deficiency of α-acetylglucosaminidase activity in organs and skin fibroblasts from type B patients. Proc Natl Acad Sci USA 69(7): 1720-1722, 1972.
6) Klein U, Kresse H, von Figura K. Sanfilippo syndrome type C: Deficiency of acetyl-CoA：α-glucosaminide N-acetyltransferase in skin fibroblasts. Proc Natl Acad Sci USA 75: 5185-5189, 1978.
7) Orii T, Taga T, Sukegawa K. Four Sanfilippo C patients in a family pedigree. J Inher Metab Dis. 4: 117-118, 1981.
8) HreBicek M, Mrazora L, Seyrantepe V, Durand S, Roslin NM, Noskova L, Hartmannova H, Ivanek R, Cizkova A, Poupetova H, Sikora J, Urinovska J, Stranecky V, Zeman J, Lepage P, Roquis D, Verner A, Ausseil J, Beesley CE, Maire I, Poothuis BJHM, van de Kamp J, van Diggelen OP, Wevers RA, Hudson TJ, Fujiwara TM, Majewski J, Morgan K, Kmoch S, Pshezhetsky AV. Mutations in TMEM76 cause Mucopolysaccharidosis ⅢC (Sanfilippo C syndrome). Am J Hum Genet. 79: 807-819, 2006.
9) Fan X, Zhang H, Zhang S, Bagshaw RD, Tropak MB, Callahan JW, mahuran DJ. Identification of the gene encoding the enzyme deficient in mucopolysaccharidosis Ⅲ C (Sanfilippo disease type C). Am J Hum Genet. 79: 738-744, 2006.
10) Ausseil J, Loredo-Osti JC, Verner A, Darmond-Zwaig C, Maire I, Poorthuis B, van Diggelen OP, Hudson TJ, Fujiwara TM, Morgan K, Pshezhetsky AV. Localisation of a gene for mucopolysaccharidosis ⅢC to the pericentric region of chromosome 8. J Med Genet. 41: 941-944, 2004.
11) Seyrantepe V, Tihy F, Pshezhetsky AV. The microcell-mediated transfer of human chromosome 8 restores the deficient N-acetyltransferase activity in skin fibroblasts of mucopolysaccharidosis type ⅢC patients. Hum Gent. 120: 293-296, 2006.
12) Ruijter GJG, Valstar MJ, van de Kamp JM, van der Helm RM, Durand S, van Diggelen OP, Wevers RA, Poorthuis BJ, Pshezhetsky AV, Wijburg FA. Clinical and genetic spectrum of Sanfilippo type C(MPS ⅢC) disease in the Netherlands. Mol Genet and Metab. 93: 104-111, 2008.
13) Poorthuis BJ, Wevers RA, Kleijer WJ, Groener JE, de Jong JG, van Weely S, Niezen-Koning KE, van Diggelen OP. The frequency of lysosomal storage diseases in the Netherlands. Hum Genet. 105: 151-156, 1999.
14) 折居忠夫, 兼村敏生, 祐川和子, 多賀俊明, 服部悟, 児玉真理子, 玉那覇栄一. 遺伝性ムコ多糖代謝異常症―最近の進歩, 日本医事新報No.2952, 24-31, 1980.
15) 折居忠夫：Sanfilippo症候群, 日本臨床, 40巻, 臨時増刊号：278－279, 1982.
16) 祐川和子, 戸松俊治, 折居忠夫, 近藤直実. ムコ多糖症Ⅲ型 (Sanfilippo症候群), 日本臨床, 別冊, 領域別症候群 19: 439-441, 1998.
17) Bartsocas C, Gröbe H, Van de Kamp JJ, von Figura K, Kresse H, Klein U, Giesberts MA. Sanfilippo Type C Disease: Clinical findings in four patients with a new variant of mucopolysaccharidosis Ⅲ. Eur J Pediatr. 130: 251-258, 1979.
18) Kurihara M, Kumagai K, Yagishita S. Sanfilippo syndrome type C: A clinicopathological autopsy study of a long-term survivor. Pediatr Neurol. 14: 317-321, 1996.
19) Jones MZ, Alroy J, Rutledge JC, et al. Human mucopolysaccharidosis ⅢD: clinical, biochemical, morphological and immunohistochemical characteristics. J Neuropathol Exp Neurol 56: 1158-1167, 1997.
20) Valstar MJ, Ruijter GJG, van Diggelen OP, Poorthuis BJ, Wijburg FA. Sanfilippo syndrome: A mini-review. J Inherit Metab Dis 31: 240-252, 2008.
21) 多賀俊明. Sanfilippo症候群A型, B型およびC型の培養皮膚線維芽細胞による酵素診断, Connective Tissue. 13: 149-158, 1981.
22) Fan JQ. A contradictory treatment for lysosomal storage disorders: inhibitors enhance mutant enzyme activity. Trends Pharmacol Sci 24: 355-360, 2003.
23) Desnick RJ. Enzyme replacement and enhancement therapies for lysosomal diseases. J Inherit Metab Dis 27(3): 385-410, 2004.

7-4 ムコ多糖症IVA型

戸松 俊治、鈴木 康之

概念

ムコ多糖症IVA型（MPS-IVA、モルキオ病A型；OMIM 253000）は1929年に、ウルグアイの小児科医L. Morquioと英国の放射線科医J.F. Brailsfordにより別々に報告された[1,2]。Morquioが報告したスウェーデン系家族の4人の兄弟例は、多発性異骨症、角膜混濁、大動脈弁疾患、ケラタン硫酸の尿中排泄などが臨床的特徴であった。

MPS-IVAは N-アセチルガラクトサミン-6-スルフェイト スルファターゼ（GALNS）の欠損を原因とする常染色体劣性疾患である（表1）。GALNSはケラタン硫酸（KS）およびコンドロイチン硫酸（CS）の分解経路の第1段階として、O結合型硫酸成分を切断する。GALNSとその欠損は1974年にMatalonらによって確認された[3]。その後、この酵素がKSの6硫酸化ガラクトース残基を除去することが明らかになり、酵素分析法が開発された[4,5]。GALNSが欠如すると、KSおよびCSの段階的な分解が阻害され、広範囲の組織、特に骨や角膜のライソゾームにGAGの蓄積を生じる。他のMPSでデルマタン硫酸（DS）およびヘパラン硫酸（HS）が広範囲に蓄積するのとは対照的に、MPS-IVAの特徴である骨異形成は、KSの局所的な分布（角膜および軟骨）に起因する。

MPS-IVB型はβガラクトシダーゼの欠損を原因とする[6]。従来、MPS-IVA型はMPS-IVB型より重篤な症状を示すと考えられていたが、酵素分析によりA型とB型の区別が可能になり、両グループの臨床的多様性が明らかになった。

MPS-IVAの患児は出生時には正常であるが、生後2～3年以内に70%以上の患者に骨格異常が初発兆候として認められる[7,8]。骨格異常としては、短胴型小人症、歯突起低形成、鳩胸、脊柱後弯、突背、脊柱側弯、外反膝、外反股、下部肋骨の拡張、関節過伸展、歩行異常、転倒傾向などが挙げられる。知能は正常で、独特の骨端軟骨異形成と靭帯弛緩を示すため、他のムコ多糖症とは臨床的に区別される。他に、肺機能障害、心臓弁膜症、難聴、軽度肝腫大、微細な角膜混濁、軽度の顔貌異常、齲食（エナメル質菲薄化）、広い歯列などが挙げられる。5歳までにアデノイドや扁桃の摘出術が必要となることが多い。多くの患児が10歳までに頸椎、腰椎、膝、下腿に対する外科手術を必要とする[7]。

MPS-IVAは、全身性の重度の骨異形成を認める重症型から、軽度の骨病変を特徴とする軽症型まで様々

表1 モルキオ病A 研究の歴史

Year	Description	First author(s)	Ref.
1929	First description of MPS IVA patients in Uruguay	Morquio L; Braisfold J	1, 2
1974	Identification of defective enzyme in MPS IVA	Matalon R	3
1978	Assay method of N-acetyl-galactosamine-6-sulfate sulfatase	Glossl J	4
1978	Defect of galactosamine-6-sulfate sulfatase	DiFerrante N	5
1981	Late onset of MPS IVA patients	Orii T	9
1991	Purification of GALNS	Masue M; Bielicki J	13, 14
1991	Cloning of human cDNA	Tomatsu S	15
1992	First identification of mutation	Fukuda S	41
1993	Chromosomal localization	Baker E; Masuno M	42, 43
1994	Cloning of human genomic gene	Nakashima Y	16
1995	Common mutation	Tomatsu S	17
2000	Cloning of mouse gene	Montaño AM	23
2000	Tertiary structure of GALNS	Sukegawa K	24
2003, 2005, 2007	MPS IVA murine models	Tomatsu S; Tomatsu S, Gutierrez M & Nishioka T; Tomatsu S, Vogler C & Montaño AM	25-27
2004	KS assay by ELISA	Tomatsu S	29
2005	Educational CD for Morquio	International Morquio Organization	
2005	Mutation update	Tomatsu S	44
2007	Recombinant human GALNS produced in CHO	Tomatsu S, Montaño AM & Gutierrez M	28
2007	KS assay by tandem mass spectrometry	Oguma S	30
2007	International Morquio Registry	Montaño S	7
2007	ERT on adult MPS IVA KO mouse	Tomatsu S & Montaño AM	31
2008	Growth chart of Morquio A patients	Montaño S	8
2010	ERT with targeting system on MPS IVA mouse	Tomatsu S, Montaño AM & Dung VC	33

である[9-12]。重症型の患者は年少時から頸部不安定性と肺機能障害を伴い、10歳代〜20歳代まで生存し得ないことが多い。軽症型は1981年、Oriiらが初めて報告した（図1右）[9,10]。この患者の身長は150 cm以上で、鳩胸、外反膝、関節過伸展、角膜混濁、顔貌変化などは認められなかった。レントゲンでは、ごく軽度の大腿骨頭骨端線離開・扁平椎・歯突起低形成が認められた。N-アセチルガラクトサミン-6-スルファターゼの活性は10%を超えていた。こうした軽症型MPS-IVAの患者は60歳代まで生存することが報告されている。

ヒトGALNSの精製[13,14]、GALNS遺伝子cDNAの同定により[15,16]、MPS IVAに関する分子遺伝学的研究や新規治療法の開発が可能になった。コモンな遺伝子変異[17-22]、マウス遺伝子のクローニング[23]、GALNSの三次構造[24]、マウスモデルの作成[25-27]、CHO細胞を用いた遺伝子組み換えヒトGALNS[28]、ELISA・タンデム質量分析計によるKS分析[29-32]、International Morquio Resistry[7]、成長曲線[8]、酵素補充療法（ERT）[31,33]などが報告されている（表1）。

現在、重度の骨異形成に対する有効な治療法はない。対症療法としては、関節痛に対する非ステロイド抗炎症薬、肺感染に対する抗生剤、肺機能低下に対する酸素投与などが行われている。頸椎固定術、脊髄減圧術、再建骨切り術、および人工股関節置換手術などの外科的介入がしばしば必要となる[7,8]。造血幹細胞移植（HSCT）が一部の患者に試みられており、長期成績から呼吸機能・骨密度の改善が示唆されている（未発表データ）。遺伝子組み換え骨標的ヒトGALNS酵素を用いたマウスモデルに対するERT（前臨床試験）が実施され、天然型酵素より効果が優れていることが明らかにされた[32,33]。現在、天然型遺伝子組み換えヒトGALNSを用いた臨床試験が進行中である。こうした治療法の開発には本疾患に対する深い理解が必要であり、早期診断や不可逆性の臓器障害に至る前の治療開始が重要である。

疫学

MPS-IVの正確な疫学的データは非常に少ない。ブリティッシュコロンビアの調査では出生児約200,000人に1人と報告している[34,35]。北アイルランドでは過去30年間に確認された症例に基づき、出生児76,000人に1人[36]、オランダでは26年間で出生児450,000人に1人[37]、オーストラリアでは出生児201,000人に1人[38]、西オーストラリアでは27年間で出生児640,000人に1人[39]、ポルトガルでは20年間で出生児450,000人に1人と報告されている[40]。日本における発生率は20年間で出生児500,000人に1人と報告されている（未発表データ）。民族間で発生率が異なるのは、一部、創始者効果が関係していると考えられる。

臨床所見と経過

●初期兆候

合併症に対する治療を行い、QOLを改善するためには、早期診断が重要である。表2に一般的に見られる特徴と現在の治療選択肢を示す。高頻度に報告される初期症状としては、骨変形（膝、脊柱、胸郭）、低身長、歩行異常が挙げられる（図2）。

●臨床的多様性

MPS-IVA型の臨床表現型は多様である（図1）。多くの患者では、症状は重く、肺感染や頸部不安定性、心弁膜疾患により10歳代または20歳代で死に至る。軽症

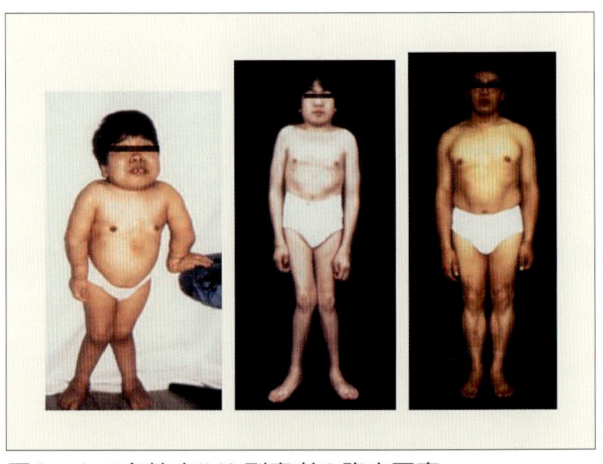

図1 ムコ多糖症IVA型患者の臨床写真
左：31歳重症型　中：18歳中間型　右：25歳軽症型

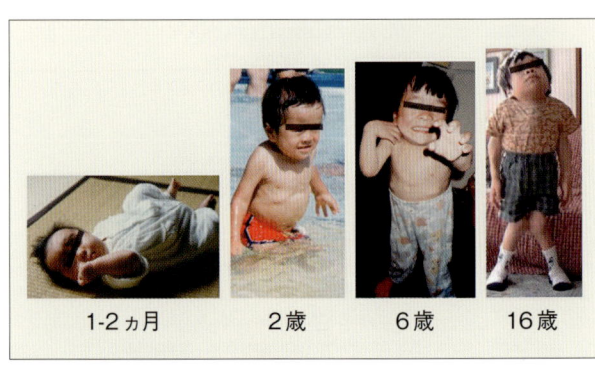

図2 病気の進行：重症型
新生児期：異常なし　2歳時：鳩胸　4歳時：身長停止
6歳時：関節弛緩　16歳時：身長90センチ、体重16kg

患者では慢性的、長期的な経過をたどる。重症型は全体の約70%を占め、25%が軽度もしくは中等度の表現型を呈する（International Morquio Resistry）[8]。初発年齢にはばらつきがあり、現れる兆候や疾患による合併症も同様である。生存期間の長さ、低身長の有無、骨変形の重症度などで、「軽症」または「重症」に大別することはできるが、むしろ2つの極端な分類（重症および軽症）の間にある一連の病態として考えるべきである。重要な点は、軽症型と診断された患者でも明らかな病的状態・障害・合併症があるということである。重症患者の臨床経過は比較的一律であるが、軽症型の場合、臨床表現型や疾患進行にはかなりの多様性が見られる。軽症患者の大部分は成人まで生存可能で、正常に近い寿命が期待できる。障害が軽度の女性では帝王切開を要するものの出産も可能である。

● 成長

低身長はMPS-IVAの最も重要な特徴である。出生時は体重が重い傾向にあるものの、一見して正常である。典型例の成長遅延は早期に始まり、7～8歳頃に成長がほぼ停止する。軽症患者の一部は10歳代まで成長を続け[7]、中には正常身長に至る例もある[9,13]。MPS IVAの重症度を評価する基準は、成長および最終身長に基づいている。疾患の重症度や治療への反応を見るために、成長の評価は不可欠である。

身長：International Resistryのデータでは、新生児の平均身長は正常範囲で、男児52.4 cm（+0.9 SD）、女児52.1 cm（+1.1 SD）であった。従って、何らかの骨変形や低身長が認められない限り、出生時の診断や予後の予測は困難である。1歳では、男児78.1 ± 5.6 cm（+0.85 SD）、女児78.3 ± 3.0 cm（+1.6 SD）で、2歳では、男児・女児ともに健常児とほぼ一致していた。この年齢以降、男女ともに-2 SDを下回り、明らかな下降を示す。18歳男女の平均身長は119.3 ± 22.6 cmおよび113.5 ± 23.1 cmであり、同年齢の健康者と比較した場合、-56.8 cm（-8.0 SD）および-49.6 cm（-7.7 SD）である（**図3**）。身長から重症度分類が可能と考えられ、各性別の成長曲線において90パーセンタイルを上回る患者は軽症と考えて良いだろう。また、約2/3が重症型、約1/3が軽症型と考えられる。遺伝子型/表現型と生物学的指標（尿中および血中KS値）は、臨床経過の予測と治療戦略に役立つと考えられる。

体重：18歳以上の患者の平均体重は健康者よりはるかに軽いが、約5%の患者に過体重が認められる。BMIの平均値は健康者よりやや高値である。

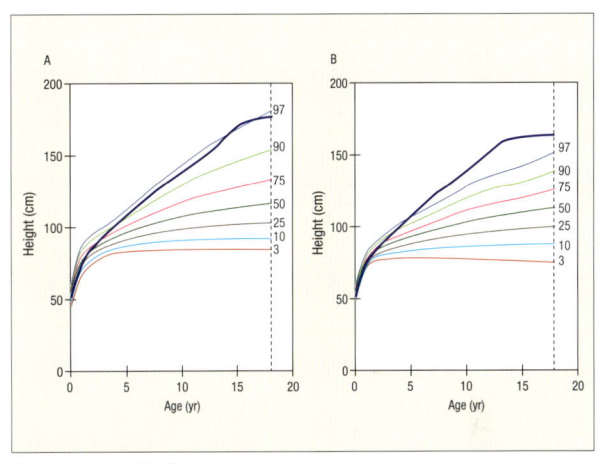

図3　成長曲線

表2　病的状態とその管理

部　位	症　状	治　療
骨形成異常（重症）	低身長、歩行異常、関節痛、骨変形	整形外科手術、大腿骨延長術、膝の修正手術、股関節の手術
脊髄の圧迫（重症）	頸髄障害、内臓・膀胱機能障害、無呼吸	頸部脊椎固定術
関節異常（重症）	靭帯の弛緩	理学療法、手首の副木、プラスチックの歯列矯正具
閉塞性換気障害（重症）	睡眠時無呼吸、肺炎、気管切開術、麻酔時高リスク	扁桃摘出術、アデノイド切除術、気管開口術、持続的気道陽圧法（CPAP）
耳の問題（軽症または中等症）	混合性難聴、中耳炎になりやすい、耳小骨の変形、内耳の異常	耳管挿入、補聴器
目の問題（中等症）	角膜混濁、視覚障害、輝所恐怖症（明るいところで眩しい）	決定的な治療法なし、サングラス
歯の問題（重症）	ムシ歯と歯の欠損、薄いエナメル質	日常の口腔衛生、歯科医による歯のクリーニング、シート
心臓の問題（軽症）	心臓機能障害、冠状動脈性心臓病、心臓弁の肥厚化	心内膜炎予防、弁置換術

身体活動：過体重のある患者の80％以上が身体活動が制限されていた（歩行距離0〜200 m）。また車椅子生活をする男性の2/3、女性の半数以上に過体重のリスクがあった。低身長の患者は歩行距離が短い傾向が見られた。身長が高い患者では、整形外科的手術を受けた人の方が歩行距離は短かった。運動不足は精神的・身体的機能の低下につながり、身体活動のモニターは極めて重要である。

● 骨格・関節の異常

最も重症な患者では、生後6ヵ月までに特有の骨格異常(脊椎後弯、胸郭突出、頭蓋骨肥大)が認められる。一般的に重症患者では、生後10〜14ヵ月までに突背や腰背部の脊柱後弯が認められる、この時点で、レントゲン上、股関節異常、椎体の卵形化、肋骨の扁平化などが認められることが多い。多くの患者は外反膝を伴い、起立時や歩行時には膝や股関節を曲げ、動揺性歩行を示す。骨格異常や関節制限などの整形外科的な合併症は運動機能障害や激しい疼痛の原因となり、患者にとり最も深刻な問題である。小児期早期に観察される骨格異常には、短胴型小人症、歯突起低形成、鳩胸、突背、脊柱側弯、外反膝、外反股、関節過伸展、歩行異常などが挙げられる（**図4**）。最近の研究により、MPS-IVA型患者は平均で10歳までに外科手術、頸部、股関節、膝、下腿部の大手術をしばしば必要とする[7]。

手：他のMPSとは異なりMPS-IVAでは靱帯弛緩が認められる。関節機能の障害は、おそらく骨端・骨幹端の変形、骨低形成、GAG蓄積により二次的に生じた関節周囲の結合織減少が複合した結果であると考えられる（**図5**）。手首、手指は弱く、握力も非常に弱いため、着衣、衛生管理、書字に困難をきたす。手関節は2歳までに過可動性を示すようになる。特徴的な骨端病変(先細りし不規則な形をした橈骨および尺骨)が認められる（**図5**）。骨量は減少し、皮質は菲薄化する。2〜3歳までに骨端不整や骨幹端肥厚が観察される。上腕骨骨幹の皮質の菲薄化や軽度肥厚が見られ、年齢とともに進行する(例：橈骨骨端は尺側に傾斜)。上腕骨は通常、後から短縮すると思われる。第2指から第5指までの中手骨の近位部の先細りや、小さく不整な手根骨が認められる。

脊柱：歯突起の低形成は全ての患者に認められ、環軸椎不安定と脊髄圧迫を高率に生じる。これは歯突起低形成、靱帯弛緩、環椎前弓と後弓の不完全な骨化、前硬膜外腔へのGAGの沈着などが原因であると考えられる。環軸亜脱臼や脊髄圧迫は、頸髄症や四肢不全麻痺をきたし、死に至る場合もある（**図6**）。潜在的な頸髄症が運動不耐性、腸管および膀胱の機能障害の原因となっている場合がある。頸部MRIで歯突起先端周辺のGAG沈着が示される（**図7**）。歯突起の破壊、環

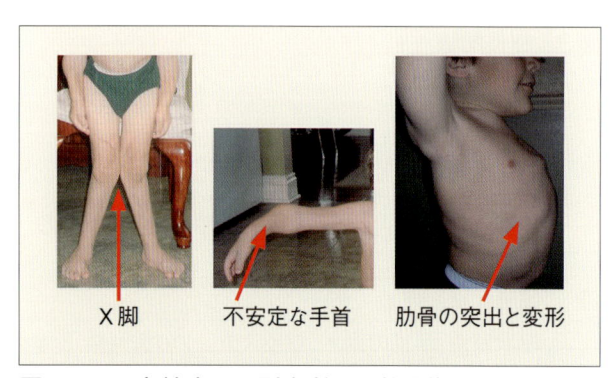

図4　ムコ多糖症IVA型患者の骨格異常
（X脚／不安定な手首／肋骨の突出と変形）

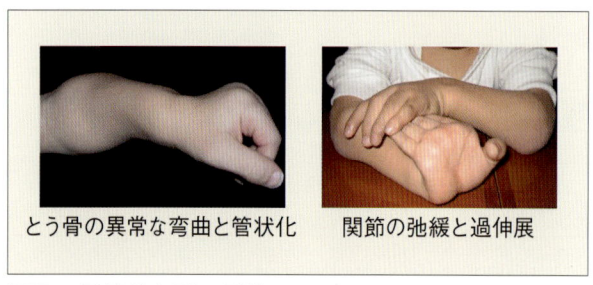

図5　長管骨と手の異常
（とう骨の異常な弯曲と管状化／関節の弛緩と過伸展）

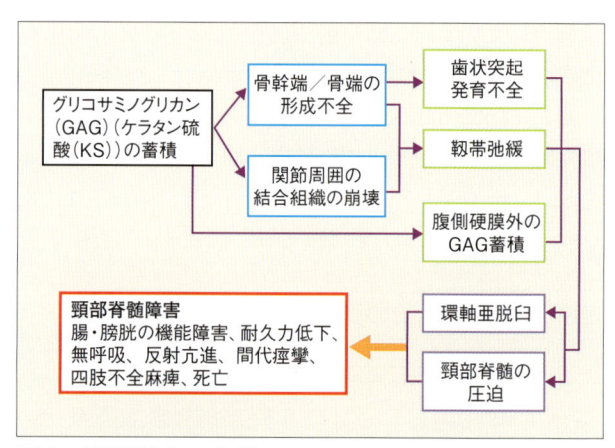

図6　脊髄障害の病態

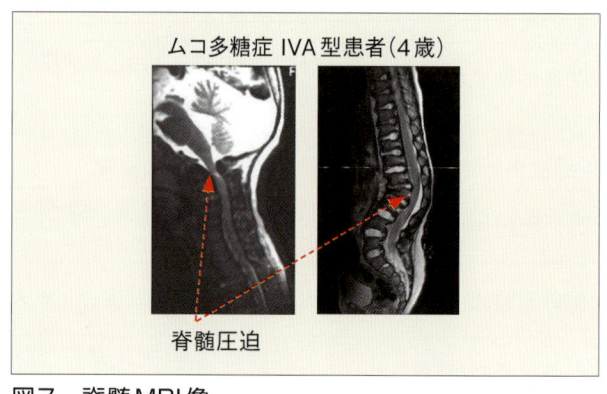

図7　脊髄MRI像
ムコ多糖症 IVA型患者(4歳)／脊髄圧迫

軸脱臼が無治療で置かれた場合、不可逆性の脊髄障害がおこり得る。こうした重篤な症状を呈する患者は、10歳代または20歳代まで生存し得ないことが多い。転倒や頸部伸展が脊髄離断や四肢不全麻痺、突然死を招く可能性もある。下部脊椎では後弯、扁平椎または嘴状の椎体が最も特徴的である(図8)。出生時の単純レントゲン像で下部腰椎の軽度の異常が認められている例もある[45]。

股関節：生後2年間、股関節は正常な位置にあるか、わずかに亜脱臼した状態である。大腿骨頭骨端は小さく、2～6歳の間に圧迫が始まり、成人では大腿骨頭骨端は破壊され、骨化した大腿骨頭は浸食され消失し、大腿骨頸部は肥大する(図9)。寛骨臼は発症時には正常よりわずかに浅い程度であるが、股関節脱臼に伴い次第に変形が進行し、偽関節臼が形成される。変形した寛骨臼および骨盤は人工関節手術を困難にし、多くの患者が股関節脱臼と疼痛のため車椅子生活となる。

下肢：3歳までにさまざまな程度の外反膝（X脚）が認められる(図4)。腓骨は短く、脛骨外側には骨化不良が認められる。大腿骨頭核はさまざまな程度で崩壊傾向を示す。これらの要素全てが外反膝の原因となる。外反は足関節にも認められる。脛骨遠位骨端は外側が徐々に楔状となり、腓骨の短縮化が足関節の外反の原因となる。足は扁平で、踵は外反し、前足は内反および回外する。両足の内反足が見られ、サンダルギャップが拡大する。

●**気道障害**

気道障害も本疾患の重要な病態である。拘束性障害は胸郭変形により生じ、閉塞性障害は蓄積物質の増加による気管気管支の異常、巨舌、アデノイドや扁桃肥大、声帯の肥厚が原因となる。上気道の狭窄と睡眠時無呼吸は年齢とともにより深刻化する。拘束性呼吸障害も胸郭の変化に伴い、年齢とともに顕著となる。解剖学的および生理学的な閉塞は、睡眠時無呼吸や気道閉塞につながる。閉塞性気道疾患を伴う患者は、大きないびき、日中の極度の傾眠傾向、肺胞低換気を示す。呼吸音の増強は上気道閉塞の結果として生じる。気管の障害は、短頸および気管軟骨輪の異常に起因する。肥厚した鼻粘膜と粘調な鼻汁により鼻腔通気も低下する。慢性の上気道感染は気道内腔をさらに減少させる(図10)。

●**歯科的異常**

歯は小さく歯間が広い。エナメル質は極度に菲薄化し齲蝕を生じ易い。エナメル質は脆弱で、破折や動揺をきたしやすい。薄いエナメル質と小さく鋭い歯尖はMPS-IVA型患者に特有であるが、エナメル質の放射線濃度は正常である。その他に、スペード形の切歯、陥凹した頬と咬合面、頬面のくぼみなどが挙げられる。通

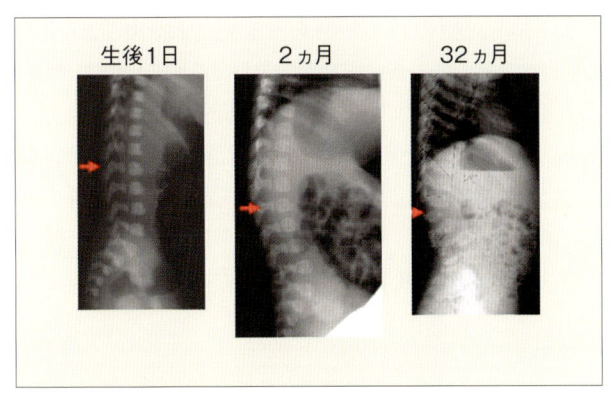

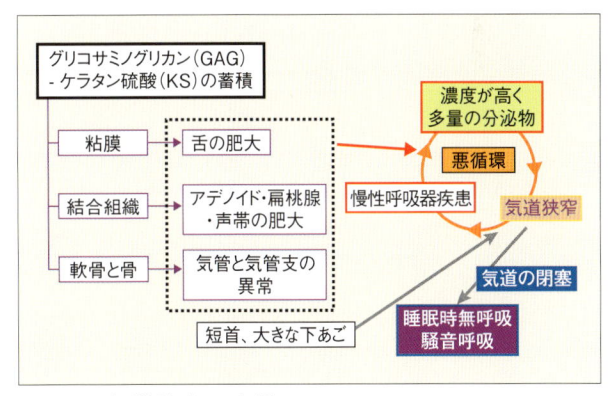

図8　新生児期から椎体の変化を認めた例

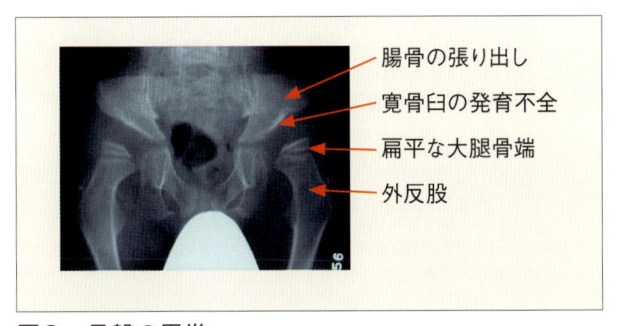

図9　骨盤の異常

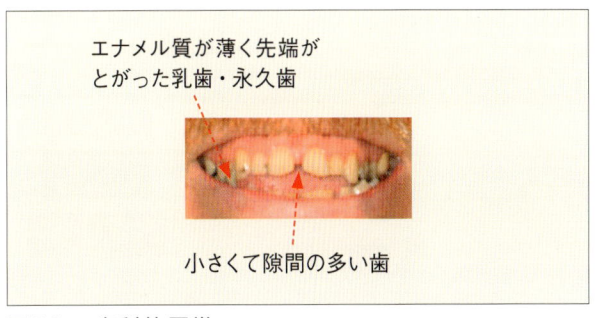

図10　気道障害の病態

図11　歯科的異常

常、象牙質、歯髄腔、歯根管システムは正常である（図11）。

●視力障害

GAGの蓄積により微細な角膜実質混濁がよく見られ、羞明を訴えるが、通常はそれ程問題にはならない。網膜症を生じることがある[46]。進行性網膜症に伴い視神経萎縮を生じた例や、水晶体皮質混濁を認めた兄弟例が報告されている[46]。広範囲に広がる細胞やcollagen-free lakesにおける実質の不均質が、光散乱（角膜混濁）の増強をもたらしている可能性がある。原線維が粒子状および多層膜状になった膜に結合した封入体が、主として角膜および小柱網に分布していることが示されている[47]。骨髄移植後に緑内障が消失した例もある。

●聴力障害

軽度から中等度の難聴がよく見られ、これは骨病変の重症度や罹病期間に相関すると考えられる。聴力障害は10歳以前に明らかになることもある[48]。通常、伝音性と感音性が混合した難聴が生じる。この難聴は、中耳感染、耳小骨の変形、内耳異常の3つの原因に起因する。聴性脳幹反応は非特異的で、中耳、蝸牛、第Ⅷ脳神経、下部脳幹の異常が混在した状態を反映していると考えられる。中耳換気チューブにより、慢性的な中耳感染による一連の問題を最小限に止めることができる。大部分の患者では補聴器が有効である（図12）。

検査室診断

MPS-ⅣAの診断は通常、臨床症状に基づいて行われる。骨格や関節、眼に特徴的な所見を認める患者ではMPS-ⅣA型を疑うべきである。MPS-ⅣAのスクリーニング検査は尿中および血中KSの測定であり、ELISAまたはタンデム質量分析により定量可能である[29,30,32]。ELISA法の場合、尿中KS値はMPS ⅣA型および正常者ともに1〜5歳でピークに達し、その後は年齢とともに低下する。また尿中KS値は年齢や重症度により異なり、重症例では軽症例よりKSの尿中排泄量が多い。血中KSは患者および対照群ともに5〜10歳でピークに達し、20歳以降、KS値は安定し、患者の値も正常化する[29]。患者の血中KS値は同年齢の対照群より2〜8倍高い。タンデム質量分析による血中KS濃度の測定は、臨床状態の評価[32]、酵素補充療法などの治療効果を評価する場合にも有用である[27,31,33]（図13）。GAGの尿中排泄量では正常者との明確な区別はできない。成人の場合、患者でもKS値が低く、信頼性は低い。確定診断は白血球、培養皮膚線維芽細胞、血清、血漿におけるGALNS酵素の活性測定により行われる。

MPS-ⅣAでは、全骨格の検査を行うべきである。即ち、頸椎、歯突起、胸郭、全脊柱、骨盤、大腿骨、膝関節、足関節、両手、前腕、肘、上腕骨、肩である。歯突起低形成および脊髄圧迫を評価するため、頸椎のMRIも行う必要がある。角膜混濁の有無を確認するため、細隙灯による眼科検査も行うべきである。

診断時の年齢は、1歳前9％、1〜3歳34％、3〜5歳33％、5〜10歳16％、10歳以降8％であった[7]。

出生前診断と保因者診断

MPS-ⅣA型のリスクがある胎児では、出生前検査が可能である。一般的に絨毛におけるGALNSの酵素分析により行われている。遺伝子変異が同定されている場合、分子遺伝学的な出生前検査も可能である。保因者を判定する唯一の確定的な検査はDNA分析である。家族数が少ない場合、GALNSの遺伝子座を全て解析したとしても変異の検出は容易ではない。

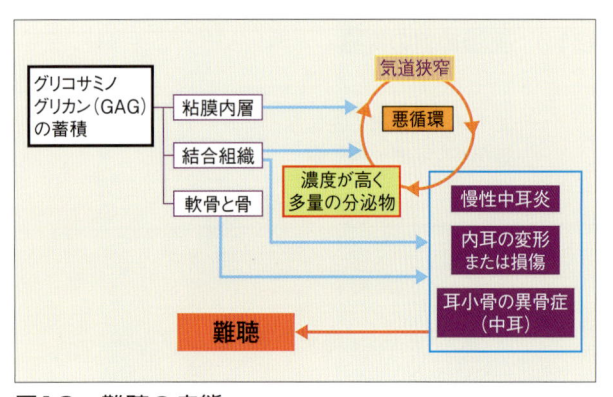

図12　難聴の病態

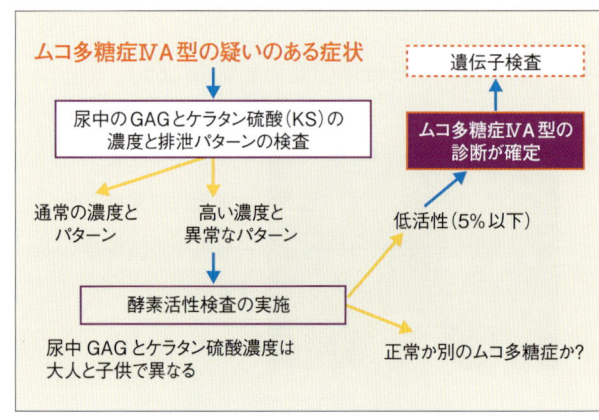

図13　ムコ多糖症ⅣA型の検査室診断

治療と予後

現在の所、重度の骨異形成をもつ患者に有効な治療法は存在せず、対症療法が行われている。理学療法、関節痛に対する非ステロイド抗炎症薬、肺感染に対する抗生剤、肺機能低下に対する酸素投与などの補助療法が行われる。頸椎固定、脊髄の減圧術、骨切り術、および人工股関節置換手術などの外科的介入がしばしば必要となる[7,8]。現在、MPS-ⅣA型に対するHSCTおよびERTの検討が進められている。

●整形外科手術

上部脊柱：頸髄圧迫は迅速かつ積極的に治療する必要がある。C1/2複合体の不安定は、狭い脊柱管内で危険な状態にある脊髄の圧迫を容易に引き起こし、神経機能の低下、四肢不全麻痺、死を招く。この不安定性の阻止、神経機能低下の防止、そして延命のため、頸椎の早期固定が推奨される。熟練したチームにより早期の注意深い頸椎減荷術および上部頸椎の固定が行われることで、重篤な合併症を避けられる可能性がある。頸椎の不安定性や圧迫の証拠がある場合（一般的に3歳以降）、予防的な固定術が望ましいというコンセンサスがある。

屈曲位および伸展位の頸椎単純レントゲン側面像で環軸椎の不安定が明らかになった場合は、脊髄圧迫を確認するため、屈曲位および伸展位のMRIを施行する。脊髄圧迫がない場合、その姿勢での固定術が可能である。整復困難な亜脱臼や脊髄圧迫がある場合は、減圧術および固定術が必要となる。上部頸椎が不安定であれば、ハローベストによる固定が適用される。固定は通常、3ヵ月間続けられる。術中・術後のハロー固定法により、低年齢の患児でも良好な結果が得られている（図14）。頸椎固定術の後、歯突起は正常に骨化すると考えられ、なぜ未固定の頸部ではこれが起きないのかは明らかでない。また硬膜外の沈着も解消する。

頸椎固定術により患者生存率が改善すると、胸腰椎後弯の進行に伴う問題が発生しやすくなる。また脊椎固定術は頸部の伸展を制限するため、挿管困難を招く。その他の合併症として、ハローベストのピン部分の感染やボディージャケットの圧迫による疼痛などが挙げられる。上部頸椎固定術（関節固定術）は、上部頸椎の不安定性を止め、神経機能の低下を防ぐ安全かつ有効な手術である。

股関節手術：大腿骨頭の亜脱臼は進行し、しばしば手術を必要とする。大腿骨近位の内反術、減捻骨切り術、および臼蓋関節形成術のような寛骨臼の被覆範囲を改善する手術は、股関節を安定させ、歩行を改善する。成人では人工関節置換術を検討してもよい。骨切り術は骨化を促進し、変形性関節症の進行を防ぐのに有用と考えられる[49]。過体重および関節の不安定性は骨端の骨化を遅延または阻害する可能性がある。股関節が適切に包まれていない場合、股関節の変形が反復し易い。

膝の手術：外反膝（X脚）は、大腿骨遠位部と脛骨近位部の外反および、関節弛緩により生じる。外反膝は、成長による矯正や再建骨切り術により整復可能である（図15）。成長板が明らかな小児では成長による矯正が可能であり、成長板の中央面を拘束して横方向への成長を可能にすることで、成長に伴い徐々に修正されていく。成長力が残されていない患児や重度の変形をもつ患児では、大腿骨または脛骨を分離し（骨切り術）、再建することも可能である。一般的に骨は内固定または外固定する。膝変形は反復し易く、修復手術が必要となる。成人例では長期的な結果の評価は十分されていないものの、膝関節全置換術が行われている[50]。

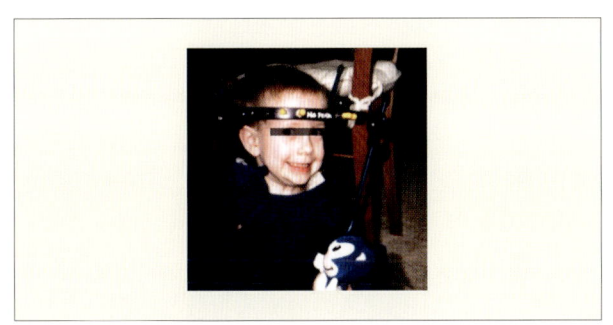

図14　頸椎固定術とハローリング

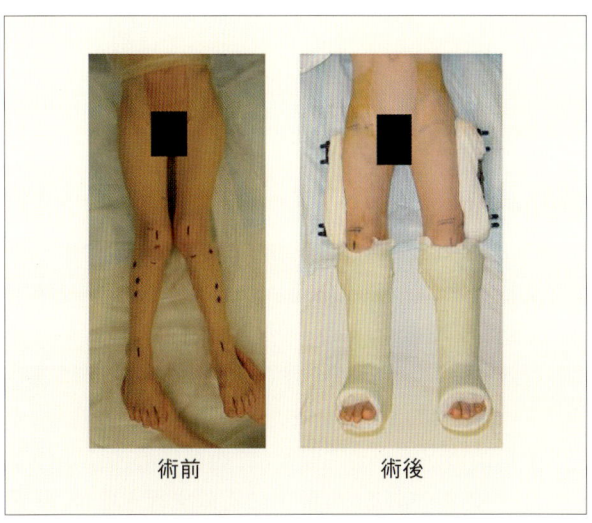

術前　　術後

図15　X脚の手術

足関節の手術：足関節の外反を修正するため脛骨遠位部の骨切り術が行われる。成長力の残された患児では、脛骨遠位部内側に対しスクリューによる骨端固定術を行うことが可能であり、外反症は残るものの改善する。

麻酔による合併症：MPS-ⅣA患者の麻酔のリスクは大きく、適切な注意が払われなければ結果として死を招く可能性もある[51]。患者は必ず、こうした疾患の経験をもつ麻酔科医が常駐する施設で麻酔を受けるべきである。挿管を試みる際に、頸部に過度の操作が加えられた場合、強い頸髄圧迫により突然の神経機能の低下を引き起こす可能性がある。挿管には細い気管内チューブが必要になることがあり、狭い気管および肥厚した声帯も視野を妨げると考えられる。直接喉頭鏡による挿管は十分な気道を保つことができず、挿管中の視野確保にも限界があるため困難である。通常、喉頭および気管支用ファイバースコープが不可欠である。麻酔から覚醒は遅く、術後の気道閉塞が生じ易い。また、抜管も危険を伴い、高率に気道閉塞後の肺水腫が発生する。

●呼吸器疾患および上気道の気道管理

MPS-ⅣAの管理で最も重要かつ困難な課題の1つが、拘束性肺疾患を伴う気道閉塞に対する治療である。呼吸器感染症の反復や睡眠時無呼吸、呼吸困難などを防ぐため、扁桃摘出術やアデノイド切除術が行われ、呼吸状態の改善を認めている[7]。扁桃摘出術およびアデノイド切除術は、耳管機能不全を回復し気道狭窄を軽減する目的でも高頻度に行われている。睡眠時検査を定期的に行い、明らかな低酸素状態のエピソードがあれば持続的気道陽圧装置による管理を行うべきである。重度に障害された患者はこうした治療に耐えられないことがある。このような患者では酸素補給が行われるが、高二酸化炭素血症のある患者では注意する必要がある。

●歯科疾患

できる限り口腔衛生に努める必要がある。食事分析とアドバイス、歯ブラシ指導、全身および局所へのフッ素、裂溝シーラントなどの予防療法が行われる。歯は規則正しく磨き、患者が摂取する水分にフッ素が添加されていなければ、フッ素錠またはドロップを毎日摂取する。歯科治療が行われる前後は、細菌性心内膜炎の予防を行う必要がある。麻酔下に抜歯を行う場合、経験ある麻酔科医のいる病院で行うべきである。矯正治療による不整咬合の修正や義歯治療による咀嚼機能の改善が報告されている。矯正および義歯治療により良好な咬合が得られる[52]。

●視力障害

角膜移植が行われているが、長期的には再発も認められ必ずしも成功していない。サングラスとひさしの着いた帽子を着用することが推奨される。

●聴力障害

頻回の耳感染、内耳や中耳の異常は、軽度から中等度の伝音性および感音性の聴力障害を引き起こす。圧調整換気チューブにより、慢性的な中耳浸出液貯留を最小限に抑えることができる。多くの患者で補聴器が有用である。重症患者では、換気チューブの早期留置が推奨される。

●心弁膜疾患

心臓エコー検査により定期的に心臓の評価を行うことは、治療に有用である。心臓異常をもつ患者には、細菌性心内膜炎の予防を推奨する。

●理学療法

MPS-ⅣAにおける理学療法の役割は十分に検討されていない。明らかな関節の運動制限や関節弛緩が既に起きている場合、さまざまな運動訓練が進行を遅らせる可能性がある。さまざまな運動訓練、描画、書字、キーボード入力、水泳などは、関節機能や巧緻運動能力の維持にある程度有益であると思われ、臨床経過の早い段階から始めるべきである。手首のプラスチック装具は微細な運動機能に役立つと考えられる。歩行や乗馬は、身体持久力を向上すると考えられる。

●造血幹細胞移植（HSCT）

MPS-ⅣAに対するHSCTの具体的な効果を明らかにした報告はないが、最近我々は、同種骨髄移植に成功したMPS-ⅣA型男性患者を経験し、その前後各5年間の観察を行った（未発表データ）。BMTの時点で高齢であったにもかかわらず、患者のリンパ球GALNS活性の上昇、整形外科手術の併用による運動機能の向上（歩行可能）、運動時息切れの消失、いびきの消失、緑内障の改善、骨密度の増加を明らかにした。この症例は、移植によって臨床的な改善とQOLの向上が期待できること、MPS-ⅣAの治療選択肢としてHSCTを除外すべきではないことを示している。BMTが他の

MPS-IVA型患者にも有効であるか否かについては不明であるが、より年少患者にHSCTを行うことで、骨格異常、気道閉塞、成長障害などを防ぐことができるかもしれない。HSCTの死亡率は軽減されたものの、依然として感染、移植片対宿主病などの合併症による死亡や障害のリスクが高い治療法である。慎重に症例を選択し、十分なカウンセリングと臨床評価を行った上で用いるべきであり、長期的かつ体系的な結果の追跡も行う必要がある。

● 酵素補充療法（ERT）

ERTは、MPSを含むLSDの治療戦略として確立され、I型[53]、II型[54,55]、VI型[56-59]などに臨床応用されている。これらのERTは臓器に著しい改善をもたらしたが、骨や脳には効果的に酵素が運ばれないため、これらの組織では改善がほとんどないか、全く認められていない。多くのライソゾーム酵素は肝臓で急速に除去されるため、半減期が短い。酵素の一部は骨髄に到達するものの、骨、特に血液供給のない成長板の軟骨細胞にはごく少量が到達するのみである。ゴーシェ病では長期間のERT後も骨病変の改善は非常に限られており[60]、I型を対象にした臨床試験でも骨の改善はほとんど見られなかった[53]。このようにMRおよびM6PRを標的とした従来型のERTは、骨および軟骨病変に対して効率的に作用しないと考えられる。

この本質的な問題を解決するために、骨標的システムと組み合わせたアプローチが考案された。ハイドロキシアパタイトは正電荷をもつ硬組織（骨）の主要な無機成分であり、軟部組織には存在しない。ハイドロキシアパタイトに結合した薬物は骨再吸収プロセスで放出されると考えられ、薬物の標的をハイドロキシアパタイトにすることは骨および軟骨細胞への選択的な薬剤送達の戦略となる。Glu6（E6）標的ホルモンの使用によりエストラジオールの骨による取り込みは増強し、骨粗鬆症が予防されている[61,62]。我々や他のグループは最近、この新しい骨標的システムを高分子である酵素（組織非特異型アルカリホスファターゼ）に応用し、標識酵素がより効率的に骨に送達されたこと、臨床的・病理学的改善が全身性の骨疾患である低ホスファターゼ血症で認められたことを報告した[63,64]。MPS-IVAにおいて、骨への標的化を高めるため、ヘキサ-グルタミン酸配列（E6）によりN末端を延長したヒトGALNSを生物工学により生成した（E6-GALNS）。このE6-GALNSにより標識された酵素は未標識の酵素と比較して、血中からのクリアランスが著明に延長し、20倍以上の血中暴露時間をもたらし、酵素活性を維持しながら長時間骨に留まった。標識酵素を半年間投与された成熟マウスでは、骨、骨髄、心臓弁における蓄積物質が相当量除去されることが明らかになり、標識酵素の臨床応用の可能性を示している[33]。

現在、天然型GALNSを用いたERTの第I相/II相臨床試験が実施されている。MPS-IVAでは内臓はあまり障害されていないため、他のMPSと比較して短期的に得られる治療効果は限られると予想され、治療評価には長期間にわたる注意深い観察が必要である。ERTに対する効果は、患者の重症度や治療開始年齢などにより異なると考えられる。若年患者（思春期前）では、まず日常生活動作が高まるとともに、健康感やエネルギーをより強く感じるようになることが期待される。血中および尿中のKS値は数週間のうちに正常値に近づくと考えられる。しかし、マウスモデルに対する3ヵ月間のERTでは、血中KSは減少したものの、骨病変への効果は少ないことが示されている[31]。

将来の展望

ERTやHSCTは本疾患の治療法として期待されるが、進行した骨病変は、少なくとも短期間のERTやHSCTでは解決されないと考えられる。遺伝子療法は骨疾患による障害を治療する論理的なアプローチであり、その可能性を探るため、動物を用いた研究が他のMPS疾患に対して始められているが、ベクターの選択、免疫抑制剤の使用、投与経路など様々な問題を解決する必要がある[65,66]。また、KSの合成を抑制する基質抑制療法も注目されるもう1つの治療法である。最近、HSの最適化減量療法（基質最適化療法）に関する有望な報告が行われ、KSに応用できる可能性がある[67-69]。KSの合成は10歳代以降は低下し、尿中および血中KS値も10歳代までにほぼ正常化するため、本治療の開始年齢は極めて重要な意味をもつと考えられる。

文献一覧

1) Morquio L. Sur une forme de dystrophie osseuse familiale. Arch Med Enfants. 32:129-40, 1929.
2) Brailsford JF. Chondro-osteo-dystrophy, roentgenographic and clinical features of a child with dislocation of vertebrae. Am J Surg. 7:404-10, 1929.
3) Matalon R, Arbogast B, Dorfman A.Deficiency of chondroitin sulfate N-acetylgalactosamine 4-sulfate sulfatase in Maroteaux-Lamy syndrome.Biochem Biophys Res Commun.

61(4):1450-7, 1974.
4) Glössl J, Kresse H.A sensitive procedure for the diagnosis of N-acetyl-galactosamine-6-sulfate sulfatase deficiency in classical Morquio's disease.Clin Chim Acta. 88(1):111-9, 1978.
5) Di Ferrante N, Ginsberg LC, Donnelly PV, Di Ferrante DT, Caskey CT.Deficiencies of glucosamine-6-sulfate or galactosamine-6-sulfate sulfatases are responsible for different mucopolysaccharidoses.Science. 199(4324):79-81, 1978.
6) Arbisser AI, Donnelly KA, Scott CI Jr, DiFerrante N, Singh J, Stevenson RE, Aylesworth AS, Howell RR.Morquio-like syndrome with beta galactosidase deficiency and normal hexosamine sulfatase activity: mucopolysacchariodosis IVB. Am J Med Genet. 1(2):195-205, 1977.
7) Montaño AM, Tomatsu S, Gottesman GS, Smith M, Orii T. International Morquio A Registry: clinical manifestation and natural course of Morquio A disease. J Inherit Metab Dis. 30(2):165-74, 2007.
8) Montaño AM,Tomatsu S,Brusius A, Smith M, Orii T. Growth charts for patients affected with Morquio A disease. Am J Med Genet A. 146A(10):1286-95, 2008.
9) Orii T, Kiman T, Sukegawa K, Kanemura K, Hattori S, Taga T. and Ko K. Late onset N-acetylgalactosamine-6-sulfate sulfatase deficiency in two brothers. Connect. Tissue. 13:169-175, 1981.
10) Sukegawa K, Orii T. Residual activity in fibroblasts from two brothers with the late-onset form of N-acetylgalactosamine-6-sulphate sulphatase deficiency. J Inherit Metab Dis. 5:231-2, 1982.
11) Fujimoto A, Horwitz AL. Biochemical defect of non-keratan-sulfate-excreting Morquio syndrome. Am J Med Genet. 15(2):265-73, 1983.
12) Hecht JT, Scott CI Jr, Smith TK, Williams JC. Mild manifestations of the Morquio syndrome. Am J Med Genet. 18(2):369-71, 1984.
13) Masue M, Sukegawa K, Orii T, Hashimoto T. N-acetylgalactosamine-6-sulfate sulfatase in human placenta: purification and characteristics. J Biochem. 110(6):965-70, 1991.
14) Bielicki J, Hopwood JJ. Human liver N-acetylgalactosamine 6-sulphatase. Purification and characterization. Biochem J. 279 (Pt2):515-20, 1991.
15) Tomatsu S, Fukuda S, Masue M, Sukegawa K, Fukao T, Yamagishi A, Hori T, Iwata H, Ogawa T, Nakashima Y, et al. Morquio disease: isolation, characterization and expression of full-length cDNA for human N-acetylgalactosamine-6-sulfate sulfatase. Biochem Biophys Res Commun. 181(2):677-83, 1991.
16) Nakashima Y. Tomatsu S, Hori T, Fukuda S, Sukegawa K,Kondo N, Suzuki Y, et al.MucopolysaccharidosisIVA: molecular cloning of the human N-acetylgalactosamine 6-sulfatase (GALNS) gene and analysis of 5'-flanking region. Genomics. 20:99-104, 1994.
17) Tomatsu S, Fukuda S, Cooper A, Wraith JE, Rezvi GM, Yamagishi A, Yamada N, Kato Z, Isogai K, Sukegawa K, et al.Mucopolysaccharidosis IVA: identification of a common missense mutation I113F in the N-Acetylgalactosamine-6-sulfate sulfatase gene. Am J Hum Genet. 57(3):556-63, 1995.
18) Kato Z, Fukuda S, Tomatsu S, Vega H, Yasunaga T, Yamagishi A, Yamada N, Valencia A, Barrera LA, Sukegawa K, Orii T, Kondo N. A novel common missense mutation G301C in the N-acetylgalactosamine-6-sulfate sulfatase gene in mucopolysaccharidosis IVA. Hum Genet. 101(1):97-101, 1997.
19) Yamada N, Fukuda S, Tomatsu S, Muller V, Hopwood JJ, Nelson J, Kato Z, Yamagishi A, Sukegawa K, Kondo N, Orii T. Molecular heterogeneity in mucopolysaccharidosis IVA in Australia and Northern Ireland: nine novel mutations including T312S, a common allele that confers a mild phenotype. Hum Mutat. 11(3):202-8, 1998.
20) Montaño AM, Kaitila I, Sukegawa K, Tomatsu S, Kato Z, Nakamura H, Fukuda S, Orii T, Kondo N. Mucopolysaccharidosis IVA: characterization of a common mutation found in Finnish patients with attenuated phenotype. Hum Genet. 113(2):162-9, 2003.
21) Tomatsu S, Nishioka T, Montaño AM, Gutierrez MA, Pena OS, Orii KO, Sly WS,Yamaguchi S, Orii T, Paschke E,Kircher SG,Noguchi A.Mucopolysaccharidosis IVA: identification of mutations and methylation study in GALNS gene. J Med Genet. 41:e98, 2004.
22) Tomatsu S, Filocamo M, Orii KO, Sly WS, Gutierrez MA, Nishioka T, Serrato OP, Di Natale P, Montaño AM, Yamaguchi S,Kondo N, Orii T, Noguchi A. Mucopolysaccharidosis IVA (Morquio A): identification of novel common mutations in the N-acetylgalactosamine-6-sulfate sulfatase (GALNS) gene in Italian patients. Hum Mutat. 24(2):187-8, 2004.
23) Montaño AM, Yamagishi A, Tomatsu S, Fukuda S, Copeland NG, Orii KE, Isogai K, Yamada N, Kato ZI, Jenkins NA, Gilbert DJ, Sukegawa K, Orii T, Kondo N. The mouse N-acetylgalactosamine-6-sulfate sulfatase (Galns) gene: cDNA isolation, genomic characterization, chromosomal assignment and analysis of the 5'-flanking region. Biochim Biophys Acta. 1500(3):323-34, 2000.
24) Sukegawa K, Nakamura H, Kato Z, Tomatsu S, Montaño AM, Fukao T, Toietta G, Tortora P, Orii T, Kondo N. Biochemical and structural analysis of missense mutations in N-acetylgalactosamine-6-sulfate sulfatase causing mucopolysaccharidosis IVA phenotypes. Hum Mol Genet. 9(9):1283-90, 2000.
25) Sukegawa K, Orii KO, Vogler C, Nakayama J, Levy B, Grubb JH, Gutierrez MA, Shim S, Yamaguchi S, Nishioka T, Montano AM, Noguchi A, Orii T, Kondo N, Sly WS. Mouse model of N-acetylgalactosamine-6-sulfate sulfatase deficiency (Galns-/-) produced by targeted disruption of the gene defective in Morquio A disease. Hum Mol Genet. 12(24):3349-58, 2003.
26) Tomatsu S, Gutierrez M, Nishioka T, Yamada M,

Yamada M, Tosaka Y, Grubb JH, Montaño AM, Vieira MB, Trandafirescu GG, Peña OM, Yamaguchi S, Orii KO, Orii T, Noguchi A, Laybauer L. Development of MPS IVA mouse (Galnstm(hC79S.mC76S)slu) tolerant to human N-acetylgalactosamine-6-sulfate sulfatase. Hum Mol Genet. 14(22):3321-352, 2005.

27) Tomatsu S, Vogler C, Montaño AM, Gutierrez M, Trandafirescu GG, Oikawa O, Takarada T, Yamaguchi S, Orii T. and Noguchi N. Murine model (Galnstm (C76S)slu) of MPS IVA with a missense mutation at an active site among sulfatase proteins. Mol. Genet. Metab. 9, 251-8, 2007.

28) Tomatsu S, Montaño AM, Gutierrez M, Grubb JH, Oikawa H, Dung VC, Ohashi A, Nishioka T, Yamada M, Yamada M, Tosaka Y, Trandafirescu GG, Orii T. Characterization and pharmacokinetic study of recombinant human N-acetylgalactosamine-6-sulfate sulfatase. Mol Genet Metab. 91(1):69-78, 2007.

29) Tomatsu S, Okamura K, Taketani T, Orii KO, Nishioka T, Gutierrez MA, Velez-Castrillon S, Fachel AA, Grubb JH, Cooper A, Thornley M, Wraith E, Barrera LA, Giugliani R, Schwartz IV, Frenking GS, Beck M, Kircher SG, Paschke E, Yamaguchi S, Ullrich K, Isogai K, Suzuki Y, Orii T, Kondo N, Creer M, Noguchi A. Development and testing of new screening method for keratan sulfate in mucopolysaccharidosis IVA. Pediatr Res. 55(4):592-7, 2004.

30) Oguma T, Tomatsu S, Okazaki O. Analytical method for determination of disaccharides derived from keratan sulfates in human serum and plasma by high-performance liquid chromatography/turbo-ionspray ionization tandem mass spectrometry. Biomed Chromatogr. 21(4):356-62, 2007.

31) Tomatsu S, Montaño AM, Ohashi A, Gutierrez MA, Oikawa H, Oguma T, Dung VC, Nishioka T, Orii T, Sly WS. Enzyme replacement therapy in a murine model of Morquio A syndrome. Hum Mol Genet. 15;17(6):815-24, 2008.

32) Tomatsu S, Montaño AM, Oguma T, Dung VC, Oikawa H, de Carvalho TG, Gutiérrez ML, Yamaguchi S, Suzuki Y, Fukushi M, Kida K, Kubota M, Barrera L, Orii T. Validation of keratan sulfate level in mucopolysaccharidosis type IVA by liquid chromatography-tandem mass spectrometry. J Inherit Metab Dis. 2010.

33) Tomatsu S, Montaño AM, Dung VC, Ohashi A, Oikawa H, Oguma T, Orii T, Barrera L, Sly WS. Enhancement of drug delivery: enzyme-replacement therapy for murine Morquio A syndrome. Mol Ther. 18(6):1094-102, 2010.

34) Lowry RB, Applegarth DA, Toone JR, MacDonald E, Thunem NY. An update on the frequency of mucopolysaccharide syndromes in British Columbia. Hum Genet. 85(3):389-90, 1990.

35) Applegarth DA, Toone JR, Lowry RB. Incidence of inborn errors of metabolism in British Columbia, 1969-1996. Pediatrics. 105(1):e10, 2000.

36) Nelson J. Incidence of the mucopolysaccharidoses in Northern Ireland. Hum Genet. 101(3):355-8, 1997.

37) Poorthuis BJ, Wevers RA, Kleijer WJ, Groener JE, de Jong JG, van Weely S, Niezen-Koning KE, van Diggelen OP. The frequency of lysosomal storage diseases in The Netherlands. Hum Genet. 105(1-2):151-6, 1999.

38) Meikle PJ, Hopwood JJ, Clague AE, Carey WF. Prevalence of lysosomal storage disorders. JAMA. 281(3):249-54, 1999.

39) Nelson J, Crowhurst J, Carey B, Greed L. Incidence of the mucopolysaccharidoses in Western Australia. Am J Med Genet A. 123A(3):310-3, 2003.

40) Pinto R, Caseiro C, Lemos M, Lopes L, Fontes A, Ribeiro H, Pinto E, Silva E, Rocha S, Marcão A, Ribeiro I, Lacerda L, Ribeiro G, Amaral O, Sá Miranda MC. Prevalence of lysosomal storage diseases in Portugal. Eur J Hum Genet. 12(2):87-92, 2004.

41) Fukuda S, Tomatsu S, Masue M, Sukegawa K, Iwata H, Ogawa T, Nakashima Y, Hori T, Yamagishi A, Hanyu Y, Morooka K, Kiman T, Hashimoto T. and Orii T. Mucopolysaccharidosis type IVA. N-acetylgalactosamine-6-sulfate sulfatase exonic point mutations in classical Morquio and mild cases J. Clin. Invest., 90, 1049-53, 1992.

42) Baker E, Guo XH, Orsborn AM, Sutherland GR, Callen DF, Hopwood JJ. and Morris CP. The morquio A syndrome (mucopolysaccharidosis IVA) gene maps to 16q24.3. Am J Hum Genet. 52(1):96-8, 1993.

43) Masuno M, Tomatsu S, Nakashima Y, Hori T, Fukuda S, Masue M, Sukegawa K. and Orii T. Mucopolysaccharidosis IV A: assignment of the human N-acetylgalactosamine-6-sulfate sulfatase (GALNS) gene to chromosome 16q24. Genomics, 16, 777-8, 1993.

44) Tomatsu S, Montano AM, Nishioka T, Gutierrez MA, Pena OM, Tranda Firescu GG, Lopez P, Yamaguchi S, Noguchi A, Orii T. Mutation and polymorphism spectrum of the GALNS gene in mucopolysaccharidosis IVA (Morquio A). Hum. Mutat., 26, 500-12, 2005.

45) Ohashi A, Montaño AM, Colón JE, Oguma T, Luisiri A, Tomatsu S. Sacral dimple: incidental findings from newborn evaluation. Mucopolysaccharidosis IVA disease. Acta Paediatr. 98(5):768-9, 910-2, 2009.

46) Käsmann-Kellner B, Weindler J, Pfau B, Ruprecht KW. Ocular changes in mucopolysaccharidosis IV A (Morquio A syndrome) and long-term results of perforating keratoplasty. Ophthalmologica. 213(3):200-5, 1999.

47) Iwamoto M, Nawa Y, Maumenee IH, Young-Ramsaran J, Matalon R, Green WR. Ocular histopathology and ultrastructure of Morquio syndrome (systemic mucopolysaccharidosis IV A). Graefes Arch Clin Exp Ophthalmol. 228(4):342-9, 1990.

48) Riedner ED, Levin LS. Hearing patterns in Morquio's syndrome (mucopolysaccharidosis IV). Arch Otolaryngol. 103(9):518-20, 1997.

49) Kanazawa T, Yasunaga Y, Ikuta Y, Harada A, Kusaka O, Sukegawa K. Femoral head dysplasia in Morquio disease type A: bilateral varus osteotomy of the femur. Acta Orthop Scand. 72:18–21, 2001.

50) de Waal Malefijt MC, van Kampen A, van Gemund JJ. Total

knee arthroplasty in patients with inherited dwarfism--a report of five knee replacements in two patients with Morquio's disease type A and one with spondylo-epiphyseal dysplasia. Arch Orthop Trauma Surg. 120(3-4):179-82, 2000.

51) Dullenkopf A, Holzmann D, Feurer R, Gerber A, Weiss M. Tracheal intubation in children with Morquio syndrome using the angulated video-intubation laryngoscope. Can J Anaesth. 49(2):198-202, 2002.

52) Onçağ G, Ertan Erdinç AM, Cal E. Multidisciplinary treatment approach of Morquio syndrome (Mucopolysaccharidosis Type IVA). Angle Orthod. 76(2):335-40, 2006.

53) Kakkis ED, Muenzer J, Tiller GE, Waber L, Belmont J, Passage M, Izykowski B, Phillips J, Doroshow R, Walot I, Hoft R,Neufeld EF. Enzyme-replacement therapy in mucopolysaccharidosis I. N Engl J Med. 344(3):182-8, 2001.

54) Muenzer J, Lamsa JC, Garcia A, Dacosta J, Garcia J, Treco DA. Enzyme replacement therapy in mucopolysaccharidosis type II (Hunter syndrome): a preliminary report. Acta Paediatr Suppl. 91(439):98-9, 2002.

55) Muenzer J, Wraith JE, Beck M, Giugliani R, Harmatz P, Eng CM, Vellodi A, Martin R, Ramaswami U, Gucsavas-Calikoglu M,Vijayaraghavan S, Wendt S, Puga AC, Ulbrich B, Shinawi M, Cleary M, Piper D, Conway AM, Kimura A. A phase II/III clinical study of enzyme replacement therapy with idursulfase in mucopolysaccharidosis II (Hunter syndrome). Genet Med. 8(8):465-73, 2006.

56) Harmatz P, Whitley CB, Waber L, Pais R, Steiner R, Plecko B, Kaplan P, Simon J, Butensky E, Hopwood JJ. Enzyme replacement therapy in mucopolysaccharidosis VI (Maroteaux-Lamy syndrome). J Pediatr. 144(5):574-80, 2004.

57) Harmatz P, Ketterige D, Giugliani R, Guffon N, Teles EL, Miranda MC, Yu ZF, Swiedler SJ, Hopwood JJ; MPS VI Study Group. Direct comparison of measures of endurance, mobility, and joint function during enzyme-replacement therapy of mucopolysaccharidosis VI (Maroteaux-Lamy syndrome): results after 48 weeks in a phase 2 open-label clinical study of recombinant human N-acetylgalactosamine 4-sulfatase. Pediatrics. 115(6):e681-9, 2005.

58) Harmatz P, Giugliani R, Schwartz I, Guffon N, Teles EL, Miranda MC, Wraith JE, Beck M, Arash L, Scarpa M, Yu ZF, Wittes J,Berger KI, Newman MS, Lowe AM, Kakkis E, Swiedler SJ; MPS VI Phase 3 Study Group. Enzyme replacement therapy for mucopolysaccharidosis VI: a phase 3, randomized, double-blind, placebo-controlled, multinational study of recombinant human N-acetylgalactosamine 4-sulfatase (recombinant human arylsulfatase B or rhASB) and follow-on, open-label extension study. J Pediatr. 148(4):533-539, 2006.

59) Harmatz P, Giugliani R, Schwartz IV, Guffon N, Teles EL, Miranda MC, Wraith JE, Beck M, Arash L, Scarpa M, Ketteridge D,Hopwood JJ, Plecko B, Steiner R, Whitley CB, Kaplan P, Yu ZF, Swiedler SJ, Decker C; MPS VI Study Group. Long-term follow-up of endurance and safety outcomes during enzyme replacement therapy for mucopolysaccharidosis VI: Final results of three clinical studies of recombinant human N-acetylgalactosamine 4-sulfatase. Mol Genet Metab. 94(4):469-75, 2008.

60) Lim-Melia ER, Kronn DF. Current enzyme replacement therapy for the treatment of lysosomal storage diseases. Pediatr Ann. 38(8):448-55, 2009.

61) Sekido T, Sakura N, Higashi Y, Miya K, Nitta Y, Nomura M, Sawanishi H, Morito K, Masamune Y, Kasugai S, Yokogawa K,Miyamoto K. Novel drug delivery system to bone using acidic oligopeptide: pharmacokinetic characteristics and pharmacological potential. J Drug Target. 9(2):111-21, 2001.

62) Yokogawa K, Miya K, Sekido T, Higashi Y, Nomura M, Fujisawa R, Morito K, Masamune Y, Waki Y, Kasugai S, Miyamoto K. Selective delivery of estradiol to bone by aspartic acid oligopeptide and its effects on ovariectomized mice. Endocrinology. 142(3):1228-33, 2001.

63) Nishioka T, Tomatsu S, Gutierrez MA, Miyamoto K, Trandafirescu GG, Lopez PL, Grubb JH, Kanai R, Kobayashi H,Yamaguchi S, Gottesman GS, Cahill R, Noguchi A, Sly WS. Enhancement of drug delivery to bone: characterization of human tissue-nonspecific alkaline phosphatase tagged with an acidic oligopeptide. Mol Genet Metab. 88(3):244-55, 2006.

64) Millán JL, Narisawa S, Lemire I, Loisel TP, Boileau G, Leonard P, Gramatikova S, Terkeltaub R, Camacho NP, McKee MD,Crine P, Whyte MP. Enzyme replacement therapy for murine hypophosphatasia. J Bone Miner Res. 23(6):777-87, 2008.

65) Almériga-Díaz CJ, Rueda-Paramo MA, Espejo AJ, Echeverri OY, Montaño A, Tomatsu S, Barrera LA. Effect of elongation factor 1alpha promoter and SUMF1 over in vitro expression of N-acetylgalactosamine-6-sulfate sulfatase. Mol Biol Rep. 36(7):1863-70, 2009.

66) Gutiérrez MA, García-Vallejo F, Tomatsu S, Cerón F, Alméciga-Díaz CJ, Domínguez MC, Barrera LA. Construction of an adenoassociated, viral derived, expression vector to correct the genetic defect in Morquio A disease. Biomedica. 28(3):448-59, 2008.

67) Brown JR, Crawford BE, Esko JD. Glycan antagonists and inhibitors: a fount for drug discovery. Crit Rev Biochem Mol Biol. 42(6):481-515, 2007.

68) Schuksz M, Fuster MM, Brown JR, Crawford BE, Ditto DP, Lawrence R, Glass CA, Wang L, Tor Y, Esko JD. Surfen, a small molecule antagonist of heparan sulfate. Proc Natl Acad Sci U S A. 105(35):13075-80, 2008.

69) Brown JR, Yang F, Sinha A, Ramakrishnan B, Tor Y, Qasba PK, Esko JD. Deoxygenated disaccharide analogs as specific inhibitors of beta1-4-galactosyltransferase 1 and selectin-mediated tumor metastasis. J Biol Chem. 284(8):4952-9, 2009.

7-5 ムコ多糖症ⅣB型

鈴木 義之

概　念

　ムコ多糖症Ⅳ（モルキオ病）B型は、全身骨形成不全を示す古典的なモルキオ病A型の軽症型として認識された稀な病気である。ただし臨床像のみからこの2つの病型を明確に鑑別することはできない。A型とB型の責任遺伝子は異なる。B型はβ-ガラクトシダーゼ欠損症であり、脂質代謝異常であるG_{M1}-ガングリオシドーシスと同じ責任遺伝子の異なった変異により発現する[1,2]。ムコ多糖症としてケラタン硫酸の蓄積、尿中排泄がある。しかしG_{M1}-ガングリオシドーシスとは異なり、中枢神経系の病変は存在せず、骨病変の表現型も異なる。

　モルキオ病B型とG_{M1}-ガングリオシドーシスは概念的には区別されるが、最近の生化学的分子生物学的な検査データによれば、明確に区別できるとは限らず、酵素活性や蓄積物、そして臨床病変に重なりがある。骨形成異常dysostosisは両者に共通であるが、その表現型は必ずしも完全に同じでない。遺伝子異常の観点からみると、それぞれに特有の変異が知られているが、いくつかの変異はG_{M1}-ガングリオシドーシスにもモルキオ病B型にも存在する。その意味で筆者はこれらをまとめた概念としてβ-ガラクトシドーシスという名称を使っている[3]。実際、これらの中間型とでもいうべき症例もある[4]。臨床的にモルキオ病としての表現型を持ちながら、進行性の中枢神経疾患としての臨床経過を示していた。本稿ではこれまでに行われてきた分類・命名法に従ったタイトルにしたが、生化学的・分子遺伝学的な立場からは「モルキオ病」という用語は紛らわしく、今後、ムコ多糖症の分類自体を再検討すべきであると考える。

疫　学

　常染色体劣性遺伝病である。稀な病気であるが、これまでに少なくとも41例の報告がある。患者の発生頻度は知られていない。人種差、性差はない。ヨーロッパからの報告が多いが、中東、アフリカ、日本の症例が記録されている[3]。

臨　床

a. 症状と経過

　骨系統疾患である。モルキオ病A型とB型の骨病変重症度の差により臨床的に区別されてきたが、分子診断法の確立により、症状に重複があることが分かった。一般にB型症例はA型に比べて軽症である（**図1**）。

　乳児期、幼児早期の身体発達は正常である。以後低身長が目立つようになる。症例によっては運動動作がぎこちないなど、ほかの身体症状で気づかれることがある。大部分の症例で中枢神経症状を認めていないが、2歳ごろから進行性の知的障害・言語障害を示した症例の報告もある[5,6]。

　身体変形は徐々に進行する。数例の報告に角膜混濁の記載がある。スリットランプ検査により、ほとんどの症例に微小な角膜混濁が検出できる。顔貌の異常は強くない。心雑音、臓器腫大はない。眼底のチェリーレッドスポットの報告例はない。特殊な例外的な2報告例を除き[5,6]、神経学的異常を認めない。知能障害もない。ただし頸髄の圧迫障害のため、筋トーヌスの亢進や深部腱反射亢進を認めることがある。

　骨関節系に特異的な変化がみられる。頸部、躯幹部

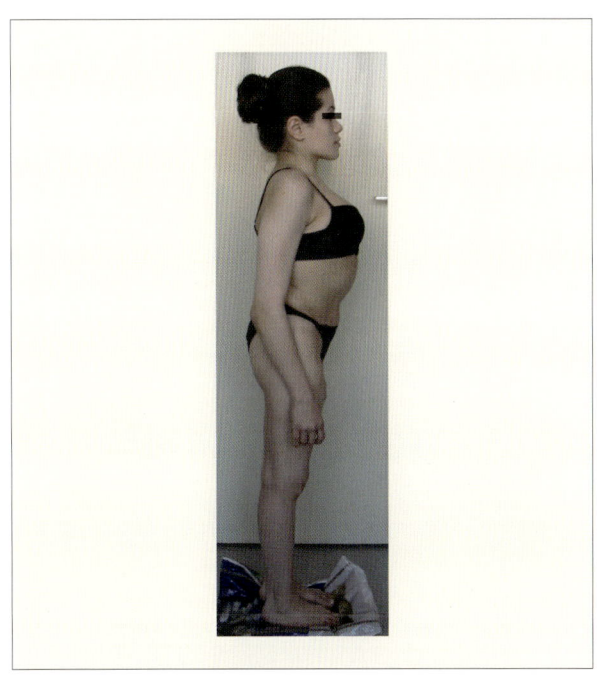

図1　報告例の全身写真（文献8から引用。出版社の許可による）

は四肢に比べて短い。胸骨が前方に突出し、胸部は樽のような形になる。脊柱後弯・側弯、椎体扁平、外反膝、長幹骨骨端膨大が目立つ。関節運動域が制限され、痛みを伴うこともある。脊柱の変化として、頸椎、腰椎の生理的前弯の消失、胸腰椎の後弯と角状突出、椎骨の扁平化、椎体間隔の減少、椎体全部の舌状突出、脊椎間の狭小化などがみられる。手根骨の変形、肘関節、手関節、指関節の伸展制限、膨大を認め、下肢の外反膝が著明である。股関節以外、多くの関節可動域制限は強くない。**図2、図3、図4**に報告例の骨関節Ｘ線画像を示す。

臨床経過はモルキオ病Ａ型よりも軽度で進行は遅い。ただし症例によりかなりの個体差がある。

b. 原著例[7]

イタリア人女児。乳幼児期の成長発達は正常。10歳ごろから背中下部、下肢の痛みが始まった。12歳ごろには両股関節の痛み、可動域制限が強くなった。身長143.5cm（25パーセンタイル）体重41kg（50パーセンタイル）。血算、血液生化学、検尿所見は正常であった。24時間尿のムコ多糖は軽度増加。5カ月後の測定では尿中ムコ多糖は正常であった。レントゲン画像写真の診

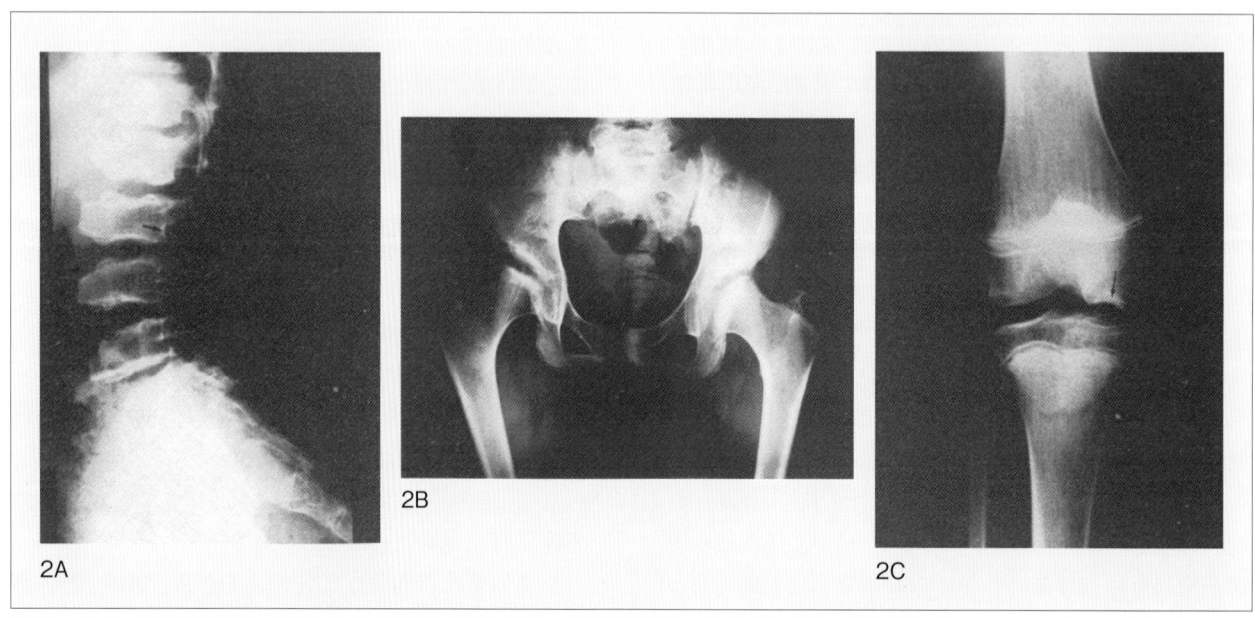

図2　2A：腰椎側面像。椎体前方の舌状変形。2B：骨盤股関節。右大腿骨頭の平低化、内反。2C：左股関節。大腿骨端の欠損、脛骨骨端の硬化。（文献7から引用。出版社の許可による）

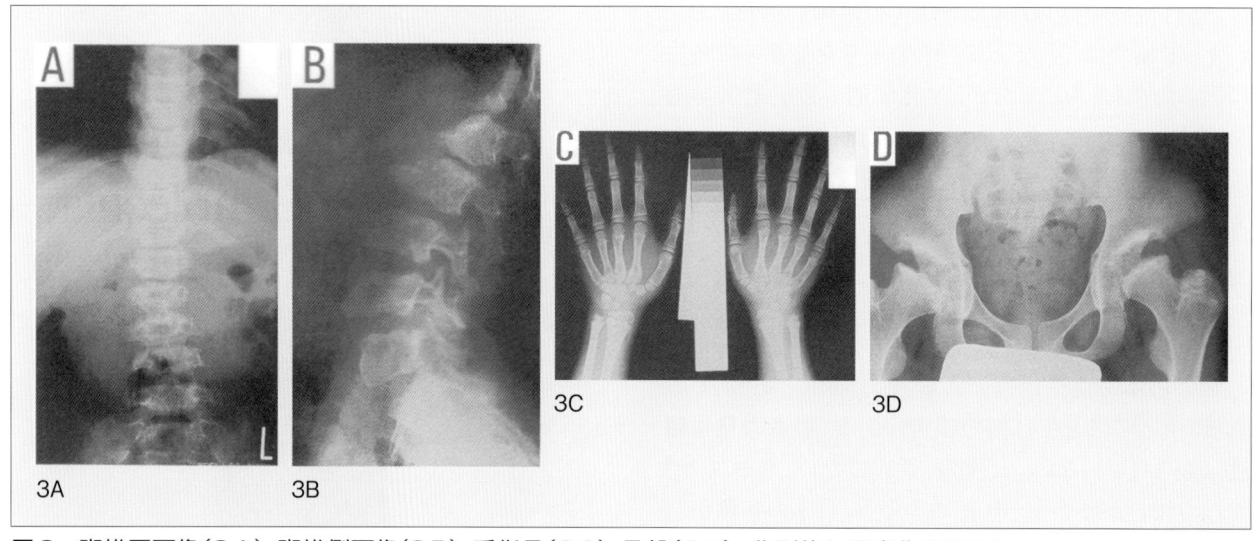

図3　脊椎正面像（3A）、脊椎側面像（3B）、手指骨（3C）、骨盤（3D）。典型的な骨変化を認める。（文献9から引用。出版社の許可による）

断は脊椎骨端異形成症 spondyloepiphyseal dysplasia であった。頸椎・腰椎の前弯がほとんど消失し、腰仙椎角が増加していた。椎体の扁平化・舌状変形、椎体間隔の減少、脊椎管の狭小化、骨盤の変形、大腿骨内反・骨頭の扁平化・寛骨臼の不整硬化などがあった。14歳の再検時、知能は正常で、イタリア語、ドイツ語、スイスドイツ語を流暢に話した。身長体重正常、軽度の角膜混濁あり、前腕皮膚の軽度の肥厚、股関節の可動域制限以外、他の関節運動は正常。腰仙椎の著しい後弯あり。股関節運動時の疼痛、大腿内反あり。線維芽細胞並びに末梢血白血球のβ-ガラクトシダーゼ活性が著しく低下していた。

病理

モルキオ病B型症例については、皮膚粘膜の所見記載以外、詳細な病理報告はないようである。表皮、真皮に大きな変化はない。皮膚の神経細胞のライソゾーム外の細胞質にU形、円形、または不整形の層状封入体がみられたという報告がある。電子顕微鏡で観察すると、明暗の層が重なった形状を示していた。膜には囲まれていなかった。他の患者の結膜の生検によれば、他のムコ多糖症で観察される線維状あるいは顆粒状の封入体が、膜に囲まれた形で細胞質内に存在したという報告がある。末梢血リンパ球空胞化の報告はない。

蓄積物

a．ケラタン硫酸

一般にムコ多糖はヘキソサミンとウロン酸の反復配列構造を持つ。これに反して、ケラタン硫酸のみはN-アセチルグルコサミンとβ結合するガラクトースとの反復配列を持つ。そしてそれぞれの単糖のC6位に硫酸基が結合する。この高分子化合物はプロテオグリカンとして存在する。

Gal(6S) β1-4GlcNAc(6S) β1-3Gal(6S) β1-4GlcNac(6S)

最初に蛋白質が分解された後、遊離ケラタン硫酸はその糖鎖末端からgalactose 6-sulfatase、β-galactosidase、glucosamine 6-sulfatase、β-hexosaminidase A、Bにより順序良く加水分解される。エンドグリコシダーゼの存在は知られていない。末端のガラクトースにβ-ガラクトシダーゼがはたらくためには、まず硫酸基が除去されねばならない。

プロテオグリカンとしてのケラタン硫酸糖鎖と蛋白質の間に2種類の結合がある。ケラタン硫酸IはN-アセチルグルコサミンとペプチドのアスパラギンがN-結合した構造を持ち、角膜の主成分である。ケラタン硫酸IIはN-アセチルガラクトサミンとペプチドのセリン・スレオニンがO結合した構造を持ち、骨の主成分である。

モルキオ病B型患者の尿には硫酸基の少ないケラタ

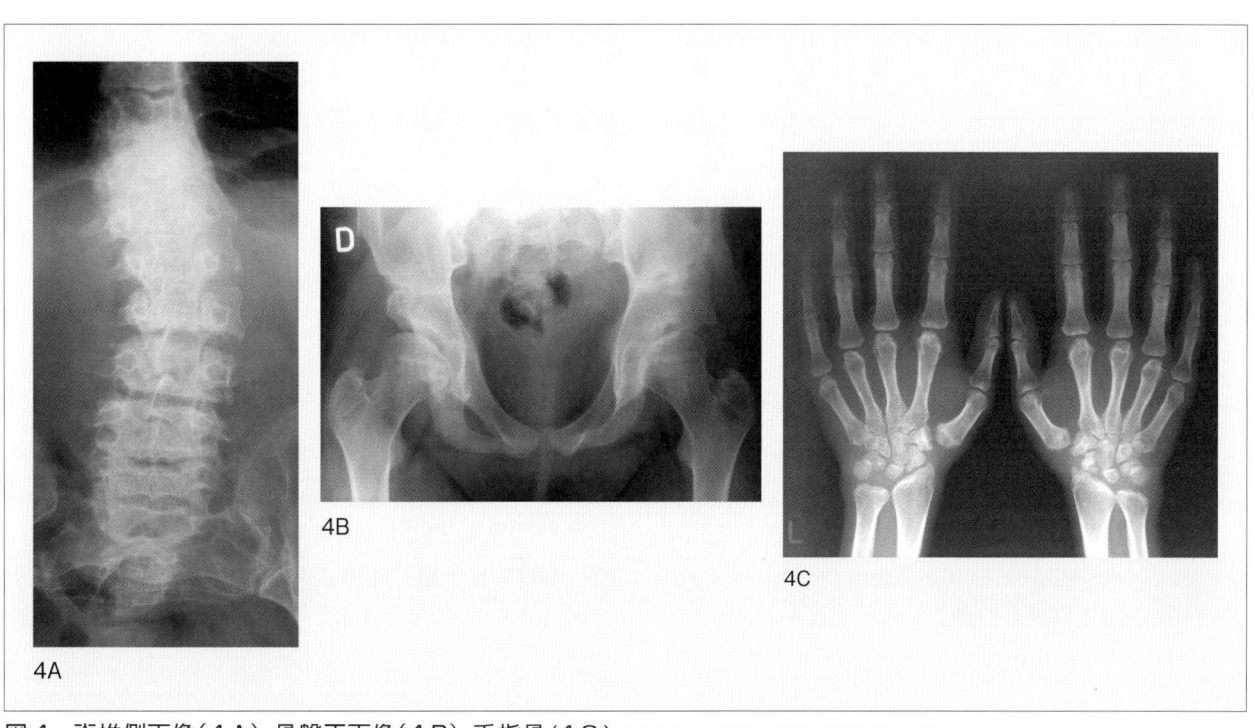

図4 脊椎側面像（4A）、骨盤正面像（4B）、手指骨（4C）。(文献8から引用。出版社の許可による)

ン硫酸が多量に排泄され、肝臓にも蓄積する。尿中のケラタン硫酸がムコ多糖排泄量の26-31%という報告がある。このムコ多糖はCPC非沈殿画分に存在する。モルキオ病A型症例の尿中に排泄されるコンドロイチン硫酸はB型では多くない。

b．オリゴ糖

　ガラクトース含有糖蛋白質由来のオリゴ糖も肝や尿で増加する。分子構造やサイズは多様である。その分子パターンはモルキオ病B型とG_{M1}-ガングリオシドーシス患者症例間に大きな差はないが、一般的に量は少なめである。

欠損酵素

　ライソゾームには2種類のβ-ガラクトース結合加水分解酵素が存在する。代表的な基質により分類される。第一はG_{M1} β-ガラクトシダーゼ（EC 3.2.1.23）であり、3番染色体3p21.33に座位を持つ遺伝子によりコードされる。ガングリオシドG_{M1}およびそのアシアロ体G_{A1}、ラクトシルセラミド、アシアロフェツイン、ガラクトース含有オリゴ糖、ケラタン硫酸などを基質として分解する。この酵素がいわゆるβ-ガラクトシダーゼで、G_{M1}-ガングリオシドーシスとモルキオ病B型の欠損酵素である。第二はガラクトシルセラミダーゼ（EC 3.2.1.46）で、ガラクトシルセラミド、ガラクトシルスフィンゴシン、ラクトシルセラミド、モノガラクトシルジグリセリドなどを基質として分解する。14番染色体14q31にある遺伝子によりコードされ、その変異により、この酵素の欠損症クラッベ病が発現する。

　β-ガラクトシダーゼは成熟赤血球以外のすべての有核細胞に存在し、活性を発現する。遺伝子発現により、まず84-85kDaの前駆体として生合成され、C末端でのプロセシングにより64kDaの成熟体となり、もうひとつの機能蛋白質、カテプシンA（保護蛋白質）高分子多量体（700kDaほど）の存在下に、高分子複合体を形成して安定化し、酵素活性を発現する。酵素活性発現には特にC末端が重要である。カテプシンAが存在しないと、β-ガラクトシダーゼC末端が異常にトリミング（ペプチド分解）を受け、活性を失う。生理的な状態でのβ-ガラクトシダーゼの半減期は10日である。

　モルキオ病B型患者の細胞・体液ではβ-ガラクトシダーゼ活性が低い。他のライソゾーム酵素の活性は正常か亢進する。

　これら2つの酸性β-ガラクトシダーゼのほかに、肝臓に中性条件でβ-ガラクトシダーゼ活性を持つ酵素の存在が知られている。糖の識別特異性は低く、β-グルコシド結合もガラクトシド結合も認識する。欠損症は知られていない。さらに小腸粘膜細胞に存在し、中性で働くβ-ガラクトシダーゼがある。ラクトースをガラクトースとグルコースに分解する。この酵素欠損により乳糖不耐症が起こる。

　モルキオ病B型症例の多くに見られるW273L変異の発現蛋白質の細胞内動態は詳細に調べられている。この変異蛋白質は保護蛋白質（カテプシンA）とともにライソゾームで複合体を形成し、安定な状態で存在する。しかし酵素触媒能、特にケラタン硫酸のガラクトース加水分解活性の低下のため、骨関節系の代謝異常として発現するようである。この点について最終的な結論は得られていない。

分子遺伝学

　ヒトβ-ガラクトシダーゼ遺伝子（*GBL1*）は3番染色体3p21.33にあり、677アミノ酸をコードする。23のシグナル配列、7か所に糖鎖のアスパラギン結合部位がある。遺伝子は60kbのサイズで、16エクソンを持つ。交代性スプライシングにより、β-ガラクトシダーゼ（GLB1）と酵素触媒能のないエラスチン結合蛋白質（EBP）を発現する。エクソン3、4、6がスキップされ、エクソン5にアミノ酸のフレームシフトが起こる。そしてエクソン7でGLB1と同じアミノ酸配列が復活する。したがって、エクソン5の32アミノ酸配列以外、3つのエクソンの欠損があっても、GLB1とEBPのアミノ酸配列は同じである。この蛋白質は細胞表面に存在する。

　遺伝子変異はすべての領域で確認されている。ミスセンス変異、終止コドン変異、重複、挿入、欠失、スプライス異常など、多様な変異が知られている。変異部位と表現型の関係は明らかでないが、大部分は乳児型G_{M1}-ガングリオシドーシスである。70%はGBL1とEBPともに変異を起こす。EBP変異を伴うと、心筋障害や結合組織の異常の原因となる。

　特定の病型と変異との関係が明らかにされている例もある。R482H：乳児型G_{M1}-ガングリオシドーシスイタリア人症例（モルキオ病B型症例にも報告あり）、R201C：若年型G_{M1}-ガングリオシドーシス 日本人症例、I51T：成人型G_{M1}-ガングリオシドーシス日本人症例、W273L：白人モルキオ病、R208C：乳児型G_{M1}-ガングリオシドーシス（プエルトリコ由来？）などである。我々の最初の報告[1]のみならず、オーストリアからの

ヨーロッパ在住モルキオB患者15例中14例にW273Lを確認したという報告がある[6]。またモルキオ表現型症例に乳児型G_{M1}-ガングリオシドーシス変異とW273Lの合併もあった。いくつかの他の変異報告の結果をみると、トリプシン273が、β-ガラクトシダーゼの機能とモルキオ表現型に密接な関係があると予測される。**表1**にこれまで確認されたモルキオB病症例の遺伝子変異をまとめた。

診 断

a. 臨床診断

多くの全身骨系統疾患が鑑別の対象になる。特に躯幹部の短い低身長はモルキオ病に特有の臨床所見である。A型とB型の鑑別は重症度並びに発生頻度から考慮されるが、最終的には酵素活性診断によらねばならない。

b. 検査診断

(1) 尿ムコ多糖、オリゴ糖

通常の検尿に異常所見はない。代謝異常スクリーニングに用いられるCPC (cetylpyridinium chloride) あるいは CTAB (cetyltrimethyl ammonium bromide) による沈降反応は陰性である。アルシアンブルーによるウロン酸含有ムコ多糖の量は正常である。したがってこの病気の診断にはケラタン硫酸の定性反応・定量分析、つまり薄層クロマトグラフィー、一次元あるいは二次元電気泳動、液体クロマトグラフィーによる確認が必要である (**図5A**)。尿中ガラクトース含有オリゴ糖の増量もある (**図5B**)。排泄量は病気の重症度に比例する。そのパターンはG_{M1}-ガングリオシドーシスと鑑別が困難である。

(2) 酵素活性

診断上容易な検査はβ-ガラクトシダーゼ活性測定である。血清中の活性測定も可能であるが、血液凝固後の血清分離までの時間によりデータが変動するので注意が必要である[8]。血漿中の酵素活性は診断に有用である。臨床材料として、末梢血白血球、皮膚由来培養線維芽細胞、その他の臓器組織 (生検、剖検) が診断確定に用いられる。

表1 モルキオB病の変異遺伝子報告例

エクソン	変異	アミノ酸/mRNA	塩基	表現型*	人種
Intron 2	p.Ins32bp;ex2/3		c.246-1G>A (c.Spl2)	MB	南アフリカ人
3	p.Y83C	83Try>Cys	c.248A>G	MB	白人
3	p.Y83H[a]	83Tyr>His	c.247T>C	MB	日本人
6	p.R201H#	201Arg>His	c.602G>A	Adult G_{M1} MB	白人 白人
8	p.Y270D	270Tyr>Asp	c.808T>G	MB	ドイツ人
8	p.W273L	273Trp>Leu	c.818G>T	MB	白人
8	p.W273R	273Trp>Arg	c.817T>C	MB	マケドニア人
8	p.H281Y	281His>Tyr	c.841C>T	MB	ドイツ人
12	p.Q408P	408Gln>Pro	c.1223A>G	MB	フランス人
13	p.G438E	438Gly>Glu	c.1313G>A	MB	記載なし
13	p.Y444C[b]	444Tyr>Cys	c.1331A>G	?MB	白人
14	p.R482H#	482Arg>His	c.1445G>A	MB Inf G_{M1}	白人 イタリア人
14	p.R482C[a]	482Arg>Cys	c.1444C>T	MB	日本人
14	p.N484K	484Asn>Lys	c.1452C>A	MB	記載なし
15	p.G494S[b]	494Gly>Ser	c.1480GT>A	?MB	白人
15	p.T500A	500Thr>Ala	c.1498A>G	MB	記載なし
15	p.W509C	509Trp>Cys	c.1527G>T	MB	白人

*MB=モルキオB病、GM1=G_{M1}-ガングリオシドーシス、Adult=成人型、Inf=乳児型
2つの病型 (モルキオ病とGM1-ガングリオシドーシス成人型または乳児型) に報告あり
[a],[b] それぞれ2種の変異を持つ複合ヘテロ接合体症例

尿中の酵素活性測定も可能であるが、尿の濃度により大きな変動があるので、同時に測定したβ-ヘキソサミニダーゼとの比により補正する必要がある。涙も診断に用いられることがある。

酵素活性測定には発色基質であるp-nitrophenyl β-galactopyranosideまたは蛍光基質である 4-methylumbelliferyl β-galactopyranosideが使われることが多い。乳児型あるいは若年型G_{M1}-ガングリオシドーシスでは酵素活性は著しく低く、検出感度限界に近いが、モルキオ病では、合成基質を用いた測定では残余活性が比較的高い。

モルキオ病B型の場合、臨床像と酵素活性データの組み合わせによりほぼ診断は確定できるが、非定型例においてはさらに検査データを追加しなければならない。β-ガラクトシダーゼのみでは、I-cell病、ガラクトシアリドーシスとの鑑別のために、シアリダーゼの測定、さらには他の数種の酵素活性測定が必要になることもある。

(3)遺伝子

遺伝子分析は酵素活性に異常を認めた場合、その遺伝子の変異の結果起こった変化であることを確認することが必要である場合があるし、上述のように類似疾患との鑑別のために遺伝子変異を確認しなければならない場合もある。**表1**には含まれていないが、これまで報告されているβ-ガラクトシダーゼ遺伝子の変異の中には、酵素活性に影響のない塩基置換(中性多型)がある。この変異をそのまま病気の発症原因と考えてはいけない。

家系内の発端者では変異の予測が不可能であり、遺伝子の全配列を分析しなければならない。以下のように家系内発端者の遺伝子情報が知られている場合には、その部位の簡便な検査により確認することもできる(**表2**)。

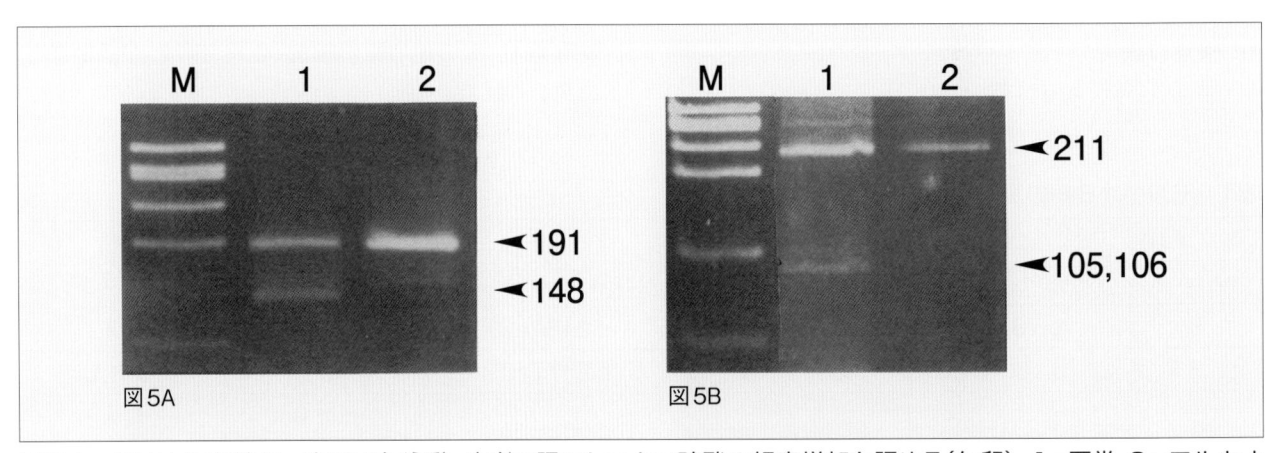

図5A　尿中ムコ多糖の一次元電気泳動。患者に陽にケラタン硫酸の軽度増加を認める(矢印)。1=正常、2=モルキオB病、3=若年型G_{M1}-ガングリオシドーシス、4=乳児型G_{M1}-ガングリオシドーシス。(文献9から引用、出版社の許可による)

図5B　尿中オリゴ糖の薄層クロマトグラフィー。軽度ではあるが、患者尿にG_{M1}-ガングリオシドーシス類似のパターンを認める。1=ラクトース、2=モルキオB病、3=乳児型G_{M1}-ガングリオシドーシス、4=若年型G_{M1}-ガングリオシドーシス、5=正常尿。(文献9から引用、出版社の許可による)

表2　遺伝子診断の確定・スクリーニングの一例

変異	制限酵素解析 制限酵素部位	制限酵素解析 酵素	スクリーニング
p.Y83H	出現	NlaⅢ	
p.R201H	消失	HhaⅠ	SSCP
p.W273L	出現	StuⅠ	
p.R482H	出現	NspⅠ	
p.R482C	消失	AflⅢ	ASO

ASO = allele-specific oligonucleotide hybridization (= dot blot analysis)
SSCP = single-strand conformational polymorphism.

保因者診断と出生前診断

保因者診断は遺伝カウンセリングや出生前診断に重要である。酵素活性測定による保因者診断は、測定誤差（精度）と一般集団内での個体差という2つの条件により左右される。また対象個体における時間的変動の問題も考慮しなければならない。したがって酵素活性測定による保因者診断は絶対的なものではない。正常人と保因者群との酵素活性の幅には一部の重複が避けられない。

遺伝子診断はより正確なデータを提供する。その場合、すでに対象となる遺伝子変異が既知であることが条件であり、分析法は簡便である。表2のように制限酵素分析やドットブロット解析は有用である。ただし最初のスクリーニングとしてのSSCP（single-strand conformational polymorphism）は、異常が発見されても具体的な配列異常の具体的な内容まで示すとは限らない。

培養羊水細胞、絨毛細胞による酵素活性測定は出生前診断に用いられる。

治療と予後

現在、本質的な治療法はない。骨の変形に伴う骨格系機能障害、あるいは脊髄や末梢神経圧迫に対する外科的な治療が試みられるが、遺伝代謝病としての治療の試みはまだない。

文献一覧

1) Yoshida K, Oshima A, Shimmoto M, Fukuhara Y, Sakuraba H, Yanagisawa N, Suzuki Y. Human β-galactosidase gene mutations in G_{M1}-gangliosidosis: A common mutation among Japanese adult/chronic cases. Am J Hum Genet 49: 435-442, 1991.

2) Oshima A, Yoshida K, Shimmoto M, Fukuhara Y, Sakuraba H, Suzuki Y. Human β-galacto¬sidase gene mutations in Morquio B disease. Am J Hum Genet 49: 1091-1093, 1991.

3) Suzuki Y, Nanba E, Matsuda J, Higaki K, Oshima A. β-Galactosidase deficiency (β-galactosidosis): G_{M1}-Gangliosidosis and Morquio B Disease. Valle D, Beaudet AL, Vogelstein B, Kinzler KW, Antonarakis SF, Ballabio A (eds): The Online Metabolic and Molecular Bases of Inherited Disease <http://www.ommbid.com/>, McGraw-Hill, New York, Chap 151, pp 1-101, 2008.

4) Ishii N, Oshima A, Sakuraba H, Osawa M, Suzuki Y. β-galactosidosis (genetic β-galactosidase deficiency): Clinical and genetic heterogeneity of the skeletal form. Dev Brain Dysfunct 8: 40-50, 1995.

5) Giugliani R, Jackson M, Skinner SJ, Vimal CM, Fensom AH, Fahmy N, Sjovall A, Benson PF. Progressive mental regression in siblings with Morquio disease type B (mucopolysaccharidosis IV B). Clin Genet 32: 313-325, 1987.

6) Paschke E, Milos I, Kreimer-Erlacher H, Hoefler G, Beck M, Hoeltzenbein M, Kleijer W, Levade T, Michelakakis H, Radeva B. Mutation analyses in 17 patients with deficiency in acid β-galactosidase: Three novel point mutations and high correlation of mutation W273L with Morquio disease type B. Hum Genet 109: 159-166, 2001.

7) O'Brien JS, Gugler E, Giedion A, Wiessmann U, Herschkowitz N, Meier C, Leroy J. Spondylopepiphyseal dysplasia, corneal clouding, normal intelligence and acid β-galactosidase defeiciency. Clin Genet 9: 495-504, 1976.

8) Gucev ZS, Tasic V, Jancevska A, Zafirovski G, Kremensky I, Sinigerska I, Nanba E, Higaki K, Gucev F, Suzuki Y. Novel β-galactosidase gene mutation p.W273R in a woman with mucopolysaccharidosis type IVB (Morquio B) and lack of response to in vitro chaperone treatment of her skin fibroblasts. Amer J Med Genet 146A: 1736-1740, 2008.

9) Ishii N, Oshima A, Sakuraba H, Fukuyama Y, Suzuki Y. Normal serum β-galactosidase in juvenile G_{M1}-gangliosidosis. Pediat Neurol 10: 317-319, 1994.

7-6 ムコ多糖症Ⅵ型

田中 あけみ

概念

ムコ多糖症Ⅵ型（Maroteaux-Lamy病）は、Hurler病に似た身体所見を示すが、知能は一般的に障害されない。N-Acetylgalactosamine 4-sulfatase（arylsulfatase B）の欠損による。

重症型の身体所見はHurler病とよく似ている。骨の変形や関節拘縮が、すでに1歳頃より認められる。臍ヘルニア、鼠径ヘルニアも多く見られる。発育は、6〜8歳頃に停止し、身長は100cm程度である。角膜混濁、肝脾腫、皮膚の硬化、鷲手、手根管症候群、腰椎前弯、大動脈弁・僧帽弁の肥厚が見られる。骨変形や関節障害、心肺機能不全、視力障害、脊髄圧迫症状が起こり、車いすや寝たきりとなる。10〜20歳代に心不全により死亡する。軽症型は、40〜50歳代に達することができる。知的障害は伴わず、身体的な制限より能力が低下する。

疫学

頻度はまれである。約30万人に1人と思われる。日本では現在5家系があり、1家系を除いて両親に血族結婚がある。ムコ多糖症全体の2%程度にすぎない。しかし、ブラジルでは、ムコ多糖症全体の20%近くを占め[1]、founder effectが推測される地域がある。ポルトガル北部も高頻度で認められる[2]。

臨床[3]

1965年にMaroteauxとLamyにより最初に報告された[4]。Hurler's diseaseと非常によく似ているが、最も異なる点は知的発達が正常範囲であることであると記載されている。また、尿中にコンドロイチン硫酸B（デルマタン硫酸）が多量に出ているが、ヘパリチン硫酸（ヘパラン硫酸）は正常であると報告されている。

1）気道、呼吸器

ムコ多糖の蓄積は、気道および耳鼻科領域に著明である。鼻根部の低形成、歯肉の肥厚、歯牙の低形成も伴う。慢性の鼻汁や鼻炎、扁桃・アデノイドおよび舌の肥大、喉頭蓋・声帯の肥厚、気管・気管支の狭小化により上気道の閉塞が起こる。これに、胸郭の狭小と硬化さらに胸椎の変形も加わるため、拘束性の呼吸障害が起こる。合併症として、睡眠時無呼吸、肺炎、難聴が起こってくる。

2）心臓

心合併症は、重症度や死因として重要である。心機能障害は、肺合併症や慢性の低酸素血症を引き起こす。ムコ多糖が心臓や血管に蓄積して徐々に病状が進行する。

心臓弁は肥厚し、狭窄や閉鎖不全が起こる。弁逆流は僧帽弁、大動脈弁で著明である。心電図においては、洞性頻脈、右軸変位、左軸変位、心房拡大などが見られる。冠血管障害の報告は少ない。心筋障害もまれである。血管への蓄積のため、高血圧をよく併発する。

3）骨、関節

骨は、dysostosis multiplexと表現される。レントゲン上、中手骨先細り、大腿骨頭形成不全、椎骨前縁部の形成不全、幅広い肋骨、鎖骨の短縮と変形などが見られる。椎骨の形成不全のため、乳児期より突背が認められたりする。骨盤骨の変形が著明で、寛骨臼の形成不全、腸骨翼の不整が見られる。頭蓋骨は肥厚し、トルコ鞍は拡大している。椎体骨前縁の形成不全により、L1、L2で楔形を呈す。大腿骨近位端ではepiphysesの形成不全があり、骨頭頸部が長くなって外反股を呈す。長幹骨はdiaphysesが不整となり膨張する。

軸椎の形成不全のため、環軸椎が不安定であり、頸髄圧迫症状（C1、C2）が容易に起こる。骨盤骨、大腿骨頭の異形成、外反股のため腰痛などが起こる。指関節の屈曲拘縮により鷲手となり手作業が難しくなる。四肢の関節も屈曲拘縮がおこり関節可動域が減少する。歩行はつま先歩行となる。身長は100cm程度である。

4）眼

角膜混濁は著明であり、放置すると視力を喪失する。適当な時期に角膜移植が勧められる。眼内圧亢進が起こり、緑内障を併発する。硬膜の肥厚や脳圧の亢進のために視神経乳頭の充血、萎縮を併発する。

5）神経

水頭症、脊髄圧迫、神経圧迫などが認められる。手根管症候群は、屈筋靭帯へのムコ多糖の蓄積に加え、手根管周囲の骨の変形により正中神経が圧迫障害を受けて起こる。水頭症は、クモ膜絨毛の肥厚によって

機能が障害されて起こる。脳室の拡大が認められる。重症のものでは、水頭症のため、二次的に知的障害が現れることもある。脳圧の亢進のため視力障害が加速することがある。脊髄圧迫障害は、あらゆるレベルで起こり得る。ムコ多糖蓄積による硬膜の肥厚や脊椎の変形に起因する。下肢麻痺や四肢麻痺を来す。

病理

病理の項を参照されたい。

検査室診断

臨床所見からムコ多糖症が疑われた時、尿中のムコ多糖分析を行う。詳細については5-4を参照されたい。尿中にデルマタン硫酸の異常排泄が認められた時、末梢血リンパ球を用いて酵素診断を行う。*N*-Acetylgalactosamine 4-sulfatase (arylsulfatase B) の活性低下を確認する。鑑別診断としてmultiple sulfarase欠損症が挙げられる。この場合の多くは知的障害を伴うため、臨床症状から推定は可能である。生化学的には、他のsulfatase活性を測定して、低下していないことを確認することが必要である。

分子遺伝学

6-5の項を参照されたい。

診断

診断は、前述の手順に従って行う。診断が確定したときは、遺伝カウンセリングが必要である。

治療と予後

可能な治療法としては、造血幹細胞移植と酵素補充療法とがある。適応および効果の総論については11-7を参照されたい。

①造血幹細胞移植

ムコ多糖症Ⅵ型は、ムコ多糖症の中で造血幹細胞移植の効果が最もよく認められる。以下に自検例を紹介する。本症例は、日本で初めてのⅥ型症例と思われ、また、ムコ多糖症で造血幹細胞移植を受けた最初の症例である。

【症例】35歳　女性

5歳時、低身長(95cm)と関節の変形を主訴に整形外科を受診した(図1：来院時全身像)。ムコ多糖症が疑われて小児科に紹介された。尿中ムコ多糖分析においてデルマタン硫酸の排泄増多が認められ、末梢血リンパ球および培養皮膚線維芽細胞においてアリルスルファターゼBの酵素活性低下を認めたため、ムコ多糖症Ⅵ型と診断された。両親はいとこ結婚で、健康な弟がいた。酵素活性から両親は保因者であり弟は正常非保因者であろうと推測された。13歳時、HLA完全一致の弟をドナーに骨髄移植を行った。移植合併症として肺炎、皮膚炎を発症したが、無事回復した。その後、高校進学した。この時期、角膜移植を行った。高校卒業後、就職し29歳まで会社員として働いた。この間ずっと、自立歩行で電車通勤ができ、階段の昇降も可能であった。

27歳時、風邪をひいたのがきっかけで喘息発作(初発)が起こり、自宅で突然呼吸が停止した。救急病院に搬送され挿管され救命し得た。その後はほぼ完全回復し、一旦職場復帰もできたが、1年あまりの後、急速に下肢の腱反射亢進、知覚障害、筋力低下が進行、上肢にも症状が出てきた。頚髄圧迫による症状と診断され、徐圧術を行った。しかし、術後新たに胸髄圧迫症状がおこり、下半身不随、膀胱直腸障害を発症した。

現在は、車いす、導尿、便摘の生活であるが、長時間の座位保持は可能であり、デスクワークが可能である。身長は105cm、心機能は大動脈弁及び僧帽弁の逆流を認めているが、心不全徴候は無い。

②酵素補充療法

動物実験は、ネコの疾患モデルで行われた[5]。遺伝

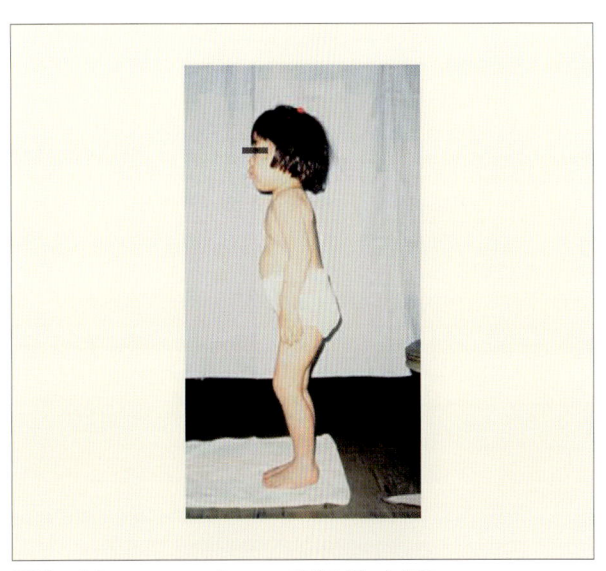

図1　Maroteaux-Lamy病(5歳、女児)

子組み換えヒトアリルスルファターゼB(rhASB)を投与し、臓器のムコ多糖の蓄積の減少、関節拘縮の改善を認めた。生後間もなくから投与することにより、骨の変形も抑制することができた[6,7]。そこで、以下のような臨床試験が行われた。

<第1/2相試験> 16名のムコ多糖症Ⅵ型患者にrhASBを投与して、尿中のムコ多糖の減少、12分間歩行テストおよび3分間階段上昇試験の改善を認め、安全性にも問題が無かったことが確認された[8,9]。

<第3相試験> 39名のムコ多糖症Ⅵ型患者が抽出されて、プラセボコントロールを用いた無作為二重盲検試験が多国多施設規模で24週間の計画で行われた[10]。その後は、全ての患者が薬を24週間投与された。12分間歩行テストおよび3分間階段上昇試験ともにrhASB投与群で明らかな改善を認めた。副反応で頻度の高いものは、呼吸困難と発熱であった。5例でアナフィラキシー反応を認めたが、抗ヒスタミン剤、消炎解熱剤、あるいはステロイド剤の前投与で解消することができた。

【日本における経験】

現在4名の患者が投与を受けている。うちの1名は乳児期早期より投与が始まられたが、1歳ですでにレントゲン上で骨変形が観察されており、生後間もなくからの投与により骨の変形を抑制することができたというネコにおいての結果とは異なっている。

出生前診断と保因者診断

生検絨毛あるいは培養羊水細胞を用いて酵素活性を測定することにより、胎児が罹患しているかどうかを診断することは可能である。遺伝カウンセリングを行い、両親の意思を充分に確認したうえで、施行しなければいけない。

患者発症頻度から、保因者頻度は極めて低いと想像される。したがって、血族結婚以外の状況で保因者同士が結婚することは、ほとんどないと推測され、保因者診断の意義は小さいと考えられる。

文献一覧

1) Coelho JC, Wajner M, Burin MG, Vargas CR, Giugliani R. Selective screening of 10,000 high-risk Brazilian patients for the detection of inborn errors of metabolism. Eur J Pediatr. 156:650-654, 1997.

2) Karageorgos L, Brooks D, Pollard A, Melville EL, Hein LK, Clements PR, Ketteridge D, Swiedler SJ, Beck M, Giugliani R, Harmatz P, Wraith JE, Guffon N, Leão Teles E, Sá Miranda MC, Hopwood JJ. Mutational analysis of 105 mucopolysaccharidosis type Ⅵ patients. Hum Mutat. 28(9):897-903, 2007.

3) Roberto Giugliani, Paul Harmatz, James E. Wraith, Management Guidelines for Mucopolysaccharidosis Ⅵ. Pediatrics 120;405-418, 2007.

4) Maroteaux P, Lamy M. Hurler's disease, Morquio's disease and related mucopolysaccharidoses. J Pediatrics 67: 312-323, 1965.

5) Crawley A, Brooks D, Muller V, Petersen BA, Isaac EL, Bielicki J, King BM, Boulter CD, Moore AJ, Fazzalari NL, Anson DS, Byers S, Hopwood JJ. Enzyme replacement therapy in a feline model of Maroteaux-Lamy syndrome. J Clin Invest. 97:1864-1873, 1996.

6) Crawley AC, Niedzielski KH, Isaac EL, Davey RC, Byers S, Hopwood JJ. Enzyme replacement therapy from birth in a feline model of mucopolysaccharidosis type Ⅵ. J Clin Invest. 99:651-662, 1997.

7) Auclair D, Hopwood JJ, Brooks DA, Lemontt JF, Crawley AC. Replacement therapy in mucopolysaccharidosis type Ⅵ: advantages of early onset of therapy. Mol Genet Metab. 78:163-174, 2003.

8) Harmatz P, Whitley C, Waber L, Pais R, Steiner R, Plecko B, Kaplan P, Simon J, Butensky E, Hopwood JJ. Enzyme replacement therapy in mucopolysaccharidosis Ⅵ (Maroteaux-Lamy syndrome). J Pediatr. 144:574-580, 2004.

9) Harmatz P, Ketteridge D, Giugliani R, Guffon N, Teles EL, Miranda MC, Yu ZF, Swiedler SJ, Hopwood JJ. Direct comparison of measures of endurance, mobility, and joint function during enzyme-replacement therapy of mucopolysaccharidosis Ⅵ (Maroteaux-Lamy syndrome): results after 48 weeks in a phase open-label clinical study of recombinant human N-acetylgalactosamine- 4-sulfatase. Pediatrics. 115(6): 681-689, 2005.

10) Harmatz P, Giugliani R, Schwartz I, Guffon N, Teles EL, Miranda MC, Wraith JE, Beck M, Arash L, Scarpa M, Yu ZF, Wittes J, Berger KI, Newman MS, Lowe AM, Kakkis E, Swiedler SJ. Enzyme replacement therapy for mucopolysaccharidosis Ⅵ: a phase 3, randomized, double blind, placebo-controlled multinational study of recombinant human N-acetylgalactosamine-4-sulfatase (rhASB) and follow-on open-label extension study. J Pediatr. 148: 533-539, 2006.

7-7 ムコ多糖症Ⅶ型

折居 恒治

概念および疫学

ケラタン硫酸を除くムコ多糖は、ウロン酸とヘキソサミンの繰り返し構造を基本骨格としているが、β-グルクロニダーゼはその分解に関わる酵素の1つであり、その欠損症が1973年にSlyらにより初めて報告された[1]。低身長、関節拘縮、心臓弁膜症、精神運動発達遅滞、胎児水腫など多様な症状を示す。染色体座位は7q21にあり、常染色体劣性遺伝形式をとる[2]。正確な罹病率は不明である。現在までに56人の患者から100前後の遺伝子異常が報告されているのみであり[3]、他のムコ多糖症に比して頻度は少ないと考えられているが、胎児期死亡の多い可能性があり、出生する症例が少ないためにみかけの患者数が少ないとも推測される。

臨床症状

a 症状および経過

臨床的には、乳児期早期から発症する重症型と軽度の関節拘縮などで見つかる軽症型まで幅が広いが、全体として乳児期から発症する重症型が多く、特異顔貌、肝脾腫、精神運動発達遅滞、胎児水腫、低身長、骨変化、呼吸器感染症などが見られる。我が国からは1985年に2症例の報告が初めてなされている[4]。症例を紹介する。症例1は8歳女児で、在胎38週、2800gにて出生、新生児期に黄疸増強にて血液検査をされた際の白血球顆粒の異常を指摘されたことを契機に診断された（**症例1写真、末梢血液像写真**参照）。両親はいとこ結婚であった。哺乳力は良好で、体重増加も良好だった。顔貌は軽度の鞍鼻、両眼解離を認めたが、ガーゴイル顔貌は明らかではなかった。多毛傾向はなく、胸骨突出は見られなかった。胸部聴診では胸骨左縁第Ⅱ肋間に収縮期雑音を認めた。腹部はやや膨満、肝臓を4.5cm、脾臓を2.5cm触知した。3ヵ月ころから臍ヘルニアを認めた。1歳3ヵ月で歩行可能、1歳6ヵ月より発語あり。2歳3ヵ月まで発達の遅れはなかった。

症例2は24歳男性で、曾祖父と曾祖母がいとこ結婚であった（**症例2写真**参照）。同胞4人で同様の症状の者なし。2歳で歩行可能、5歳より跛行を認めた。14歳時に骨格異常を指摘され、1974年にコンドロイチン4,6硫酸尿症として報告された。頭髪は粗、軽度の両眼解離、鞍鼻、口唇肥厚、巨舌、歯根腫脹を認めた。鳩胸、軽度後弯、側弯があり、肝脾腫はなし。あひる様の歩行を認め、深部腱反射は亢進、足間代、Babinski反射両側陽性で、両下肢に軽度の麻痺あり。難聴なし、角膜混濁なし、IQは66であった。

症例1、2とも臨床経過はよく似ており、中間型と考えられた。両症例ともA619V変異で、619番目のAlaを

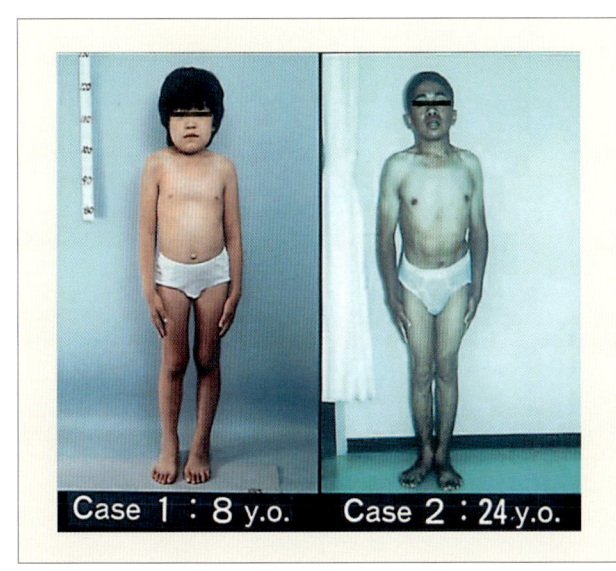

症例1＆2 写真

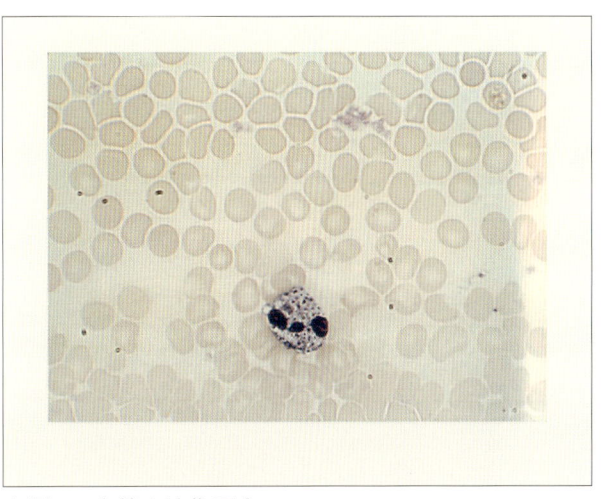

症例1 末梢血液像写真

Valに変えるCからTへのtransitionで、両症例ともホモの変異であった。症例1の両親および弟は、この変異に対してヘテロであった。

b　ムコ多糖症Ⅶ　原著例の紹介

原著タイトル：
β-グルクロニダーゼ欠損症：新しいムコ多糖症の臨床的、放射線学的、生化学的特徴に関する報告
Journal of Pediatrics, 82(2), 249-57, 1973

かつて記載のなかったムコ多糖体蓄積症の一症例に関して臨床的、放射線学的、そして生化学的研究を行い報告する。臨床所見として、低身長、肝脾腫、進行性胸郭および脊椎骨の変形、白血球内の顆粒状封入体、そして繰り返す呼吸器感染症が見られた。生後30ヵ月の時点では、角膜混濁は見られなかった。精神発達遅滞は2歳まではなかったが、その後の発達は遅れを認めた。放射線学的特徴として、頭蓋骨、脊椎骨、肋骨、長管骨、小管骨などの多発性骨形成不全が見られた。ムコ多糖尿は中等量であった。白血球と皮膚線維芽細胞を用いた酵素検査では、ライソソームの水解酵素であるβ-D-グルクロニダーゼの欠損を認めた。発端者と母の兄弟の何人かはこの酵素の活性が低く、これは常染色体劣性遺伝を示唆していた。遺伝子の片方に異常のあるキャリアは臨床的、放射線学的に正常であると思われる。

Dr. William S. Sly（ミズーリ州セントルイス）、Dr. Barbara A. Quinton（ワシントンDC）、Dr.William H. McAlister（ミズーリ州セントルイス）、Dr.David L. Rimoin（カリフォルニア州トーレンス）

ワシントン大学医学部エドワード　マリンクロット記念小児科学講座、放射線学講座、セントルイス子供病院遺伝学講座

William S. Sly博士はムコ多糖症Ⅶ型の発見に当たって1973年 Journal of Pediatricsに「β-グルクロニダーゼ欠損症：新しいムコ多糖症の臨床的、放射線学的、生化学的特徴に関する報告」というタイトルで論文を書き、以降ムコ多糖症Ⅶ型が認知されていく事となった。上記の論文サマリーによりその仕事のさわりが分かるわけであるが、簡潔明瞭な400字弱の文の中に一疾患単位の確立に対する結論が凝縮されている。

その発見に当たって彼の出会った患者は初診時生後7週であり、内転中足を主訴に彼の病院に来院した。患児はその他多様な症状を呈しており論文の記載によれば、眼間解離（内眼角間距離3cm）、小さな眉間のしわ、圧排された鼻梁、突出した上顎部、上を向いた鼻孔があり、肝脾腫、臍ヘルニアを認め、尿中ムコ多糖分析を行い、ムコ多糖尿を認めた。末梢血顆粒球のスメアではトルイジンブルー染色において細胞質内の

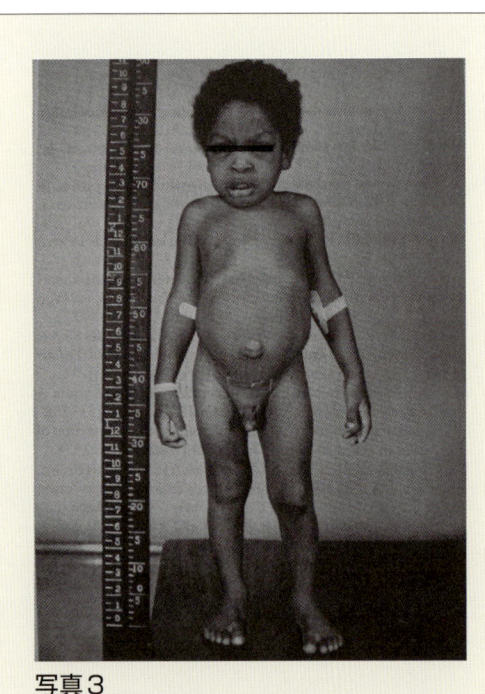

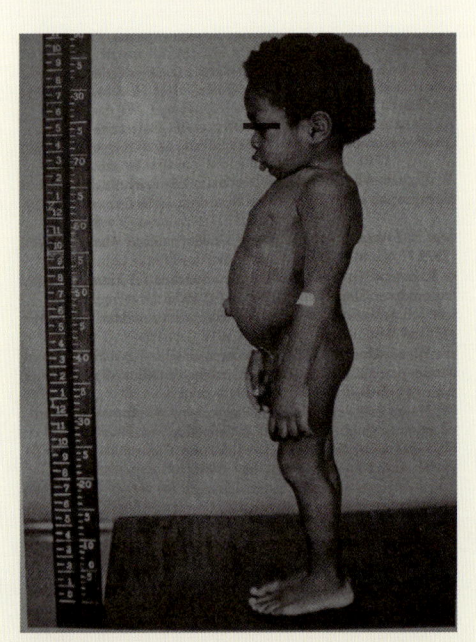

写真3

写真4

写真3＆4はSly博士の御厚意により掲載

著明な異染性顆粒が認められた。末梢血と骨髄血のLeischman染色ではアズール好性で塩基性の顆粒が顆粒球とその前駆細胞に認められている。

ムコ多糖尿の分析は薄層クロマトグラフィーで分離した結果によると、コンドロイチン-6-硫酸とコンドロイチン-4-硫酸が主な成分であり、デルマタン硫酸とケラタン硫酸は見られなかった[注1]。アルシアンブルーによる染色での2つのコンドロイチン硫酸の量はほぼ同量であった。それ以前に見つかっていたムコ多糖症においては、このようなパターンのムコ多糖尿はなかったわけであるが、彼の研究においてはこの新たなパターンのムコ多糖尿から新しいムコ多糖症の探索が開始された。

患者から皮膚生検された組織由来の線維芽細胞を用いたライソゾーム酵素の活性測定がNeufeld博士とHall博士によって分析され、その結果はβ-グルクロニダーゼ活性が皆無であった。

その後の患児の発育、発達をSlyは詳述しているが、1歳を過ぎる頃から低身長、低体重となってきている事、2歳までは発達は階段にのぼり、自分で食べられ、三輪車にも乗り、10語ほど単語が出ていて順調であったが、その後単語の数が増えなくなり発達遅滞が見られるようになった。体型は体幹が縮んだような印象になり、胸郭の変形や脊椎骨、四肢の変形が徐々に進行した。2歳半までの観察において3回ほど肺炎で入院していたが、血液検査では免疫系の異常は見つからなかった(患者**写真3＆4**参照)。

白血球を用いた酵素活性測定をSlyらは行っているが、β-グルクロニダーゼ欠損は白血球での活性からも明確に示され、発端者の両親や母方の何人かの兄弟は活性が正常の約半分であり、ヘテロのキャリアと考えられた。この測定ではヘテロのキャリアは正常対照とも患者とも区別され、この欠損症が常染色体劣性遺伝の形式をとることが示された。

Slyによる論文の考案の冒頭には以下のような記載がある。

「この患児はβ-グルクロニダーゼの欠損に伴うムコ多糖蓄積症を有している事が分かった。主な臨床的な特徴は、低身長、他の古典的ムコ多糖症と比して比較的重い骨変形、広汎な内臓への蓄積としての肝脾腫、血液細胞、骨髄細胞中の蓄積、沈殿するムコ多糖の尿中への過剰排泄と角膜混濁がないことが挙げられる。角膜混濁は後に出現し得るので、角膜混濁があることを否定はできない。2歳まで、精神遅滞は明らかではなかったが30ヵ月では、発達の遅れが見られた。反復する上気道感染症とレントゲン検査での肺臓炎の所見は特徴的であった。

酵素活性では中間的な値をとるヘテロのキャリアとみなされる群では明らかな臨床的症状は認めず、皆健康で患児の母の放射線学的検査でも正常であった。」

このような簡略な表現の中にもこの疾患の特徴はしっかりとまとめられている。

考案の中で、彼はコンドロイチン硫酸の蓄積するムコ多糖体蓄積症の過去の症例報告との比較検討から以下のように述べており、引用しこの章の結びとしたい。

「これらの報告からは、コンドロイチン-4-硫酸とコンドロイチン-6-硫酸の尿中過剰排泄を伴う症例の臨床病型は単一ではなさそうである。遺伝学的にもばらつきのあることが示唆される。我々の患児の酵素学的検討からは、少なくともこれらのムコ多糖蓄積を伴う状態の中に、ライソゾームの水解酵素であるβ-グルクロニダーゼの欠損症が有り得ることが分かった。比較的簡便な白血球上清を用いた酵素測定により診断は可能であり、ムコ多糖体症の患者での適用により、今後この疾患概念の全貌が明らかになっていくと思われる。」[注2]

注1) Slyらの発表当時の尿中ムコ多糖分離同定法は、Teller WA & Ziemann Horm. Metab.Res. 13:181, 1969.の方法を用いているが、1979年以降現在まではCappellettiらの方法[5]により分析精度が向上し、MPS VII患者尿のムコ多糖分析では、デルマタン硫酸およびヘパラン硫酸も検出されることが分かっている。

注2) Slyの発表した最初のMPS VII症例の遺伝子解析が1993年に報告されW627CとR356Xの複合型ヘテロ変異であることが分かった[14]。

病理

全身臓器へのムコ多糖体の蓄積が見られる。主にコンドロイチン硫酸、デルマタン硫酸、ヘパラン硫酸が蓄積する。本邦報告例の直腸粘膜生検組織の電顕像では、線維芽細胞の細胞質に網状顆粒状物質をわずかに含んだ明るい小空胞が多数あり、同様の空胞が血管内皮細胞、血管外膜細胞にも観察された。その他組織にも同様の内容を含む大型の空胞が認められ、一部にSignet ring様変化が見られた。Schwann細胞、神経線維には著しい変化は認められなかった[4]。

検査室診断

末梢血液像にて好中球に異常顆粒を認める。従来尿中ムコ多糖の分析はカルバゾール硫酸法にてウロン

酸の定量を行い、また一次元電気泳動によりムコ多糖画分を分離するCappellettiらの方法にて施行されていたが[5]、新生児スクリーニングの為の濾紙血検体を用いたタンデム・マス法によるムコ多糖検出法が検討され、現在パイロットテストが計画されている。

 a 尿中ムコ多糖：総ムコ多糖排泄量の増加、構成成分比としては、コンドロイチン-4-硫酸, コンドロイチン-6-硫酸が最も大きな割合を示すが、デルマタン硫酸およびヘパラン硫酸も排泄量は10-20倍に増加している。

 b 酵素診断：ムコ多糖症Ⅶ型の確定診断は酵素診断によって行われる。末梢血リンパ球画分もしくは培養皮膚線維芽細胞を用いて、4MU-glucuronideを使用してβ-グルクロニダーゼ活性測定することにより行われる。

分子遺伝学

 ムコ多糖症Ⅶ型は、常染色体劣性遺伝形式をとる疾患であり、染色体座位は7q21であることが報告されている[2]。ムコ多糖症Ⅶ型の遺伝子は1987年にOshimaらによりcDNAのクローニングが報告された[6]。ゲノム遺伝子のクローニングは1990年にMillerらによってなされている[7]。ゲノム遺伝子には染色体上にいくつかの偽遺伝子の存在することが報告されている[8,9]。遺伝子異常の詳細は他稿に譲る。

診断

 ムコ多糖症Ⅶ型の診断は、新生児スクリーニングによる診断を例外として、特徴的な臨床所見、末梢血液像での好中球異常顆粒、骨レントゲンでの特徴的所見（脊椎骨の扁平椎体、骨盤下部の骨化不全、大腿骨頭形成不全、手根骨の密集度増強、撓骨、尺骨と中手骨との間隙狭小化など）によりまずムコ多糖症を疑うことが重要である。患者尿のウロン酸定量にて尿中ムコ多糖の排泄増加が見られていれば、血液中白血球もしくは患者皮膚線維芽細胞を用いたβ-グルクロニダーゼ活性測定を行い、確定診断を行う。

治療と予後

 ムコ多糖症Ⅶ型の治療は現在のところ根治療法はない。骨髄移植が本邦症例に実施され知能障害や骨変化の改善は明らかでなかったが、運動機能、肝脾腫、呼吸症状の改善が見られ、歩行も容易になった[10]。近年はβ-グルクロニダーゼを補う酵素補充療法が動物モデルで検討され、ライソゾーム酵素の補充による中枢神経系症状の改善に関しても動物レベルではあるが検討がなされ、エピネフリンと酵素の同時投与による血液脳関門のマンノース-6-リン酸受容体を増加させる方法や、糖鎖を除去した酵素もしくはN末端に酸性アミノ酸残基を付けた修飾酵素を用いた血液中半減期の大幅延長による方法などが報告されている[11-13]。今後の酵素製剤の開発、供給が待たれる。

出生前診断と保因者診断

 ムコ多糖症Ⅶ型の出生前診断は羊水細胞を用いたβ-グルクロニダーゼ活性測定および同細胞由来のゲノムDNAを用いたβ-グルクロニダーゼ遺伝子のダイレクトシークエンス結果から、発端者らの遺伝子異常と同じ異常の有無を検索することによりなされる。保因者診断は、発端者の親族に関して、血液中白血球もしくは培養皮膚線維芽細胞のβ-グルクロニダーゼ活性測定を行うことで比較的簡便に診断がつけられるが、発端者の遺伝子異常が既知の場合は遺伝子解析を併用することももちろん可能である。

文献一覧

1) Sly WS, Quiton BA, McAlister WH, Rimoin DL Beta glucuronidase deficiency: Report of clinical, radiologic, and biochemical features of a new mucopolysaccharidosis. J. Pediatr. 82:249-57, 1973.
2) Allanson JE, Gemmill RM, Hecht BK, Johnsen S, Wenger DA.: Deletion mapping of the beta-glucuronidase gene. Am J Med Genet. 29(3):517-22, 1988.
3) Tomatsu S, Montano AM, Dung VC, Grubb JH, Sly WS Mutations and polymorphisms in GUSB gene in Mucopolysaccharidosis Ⅶ(Sly Syndrome). Hum. Mut. 30, 511-19, 2009.
4) 多賀俊明, 桑原尚志, 中村仁, 黄光前, 浅野直美, 松井寛雄, 市橋寛, 祐川和子, 折居忠夫, 井関郁夫, 鬼満雅. β-グルクロニダーゼ欠損症(MPSⅦ型)の2症例 日本小児科学会雑誌 89(12):2608-17, 1985.
5) Cappelletti R, Rossa MD, Chiarung VP A new electrophoretic method for the complete separation of a all known animal glycosaminoglycans in a monodimentional run. Anal. Biochem. 99:311-15, 1979.
6) Oshima A, Kyle JW, Miller RD, Hoffmann JW, Powell PP, Grubb JH, Sly WS, Tropak M, Guise KS, Gravel RA. Cloning, sequencing, and expression of cDNA for human beta-glucuronidase. Proc Natl Acad Sci U S A. 84(3):685-89, 1987.
7) Miller R. Hoffmann J. Powell P, Kyle J, Shipley J, Bachinsky D, Sly W. Cloning and characterization of the human beta-glucuronidase gene. Genomics 7:280-83,1990.
8) Speleman F, Vervoort R, van Roy N, Liebaers I, Sly WS, Lissens W. Localization by fluorescence in situ hybridization of the human functional beta-glucuronidase gene (GUSB) to 7q11.21 --> q11.22 and two pseudogenes to 5p13 and 5q13. Cytogenet Cell Genet. 72(1):53-5, 1996.
9) Shipley JM, Klinkenberg M, Wu BM, Bachinsky DR, Grubb JH, Sly WS.Mutational analysis of a patient with mucopolysaccharidosis type Ⅶ, and identification of pseudogenes. Am J Hum Genet. 52(3):517-26, 1993.
10) Yamada Y, Kato K, Sukegawa K, Tomatsu S, Fukuda S, Emura S, Kojima S, Matsuyama T, Sly WS, Kondo N, Orii T. Treatment of MPS Ⅶ (Sly disease) by allogeneic BMT in a female with homozygous A619V mutation. Bone Marrow Transplant. 21(6):629-34, 1998.
11) Urayama A, Grubb JH, Banks WA, Sly WS. Epinephrine enhances lysosomal enzyme delivery across the blood brain barrier by up-regulation of the mannose 6-phosphate receptor. Proc Natl Acad Sci U S A. 104(31):12873-8, 2007.
12) Grubb JH, Vogler C, Levy B, Galvin N, Tan Y, Sly WS.Chemically modified beta-glucuronidase crosses blood-brain barrier and clears neuronal storage in murine mucopolysaccharidosis Ⅶ. Proc Natl Acad Sci U S A. 105(7):2616-21, 2008.
13) Montaño AM, Oikawa H, Tomatsu S, Nishioka T, Vogler C, Gutierrez MA, Oguma T, Tan Y, Grubb JH, Dung VC, Ohashi A, Miyamoto K, Orii T, Yoneda Y, Sly WS. Acidic amino acid tag enhances response to enzyme replacement in mucopolysaccharidosis type Ⅶ mice. Mol Genet Metab. 94(2):178-89, 2008.
14) Shipley JM, Klinkenberg M, Wu BM, Bachinsky DR, Grubb JH, Sly WS. Mutational analysis of a patient with mucopolysaccharidosis type Ⅶ, and identification of pseudogenes. Am J Hum Genet. 52(3):517-26, 1993.

7-8 ムコ多糖症Ⅸ型

鈴木 康之

概念

1996年に初めて報告されたムコ多糖症であり、ヒアルロニダーゼ欠損症である。蓄積物質はヒアルロナンである。

疫学

今までに女児1例のみが報告されている[1]。他のムコ多糖症とは臨床像が異なり、形態異常や臓器症状は顕著でなく、骨関節部の軟部腫瘤、有痛性発作が特徴であり、膠原病・免疫異常疾患などと類似している。

臨床

a 症状と経過（原著例の紹介）

報告された患児は中耳炎を繰り返し、生後6か月に手関節部のガングリオン、7歳に足関節部軟部腫瘤、8歳に手指・膝・足関節部の軟部腫瘤を切除している。9歳以降、有痛性の関節腫脹・皮膚の腫脹・発熱を伴う発作を数回にわたってきたしているが、72時間以内に自然軽快している。8歳以降、成長遅延が明らかとなり、14歳には身長145.5cm（5パーセンタイル以下）であった。

非発作時の身体所見としては低身長、関節部の軟部腫瘤、軽度の形態異常（平坦な鼻稜、二分口蓋垂、粘膜下口蓋裂）を認めるが、関節可動域は正常で、脊椎、リンパ節、肝臓などにも異常を認めていない。股関節レントゲンでは両側臼蓋面の不整を認め、膝関節MRIで滑膜の結節、嚢胞、関節液の貯留などを認めている[2]。

病理

滑膜組織は著明な絨毛状ないし結節状の増生が認められ、空胞状の組織球が多数認められる。空胞はアルシアンブルーで染色され、ライソゾーム内に蓄積したムコ多糖と考えられている。

検査室診断

a 尿中ムコ多糖

通常の尿中ムコ多糖分析、オリゴ糖分析では異常を認めない。

b 酵素測定

血清中hyaluronidase活性の低下が認められる。他のライソゾーム病患者について、hyaluronidase活性や血中hyaluronanを検討した結果では、異常は認められていない[1]。

分子遺伝学

Hyaluronidase 遺伝子は3p21.3に位置している。3p21.3には3つの異なるhyaluronidase遺伝子（*HYAL1, HYAL2, HYAL3*）が存在し、ムコ多糖症Ⅸ型は*HYAL1*遺伝子の変異による[2]。

診断

今までに1例のみの報告であり[1]、他のムコ多糖症と臨床所見がかなり異なるので、診断を思いつくのは難しい。小児期から骨関節部の軟部腫瘤・有痛性発作があり、軽度の身体的異常（低身長、平坦な鼻稜、二分口蓋垂、粘膜下口蓋裂）、股関節レントゲンにおける臼蓋面の不整などがあれば手がかりになるが、膠原病・免疫異常疾患、整形外科的異常などと診断されている可能性もある。また1例のみの報告であるため、全く異なる臨床像を有する患者の存在も可能性がある。症例の蓄積により臨床像が明らかにされることを期待したい。

本症は通常の尿中ムコ多糖分析、オリゴ糖分析では異常を認めず、ムコ多糖症Ⅰ型〜Ⅶ型の酵素活性も異常を認めない。血清中hyaluronidase活性の低下、血中hyaluronanの蓄積、hyaluronidase遺伝子*HYAL1*の変異などにより確定診断される[2]。

治療と予後

報告例ではガングリオン・軟部腫瘤の切除術を受けている。

出生前診断と保因者診断

報告例はない。

文献一覧

1) Natowicz MR, Short MP, Wang Y, Dickersin GR, Gebhardt MC, Rosenthal DI, Sims KB, Rosenberg AE. Clinical and biochemical manifestations of hyaluronidase deficiency. New Eng J Med 335:1029-1033, 1996.
2) Triggs-Raine B, Salo TJ, Zhang H, Wicklow BA, Natowicz MR. Mutations in HYAL1, a member of a tandemly distributed multigene family encoding disparate hyaluronidase activities, cause a newly described lysosomal disorder, mucopolysaccharidosis IX. Proc Nat Acad Sci USA 96: 6296-6300, 1999.

8 ムコ多糖症の鑑別診断

8-1 G$_{M1}$-ガングリオシドーシス

鈴木 義之

G$_{M1}$-ガングリオシドーシスとムコ多糖症

Tay-Sachs病は小児神経学領域で古典的な神経遺伝病として19末世紀末に発見され、20世紀になってから小児の脳の病気として詳細に検討された。ところが多くの症例の分析の結果、神経組織外にも病変のあるHurler病類似の症例が発見された[1]。実際、生化学的にはTay-Sachs病で発見されたG$_{M2}$ではなく、G$_{M1}$の蓄積があり[2]、β-galactosidase欠損によって生ずる新しい疾患であることが分かった[3]。以後、さらに多くの症例の分析により、全身骨系統疾患にもこの酵素欠損が発見され、臨床像の多様性が認識された。最終的に、臨床的に異なる2つのグループの疾患群が同じ遺伝子の異なった変異により発生することが確認された[4,5]。つまり脂質代謝異常としてのG$_{M1}$-ガングリオシドーシスとムコ多糖症としてのMorquio病軽症型(B型)が遺伝学的には同じ病気であるということである。古典的なMorquio病重症型(A型)は異なった遺伝子の病気である。

欠損の臨床表現型(図1,2)

上記のように、この酵素の遺伝性欠損により、2つの異なった疾患グループとして発現する[6]。G$_{M1}$-ガングリオシドーシス(OMIM 230500)とMorquio病(B型)(OMIM 253010)である。ともに常染色体劣性遺伝病である。Morquio病については別の章に記載したので、ここでは述べない。

G$_{M1}$-ガングリオシドーシスは中枢神経系を含む全身病である。大部分は乳児期に発症する(乳児型)。生後数ヵ月以内に精神運動発達の停滞、退行とともに、筋トーヌスの亢進、知的機能の低下が起こる。典型例には眼底のチェリーレッドスポット、粗な顔貌、肝脾腫、骨格変形などに気づかれる。ただし日本人には骨格や結合組織の異常が必ずしもはっきりしない症例が少なくない。幼児期以後に知的退行、運動障害で発症する症例がある(若年型)。乳児型ほど骨・一般臓器症状は著明でない。成人期に錐体外路症状(ジストニア)で発症する症例がある(成人型)。骨格系は椎体の軽度変形がみられるのみである。発症が遅いほど臨床経過が長い。

病理・化学

病理学的には脳の全般性委縮、神経細胞内に特異的な封入体(membranous cytoplasmic body; MCB)を認める。神経系以外の細胞には異なった形状の封入体(小顆粒、細管状、不定形など)が存在する。中枢神経系にはガングリオシドG$_{M1}$およびそのアシアロ体G$_{A1}$が蓄積し、他の一般臓器にはケラタン硫酸・糖蛋白質由来のオリゴ糖の蓄積を認め、尿に排泄される。これ

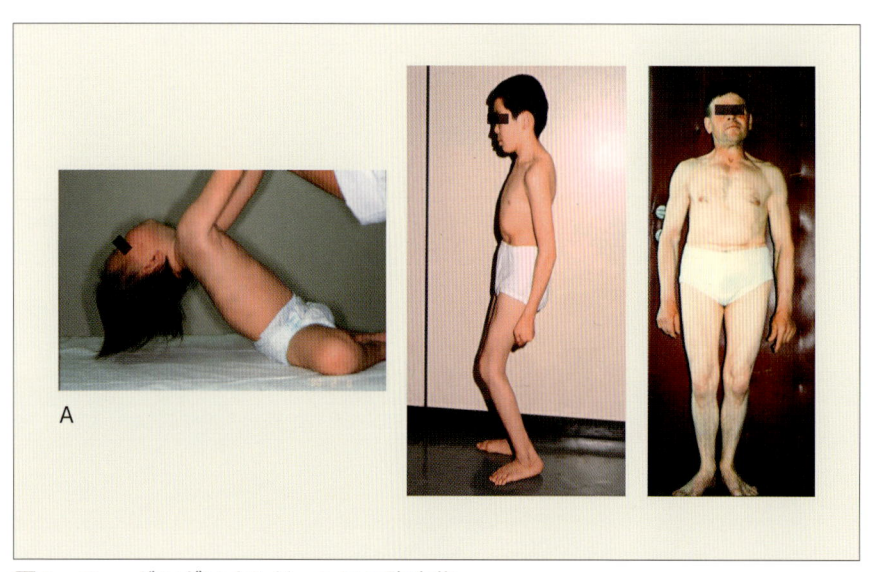

図1 G$_{M1}$-ガングリオシドーシスの臨床像

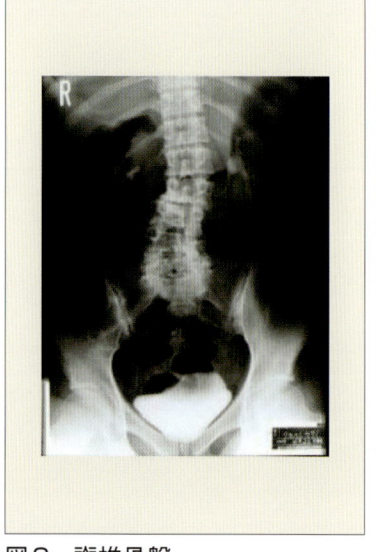

図2 脊椎骨盤

表1 G$_{M1}$-ガングリオシドーシスにおけるβ-ガラクトシダーゼ変異（病名確認例のみ）

エクソン	変異	アミノ酸/mRNA	塩基b	表現型a	人種（報告地）
Intron 1	r.75_76ins75+1_75+20	ins20bp;ex1/2	c.75+2-3insT	Adult G$_{M1}$	白人
2	p.R49C	49Arg>Cys	c.145C>T	Inf G$_{M1}$	日本
2	p.I51T	51Ile>Thr	c.152 T >C	Adult G$_{M1}$	日本
2	p.S54I	54Ser>Ile	c.161G>T	G$_{M1}$	白人
2	p.S54N	54Ser>Asn	c.161G>A	Inf G$_{M1}$	白人
2	p.Y57X	57Try>Ter	c.171C>G	Inf G$_{M1}$	白人
2	p.R59C	59Arg>Cys	c.175C>T	Inf G$_{M1}$	白人
2	p.R59H	59Arg>His	c.176G>A	Inf G$_{M1}$	ブラジル
2	p.R68W	68Arg>Trp	c.202C>T	Adult G$_{M1}$	白人
Intron 2	p.76_245del(exon 2 skipping)	Exon 2 skipping	c.76+1G>A	Inf G$_{M1}$	白人
2-3	p.T82M	82Thr>Met	c.245C>T	Adult G$_{M1}$	白人
3	p.W92fsX32	Duplication	c.254_276dup	Inf G$_{M1}$	日本
3	p.W92X	92Trp>Ter	c.276G>A	Inf G$_{M1}$	インド
3	p.P93fs	Frame shift+stop codon	c.276_277insG	Inf G$_{M1}$	日本
3	p.F107L	107Phe>Leu	c.319T>C	Juv G$_{M1}$	白人
3	p.R121S	121Arg>Ser	c.363G>T	Inf G$_{M1}$	ブラジル
3	p.G123R	123Gly>Arg	c.367G>A	Inf G$_{M1}$	日本
3	p.E131K	131Glu>Lys	c.391G>A	Inf G$_{M1}$	白人
4	p.G134V	134Gly>Val	c.401G>T	Inf G$_{M1}$	イタリア・フランス
4	p.P136S	136Pro>Ser	c.406C>T	Inf G$_{M1}$	白人
4	p.L146del	L146del	c.436_438delCTT	Inf G$_{M1}$	日本
4	p.L147del	L147del	c.435_440delTCT	Inf G$_{M1}$	アルゼンチン
4	p.R148C	148Arg>Cys	c.442C>T	Inf G$_{M1}$	白人
4	p.R148S	148Arg>Ser	c.442C>A	Inf G$_{M1}$	白人
4	p.R148T	148Arg>Thr	c.443G>A	Inf G$_{M1}$	白人
4	p.D151V	151Asp>Val	c.451G>C c.452A>T	Inf G$_{M1}$ Inf G$_{M1}$	アラブ アフリカ
5	p.458-401_552+1033del1529	ex5del	c.458-401_552+1033del1529	Inf G$_{M1}$	アルゼンチン
5	p.L155R	155Leu>Arg	c.464T>G	Adult G$_{M1}$	アルゼンチン
5	p.W161G	161Typ>Gly	c.481T>G	Inf G$_{M1}$	白人
5	p.L162S	162Leu>Ser	c.485T>C	Inf G$_{M1}$	スペイン
5	p.G178R	178Gly>Arg	c.532G>A	Inf G$_{M1}$	白人
5	p.I181K	181Ile > Leu	c.542T > A	Inf G$_{M1}$	トルコ
6	p.190D	190Gly>Asp	c.569G>A	Inf G$_{M1}$	トルコ
6	p.D198X	198Asp>Ter	c.588_591insT	Inf G$_{M1}$	ブラジル
6	p.Y199C	199Try>Cys	c.596A>G	Inf G$_{M1}$	白人
6	p.R201C	201Arg>Cys	c.601C>T	Juv G$_{M1}$	日本
6	p.R201H	201Arg>His	c.602G>A	Adult G$_{M1}$ MB	白人 白人
6	p.R208C	208Arg>Cys	c. 622C>T	Inf G$_{M1}$	米国 プエルトリコ
6	p.H210_L211insENF	insGluAsnPhe	c.730_731insCAGAATTTT	Adult G$_{M1}$	アメリカ
6	p.C230Y	230Cys>Tyr	c.689G>A	Juv G$_{M1}$	白人
6	p.V240M	240Val>Met	c.718G>A	Inf G$_{M1}$	ブラジル
Intron 6	Aberrant splicing (intron 6)	ins9bp;ex6/7	c.731C>G	Juv G$_{M1}$	日本
7	p.Q255H	255Gln>His	c.765G>C	Inf G$_{M1}$	白人
7	p.P263S	263Pro>Ser	c.787C>T	Adult G$_{M1}$	不明
7	p.L264S	264Leu>Ser	c.791T>C	Juv G$_{M1}$	白人
8	p.N266S	266Asn>Ser	c.797A>G	Adult G$_{M1}$	米国
8	p.T283QfsX21	Frameshift + stop codon	c.845_846delC	Inf G$_{M1}$	ウルグアイ
8	p.T283QfsX12	Frameshift + stop codon	c.845_846insC	Inf G$_{M1}$	ブラジル
8	p.901-914 del	901-914 del	c.902C>T	Inf G$_{M1}$	白人
Intron 8	(Exon 8 skipping)	Aberrant splicing	c.914+2T>C	Inf G$_{M1}$	白人

エクソン	変異	アミノ酸/mRNA	塩基b	表現型a	人種（報告地）
Intron 8	(Aberrant splicing intron 8)	Aberrant splicing	c.914+4G>A	Inf G_{M1}	アラブ
9	p.Y316C	316Tyr>Cys	c.947A>G	Inf G_{M1}	日本
9	p.N318H	318Asn>His	c.952A>C	Juv G_{M1}-MB	ギリシャ
9	p.Y324C	324Tyr>Cys	c.971A>G	Inf G_{M1}	白人
10	p.T329A	329Thr>Ala	c.985A>G	Adult G_{M1}	白人
10	p.D332N	332Asp>Asn	c.994G>A	Inf G_{M1}	白人
10	p.D332E	332Asp>Glu	c.996C>G	Inf G_{M1}	白人
10	p.Y333LfsX	Frameshift + stop codon	c.996_997insC	Inf G_{M1}	日本
10	p.Y333H	333Tyr>His	c.999T>C	Inf G_{M1}	日本
10	p.K346N	346Lys>Asn	c.1038G>C	Inf G_{M1}	白人
10	p.Y347C	347Tyr>Cys	c.1040A>G	Inf G_{M1}	白人
10	p.R351X	351Arg>Ter	c.1051C>T	Inf G_{M1}	白人
Intron 10	(Aberrant splicing intron 10)	Aberrant splicing	c.1068+1G>T	Inf G_{M1}	アルゼンチン
11-12	p.H412fsX	Duplication	c.1069_1233dup	Inf G_{M1}	日本
11	p.V377_K381del	V377_K381del	c.1131_1145del15	Inf G_{M1}	アルゼンチン
13	p.T420P	420Thr>Pro	c.1258A>C	Inf G_{M1}	白人
13	p.T420K	420Thr>Lys	c.1259C>A	Adult G_{M1}	白人
13	p.L422R	422Leu>Arg	c.1265T>G	Inf G_{M1}	白人
13	p.S434L	434Ser>Leu	c.1301C>T	Inf G_{M1}	英国
13	p.V439G	439Val>Gly	c.1316T>G	G_{M1}	ドイツ？
13	p.D441N	441Asp>Asn	c.1321G>A	Inf G_{M1}	白人
13	p.R442Q	442Arg>Gln	c.1325G>A	Adult G_{M1}	白人
13	p.D448V	448Asp>Val	c.1343A>T	G_{M1}	日本
14	p.R457X	457Arg>Ter	c.1369C>T	Inf G_{M1}	日本
14	p.R457Q	457Arg>Gln	c.1370G>A	Adult G_{M1}	日本
14	p.M480V	480Met>Val	c.1438A>G	Inf G_{M1}	不明
14	p.G481X	481Gly>Ter	c.1441G>T	Inf G_{M1}	白人
14	p.R482H	482Arg>His	c.1445G>A	MB Inf G_{M1}	白人 イタリア
14	p.D491N	491Asp>Asn	c.1471G>A	Inf G_{M1}	ブラジル
14	p.D491Y	491Asp>Tyr	c.1471G>T	Inf G_{M1}	アルゼンチン
Intron 14	p.1348_1479del(exon 14 skipping)	Exon 14 skipping	c 1479+1G>T	Inf G_{M1}	白人
Intorn 14	r.1480-28_1480-1 ins	Aberrant splicing	c.1480-2A>G	Inf G_{M1}	白人
15	p.G494C	494Gly>Cys	c.1480G>T	Inf G_{M1}	日本
15	p.G494S	494Gly>Ser	c.1480GT>A	?MB	白人
15	p.E517X	517Glu>Ter	c.1549G>T	Inf G_{M1}	白人
15	p.W527LfsX	Frameshift + stop codon	c.1572_1577insG	Inf G_{M1}	ブラジル
15	p.W527X	527Trp>Ter	c.1580G>A	Inf G_{M1}	白人
15	p.P549L	549Pro>Leu	c.1646C>T	Inf G_{M1}	ウルグアイ
15	p.F570LfsX30	Frameshift + stop codon	c.1706_1707delC	Inf G_{M1}	イタリア フランス
15	p.W576X	576Trp>Ter	c.1728G>A	Inf G_{M1}	アルゼンチン
15	p.K578R	578Lys>Arg	c.1733A>G	Inf G_{M1}	白人
15	r.1439_1440ins1440-28_1440-1	Aberrant splicing(intron 14)	c.1440-2A>G	Inf G_{M1}	イタリア
16	p.G579D	579Gly>Asp	c.1736G>A	Juv G_{M1}	イタリア
16	p.W582X	582Trp>Ter	c.1746G>A	G_{M1}	日本
16	p.R590C	590Arg>Cys	c.1768C>T	Inf G_{M1}	白人
16	p.R590H	590Arg>His	c.1769G>A	Juv G_{M1}	白人
16	p.Y591N	591Tyr>Asn	c.1771T>A	Inf G_{M1}	イタリア
16	p.Y591C	591Tyr>Cys	c.1772A>G	Inf G_{M1}	イタリア
16	p.N614PfsX	Frameshift + stop codon	c.1835_1836delCC	Inf G_{M1}	白人
16	p.E632G	632Glu>Gly	c.1895A>G	Juv G_{M1}	白人
16	p.D640E	640Asp>Glu	c.1920C>G	Inf G_{M1}	不明

GM1 = G_{M1}-ガングリオシドーシス；Inf = 乳児型；Juv = 若年型；Adult = 成人慢性型；MB = Morquio 病B型
文献6を改変。

らの蓄積は、3番染色体3p21.33のβ-ガラクトシダーゼ（GLB1）遺伝子変異により生ずる酵素活性発現障害の結果として起こる。これまでに130種ほどの変異が確認されている。変異部位と酵素活性、表現型の関係は確認できていない。この遺伝子の交代性スプライシングにより酵素活性を持たない蛋白質（EBP）が生成され、細胞表面に存在する。このEBPに変異の影響が及ぶと、心筋症や結合組織異常を引き起こす（モルキオ病IV型の項参照）。

遺伝子発現

大部分の変異遺伝子は臨床型との相関を認めないが、いくつかの病型特異的な変異が知られている。R482Hはイタリアから報告された乳児型G_{M1}-ガングリオシドーシスの共通変異、R208Cは米国から報告された乳児型G_{M1}-ガングリオシドーシスの共通変異、R201Cは日本から報告された若年型G_{M1}-ガングリオシドーシスの共通変異、I51Tは日本から報告された成人型G_{M1}-ガングリオシドーシスの共通変異である。モルキオ病B型にもW273Lという共通変異が知られている。これらは新しい患者、あるいは同一家系内の患者の変異同定の簡単な検査に応用されている。これまで知られているG_{M1}-ガングリオシドーシス遺伝子変異を表1にまとめた。

診断、治療

G_{M1}-ガングリオシドーシスの臨床診断には注意が必要である。上記のように、臨床表現型は、症例によってはムコ多糖症類似の症状を呈することがある。したがって診断には生化学的、分子生物学的分析が必須である。臨床材料を用いたG_Mの分析・蓄積確認は必ずしも容易でない。脳あるいは腹部固形臓器で確認すべきである。血液細胞や線維芽細胞を用いた分析には特殊な技法が必要である。

β-ガラクトシダーゼは多くの細胞内環境要因により活性発現に影響を受ける酵素である。ムコ多糖の存在は活性阻害を起こす。したがって、ムコ多糖症症例の組織を用いた酵素活性には注意を要する。塩素イオンは逆に活性を促進する。また細胞内にはこの酵素活性発現に必要な他の蛋白質カテプシンAが存在する。保護蛋白質とも呼ばれたこの酵素はライソゾームでβ-ガラクトシダーゼ・シアリダーゼと結合して複合体を作ることにより初めて活性を発現する。したがってこの第2の酵素蛋白質の欠損症（ガラクトシアリドーシス）ではβ-ガラクトシダーゼ活性が著しく低い。同時にシアリダーゼ活性も低くなる。さらに酵素の細胞内輸送にかかわる蛋白質の異常により発生する封入体細胞病（I-cell病）では、他の多くのライソゾーム同様、細胞内の活性は低くなる。理由は分からないが、脳や肝臓などの固形組織では、β-ガラクトシダーゼのみ、著しい活性低下を示す。

このようにいくつもの病的環境で酵素活性に異常を起こす可能性があるので、診断にあたっては必ず他のライソゾーム酵素活性も同時に測定し、比較しなければならない。遺伝子診断が可能であれば、最終確認を行うべきである。

本質的な治療法は確立していない。筆者は現在、ケミカルシャペロン療法という新しいアプローチを試みている。少なくとも疾患モデル動物については経口投与である程度の効果を確認している（11-8-3「ケミカルシャペロン療法」参照）。

文献一覧

1) Landing BH, Silverman FN, Craig JM, Jacoby MD, Lahey ME, Chadwick DL. Familial neurovisceral lipidosis. Am J Dis Child 108: 503-522, 1964.
2) O'Brien JK, Stern MB, Landing BH, O'Brien, Donnell GN. Generalized gangliosidosis: Another inborn error of metabolism? Am J Dis Child 109: 338-346, 1965.
3) Okada S, O'Brien JS. Generalized gangliosidosis: β-Galactosidase deficiency. Science 160: 1002-1004, 1968.
4) Yoshida K, Oshima A, Shimmoto M, Fukuhara Y, Sakuraba H, Yanagisawa N, Suzuki Y. Human β-galactosidase gene mutations in G_{M1}-gangliosidosis: A common mutation among Japanese adult/chronic cases. Am J Hum Genet 49: 435-442, 1991.
5) Oshima A, Yoshida K, Shimmoto M, Fukuhara Y, Sakuraba H, Suzuki Y. Human β-galactosidase gene mutations in Morquio B disease. Am J Hum Genet 49: 1091-1093, 1991.
6) Suzuki Y, Nanba E, Matsuda J, Higaki K, Oshima A. β-Galactosidase deficiency (β-galactosidosis): G_{M1}-Gangliosidosis and Morquio B Disease. Valle D, Beaudet AL, Vogelstein B, Kinzler KW, Antonarakis SF, Ballabio A (eds): The Online Metabolic and Molecular Bases of Inherited Disease <http://www.ommbid.com/>, McGraw-Hill, New York, Chap 151, pp 1-101, 2008.

8-2 マルチプルスルファターゼ欠損症 (Multiple sulfatase deficiency, MSD)

衞藤 義勝

概要

本症は先天性ムコ多糖症と異染性脳白質変性症の両者を合わせ持った疾患であり、アリルスルファターゼA、B、Cの酵素が欠損している[1]。アリルスルファターゼAは含硫糖脂質であるスルファチドの分解にBはデルマタン硫酸、ヘパラン硫酸の分解に関与する。Cはステロイド硫酸を分解する。従って3つのスルファターゼが欠損するとA欠損では、中枢神経系のミエリンに多いスルファチドが脳及び腎臓に蓄積する。また、Bの欠損により皮膚、肝臓、脾臓を中心にデルマタン硫酸、ヘパラン硫酸が蓄積、C欠損により皮膚や爪にコレステロール硫酸が蓄積する。この他ムコ多糖の分解に関与するスルファターゼを含めると少なくとも7つ以上のスルファターゼが同時に欠損している[2-6]。従ってMSDは多彩な臨床症状を呈する。本症の原因としてVon FigraらはForminoglycine generating enzyme (Fgly)の酵素異常により各種スルファターゼの欠損が生じることを明らかにした[7,8]。遺伝形式は常染色体劣性遺伝である。頻度は極めて稀で1.4百万に一人と推定されている[9]。

臨床症状

本症はAustinら(1965)[1]によりMetachromatic leukodystrophyの症状(MLD)の臨床症状を持ち、且つ顔貌はガーゴイル顔貌で臨床的にムコ多糖症症状を有し、尿中にスルファチドが蓄積し、白血球でのアリルスルファターゼA、B、Cの酵素活性の低下している患者をMLDの亜型として報告し、このタイプを若年性スルファチド蓄積症、Austin Typeと呼んだ。

その後Etoら[2]は種々のムコ多糖スルファターゼも欠損していることを報告した。また、新生児発症の重症タイプも知られており、ガーゴイル様顔貌(図1)で、骨変形、胎児水腫の症状を呈し、生後数ヵ月で死亡する所謂新生児型も知られている[11,12]。通常型でも臨床症状の重症度が異なることが知られている。一般的には、臨床症状は乳幼児型のMLDよりは発症が遅い患者が多い。顔貌は眉毛が濃く、鞍鼻、口唇が厚く、毛質も濃く固い。皮膚は粗で軽度の四肢、指の関節拘縮が認めら

れ、年齢と共に強くなる。新生児期には本症は正常に見えるが、少しずつ顔貌がガーゴイル様に変化する。神経症状の発現は患者により発症は異なる。2-3歳に歩行障害で始まる。転びやすく、除々に筋力が低下し、歩行が出来なくなり、四肢硬直、クローヌス痙攣等の神経症状が出てくる。肝臓・脾臓は1-2横指腫大、心拡大・心弁膜症状等も症状の進行と共に認められる。4-6歳になると寝たきり状態となる。四肢が屈曲し、最終的には植物人間化する。除脳強直肢位で栄養、感染、予防の管理を十分に行えば20歳前後まで生存する。症例により臨床症状の進行度は異なる。皮膚は魚鱗癬(ichthyosis)を認める。骨症状も認められ、胸郭の樽状変形、肋骨のオール化も認める。長管骨は変形している。MSD患者の重症度別の特徴的な臨床症状の程度を表1に示した。

一般検査では白血球の細胞質にAlder-Leily小体を認める。一般生化学、血液検査では特に以上を認めない。尿中にはデルマタン硫酸、ヘパラン硫酸等のムコ多糖が排泄される。また、血中、尿中にはdehydroepiandrosterone sulfateが増加している。頭部MRI-CTの検査では、脳白質の変性並びに大脳皮質の萎縮を認める[2-5]。

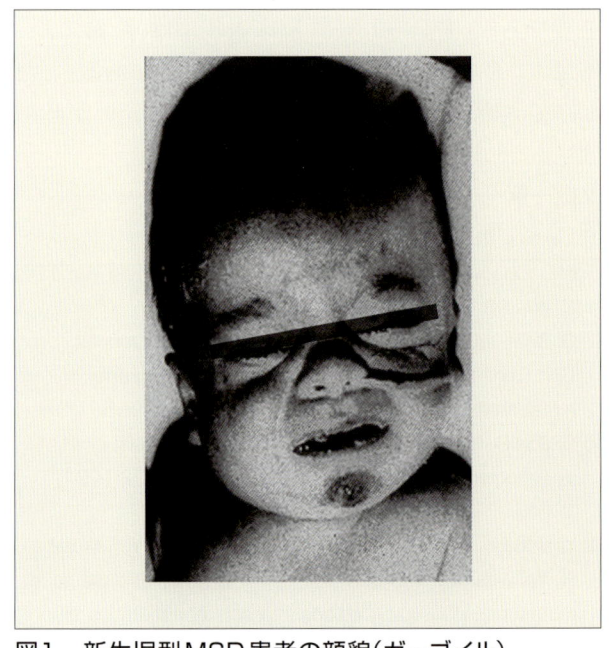

図1 新生児型MSD患者の顔貌(ガーゴイル)

我が国でのMSD症例（自験例）[6]

主　訴：知能遅延、発達障害、痙攣
家族歴：両親は血族結婚でなく共に健康。患児は第2子で、同胞（姉）は現在のところ健康である。
既往歴：左鼠径ヘルニア手術
現病歴：在胎40週2,110gにて出生。妊娠歴、分娩に関しては異常なし。首の坐り4ヵ月。お坐り7ヵ月。つかまり立ち11ヵ月と多少精神・運動発達遅延を認めていた。独り歩きがなかなか出来ず、また活発に動くことが少ない為、近医受診し知能遅延の診断の下に経過観察されていた。1歳9ヵ月に独り歩きを始めたころ、2歳頃に眼球注視固定、上肢硬直性痙攣を数秒ほど起こし、次第に精神運動発達の退行を認めた。患児3歳の頃は立つ事は出来たが自ら歩くことはなくなり、刺激に対してかなり反応が乏しくなった。患児4歳の頃は植物人間化し、笑うこともなくなり首の坐りのみ残す程度で、4歳以降は硬直が顕著となり、また4歳頃より皮膚の角化異常が全身に認められるようになった。21歳まで生存した。

入院時現症：体格小、栄養不良、軽度鞍鼻、眉毛が濃く眼球突出を特徴とした顔である（**図2**）。頸部は短く、全身の皮膚は魚鱗鮮様の角化異常が顕著で胸部は軽度　樽状であった。腹部は左鼠径ヘルニア手術痕以外所見なく肝脾腫も認められなかった。四肢は屈曲硬直が著明で指関節、手関節、肘関節、股関節、膝関節、足関節、関節にみられた。

皮膚温は四肢末端で低下しており、膝蓋腱反射は両側亢進していた。アキレス腱反射、病的反射（Babinski反射、Rossolimo反射）は拘縮が著明な為判定不能であった。上下肢、目瞼にはSpontaneous clonusを頻回に認めた。

入院時一般検査所見：一般血液、尿所見には特に異常を認めなかったが、髄液所見で蛋白値が92mg/dLと高値を示していた。末梢血液像ではムコ多糖症に見られる様なAlder-Reily小体は明確には認められなかったが、尿沈査細胞のトルイジンブルー反応は陽性であった。眼底所見では両側に網膜色素変性が見られたが、脳波に於いては特異的な所見は見られなかった。末梢神経伝達速度は正中神経で30.3m/secと低下しており、末梢神経の脱髄を疑わせた。胸部X-Pで胸郭は樽状を呈し、肋骨はオール化していた（**図3**）。側面像では軽度の亀背がみられ、椎体圧潰や魚椎状変化も見

表1　MSD患者の臨床的分類と主要臨床症状[10]
（Dierke ら、2009）

臨床症状	新生児型	幼児型（重症）	幼児型（軽症）	若年型
発達遅滞	＋＋＋	＋＋＋	＋＋＋	＋＋
神経障害	＋＋＋	＋＋＋	＋＋＋	＋＋
魚鱗鮮	＋＋＋	＋＋＋	＋＋	＋
顔貌の異常	＋＋＋	＋＋＋	－	＋
臓器の腫大	＋＋＋	＋＋＋	－	－
骨変化	＋＋＋	＋＋	－	－
子宮内異常	＋＋＋	＋＋＋	－	－
心障害	＋＋＋	－	－	－
角膜混濁	＋＋＋	－	－	－
水頭症	＋＋＋	－	－	－

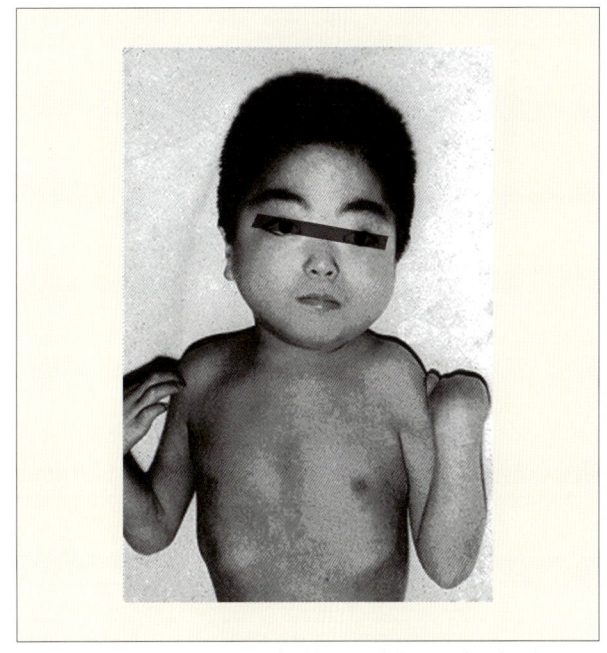

図2　通常型MSD患の顔貌　四肢」の硬直、変形

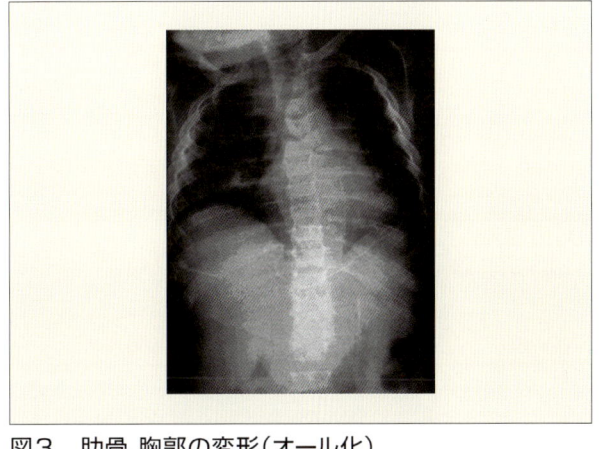

図3　肋骨、胸郭の変形（オール化）

られた。手根骨X-Pでは骨年齢に遅延が見られ、骨萎縮も認められた。
病理所見：末梢神経生検による肉眼的所見では神経線維は腫大して太く、光顕所見では中等度の脱髄がみられ、神経線維の腫大並びにシュワン氏細胞内に多数の封入体が認められた(**図4**)。
生化学所見：尿中にはデルマタン硫酸、ヘパラン硫酸の過剰排泄を認めた、また白血球アリルスルファターゼA、B、Cの低下を認めた。このことからマルチプルスルファターゼ欠損症と診断した。

診断

臨床症状としてMLD並びにムコ多糖様の顔貌、肝脾腫、骨変形等にMLDの神経症状（錐体路症状、痙攣等）を有する。また皮膚の魚鱗鮮を認めたら本症を疑う。尿中にはムコ多糖尿、特にデルマタン硫酸、ヘパラン硫酸、スルファチドの排泄を認める[5,13]。確定診断として、患者の皮膚線維芽細胞、白血球でのアリルスルファターゼA、B、C活性の低下または欠損を認める(**表2**)[6,13-16]。症例の重症度により残存酵素酵素活性は異なる。

遺伝子診断もされており、約30の異なる遺伝子異常が報告されている。このうち21はミスセンス変異である[6,17-19]。

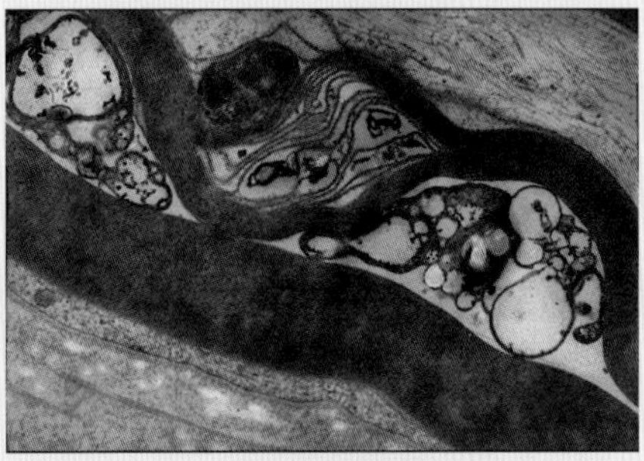

病態代謝

本症は少なくとも7つ以上のスルファターゼ活性の低下が認められる。即ちアリルスルファターゼA、B、C、ステロイドスルファターゼ、イズロン酸スルファターゼ、グリコサミン-6-スルファターゼ、ヘパリンN-スルファターゼ等が低下している。アリルスルファターゼAはスルファチドスルファターゼと同一であり、アリルスルファターゼBはグリコサミン-6-スルファターゼと又アリルスルファターゼCはステロイドスルファターゼと同一と言われる。本症の病因としては図に示すように7つ以上のスルファターゼに関与する共通の活性基の異常が推測され、ゴルジ体でのPost-translational processの異常が推定され、即ち各スルファターゼのcytein残基に結

図4 末梢神経での蓄積物質（膜様顆粒状の封入体が認められる）

表2 培養皮膚線維芽細胞における種々なるSulfatase活性[6]

Source	Arylsulfatase A	Arylsulfatase B	Arylsulfatase C	Cholesterol Sulfatase	Dehydro-epiandrosterone Sulfatase	β-Galactosidase
Cotrol	N=13	N=13	N=9	N=9	N=7	N=9
Mcan	953.9	443.3	18.0	7.6	17.2	385.5
Range	439.6-1470.2	265.6-853.5	11.1-24.8	4.2-14.7	9.7-35.4	159.2-614.0
MLD						
Late infantile	21.1	403.1	27.3	11.4	19.2	198.9
Adult	8.8,33.4	493.2	10.7	6.2	11.2,9.3	211.9
Variant (MSD)	32.1	133.7	4.2	1.4	2.0	443.7
case 1	37.9,52.0	223.5	1.5	0.5	1.8	441.1
case 2	51.6	219.6	2.4	0.6	1.5	436.9
Mucopolysaccharidosis						
Sanfilippo A	404.8	338.9	19.3	9.8	39.7	170.4
	562.5	334.7	22.1	11.5	—	316.7
Hunter	475.9	560.9	16.0	9.1	15.7	334.2
GM_1-gangliosidosis	785.8	507.0	16.9	9.8	11.3	8.4
	736.2	456.2	15.6	12.1	11.2	15.2

*Activity is expressed as nanomols/hr/mg of protein.

合する2-aminoplopien残基のformyl glycine residueの結合を触媒するalpha-forminoglycine generating enzyme (FGE) をコードするSulfatase Modifying Factor1 (SUMF1) の遺伝子異常により発症する（**図5. 6**）[17-19]。

遺伝子診断

Sulfatase Modifying Factor 1 (SUMF1) がFormylglycine Generating Enzyme (FGE) をコードし、ゴルジ装置に局在する。SUMF1遺伝子は106kbであり、9のエクソンよりなる。374個のアミノ酸をコードする。

遺伝子異常は30以上知られ、そのうち21はミセンス異常、大きな遺伝子欠損、スプライシング異常、ストップ変異等様々である。新生児型ではLarge deletion, frameshift mutationなどが知られている[8,20,21]。

治療

根治治療法は報告がないが、理論的には骨髄移植など早期治療を行えば可能性がある。酵素補充療法も可能性はあるが、現在のところ行われていない。

異染性白質変性症の遺伝子治療がモデル動物で成功しており、将来的には遺伝子治療法が開発されることが期待される。

動物モデルの遺伝子治療は成功しており、将来的には遺伝子治療法の開発が可能と思われる[22,23]。

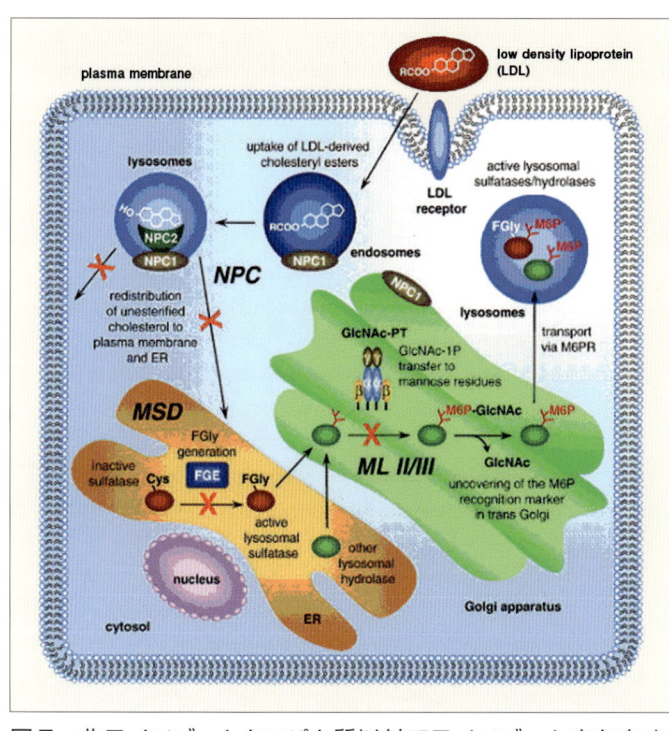

図5 非ライソゾームタンパク質以外でライソゾーム病を来す疾患としてMSD、ニーマンピック病、ムコリピドーシスⅡ、Ⅲが挙げられ、MSDではFGEの酵素欠損で発症する[10]

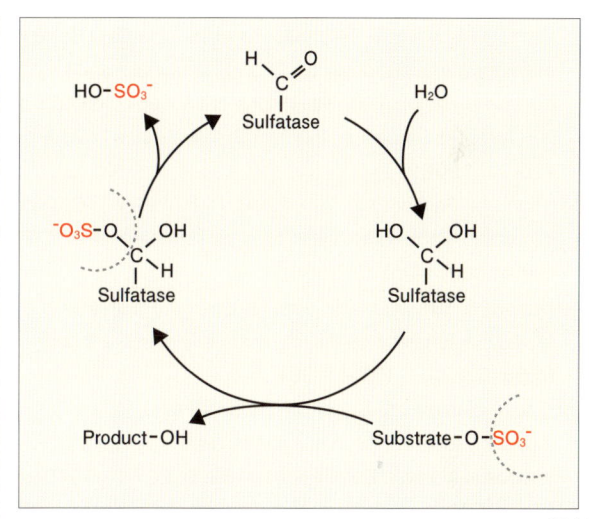

図6 Fglyを経由したsulfate esterの分解過程[18,19]

文献一覧

1) Austin JH. Studies in metachromatic leukodystrophy. XII. Multiple sulfatase deficiency. Arch Neurol. 28(4): 258-64, 1973.
2) Eto Y, Wiesmann UN, Carson JH, Herschkowitz NN. Multiple sulfatase deficiencies in cultured skin fibroblasts. Occurrence in patients with a variant form of metachromatic leukodystrophy. Arch Neurol. 30(2): 153-6, 1974.
3) Horwitz AL. Genetic complementation studies of multiple sulfatase deficiency. Proc Natl Acad Sci U S A. 76(12): 6496-9, 1979.
4) Chang PL, Davidson RG. Complementation of arylsulfatase A in somatic hybrids of metachromatic leukodystrophy and multiple sulfatase deficiency disorder fibroblasts. Proc Natl Acad Sci U S A. 77(10): 6166-70, 1980.
5) Basner R, von Figura K, Glössl J, Klein U, Kresse H, Mlekusch W. Multiple deficiency of mucopolysaccharide

sulfatases in mucosulfatidosis. Pediatr Res. 13(12): 1316-8, 1979.
6) 衞藤義勝. Multiple Sulfatase Deficiency-Mucolipidosisとしての概念, 小児科診療 38(9), 6-18, 1975.
7) Dierks T, Schmidt B, Borissenko LV, Peng J, Preusser A, Mariappan M, von Figura K. Multiple sulfatase deficiency is caused by mutations in the gene encoding the human C(alpha)-formylglycine generating enzyme. Cell. 113(4): 435-44, 2003.
8) Cosma MP, Pepe S, Annunziata I, Newbold RF, Grompe M, Parenti G, Ballabio A. The multiple sulfatase deficiency gene encodes an essential and limiting factor for the activity of sulfatases. Cell. 113(4): 445-56, 2003.
9) Hopwood JJ, and Ballabio A. Multiple sulfatase deficiency and the nature of the sulfatase family. In: Scriver CR, Beaudet AL, Valle D, and Sly WS, Editors, The Metabolic and Molecular Bases of Inherited Disease, McGraw-Hill, New York, 3725-3732, 2001.
10) Dierks T, Schlotawa L, Frese MA, Radhakrishnan K, von Figura K, Schmidt B. Molecular basis of multiple sulfatase deficiency, mucolipidosis II / III and NiemannPick C1 disease -Lysosomal storage disorders caused by defects of non-lysosomal proteins.: Biochim Biophys Acta. 1793(4): 710-725, 2009.
11) Burch M, Fensom AH, Jackson M, Pitts-Tucker T, Congdon PJ. Multiple sulphatase deficiency presenting at birth. Clin Genet. 30(5): 409-15, 1986.
12) Vamos E, Liebaers I, Bousard N, Libert J, Perlmutter N. Multiple sulphatase deficiency with early onset. J Inherit Metab Dis. 4(2): 103-4, 1981.
13) Eto Y, Numaguchi S, Handa T. Urinary acid mucopolysaccharides in multiple sulfatase deficiency (mucosulfatidosis). Eur J Pediatr. 132(3): 207-11, 1979.
14) Eto Y, Gomibuchi I, Umezawa F, Tsuda T. Pathochemistry, pathogenesis and enzyme replacement in multiple-sulfatase deficiency. Enzyme. 38(1-4): 273-9, 1987.
15) Guerra WF, Verity MA, Fluharty AL, Nguyen HT, Philippart M. Multiple sulfatase deficiency: clinical, neuropathological, ultrastructural and biochemical studies. J Neuropathol Exp Neurol. 49(4): 406-23, 1990.
16) Chang PL, Rosa NE, Ballantyne SR, Davidson RG. Biochemical variability of arylsulphatases -A, -B and -C in cultured fibroblasts from patients with multiple sulphatase deficiency. J Inherit Metab Dis. 6(4): 167-72, 1983.
17) Dierks T, Dickmanns A, Preusser-Kunze A, Schmidt B, Mariappan M, von Figura K, Ficner R, Rudolph MG. Molecular basis for multiple sulfatase deficiency and mechanism for formylglycine generation of the human formylglycine-generating enzyme. Cell. 121(4): 541-52, 2005.
18) Fraldi A, Zito E, Annunziata F, Lombardi A, Cozzolino M, Monti M, Spampanato C, Ballabio A, Pucci P, Sitia R, Cosma MP. Multistep, sequential control of the trafficking and function of the multiple sulfatase deficiency gene product, SUMF1 by PDI, ERGIC-53 and ERp44. Hum Mol Genet. 17(17): 2610-21, 2008.
19) Dierks T, Dickmanns A, Preusser-Kunze A, Schmidt B, Mariappan M, von Figura K, Ficner R, Rudolph MG. Molecular basis for multiple sulfatase deficiency and mechanism for formylglycine generation of the human formylglycine-generating enzyme. Cell. 121(4): 541-52, 2005.
20) Annunziata I, Bouchè V, Lombardi A, Settembre C, Ballabio A. Multiple sulfatase deficiency is due to hypomorphic mutations of the SUMF1 gene. Hum Mutat. 28(9): 928, 2007.
21) Cosma MP, Pepe S, Parenti G, Settembre C, Annunziata I, Wade-Martins R, Di Domenico C, Di Natale P, Mankad A, Cox B, Uziel G, Mancini GM, Zammarchi E, Donati MA, Kleijer WJ, Filocamo M, Carrozzo R, Carella M, Ballabio A. Molecular and functional analysis of SUMF1 mutations in multiple sulfatase deficiency. Hum Mutat. 23(6): 576-81, 2004.
22) Kurai T, Hisayasu S, Kitagawa R, Migita M, Suzuki H, Hirai Y, Shimada T. AAV1 mediated co-expression of formylglycine-generating enzyme and arylsulfatase a efficiently corrects sulfatide storage in a mouse model of metachromatic leukodystrophy. Mol Ther. 15(1): 38-43, 2007.
23) Fraldi A, Hemsley K, Crawley A, Lombardi A, Lau A, Sutherland L, Auricchio A, Ballabio A, Hopwood JJ. Functional correction of CNS lesions in an MPS-IIIA mouse model by intracerebral AAV-mediated delivery of sulfamidase and SUMF1 genes. Hum Mol Genet. 16(22): 2693-702, 2007.

8-3 フコシドーシス

赤木 幹弘、福島 久雄

はじめに

フコシドーシス（OMIM 230000）はライソゾーム酵素であるα-L-fucosidase（EC3.2.1.51）[1]の欠損により、フコースを含む各種の糖蛋白質、糖脂質が全身の細胞のライソゾーム内に蓄積し、進行性の精神運動発達遅滞を引き起こす常染色体劣性の疾患である。1969年Durandらにより初めて記載[2]されたがライソゾーム病の中でも特に頻度の低い疾患である。患者は全世界に分布しているが百数十例の報告にすぎない。イタリアと米国からの報告が多いが、最近はアジア・アフリカ地域からの報告もみられる。わが国からは1973年のMatsudaらによる最初の報告[3]以来、現在まで数例の報告[4-7]があるが、遺伝子変異の報告は我々の1報のみである。

病因

ライソゾーム酵素α-L-fucosidaseは糖蛋白質、糖脂質の糖鎖よりフコースを遊離させる加水分解酵素であり、フコシドーシスではフコースを含む糖鎖の分解が障害される。1985年Fukushimaらによって461のアミノ酸残基をコードするcDNA（2053bp）がライソゾーム病では初めてクローニングされた[8,9]。そのゲノム遺伝子（FUCA1）構造も1992年Kretzらによって解明され[10]、遺伝子座は1p34にあり、ゲノム遺伝子の大きさは23kbで8個のエクソンからなる。現在まで26の遺伝子変異が報告されているが、そのうち5種はミスセンス変異で、9種のナンセンス変異、6種の小欠失、3種の大欠失、1種の重複、1種の小挿入と1種のスプライシング異常である[6,11,12]。FUCA1の変異はナンセンス変異等停止コドンを生ずる変異が際立って多いのを特徴とする。

臨床症状

乳幼児期に精神運動発達遅滞で発症し進行が早く、汗のNaCl濃度の上昇を特徴とする重症のI型と、1〜2歳で発症し進行が遅く被角血管腫（angiokeratoma corporis diffusum）を特徴とする軽症のII型に分けることが多い。しかし、実際の臨床像は多様性に富み、連続的である。一般に発症年齢が早い患者は進行が早く生命予後も不良であるが、同一家系でI型とII型が存在する報告もあり、また、同一の遺伝子変異（ナンセンス変異のホモ接合体）であっても重症度の異なることも報告されていて、臨床表現型と遺伝子変異との相関は明らかになっていない。第2の未知の因子の関与も考えられている。Willemsらのフコシドーシス患者77例の臨床的検討[13]では、精神運動発達遅滞は95%にみられ、神経学的退行は88%、粗な顔貌、低身長、易感染性は約80%に認められた。66%から30%の頻度で脊柱後側弯、多発性骨形成不全、被角血管腫、関節拘縮、けいれんと肝脾腫が認められ、それ以下の頻度では難聴、ヘルニア、視力障害が認められた。I型の予後は不良で、けいれんを繰り返し除脳状態に至り乳幼児期に死亡するが、II型では成人に達し生命予後は比較的良好である。

診断・鑑別診断

ライソゾーム病に特徴的なリンパ球の空胞形成はフコシドーシスでも認められ診断の参考になる。この酵素は多種類の基質を分解するために尿中排出物は多様であるが、フコシドーシスでは尿中に多量のフコースを含む糖蛋白質、オリゴ糖が排泄されており、ムコ多糖症とは尿中ムコ多糖の排泄増加のないことより鑑別する。被角血管腫をきたす他の疾患にはマンノシドーシス（mannosidosis）やガラクトシアリドーシス（galactosialidosis）、Fabry病、神崎病（Kanzaki disease）があるが酵素診断により鑑別診断される。確定診断は末梢血白血球、培養皮膚線維芽細胞のα-L-fucosidase活性の著明な低下を証明することによる。培養羊水細胞や絨毛細胞のα-L-fucosidase活性の測定により出生前診断も可能である。遺伝子診断も可能であるが、ホットスポットがないこととエクソンの欠失例も多く報告されていることより変異の同定はそれほど容易ではない。

治療

根本的な治療法はなく対症療法が主となるが、中枢

神経障害の出現しない病初期に行う骨髄移植は効果が期待できる。本症には犬の動物モデルがあり、犬では症状の改善を認めた。1995年、生後8ヵ月の患者に行った骨髄移植は強い移植片対宿主病（graft versus host disease：GVHD）を合併した[14]。2001年、生後11ヵ月の患者に行った造血幹細胞移植では中等度のGVHDを合併したが症状の改善を認めたと報告されている[15]。遺伝子治療と酵素補充療法については報告がない。

文献一覧

1) Van Hoof F, Hers HG, Mucopolysaccharidosis by absence of α-fucosidase. Lancet 1: 1198, 1968.
2) Durand P, Borrone C, Della Cella G, Fucosidosis. J Pediatr 75:665-674, 1969.
3) Matsuda I, Arashima S, Anakura M, Ega A, Hayata Y, Fucosidosis. Tohoku J Exp Med 109: 41-48, 1973.
4) Ikeda S, Kondo K, Oguchi K, Yanagisawa N, Horigome R, Electron microscopic examination of skin, stomach and rectum biopsies in adult fucosidosis. Clin Neurol 24: 358-366, 1984.
5) Honjoh M, Yamaguchi S, Kohda N, Mori Y, Nishimura H, Fucosidosis type 3 with angiokeratoma corporis diffusum. J Dermatol 12: 174-182, 1985.
6) Akagi M, Inui K, Nishigaki T, Muramatsu T, Kokubu C, Fu L, Fukushima H, Yanagihara I, Tsukamoto H, Kurahashi H, Okada S, Mutation analysis of a Japanese patient with fucosidosis. J Hum Genet 44: 323-326, 1999.
7) Tsukadaira A, Hirose Y, Aoki H, Ichikawa K, Sakurai A, Fukuzawa M, Diagnosis of fucosidosis through a skin rash, Internal Medicine 44: 907-908, 2005.
8) Fukushima H, de Wet JR, O'Brien JS, Molecular cloning of a cDNA for human α-L-fucosidase. Proc Natl Acad Sci USA 82: 1262-1265, 1985.
9) Fukushima H, Nishimoto J, Okada S, Sequencing and expression of a full-length cDNA for human α-L-fucosidase. J Inherit Metab Dis 13: 761-765, 1990.
10) Kretz KA, Cripe D, Carson GS, Fukushima H, O'Brien JS, Structure and sequence of the human α-L-fucosidase gene and pseudogene. Genomics 12: 276-280, 1992.
11) Willems PJ, Seo HC, Coucke P, Tonlorenzi R, O'Brien JS, Spectrum of mutations in fucosidosis. Eur J Hum Genet 7: 60-67, 1999.
12) Lin SP, Chang JH, Paez de la Cadena M, Chang TF, Lee-Chen GJ, Mutation identification and characterization of a Taiwanese patient with fucosidosis. J Hum Genet 52: 553-556, 2007.
13) Willems PJ, Gatti R, Darby JK, Romeo G, Durand P, Dumon JE, O'Brien JS, Fucosidosis revisited: a review of 77 patients. AM J Med Genet 38: 111-131, 1991.
14) Vellodi A, Cragg H, Winchester B, Young E, Young J, Downie CJC, Hoare RD, Stocks R, Banerjee GK, Allogeneic bone marrow transplantation for fucosidosis. Bone Marrow Transplant 15: 153-158, 1995.
15) Miano M, Lanino E, Gatti R, Morreale G, Fondelli P, Celle ME, Stroppiano M, Crescenzi F, Dili G, Four year follow-up of fucosidosis treated with unrelated donor bone marrow transplantation. Bone Marrow Transplant 27: 747-751, 2002.

8-4 1 α-マンノシドーシス

伊藤 道徳

はじめに

α-マンノシドーシス(McKusick 24800)は、ライソゾーム酵素の一つであるα-mannosidase(EC3.2.1.24)の先天性の異常により、種々の組織内にマンノース含有オリゴ糖が蓄積し、進行性の精神運動発達遅滞、粗野な顔貌、骨変形などの症状を示す疾患で、常染色体劣性遺伝形式をとる。1967年にÖckermannが報告[1]した本症の第1例目は、Hunter病に類似した4歳男児例で、症状はガーゴイル様顔貌、精神運動発達遅滞、全身骨格異常、易感染性で、神経組織に拡張した蓄積細胞と肝臓でのマンノース化合物の蓄積を認めていた。その後α-マンノシダーゼの欠損によるものであることが明らかとなった[2]。わが国では1981年に一木らが兄妹例を報告[3]したのが最初の症例である。本症の発生頻度は、ノルウェーでは約1/562,000と報告[4]されているが、他の報告を合わせて検討した結果、約1/500,000と推定されている[5]。なお、わが国においては平成16年度から平成20年度に小児慢性特定疾患治療研究事業にα-マンノシドーシス(α-mannosidase欠損症)の病名で登録されている患者はいない[6]。

分類

本症は、生後3ヵ月～1歳頃に発症し、進行が速く3～12歳頃までに死亡する重症型(乳児型、Ⅰ型)と1～4歳頃に精神運動発達遅延などの症状で気づかれ、進行が緩徐で成人まで生存する軽症型(若年・成人型、Ⅱ型)に分類される[7]が、この重症型と軽症型を明確に区別することは困難で、中間型として分類されることもある。

病態・病因

α-mannosidaseは、糖蛋白の非還元末端からマンノースを切断する酵素(図1)で、この異常により糖蛋白からマンノースが切断されないためにマンノースを含むオリゴ糖の著明な異常蓄積が中枢神経系、肝、脾、膵などで認められる。骨髄ではこの異常蓄積による泡沫細胞が認められ、末梢リンパ球、皮膚、肝細胞などでは異常蓄積した糖蛋白による空胞が認められる。また、これらの異常蓄積したオリゴ糖は尿中へも排泄される[8]。

α-mannosidaseをコードする遺伝子(*MAN2B1*)は、19番染色体のp13.2-q12に局在し、24のエクソンから構成されていることが、1997年にReiiseらとWakamatsuらによって明らかにされた[9,10]。α-mannosidaseは981または1,011のアミノ酸残基から構成されており、肝、腎、膵、末梢リンパ球や中枢神経系の脳梁・脊髄などに多く発現している。現在までにα-マンノシドーシス患者において40種類以上の遺伝子変異が報告されているが、ほとんどがヨーロッパの患者による報告である。Gotodaらは、わが国の患者での遺伝子解析を行い、わが国の軽症型姉妹例がR760Xのホモ接合体であることを報告している[11]。また現在までのところ、遺伝子変異と症状の重症度との間には明らかな関連性は認められていない。

臨床症状

α-マンノシドーシスにおいて報告されている主な臨

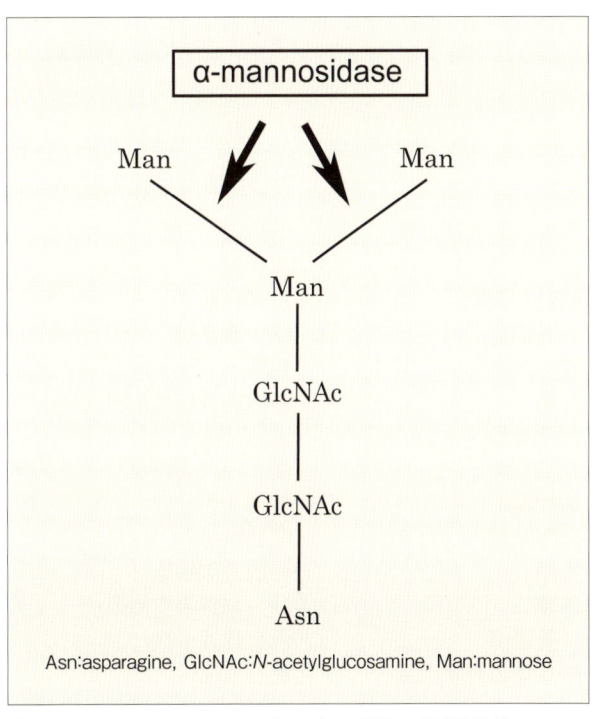

図1: α-mannosidaseによるオリゴ糖の切断部位

床症状[12]を表1に示す。精神運動発達遅滞、退行変性を認め、顔貌は粗野な顔貌と表現されるがムコ多糖症に似たガーゴイル様顔貌を示すことがある。前額は突出し眉は丸く、鼻梁は扁平で耳は大きく頚は短い。歯列異常、幅広い歯や歯肉の肥厚も認められる。その他高身長、肝脾腫、難聴が認められ、眼科的には白内障、角膜混濁、視力障害がみられ、水晶体の棘状白濁が特徴的と言われている。骨の異常としては頭蓋骨上部の肥厚、脊椎椎体の卵様変化や鳥のくちばし様変化などの骨形成不全が特徴的で、軽症～中等症の患者の90％以上に認められる。関節拘縮、側弯症や突背が認められることもある。動作は緩慢で不器用である。精神症状として不安、抑うつ、幻覚症状などがみられることもある。また、免疫機能の低下により易感染性を示し中耳炎や上気道炎などを繰り返すことがある。末期には腎不全や心機能の低下が認められる。

診断

本症が疑われた場合には、まず尿中に大量に排泄されているマンノース含有オリゴ糖の検出が薄層クロマトグラフィ分析で行われる。この方法では、同様の結果が得られるムコ多糖症I型などの他の疾患との鑑別が必要となる。確定診断としては、白血球や培養皮膚線維芽細胞内のα-mannosidase活性の測定により行われる。α-mannosidaseにはpH4.4で最大活性を示すAおよびBとpH6.0で最大活性を示すCの3種類があることが知られているが、α-マンノシドーシスではAおよびBの活性が低値[13]でCの活性低下は認められない。遺伝子解析による遺伝子診断も可能である。また、羊水細胞や絨毛細胞の酵素活性測定による出生前診断も行われている[14]。

治療

亜鉛添加によりα-マンノシドーシス患者由来の培養細胞のα-mannosidaseの残存活性が増加したことからα-マンノシドーシスの治療として亜鉛の経口投与が試みられたが無効であった[15]。現在、動物実験での骨髄移植による症状の改善[16]から骨髄移植による治療が試みられている。また、酵素補充療法は動物実験による有効性が示され[17]、人への応用が現在ヨーロッパを中心に検討されている。

自験例

我々は、股関節痛と膝関節痛を主訴としたα-マンノシドーシスの姉妹例を診断する経験があった[18]ので、その一部を紹介する。症例は11歳と14歳の姉妹で、両親はいとこ結婚であった。11歳の妹例では、乳幼児期の精神運動発達遅滞は認められなかった。幼児期には頻回に上気道炎・中耳炎に罹患していた。5歳頃から跛行を認め、9歳時には跛行が著明となり左股関節痛が出現した。顔貌はやや粗野で、眼裂離解を認めたが鞍鼻はみられなかった。短頚、翼状頚で、頭髪の生え際はやや低かった。側弯を認め、指趾は細長く両側外反肘、内反足、外反母趾が認められた。肝脾腫は認めず、腱反射は正常で病的反射も認められなかった。14歳の姉も妹と同様に乳幼児期の精神運動発達遅滞は認められず、中耳炎と上気道炎に頻回に罹患していた。6歳時から跛行が出現したが疼痛はなかった。12歳時には筋力低下により階段の昇降が困難となった。顔貌はやや粗野で、眼裂離解、鞍鼻が認められた。妹と同様短頚、翼状頚を認め、頭髪の生え際は低かった。指趾は細長く両側外反肘、内反足、外反母趾、外反膝を認めた。また、肝脾は触知せず、腱反射は正常で病的反射も認めなかった。姉妹とも末梢血標本で単核球に空胞を多数認めた。眼科的には異常はなく、軽度～中等度の両側感音性難聴を認めた。IQは鈴木・ビネー式で妹が86、姉が74であった。骨レントゲン検査で姉妹ともに両側臼蓋形成不全、胸腰椎の扁平化、不整化を認め、妹で大腿骨昼間部の不整、骨頭の扁平化が、姉では第5腰椎の後方への変位、脛骨外側窩の嚢胞様変化を含む膝関節形成不全を認めた。尿中オリゴ糖分析

表1: α-マンノシドーシスにみられる主な臨床症状

精神運動発達遅滞	肝脾腫
退行変性	高身長
粗野な顔貌	筋緊張低下
上顎前突	厚い頭蓋冠
厚い睫毛	突背
鞍鼻	多発性骨形成不全
大きな耳	脊椎分離
幅広い歯	曲がった大腿骨
歯列異常	脊椎すべり症
歯肉肥厚	関節拘縮
短頚	骨髄泡沫細胞
難聴	リンパ球内空胞形成
角膜混濁	汎血球減少症
水晶体の棘状混濁	易感染性
頭囲拡大	低ガンマグロブリン血症
肝脾腫	

では、オリゴ糖の排泄増多を認めたが、ガラクトシアリドーシスのオリゴ糖パターンとは異なっていた。また、尿中酸性ムコ多糖の排泄増多は認められなかった。末梢血単核球のα-mannosidase活性は、妹で正常対照の10%に、姉で8.0%と著明に低下していたためα-マンノシドーシスⅡ型と診断し、比較的軽症例と考えられた。その後、妹は右股関節部のChiari骨盤骨切術、大腿骨内反減捻術を、姉は右大腿骨顆上内反骨切術を施行し、歩行障害は改善された。

文献一覧

1) Öckermann PA. A generalized storage disorder resembling Hurler's syndrome. Lancet 2: 239-241, 1967.
2) Loeb H, Vamos-Hurwitz E. Mannosidosis. Arch Neurol 34: 650-651, 1977.
3) 一木貞徳, 満留昭久, 岡田伸太郎, 西村美保, 豊徹, 小田禎一, 山野恒一. マンノシドーシスの兄妹例―本邦第1例の臨床的・酵素学的検討―. 日児誌 85: 1753-1762, 1981.
4) Malm D, Tollersrud OK, Tranebjaerg L, Masson JE. [Alpha-mannosidosis]. Tidsskr Nor Laegeforen 115: 594-597, 1995.
5) Meikle PJ, Ranieri E, Simonsen H, Rozaklis T, Ramsay SL, Whitfield PD, Fuller M, Christensen E, Skovby F, Hopwood JJ. Newborn screening of lysosomal storage disorders: clinical evaluation of a two-tier strategy. Pediatrics. 114: 909-916, 2004.
6) 伊藤道徳. 先天性代謝異常症の登録データの解析と問題点. 小児慢性特定疾患の登録・管理・解析・情報提供に関する研究平成22年度総括・分担研究報告書. 143-154, 2011.
7) Desnick RJ, Sharp HL, Grabowski GA, Burnning RD, Quie PG, Sung JH, Gorlin RJ, Ikonne JU. Mannosidosis Clinical, morphologic, immunologic, and biochemical studies. Pediatr Res 19: 985-996, 1976.
8) Nordén NE, Lundblad A, Svebson S, Autio S. Characterization of two mannose-containing oligosaccharides isolated from the urine of patients with mannosidosis. Biochemistry 13: 871-874, 1974.
9) Riise HM, Berg T, Nilssen O, Romeo G, Tollersrud OK, Ceccherini I. Genomic structure of the human lysosomal alpha-mannosidase gene (MANB) Genomics. 42: 200-207, 1997.
10) Wakamatsu N, Gotoda Y, Saito S, Kawai H. Characterization of the human MANB gene encoding lysosomal alpha-D-mannosidase. Gene. 198: 351-357, 1997.
11) Gotoda Y, Wakamatsu N, Kawai H, Nishida Y, Matsumoto T. Missense and nonsense mutations in the lysosomal alpha-mannosidosis gene (MANB) in severe and mild forms of alpha-mannosidosis. Am J Hum Genet 63: 1015-1024, 1998.
12) Thomas GH. Disorders of glycoprotein degradation: α-mannosidosis, β-mannosidosis, Fucosidosis, and siliadosis. OMMBID: http://www.ommbid.com/, 12/13/2007.
13) Carroll M, Dance N, Masson PK, Robinson D, Winchester BG. Human mannosidosis-the enzymatic defect. Biochem Biophy Res commun 49: 579-583, 1972.
14) Poenaru L, Girard S, Thepot F, Madelenat P, Huraux-Rendu C, Vinet MC, Dreyfus JC. Antenatal diagnosis in three pregnancies at risk for mannosidosis. Clin Genet 16: 428-432, 1979.
15) Wong LTK, Vallance H, Savage A, Davidson AGF, Applegarth D. Oral zinc therapy in the treatment of alpha-mannosidosis. Am J Med Genet 46: 410-414, 1993.
16) Walkley SU, Thrall MA, Dobrenis K, Huang M, March PA, Siegel DA, Wurzelmann S. Bone marrow transplamtation corrects the enzyme defect in neurons of the central nervous system in a lysozomal storage disease. Proc Nat Acad Sci 91: 2970-2974, 1994.
17) Blanz J, Stroobants S, Lullmann-Rauch R, Morelle W, Ludemann M, D'Hooge R, Reuterwall H, Michalski JC, Fogh J, Andersson C, Saftig P. Reversal of peripheral and central neural storage and ataxia after recombinant enzyme replacement therapy in alpha-mannosidosis mice. Hum Molec Genet 17: 3437-3445, 2008.
18) 早淵康信, 武田英二, 伊藤道徳, 西條隆彦, 内藤悦雄, 松田純子, マーブブル・ホク, 黒田泰弘. 関節痛により発見されたマンノシドーシスの姉妹例. 日児誌 95: 1666-1671, 1991.

8-42 β-マンノシドーシス

金蔵 拓郎

はじめに

まず、β-マンノシドーシスを含めたライソゾーム蓄積症について概略を述べる。ライソゾーム蓄積症とは、不要化した代謝産物を加水分解するライソゾーム内の酵素の欠損によって引き起こされる。ライソゾームは細胞質内にある小器官で、電子顕微鏡で小空胞として認識される。この小器官は細胞内外の不要物を分解する重要な役目を持っており、この中には60種類以上の加水分解酵素が存在する。細胞内外の栄養、不要物、異物などはライソゾーム内に運ばれたあと加水分解を受け、最終産物の中で必要なものは再利用され、不要なものは細胞外へ排出される。しかし、ライソゾーム内の酵素の活性が十分発揮されない場合はその代謝基質である不要物がライソゾーム内に蓄積する。蓄積するためライソゾームは拡大し、電顕でしか確認し得なかった小器官が光顕レベルでも容易に観察されるようになる。この蓄積した代謝基質が細胞の機能障害を引き起こし、個体の病気として表現される。現在30種類程のライソゾーム蓄積症が発見されている。ライソゾーム蓄積症の中で、びまん性被角血管腫を伴う疾患は現在までに7種知られている。ファブリー病、β-ガラクトシドーシス、フコシドーシス、アスパルチルグルコサミン尿症、ガラクトシアリドーシス、β-マンノシドーシス、神崎病の7疾患である。それぞれの欠損酵素、主な臨床症状、遺伝形式などを表1に示す。臨床症状としては被角血管腫以外にも疾患により、または同一疾患においても軽症から重症までさまざまな程度の神経症状や知能障害、心腎不全、聴力低下などを伴うが、確定診断にはそれぞれの酵素活性測定が必要不可欠である。

β-マンノシドーシスとは

びまん性体幹被角血管腫を伴うライソゾーム蓄積症の中の一つで、ライソゾーム酵素であるβ-mannosidaseの先天性欠損により進行性の精神運動発達遅滞をきたす疾患で常染色体劣性遺伝である。人においては1986年に初めて報告され、現在までに世界で10家系13症例の報告がある[1),2)]。遺伝子変異の報告は、1998年 Alkhayatらによって行われた1例のみである[3)]。初発症状は1歳から6歳の間に運動発達遅滞として認められる。これは全症例にみられる

表1 びまん性被角血管腫を伴うライソゾーム蓄積症

Disease McKusick MIM #	Fabry disease 301500	β-Galactosidosis 230500	Fucosidosis 230000	Aspartylglucosaminuria (AGU) 208420	Galactosialidosis 256540	β-Mannosidosis 284510	Kanzaki disease 104170
Reported by	1898 Anderson, Fabry	1964 Landing	1966 Durand	1968 Pollitt	1978 Wenger	1986 Wenger, Cooper	1989 Kanzaki
Deficient enzyme activity	α-galactosidase (A) EC 3.2.1.22	β-galactosidase EC 3.2.1.23	α-L-fucosidase EC 3.2.1.51	aspartylglucosaminidase EC 3.2.1.26	β-galactosidase EC 3.2.1.23 neuraminidase (sialidase) EC 3.2.1.18 [deficit of protective protein/cathepsin A (PPCA)]	β-mannosidase EC 3.2.1.25	α-N-acetylgalactosaminidase EC 3.2.1.49
Angiokeratoma	Fabry type	Fabry type	Fabry type	Fabry type	Fabry type	Fabry type	Fabry type
Electron microscopic (electron)	dense	dense/lucent	lucent	lucent	dense/lucent	lucent	lucent
Incidence of angioma	<10%?		40/77 cases	3/200	21/40	3/12	4/4
Race	world-wide	Japanese/world-wide	world-wide	Finn	Japanese	world-wide	world-wide
Mental impairment	none	severe/none	severe	severe	severe	severe	slight〜normal
Prominent clinical finding	pain, angiokeratoma, cardiac or renal failure	mental, motor, bone	mental impairment	mental impairment	mental impairment	mental impairment	angiokeratoma
Inheritance	X-linked	autosomal recessive	autosomal recessive	autosomal recessive	autosomal recessive	autosomal recessive	autosomal recessive
Chromosome Molecular lesion	Xp22.1 known	3p21-ter known	1p34.1-36.1 known	4p21-ter known	20p13.1 known	4p22-25 known	22p13.1-13.2 known

が、他に共通の症状はない。確定診断には細胞内のβ-mannosidaseの活性測定が必要である。我々は本邦1例目のβ-マンノシドーシスの典型例について、臨床的、電子顕微鏡学的、生化学的、分子生物学的に検討する機会を得たので以下に紹介する[4]。方法としては、電子顕微鏡による観察、酵素活性の測定、RT-PCRによる遺伝子解析、および培養細胞を用いた解析を行った。

　症例は51歳の男性で、慢性腎不全、高血圧、眼底黄斑変性症の既往歴がある。両親はいとこ婚で、父親は42歳で突然死、弟は13歳で骨肉腫で死亡している。出生時は健常であったが、2歳頃より、聴力低下、運動発達障害が出現。精神発達遅滞、低身長も認めるようになった。51歳時に陰部の出血を伴う皮疹を主訴に近くの総合病院皮膚科を受診した。なお、患者は神経発達遅滞のため施設に入居しており、病院へも施設の職員に連れられて受診した。陰嚢、陰茎に被角血管腫が多発していた（図1）。また、体幹にも同様の皮疹を多数認めた。皮膚生検においてHE染色では、真皮上層に拡張した血管を認め、上部の角層は厚くなっていた。また、表皮の基底細胞に空胞化が見られた。皮膚の電顕像において、血管内皮細胞、周皮細胞において細胞質内のライソゾームが開大し明調を呈していた（図2）。またエクリン汗腺分泌部細胞、神経周皮細胞、真皮線維芽細胞、平滑筋細胞などでも同様にライソゾームの開大が見られた。HE染色で空胞化が見られた表皮の基底細胞を電顕で観察したところ、基底細胞自体の変性と、空胞化した部分にメラノソームの貪食像が見られ、空胞はライソゾームと確認された。更に患者の皮膚から採取した表皮角化細胞と線維芽細胞を培養し、これらの細胞の変化を観察した。位相差顕微鏡では角化細胞、線維芽細胞いずれの細胞にも細胞質に空胞化が見られた。この空胞化した構造は電顕では線維芽細胞の細胞質に多数認められ大小不同の形態を呈するライソゾームと同定された。角化細胞でも同様の所見であった。

　α-galactosidase、β-galactosidase、α-L-fucosidase、aspartylglucosaminidase、β-mannosidase、α-N-acetylgalactosaminidase、sialidaseの7種の酵素を測定したところ、血漿中のβ-mannosidase活性が、15人のコントロールでは193-331、平均238±38nmol/hr/mlであるのに対して、患者では5.44と正常人の約2％まで著明に低下していた。その他のライソゾーム中の加水分解酵素は正常範囲だった。β-mannosidase活性は、患者の母親においても正常人の約50％に低下していた。線維芽細胞におけるβ-mannosidase活性も正常人の約10％と低下していた。以上の形態学的、生化学的検索結果よりβ-マンノシドーシスの確定診断を得た。

　更に遺伝子変異について解析した。患者と正常人の培養線維芽細胞よりcDNAを抽出し、ダイレクトシークエンス法でβ-mannosidaseの879アミノ酸をコードしているすべての塩基配列を解析した。患者において、

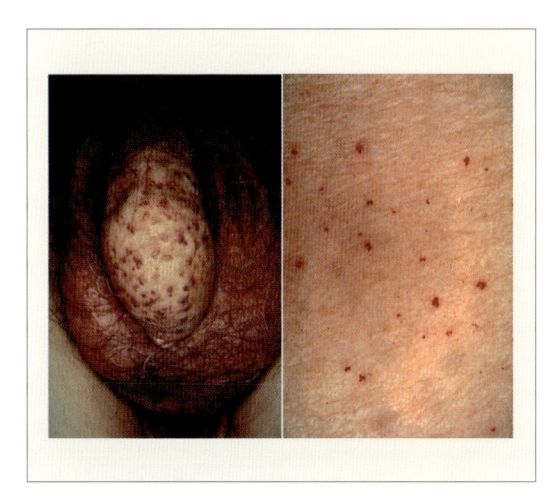

図1　陰嚢、陰茎に被角血管腫が多発している。
　　（右）拡大図。

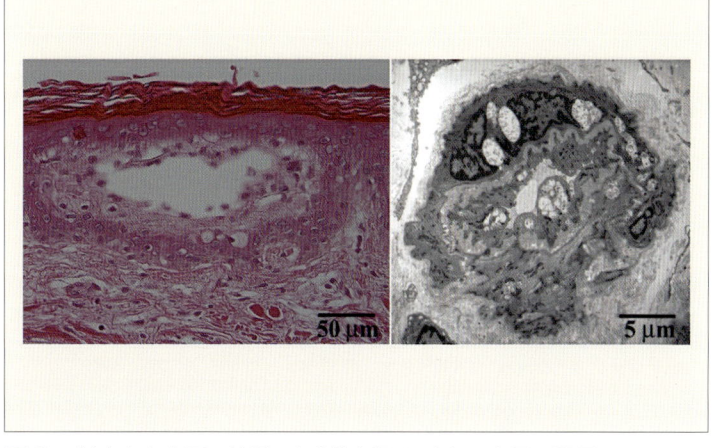

図2　（左）真皮上層に拡張した血管を認め、上部の角層は肥厚している（H.E.染色）。
　　（右）電顕にて血管内皮細胞の細胞質に開大したライソゾームを認める。

エクソン7と8の間に4塩基、ATAAの挿入変異を認めた。そこでゲノムDNAでエクソン7と8のスプライシング部位を調べたところ、イントロン7の最初の塩基において、GからAに一塩基変異を認めた。この変異を患者の母親がヘテロで持っていることも判明した。

最後に

紹介したβ-マンノシドーシスの症例では、角化細胞で空胞が確認された。人の皮膚においてエクリン汗腺分泌部以外の表皮角化細胞系統で空胞がみられることは稀で、基底細胞中にあるβ-mannosidaseを持った糖タンパクは基底細胞の増殖、分化に重要な役割をしている可能性が考えられる。また紹介した症例ではcDNAにおいて、エクソン7と8の間に4塩基のinsertionがあり、イントロン7のスプライシングサイトに、GからAに一塩基変異が存在していた。この変異はエクソン16の欠損を示した1998年のAlkhayatらの報告とは異なる変異で、責任遺伝子の変異には多様性があるものと考えられる。本症は未だ報告例が少ないが遺伝子変異を有する家系は潜在していると予想され、症例が蓄積することで臨床的、遺伝子学的疾患研究が更に発展することが期待される。

文献一覧

1) Alkhayat AH, Kraemer SA, Leipprandt JR, Macek M, Kleijer WJ, Friderici KH. Human beta-mannosidase cDNA characterization and first identification of a mutation associated with human beta-mannosidosis. Hum Mol Genet. 7: 75-83,1998.
2) Wenger DA, Sujansky E, Fenessey PV, Thompson JN. Human β-mannosidase deficiency. New Engl J Med. 315:1201-1205,1986.
3) Cooper A, Sardharwalla IB, Roberts MM. Human beta-mannosidase deficiency. New Engl J Med. 315:1231,1986.
4) Uchino Y, Fukushige T, Yotsumoto S, Hashiguchi T, Taguchi H, Suzuki N, Konohana I, Kanzaki T. Morphological and biochemical studies of human β-mannosidosis: identification of a novel β-mannosidase gene mutation. Br J Dermatol. 149:23-29,2003.

8-5 シアリドーシス

伊藤 孝司

はじめに

ライソゾーム性シアリダーゼ（ノイラミニダーゼ-1：NEU1）は、複合糖質糖鎖末端のα2-3又はα2-6結合するシアル酸（N-アセチルノイラミン酸）を加水分解するライソゾーム酵素である[1,2]。ヒトを含め哺乳類シアリダーゼには、ライソゾームの他に、細胞内局在性の異なる細胞質（NEU2）、細胞膜（NEU3）及びミトコンドリア（NEU4）の3種が存在するが、NEU1は主としてシアル酸含有複合糖質の分解代謝や細胞性免疫に関与している。また酵素学的にNEU1は、酸性pH（4.2～4.6）領域に至適pHをもち、ライソゾーム内では、保護タンパク質/カテプシンA（CTSA）及びβ-ガラクトシダーゼ（GLB1）と多酵素複合体を形成し、その活性発現には複合体形成が必須である点が特徴である[3]。

NEU1活性が欠損する代表的な疾患としては、NEU1及びCTSA遺伝子の変異に基く、各々シアリドーシス（Sialidosis）[2]とガラクトシアリドーシス（Galactosialidosis）[3]が存在する。またライソゾームマトリクス酵素の輸送シグナルであるN型糖鎖のマンノース-6-リン酸残基の付加に関わるN-アセチルグルコサミン-1-ホスホトランスフェラーゼ（$\alpha_2\beta_2\gamma_2$鎖から構成）の欠損症であるI-cell病でも、細胞内NEU1活性が低下する[4]。

シアリドーシス（Sialidosis）とは

1）原因

遺伝子座6p21.3に存在する*NEU1*遺伝子[5-7]の変異に基く常染色体劣性遺伝病で、ライソゾーム内のNEU1活性のみが著しく低下し、高シアル酸含有オリゴ糖や糖ペプチド等の組織内への過剰蓄積や尿中への排泄及び進行性の中枢神経症状を伴う[2]。従来、NEU1の両対立遺伝子において、複数のミスセンス、ナンセンス及びフレームシフト変異[8-12]と稀にスプライシングドナー部位の変異[13]が同定されている。

2）症状と分子病態

NEU1単独欠損に基く本症は、臨床所見、発症年齢、重症度等に従い、大きく2つの臨床型（1型及び2型）に分類される[2]。

1型は、一般的に顔や骨の異常を伴わず、「チェリーレッド斑-ミオクローヌス症候群」とも呼ばれる。多くは10歳代に、視力障害、ミオクローヌス、歩行障害で発症する。また眼底のチェリーレッド斑や水晶体の混濁、リンパ球の空胞化が認められる。眼振、小脳失調や痙攣発作を伴う場合もある。

2型は、顔貌や骨の異常を伴い、一般的に発症年齢が早い重症型である。最重症例では、胎児期に発症し、胎児水腫や腹水を伴い、鼠径ヘルニア、肝脾腫、骨変形や腎不全等を来たして早期に死亡する。また乳児期に発症して、粗な顔貌、肝脾腫、骨異常や精神発達遅滞を呈する症例もある。

図・表1に、これまで1型及び2型患者で同定された対立遺伝子における変異部位と、日本人4症例の表現型と遺伝子型との相関をまとめた。日本人1型では、塩基置換649G-A（V217M）/727G-A（G243R）[8]、946C-T（P316S）[9]が、また2型では239C-T（P80L）/718T-C（W240R）[9]が見出されている。これらのミスセンス変異を含む遺伝子の発現実験から、2型症例で同定されたアミノ酸置換W240R, G243R, A298V, P80L, P316Sをそれぞれ含む変異NEU1は酵素活性を示さないこと、一方、1型で見いだされたV217M変異産物は残存酵素活性を示し、一部はライソゾームまで輸送されることが明らかにされている。

3）診断

シアリドーシスの確定診断・出生前診断は、被検者由来の培養皮膚線維芽細胞、末梢白血球又は培養羊水細胞・絨毛細胞などを試料として、NEU1及び他のライソゾーム酵素活性測定に基く酵素診断により行われている。NEU1は、酸性領域に至適pHを有するため、その活性は、通常pH4.3の緩衝液中で、人工蛍光基質である4-methylumbelliferyl N-acetylneuraminic acid（4MU-NANA）と被検者由来細胞抽出液を混合して一定時間37℃で保温し、この反応中に遊離する4-methylumbelliferoneの蛍光強度を指標に、高感度蛍光光度計により測定される。しかし抽出液中のNEU1は極めて不安定であるため、抽出液調製後に速やかに酵素活性を測定する。なお、信頼性の高い測定結果を得るためには生化学的観点からの注意と熟練が必要である。

上述のように、NEU1欠損を伴うライソゾーム病としては、シアリドーシスの他に、CTSA遺伝子変異が原因で起こるガラクトシアリドーシスやI-cell病の可能性も考えられる。表2に示すように、シアリドーシスではNEU1単独の活性低下が検出されるのに対し、ガラクトシアリドーシスでは、NEU1のみならず、CTSA自体がもつカテプシンA（カルボキシペプチダーゼ）活性低下（人工基質Z-L-phenylalanyl L-leucine分解活性：基準値の10％以下）及びGLB1の部分低下（人工基質4-methylumbelliferyl β-D-galactosideの分解活性：基準値の10〜30％）も同時に起こる。またI-cell病ではライソゾームに輸送されなかった他のライソゾームマトリクス酵素が細胞外に分泌され、患者由来皮膚線維芽細胞の培養上清や血清中のマトリクス酵素の活性値の増加が認められる[4]。従って、シアリドーシスかガラクトシアリドーシスかの鑑別診断は、NEU1の欠損に加え、GLB1及びCTSA活性の同時低下の有無により行う。またI-cell病か否かの鑑別は、患者皮膚線維芽細胞の培養上清や血清中のGLB1及び対照酵素であるβ-ヘキソサミニダーゼ活性の増大の有無により行う。

4）治療

　ミオクローヌスに対する対症療法として、5-hydroxytryptophan投与の有効性が報告されている[14]が、シアリドーシスに対する根本治療法は確立していない。ムコ多糖症の1型、2型及び6型に対して実用化されている酵素補充療法の応用に関しては、NEU1

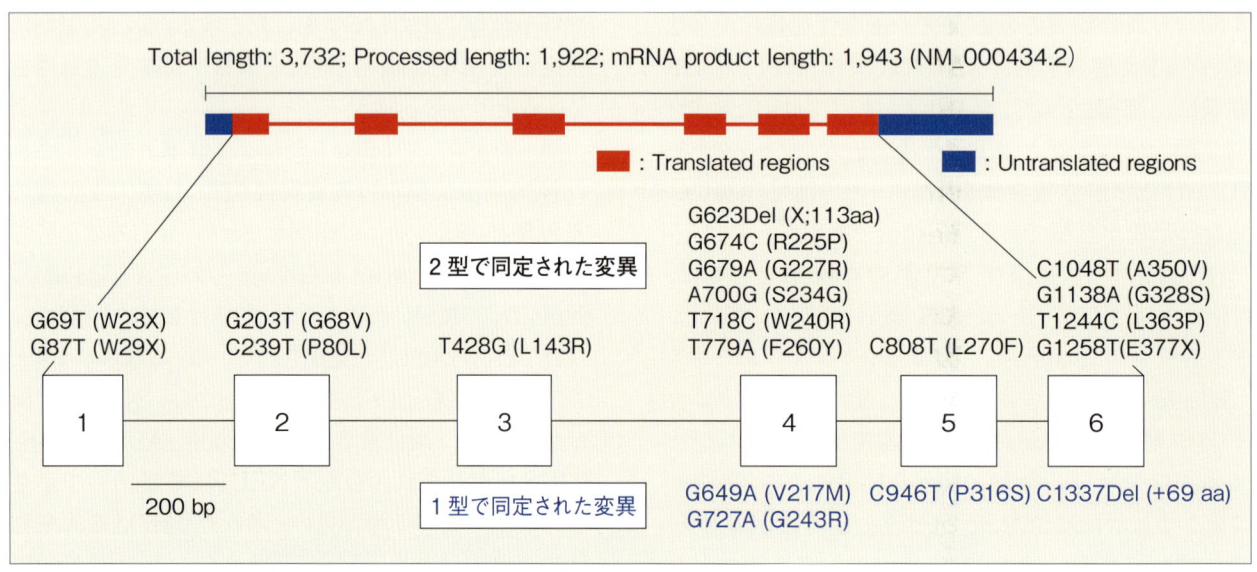

図1　シアリドーシス患者で同定されているNEU1遺伝子変異

表1　日本人シアリドーシス患者（4症例）の臨床型と遺伝子型[9,10]

日本人症例	性別/発症年齢	近親婚の有無	臨床型	遺伝子型	変異Exon
症例1	女性/16歳	無	1型	V217M/G243R	Exon4/Exon4
症例2	男性/32歳	無	1型	V217M/G243R	Exon4/Exon4
症例3	男性/21週	無	2型	P80L/W240R	Exon2/Exon4
症例4	男性/14歳	有	1型	P316S/P316S	Exon5/Exon5

注）上記の図表における塩基番号は1st ATGのAを1番、アミノ酸番号はシグナルペプチドを含むN末のMを1番にしている。

表2　培養皮膚線維芽細胞及び混合白血球におけるNEU1活性の測定値

検体	シアリドーシス	ガラクトシアリドーシス	対照
	平均値*±標準偏差（検体数）	平均値*±標準偏差（検体数）	平均値*±標準偏差（検体数）
培養皮膚線維芽細胞	0±0 (5)	0.7±0.9 (7)	34±9 (10)
混合白血球	0.1±0.1 (3)	0.3±0.1 (18)	1.3±0.9 (49)

*活性の単位：nmol/h/mg protein

単独では酵素活性をもたないこと、またシアリドーシスでは中枢神経症状が主として現れるため、NEU1/CTSA複合体の脳室内又は髄腔内への投与法の開発が期待される。

文献一覧

1) Verheijen FW, Palmieri S, Hoogeveen AT, Galjaard H. Human placental neuraminidase: activation, stabilization and association with beta-galactosidase and its 'protective' protein. Europ. J. Biochem. 149: 315-321, 1985.

2) Thomas GH. Disorders of glycoprotein degradation: α-Mannosidosis, β-mannosidosis, fucosidosis, and sialidosis. The Metabolic and Molecular Bases of Inherited Disease. (ed by Scriver, C.R., Beaudet, A.L., Sly, W.S., Valle, D.), p3507-3533, McGraw-Hill, New York, 2001.

3) d'Azzo A, Andria G, Strisciuglio P, Galjaard H. Galactosialidosis. The Metabolic and Molecular Bases of Inherited Disease (ed by Scriver, C.R., Beaudet, A.L., Sly, W.S., Valle, D.), p3811-3826, McGraw-Hill, New York, 2001.

4) Kornfeld S, Sly WS. I-cell disease and pseudo-Hurler polydystrophy: Disorders of lysosomal enzyme phosphorylation and localization. The Metabolic and Molecular Bases of Inherited Disease (ed by Scriver, C.R., Beaudet, A.L., Sly, W.S., Valle, D.), p3469-3482, McGraw-Hill, New York, 2001.

5) Bonten E, van der Spoel A, Fornerod M, Grosveld G, d'Azzo A. Characterization of human lysosomal neuraminidase defines the molecular basis of the metabolic storage disorder sialidosis. Genes Dev. 10: 3156-3169, 1996.

6) Pshezhetsky AV, Richard C, Michaud L, Igdoura S, Wang S, Elsliger MA, Qu J, Leclerc D, Gravel R, Dallaire L, Potier M. Cloning, expression and chromosomal mapping of human lysosomal sialidase and characterization of mutations in sialidosis. Nature Genet. 15: 316-320, 1997.

7) Oohira T, Nagata N, Akaboshi I, Matsuda I, Naito S. The infantile form of sialidosis type II associated with congenital adrenal hyperplasia: possible linkage between HLA and the neuraminidase deficiency gene. Hum. Genet. 70: 341-343, 1985.

8) Naganawa Y, Itoh K, Shimmoto M, Takiguchi K, Doi H, Nishizawa Y, Kobayashi T, Kamei S, Lukong KE, Pshezhetsky AV, Sakuraba H. Molecular and structural studies of Japanese patients with sialidosis type 1. J. Hum. Genet. 45: 241-249, 2000.

9) Itoh K, Naganawa Y, Matsuzawa F, Aikawa S, Doi H, Sasagasako N, Yamada T, Kira J, Kobayashi T, Pshezhetsky AV, Sakuraba H. Novel missense mutations in the human lysosomal sialidase gene in sialidosis patients and prediction of structural alterations of mutant enzymes. J. Hum. Genet. 47: 29-37, 2002.

10) Lukong KE, Elsliger MA, Chang Y, Richard C, Thomas G, Carey W, Tylki-Szymanska A, Czartoryska B, Buchholz T, Rodriguez Criado G, Palmeri S, Pshezhetsky AV. Characterization of the sialidase molecular defects in sialidosis patients suggests the structural organization of the lysosomal multienzyme complex. Hum. Molec. Genet. 9: 1075-1085, 2000.

11) Sergi C, Penzel R, Uhl J, Zoubaa S, Dietrich H, Decker N, Rieger P, Kopitz J, Otto HF, Kiessling M, Cantz M. Prenatal diagnosis and fetal pathology in a Turkish family harboring a novel nonsense mutation in the lysosomal alpha-N-acetyl-neuraminidase (sialidase) gene. Hum. Genet. 109: 421-428, 2001.

12) Penzel R, Uhl J, Kopitz J, Beck M, Otto HF, Cantz M. Splice donor site mutation in the lysosomal neuraminidase gene causing exon skipping and complete loss of enzyme activity in a sialidosis patient. FEBS Lett. 501: 135-138, 2001.

13) Pattison S, Pankarican M, Rupar CA, Graham FL, Igdoura SA. Five novel mutations in the lysosomal sialidase gene (NEU1) in type II sialidosis patients and assessment of their impact on enzyme activity and intracellular targeting using adenovirus-mediated expression. Hum. Mutat. 23: 32-39, 2004.

14) Gascon G, Wallenberg B, Daif AK, Ozand P. Successful treatment of cherry red spot-myoclonus syndrome with 5-hydroxytryptophan. Ann. Neurol. 24: 453-455, 1988.

8-6 ガラクトシアリドーシス（Galactosialidosis）

櫻庭　均、菅原佳奈子

はじめに

ムコ多糖症の鑑別診断上で重要な疾患のひとつにガラクトシアリドーシス（galactosialidosis）[1]がある。この疾患は、粗な顔貌や骨異常などのムコ多糖症類似の臨床症状や所見を伴うが、その原因は、ライソゾーム性保護蛋白質/カテプシンA（lysosomal protective protein / cathepsin A, PPCA）の欠損にあり、一次的なカテプシンA（cathepsin A, Cath A）活性の低下と二次的なライソゾーム性シアリダーゼ（lysosomal sialidase, Sial）およびβ-ガラクトシダーゼ（β-galactosidase, β-Gal）の活性低下が起こる。

ガラクトシアリドーシスとは

1）病因

本症の疾患責任遺伝子である*PPCA*遺伝子は、20番染色体の長腕上（20q13.1）にあり、7.5kbの長さで、15個のエクソンを含む。この*PPCA*遺伝子は、28個のアミノ酸から成るシグナルペプチドを含む480個のアミノ酸で構成されるPPCAをコードする。PPCAは、糖蛋白質であり、分子の2ヵ所に糖鎖が付く。図1にPPCA前駆体蛋白質の立体構造を示した。PPCA前駆体の分子量は54kDaで、小胞体からゴルジ体を経てライソゾームに運ばれる過程でプロセシングを受け、分子量32kDaと20kDaのサブユニットがジスルフィド結合した成熟体へと変換され、Cath A活性を獲得する。PPCAは、Sialおよびβ-Galと高分子複合体を形成し、前者の活性化と後者の安定化に働く。

これまでに、ガラクトシアリドーシスにおいては、*PPCA*遺伝子上でのミスセンス変異（Q49R, S51Y, W65R, G85S, S90L, V132M, L236P, Y249N, Y395C, M406T, G439S, F440V, K453E）やスプライシング変異（IVS7-3a>g）などが報告されている。

2）病態

本症では、Sialの活性低下により、シアル酸を含むオリゴ糖や糖蛋白質が分解出来ず、これらの基質がライソゾームに蓄積して、細胞の機能障害や細胞死が起こると考えられる。そのため、本症の臨床症状はSial活性の一次的低下に基づいて起こるシアリドーシス（Sialidosis）のそれに似ている[2]。β-Galの活性低下は中等度であり、それが本症の病態形成に及ぼす影響は少ないと考えられている。Cath Aは、*in vitro*で、エンドセリン1、サブスタンスPやタキキニンなどを分解する機能があり、本症患者の脳においては、エンドセリン1と考えられる物質の蓄積がみられることから、Cath A活性の低下が病態に何らかの影響を与えている可能性がある。

3）臨床症状

本症は、その発症年齢に基づき、3つの臨床型（早期乳児型、晩期乳児型および若年/成人型）に分類される。

早期乳児型は、出生直後から全身の浮腫や腹水、粗な顔貌、脊椎骨などの骨変形、肝脾腫、鼠径ヘルニアなどの症状が現れ、心不全、腎不全、呼吸障害や脳障害を来たして早期に死亡する最重症型であり、日本人を含む多くの人種で症例が報告されている。

晩期乳児型は、生後数ヵ月から1～2年で発症し、浮腫、骨変形や心臓弁膜障害がみられるが、ほとんどの例で神経症状はみられず、比較的穏やかな経過をとる。アラブ人の症例が報告されている。

若年/成人型は日本人に多いタイプで、患者の多くは10歳以後に発症し、視力低下、眼底のチェリーレッド

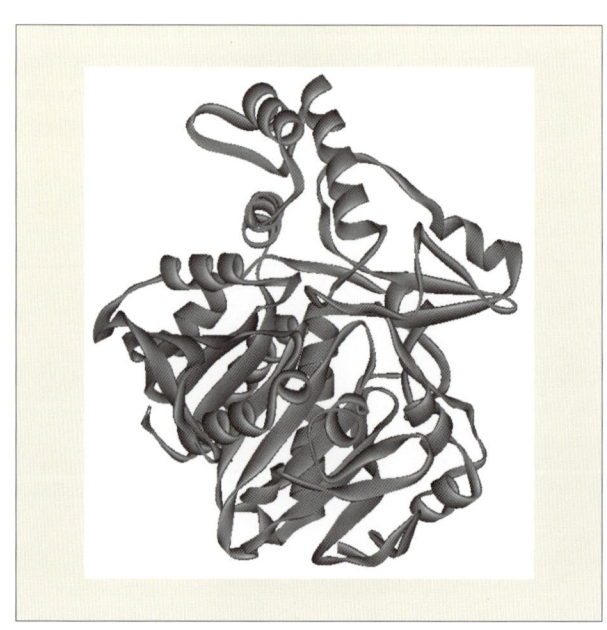

図1　PPCAの立体構造

斑、白内障や角膜混濁などの眼症状、ミオクローヌス、小脳失調、痙攣発作や錐体路障害などの神経症状、粗な顔貌や脊椎骨の変形などの骨障害、被角血管腫などの皮膚症状、骨髄の細胞や末梢リンパ球の空胞化などの血液症状の他に、腎および心症状がみられる。

4）診断

上記の臨床症状から本症を疑う場合、生検皮膚または骨髄由来の培養線維芽細胞を用いて、Cath A, Sialおよびβ-Gal活性を測定し、その活性低下を証明する。試料として、末梢白血球を使用することもあるが、Sial活性測定の場合には培養線維芽細胞を用いる方がよい。Cath A活性測定には、Z-L-phenylalanine-L-alanineまたはZ-L-phenylalanine-L-leucine, Sial活性測定には、4-methylumbelliferyl-α-D-N-acetylneuraminate, β-Gal活性測定には、4-methylumbelliferyl-β-D-galactopyranosideなどの人工基質を用いることが多い。薄層クロマトグラフィーで尿中へのシアル酸含有オリゴ糖の排泄増加を証明する場合もあるが、同様の所見を示すシアリドーシスとの鑑別が必要になる。

ガラクトシアリドーシスの治療

本症に対する根本的治療法は確立されておらず、対症療法が中心となる。ミオクローヌスや痙攣発作に対してクロナゼパムが処方されることが多い。骨髄移植がなされた症例があり、その後の臨床経過が注目される。疾患モデルマウスを用いた実験では、マウスの血球前駆細胞にヒト*PPCA*遺伝子を導入し、これを骨髄移植すると組織内の蓄積物質が減少したのとの報告があり、ヒトへの応用が期待される。

文献一覧

1) d'Azzo A, Andria G, Strisciuglio P, Galjaard H. Galactosialidosis. In Scriver CR et al (eds): The Metabolic and Molecular Bases of Inherited Disease, 3811-3826, McGraw-Hill, New York, 2001.
2) Thomas GH. Disorders of glycoprotein degradation: *α*-mannosidosis, *β*-mannosidosis, fucosidosis, and sialidosis. In Scriver CR et al (eds): The Metabolic and Molecular Bases of Inherited Disease, 3507-3533, McGraw-Hill, New York, 2001.

8-7 アスパルチルグルコサミン尿症 (Aspartylglucosaminuria)

吉田 邦広

はじめに

アスパルチルグルコサミン尿症 (aspartylglucosaminuria: AGU、OMIM 208400) はライソゾーム酵素 aspartylglucosaminidase (AGA、glycosylasparaginase、EC.3.5.1.26) の欠損に起因する常染色体劣性遺伝病である[1]。本症は1968年にPollittらにより英国人患者において初めて記載されたが[2]、その後の報告例の大半がフィンランド人である[1]。AGAはアスパラギンとN-acetyl-β-D-glucosamine (GlcNAc) 間のグリコシルアミド結合を分解する酵素である。本症ではAGAの欠損により、アスパルチルグルコサミン (GlcNAc-Asn) がライソゾーム内に蓄積し、かつ尿中にも大量に排泄される。GlcNAc-Asn以外にも少量ながらマンノースやガラクトースなどの糖鎖、シアル酸などを結合したGlcNAc-Asnが蓄積、尿中排泄されている[1]。

AGUの発症機序、病態生理

1) AGAの生合成[1,3,4]

AGAは346アミノ酸から成る前駆体ポリペプチドとして生合成される。小胞体にてN端シグナルペプチドの23アミノ酸がはずれた後に、前駆体ポリペプチドが2量体を形成する (dimerization)。直後に蛋白分解により、それぞれのポリペプチドからpro-αサブユニット (アミノ酸24-205、27-kDa)、βサブユニット (アミノ酸206-346、17-kDa) が生成される (tetramerization)。その後、ライソゾームへ転送され、そこでpro-αサブユニットのC端のアミノ酸が切り取られ、成熟したαサブユニット (アミノ酸24-185、24-kDa) ができる。βサブユニットは一部がさらにprocessingを受け、β'サブユニット (アミノ酸206-333、16-kDa) が生成される。結果的には、成熟した活性型AGAは$\alpha 2\beta 2$の4量体構造を形成する。1995年にはPeltonenらのグループによりAGAの詳細な高次構造が明らかにされた[5]。

2) AGUの分子疫学・遺伝学

本症はフィンランドにはきわめて高頻度に見られる疾患である[1]。フィンランドでは出生17,000～18,500人に1人の割合で生じるとされ[6,7]、その保因者頻度は2.5-3.0%とされる[8]。フィンランドでは精神発達遅滞をきたす疾患として、トリソミー21と脆弱X症候群に次いで頻度の高い疾患とされる。一方、フィンランド以外では稀な疾患であり、これまでに20ヵ国あまりから散発的な症例が報告されているにすぎない[1,4,8]。日本では著者らが1991年に1家系2名の患者を報告したが (図1)[9]、その後、遺伝学的検査で確定診断された報告例はない。

AGU患者において、これまでに約30のAGA遺伝子変異が報告されている[1,4,8]。フィンランドでは98%の患者がCys163Serのホモ接合体であり、この変異はAGUFinと称されている[1,4]。なおAGUFinアレル上にはArg161Glnが共在するが、これは酵素活性に影響を与えないことから正常多型と考えられている。他にフィンランド人患者では少数ながらAGUFinと他の変異 (Gly252GluやThr257Ileなど) との複合ヘテロ接合体患者が存在する[1,4]。いずれにしてもフィンランドにおける本症の高集積性はAGUFinによる創始者効果が大きく関与している。

フィンランド以外ではさまざまな人種で散発的にAGU変異が報告されているが、変異は人種毎に異なっている。ちなみに著者らが報告した日本人AGU患者での変異はイントロン3のスプライス・アクセプター部位 (395-8) のa→g置換によるスプライス変異であった[10]。この変異により新たなスプライス・コンセンサス配列agが生じてしまい、本来ならイントロン末端配列である7

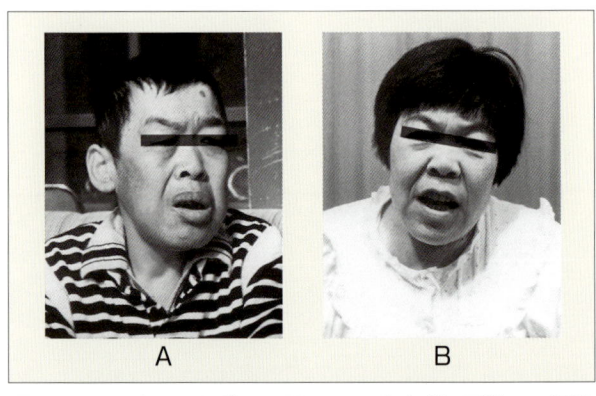

図1 アスパルチルグルコサミン尿症患者 (兄妹) の顔貌
Aは45歳男性 (兄)、Bは41歳女性 (妹)。軽度のfacial coarsenessが見られる。兄の方はこの時点ではとんど発語がなく、会話による意思疎通は不可であった。妹の方は簡単な日常会話は可能。2名とも歩行による移動は可能であったが、易転倒性であり、head protectorをつけていた。

塩基がスプライス・アウトされず成熟mRNAに転写され、結果的に146番目のアミノ酸に早期終止コドンが生じていた。

3) AGA変異による酵素失活機序

上述のようにAGA蛋白の活性化には前駆体ポリペプチドが正常なfolding & processingを経て、ライソゾームに転送され、そこでさらにprocessingを受けて成熟した4量体構造を取ることが必須である。特に前駆体ポリペプチド鎖中に存在する9つのCys残基が蛋白の安定化、活性化に深く関与することが指摘されている[3]。AGUFinはαサブユニットC端側のジスルフィド結合に関与するCys163残基をSer残基に置換する。このために変異AGAは正常なfoldingが阻害され、結果的にprocessingを受けないまま小胞体に留まり、蛋白分解を受けてしまうことが想定されている[3,4]。同様の機序で失活する変異にはGly60Asp、Ala101Val、Gly252Glu、Gly252Arg、Gly302Argなどがある[4]。SaitoらはAGA変異蛋白の詳細な構造解析により、これらの変異では、構造変化が大きく、かつ酵素分子のコアの部分に存在することを示している（group 1）[11]。

またわずかながら残存酵素活性を示すSer72Pro、Phe135Serのような変異では変異AGA前駆体ポリペプチドがある程度正常なfolding & processingを受けて、その一部がライソゾームに転送されていることが示されている[4]。このような変異による構造変化は小さく、かつ酵素分子の表面近くに位置している（group 3）[11]。一方、日本人患者で見られたようなポリペプチド鎖のtruncationをきたす変異では前駆体自体の安定性がきわめて低下しており、α、βサブユニットが確認できない場合がほとんどである[4]。

AGUの臨床

1) 臨床症状・経過

疾患頻度の著しい人種差にもかかわらず、臨床像や臨床経過は比較的均一な疾患とされる。詳細な臨床症状・所見、経過はArvioらのreviewに詳しく記載されている[12]。胎生期〜新生児期には特記すべき異常を認めない。初発症状は乳幼児期に気づかれる言語発達の遅れ、集中力の低下や落ち着きのなさ、不器用などであることが多い。フィンランドでは平均5.5歳で診断されている[7]。この時点では身体的には頭囲の拡大、鼻根部の扁平化、巨舌などの特徴が見られる。また本症の患児では乳幼児期に呼吸器感染を繰り返す、ヘルニアの手術歴が多い、なども知られている。

AGUの最も特徴的な症状は進行性に悪化する精神運動発達遅滞であるが、学童期から思春期にかけては病状は比較的落ち着いており、日常生活動作も自立している。一般的にAGU患者の知的能力のピークは13-16歳頃とされており、思春期以降は退行や粗野な顔貌が目立ってくる。被角血管腫や血管線維腫、顔面酒さ（facial rosacea）などの皮膚病変も10歳台以降に気づかれる。またてんかんや精神錯乱、不穏、興奮、不眠などの精神症状をきたすことがある。

25歳以降になると知能障害は重度となり、自発語も減少、日常生活動作にかなりの介助が必要となってくる。自動運動の減少とともに全身のやせ、四肢の筋萎縮・関節拘縮、脊柱変形なども目立ってくる。平均して35-40歳まで生存するが、中には60歳台に至る長期生存例も報告されている。死因は肺炎などの感染症であることが多い。

2) 診断

好発地域であるフィンランド以外では、日常臨床において本症に遭遇することはきわめて稀であろう。一般に幼児期に発症する精神運動発達遅滞、ガーゴイル様顔貌が見られ、末梢血にて空胞状リンパ球（vacuolated lymphocyte）が確認できれば、他のライソゾーム病とともに本症も鑑別に上がる。著者らの症例でも診断のきっかけは末梢血塗沫標本での空胞状リンパ球の存在であった（**図2**）。成書によれば、空胞状リンパ球は25名中19名（76%）のAGU患者に見られたとする報告が記載されている[1]。

確定診断は尿中のGlcNAc-Asn排泄、白血球や線維芽細胞でのAGA活性の低下を証明することによる。尿中GlcNAc-Asnの測定はGreenwood Genetic Center, Metabolic Laboratory（Greenwood, SC）やOregon Health & Science University、http://www.geneclinics.org/servlet/access?prg=j&db=genes

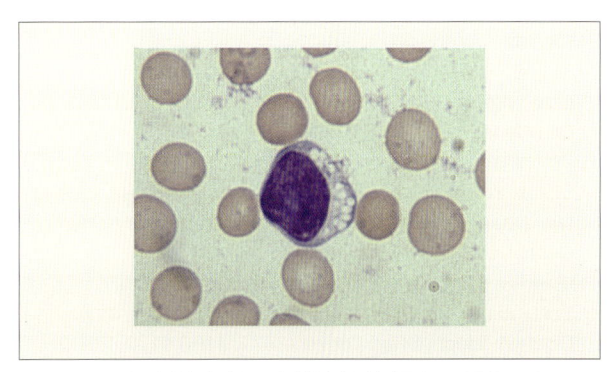

図2　41歳女性患者の末梢血塗沫標本に見られた空胞状リンパ球

末梢血リンパ球にはGlcNAc-Asnのみが蓄積しているとされる[1]。

tar&site=gt&fcn=d&id=8888891&qry=3431+10306&res=&key=lf9lKO0q88BkU&show_flag=c（Portland、OR）など、AGA酵素活性測定はBaylor College of Medicine、Medical Genetics Laboratories（Houston、TX）で実施されている。また遺伝子解析はHUSLAB、Laboratory of Molecular Genetics（Helsinki、Finland）にて実施されている。詳細はhttp://www.geneclinics.org/を参照されたい。

3）治療

てんかんなどに対する対処療法が中心となる。一部の患者では骨髄移植が試みられており、頭部MRI所見の改善や組織学的にライソゾーム内への蓄積の減少が確認されている[13,14]。ただし、幼児期以降という移植時期に関しては、その有効性に否定的な見解もある[15]。

AGUのマウスモデル

これまでに2つのモデルマウスが作製された[16-18]。これらのマウスは臨床的にも病理学的にもヒトAGUと類似しており、AGUに対する治療法開発のための有用な実験モデルとして活用されている[19-21]。

文献一覧

1) 1. Aula P, Jalanko A, Peltonen L. Aspartylglucosaminuria. In: The Metabolic & Molecular Bases of Inherited Disease. Vol. III, 8th edition. (Scriver CR, Beaudet AL, Sly WS, Valle D, eds). McGraw-Hill, New York, 2001.
2) Pollitt RJ, Jenner FA, Merskey H. Aspartylglycosaminuria. An inborn error of metabolism associated with mental defect. Lancet 2: 253-255, 1968.
3) Riikonen A, Rouvinen J, Tikkanen R, Julkunen I, Peltonen L, Jalanko A. Primary folding of aspartylglucosaminidase. significance of disulfide bridges and evidence of early multimerization. J Biol Chem 271: 21340-21344, 1996.
4) Saarela J, Laine M, Oinonen C, von Schantz C, Jalanko A, Rouvinen J, Peltonen L. Molecular pathogensis of a disease: structural consequences of aspartylglucosaminuria mutations. Hum Molec Genet 10 983-995, 2001.
5) Oinonen C, Tikkanen R, Rouvinen J, Peltonen L. Three-dimensional structure of human lysosomal aspartylglucosaminidase. Nat Struct Biol 2: 1102-1108, 1995.
6) Hietala M, Grön K, Syvänen A-C, Peltonen L, Aula P. Prospects of carrier screening of aspartylglucosaminuria in Finland. Eur J Hum Genet 1: 296-300, 1993.
7) Arvio M, Autio S, Louhiala P. Early clinical symptoms and incidence of aspartylglucosaminuria in Finland. Acta Paediatr 82:587-589, 1993.
8) Aronson NN, Jr. Aspartylglucosaminuria: biochemistry and molecular biology. Biochim Biophys Acta 1455: 139-154, 1999.
9) Yoshida K, Ikeda S, Yanagisawa N, Yamauchi T, Tsuji S, Hirabayashi Y. Two Japanese cases with aspartylglycosaminuria: clinical and morphological features. Clin Genet 40: 318-325, 1991.
10) Yoshida K, Yanagisawa N, Oshima A, Sakuraba H, Iida Y, Suzuki Y. Splicing defect of the glycoasparaginase gene in two Japanese siblings with aspartylglucosaminuria. Hum Genet 90: 179-180, 1992.
11) Saito S, Ohno K, Sugawara K, Suzuki T, Togawa T, Sakuraba H. Structural basis of aspartylglucosaminuria. Biochem Biophys Res Commun 377: 1168-1172, 2008.
12) Arvio P, Arvio M. Progressive nature of aspartylglucosaminuria. Acta Paediatr 91: 255-257, 2002.
13) Autti T, Rapola J, Santavuori P, Raininko R, Renlund M, Liukkonen E, Lauronen L, Wirtavuori K, Hietala M, Saarinen-Pihkala U. Bone marrow transplantation in aspartylglucosaminuria--histopathological and MRI study. Neuropediatrics 30: 283-288, 1999.
14) Malm G, Månsson JE, Winiarski J, Mosskin M, Ringdén O. Five-year follow-up of two siblings with aspartylglucosaminuria undergoing allogeneic stem-cell transplantation from unrelated donors. Transplantation 78: 415-419, 2004.
15) Arvio M, Sauna-Aho O, Peippo M. Bone marrow transplantation for aspartylglucosaminuria: follow-up study of transplanted and non-transplanted patients. J Pediatr 138: 288-290, 2001.
16) Kaartinen V, Mononen I, Voncken JW, Noronkoski T, Gonzalez-Gomez I, Heisterkamp N, Groffen J. A mouse model for the human lysosomal disease aspartylglycosaminuria. Nat Genet 2: 1375-1378, 1996.
17) Jalanko A, Tenhunen K, McKinney CE, LaMarca ME, Rapola J, Autti T, Joensuu R, Manninen T, Sipilä I, Ikonen S, Riekkinen P Jr, Ginns EI, Peltonen L. Mice with an aspartylglucosaminuria mutation similar to humans replicate the pathophysiology in patients. Hum Molec Genet 7: 265-272, 1998.
18) Tenhunen K, Uusitalo A, Autti T, Joensuu R, Kettunen M, Kauppinen RA, Ikonen S, LaMarca ME, Haltia M, Ginns EI, Jalanko A, Peltonen L. Monitoring the CNS pathology in aspartylglucosaminuria mice. J Neuropathol Exp Neurol 57: 1154-1163, 1998.
19) Laine M, Richter J, Fahlman C, Rapola J, Renlund M, Peltonen L, Karlsson S, Jalanko A. Correction of peripheral lysosomal accumulation in mice with aspartylglucosaminuria by bone marrow transplantation. Exp Hematol 27: 1467-1474, 1999.
20) Kelo E, Dunder U, Mononen I. Massive accumulation of Man2GlcNAc2-Asn in nonneuronal tissues of glycosylasparaginase-deficient mice and its removal by enzyme replacement therapy. Glycobiology 15: 79-85, 2005.
21) Virta S, Rapola J, Jalanko A, Laine M. Use of nonviral promoters in adenovirus-mediated gene therapy: reduction of lysosomal storage in the aspartylglucosaminuria mouse. J Gene Med 8: 699-706, 2006.

8-8 ムコリピドーシスⅡ・Ⅲ型（I-cell disease、Pseudo-Hurler polydystrophy）

大友孝信、酒井規夫

はじめに

　ムコリピドーシスはムコ多糖症の骨症状とリピドーシスの神経症状を併せ持つ疾患として提唱された疾患であり、ムコ多糖症とは多くの臨床症状の共通点を持つことが知られている。疾患頻度の少ないムコリピドーシスは、肝脾腫、多発性骨形成不全、精神運動発達遅延、心弁膜症などより、最初はよりポピュラーなムコ多糖症として疑われることが多く、尿中ムコ多糖の排泄増加が見られないことから診断されることが多い。つまり、ムコ多糖症を疑う症例の中にこの疾患が紛れ込んでおり、臨床症状だけではその鑑別が困難なために、その存在は注意すべき疾患と言える。また、ムコリピドーシスは西欧に比して日本、アジアでは比較的患者頻度も高く[1]、臨床的にも重要と考えられる。ムコリピドーシスⅡ・Ⅲ型はUDP-N-acetylglucosamine:lysosomal enzyme N-acetylglucosamine-1-phosphotransferase（以下GlcNAc phosphotransferase）活性が欠損することにより発症する、常染色体劣性遺伝性の疾患である。ムコリピドーシスⅡ型（MIM 252500；以下MLⅡと略す）は、患者から採取した皮膚線維芽細胞で多数の封入体（inclusion body）が認められたため、I-cell（Inclusion cell）病とも呼ばれる。臨床兆候が軽微なⅢ型（MIM 252600；以下MLⅢと略す）は、pseudo-Hurler polydystrophyとも呼ばれるが、連続した疾患スペクトラムを示す。

臨床症状

　MLⅡは精神運動発達遅滞に加えHurler病に見られるdysostosis multiplex（多発性骨形成不全症）による後側弯性骨盤、椎体の舌状変形や楔状椎体、腰椎の突背、側弯、胸郭変形、肋骨のオール様変形（図1）、中手骨近位の円錐状変形（pointing）、短頸、関節拘縮、股関節開排制限に加え、厚い皮膚、Hurler様顔貌（突出した前頭部、濃い眉毛、鞍鼻、巨舌）（図2）、角膜混濁、心弁膜症などを認める。生下時の身長体重は正常以下であり、関節拘縮や筋緊張低下を伴う。先天性股関節脱臼、骨折、臍・鼠径ヘルニア、両側の外転（外反）尖足を認め、歯肉の肥厚はHurler病と鑑別の上で特徴的な所見である[2]。精神運動発達遅滞は6ヵ月頃までには明らかになり、成長曲線は1歳頃から減速し2歳台には正常との差が明らかになる。肝腫大を認めるが脾腫は軽度である。呼吸器感染症を繰り返し中耳炎を伴う[2,3]。呼吸、循環系の合併症にて生命予後は5〜8歳と言われるが、近年の支持的療法により10歳台まで生存する症例も存在する。発語はあっても原則歩行の確立を認めないのが特徴である。

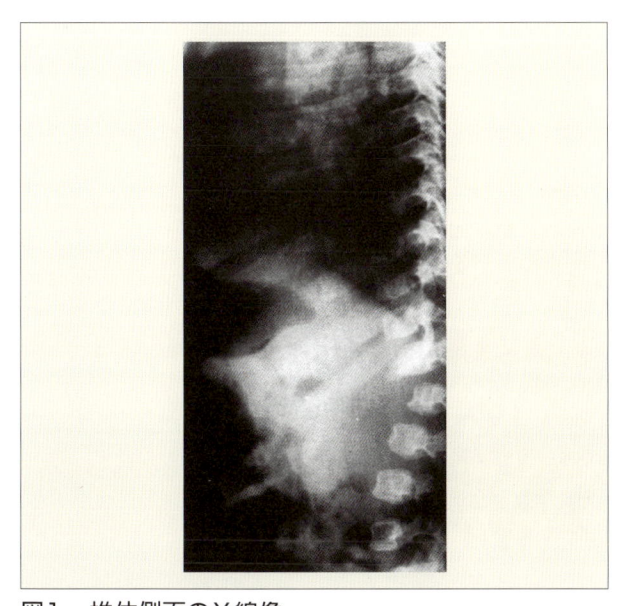

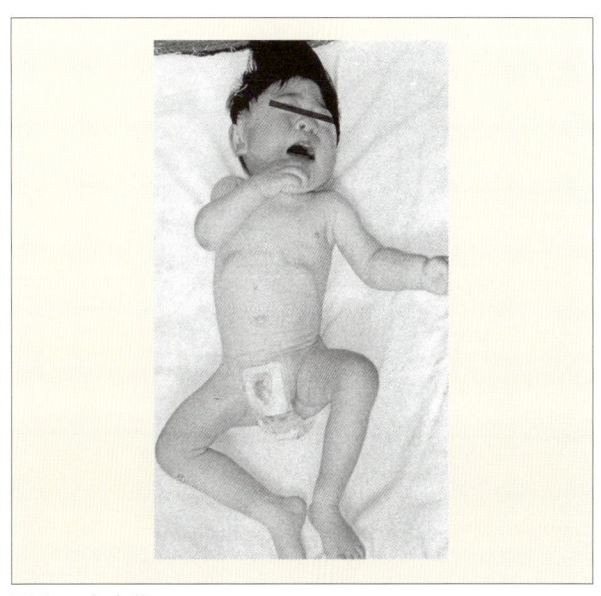

図1　椎体側面のX線像

図2　全身像

ML Ⅲ は ML Ⅱ より軽症であり、2～4歳で発症し、進行も緩徐であり、成人まで生存する症例も存在する。まず手や肩の関節拘縮に気付かれ、その後鷲手、手根管症候群、側弯、低身長、顔貌異常などがはっきりしてくる。角膜混濁、心弁膜障害も認めるが軽度である。知的レベルも高く、歩行も可能である。

基本病態

　ライソゾーム内の主として加水分解酵素であるライソゾーム酵素は、粗面小胞体での蛋白合成の後、ゴルジ体で糖鎖修飾を受け、さらにその糖鎖末端のマンノースがリン酸化を受けることにより、ゴルジ体からベジクルに包まれて能動的にライソゾームに運ばれる。ML Ⅱ・Ⅲ型で欠損する GlcNAc phosphotransferase は主にゴルジ体にあって、ライソゾーム酵素の糖鎖末端（または末端から2番目）のマンノースにリン酸（M6Pと呼ばれる）を付加する酵素である。この酵素の触媒を受けたライソゾーム酵素はマンノース6リン酸レセプター（以下MPR）によって認識され、ベジクルに包まれてライソゾームまで運搬される。運搬されたライソゾーム酵素はライソゾーム内の至適pHにてそれぞれの基質を分解することが出来る。本疾患では合成されたライソゾーム酵素に対してM6Pが付加されないために、MPRに認識されず、ライソゾームへの能動的な運搬がなされず、細胞外に分泌されるため、患者では血清の種々のライソゾーム酵素活性が上昇しており、一方細胞内では分解されない基質がライソゾームに蓄積するためinclusion bodyを形成するものと考えられている。

　GlcNAc phosphotransferase は $\alpha_2\beta_2\gamma_2$ の6つのサブユニットから構成される酵素である。2000年に γ サブユニットが16p13.3に座位する *GNPTG* 遺伝子によりコードされることが示された。2005年になり α および β サブユニットが12q23.3に座位する単一の遺伝子 *GNPTAB* にコードされ、ML Ⅱ・Ⅲ はこの遺伝子の変異により発症することが2つのグループにより報告された[4,5]。同年、論文発表にはいたらなかったが依藤らは独立に遺伝子変異の学会報告を行っている[6]。

　現在、ムコリピドーシスには、ムコリピドーシスⅡ alpha/beta型、ムコリピドーシスⅢ alpha/beta型以外にムコリピドーシスⅢ gamma型（MIM 252605、原因遺伝子は *GNPTG*、臨床症状は比較的軽微）が分類されているが、現在までに国内ではⅢ gamma型の症例の報告はない。

診断のための臨床検査

<骨X線所見>

　ムコリピドーシスⅡ型ではHurler病のものと良く似ており、頭蓋骨の肥厚、肋骨のオール様変形、脊柱椎体の変形（Th12-L3が著明）、骨盤腸骨の低形性、大腿骨の変形、中手骨の円錐状変形などを認める。ムコリピドーシスⅢ型では骨病変は比較的軽度であるが、側弯の程度は様々である[7,8]。

<頭部画像所見>

　時に脳の萎縮、脳室拡大を認める。大後頭口、頸椎の変形により頸髄の圧迫像が時にMRIにて観察される。

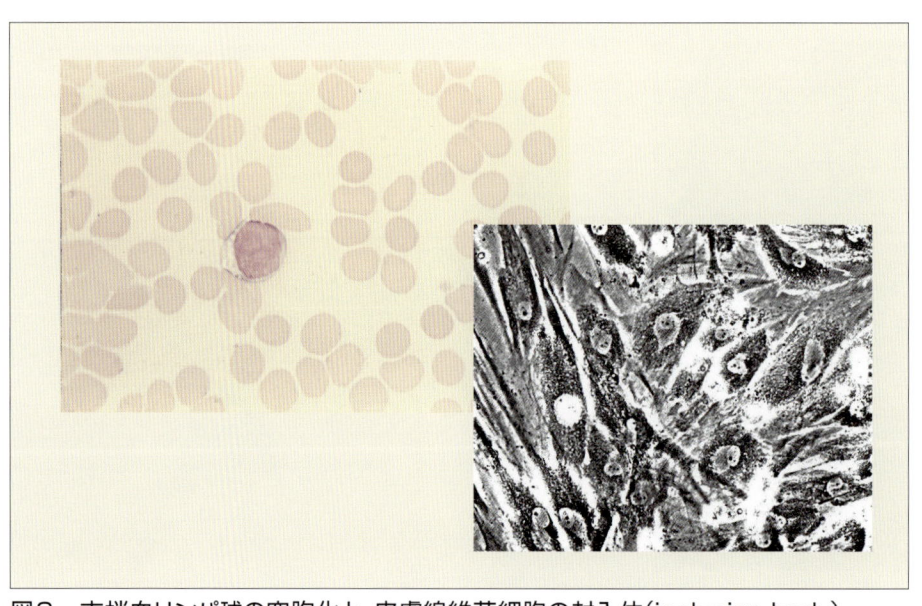

図3　末梢血リンパ球の空胞化と、皮膚線維芽細胞の封入体(inclusion body)

<空胞細胞>

ムコリピドーシスⅡ・Ⅲ型ともに末梢血リンパ球、骨髄細胞に空胞を認める。培養皮膚線維芽細胞には多数のトルイジンブルーで青く染まりPASで赤くそまる封入体(inclusion body)を認める(図3)。

<尿中ムコ多糖>

尿中ムコ多糖排泄量はごく軽度の上昇(正常の2倍程度)に留まることが鑑別に重要である。

<ライソゾーム酵素活性>

リンパ球の酵素活性ではβ-galactosidaseの50%程度の低下を除き多くのライソゾーム酵素は正常である。血漿中の酵素活性はβ-hexosaminidase、iduronate 2-sulfatase、arylsulfatase A、α-mannosidaseなどが正常の10〜20倍前後に著明に上昇している。培養皮膚線維芽細胞ではβ-glucocerebrosidase、acid phosphataseを除き著明な低下を認める。

また、ラジオアイソトープを使用してGlcNAc phosphotransferase酵素活性を測定する事は可能であるが、診断はリンパ球、血漿、皮膚線維芽細胞での上記ライソゾーム酵素活性の測定で可能である。

<遺伝子検査>

当科において*GNPTAB*遺伝子の変異解析が可能である。我々は日本人に多い変異を同定し、制限酵素断片長多型(RFLP)によるスクリーニング法も報告した[9]。もっとも多い変異はR1189Xでありアリール頻度で41%に及び、これをホモに持つと典型的なⅡ型となり、次に多いF374L(10%)、ex2重複(8%)については片アリールにもっているとⅢ型になる症例が多いと考えられる。

治療法

本疾患に特異的な治療法は無い。心臓弁膜症や呼吸器感染症の管理が重要である。中耳炎や副鼻腔炎を伴う呼吸器感染症が多く、弁膜症、胸郭の変形による拘束性換気障害などが呼吸障害を引き起こす。換気障害に対してNIPPVや気管切開を要する場合もある。頸椎の変形により脊髄が圧迫される症例も存在し、四肢麻痺や呼吸不全を呈する。MRIで検索しネックカラーによる固定や、場合により手術が適応になる場合がある。心機能障害に対して内科的治療を行う。対症療法、支持的療法によりムコリピドーシスⅡ型においても10歳以上の長期生存例が見られるようになった。骨髄移植が効果ありとの報告があるため、症例によっては適応を検討出来る[10]。

文献一覧

1) Okada S, Owada M, Sakiyama T, Yutaka T, Ogawa M. I-cell disease: clinical studies of 21 Japanese cases. Clin Genet 28: 207-215, 1985.

2) Kornfeld S, Sly WS. I-Cell Disease and Pseudo-Hurler Polydystrophy: Disorders of Lysosomal Enzyme Phosphorylation and Localization. In Scriver CR, Beaudet AL, Sly WS, Valle D (eds) : The Metabolic and Molecular Bases of Inherited Disease, eighth edition, pp3469-3482, McGraw-Hill, New York, 2001.

3) 大友孝信, 酒井規夫. ムコリピドーシスⅡ・Ⅲ型, 小児内科 41増刊号, 475-478, 2009.

4) Tiede S, Storch S, Lübke T, Henrissat B, Bargal R, Raas-Rothschild A, Braulke T. Mucolipidosis II is caused by mutations in GNPTA encoding the alpha/beta GlcNAc-1-phosphotransferase. Nat Med 11: 1109-1112, 2005.

5) Kudo M, Brem MS, Cnfield WM. MucolipidosisⅡ(I-cell disease) and MucolipidosisⅢA(classical pseudo-hurler polydystrophy) are caused by mutations in the GlcNAc-phosphotransferase alpha / beta-subunits precursor gene. Am J Hum Genet 78(3): 451-463, 2006.

6) Yorifuji T, Kawai M, Momoi T, Yorifuji J, Nagasaka H, Takayanagi M, Nakahata T, MGC4170 is the I cell disease (mucolipidosis II) gene; mutational analysis of Japanese patients. 55th ASHG 2005 annual meeting p268 (poster 1417).

7) 酒井規夫. ムコ脂質症, 骨系統疾患マニュアル, 126-7, 南江堂 2007.

8) 酒井規夫, ムコリピドーシス, 小児内科 39増刊号 小児中枢疾患の画像診断2008, 505-507, 2007.

9) Otomo T, Muramatsu T, Yorifuji T, Okuyama T, Nakabayashi H, Fukao T, Ohura T, Yoshino M, Tanaka A, Okamoto N, Inui K, Ozono K, Sakai N. Mucolipidosis II and III alpha/beta: mutation analysis of 40 Japanese patients showed genotype-phenotype correlation., J Hum Genet 54(3): 145-151, 2009.

10) Grewal S, Shapiro E, Braunlin E, Charnas L, Krivit W, Orchard P, Peters C. Continued neurocognitive development and prevention of cardiopulmonary complications after successful BMT for I-cell disease: a long-term follow-up report. Bone Marrow Transplant 32(9): 957-960, 2003.

(参考web site) 厚生労働省難治性疾患克服事業　ライソゾーム病(ファブリー病を含む)に関する調査研究班: http://www.japan-lsd-mhlw.jp/

9 ムコ多糖症、リピドーシスおよびムコリピドーシスの鑑別

　ライソゾーム病の頻度について単独の疾患としてはGaucher病が約13%で最も頻度が高く、ムコ多糖症はすべての型を合計すると30数%に達するという。ムコ多糖症はリピドーシスとは鑑別は容易であるが、いわゆるムコリピドーシスに含まれる疾患（Ⅰ-cell病、Pseudo-Hurler polydystrophy, GM1-ガングリオシドーシス、フコシドーシスなど）とは顔付き、関節の拘縮、軟骨・骨の変形によるADLの低下など類似点が少なくないが、尿中GAGsの測定で鑑別可能であるが、稀ではあるが、各種のスルファターゼが欠損し、尿中にデルマタン硫酸、ヘパラン硫酸尿を認めるマルチプルスルファターゼ欠損症の存在に留意すべきである。いずれにしても遺伝性蓄積性疾患が疑われた場合、顔付き、肝脾腫の有無、精神運動発達遅滞の有無、尿のGAGs、オリゴ糖の排泄増の有無、末梢血や骨髄の塗抹標本のMay-Giemsa染色、骨X線像、小腸生検器具を直腸生検用に使用した直腸粘膜生検が有用である。角膜混濁の有無や眼底検査、関節の腫脹、関節の運動制限の有無をチェックするとよい。

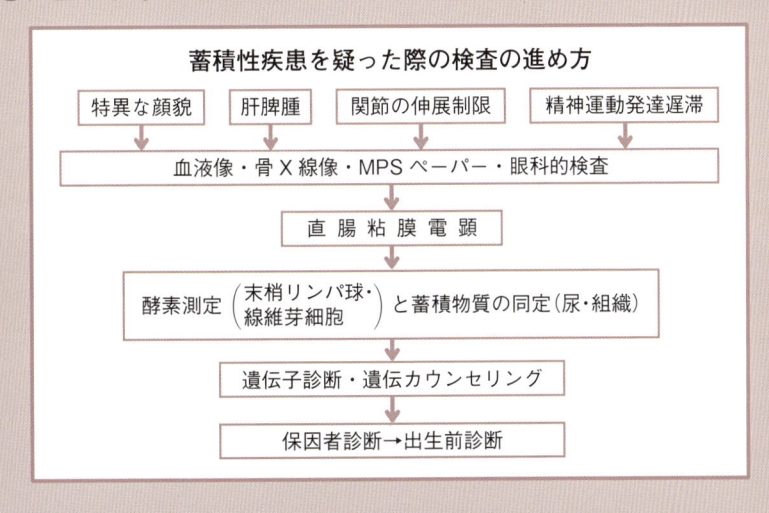

　　　　　　　　　　　　　　　　　　　　　　　　　　　　　（折居忠夫）

蓄積性疾患を疑った際の検査の進め方

特異な顔貌　肝脾腫　関節の伸展制限　精神運動発達遅滞
　↓
血液像・骨X線像・MPSペーパー・眼科的検査
　↓
直腸粘膜電顕
　↓
酵素測定（末梢リンパ球・線維芽細胞）と蓄積物質の同定（尿・組織）
　↓
遺伝子診断・遺伝カウンセリング
　↓
保因者診断→出生前診断

9-1 リピドーシスの観点からみた鑑別

鈴木 義之

臨床的鑑別

臨床医学における診断は、臨床像、経過、家族歴などから特定の病気を疑うことから始まる。最初の段階では、遺伝代謝病のみに診断を絞るのではなく、感染症、免疫異常、悪性腫瘍など、他の種類の病気を鑑別の対象として常に念頭に置かねばならない。

ムコ多糖症は臨床的に、中胚葉系組織の異常増殖、変形により特徴づけられる。ムコ多糖・オリゴ糖の蓄積により多様な病態が発生する。リピドーシスは酵素欠損による脂質蓄積症である。コレステロール、トリグリセリドなど非極性の脂質を分解する酵素の欠損症との臨床的なつながりは少ないが、多くの糖脂質（スフィンゴ脂質）蓄積症にはムコ多糖やオリゴ糖の代謝異常を合併し、ムコ多糖症類似の臨床的表現型を示すことが少なくない。その意味で鑑別は重要である。表1におもな身体徴候をまとめた。これはあくまで一般的な傾向を示しただけであり、症例・病型により、その臨床的発現は大きく異なる。

a. 中枢神経症状

Fabry病、Wolman病・コレステロールエステル蓄積症以外はすべて何らかの中枢神経症状を発現し、乳児期からの進行性脳変性疾患としての特徴を示す。まれには幼児期以後、あるいは成人になってからの発症例もある。臨床経過、病変分布は疾患により異なる。またFabry病は脳循環障害の結果として、中年以後に多様な症状を示すことがある。小児ではこのような表現型は少ない。一般にリピドーシスはムコ多糖症よりも経過が早いことが多く、特に運動系（錐体路、錐体外路）の著しい徴候を示すことが多い。しかし臨床症状のみで鑑別することは必ずしも容易でない。

眼底のcherry-red spotは、眼底の視神経細胞への基質蓄積による、中枢神経病変のひとつと考えてよい。ガングリオシドーシス、Niemann-Pick病その他の脂質蓄積症、糖蛋白オリゴ糖蓄積症に共通に見られる所見であり、脂質蓄積症を疑う根拠となる。ムコ多糖症には見られない所見である。

b. 末梢神経症状

末梢神経障害はKrabbe病、異染性白質ジストロフィーに特徴的な現象である。これらは早期から臨床的に検出可能であり、進行する。ムコ多糖症でも末梢神経障害が起こりうるが、骨格系の変形による二次的な現象であり、鑑別は難しくない。髄液蛋白上昇は、末梢神経障害に随伴する特徴的な所見である。

c. その他の一般臓器組織症状

内臓腫大、特に肝脾腫はGaucher病、Niemann-Pick病に特徴的な所見である。その他の多様な表現型はそれぞれの疾患を疑う臨床的な根拠となる。骨関節系、皮膚皮下組織の異常増殖に伴う身体変形はムコ多糖症を特徴づける臨床症状であるが、他の脂質・オリゴ糖蓄積症にも類似の変化が見られるので、鑑別が必要である。

検査データによる鑑別

一般検査・尿検査にほとんど異常はない。ただし、血清酸性ホスファターゼ活性の上昇はGaucher病を疑う根拠となる。

眼科的検査では角膜（とくにFabry病における放射状混濁）、眼底（cherry-red spot）の変化が診断上重要であり、放射線学的検査では全身骨関節の変形、CTならびにMRI画像で全般性脳萎縮、白質脱髄所見が重要である。白質ジストロフィーには末梢神経伝導速度の低下ならびに髄液蛋白の上昇がある。

特異的な検査として、血液・尿その他の体細胞をつかった蓄積物の分析、そして欠損酵素の確認が最終診断に重要である。さらに変異遺伝子の同定も可能であり、臨床診断の裏付け、保因者診断、出生前診断に応用される。

文献一覧

1) Valle D, Beaudet AL, Vogelstein B, Kinzler KW, Antonarakis SF, Ballabio A (eds). The Online Metabolic and Molecular Bases of Inherited Disease, <http://www.ommbid.com/>, McGraw-Hill, New York, 2008.
遺伝代謝病の臨床診断、鑑別診断には多くの教科書参考書が出版されている。ここでは、個別的な疾患が最も詳細に記載されている教科書をあげておく。2001年以後はオンライン版として出版され、随時改訂されており、その意味で最も新しい情報を提供している。

表1 脂質・糖質代謝異常における主要臨床症状と検査所見

組織・臓器	病変・徴候	疾患
中枢神経系	精神運動障害	脂質代謝異常、ムコ多糖症、オリゴ糖代謝異常
	小脳失調	異染性白質ジストロフィー、Refsum病
	けいれん	多くの脂質代謝異常
末梢神経系	末梢神経障害	異染性白質ジストロフィー、Krabbe病、Refsum病、ムコ多糖症（骨変形）
髄液	蛋白増加	異染性白質ジストロフィー、Krabbe病、Farber病、Refsum病、副腎白質ジストロフィー
頭部	頭囲増大	ガングリオシドーシス、ムコ多糖症（特にI、II型）
	頭蓋骨肥厚	Sanfilippo病
	小頭症	脂質代謝異常
顔貌	顔貌異常	ムコ多糖症、G_{M1}-ガングリオシドーシス、アスパルチルグルコサミン尿症、マンノシドーシス、フコシドーシス、I-cell病
眼	角膜混濁	ムコ多糖症、オリゴ糖代謝異常、Fabry病
	水晶体混濁	マンノシドーシス
	Cherry-red spot	ガングリオシドーシス、Niemann-Pick病、糖蛋白異常症
	網膜色素変性	ムコ多糖症、Refsum病
	視神経委縮	ガングリオシドーシス、異染性白質ジストロフィー、Krabbe病、副腎白質ジストロフィー
	眼球振盪	G_{M1}-ガングリオシドーシス、異染性白質ジストロフィー、Krabbe病
耳	難聴	ムコ多糖症、オリゴ糖蓄積症、多種スルファターゼ欠損症、副腎白質ジストロフィー、Refsum病
心血管系	心筋障害	Refsum病、Pompe病、フコシドーシス、ガングリオシドーシス、Fabry病
	弁膜障害	ムコ多糖症
	血栓症	Fabry病
肺	肺野浸潤	Gaucher病、Niemann-Pick病
腸管系	吸収障害	Wolman病
肝・胆道系・脾	肝脾腫	Gaucher病、Niemann-Pick病、Wolman病、ムコ多糖症、オリゴ糖蓄積症、G_{M1}-ガングリオシドーシス
腎	腎機能障害	Fabry病
リンパ系	リンパ節腫脹	Farber病、Niemann-Pick病、Gaucher病
内分泌系	副腎石灰化	Wolman病
	副腎不全	副腎白質ジストロフィー
	臍ヘルニア・鼠径ヘルニア	ムコ多糖症、オリゴ糖蓄積症
骨・関節	脊柱後弯・側弯	ムコ多糖症、オリゴ糖蓄積症、G_{M1}-ガングリオシドーシス
	関節拘縮	ムコ多糖症、オリゴ糖蓄積症、G_{M1}-ガングリオシドーシス、その他の二次性拘縮
皮膚	黄色腫	Niemann-Pick病
	皮角血管腫	フコシドーシス、Fabry病、ガラクトシアリドーシス、神崎病
	色素沈着	副腎白質ジストロフィー、Niemann-Pick病
	性状変化	ムコ多糖症、フコシドーシス（肥厚）、G_{M1}-ガングリオシドーシス（やわらか、水腫様）、I-cell病（緊満、なめらか）
	皮下結節	Farber病（関節周囲）、脳腱黄色腫症（アキレス腱）
毛髪	多毛	ムコ多糖症、G_{M1}-ガングリオシドーシス
身体発育	発育不良	Wolman病、Niemann-Pick病
	低身長	ムコ多糖症、I-cell病、一般に中枢神経疾患は発育障害を伴うことが多い。

9-2 所謂ムコリピドーシスの鑑別

衛藤 義勝

　所謂ムコリピドーシスの概念は教科書により統一されていない。ムコリピドーシスは、ムコリピドーシスⅡ（I-cell病）、ムコリピドーシスⅢ、Ⅳを言うが、オリゴサカリドーシス（α、又はβ-マンノシドーシス、フコシドーシス、アスパルチルグルコサミン尿症、シアリドーシスⅠ、Ⅱ、Schindler病）を含めてムコリピドーシスを指すこともある。ムコ多糖症、リピドーシスに見られる臨床症状を兼ね備えている疾患が多い。従ってムコ多糖症とリピドーシスを鑑別する必要が有るが、必ずしも臨床的に容易ではない。

　表1にこれらの疾患の臨床的並びに検査所見からの主要な鑑別を示す。

臨床的鑑別[1,2]

1) **顔貌、体型の異常（図1）**：多くのムコリピドーシスでは顔貌の異常を認めるがムコリピドーシスⅡ、Ⅲ型では特に特徴的な顔貌であり、ムコ多糖症とも違う。特にI-cell病では頭蓋の変形は強い（図1）フコシドーシス、マンノシドーシスも顔貌はガーゴイル様であるが多少ハーラー病とも異なる。低身長、発達障害はI-cell病で著明である。シアリドーシス、I-cell病では胎児水腫で出生することもある。

2) **臓器の腫大**：I-cell病では心肥大が特徴的である。乳児期早期から見出され心不全に至ることもある。ムコリピドーシスⅢ型では心肥大、心弁膜症など年齢が進むと出現する。肝臓、脾臓の腫大はI-cell病、マンノシドーシス、フコシドーシスで著明である。

3) **多発性骨症状（図1）**：I-cell病、ムコリピドーシスⅢで特に骨変形、骨の崩壊が強い。フコシドーシス、マンノシドーシス、シアリドーシスでも同様な所見が認められる。I-cell病ではムコ多糖Ⅰ、Ⅱ型より重症である場合が多い。

4) **知能障害、神経症状**：知能障害はI-cell病、マンノシドーシス、フコシドーシス、シアリドーシスⅡで特に強い。アスパルチルグルコサミン尿症は比較的軽いが、年齢が成人期になると強く出てくる。痙攣、錐体路症状はMLDなどの脳白質変性症などのリピドーシスと比較して少ない。

5) **皮膚症状**：ファブリー病で特徴的な血管角被腫はシンドラー病、シアリドーシス、マンノシドーシス、フコシドーシスで認められる。ムコ多糖症では認めない。

6) **眼症状**：眼底のcherry red斑はガングリオシドーシスで特徴的であるが、シアリドーシスでも認められる。

表1　ムコリピドーシスの鑑別項目

	胎児水腫	特異な顔貌	臓器腫大	心不全	知的退行	神経症状	リンパ球空胞	尿中オリゴ糖
ムコリピドーシス								
Ⅱ型	+	+++	+++	++	+++	−	++++	+
Ⅲ型	−	++	++	+	+	−	++	+
Ⅳ型		+/−	+		+		−	−
オリゴサカリドーシス								
ASG	−	+	+/−	−	+	−	+	+
Fuc	−	++	+	+	+	−	+	+
Man	−	++	+		+	−	+	+
Sch	−	−	−		+	+	+	−
SL	+	++	++	+	++	+	+	+

ASG: aspartylglucosamineuria, Fuc:Fucosidosis, Man: Mannosidosis, Sch: Schindler disease
SL:Sialidosis

臨床検査による鑑別

1) **血液学的検査**：リンパ球の空胞化はI-cell病では著明であり、診断に重要である。ムコ多糖症、或いはポンペ病などと比較してもより著明である。他の臨床血液検査では差異が認められない。

2) **尿中オリゴ糖排泄**：いずれの患者でも尿中オリゴ糖は排泄されている。診断に有用である。

3) **診断**：白血球或いは皮膚線維芽細胞での酵素測定が診断に有用である。ムコリピドーシスⅡ、Ⅲ型では血清ライソゾーム酵素活性が正常の10倍以上あることから診断に有用である。

I-cell病患者　全身像
特異な顔貌、四肢の硬縮

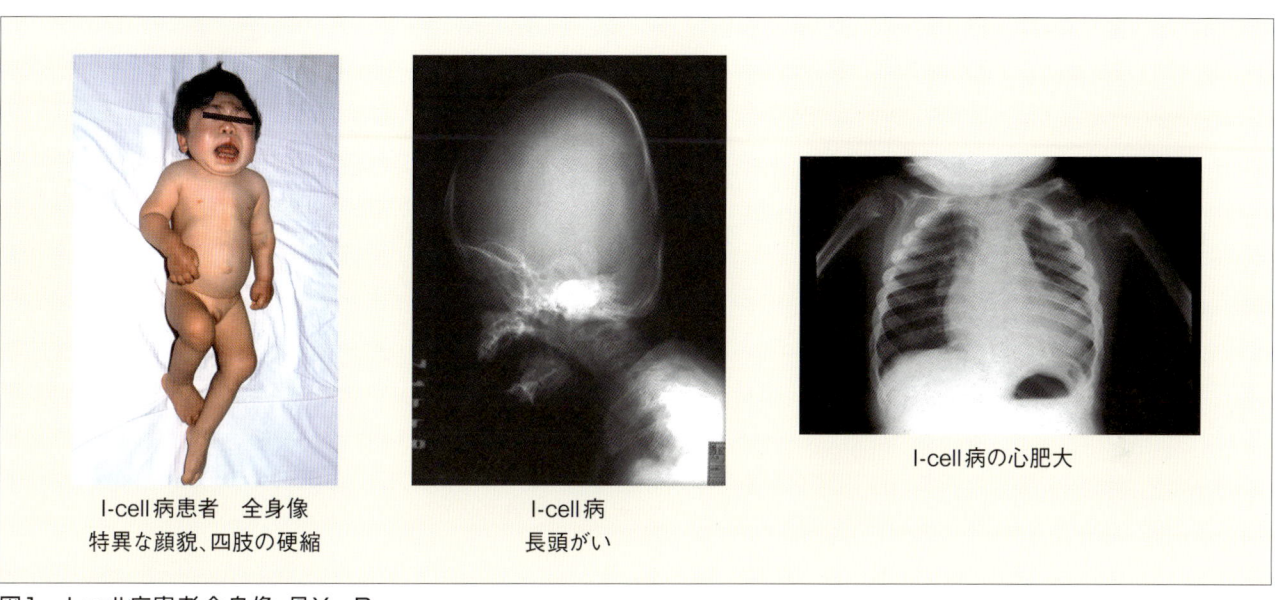

I-cell病
長頭がい

I-cell病の心肥大

図1　I-cell病患者全身像、骨X-P

文献一覧

1) Tiede S, Storch S, Lübke T, Henrissat B, Bargal R, Raas-Rothschild A, Braulke T. Mucolipidosis II is caused by mutations in GNPTA encoding the alpha/beta GlcNAc-1-phosphotransferase. Nat Med. 11(10):1109-1112, 2005.

2) Tylki-Szymańska A, Czartoryska B, Groener JE, Ługowska A. Clinical variability in mucolipidosis III (pseudo-Hurler polydystrophy). Am J Med Genet. 108(3):214-218, 2002.

ムコ多糖症の貴重な症例の紹介

10

10-1 沖縄県におけるムコ多糖症について

知念 安紹

はじめに

　日本におけるムコ多糖症（mucopolysaccharidosis：MPS）は疫学上X連鎖性劣性遺伝形式のHunter病（MPS II型）が多いのが特徴である。但し、沖縄県では常染色体劣性遺伝形式のSanfilippo病（MPS III型）が多いことから特別にこの項目を設けられた。ムコ多糖症の診断・治療については他項にて詳述されているため本項では地域性に特徴的なことを限定とする。

疫学

　1998年から2009年まで当院を通院している児や養護施設へ入所中および死亡された症例で沖縄県本島ならびに奄美諸島（2例）から総数25名、MPS II型（2名）・III型（19名;A2名、B14名、C2名）・IV型（1名）・最終診断未定3名である。2009年6月の年齢分布（4～27歳：平均12.3歳）、死亡5名（死亡年齢MPS II 1名；8歳／MPS III A 1名；18歳／MPS III B 2名；15、24歳／MPS III C 1名；31歳）である。MPS III型は全体の86％、特にMPS III Bが多く、その原因となるNAGLU遺伝子の解析では14人中全員R565P変異があり、その内R565P変異ホモ接合は10人（71％）で極めてR565P変異保有率が高い。MPS III Bは各国含めNAGLU遺伝子変異100種類以上報告され高頻度の変異がないことから創始者効果（founder effect）が考えられる。R565P変異をより簡便に検出するためプライマーを設計し、その結果例を**図1**に示す[1]。R565P変異はMPSIIIB重症型とされている。

診断・臨床症状

　MPS III型において特徴的な顔貌としてみられる前額部多毛・連続眉毛は沖縄県では正常児でも時々認めるためその他の所見を伴うかどうかが重要である。診断時年齢は1歳3ヵ月～6歳（平均3歳4ヵ月）、やや厚い口唇、発達遅延、過成長、頭蓋骨肥厚、卵円形の椎体、肝腫大（III型では4/12）を認めMPS II型よりMPS III型の方が軽度である。低出生体重児（在胎26週、出生体重1050g）のMPS III B症例では過成長を認めず、Cornelia de Lange 症候群疑いとされ、発達退行出現時の6歳に診断された。骨髄移植1例を除くMPS III型の症例では発達年齢は2～3歳程度まで数年は維持し、やがて休みなく疲れ知らずの多動、流涎、不眠、夜間1人起きて遊ぶなど出現する。多動のコントロールは難しく、家族の不眠・ストレスをとるため鎮静目的の頓服などできるだけ対応する。一部は多動とならない児もいるが14歳以下13例中5例投薬を試みている。中には自分のベッドを得て居場所を確保することである程度落ち着いた症例など精神面も含めての対応（行動療法）で良好となることあり。投薬および行動療法が有効とする報告あり[2]。また脳波異常のない複雑部分発作様の

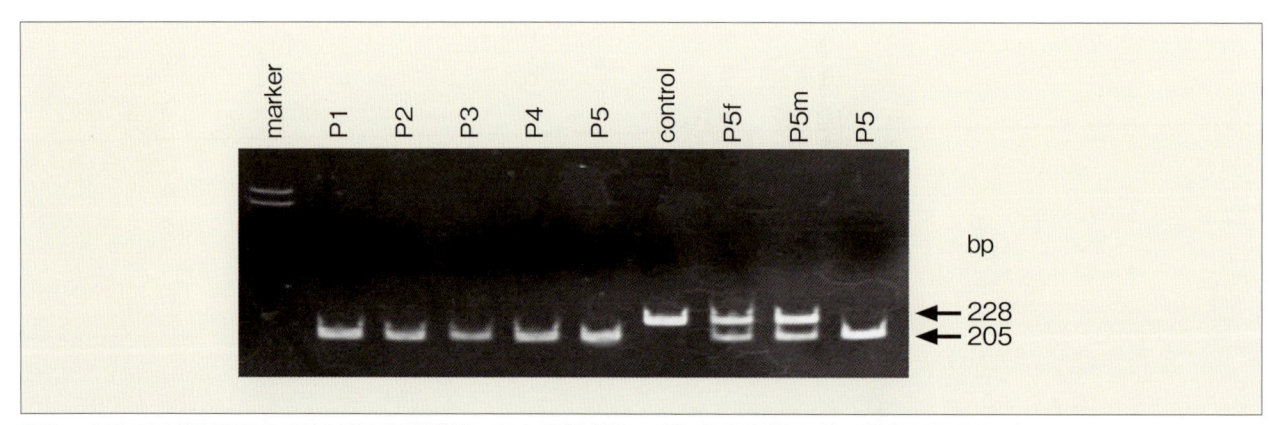

図1　NAGLU遺伝子のR565P変異検出：5人患児（P1～5）、P5患児の父・母（P5f・P5m）
PCR産物228bpを制限酵素SacIIにより消化しR565P変異のある場合205bp断片となる。5人患児はR565Pホモ接合体でP5両親はヘテロ接合体である。

行動は各々様々な形で出現する。1症例では眼球上転で動き回り呼びかけには反応するが制止することできず30分程継続し顔面へ冷たいタオルの刺激には反応しないもののシャワーではほぼ制止する。てんかん発症は4例でそのうち1例は抗てんかん薬を幾つか使用するもコントロール困難である。脳萎縮に伴い慢性硬膜下血腫を21例中MPSⅢ型の3例(3、4、11歳時)に認め、いずれも症状ははっきりせず2例は血腫が自然吸収され、11歳時の症例は血腫除去を施行した(**図2**:a,b)。その後内反足と尖足は徐々に強くなり、多動が落ち着いてくる時期には他者への無関心が見られ、呼びかけに反応せず、視線を合わせず、脈絡なく言語を発する。これらの言動は出現したりしなかったり日々異なり、数ヵ月～数年で徐々に様々な言動ができなくなっていき、歩行困難のため10～12歳頃車椅子移動となり、その数年後に寝たきりとなっている。その後自発呼吸も弱くなり、排痰困難なため誤嚥性肺炎繰り返し、16～20歳時気管切開となる。家族と話し合いにより人工呼吸器によるサポート(1例)あり。死亡4例中3例は気管切開施行しており、気管切開後の長期管理で気管腕頭動脈瘻から出血1名、心不全1名、原因不明の突然死2名となっている。

MPSⅢB症例の1例は生後3ヵ月より肝腫大出現、1歳10ヵ月血縁から骨髄移植施行、14歳時でも自力歩行可能で発達指数は3歳程度、脳萎縮(**図2**:c)を認めており、他の骨髄移植していない症例と比べて症状の軽度進行抑制あるものの正常発達には及んでいない。

MPSⅡ型の2例は重症型で1例は1歳頃より著明な喘鳴あり、3歳気管切開、5歳車椅子、8歳呼吸不全にて死亡となっている。他1例は臍帯血からの移植であったが生着せず、5歳車椅子となっている。

MPSⅣA型の1例は先天性脊椎骨端異形成症疑いとされ環軸椎亜脱臼の手術、緑内障、車椅子歩行、14歳時に診断、15歳時に血縁から骨髄移植を施行し緑内障の改善、仰臥位で睡眠がとれない、いびきをかくなどの症状が消失し、20歳になり自宅では自力歩行が可能となっている。

沖縄県では福祉保健所の支援もありムコ多糖症の会が2006年から発足し活動がはじまり、交流も盛んになっている。

謝辞

沖縄県のムコ多糖症は折居忠夫先生(岐阜大学名誉教授)および玉那覇榮一先生(中頭病院)より長年ご指導・支援されてきましたことに感謝申し上げます。また泉川良範・勝連啓介先生(名護療育園)、川満豊先生(ハートライフ病院)、楚南盛章先生(沖縄療育園)、ご協力有難うございます。

文献一覧

1) Chinen Y, Tohma T, Izumikawa Y, Uehara H, Ohta T. Sanfilippo type B syndrome: five patients with an R565P homozygous mutation in the alpha-N-acetylglucosaminidase gene from the Okinawa islands in Japan. J Hum Genet. 50: 357-9, 2005.
2) Fraser J, Gason AA, Wraith JE, Delatycki MB. Sleep disturbance in Sanfilippo syndrome: a parental questionnaire study. Arch Dis Child. 90:1239-42, 2005.

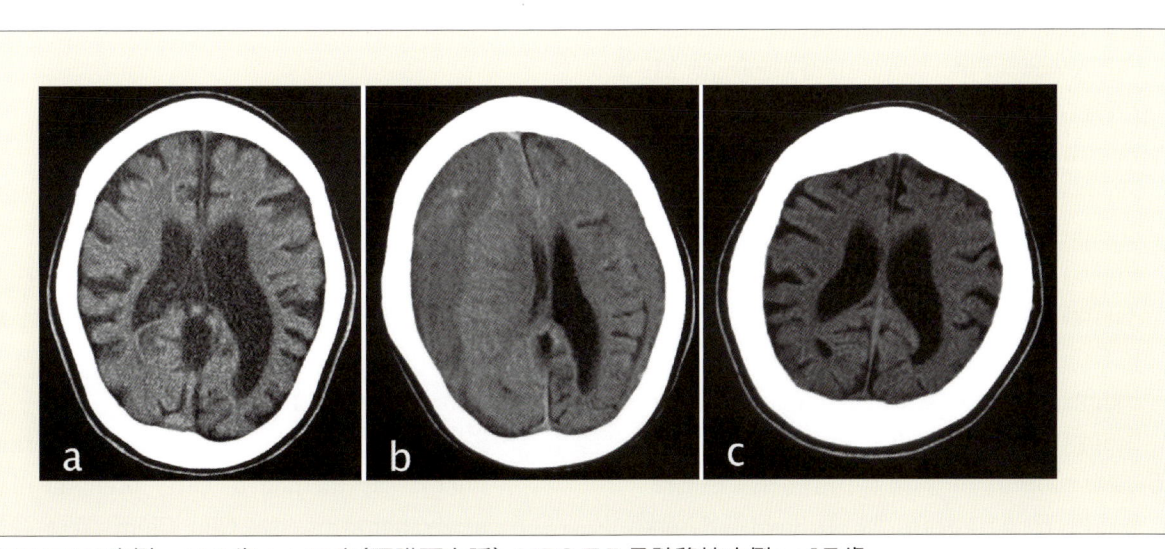

図2　MPSⅢB症例 a:10歳、b:11歳(硬膜下血腫)、MPSⅢB骨髄移植症例c:15歳

10-2 世界あるいは日本で初めての症例ならびに世界で初めての研究発表（到着順）

折居 忠夫

I．鈴木義之先生

■症例報告

1. サンドホフ病症例……東大小児科, 名市大小児科

   Suzuki Y, Koizumi Y, Togari H, Ogawa Y: Sandhoff disease: Diagnosis of heterozygous carriers by serum hexosaminidase assay. Clin Chim Acta 48: 153-158, 1973.

   戸苅 創, 小川雄之亮, 清水国樹, 鈴木義之: Sandhoff病の一例. 日本小児科学会雑誌 78: 11-15, 1974.

2. サンドホフ病剖検例……日立総合病院小児科, 福島医大病理, 東大小児科

   小泉幸雄, 星野寿雄, 高橋 敦, 鈴木義之: Sandhoff病の一剖検例. 小児科臨床 27: 848-854, 1974.

3. クラッベ病症例……東北大小児科, 東大小児科

   Wada Y, Arakawa T, Chida N, Omura A, Nakagawa H, Iinuma K, Yoshimura Y, Nakajima S, Suzuki Y: Globoid cell leukodystrophy: The first case with antemortem diagnosis in Japan. Tohoku J Exp Med 115: 53-59, 1975.

4. 成人型GM1-ガングリオシドーシス（世界初）……東大小児科, 都立神経病院神経内科, 横浜市大精神科, エラスムス大遺伝学

   Suzuki Y, Nakamura N, Fukuoka K, Shimada Y, Uono M: β-Galactosidase deficiency in juvenile and adult patients. Report of six Japanese cases and review of literature. Hum Genet 36: 219-229, 1977.

   Suzuki Y, Nakamura N, Fukuoka K: GM1 gangliosidosis: Accumulation of gangioside GM1 in cultured skin fibroblasts and correlation with clinical types. Hum Genet 43: 127-131, 1978.

   Suzuki Y, Furukawa T, Hoogeveen A, Verheijen F, Galjaard H: Adult type GM1-gangliosidosis: A complementation study of somatic cell hybrids. Brain Dev 1: 83-86, 1979.

5. ファーバー病……岡山大小児科, 東大小児科

   Ozaki H, Mizutani M, Hayashi H, Oka E, Ohtahara S, Kimoto H, Tanaka T, Hakozaki H, Takahashi K, Suzuki Y: Farber's disease (disseminated lipogranulomatosis): The first case reported in Japan. Acta Med Okayama 32: 69-79, 1978.

6. クラッベ病出生前診断例……東大小児科, 都立築地産院小児科, 都立駒込病院病理

   Suzuki Y, Nakamura N, Jimbo T, Horiguchi S, Fujii T: Prenatal diagnosis in twin pregnancy. J Pediat 93: 293-294, 1978.

   Okeda R, Suzuki Y, Horiguchi S, Fujii T: Fetal globoid cell leukodystrophy in one of twins. Acta Neuropath 47: 151-154, 1979.

7. ファーバー病剖検例……岡山大小児科, 福島医大病理, 東大小児科

   Tanaka T, Takahashi K, Hakozaki H, Kimoto H, Suzuki Y: Farber's disease (disseminated lipogranulomatosis) -A pathological, histochemical and ultrastructural study. Acta Path Jpn 29: 135-155, 1979.

8. ファブリー病女性保因者の心筋障害（世界初）……東大小児科

   Sakuraba H, Yanagawa Y, Igarashi T, Suzuki Y, Suzuki T, Watanabe K, Ieki K, Shimoda K, Yamanaka T: Cardiovascular manifestations in Fabry's disease. A high incidence of mitral valve prolapse in hemizygotes and heterozygotes. Clin Genet 29: 276-283, 1986.

■研究発表

1. 単一細胞の酵素活性測定・臨床診断（クラッベ病）（世界初）……東大神経科学, 東大小児科, 東大産婦人科

   Kato T, Suzuki Y: Enzymatic microdetermination method for galactocerebrosidase (EC 3.2.1.46) in tissue samples. Proc Jpn Acad 55B: 69 74, 1979.

   Tsutsumi O, Sato K, Sakamoto S, Suzuki Y, Kato T: Application of a galactosylceramidase microassay method to early prenatal diagnosis of Krabbe's disease. Clin Chim Acta 125: 265-273, 1982.

2. ガラクトシアリドーシス酵素（β-ガラクトシダーゼ）のプロテアーゼ阻害剤による活性化……東大小児科, 東大生化学, 東大薬学

Suzuki Y, Sakuraba H, Hayashi K, Suzuki K, Imahori K: β-Galactosidase-neuraminidase deficiency: Restoration of β-galactosidase activity by protease inhibitors. J Biochem 90: 271-273, 1981.

Ko Y M, Yamanaka T, Umeda M, Suzuki Y: Effects of thiol protease inhibitors on intracellular degradation of exogenous β-galactosidase in cultured human skin fibroblasts. Exp Cell Res 148: 525-529, 1983.

3. ガラクトシアリドーシスにおける血清酵素活性の変化（世界初）……東大小児科, ゲント大学検査科, 横浜市大精神科

Sakuraba H, Iimori Y, Suzuki Y, Kint JA, Akagi A: Galactosialidosis: Low β-galactosidase activity in serum after long term clotting. Ann Neurol 18: 261-263, 1985.

4. β-ガラクトシダーゼcDNAクローニング（世界初）……精神神経センター研究所, 東大小児科

Oshima A, Tsuji A, Nagao Y, Sakuraba H, Suzuki Y: Cloning, sequencing, and expression of cDNA for human β-galactosidase. Biochem Biophys Res Commun 157: 238-244, 1988.

5. ガラクトシアリドーシスの新しい酵素欠損（世界初）……都臨床研

Kase R, Itoh K, Takiyama N, Oshima A, Sakuraba H, Suzuki Y: Galactosialidosis: Simultaneous deficiency of esterase, carboxy terminal deamidase and acid carboxypeptidase activities. Biochem Biophys Res Commun 172: 1175-1179, 1990.

6. ガラクトシアリドーシスの日本人変異（世界初）……都臨床研

Shimmoto M, Takano T, Fukuhara Y, Oshima A, Sakuraba H, Suzuki Y: Japanese-type adult galactosialidosis. A unique and common splice junction mutation causing exon skipping in the protective protein/ carboxypeptidase gene. Proc Japan Acad 66B: 217-222, 1990.

Shimmoto M, Fukuhara Y, Itoh K, Oshima A, Sakuraba H, Suzuki Y: Protective protein gene mutations in galactosialidosis. J Clin Invest 91: 2393-2398, 1993.

7. GM1-ガングリオシドーシスの変異同定（世界初）……都臨床研, 信州大神経内科

Yoshida K, Oshima A, Shimmoto M, Fukuhara Y, Sakuraba H, Yanagisawa N, Suzuki Y: Human β-galactosidase gene mutations in GM1 gangliosidosis: A common mutation among Japanese adult/chronic cases. Am J Hum Genet 49: 435-442, 1991.

8. モルキオ病B型の遺伝子変異同定（世界初）……都臨床研

Oshima A, Yoshida K, Shimmoto M, Fukuhara Y, Sakuraba H, Suzuki Y: Human β-galactosidase gene mutations in Morquio B disease. Am J Hum Genet 49: 1091-1093, 1991.

9. ケミカルシャペロン療法（世界初）……都臨床研, うすき生物学研究所, 北陸大薬学, 国立感染症研究所, 医薬基盤研究所, 慶応大理工学部, 国際医療福祉大学, NIH, 鳥取大学脳神経小児科, 鳥取大学生命科学研究支援センター, 生化学工業株式会社

Okumiya T, Ishii S, Takenaka T, Kase R, Kamei S, Sakuraba H, Suzuki Y: Galactose stabilizes various missense mutants of α-galactosidase in Fabry disease. Biochem Biophys Res Commun 214: 1219-1224, 1995.（ガラクトースによる活性化・ファブリー病）

Fan JQ, Ishii S, Asano N, Suzuki Y: Accelerating transport and maturation of lysosomal α-galactosidase A in Fabry lymphoblasts by an enzyme inhibitor. Nat Med 5: 112-115, 1999.（デオキシガラクトノジリマイシンによる活性化・ファブリー病）

Matsuda J, Suzuki O, Oshima A, Yamamoto Y, Noguchi A, Takimoto K, Itoh M, Matsuzaki Y, Yasuda Y, Ogawa S, Sakata Y, Nanba E, Higaki K, Ogawa Y, Tominaga L, Ohno K, Iwasaki H, Watanabe H Brady RO, Suzuki Y: Chemical chaperone therapy for brain pathology in GM1-gangliosidosis. Proc Natl Acad Sci USA, 100: 15912-15917, 2003.（NOEVによる活性化・GM1-ガングリオシドーシス）

Lin H, Sugimoto Y, Ohsaki Y, Ninomiya H, Oka A, Taniguchi M, Ida H, Eto Y, Ogawa S, Matsuzaki Y, Sawa M, Inoue T, Higaki K, Nanba E, Ohno K, Suzuki Y: N-Octyl-β-valienamine up-regulates activity of F213I mutant β-glucosidase in cultured cells: a potential chemical chaperone therapy for Gaucher disease. Biochim Biophys Acta 1689: 219-228, 2004.(NOVによる活性化・ゴーシェ病)

Lei K, Ninomiya H, Suzuki M, Inoue T, Sawa M, Iida M, Ida H, Eto Y, Ogawa S, Ohno K, Kaneski C, Brady RO, Suzuki Y: Enzyme enhancement activity of N-octyl-β-valienamine on β-glucosidase mutants associated with Gaucher disease. Biochim Biophys Acta 1772: 587-596, 2007. (NOVによる活性化・ゴーシェ病)

Luan Z, Higaki K, Aguilar-Moncavo M, Ninomiya H, Ohno K, Garcia-Moreno I, Ortiz Mellet C, Garcia Fernandez JM, Suzuki Y: Chaperone activity of bicyclic nojirimycin analogues for Gaucher mutations in comparison with N-(n-nonyl)-deoxynojirimycin. Chem Bio Chem, published online 14 October 2009; 10(17): 2780-2792, 2009. (二環ノジリマイシンによるによる活性化・ゴーシェ病)

II. 加藤俊一先生
（東海大学）

わが国で先天性代謝異常疾患に対する最初の骨髄移植は東北大でのI-cell病の症例で1985年9月26日に実施されている。

2例目も東北大でMLDの症例で、1986年6月16日に実施されている。

3例目が東海大学のモルキオ病の患者さんで、1986年6月19日に実施されている。「ムコ多糖症としては初めて」となると思われる。

4例目が東北大でMPS-Ⅵで1988年7月12日である。

このようにみて行くと、東北大学が初期の移植を行っておられた様子が分かる。

1990年代になると、筆者折居から紹介した患者さんたちを東海大学で移植をしていただく機会が多くなっていった。

III. 酒井規夫先生記載

阪大関係での国内、国際的な発表について簡単にまとめた。

1. 日本で初めてのムコリピドーシスの変異報告
Otomo T, Muramatsu T, Yorifuji T, Okuyama T, Nakabayashi H, Fukao T, Ohura T, Yoshino M, Tanaka A, Okamoto N, Inui K, Ozono K, Sakai N., Mucolipidosis II and III alpha/beta: mutation analysis of 40 Japanese patients showed genotype-phenotype correlation. J Hum Genet. 2009 Mar; 54(3): 145-51. Epub 2009 Feb 6.

2. 世界で初めてのムコリピドーシスの原因遺伝子の分離（学会のみ）
Yorifuji T, Kawai M, Momoi T, Yorifuji J, Nagasaka H, Takayanagi M, Nakahata T, MGC4170 is the I cell disease (mucolipidosis II) gene; mutational analysis of Japanese patients. 55th ASHG 2005 annual meeting p268 (poster 1417)

3. 世界で初めてのクラッベ病の遺伝子変異報告
Sakai N, Inui K, Fujii N, Fukushima H, Nishimoto J, Yanagihara I, Isegawa Y, Iwamatsu A, Okada S. Krabbe disease: isolation and characterization of a full-length cDNA for human galactocerebrosidase. Biochem Biophys Res Commun. 198(2): 485-91, 1994.

4. 世界で初めてのクラッベ病の原因遺伝子のゲノム構造解析
Sakai N, Fukushima H, Inui K, Fu L, Nishigaki T, Yanagihara I, Tatsumi N, Ozono K, Okada S. Human galactocerebrosidase gene: promoter analysis of the 5'-flanking region and structural organization. Biochim Biophys Acta. 1395(1): 62-7, 1998.

5. 世界で初めてのフコシドーシスの原因遺伝子のcDNA単離
Fukushima H, de Wet JR, O'Brien JS., Molecular cloning of a cDNA for human alpha-L-fucosidase. Proc Natl Acad Sci USA. 82(4): 1262-5, 1985.

6. 日本で初めてのフコシドーシスの変異報告
Akagi M, Inui K, Nishigaki T, Muramatsu T, Kokubu C, Fu L, Fukushima H, Yanagihara I, Tsukamoto H, Kurahashi H, Okada S. Mutation analysis of a Japanese patient with fucosidosis. J Hum Genet. 44(5): 323-6, 1999.

7. GM1ガングリオシドーシスの欠損酵素の発見
Okada, S., O'Brien, J. S. Generalized gangliosidosis: beta-galactosidase deficiency.

Science 160: 1002-1004, 1968.

8. テイ-ザックス病欠損酵素の発見

Okada S, O'Brien JS. Tay-Sachs disease: generalized absence of a beta-D-*N*-acetylhexosaminidase component. Science. 165(894): 698-700, 1969.

9. 乳児型シアル酸蓄積病の日本人発の変異報告（学会のみ）

酒井規夫，村松　岳，大野耕策，中野千鶴子，山田穣，塚本浩子，乾　幸治，岡田伸太郎：乳児シアル酸蓄積症の邦人報告例におけるsialin遺伝子の変異解析．日本先天代謝異常学会総会2000年

Ⅳ. 吉田邦広先生

信州大学医学部神経難病学講座（キッセイ薬品工業株式会社　寄附講座）分子遺伝学部門

1. 本邦で初めてのアスパルチルグルコサミン尿症を報告しています。

Yoshida K, Ikeda S, Yanagisawa N, Yamauchi T, Tsuji S, Hirabayashi Y. Two Japanese cases with aspartylglycosaminuria: clinical and morphological features. *Clin Genet* 40: 318-325, 1991.

この症例では後に遺伝子変異も同定している。

Yoshida K, Yanagisawa N, Oshima A, Sakuraba H, Iida Y, Suzuki Y. Splicing defect of the glycoasparaginase gene in two Japanese siblings with aspartylglucosaminuria. *Hum Genet* 90: 179-180, 1992.

2. 遺伝性セルロプラスミン血症（無セルロプラスミン血症）に関して，世界で初めての剖検例を報告している。

Morita H, Ikeda S, Yamamoto K, Morita S, Yoshida K, Nomoto S, Kato M, Yanagisawa N. Hereditary ceruloplasmin deficiency with hemosiderosis: a clinicopathological study of a Japanese family. Ann *Neurol* 37: 646-656, 1995.

また無セルロプラスミン血症が世界で初めてセルロプラスミン遺伝子の異常に起因する疾患であることを報告している（ヒトでのセルロプラスミン遺伝子異常の最初の報告である。この当時はまだ無セルロプラスミン血症という病名はなかった）。

Yoshida K, Furihata K, Takeda S, Nakamura A, Yamamoto K, Morita H, Hiyamuta S, Ikeda S, Shimizu N, Yanagisawa N. A mutation in the ceruloplasmin gene is associated with systemic hemosiderosis in humans. *Nat Genet* 9: 267-272, 1995.

厳密にはHarris ZLらが同じ1995年の3月号（上記のNat Genetも3月号です）のProc Natl Acad Sci USAにセルロプラスミン遺伝子異常を報告しているので単独での世界初ということにはならない。

Ⅴ. 折居忠夫記載
（札幌医大・岐阜大学小児科）

■症例報告

1. 折居忠夫，南良二，千葉学道，山口衛，津川敏，中尾亨，堀野清孝，佐久間和子：Morquio症候群についての検討．骨代謝 5：72-78, 1971（世界初），Morquio病の中間型を報告

2. 折居忠夫，南良二，千葉学道，山口衛，津川敏，小西忠子，中尾亨，堀野清孝，大鹿栄達：Scheie症候群の1例．小児科診療 34：875-886, 1971（日本初）第72回日本小児科学会（1969）に発表

3. 折居忠夫：遺伝性酸性ムコ多糖体代謝障害、医療 26: 381-396, 1972（日本初）本文の要旨は第26回国立病院療養所総合医学会・重心・筋ジス分科会（昭和46年9月26日）において特別講演として発表した。角膜混濁のあるI-Cell病について報告した。（日本初）

4. Orii T, Minami R, Sukegawa K, Sato S, Tsugawa S, Horino K., Miura R., Nakao T：A new type of mucolipidosis with β-galactosidase deficiency and glycopeptiduria. Tohoku J. Exp. Med. 107：303, 1972.（世界初）

5. 十川英明，渡辺章，山内豊茂，中村富久美，工藤亨，大柳和彦，折居忠夫，堀野清孝：Niemann-Pick病B型の兄弟例．日児誌 80: 19-26, 1976（日本初）

6. 折居忠夫，祐川和子，田中浩，南良二，千葉学道，渡辺章：角膜の混濁のあるHunter症候群の2家系2症例．医学のあゆみ 108: 299-301, 1979（日本初）

7. 佐々木公男，中村仁志夫，種田雅彦，南良二，篠田実：Sanfilippo 症候群A型の1剖検例．Neuropathol. 6: 41-51, 1985.（日本初）

8. 多賀俊明，児玉真理子，祐川和子，折居忠夫，玉郡覇栄一：Sanfilippo症候群C型の4例—同一家系内に発症した．医学のあゆみ 117: 864-866, 1981.（日本初）

9. 折居忠夫，鬼満雅，祐川和子，兼村敏生，服部悟，多

賀俊明, 黄光前: N-Acetylgalactosamine-6-Sulfate Sulfatase 欠損症の遅発型の兄弟例. 結合組織 13: 169-175, 1981.（世界初）

10. 多賀俊明, 桑原尚志, 中村仁, 黄光前, 浅野直美, 松井寛雄, 市橋寛, 祐川和子, 折居忠夫, 井関部夫, 鬼満雅: β-Glucuronidase 欠損症（MPS Ⅶ型）の2症例. 日本小児科学会雑誌 89: 2608-2617, 1985.（日本初）

11. Ishii N, Oohira T, Oshima A, Sakuraba H, Endo F, Matsuda I, Sukegawa K, Orii T, Suzuki Y : Clinical and molecular analysis of a Japanese boy with Morquio B disease. Clin. Genet. 48 : 103-108, 1995.（日本初）

■研究発表

1. Orii T: Non-sulfated acid mucopolysaccharide excretion in normal male children and adults. Biochim Biophys Acta 170: 206-208, 1968. 世界初, 非硫酸化GASsが成人に比し, 小児では数分の1であることを示した。

2. 中尾亨, 堀野清孝, 川村芳弘, 折居忠夫: 小腸生検の小児科領域への臨床的応用 小児科臨床 24: 2433-2439, 1971（世界初）, Crosby-Kuglar型小腸生検器具を直腸への使用は初めてと考える。筋層まで達せず, 穿孔の危険は経験なく, 極めて有効で安全であった。

3. 折居忠夫, 南良二, 山口衛, 千葉学道, 津川敏, 堀野清孝, 中尾亨: Morquio' s syndromeとKeratosulfaturia, 医学のあゆみ 78：817-818, 1971, （日本初）、ケラタン硫酸尿を証明。

4. Horino K., Orii T., Nakao T.: Electron microscopic observations of the rectal mucosa in various lipidosis. Jap. J. Clin. Electron. Microscopy 5：305- 306, 1972.

5. Orii T, Sukegawa K, Minami R, Tsugawa S, Nakao T : Pattern of β-galactosidase deficiency in GMl-gangliosidosis type l and type 2 Tohoku J. exp. Med, 110：309-310, 1973.

6. Orii T, Chiba T, Minami R, Sukegawa K, Nakao T : Hyperglycopeptiduria in genetic mucolipidosis. Tohoku J. Exp. Med. 112：373-380, 1974.

7. Orii T., Sukegawa K., Nakao T : A variant of GMl-gangliosidosis type 2 and Enzymic differences between GMl-gangliosidosis type l and 2, Tohoku J. Exp. Med. 117: 99-100, 1975.

8. Orii T, Nakamura F., Kudoh T, Tsuchicashi K, Nakao T: A profound deficiency of〔CH$_3$-^{14}C〕choline sphingomyelin-cleaving enzyme in Niemann-Pick disease type B. Tohoku J. Exp. Med. ll7: 193-195, 1975.（日本初）

9. 山口衛, 南良二, 折居忠夫, 中尾亨: I-cell diseaseの酸性ムコ多糖尿. 医学のあゆみ 94: 676-677, 1975. （日本初）

10. 祐川和子: 肝および脳のβ-galactosidaseとGMl-gangliosidosisについて. 札幌医誌 44：341-350, 1975.（日本初）

11. 中村富久美, 折居忠夫, 中尾亨, 土橋桂子:〔CH$_3$-^{14}C〕choline sphingomyelin の 合 成 と 肝 sphingomyelinase活性. 医学のあゆみ 96：162-164, 1976.（日本初）

12. 中村富久美, 折居忠夫, 中尾亨, 千葉学道, 渡辺章: Niemann-Pick病の患者および保因者のsphingomyelinase活性. 医学のあゆみ 99：609-611, 1976.（日本初）

13. Kudoh T, Orii T, Nakao T, Sakagami T : Three cases of GM1-gangliosidosis Clin. Chim. Acta. 70: 277-283, 1976.

14. Kudoh T：The abnormalities of beta-galactosidase in GMl-gangliosidosis. Tohoku J. exp. Med. 125: 93-101, 1978.

15. Kudoh T., Kikuchi K., Nakamura F., Yokoyama S., Karube K., Tsugawa S., Minami R., Nakao T: Prenatal diagosis of GMl-gangliosidosis : Biochemical manifestations in fetal tissues. Hum Genet 44: 287, 1978.（日本初）

16. 南良二, 土山晃, 工藤亨, 大柳和彦, 阿部克之, 軽部幸治, 津川敏: 羊水診断を試みたHurler症候群. 臨小医 27: 17-20, 1979.

17. Mimami R, Abo K, Kudoh T, Tsugawa S, Oyanagi K, Nakao T: Identification of keratin sulfate in liver affected by Morquio syndrome. Clin, Chim Acta 93: 207-213, 1979.（世界初）

18. 菊地浩一, 津川 敏, 我妻浩治, 中村富久美, 南良二: Tay-Sachs病の出世前診断. 臨小医 30: 89-93, 1982.

19. Fujibayashi S, Minami R, Ishikawa Y, Wagatsuma K, Nakao T, Tsugawa S: Properties of alpha-L-iduronidase in cultured skin fibroblasts from alpha-L-iduronidase-deficient

patients Hum. Genet. 65: 268-272, 1984.(世界初)
20. Ishikawa Y, Makita A, Minami R:Characterization of neutral and acidic Glycosphingolipids in brains of two patients with GMl-gangliosidosis type 1 And type 2. J Neurochemistry 44: 1100-1106, 1985.
21. Nakashima M, Kudoh T, Sukegawa K, Maruyama K, Orii T: Metabolism of sphingomyelin in cultured skin fibroblasts from patients with different types of Niemann-Pick disease. Tohoku J. exp. Med. 148: 365-371, 1986.(日本初)
22. 兼村敏生, 松井寛雄, 児玉真理子, 折居忠夫: Morquio症候群の酵素診断. 医学のあゆみ 118: 215-217, 1981.(日本初)
23. Sukegawa K, Orii T : Residual activity in fibroblasts from two brothers with the late-onset forrn of N-acetylgalactosamine-6-sulphate sulphatase deficiency. J. Inher. Metab. Dis. 5: 231-232, 1982.(世界初)
24. Huang K-C, Sukegawa K, Orii T: Glycosaminoglycan excretion in random samples of urine. Clin. Chim. Acta 151: 141-146, 1985.(世界初)
25. Huang K-C, Sukegawa K, Orii T: Screening test for urinary glycosaminoglycans and differentiation of various mucopolysaccharidoses. Clin. Chim. Acta 151: 147-156, 1985.(世界初)
1981年9月にDr. Hopwoodが岐阜大学小児科を訪問され、教室の黄さん、次にDr. Hopwoodが尿中GAGsの講演を行い、Cappellettiら(1979)が動物組織用として新たに一次元電気泳動法を開発したが、それを尿中GAGsの分析用に改良して両研究機関が独立して使用しており驚きであった。
26. Sukegawa K, Orii T: Quantitation and biosynthesis of β-glucuronidase cross-reactive material in fibroblasts from patients with mucopolysaccharidosis Ⅶ. J. Inher. Metab. Dis. 8: 145-146, 1985.(世界初)
27. Takahashi Y, Orii T: Severity of GM1 gangliosidosis and urinary oligosaccharide excretion. Clin. Chim. Acta 179: 153-162, 1989.(世界初)
28. Takahashi Y, Orii T: Diagnosis of subtypes of GM1 gangliosidosis in vitro and in vivo – Using urinary oligosaccharides as substrate – . Clin. Chim. Acta 179: 219-228, 1989.(世界初)
29. Tomatsu S, Sukegawa K, Ikedo Y, Fukuda S, Yamada Y, Sasaki T, Okamoto H, Kuwabara T, Orii T: Molecular basis of mucopolysaccharidosis typ Ⅶ : replacement of Ala619 in beta-glucuronidase with Val. Gene 89: 283-287, 1990.(世界初)
30. Masuno M, Tomatsu S, Sukegawa K, Orii T: Non-existence of a tight associaton between a 444 leucine to proline mutation and phenotype of Gaucher disease: high frequency of a NciI polymorphism in the non-neuronopathic form. Hum Genet 84: 203-206, 1990.(日本初)
31. Sasaki T, Sukegawa K, Masue M, Fukuda S, Tomatsu S, Orii T: Purification and partial characterization of a-N-acetylglucosaminidase from human liver. J. Biochem. 110: 842-846, 1991.(世界初)後年、Dr. Neufeldの懇請により分与。
32. Masue M, Sukegawa K, Orii T, Hashimoto T: N-Acetylgalactosamine-6-sulfate sulfatase in human placenta —purification and chracterization—. J. Biochem. 110: 965-970, 1991.(世界初)抗体を調製し、N-Acetylgalactosamine-6-sulfate sulfataseとgalacotose-6-sulsate sulfataseが同一酵素であることを証明した。
33. Tomatsu S, Fukuda S, Masue M, Sukegawa K, Fukao T, Yamagishi A, Hori T, Iwata H, Ogawa T, Nakashima Y, Hanyu Y, Yagi K, Hayashi Y Hashimoto H, Tikani K, Oyama R, Suzuki M, Orii T: Morquio disease: Isolation, characterization and expression of full-length cDNA for human N-acetylgalactosamine-6-sulfate sulfatase. Biochem. Biophys. Res. Commun. 181: 677-683, 1991.(世界初)
34. Takahashi Y, Nakamura Y, Yamaguchi S, Orii T: Urinary oligosaccharide excretion and severity of galactosialidosis and sialidosis. Clin. Chim. Acta 203: 199-210, 1991.(世界初)
35. Sukegawa K, Tomatsu S, Tamai K, Ikeda M, Sasaki T, Masue M, Fukuda S, Yamada Y, Orii T: Intermediate form of mucopolysaccharidosis type II (Hunter disease): A C1327 to T substitution in the iduronate sulfatase gene. Biochem. Biophys. Res. Commun. 183: 809-813, 1992.(軽症型では世界初)
36. Nakamura Y, Takahashi Y, Yamaguchi S,

Omiya S, Orii T, Yara A, Gushiken M: Severe infantile sialidosis : The characteristics of oligosaccharides isolated from the urine and the abdominal ascites. Tohoku J. Exp. Med. 166: 407-415, 1992.(世界初)

37. Fukuda S, Tomatsu S, Masue M, Sukegawa K, Iwata H, Ogawa T, Nakashima Y, Hori T, Yamagishi A, Hanyu Y, Morooka K, Kiman T, Hashimoto T, Orii T: Mucopolysaccharidosis type IV A. N-acetylgalactosamine-6-sulfate sulfatase exonic point mutations in classical Morquio and mild cases. J. Clin. Invest. 90: 1049-1053, 1992. (世界初)

38. Kobayashi T, Goto I, Okada S, Orii T, Ohno K, Nakano T : Accumulation of lysosphingolipids in tissues from patients with GM1 and GM2 gangliosidoses. J. Neurochem. 59: 1452-1458, 1992. (世界初)

39. Masuno M, Tomatsu S, Nakashima Y, Hori T, Fukuda S, Masue M, Sukegawa K, Orii T: Mucopolysaccharidosis IVA : Assignment of the human N-acetylgalactosamine-6-sulfate sulfatase (GALNS) gene to chromosome 16q24. Genomics 16: 777-778, 1993.(世界初)

40. Nakashima Y, Tomatsu S, Hori T, Fukuda 5, Sukegawa K, Kondo N, Suzuki Y, Shimozawa N, Orii T: Mucopolysaccharidosis IVA : Molecular cloning of the human N-acetylgalactosamine-6-sulfatase gene (GALNS) and analysis of the 5'-flanking region. Genomics 20: 99-104, 1994. (世界初)

41. Yamagishi A, Tomatsu S, Fukuda S, Uchiyama A, Shimozawa N, Suzuki Y, Kondo N, Sukegawa K, Orii T : Mucopolysaccharidosis type I: identification of common mutations that cause Hurler and Scheie syndromes in Japanese populations Hum. Mutat. 7: 23-29, 1996. McKusickの1972年の説を証明した貴重な報告

42. Takahashi Y, Sukegawa K, Aoki M, Ito A, Suzuki K, Sakaguchi H, Watanabe M, Isogai K, Mizuno S, Hoshi H, Kuwata K, Tomatsu S, Kato S, Ito T, Kondo N, Orii T : Evaluation of accumulated mucopolysaccharides in the brain of patients with mucopolysaccharidoses by (1) h-magnetic resonance spectroscopy before and after bone marrow transplantation. Pecliatr. Res. 49: 349-355, 2001.(世界初)

43. Tomatsu S, Orii KO, Vogler C, Grubb JH, Snella EM, Glltierrez MA, Dieter T, Sukegawa K, Orii T, Kondo N, Sly WS: Missense models [Gustm (E536A) Sly, Gustm (E536Q) Sly, and Gustm (Ll75F) Sly] of murine mucopolysaccharidosis type VII produced by targeted mutagenesis, Proc. Natl. Acad. Sci. USA 99: 14982-14987, 2002.(世界初)

44. Tomatsu S, Orii KO, Vogler C, Grllbb JH, Snella EM, Glltierrez M, Dieter T, Holden CC, Sukegawa K, Orii T, Kondo N, Sly WS : Production of MPS VII mouse (Gus (tm (hE 540A. mE 536A) Sly)) doubly tolerant to human and mouse beta-glucuronidase. Hum. Mol. Genet. 12: 961-973, 2003.(世界初)

45. Tomatsu S, Okamura K, Taketani T, Orii KO, Nishioka T, Gutierrez MA, Velez-Castrillon S, Fachel AA, Grubb JH, Cooper A, Thornley M, Wraith E, Barrera LA, Giugliani R, Schwartz IV, Frenking GS, Beck M, Kircher SG, Paschke E, Yamaguchi S, Ullrich K, Isogai K, Suzuki Y, Orii T, Kondo N, Creer M. Noguchi A: Development and testing of new screening method for keratan sulfate in mucopolysaccharidosis IVA . Pediatr. Res. 55: 592-597, 2004.(世界初)

46. Tomatsu S, Orii KO, Vogler C, Grllbb JH, Snella EM, Glltierrez M, Dieter T, Holden CC, Sukegawa K, Orii T, Kondo N, Sly WS : Production of MPS VII mouse (Gus (tm (hE 540A. mE 536A) Sly)) doubly tolerant to human and mouse beta-glucuronidase. Hum. Mol. Genet. 12: 961-973, 2003.(世界初)

47. Tomatsu S, Montano AM, Dung VC, Ohashi A, Oikawa H, Oguma T, Orii T, Barrera L, Sly WS.: Enhancement of drug delivery : enzyme-replacement therapy for murine Morquio A syndrome. Mol Ther. 18: 1094-1102, 2010.(世界初)

VI. 北海道大学小児科

(依頼されていませんが、気がついた範囲以内で)

1. Kajii T, Matsuda I, Ohsawa T, Katsunuma H, Ichida T, Arashima S.: Hurler-Scheie genetic

compound (mucopolysaccharidosis IH-IS) in Japanese brothers. Clin. Genet. 6: 394-400, 1974.（日本初であるが世界初かは？）
2. Matsuda I, Arashima S, Anakura M, Ege A, Hayata I: Fucosidosis. Tohoku J Exp Med 109: 41, 1973.
3. Matsuda I, Arashima S, Oka Y, Mitsuyama T, Ariga S, Ikeuchi T, Ichida T: Prenatal diagnosis of fucosidosis. Clin Chim Acta 63: 55, 1975.（世界初）
4. Yamashita K, Tachibana Y, Takada S, Matsuda I, Arashima S, Kobata A: Urinary glycopeptides of fucosidosis. J Biol Chem 254: 4820, 1979.（世界初）

以上である。日本初か世界初かでこだわった。ご連絡をいただいた先生方に深く感謝いたします。

註1）出生前診断数については、世界初・日本初のみでなく、提出された報告は掲載することとした。
註2）疾患病因遺伝子変異の世界で初めての報告としたが、日本で初めてとか、ゲノム遺伝子の報告とか必ずしも意図が徹底しない点もあるが、そのまま掲載することにした。

ムコ多糖症の治療 11

11-1 ムコ多糖症に対する対症療法、欧米における治療法開発の現況

戸松俊治、鈴木康之

はじめに

造血幹細胞移植や酵素補充療法などの原因療法の進歩により、患者の全身状態やQOLの改善が可能となったが、まだ完全にムコ多糖症を根治できる状況には至っていない。また上記原因療法が進歩しても、全身状態とQOLの一層の改善を目的に、支持療法や対症療法を効果的に組み合わせることが重要である。患者の経過観察を綿密に行い、起こり得る合併症を予測して早期の介入を提供することで転帰を最大限に改善できる。本項では、ムコ多糖症の対症療法と、欧米における治療法開発の現況について述べる。

I. 対症療法

1. 理学療法

理学療法や毎日の運動は関節障害を遅らせ、運動能力を改善する可能性がある。種々の運動訓練は関節機能の維持に一定の効果をもたらすと考えられ、早期に開始すべきである。一旦、明らかな関節制限が生じると可動域を改善することは困難であるが、理学療法はさらなる関節制限を最小限に抑える可能性がある。各種運動訓練、絵画、書字、水泳、パソコンのタイピングなどは関節機能や微細な運動能力の維持に一定の効果をもたらすと考えられ、臨床経過の早い段階に開始すべきである(**表1**)。手首用スプリントやプラスチック装具が微細運動に有用な場合がある。歩行や乗馬は身体持久力を高める。ムコ多糖症に対して行われる理学療法の種類やその効果は患者により異なる。重度のムコ多糖症を有する乳児患者には早期学習を促進する刺激環境が必要であり、全般的障害が生じる年齢になっても、一部の能力を温存できる可能性がある。

2. 食事

疾患の進行に対して有効な食事は今のところ知られていないが、大豆製品の摂取は有用であるかもしれない[1]。過剰粘液を認める患者には牛乳、砂糖、乳製品の制限が有用であると言われている。

3. 手術

扁桃摘出術やアデノイド切除術は、閉塞性気道障害や睡眠時無呼吸を認める患者の呼吸を改善する可能性がある。睡眠試験により気道状態や夜間の酸素投与の必要性を評価して手術適応を決定する。扁桃やアデノイド肥大がなくても、気道の狭窄によって閉塞性気道障害を認める場合もあり、そのような症例ではBiPAPが有用である。呼吸障害が重篤な場合は、呼吸を補助するため気管挿管や気管切開が必要になる。その他の外科的治療としては、ヘルニアの修復、過剰脳脊髄液に対する脳ドレナージ、骨格障害などによる神経及び神経根圧迫の解放、心臓弁置換術、角膜移植なども行われる。著明な角膜混濁を認める患者では、角膜移植により視力が改善する可能性がある。心臓弁置換術は成人後しばしば問題となるが、全身麻酔が可能な時期に早めに検討する必要がある。I型及びII型患者の水頭症に対してはシャント術が施行される。I型、II型、IV

表1 主なサポート療法

支持療法
持続的陽圧呼吸
気管内挿管
リストバンド
コルセット
理学療法
各種運動訓練
水泳
絵画、書字、キーボーディング
遊具
手術
頸部固定術
骨切り術
股関節置換術
角膜移植
心臓弁置換術
アデノイド切除術
扁桃摘出術
鼓膜チューブ挿入術
抗炎症剤
アスピリン、他

A型及びⅥ型患者はしばしば、頸椎固定術、脊髄減圧術、骨切り術、股関節置換術などの外科的治療を必要とする(**表1**)。

4. 管理

関節痛に対する非ステロイド系抗炎症剤(NSAIDs)、慢性気管支炎に対する気管支拡張剤・去痰剤、肺疾患に対する酸素投与などが支持療法として用いられる。身体の活動性を維持し、股関節や膝関節の過負荷を避けるため、肥満をなくす必要がある。ひさし付きキャップ帽やサングラスの着用は角膜混濁による羞明の軽減に役立つ。その他、乳児の学習障害・発達遅延に対する支援教育、耳の感染症及び難聴予防のための鼓膜換気チューブなどがある。

Ⅱ. 欧米における治療法開発の現況

1. 酵素補充療法(ERT)

現在、Ⅰ型、Ⅱ型及びⅥ型に対するERTは実用化されており、ⅣA型に対するERTの臨床試験が行われている(**表2**)。現行のERTは血液脳関門を通過せず、このため中枢神経病変への効果は期待できないが、ERTに対する反応を高めるため、またERTが無効な病変や臓器に対する新たな治療法を開発するため、さらなる研究が行われている。

■中枢神経系への酵素供給

遺伝子組み換え酵素を静脈投与しても、酵素タンパクは血液脳関門を通過しないため、現在、中枢神経系に酵素を供給するための様々な方法、すなわち、中枢神経への酵素の直接投与、ポンプによる持続注入、マイクロカプセル埋め込み、組み換えキメラタンパクの作成、血液脳関門通過を可能にする経路などが検討されている(**表2**)。

髄腔内ERTは、ライソゾーム蓄積症による中枢神経症状の治療法として期待されている。Ⅰ型、Ⅱ型、ⅢA型及びⅢB型の動物モデルを用いた実験により、髄注された酵素が中枢神経系全体に分布して脳組織内へも入り込み、ライソゾーム内蓄積物質の排泄を促進することが示されている。現在、Ⅰ型及びⅡ型患者を対象に髄腔内ERTの安全性及び有効性を検討する研究が実施され、ⅢA型を対象としたERT髄腔内投与の臨床試験も開始される予定である。脊髄圧迫を生じたⅥ型小児患者に対しても髄腔内ERTが行われたが、この症例では膀胱機能や神経症状は改善したものの、歩行能力が悪化し、全身的な筋緊張低下をきたしたため、救命のため頸部固定術が施行された。この結果は、髄腔内ERTによる関節内の蓄積軽減に伴い頸椎の不安定性が顕在化する可能性があり、髄腔内ERTで期待される脊髄圧迫症状の改善を打ち消してしまう可能性があることを示唆している。

表2 蓄積物質を減量する治療

治療法	動物モデル	臨床試験	認可
分解			
ERT (経静脈)	Ⅰ, Ⅱ, ⅢA, ⅢB, ⅣA, Ⅵ, Ⅶ	Ⅰ, Ⅱ, ⅣA, Ⅵ	Ⅰ, Ⅱ, Ⅵ
ERT (髄腔内)	Ⅰ, Ⅱ, ⅢA, ⅢB, Ⅵ, Ⅶ	Ⅰ, Ⅱ, Ⅵ	
		ⅢA(2010年予定)	
遺伝子治療	Ⅰ, Ⅱ, ⅢA, ⅢB, ⅣA, Ⅵ, Ⅶ	Ⅰ, Ⅱ(不成功)	
		ⅢA(2010年予定)	
HSCT	Ⅰ, Ⅵ, Ⅶ	Ⅰ, Ⅱ, ⅢA, ⅢB, ⅣA, Ⅵ, Ⅶ	
iPS	NA	NA	
ケミカルシャペロン	NA	NA	
合成			
SRT	Ⅰ, Ⅱ, ⅢA, ⅢB, ⅣA, Ⅶ	Ⅰ, Ⅱ, ⅢA, ⅢB	
SOT	ⅢA		
RNAi	ⅢA, ⅢB		

ERT: enzyme replacement therapy (酵素補充療法)
HSCT: hematopoietic stem cell transplantation (造血幹細胞移植), SRT: substrate reduction therapy (基質抑制療法),
SOT: substrate optimized therapy (基質最適化療法)

2. 造血幹細胞移植

造血幹細胞移植 (hematopoietic stem cell transplantation：HSCT) では、ドナー骨髄に由来するマクロファージ (クッパー細胞；肺胞、膵臓、リンパ節、扁桃、及び腹膜のマクロファージ；及びミクログリア細胞) が補われ、これらが様々な蓄積部位に到達し、正常酵素の持続的供給源となる[2]。HSCTは、慎重に選ばれた小児患者を対象に、移植前の詳細な臨床評価を行い、その結果を長期にわたり系統的に観察できる場合にのみ実施可能である[3]。

HSCTを施行した患児の臨床転帰は様々であり、臨床的な重症度や移植時の年齢により異なる。成人ではHSCTは行われていない。生着不全や移植片対宿主病 (graft-versus-host disease：GVHD) は多くの小児患者において HSCT 成功の大きな障害となり[4,5,6]、移植術に伴う病態悪化や死亡のリスクは高い[3]。HSCTはⅠ型重症患児 (Hurler病) において、一部の症状の進行を抑制することに成功している[2,3,7,8,9]。患者の多様性から効果の解釈はやや難しいが、HSCTは生存率を高め、肝脾腫や顔貌異常を軽減し、聴力を改善し、心機能を維持することが示されている。Hurler病患者の心機能については、心機能の安定化ないし改善、心肥大の回復と心腔容積の正常化が認められているが、弁膜症の進行には有意な影響は見られなかった[10]。一方、骨格症状や角膜混濁は引き続き進行し、その速度はHSCT患児と未施行患児では同程度であった[11]。

HSCTに対する神経学的な反応は様々であり、生着時の患児の年齢や知的能力に関連する。明らかな発達障害が現れる前 (通常は12〜18ヵ月) にHSCTを受けた患児では、HSCTは認知機能低下を遅延させると考えられる。HSCT施行前に明らかな認知障害を認める患児では、発達面の効果は得られないと考えられる。最近の報告では、早期であれば、HSCTがⅡ型及びⅢ型患者の認知機能に有効であることが示されている[12]。

HSCT施行患者では寿命の延長が一因となり、股関節や膝関節の疼痛や拘縮の悪化、手根管症候群、脊髄圧迫、進行性の胸腰椎後弯などを生じ[3]、HSCT後に様々な整形外科手術を要する場合もある[13]。

■ERT及びHSCTの併用

HSCTと酵素補充療法 (ERT) の併用が26名で行われているが、生着率や生存率に変化は認められなかった[14]。移植前からのERT併用がHSCTによる合併症を軽減するか否かについては、まだ系統的な検討がなされていない。理論的には、HSCT前のERT導入が症状を緩和し、HSCT施行時の合併症を軽減する可能性があると考えられる。長期的なERTとHSCTの併用が重症患者の転帰を改善するか否かは、興味深い問題である。

3. 基質抑制療法 (Substrate Reduction Therapy：SRT)

イソフラボンはムコ多糖症で蓄積するGAGやその他の基質の生産を抑制すると考えられ、その投与が今後、治療法としての役割を果たす可能性がある[1,15]。現在、Ⅰ型、Ⅱ型、ⅢA型及びⅢB型に対しSRTの検討が行われている (表2)。イソフラボンの1種であるゲニステイン (4', 5, 7-trihydroxyisoflavone or 5,7-dihydroxy-3- (4-hydroxyphenyl) -4H-1-benzopyran-4-one) は、上皮成長因子受容体のリン酸化を阻害することでGAG合成能を間接的に障害すると考えられている[16]。GAG合成の低下は、患者の細胞内にGAGがさらに蓄積するのを防ぐと考えられる。ゲニステインの至適投与量については検討の余地があり、ⅢB型マウスモデルにおいては160mg/kg/dayまでの増量が試みられている[17]。ヘパラン硫酸 (HS) の基質最適化療法は、ムコ多糖症Ⅰ型、Ⅱ型、Ⅲ型に加え、ムコ多糖症Ⅶ型にも適用可能であるかもしれない[18,19,20]。

4. その他

ライソゾーム蓄積疾患などの神経変性疾患では、炎症や酸化ストレスが神経学的異常の原因として重視されていることから、ⅢA型マウスモデルでアスピリンによる非ステロイド系抗炎症剤 (NSAID) 療法が検討されている (表1)。アスピリンは炎症及び酸化ストレスに関連したmRNA量を正常化させており、ERTや細胞療法などとの併用が、ムコ多糖症に有用である可能性が示唆されている[21]。

ライソゾームは動物細胞における分解及び再生プロセスの中心であり、多くのライソゾーム遺伝子は協調的な転写挙動を示し、転写因子 (transcription factor EB：TFEB) により制御されている。ライソゾーム内に異常蓄積が生じるとTFEBは細胞質から核に移行し、標的遺伝子を活性化する。TFEBの過剰発現はライソゾーム生成を誘導し、ⅢA型マウスの細胞においてGAGなどの分解を亢進することが報告されている[22]。ライソゾームの生成や機能を制御するメカニズムを解明すれば、ムコ多糖症における細胞浄化を促進することができるかもしれない。

文献一覧

1) Piotrowska E, Jakóbkiewicz-Banecka J, Barańska S, Tylki-Szymańska A, Czartoryska B, Wegrzyn A, Wegrzyn G. Genistein-mediated inhibition of glycosaminoglycan synthesis as a basis for gene expression-targeted isoflavone therapy for mucopolysaccharidoses. Eur J Hum Genet 14(7):846-852, 2006.
2) Guffon N, Souillet G, Maire I, Straczek J, Guibaud P. Follow-up of nine patients with Hurler syndrome after bone marrow transplantation. J Pediatr. 133:119-25, 1998.
3) Neufeld EF, Muenzer J. The mucopolysaccharidosis. In: Sciver C, Beaudet A, Sly WS, Valle D, editors. The metabolic metabolic and molecular basis of inherited disease. New York: McGraw-Hill. 3421-52, 2001.
4) Peters C, Balthazor M, Shapiro EG, King RJ, Kollman C, Hegland JD, Henslee-Downey J, Trigg ME, Cowan MJ, Sanders J, Bunin N, Weinstein H, Lenarsky C, Falk P, Harris R, Bowen T, Williams TE, Grayson GH, Warkentin P, Sender L, Cool VA, Crittenden M, Packman S, Kaplan P, Lockman LA, Anderson J, Krivit W, Dusenbery K, Wagner J. Outcome of unrelated donor bone marrow transplantation in 40 children with Hurler syndrome. Blood. 87:4894-902, 1996.
5) Peters C, Shapiro EG, Krivit W. Hurler syndrome: past, present, and future. J. Pediatr. 133:7-9, 1998.
6) Peters C, Shapiro EG, Anderson J, Henslee-Downey PJ, Klemperer MR, Cowan MJ, Saunders EF, deAlarcon PA, Twist C, Nachman JB, Hale GA, Harris RE, Rozans MK, Kurtzberg J, Grayson GH, Williams TE, Lenarsky C, Wagner JE, Krivit W. Hurler syndrome: II. Outcome of HLA-genotypically identical sibling and HLAhaploidentical related donor bone marrow transplantation in fifty-four children. The Storage Disease Collaborative Study Group. Blood. 91:2601-2608, 1998.
7) Vellodi A, Young EP, Cooper A, Wraith JE, Winchester B, Meaney C, Ramaswami U, Will A. Bone marrow transplantation for mucopolysaccharidosis type I: experience of two British centres. Arch Dis Child. 76:92-99, 1997.
8) Souillet G, Guffon N, Maire I, Pujol M, Taylor P, Sevin F, Bleyzac N, Mulier C, Durin A, Kebaili K, Galambrun C, Bertrand Y, Froissart R, Dorche C, Gebuhrer L, Garin C, Berard J, Guibaud P. Outcome of 27 patients with Hurler's syndrome transplanted from either related or unrelated haematopoietic stem cell sources. Bone Marrow Transplant. 31:1105-17, 2003.
9) Staba SL, Escolar ML, Poe M, Kim Y, Martin PL, Szabolcs P, Allison-Thacker J, Wood S, Wenger DA, Rubinstein P, Hopwood JJ, Krivit W, Kurtzberg J. Cord-blood transplants from unrelated donors in patients with Hurler's syndrome. N Engl J Med. 350:1960-9, 2004.
10) Braunlin E, Mackey-Bojack S, Panoskaltsis-Mortari A, Berry JM, McElmurry RT, Riddle M, Sun LY, Clarke LA, Tolar J, Blazar BR. Cardiac functional and histopathologic findings in humans and mice with mucopolysaccharidosis type I: implications for assessment of therapeutic interventions in hurler syndrome. Pediatr Res. 59:27-32, 2006.
11) Weisstein JS, Delgado E, Steinbach LS, Hart K, Packman S. Musculoskeletal manifestations of Hurler syndrome: long-term follow-up after bone marrow transplantation. J Pediatr Orthop. 24:97-101, 2004.
12) Prasad VK, Kurtzberg J. Transplant outcomes in mucopolysaccharidoses. Semin Hematol. 2010;47: 59-69.
13) Masterson EL, Murphy PG, O'Meara A, Moore DP, Dowling FE, Fogarty EE. Hip dysplasia in Hurler's syndrome: orthopaedic management after bone marrow transplantation. J Pediatr Orthop. 16:731-733, 1996.
14) Cox-Brinkman J, Boelens JJ, Wraith JE. Haematopoietic cell transplantation (HCT) in combination with enzyme replacement therapy (ERT) in patients with Hurler syndrome. Bone Marrow Transplant. 38:17-21, 2006.
15) Piotrowska E, Jakobkiewicz-Banecka J, Tylki-Szymanska A, Liberek A, Maryniak A, Malinowska M, Czartoryska B, Puk E, Kloska A, Liberek T, Baranska S, Wegrzyn A, Wegrzyn G. Genistin-rich soy isoflavone extract in substrate reduction therapy for Sanfilippo syndrome: An open-label, pilot study in 10 pediatric patients. Curr Ther Res. 69(3):166-179, 2008.
16) Jakóbkiewicz-Banecka J, Piotrowska E, Narajczyk M, Barańska S, Wegrzyn G. Genistein-mediated inhibition of glycosaminoglycan synthesis, which corrects storage in cells of patients suffering from mucopolysaccharidoses, acts by influencing an epidermal growth factor-dependent pathway. J Biomed Sci. 2;16:26, 2009.
17) Malinowska M. Genistein improves neuropathology and corrects behaviour in a mouse model of mucopolysaccharidosis type IIIB. 11th International Symposium on Mucopolysaccharides and Related Diseases (Abstract), 2010.
18) Brown JR, Crawford BE, Esko JD. Glycan antagonists and inhibitors: a fount for drug discovery. Crit Rev Biochem Mol Biol. 42(6):481-515, 2007.
19) Schuksz M, Fuster MM, Brown JR, Crawford BE, Ditto DP, Lawrence R, Glass CA, Wang L, Tor Y, Esko JD. Surfen, a small molecule antagonist of heparan sulfate. Proc Natl Acad Sci U S A. 105(35):13075-80. Epub 2008.
20) Brown JR, Yang F, Sinha A, Ramakrishnan B, Tor Y, Qasba PK, Esko JD. Deoxygenated disaccharide analogs as specific inhibitors of beta1-4-galactosyltransferase 1 and selectin-mediated tumor metastasis. J Biol Chem. :4952-9. Epub 2008 Dec 23, 2009.
21) Richard M. Neuroinflammation and oxidative stress phenomena in the mucopolysaccharidosis IIIA mouse model: the positive effect of long term NSAID treatment. 11th International Symposium on Mucopolysaccharides and Related Diseases (Abstract), 2010.
22) Sardiello M, Palmieri M, di Ronza A, Medina DL, Valenza M, Gennarino VA, Di Malta C, Donaudy F, Embrione V, Polishchuk RS, Banfi S, Parenti G, Cattaneo E, Ballabio A. A gene network regulating lysosomal biogenesis and function. Science. 325(5939):473-7, 2009.

11-2 ムコ多糖症のADLとQOL

鈴木 康之

　ムコ多糖症は全身的な障害があり、日常生活動作 activity of daily life（ADL）や生活の質 quality of life（QOL）の低下が認められるが、今までADLやQOLの観点から患者の状態を定量的に調査研究した例は極めて限られている。造血幹細胞移植や酵素補充療法の発展により、ムコ多糖症の治療が可能になった現在、治療前後のADLやQOLを評価する事は、臨床的・生化学的な各種評価とともに、今後ますます重要になってくると思われる。本項ではムコ多糖症のADLとQOL評価法について述べる。

Hunter病患者のADL：FIM質問紙による評価

　ADLの評価については、Barthel index[1]、Katz index、Functional Independence Measure（FIM）[2]など様々な方法がある。FIMは幅広い年齢層で運動面・認知面の評価が可能で、小児用に開発されたWeeFIMもあり[3]、様々な病態や障害で利用されているが、認定を受けた専門家でないと評価できないという制約がある。FIMの長所を生かし、介護者・患者本人でも記入可能なFIM質問紙が慶応大学のグループによって開発され[4]、筆者らはこれを用いてHunter病のADL評価を行って、その有用性を確認したので紹介する[5]。

1）FIM質問紙

　FIM質問紙は運動13項目（食事、整容、入浴、上半身更衣、下半身更衣、トイレ動作、排尿コントロール、排便コントロール、移乗、トイレ移乗、浴槽移乗、移動、階段）、認知5項目（理解、表出、社会的交流、問題解決、記憶）からなり、各項目について順次質問に回答することで1点（最低点）～7点（最高点）のスコアが算定され

表1　FIM質問紙の質問項目

	項　目	スコア
運動	食事：用意された食べ物を口に運び、かんで、飲み込むまでの動作	1～7
	整容：歯みがき、整髪、手を洗う、顔を洗う、ひげそり（男）、化粧（女）	1～7
	入浴：おふろ・シャワーの時、首から下（背中含まず）を洗って拭く動作	1～7
	更衣（上半身）：腰から上の服の着替え、義肢・上肢装具の着脱	1～7
	更衣（下半身）：腰から下の服の着替え、靴の着脱、義肢・装具の着脱	1～7
	トイレ動作：トイレでの衣服の上げ下げ、陰部をふく動作	1～7
	排尿コントロール：排尿のコントロール、必要な器具・薬剤の使用	1～7
	排便コントロール：排便のコントロール、必要な器具・薬剤の使用	1～7
	移乗：起き上がり、ベッド・いす・車椅子への移動	1～7
	トイレ移乗：便器に移る時、便器から離れる時の動作	1～7
	浴槽移乗：浴槽・シャワー室に入りそこから出る動作	1～7
	移動：歩行、車椅子、這って移動	1～7
	階段：階段の昇り降り	1～7
	小計（運動）	13～91
認知	理解：相手の指示や会話が分かるか	1～7
	表出：声・文字によって相手に言おうとする内容が伝わるか	1～7
	社会的交流：社会生活で他人と折り合い、集団に参加する能力	1～7
	問題解決：日常生活に関連した問題に対応する能力	1～7
	記憶：日常生活を行う上で必要になる内容を記憶できる能力	1～7
	小計（認知）	5～35
	総　計	18～126

る(**表1**)。運動項目は合計13〜91点、認知項目は合計5〜35点、総合計は18〜126点となる。介助者が記録したFIM質問紙のスコアと専門家によるFIMのスコア一致率は高く、78%の症例でスコアが一致したとされている[4]。難点としては、質問項目が多いため、介助者の回答が不完全になりやすく、採点不能になってしまう場合があるので、回答の確認作業が必要である。

2）健常小児の年齢別スコア

FIM質問紙は主に成人を対象として開発されているため、小児用の質問項目を追加し、健常小児63名（1〜12歳、男児36名、女児27名）のスコアを年齢別に調査した。運動面・認知面ともに5歳まで急速に上昇し、7〜8歳でほぼ満点（成人レベル）になることが明らかになった（**図1**、黒実線）。

3）Hunter病患者のスコア

次いで日本人Hunter病患者27名（5〜41歳、重症型11名、軽症型16名、全員男性）について検討した。

軽症型では10歳ころまでのスコアは健常児とほぼ同等の経過をたどるが、成人後は、関節拘縮・難聴・視力低下などに起因すると思われる障害によって、スコアがわずかに低下する傾向が認められた（**図1**左、灰色点線）。運動面では、入浴・トイレ動作・排便コントロール・階段などの動作が低下しやすい。また難聴によって相手の言葉が聞き取れず理解力が低下したり、発声障害によって伝えたい事が伝わらない、社会生活上の問題解決が苦手になる、などの問題点も明らかになった。

重症型は全く異なる経過をたどる。運動面では6〜7歳に運動機能のピークを迎えるが、ピーク時でもスコアは50〜60点であり、2〜3歳の健常小児と同程度の運動機能である。しかし、運動項目のうち移乗・移動などの粗大運動は高得点を示し、年齢的にも比較的年長まで保たれることが多い（**図2**左）。一方、トイレ動作・排尿コントロール・更衣など、理解力を必要とする動作はスコアが伸びず、すぐに最低点にもどる傾向が強い（**図2**右）。認知面の各スコアはいずれも1〜2点と低く、6〜7歳でやや上昇を認めるものの、その後は再び1点を示す例が多い。

以上のようにFIM質問紙はHunter病の軽症型と重症型に明瞭に区別し、ADLの年齢的推移を予想することが可能である。また、造血幹細胞移植や酵素補充療法の効果を定量的に評価できると考えられ、データの蓄積が望まれる。

Hunter病患者・家族の心理状態

ムコ多糖症の様々な身体障害は、心理的にも大きな影響を患者・家族に及ぼす。

筆者らは10名の軽症Hunter病患者（13〜39歳）と

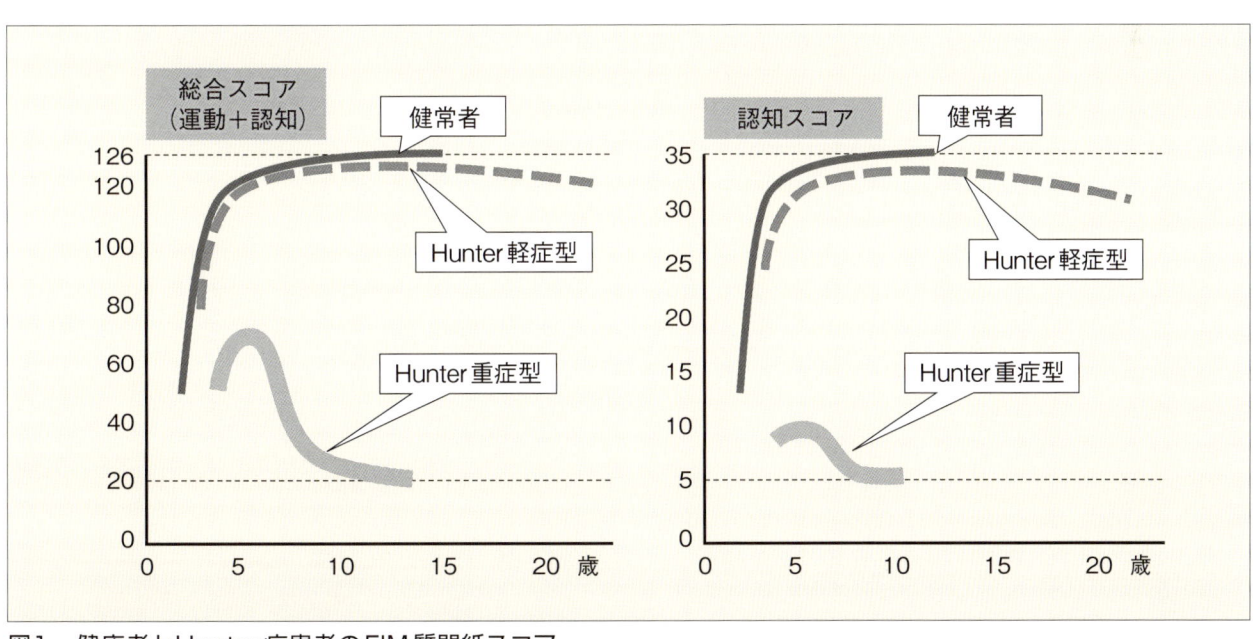

図1 健康者とHunter病患者のFIM質問紙スコア

健常小児では運動面・認知面ともに5歳まで急速に上昇し、7〜8歳でほぼ成人レベルに達する。軽症型Hunter病患者では10歳ころまで健常児と同様の伸びを示すが、関節拘縮・難聴・視力低下などに伴い、スコアが低下する傾向が認められる。重症型では6〜7歳に運動機能のピークを迎えるが、2〜3歳児程度の運動レベルである。重症型の認知機能はさらに低い。

その家族（父親6名、母親5名）の心理状態について検討した[6]。General Health Questionnaire (GHQ)（精神健康調査票、日本語版）[7]は、精神的ストレスの程度や精神疾患のリスクを評価する方法として広く利用されているが、Hunter病患者と両親は一般人に比べ精神的ストレスが高いことが明らかになった。特に運動面のFIMスコアが低下している患者、すなわち身体障害の強い患者ではストレスがより高いことも明らかになっている。不安状態を評価するState-Trait Anxiety Inventory (STAI)（状態・特性不安検査、日本語版）[8]は、生来的に不安を感じやすい性格と調査時点の不安の程度を評価する方法として利用されているが、Hunter病の患者と両親の不安状態は高い結果であった。

これらの調査結果は治療を受けていない状態での結果であり、治療開始によって改善することが期待されるが、治療自体も様々なストレスとなる可能性もあり、患者・家族の精神・心理状態に対する十分な配慮は不可欠である。

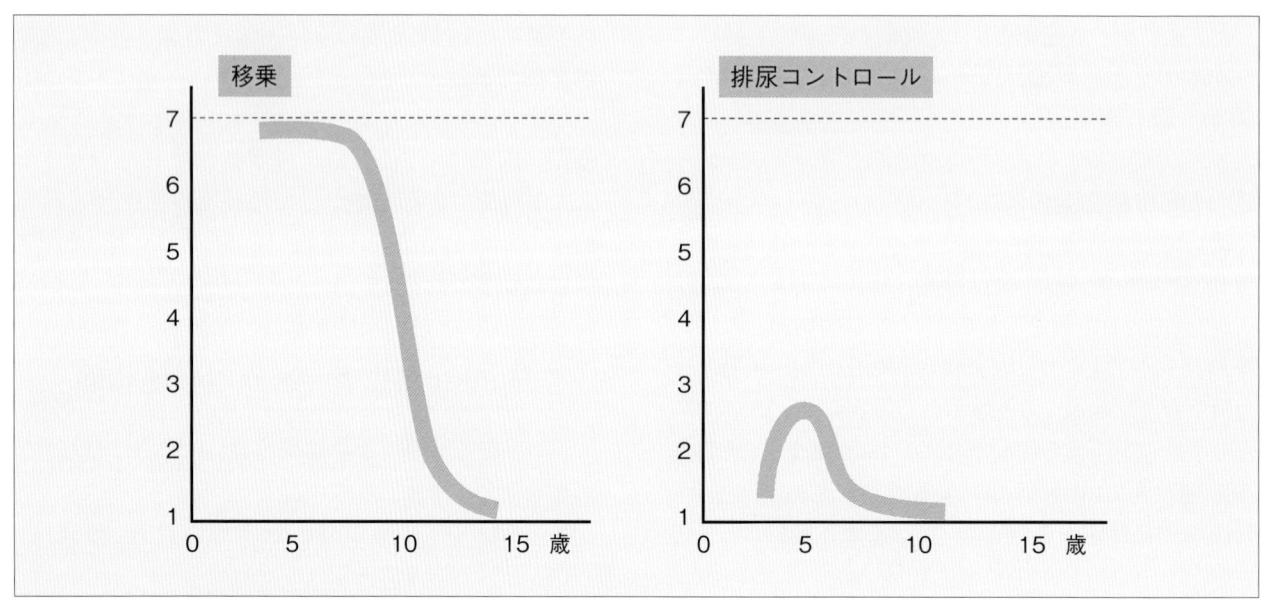

図2　Hunter病重症患者の移乗と排尿コントロールの比較
移乗・移動などの粗大運動能力は高く、年齢的にも比較的保たれるのに対して、排尿コントロールなど理解力を必要とする動作能力は低い。

文献一覧

1) Cabañero-Martínez MJ, Cabrero-García J, Richart-Martínez M, Muñoz-Mendoza CL. The Spanish versions of the Barthel index (BI) and the Katz index (KI) of activities of daily living (ADL): a structured review. Arch Gerontol Geriatr. 49: e77-84, 2009.
2) 千野直一（監訳）. FIM；医学的リハビリテーションのための統一データセット利用の手引き第3版. 慶應義塾大学医学部リハビリテーション科, 1991.
3) Msall ME, DiGaudio K, Rogers BT, LaForest S, Catanzaro NL, Campbell J, Wilczenski F, Duffy LC. The Functional Independence Measure for Children (WeeFIM). Conceptual basis and pilot use in children with developmental disabilities. Clin Pediatr (Phila). 33: 421-430, 1994.
4) 太田哲生, 道免和久, 里宇明元, 千野直一. 質問紙によるFIM (Functional Independence Measure) の試み. 総合リハ. 25: 449-454, 1997.
5) Kato T, Kato Z, Kuratsubo I, Ota T, Orii T, Kondo N, Suzuki Y. Evaluation of ADL in patients with Hunter disease using FIM score. Brain Dev 29:298-305, 2007.
6) Kuratsubo I, Suzuki Y, Orii KO, Kato T, Orii T, Kondo N. Psychological status of patients with mucopolysaccharidosis type II and their parents. Pediatr Int. 51: 41-47, 2009.
7) 日本文化科学社ホームページ. http://www.nichibun.co.jp/kobetsu/kensa/ghq.html
8) 実務教育出版ホームページ. http://www.jitsumu.co.jp/shinri/kensa_c.html

11-3 ムコ多糖症患児への麻酔導入時の留意事項

松田 光正

はじめに

一般に全身麻酔管理を行うにあたり、①麻酔導入時、②麻酔維持時、③麻酔覚醒時、④術後から術後期、この4点に於ける管理上の問題を詳細に検討、評価し対策を練る必要がある。ムコ多糖症（mucopolysaccharidosis: MPS）を有する患児の場合、酵素欠損により全身の組織中にムコ多糖類が蓄積し、特に上気道軟部組織に蓄積する場合には気道確保困難を来し、麻酔導入時に換気困難、挿管困難を極めることが多いとされる。また、環軸関節の低形成から粗暴な気管挿管により頸髄損傷の危険性も指摘されている[1]。MPSにはいくつかの分類があり、Ⅰ型（Hurler病）、Ⅱ型（Hunter病）、Ⅳ型（Morquio病）では気道確保困難な症例が多いとされる。Walkerら（34例）によると25%で挿管困難、8%は挿管不能、Ⅰ型に限れば54%に挿管困難、23%は挿管不可能であった[2,3]と報告している。MPSは小児麻酔の中で最も気道確保障害の頻度の多い疾患[4]とされており、MPS発症前には気道確保に問題なくともMPSの発症後、成長に伴って上気道へのムコ多糖体の沈着とともに気道確保困難となるという特徴を有することから[5]、本疾患の麻酔導入時の気道確保への対応が安全な全身麻酔を施行する上で必要不可欠であることは疑いのない。米国麻酔科学会（ASA）の「Difficult Airway患者の管理のための実践ガイドライン」（以下、ASAガイドライン）[6]（図1）はdifficult airway management（DAM）の系統的な戦略を示したもので、そのアルゴリズムはDAMを実践するための指針となっている。小児の場合解剖学的に小さく、気道確保に用いる器具に制限があるものの、本ガイドラインはすべての年齢層を対象にしている。以下にMPS患児への気道確保のアプローチについてASAガイドラインに沿って解説する。

Difficult airway（DA）の定義

Difficult airwayとは「トレーニングを積んだ麻酔科医がマスク換気か気管挿管、あるいは両者の困難をきたす臨床状況」と定義され、①マスク換気困難、②喉頭展開困難、③気管挿管困難、④気管挿管失敗の4つに分類される。実際には患者側の要因、医療施設の状況（スタッフの体制、気道確保器具の充足度など）、患者のいる場所、麻酔科医の技量などによって困難度は変化するため、気道確保に要した時間や回数は定義されていない。ASAのclosed claims studyでも周術期より手術室外での気道・換気のトラブルの予後が不良であることが示されている[7]。このことからMPS患者への気管挿管を病棟で行うことは極めて危険であり、さまざまな状況に対応できる手術室で行うのがより安全である。

ASAガイドラインの構成

ASAガイドラインの構成は、Ⅰ.気道の評価、Ⅱ.気道の診察、Ⅲ.診断のための追加検査、Ⅳ.気道確保困難患者の管理のための基本的な準備、Ⅴ.気道確保困難に対する戦略、Ⅵ.抜管のための戦略、Ⅶ.フォローアップの7項目からなるが本編では、簡略化して4つの項目に分類して解説する。

1. 気道の評価・診察・追加検査

気道に関する病歴や過去の麻酔記録を調査するとともに表1に示すような気道評価を行う。一般に挿管困難を作り出すMPS患児の身体所見としては顎関節拘縮による開口制限、軸椎低形成による頸部後屈の制限、短頸、口腔内の粘性分泌物、小顎症、上気道の奇形・硬化、舌や扁桃の巨大化が挙げられる[8]。術前の問診で日常生活におけるいびきや睡眠時無呼吸の有無、仰臥位での就眠の可否の他、気管挿管の際には開口障害の有無、巨舌、頸部伸展障害の程度や喉頭入口部の評価は重要である。そのためには十分な診察に加えて頭頸部X線にて顔面骨の変形、頸椎および咽頭、気管の状態を観察し気道確保の困難度を予想する。X線で挿管困難度の予測をする以外に、術前に耳鼻科医に依頼し喉頭ファイバーの所見を得ることで、上気道狭窄の主たる原因となる軟部組織のより詳細な視覚的な評価を得ることができる。MPSでは病型により気道確保困難が異なるため術前に明確な診断をつけることが望ましい[9,10]。また先述したように、MPS患者は、発症前の気管挿管は問題なかったとしても発症後に気道確保困難をきたす可能性があることを認識する必要がある[5]。

Preplanned Strategy
1. 基本的な気道管理上の問題の発生見込みと臨床上の重要度を評価
   A. 換気困難
   B. 挿管困難
   C. 協力や承諾を得るのが困難な患者かどうか
   D. 気管切開困難
2. 気道確保困難時でも積極的に酸素投与を行う
3. 選択した管理方法の得失を考える
   A. 意識下挿管 vs 全身麻酔導入後の挿管
   B. 非外科的手技 vs 外科的手技　（最初に行う挿管手段として）
   C. 自発呼吸を止めない vs 自発呼吸を止める
4. 最初の方針とそれがうまくいかない場合の代替の方針を立てる

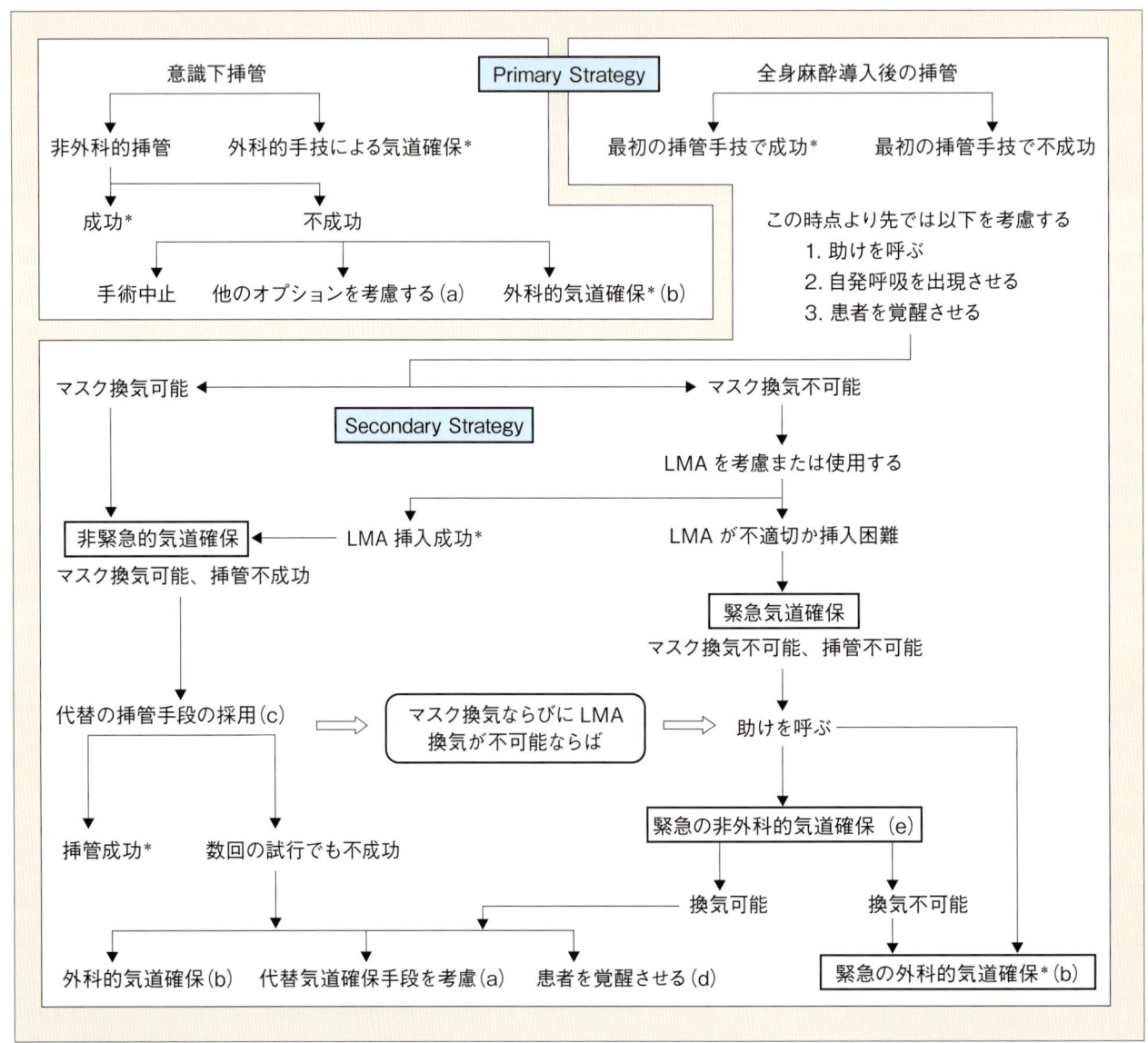

図1　ASAのDifficult Airway Algorithm　　　　　　　　　　　　　　　　　　　　　　　　　　　［文献13より引用・改変］

*気管挿管時やLMA挿入時には呼気二酸化炭素で換気を確認すること
(a)：他のオプションは、マスクまたはLMA麻酔下、あるいは局所浸潤麻酔や区域麻酔下で手術を行う。
(b)：侵襲的または経皮的な気管切開術か輪状甲状膜切開術による侵襲的気道確保
(c)：挿管困難時の次の非侵襲的オプションには、異なるタイプの喉頭鏡ブレードの使用、挿管用LMA、ファイバー誘導挿管、スタイレットかチューブエクスチェンジャー、光源付きスタイレット、逆行性挿管、盲目的経口または経鼻挿管がある。
(d)：意識下挿管を再度試みるか、手術中止を考慮する
(e)：緊急の非侵襲的気道確保のオプションは、硬性気管支鏡、コンビチューブ換気、経気管ジェット換気である。

表1 ASAガイドラインによる術前の気道評価

1. 上顎切歯の長さ	→長くないか？
2. 閉口時の上下顎の切歯の関係	→オーバーバイト？ 反っ歯？
3. 下顎を最大に前方へ出した時の切歯の位置	→上顎より前に出ない
4. 開口時の上下切歯間の距離	→3cm以下？（開口障害）
5. 口蓋垂の見え方	→Mallampati分類classⅡ以上？
6. 口蓋の形	→アーチ状？狭い？
7. 下顎の伸展性	→硬化、腫瘍がある、弾力性がない？
8. 甲状頤距離	→3横指（6cm）以下？
9. 首の長さ	→短い？
10. 首の太さ	→太い？
11. 頭頸部の可動性	→顎が胸につかない？ 後屈できない？

[文献14より引用・改変]

2. DAMのための基本準備

手術室内では以下に述べるような器具を準備し、いつでも利用できるように整理しておくことが大切である。各種サイズの経口・経鼻エアウェイ・喉頭鏡・挿管チューブ・ラリンジアルマスクエアウェイ（LMA）、ガムエラスティックブジーなどのガイド用器具、気管支ファイバーセット、緊急時外科的気道確保セット；輪状甲状膜穿刺・切開セットなどが最低限必要な器具である。MPS患者の麻酔導入に際しては換気・挿管困難である可能性を考慮して、必ず気道管理に精通した麻酔科医と緊急気管切開に備えた耳鼻科医などの立ち会いの下で行う。

3. 気道確保困難に対する戦略

アルゴリズムの実践には、A. 評価（assessment）→B. 最初に行う気道確保法の検討（consideration）→C. 最初の気道確保法から代替気道確保法への迅速な展開（identification）、この3ステップが重要である。患者の診察結果を受け、図1に示すアルゴリズムに沿ってPreplanned Strategyとして想定される気道管理困難の状況を考え、その対応策とうまく挿管できなかった時の対応策を検討する。Primary strategyとして意識下挿管か全身麻酔導入後の挿管かを選択する。どちらの方法を選択するかは麻酔科医の技量、手術内容、患者側の要因、手術室の体制などを考慮して総合的に判断する。ガイドラインではないが、ASAのRefresher Courseなどで紹介されているAirway Approach Algorithm（AAA）[11]も有用である。DAが予想される患者には通常意識下挿管が選択されるため患者への説明と協力の要請が非常に大切である。しかしながらMPS患者の場合、一部の患者を除いてほとんどは何らかの精神発達遅滞や難聴[9]などの意思の疎通が困難である場合が多い。酸素投与を行いながら、患者へ過度の不安や苦痛を与えないように鎮静・鎮痛剤を投与するが、投与量を少量にして分割投与し呼吸抑制を来さないように心掛ける。挿管できなかった場合は他の方法の考慮、外科的気道確保、手術中止を選択する。MPS患者のようにDAが予想されるものの意識下挿管への協力が得られない場合、全身麻酔導入後に気管挿管を行わなければならず、麻酔科医にとっては非常に難しい選択を迫られることになる。全身麻酔導入後に挿管困難が判明した場合、secondary strategyとして1度目の気管挿管で成功しなかった場合には「助けを呼ぶ」ことが冒頭に記載されており、人員を集めることの重要性が強調されている。マスク換気が可能な場合は非緊急的気道確保（non-emergency pathway）に、マスク換気も不可能な場合（cannot ventilate, cannot intubate：CVCI）は時間的余裕がないため、直ちに緊急気道確保（emergency pathway）に進む。マスク換気が可能であればじっくり代替方法を準備し実行すればよい。しかし当初マスク換気が可能であっても、何度も気管挿管操作を繰り返すと上気道の浮腫が進行するなどして気道狭窄が重症化し、換気不能になることがある。挿管が難しい場合、マスク換気が可能なうちに手術を中止し、患者を覚醒させるのも選択肢の1つである。マスク換気も挿管もできないCVCIでは後述するラリンゲルマスク挿入を試みる。これで換気ができればよいが、それでも換気不可能な場合はコンビチューブなどの非外科的気道確保を試みる。さらに不可能な場合は外科的な方法を選択せざるを得ないことになる[15]。MPS患者の年齢や体格は小さいことが多く、非外科的気道確保に用いることができる器具の制限があるので、あらかじめ患者の体格に応じた器具の用意をしておく必要がある。MPS患者は口腔内気管内分泌物が非常に多く、周術期における無気

肺、肺炎などの呼吸器合併症を併発しやすい。また導入時には粘稠性分泌物による気道閉塞によるマスク換気困難、喉頭痙攣を引き起こしやすく、麻酔前投薬としての抗コリン剤の投与が有用である[10]。またMPSの中にはScheie病のように緑内障を合併する場合、抗コリン剤の積極的使用を避けた方がよいものもあるが、筋肉注射による投与は散瞳への影響は少ないとされ、使用可能とされている[13]。前投薬としての鎮静剤は、舌根沈下による上気道閉塞を引き起こすために投与しないかもしくは少量に止める。またMPS患者の多くはアデノイド増殖症と口蓋扁桃肥大を合併しており、経鼻エアウェイ挿入時や経鼻挿管を行う場合には、鼻腔内へのムコ多糖体の沈着による狭小化や易出血性状態にある鼻咽頭粘膜の損傷による出血を来す可能性があることを肝に銘じる必要がある[9]。マスク換気が可能でも、確実な気道確保ができるまでは自発呼吸を温存し、筋弛緩薬の使用を控えるべきである[12]。Laryngeal Mask Airway（LMA）は、1．マスク換気困難時、2．気管挿管困難時の気管挿管の補助器具、3．CVCI時の非外科的気道確保法として有用であり、気管挿管を必ずしも必要としない症例では最初からLMAで代用できる場合もある。

4．抜管のための戦略とフォローアップ

マスク換気、気管挿管に難渋した患者では、抜管後にも再度気道確保困難となることがある。抜管のタイミング（麻酔覚醒前、覚醒後）を慎重に見極め、抜管時の気道確保の戦略も立てておくべきである。マスク換気が困難なのか？、気管挿管が困難なのか？、LMA挿入は可能であったのか？、あるいはどんな方法で成功したか？など、気道管理の詳細を麻酔記録やカルテに記載しておく。また文書で患者や外科医に気道確保をどのような手段で行ったかの情報を提供しておく。

終わりに

MPS患者の麻酔管理上では、麻酔導入時のマスク換気困難と気管挿管困難が最も問題となる。術前に患者を詳細に診察し、綿密な麻酔導入計画を立てて、気道確保の準備を周到に行うことが大事である。気道確保が困難であった場合に備えて、基本的には1人で麻酔導入を行うことを避けて、精通したスタッフとともに麻酔を行うことが重要である[15]。

文献一覧

1) 村上剛, 中村祐二, 井本真帆, 土井克史, 光藤努. ムコ多糖症の麻酔経験, 臨床麻酔 14(10):1497-1498,1990.
2) Walker RWM, Darowski M, Morris P, Wraith JE. Anaesthesia and mucopolysaccharidoses. Anaesthesia 49: 1078-1084, 1994.
3) 片山俊子, 田中希美子, 島原由美子, 川人伸治, 富山芳信, 大下修造. 左室流出路狭窄を合併した酸性ムコ多糖症（Ⅲ型）の麻酔経験, 臨床麻酔 28(5):880-882, 2004.
4) Sjφgren P, Pederson T. Anaesthetic problems in Hurler-Scheie syndrome. Report of two cases. Acta Anaesthesiol Scand 30 :484-486, 1986.
5) 杉本匡弘, 竹本潔, 宮崎道彦, 大住寿俊, 田村栄稔, 竹田清. ムコ多糖症（Scheie's syndrome）の麻酔経験, 日臨麻会誌16(4):375-379, 1996.
6) The American Society of Anesthsiologosts Task Force on Management of the Difficult Airway: Practice guidelines for mamagement of the difficult airway: An updated report. Anesthesiology 98: 1269-1277, 2003.
7) Peterson GN, Domino KB, Caplan RA, Posner KL, Lee LA, Cheney FW. Management of the difficult airway: A closed claims analysis. Anesthesiology 103: 33-39, 2005.
8) 中山洋, 有田英子, 花岡一雄. Scheie症候群の麻酔経験, 麻酔 43(9): 1385-1388,1994.
9) 菱谷隆, 鈴木美佐子. ムコ多糖症7例の麻酔経験, 埼玉小児医療センター医学誌 12(1,2): 71-74, 1996.
10) 山田恭子, 中川五男, 久保田稔, 仁井内浩, 神谷達. 睡眠時無呼吸を呈したHunter症候群の麻酔経験, 麻酔46(7): 955-958, 1997.
11) Rosenblatt WH. Decision making in airway management, 2005 annual Meeting Refresher Course Lectures by American Society of Anesthesiologists. 228-1-7, 2005.
12) 田中裕. ムコ多糖症2例の歯科治療に対する全身麻酔経験, 日歯麻会誌 27(2):224-225,1999.
13) Anesthesia and Co-existing disease Edited by Stoelting RK, Dierdorf SF, 3rd ed. Churchill Livingstone NY, 241-242, 1993.
14) 辻本三郎. ASAのDifficult airway algorithmをもとにした麻酔中のdifficult airway対策, 救急医学31:39-44, 2007.
15) 辻本三郎. DAMスタンダード-ASAガイドラインとDASガイドラインをもとにした成人患者の麻酔導入時の気道管理ストラテジー, 日臨麻会誌 28(3): 359-373,2008.

11-4 ムコ多糖症Ⅱ型 造血幹細胞移植症例提示

高倉 広充、加藤 俊一

はじめに

我々の施設において骨髄移植あるいは臍帯血移植を施行したムコ多糖症Ⅱ型（Hunter病）の3例について、治療経過と治療効果を提示する。

症例1

妊娠分娩経過に特記すべき異常なし。乳児期後半より中耳炎を繰り返していた。1歳6ヵ月時の健診で肝腫大をはじめて指摘され、某大学病院にて精査を行い、1歳8ヵ月にハンター病と診断された。言語発達としてはこの時点で1語表出は認められていた。特異顔貌（ガーゴイリズム）、巨舌、臍ヘルニア、肋骨のオール状変形、椎体変形、亀背を認める。その後、骨髄移植のため東海大学病院へ紹介、2歳1ヵ月、骨髄移植を施行された。

<移植概要>
- 前処置：ブスルファン ＋ エンドキサン ＋ ATG（抗胸腺細胞グロブリン）
- GVHD予防：シクロスポリン
- 移植細胞源：骨髄移植
- ドナー：HLA一致 ABO不一致同胞 兄（長兄）
- 移植細胞数：有核細胞数 5.44×10^8 個/kg
- 移植後 Day+22 骨髄で生着を確認
- GVHD重症度：急性GVHD grade Ⅰ（Skin）、慢性GVHDなし
- 移植時合併症：特記すべきものなし
- 移植後長期のキメリズム：
  移植後1年8ヵ月　STR（short tandem repeat）94.1%ドナータイプ
  移植後5年3ヵ月　STR94.7%ドナータイプ

<移植後の臨床効果>
- 成長：移植時身長90cm（－1.0 SD）、移植後7年身長133cm（±0 SD）
- 関節可動域：不変～改善
- 肝脾腫：
  移植前　　　　　肝：74×42mm　脾：84×38mm
  移植後6ヵ月　　 肝：73×42mm　脾：66×24mm
  移植後1年8ヵ月 肝：61×46mm　脾：63×25mm
  移植後5年3ヵ月 肝：81×51mm　脾：71×33mm

  肝脾腫は移植後経年的にすみやかに改善した。
- MRI所見：
  移植前　T2強調画像で頭頂葉のcribriform change、
  移植後5年3ヵ月　cribriform changeと同領域の信号がCSFと同程度まで低下、脳室拡大、脳萎縮の進行なし。
- 聴力：感音性難聴、聴力検査では移植後改善を認める。移植後、滲出性中耳炎に対してチュービング手術も施行された。
- 心機能：移植前後に著変なく心機能は良好に経過している。
- 酵素活性：移植前 検出限界以下、移植後6ヵ月 4.7 nmol/mg/hr（対照：6.5 ± 1.7）
- 尿中GAG：
  移植前　　DS1:36%、DS2:9%、HS:12%、CS:43%、ウロン酸/Cr比159mg/g
  移植後6ヵ月　DS1:25%、DS2:14%、HS:18%、CS:43%、ウロン酸/Cr比71mg/g

<要約>重症型ハンター病兄弟例（兄は当院で臍帯血移植治療を施行）身体所見は総じて改善した。歩行や日常動作に問題なし。知能について、1～2年前の病院での処置、検査などを記憶しているようである。また言語の表出はないが、言語理解は良好のようである。移植時DQ70、移植後7年暦年齢9歳IQ23、DQ18.5、知能年齢は2歳相当である。

症例2

妊娠分娩経過特記すべき異常なし。生後臍ヘルニアあり。2歳ごろより、腕、指の形がおかしいと感じていた。弟（症例1）がハンター病と診断されたことから本児も精査を受けて3歳10ヵ月にハンター病と診断された。言語発達の遅れ（1語表出2～2歳半、2語文は3歳頃）を認める。特異顔貌（ガーゴイリズム）を認める。その後、造血幹細胞移植のため東海大学病院へ紹介、5歳5ヵ月、臍帯血移植治療を施行された。

<移植概要>
- 前処置：ブスルファン ＋ エンドキサン ＋ ATG
- GVHD予防：タクロリムス（FK506）

- 移植細胞源：非血縁者間臍帯血移植
- ドナー：非血縁HLA4/6一致 ABO不一致（B（+）→A（+））
- 移植細胞数：有核細胞数 4.19×10^7 個/kg
- 生着：好中球≧500/μl=day+24、網赤血球≧20‰=day+38、血小板≧5×10^4/μl=day+64 day+14の骨髄で100%ドナータイプを確認
- GVHD重症度：急性GVHD　Grade I（Skin+）、慢性GVHD　なし
- 移植時合併症：移植後に心不全、肺出血から気管切開および呼吸器管理を要する重篤な合併症を発症した。その後、回復し呼吸器離脱、気管切開孔も閉鎖している。ほかにCMV感染症、出血性膀胱炎など。
- 移植後長期のキメリズム：100%ドナータイプを維持している。

＜移植後の治療効果＞
- 成長：移植時　身長103cm（－1.5 SD）、移植後6年 身長130cm（－2.0 SD）
- 関節可動域：
  股関節屈曲　左100°右100°→　左155°右155°
  膝関節屈曲　左160°右150°→　左155°右155°
  足関節背屈　左0°右0°→　左0°右0°
  肩関節前方挙上　左135°右130°→　左150°右160°
  肘関節屈曲　左140°右140°→　左150°右150°
  手関節屈曲　左75°右80°→　左90°右90°
  全体的に改善している。
- 肝脾腫：
  移植前　　　肝：83×49mm　脾：88×30mm
  移植後2年　肝：73×50mm　脾：81×44mm
  移植後4年　肝：80×43mm　脾：78×38mm
  肝脾腫を認めていたが正常大となった。
- 頭部MRI所見：
  移植前　T2強調画像で側頭葉深部白質cribriform changeを認める。脳室拡大は認めない。
  移植後4年　cribriform changeは減少消失傾向、脳室拡大進行なし。
- 聴力：軽度感音性難聴、聴力検査で増悪なし。養護学校では補聴器を使用している。
- 心機能：
  移植後2年　MR:Moderate　AR:Trivial　EF73%、
  移植後4年　MR:Moderate〜Severe　AR:Mild EF73%　心機能、弁膜症の増悪はなし。
- 酵素活性：移植後4ヵ月　5.1 nmol/mg/hr（対照6.5±1.7）
- 尿中GAG：移植後5ヵ月　DS1:18%　DS2:12% HS:13%　CS:57%

＜要約＞重症型ハンター病兄弟例（弟（症例1）は骨髄移植を施行）身体所見は改善。機能的に増悪もなし。聴力の問題もあって発音の不明瞭さはあるが、移植前後で言語能力は保たれている。また、兄として弟の面倒を見るなどの成長もある。移植時IQ48、移植後7年暦年齢12歳IQ37、知能年齢は4歳7ヵ月相当である。移植治療経過中に、心不全、肺出血などから気管切開・呼吸器管理を要する重篤な合併症を発症したが、現在は回復。結果として成功したが移植治療のリスクを考えさせられる症例であった。

症例3

在胎41週、出生体重3178g、妊娠分娩経過に特に異常無し。ただし両側鼠径ヘルニア、臍ヘルニアがあり手術治療を受けている。4歳時、感冒で近医受診時にはじめて骨格の異常を指摘される。某大学病院に入院、精査したところ酵素活性低値、特異的顔貌、聴力障害あり、肋骨のオール状変形、椎体扁平化による胸郭、脊椎の変形を認めた。5歳6ヵ月、ハンター病と診断。以後、某大学病院で経過観察され、その後、骨髄移植のため東海大学病院へ紹介、5歳11ヵ月、骨髄移植を施行された。

＜移植概要＞
- 前処置：ブスルファン ＋ エンドキサン ＋ ATG
- GVHD予防：シクロスポリン
- 移植細胞源：骨髄移植
- ドナー：HLA一致 ABO一致同胞（弟）
- 移植細胞数：有核細胞数 6.56×10^8 個/kg
- 生着：好中球≧500/μl=day+11、網赤血球≧20‰=day+15　血小板≧5×10^4/μl=day+25
- GVHD重症度：急性GVHD　Grade I、慢性GVHDなし
- 移植時合併症：なし
- 移植後48日、混合キメラに対し同一ドナーよりDLI（ドナーリンパ球輸注）を施行
- 移植後長期のキメリズム：DLI以後、ドナー優位80〜90%の混合キメラで経過

＜移植後治療効果＞
- 成長：移植時　身長104cm（－1.5 SD）、移植後3年 身長118cm（－2.0 SD）
- 関節可動域：
  股関節屈曲　左130°右140°→　左140°右135°

膝関節屈曲　左145°右140°→　左150°右145°
足関節背屈　左5°右5°→　左20°右10°
肩関節前方挙上　左125°右130°→　左160°右155°
肘関節屈曲　左120°右130°→　左130°右130°
手関節屈曲　左40°右45°→　左55°右60°
改善傾向にある。

・肝脾腫：
移植前（計測記録なし診察所見のみ）
　　　　　　肝　右季肋下5cm　脾　触知せず
移植後5ヵ月　肝　82×45mm　脾　73×37mm
移植後8ヵ月　肝　69×43mm　脾　71×36mm
移植後2年8ヵ月　肝　69×51mm　脾　70×31mm
肝腫大は速やかに改善がみられた。

・MRI所見：
移植前　T2強調画像で両側頭頂葉白質にcribriform changeを認める。脳室拡大なし。
移植後2年7ヵ月　cribriform change、脳室拡大とも著変なし。

・聴力：
移植前　感音性難聴、滲出性中耳炎あり。
　　　　聴力検査　右48.8dB　左50.0dB
移植後2年3ヵ月　感音性難聴、滲出性中耳炎あり。
　　　　聴力検査　右56.3dB　左55.0dB　増悪なし。

・心機能：移植前　MR Ⅰ～Ⅱ度、TR Ⅰ度、EF73%、移植後2年7ヵ月　MR Ⅰ～Ⅱ度、Mild AR、EF73%　弁膜症、心機能とも増悪傾向なし。

・酵素活性：
移植前検出限界以下、
移植後70日　3.7nmol/mg/hr（対照　6.5±1.7）、
移植後1年　6.8 nmol/mg/hr、
移植後2年　1.4 nmol/mg/hr

・尿中GAG：測定記録なし。

＜要約＞比較的軽症の段階で骨髄移植治療を施行した症例。身体的、機能的にも増悪なく経過している。移植後に拒絶が懸念されたが、DLI施行後より長期にドナー優位の混合キメラで安定しており、移植治療として成功している症例。現在、日常生活において制限はほとんどなく、むしろ家族は健常児と比較しての優劣を気にするくらいに通常の生活が可能となっている。症状が進行する前、診断後早期の移植治療が有効であることが示された症例。

11-4 2 ムコ多糖症に対する造血幹細胞移植の現状と課題（骨髄、臍帯血、末梢血）

加藤 俊一

はじめに

　白血病などの難治性血液疾患の根治療法として開発された骨髄移植が、ムコ多糖症などライソゾーム病にも有効であることがイギリスのHobbsらによって1980年代前半に報告された[1]。その後アメリカのKrivitらにより系統だった臨床研究が進められ、適応疾患と適応時期、治療方法、治療効果などについて一定のコンセンサスが形成されるにいたった[2]。

　1990年代後半になりGaucher病において酵素補充療法が開発され、さらに2000年代にはムコ多糖症のいくつかの病型でも酵素補充療法が可能となり、造血幹細胞移植を必要としない時代が来るのではないかと思われた。しかし、酵素補充療法の効果には限界があることが認識されるようになり、さらには稀少疾患に対する薬剤であるために非常に高価であることなどから、ふたたび造血幹細胞移植が見直されるようになっている。

　本稿においては、造血幹細胞移植の原理、ムコ多糖症における適応、治療効果などについて解説したい。

造血幹細胞とは

　血液中の細胞は赤血球、白血球、血小板に大別されるが、これらの細胞は骨髄中の造血幹細胞という「種子（たね）」となる細胞から分かれてくる。

　ムコ多糖症などのライソゾーム病においては病気の原因となる酵素が白血球からも産生されるため、造血幹細胞という「工場」を移植することによって欠損していた酵素が常時血液中に放出されることになる。

造血幹細胞移植の種類

1．ドナーによる分類
①自家（自己）移植

　患者自身の造血幹細胞を用いるもので、白血病や固形腫瘍などにおいて行われる。

②同種移植

　自分以外の健康なドナーの造血幹細胞を用いるもので、白血病、再生不良性貧血、免疫不全、先天性代謝などにおいて行われる。

　ドナーは患者とHLA（後述）が一致している必要があり、同胞（兄弟姉妹）、両親、非血縁者などに見いだされる。

2．細胞源による分類
①骨髄移植

　造血幹細胞移植の原型で、骨髄中に含まれる造血幹細胞を用いる。骨髄の採取は全身麻酔下で行われる。

②末梢血幹細胞移植

　骨髄中の造血幹細胞をG-CSF（顆粒球コロニー刺激因子）という造血刺激因子により末梢血中に動員して、成分採血器により分離してそのまま、あるいは冷凍保存した後に移植に用いる。

③臍帯血移植

　分娩直後に胎盤中に残った血液を臍帯静脈から採取して、冷凍保存した後に移植に用いる。

3．前処置による分類
①骨髄破壊的移植

　全身放射線照射や超致死量の抗癌剤・免疫抑制剤により骨髄中のすべての細胞を破壊する前処置を用いるもので、造血幹細胞移植の原型である。

②骨髄非破壊的移植

　骨髄中の免疫担当細胞（リンパ系細胞）の根絶を主体とした前処置を用いるもので、高齢者や臓器障害を有する患者において行われる。

同種造血幹細胞移植の原理（図1）

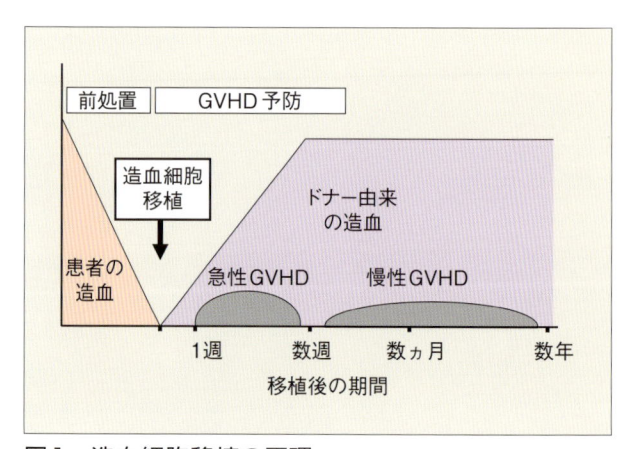

図1　造血細胞移植の原理

同種骨髄移植が成立するためには、①拒絶回避対策としての「前処置」、②ドナー（提供者）とレシピエント（患者）間の「組織適合性」、③移植後の免疫反応を制御するための「GVHD予防」、の3つが必要である。

(1) 前処置

白血球の半数をしめるリンパ球は自己と非自己を見分ける能力がある。移植された造血幹細胞が患者の体内に生着するためには、患者のリンパ球を含む造血系を破壊する必要がある。前処置には上述のように骨髄破壊的なものと非破壊的なものがある。

(2) 組織適合性

リンパ球は白血球などの有核細胞上の組織適合抗原によって他人の細胞を「非自己」と見分けることができ、ヒトの主要組織適合性抗原をHLA抗原という。HLA抗原はクラスI抗原（A、B、C）とクラスII抗原（DR、DQ、DP）に分けられている。これらの抗原を規定する遺伝子はヒトの第6染色体上に数珠上に並んでいて、そのワンセットをハプロタイプと呼んでいる。両親がそれぞれa/b、c/dというハプロタイプを持っていれば、その子供にはa/c、a/d、b/c、b/dの4とおりのハプロタイプの組合せが同じ確率で生まれてくる。

したがって、兄弟姉妹などの同胞間でHLAが一致するドナーを見いだせる確率は、患児以外の同胞の数が1人ならば4分の1、2人ならば16分の7となる。

親子間でもHLAが一致する可能性はある。**図2**の親子の場合、父親と患児はaというハプロタイプを共有しているが、父親のもう一方のbというハプロタイプがたまたま患児の母親由来のcハプロタイプと同じであるか、近似していることがある。親子間でHLAが一致している確率は20～100分の1程度である。

歴史的に長い間大きな混血がなかった日本列島においては、非血縁者間でも数百～数万分の1程度でHLAが一致した人を見いだすことができる。非血縁者間での骨髄移植や臍帯血移植を可能にするために骨髄バンクと臍帯血バンクが組織されている。

HLA抗原は当初抗血清を用いた抗原抗体反応によりタイプが決められていたことから、「血清型」あるいは「抗原型」と呼ばれていたが、HLAを規定する遺伝子そのものをタイプすることが可能となり、「遺伝子型」をアリルと呼んでいる。

骨髄移植や末梢血幹細胞移植においてはHLA-A、B、DR 3種類6抗原のすべてが一致していることが望ましいが、臍帯血移植においては1～2抗原が不一致でも移植が可能である。

なお、HLA抗原以外にもマイナー抗原が多く存在することが知られているが、HLA抗原ほど十分には解明されていない。

(3) GVHDとその予防

造血幹細胞と一緒に移植されたドナーのリンパ球はレシピエントの組織適合抗原を「非自己」と認識して免疫学的に攻撃をする。このような免疫反応を移植片対宿主反応といい、臨床的な症状を呈した場合に「移植片対宿主病（graft versus host disease、GVHD）」という。

GVHDは移植後1週～1カ月頃に発症する急性GVHDと、移植後2～3カ月以降に発症する慢性GVHDとがある。急性GVHDの症状は皮疹、下痢、黄疸などで、それぞれの症状の重さの組合せにより0度からIV度までに分類され、II度以上を重症、III～IV度を最重症と呼び、致命的となりうる。

慢性GVHDは皮膚の乾燥・硬化、乾性口内炎、乾性結膜炎、肝臓障害、その他多彩な症状を示すもので、ただちに致命的とはならないものの生活の質を低下させ、難治例では致命的となることもある。

同種造血幹細胞移植ではGVHDを計画的に予防するために、適切な免疫抑制剤の投与を行う。HLA一致同胞間移植ではシクロスポリン単独もしくはメソトレキセートと組み合わせたGVHD予防法が最も広く用いられており、非血縁者間移植ではシクロスポリンの代わりにタクロリムスとメソトレキセートを組み合わせた予防法が推奨されている。

(4) その他の合併症対策

造血幹細胞移植においては前処置に用いる超致死量の化学療法と放射線照射による臓器障害、前処置に引き続く無造血期に合併する種々の感染症、GVHDとそれに関連する合併症などが致命的となりうるため、早期診断と早期治療が重要である。

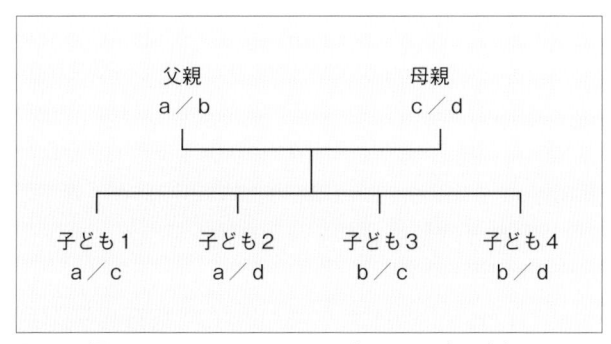

```
          父親                 母親
          a/b                  c/d
           └─────────┬─────────┘
       ┌──────┬──────┼──────┬──────┐
    子ども1  子ども2  子ども3  子ども4
     a/c     a/d     b/c     b/d
```

図2　親子間におけるHLAハプロタイプの遺伝

先天性代謝異常疾患における造血幹細胞移植の特色

先天性代謝異常疾患においては移植前に免疫抑制作用のある薬剤を投与することがないため、患者の免疫能は正常に保たれている。そのため、白血病などと同様の前処置を行っても患者のリンパ球を完全に涸渇させることができずに一部残存することが多く、拒絶（あるいは生着不全と呼ぶ）に陥ることがある。生着しても患者の残存する細胞と共存する混合キメラ状態になることも少なくない。

ムコ多糖症などの患者においては気道の構造異常が強く、移植に先立って中心静脈カテーテル留置のために全身麻酔をかける際に挿管や抜管が困難である（麻酔の実際については他の章を参照されたい）。

また、心肺を始めとする主要臓器に障害を有する症例が多いため、前処置の毒性により重症化することもめずらしくない。

このように造血幹細胞移植は患者の造血と免疫をドナーのものに置き換えるという極めて人為的かつ毒性の強い治療法であるため、様々な合併症による死亡や後遺症というリスクが存在する。また、高度の設備と熟練した医療チームによってのみ実施可能な医療であることから、患者やその家族は経済的にも社会的にも大きな負担を強いられることになる。

ムコ多糖症における造血幹細胞移植

1. ドナー選択の実際

a. 血縁ドナー

健常でHLAが一致した同胞が存在すれば第1選択のドナー候補者となるが、ムコ多糖症患者には同胞がまだいない場合や、いても年齢が若く骨髄の採取に熟練が必要なことが多い。日本小児血液学会の小児ドナーに関する倫理指針では1歳未満の小児をドナーにすることを禁止している。

前述のように両親とHLAが一致あるいは近似していることがありうることから、両親も含めてHLA検査を行うことが望ましい。もし両親や近親者が患児とA、B、DR抗原の1つだけが異なっている場合には、ドナーとなりうる。

b. 骨髄バンク

家族内に適合ドナーがいない場合には、骨髄バンクに登録してボランティアドナーとのコーディネートを行う。A、B、C、DR合計8アリルが一致しているドナーが見いだされれば、HLA一致同胞と同等の適合性と考えて良い。骨髄バンクでは登録から移植にいたるまでのコーディネート期間が数カ月程度かかることから、緊急性のある場合には移植が間に合わないことが少なくない。

c. 臍帯血バンク

臍帯血の選択においては細胞数とHLA適合性を基準として選択する。臍帯血移植においてはHLAが不適合でも移植は可能であるが、ムコ多糖症などの非腫瘍性疾患においてはHLAが適合しているほど成績が良い。

したがって、まずHLAの適合度を優先し、複数の候補があれば細胞数の多い臍帯血を選択するようにすると良い。

細胞数としては通常有核細胞数を基準として患者体重当たり2×10^7/kg以上の臍帯血の検索を進めるが、ムコ多糖症の患児はほとんどが20kg以下であることから十分な細胞数の臍帯血を見いだすことができる。生着と生存により強く相関するのはCD34陽性細胞（造血幹細胞の指標とされる）の数であり、1.5×10^5/kg以上の臍帯血が望ましい。

2. 前処置の選択

ムコ多糖症における前処置としてはブスルファン、エンドキサン、ATG（anti-thymocyte globulin）の組合せが最も多く用いられている。この中で難しいのはブスルファンの投与量である。経口剤ブスルファンでは年齢や個人により同じ投与量でも血中濃度（AUC）に開きがあることから、血中濃度をモニターしながら投与量の調整を行うことが求められている。従来4mg/kg/日×4日間が標準的投与量とされていたが、小児において安定したAUCをえるためには体表面積による投与量決定が望ましく、150mg/m²/日×4日間の投与量が推奨されている。

最近になり静注用ブスルファンが使用できるようになったが、乳幼児では副作用として肝中心静脈閉塞症（VOD）の合併の頻度が高いことから、投与量の設定についての検討が必要である。

エンドキサンは50mg/kg/日×4日間（合計200mg/kg）を点滴静注で投与する。その際心毒性は膀胱粘膜毒性を軽減する目的で大量の水分投与を行うが、ムコ多糖症患児では心機能が低下している症例が少なくないので、水分過量による心不全や肺水腫などへの注意を怠ってはならない。

ATGはヒトの胸腺上皮細胞やT細胞系腫瘍細胞をウマやウサギに免疫して作成した異種グロブリン製

剤で、患者のTリンパ球を選択的に減少させて拒絶を予防する目的で用いられている。異種動物由来の蛋白であるための注意と、移植後の感染症の頻度が高くなる可能性についても考慮した経過観察が必要である。ATGの力価と投与量は製剤毎に異なっており、メーカー毎の標準投与量を確認して用いなければならない。

ムコ多糖症病型毎の適応と効果

1. Hurler病（IH型）

ムコ多糖症中最も経過が早く予後不良であるため、ドナーがえられればできるだけ早期に造血幹細胞移植を考慮すべきである。

Petersらの54例の血縁者間骨髄移植における報告によれば、移植後の生存を決める最大の要因はドナーとのHLA適合であった（**図3**）[3]。血縁ドナーからの骨髄移植例における移植後の精神発達を移植時の年齢が2歳未満と2歳以降に分けて比較してみると、2歳未満の群では良好な精神発達が観察されているのに対して、2歳以降の症例の多くは移植時の状態と同程度かやや上回る状態で推移している（**図4**）。移植時の年齢が2歳未満の症例における移植時の発達指数（MDI）は78であったのに対し、2歳以上移植例では63であった。

具体的な臨床効果としては、上記の精神発達の向上の他に、CTやMRI上でVirchow-Robin腔の異常の改善と水頭症への進展の予防、聴力の正常化（2/3）、乳頭浮腫の改善などが観察されている。心不全や心筋障害などは移植後1年までに改善するか進行が停止するのに対して、心弁膜異常は進行することが多いと記載されている。

またPetersらは、米国内で実施された40例のHLA一致非血縁者間骨髄移植を解析し、27例において評価が可能であった。移植の成功に対する最大の要因は移植細胞数であり、$3.5×10^8$/kg以上の骨髄有核細胞数の移植例においては16例中10例が長期生存し、$3.5×10^8$/kg未満の移植例においては11例中3例の生存であったことを報告している[4]。非血縁者間骨髄移植においても移植時のMDIが70以上の症例では移植後の発達が良好であったのに対して、70未満の症例では緩やかな発達にとどまる症例が多かった。

さらに、Duke大学のKurtzbergらは臍帯血移植によっても好成績がえられたことを報告している[5]。前処置としては、ブスルファン（経口1日4回×4日間、1回量は年齢により20～40mg/m^2）＋エンドキサン（静注4日間、1日50mg/kg）＋ATG（静注3日間、1日30mg/kg）の組み合わせで、ブスルファンは初回投与後の血中濃度測定により600～900ng/mlを維持できる投与量に調節している。移植に用いられた臍帯血のHLA適合度はA、B、DR 6抗原中3～6抗原一致で、有核細胞数は保存時で$10.53±4.8×10^7$/kg（3.38～20.95）、輸注時で$8.34±4.8×10^7$/kg（1.91～20.90）、CD34陽性

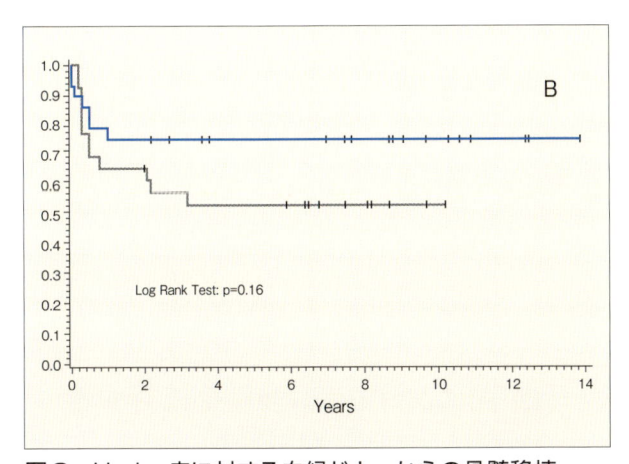

図3 Hurler病に対する血縁ドナーからの骨髄移植。HLA一致の同胞（ブルーの線）とその他の部分一致血縁ドナー（グレーの線）からの移植別生存率。[3]

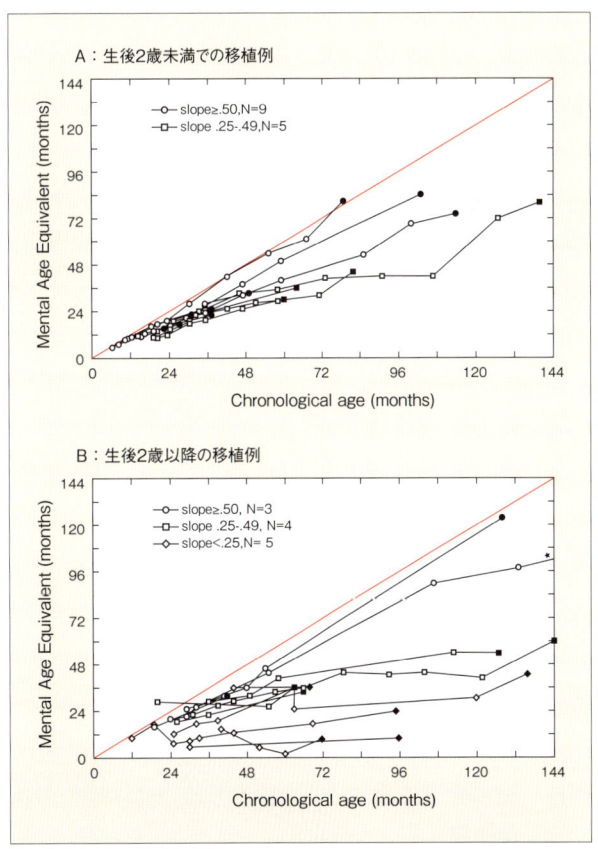

図4 Hurler病に対する血縁ドナーからの骨髄移植後の精神発達
（図中黒シンボルは最新の評価結果を示す）[3]

細胞は輸注時で9.79±22.8×10^5/kg（0.66〜104.75）であった。

20例の患者の移植時年齢は3〜33ヵ月（中央値11ヵ月）で、18例で生着（完全ドナーキメラ状態）がえられ、17例が長期生存している。身長の正常範囲での伸びと神経学的発達の改善が認められている（図5）。

酵素補充療法においては投与された酵素が血液脳関門を通過しないために中枢神経系症状の改善がみられないのに対して、骨髄移植や臍帯血移植などの造血幹細胞移植ではドナー単球由来のミクログリア（microglia）細胞により中枢神経症状にも効果があるものと考えられている。

2. Scheie病（ⅠS型）

Hurlerと同じ酵素の欠損であるが、臨床症状は軽く、原則として造血幹細胞移植の適応とはならない。Hurler病との中間型であるHurler-Scheie病においては、その重症度によって造血幹細胞移植の適応が考慮される。

3. Hunter病（Ⅱ型）

日本人などのアジア人では最も多い病型で、重症型と軽症型に分けられる。重症型は中枢神経症状を含めⅠ型と似たような経過をたどるので、適切なドナーがえられれば造血幹細胞移植の適応として良いと考えられる。関節拘縮、肝脾腫、皮膚症状などが著明に改善と弁膜障害の進行停止ないしは軽度改善などによって日常生活の質の向上が観察されているが、知能についての著しい改善はみられていない。

軽症型では移植の適応の判断が難しい。HLA一致の同胞ドナーからの移植であれば、合併症などのリスクが低いので適応としても良いかもしれないが、非血縁者ドナーやHLA不一致の血縁者からの移植には慎重にならざるをえない。

欧米においてはHunter病における骨髄移植の成績は良好とはいえず、造血幹細胞移植の評価は定まっていない[6,7]。

4. Sanfilippo病（Ⅲ型）

中枢神経症状を主体とした病型で、A、B、C、Dのいずれの亜型においてもこれまで骨髄移植の有効例はない。症状出現前の症例で発病を予防できるかどうかが今後の課題と考えられる。

5. Morquio病（Ⅳ型）

骨の著明な変形を主体とした病型で中枢神経系は正常である。頸椎亜脱臼による突然死がありうるが、生命予後としては他の病型と比較すると一般的に良好とされている。そのため骨髄移植の実施例は少なく、実施例における効果も病状の進行停止に限定されている。

6. Maroteaux-Lamy病（Ⅵ型）

骨格の異常に加えて気道狭搾による下気道感染が前面に立つ病型である。骨髄移植により心肺異常と肝脾腫は著明に改善することが多い[8]。本病型では知能障害が軽いので、病初期に行えばより高い効果が期待できる。

7. Sly病（Ⅶ型）

動物実験において骨髄移植の有効性が示されている。臨床例での報告は少ないが、運動機能の改善と気道感染症の減少が得られたとの報告がある[9]。

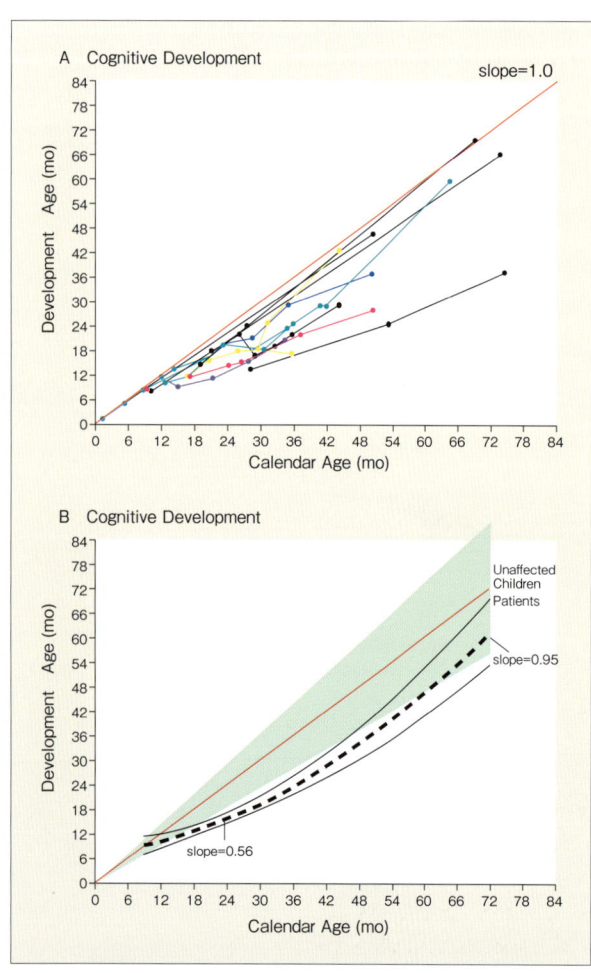

図5 Hurler病に対する非血縁者間臍帯血移植後の精神発達[5]
A．移植症例毎の精神発達の推移（slope=1.0 は正常の発達）
B．移植後生存症例の精神発達の平均（長期間では catch-up が認められる）

わが国におけるムコ多糖症に対する造血幹細胞移植

1. 概況

わが国においては1985〜2005年までに72例のム

コ多糖症における造血幹細胞移植が報告されている。病型毎の症例数は**表1**に示すとおりで、Hunter病の44例が最多となっている（**表1**）。

日本小児血液学会造血幹細胞移植委員会と厚生労働省研究班の合同調査が行われており、その中で最も詳細な検討が進んでいるHunter病の成績を以下に紹介する[10,11]。

2．ムコ多糖症Ⅱ型（Hunter病）における成績

・移植時年齢と移植回数

初回移植時の年齢は0～11歳で、6例において再移植、1例において3回目の移植が行われていた。

・ドナーおよび移植細胞源

初回移植時のドナーは19例が血縁者（同胞17例、母親2例）、25例で非血縁者であり、35例でHLAが一致していた。移植細胞源は39例で骨髄、5例で臍帯血であった。

・移植前処置

18例で放射線照射を含む前処置が、29例でブスルファン＋エンドキサンを主体とした前処置が用いられていた。

・生着

34例（77.3％）では初回移植でドナー由来の生着が得られ、8例（18.2％）では拒絶され、2例では生着の有無が不明であった。生着に対して有利に有意の相関を示していた因子としては、移植細胞源としての骨髄（臍帯血に対して）、同胞ドナー、HLA適合ドナーなどであった。

・生存率

6例で再移植、1例では再々移植が行われ、最終的には39例（88.6％）が生存中で、5例（11.4％）が死亡していた。

初回移植の粗生存率（OS）と無イベント生存率（EFS、ドナー細胞の永続的な生着が得られた生存率）に有意に有利に影響していた因子としては移植細胞源としての骨髄、同胞ドナー、HLA適合、非照射前処置（ブスルファン主体の前処置）などであったが、多変量解析では移植細胞源が骨髄であるか臍帯血であるかのみが有意な因子となっていた。

・臨床効果

移植後1年以上生存している症例について移植による治療効果を詳細に検討した。

造血幹細胞移植により著明に回復する症状としては、肝脾腫、大関節の拘縮、睡眠時無呼吸、低身長などがある。心臓の弁膜異常は進行が停止し、僅かながら改善する例が多い。中枢神経症状の改善は移植時の年齢と重症度に依存する傾向があり、年齢が若く病初期に移植を受けた症例ほど移植時の中枢神経機能が保持されていたが、言語の発達については著明な改善は認められなかった。頭部MRIにおいては血管周囲のムコ多糖蓄積の減少、水頭症への進行の回避などの効果が認められた。

以上の解析により、ムコ多糖症Ⅱ型における造血幹細胞移植の効果が明確になったが、中枢神経系症状を伴う重症例ではできるだけ早期の移植が望ましく、診断がつきしだい適切なドナーを見いだす努力が必要である。また、早期移植が可能な臍帯血移植においては生着不全が問題となっており、前処置の工夫などにより生着率をあげることが課題となっている。

おわりに

ムコ多糖症における造血幹細胞移植の適応と治療効果について解説したが、これらの疾患は稀少疾患であり、個々の疾患別の移植症例数はさらに少なく、多数例による十分な解析と評価が出来ていないものが多い。

わが国においてはすでに150例以上の先天代謝異常症において造血幹細胞移植が実施されているが、現在疾患毎に系統だった全国調査が進行中であり、これらの問題が解明されていくことを期待している。造血幹細胞移植には多くの未解決の問題が残されており、より安全で確実な治療法にするための努力が必要であると考えている。

また、実用可能となった酵素補充療法との臨床効果の差の有無についての検討を行い、両者の利点欠点を熟知した上での治療法の選択と治療戦略の策定が求められる時代がやってきたものと思う。

表1　わが国におけるムコ多糖症に対する造血幹細胞移植症例数

（日本小児血液学会造血幹細胞移植登録1974～2005）

疾患名	症例数
ムコ多糖症	72
ⅠH ：Hurler	12
ⅠHS：Hurler-Scheie	4
Ⅱ ：Hunter	44
Ⅲ ：Sanfilippo	2
Ⅳ ：Morquio	4
Ⅵ ：Maroteaux-Lamy	4
Ⅶ ：Sly	2

文献一覧

1) Hobbs JR, Hugh-Jones K, Barrett AJ, Byrom N, Chambers D, Henry K, James DC, Lucas CF, Rogers TR, Benson PF, Tansley LR, Patrick AD, Mossman J, Young EP. Reversal of clinical features of Hurler's disease and biochemical improvement after treatment by bone marrow transplantation. Lancet 2:709, 1981.
2) Krivit W. Stem cell bone marrow transplantation in patients with metabolic storage diseases. Adv Pediatr 49:359-78, 2002.
3) Peters C, Shapiro EG, Anderson J, Henslee-Downey PJ, Klemperer MR, Cowan MJ, Saunders EF, deAlarcon PA, Twist C, Nachman JB, Hale GA, Harris RE, Rozans MK, Kurtzberg J, Grayson GH, Williams TE, Lenarsky C, Wagner JE, Krivit W. Hurler syndrome: II. Outcome of HLA-genotypically identical sibling and HLA-haploidentical related donor bone marrow transplantation in fifty-four children. Blood 91:2601, 1998.
4) Peters C, Bathazor M, Shapiro FG, King RJ, Kollman C, Hegland JD, Henslee-Downey J, Trigg ME, Cowan MJ, Sanders J, Bunin N, Weinstein H, Lenarsky C, Falk P, Harris R, Bowen T, Williams TE, Grayson GH, Warkentin P, Sender L, Cool VA, Crittenden M, Packman S, Kaplan P, Lockman LA, Anderson J, Krivit W, Dusenbery K, Wagner J. Outcome of unrelated conor bone marrow transplantation in 40 children with Hurler syndrome. Blood 87:4894-902, 1996.
5) Staba SL, Escolar ML, Poe M, Kim Y, Martin PL, Szabolcs P, Allison-Thacker J, Wood S, Wenger DA, Rubinstein P, Hopwood JJ, Krivit W, Kurtzberg J. Cord-blood transplants from unrelated donors in patients with Hurler's syndrome. N Engl J Med 350:1960-9, 2004.
6) Vellodi A, Young E, Cooper A, Lidchi V, Winchester B, Wraith JE. Long-term follow-up following marrow transplantation for Hunter disease. J Inherit Metab Dis 22:638-48, 1999.
7) Peters C, Krivit W. Hematopoietc cell transplantation for mucopolysaccharidosis II B (Hunter disease). Bone Marrow Transplant 25:1097-9, 2000.
8) Krivit W, Pierpont MF, Ayaz K, Tsai M, Ramsay NK, Kersey JH, Weisdorf S, Sibley R, Snover D, McGovern MM, Schwartz MF, Desnick RJ. Bone-marrow transplantation in the Maroteax-Lamy syndrome (mucopolysaccharidosis type VI). Biochemical and clinical status 24months after transplantation. N Engl J Med 311:1606-11, 1984.
9) Yamada Y, Kato K, Sukegawa K, Tomatsu S, Fukuda S, Emura S, Kojima S, Matsuyama T, Sly WS, Kondo N, Orii T. Treatment of MPS VII (Sly disease) by allogeneic BMT in a female with homozygous A619V mutation. Bone Marrow Transplant 21:629-34, 1998.
10) 加藤俊一. ムコ多糖症II型における造血幹細胞移植の後方視的研究. 厚生労働科学研究(医療技術実用化研究事業, 研究代表者：奥山虎之)平成19年度報告書.
11) 加藤俊一. 新規治療法が開発された小児稀少難病の疫学調査と長期フォローアップ体制の確立に関する研究. 厚生労働科学研究(医療技術実用化研究事業, 研究代表者：奥山虎之)平成20年度報告書.

11-5 1 大動脈弁狭窄を有するムコ多糖症Ⅰ型に対する酵素補充療法の経験

小林 博司

要旨

ムコ多糖症Ⅰ型（Mucopolysaccharidosis typeⅠ、MPSⅠ）に対する組替えヒト型α-L-iduronidase（ラロニダーゼ）による酵素補充療法の日本人症例での効果および安全性を長期経過において検討した。

対象は酵素療法開始時点で30歳の女性。2歳時にMPSⅠと診断され17歳で僧帽弁閉鎖不全による心不全が出現し僧帽弁置換術を施行。19歳時右角膜移植、20歳でクローヌス増悪による全介助、24歳で神経因性膀胱出現、26歳時気管切開。30歳3ヵ月時よりラロニダーゼによる酵素補充療法を開始し週1回0.58mg/kg/日点滴静注を3年間施行した。開始前に大動脈弁の開放不良と左室心筋重量増加を認めたが、開始後それらの改善を認め心不全の急速な進行を回避できたと考えられたが、その後は必ずしも著明な改善は見られず、今後も外科的な対応も含め慎重な経過観察が必要と思われた。その他関節可動域の改善、肝容量の縮小などを認め、Quality of Lifeの改善は得られている。

ラロニダーゼによるMPSⅠの酵素補充療法は日本人症例においても欧米の報告と同程度の効果、安全性が期待できると考えられたが、心弁膜症に対する効果は限界があり、今後も慎重な対応が必要と思われる。

対象症例：30歳3ヵ月女性（酵素補充開始時点）
家族歴：特記すべき事なし
起始経過：

- 2歳　発症：転びやすくなり、MPS I (H/S)と診断
- 17歳　僧帽弁狭窄、心不全増悪により僧帽弁置換術施行
- 19歳　右角膜移植（角膜混濁進行）
- 20歳　クローヌスが増悪、歩行困難、日常生活に全介助必要となる
- 24歳　神経因性膀胱出現
- 26歳　気管切開、人工呼吸器下、更に右卵巣軸捻転により右卵巣摘出。

社会生活面での発達：（酵素補充開始時点）
- **精神発達**：正常、意思疎通可能（小学校は普通学級、中学高校は養護学級、その後週に数日訓練所）
- **移動**：高校時迄は室内で独歩、30歳でほぼ終日臥床および車椅子移動。
- **食事**：刻み食の経口摂取（全介助を要するも嚥下は問題なし）

酵素補充療法

東京慈恵会医科大学倫理委員会の承認、ご本人ご家族の文書による同意の下、30歳3ヵ月時にAldurazyme（recombinant IDUA; Laronidase, BioMarin/Genzyme LLC社）による酵素補充療法を開始。

用量：Aldurazyme 0.58mg/kg　点滴静脈注射
投与速度：5ml/hrから開始、最大80ml/hrで計3時間
頻度：週1回

酵素補充療法後の経過

1. 尿中GAG（ウロン酸）の排泄低下（図1）

体内のGAGの蓄積状況を反映するといわれる尿中ウロン酸排泄量が、酵素開始3ヵ月であきらかに減少し始め、2年でほぼ正常上限に達している。これと同期して肝容積の低下も見られており、酵素補充の有効性を裏付けている。

2. 免疫寛容現象

ELISA法による血清中の抗IDUA抗体価を定期的に調査し9ヵ月にて800倍、12-15ヵ月で100倍を呈

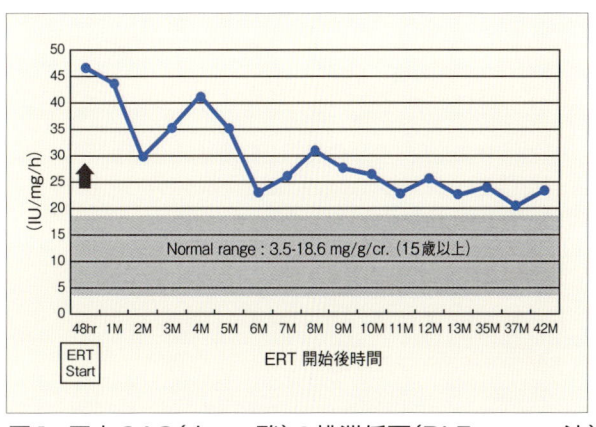

図1　尿中GAG（ウロン酸）の排泄低下（Di Ferrante法）

したがその後は検出されず、免疫寛容現象が誘導されたと考えられた。症候的にも酵素補充による副反応は時折喘息発作が見られたが重篤なものはなく、長期投与が可能であった。

3. 関節可動域の改善

左右とも各部位の関節稼動域が酵素開始後より有意に改善が見られ、QOLの上昇も見られた。特に体幹保持機能が進歩し、理容時にも指摘されている。

4. 肝容積の低下（図2）

肝容積を酵素補充前から定期的にCTによる容積評価しField of View (FOV) としてフォローした。酵素補充開始6ヵ月ですでに正常領域へ入っている。

5. 心不全（図3）

心では弁膜症が主なため置換術を施した僧帽弁に比べ、大動脈弁は酵素開始前に弁口面積が低下し左室心筋重量（LVMI）が上昇するといった心不全兆候が見られ、酵素補充の開始により一時進行が遅れたかに見えたが、その後も徐々に進行している。基本的にベッド臥床時間が長く運動負荷がほとんどないため急変は今までのところないが、今後注意が必要。心弁膜は補充酵素が到達しにくい部位の代表的なものひとつに考えられている。

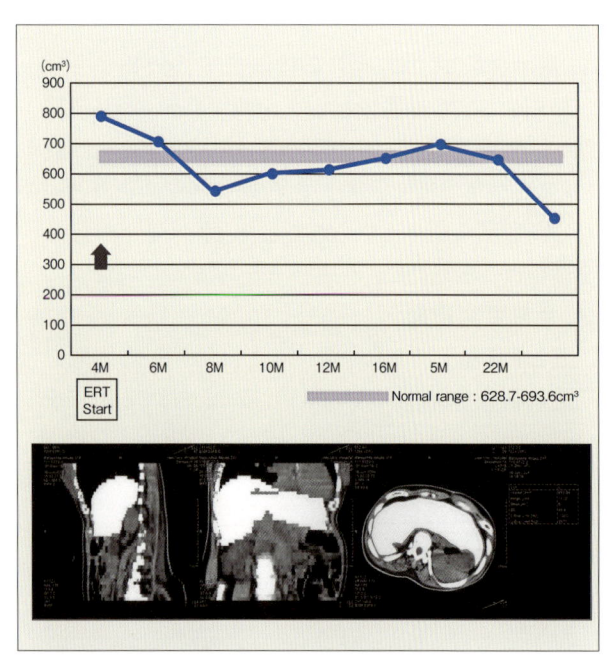

図2 肝容積の変化(CT, Field of View)

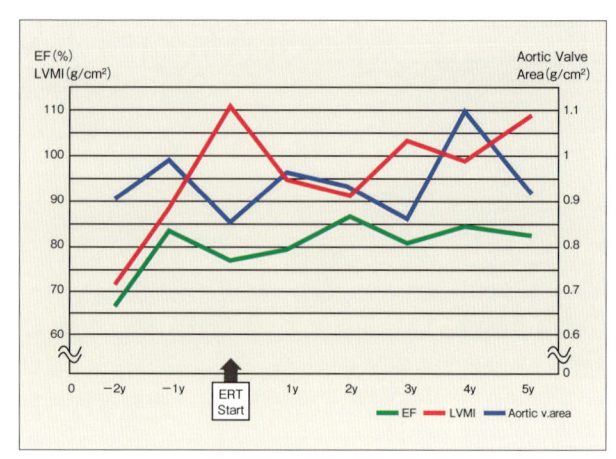

図3 心機能に対する影響（心エコー）

まとめ

ラロニダーゼによるMPSIの酵素補充療法は日本人症例においても欧米の報告と同程度の効果、安全性が期待できると考えられ、更にこの症例の場合大きなアレルギー反応もなく長期投与が可能であった。肝腫大、関節可動域の改善は比較的早く効果が現れ、患者自身のQOLの改善に寄与したといえるが、心弁膜症に対する効果は限界があり、今後も心エコーを中心とするフォローアップによる慎重な対応が必要と思われ、更に再手術（大動脈弁置換）の適応も検討していく必要がある。骨系統、中枢神経系、心弁膜は従来酵素補充の到達しにくい部分とされ、特に本症例のように成人後に酵素補充療法を開始せざるを得ない症例では十分な配慮が要求される。

文献一覧

小林博司, 有賀賢典, 田嶼朝子, 櫻井謙, 藤原優子, 寺野和宏, 宮田市郎, 井田博幸, 大橋十也, 衛藤義勝. ムコ多糖症I型に対する本邦初の酵素補充療法 日本小児科学会誌 110(4):521-525, 2006.

11-5 2 成人のムコ多糖症I型におけるラロニダーゼ酵素補充療法の左室心筋運動に対する効果

原田 晴仁、池田 久雄

はじめに

先天性ムコ多糖症I型は、ムコ多糖の心臓への蓄積により心疾患を発症することが知られている。大動脈弁と僧帽弁の混合弁膜障害はシャイエ病の特徴[1]である。僧帽弁や大動脈弁の機能不全が起こり、心不全症状が認められるようになると人工弁置換術の適応[2]となることも少なくない。今回、二弁置換術後の慢性心不全を有する成人のムコ多糖症I型に対するラロニダーゼ酵素補充療法の治療効果を検討するために、2次元超音波画像のspeckle-tracking解析[3,4]を用いて左室心筋運動の定量的評価を行った。

ラロニダーゼ酵素補充療法と心機能

症例は49歳女性、11歳頃から手指、膝関節の変形拘縮、肝脾腫で発症した。33歳頃から網膜色素変性症、大動脈弁及び僧帽弁閉鎖不全を来たし心不全状態となり、大動脈弁および僧帽弁の二弁置換術を受けている。術後から大動脈弁置換弁輪部からの逆流が認められ、慢性心不全に対する治療を受けている。なお、ムコ多糖症の確定診断は、平成6年9月(33歳)にα-L-イズロニダーゼの欠損が証明され診断された。平成19年11月からラロニダーゼ26.1mgを週一回、点滴静注を開始した。点滴開始時、脱水性腎不全のため、最初の2ヵ月間は月一回の治療となったが、平成20年1月からは週一回の治療が可能となった。

ラロニダーゼ酵素補充療法の経過を示す(図1)。尿中ウロン酸濃度が治療前75mg/g・creaから治療6ヵ月後に16mg/g・creaまで低下(78.8%)し、酵素補充療法の有効性が認められた。治療後の胸部レントゲン像上の心胸郭比や2-D心エコー図上の左室駆出率には顕著な変化は認められなかった。しかしながら、心エコーを用いたarea-length法による左室推定重量は治療前187gから治療約9ヵ月後には152g程度まで減少していた。Speckle-tracking法を用いた左室長軸方向の平均心筋短縮率は-13.2%から-17.4%へ改善し、短軸方向の平均心筋肥厚率は44%から83%と改善が認められた。左室のねじれ収縮では、心基部の時計方向の平均ねじれ収縮角と心尖部の反時計方向への平均ねじれ収縮角の和の値は+6度から+18度へ増大し、ねじれ収縮の改善が認められた。

まとめ

ムコ多糖症I型の成人例にラロニダーゼ酵素補充療法を行った。尿中ウロン酸排泄量は治療6ヵ月で正常域まで低下し、治療の有効性が示された。治療経過とともに左室重量は低下し、この所見は従来の報告と一致する。心エコー図検査法を用いて酵素補充療法の心機能に対する効果を検討した報告では左室駆出率は明らかな改善はなく、正常範囲内の変化である[5,6]。本症例においても同様の結果である。今回、2次元超音波画像のspeckle-tracking解析により、①長軸方向の心筋短縮率(longitudinal strain) ②心筋の短軸(厚

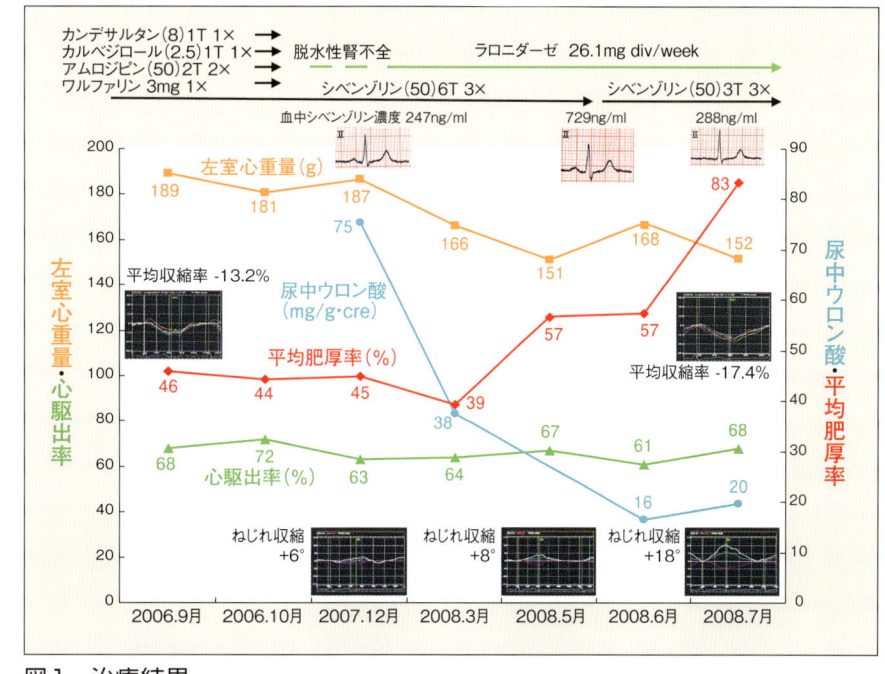

図1 治療結果
ラロニダーゼ酵素補充療法における尿中ウロン酸、左室重量および心筋運動の経時的変化

み）方向の心筋肥厚率（radial strain）③心基部時計方向の回転収縮と心尖部反時計方向の回転収縮は心筋ねじれ収縮（torsion）として定量的に評価した。結果として、酵素補充療法により心筋の短縮率、肥厚率およびねじれ収縮の改善が認められた。従来、ムコ多糖症における心機能障害は不可逆的[5]と考えられていたが、成人のムコ多糖症Ⅰ型の心筋機能障害に対して、ラロニダーゼ酵素補充療法は有用であることがはじめて示唆された。ムコ多糖症Ⅰ型の重症型であるHurler病の乳児において、酵素補充療法により収縮期末期および拡張期末期の左室内腔径が改善したとする報告はある[7]。一方、小児を対象とした6年間の酵素補充療法の治療成績において、心不全の改善は認めるが、心駆出率の顕著な変化は認められていない[5]。本症例は、酵素補充療法により心筋の短縮率、肥厚率およびねじれ収縮の改善は比較的早期に認められたが、心駆出率の改善は認められていない。成人のムコ多糖症Ⅰ型の心機能評価では収縮能のみならず拡張能も障害されていると報告されている[8]。したがって酵素補充療法による心筋運動の改善が拡張能の改善と関連している可能性が示唆される。ラロニダーゼ酵素補充療法が収縮および拡張能にどのような効果をもたらすのかは大変興味深い。このためにも今後詳細な長期経過観察が必要であると考えられる。

文献一覧

1) Whitley CB. The mucopolysaccharidoses. In: Beighton, P. (ed.) : McKusick's Heritable Disorders of Connective Tissue. (5th ed.) St. Louis: Mosby 1993.

2) Butman SM, Karl L, Copeland JG. Combined aortic and mitral valve replacement in an adult with Scheie's disease. Chest 96(1): 209-210, 1989.

3) D'hooge J, Heimdal A, Jamal F, Kukulski T, Bijnens B, Rademakers F, Hatle L, Suetens P, Sutherland GR. Regional strain and strain rate measurements by cardiac ultrasound: principles, implementation and limitations. Eur J Echocardiogr. 1(3): 154-170, 2000.

4) Notomi Y, Lysyansky P, Setser RM, Shiota T, Popovic ZB, Martin-Miklovic MG, Weaver JA, Oryszak SJ, Greenberg NL, White RD, Thomas JD. Measurement of ventriclar torsion by two-dimensional ultrasound speckle tracking imaging. J Am Coll Cardiol. 45(12): 2034-2041, 2005.

5) Sifuentes M, Doroshow R, Hoft R, Mason G, Walot I, Diament M, Okazaki S, Huff K, Cox GF, Swiedler SJ, Kakkis ED. A follow-up study of MPS I patients treated with laronidase enzyme replacement therapy for 6 years. Mol Genet Metab. 90(2): 171-180, 2007.

6) Braunlin EA, Berry JM, Whitley CB. Cardiac findings after enzyme replacement therapy for mucopolysaccharidosis type I. Am J Cardiol. 98(3):416-418, 2006.

7) Hirth A, Berg A, Greve G. Successful treatment of severe heart failure in an infant with Hurler syndrome. J Inherit Metab Dis. 30(5):820-823, 2007.

8) Soliman OII, Timmermans RGM, Nemes A, Vletter WB, Wilson JHP, ten Cate FJ, Geleijnse ML. Cardiac abnormalities in adults with the attenuated form of mucopolysaccharidosis type I. J Inherit Metab Dis. 30:750-757, 2007.

11-5 3 ムコ多糖症Ⅰ型に対するアウドラザイム補充療法の複数例

田中 藤樹

はじめに

ムコ多糖症（mucopolysaccharidosis：MPS）Ⅰ型はHurler病、Hurler-Scheie病、Scheie病の3病型に分類される。我々は、重症型であるHurler病2例及びHurler-Scheie病1例の3症例に対し、ラロニダーゼ（アウドラザイム®）による酵素補充療法（ERT）[1-3]を施行し、早期治療におけるERTの重要性について検討した。

治療経過

症例は症例1：4歳11ヵ月 Hurler男児、症例2：5歳4ヵ月Hurler女児、症例3：10歳8ヵ月Hurler-Scheie女児の3例である。3症例とも精神運動発達遅滞、角膜混濁、中耳炎、無呼吸、アデノイド腫大、関節拘縮および心弁膜症などのムコ多糖症の共通症状を認めた。対症療法として、全例で鼓膜チューブ留置、症例1は僧帽弁置換術とヘルニア根治術、症例2はアデノイド摘出術、症例3はNIPPVを行っていた。酵素開始年齢はそれぞれ1歳7ヵ月、2歳1ヵ月、8歳2ヵ月であり、投与期間は症例1、2では3年間、症例3は2年6ヵ月であった。

アウドラザイム®は0.58mg/kg/day（100U/kg/day）を点滴静注にて、2→4→8→16→32mL/hと段階的に投与速度を増やしながら投与した。前投薬としてアセトアミノフェン、パモ酸ヒドロキシジンを酵素開始1時間前に投与した。

治療開始後、3症例とも尿中ウロン酸は3ヵ月ほどで著明に低下し、開始時の20～30％程度にまで排泄量が減少した。また、全例でERT開始6ヵ月後には肝容積が正常化し、肝腫大が改善した。睡眠時呼吸検査では、症例2において高度の無呼吸（Desaturation index：25回/h）がアデノイド摘出術によって正常化し、その後もERTにより正常範囲を維持している。症例3では夜間NIPPVを施行して無呼吸をコントロールしていたが、ERT開始後2年でマスク非装着下でのDesaturation indexが正常化し、NIPPV離脱が可能

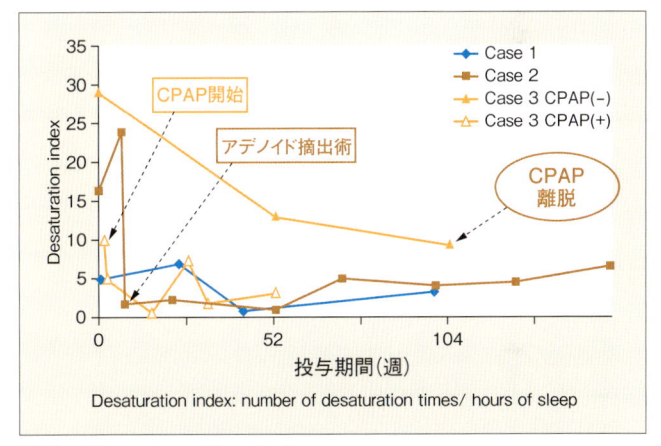

図1 Desaturation Index

		症例1 Base line	症例2 Base line	症例3 Base line	症例1 156wk	症例2 156wk	症例3 104wk
肩屈曲	R	135	100	100	120	130	100
	L	135	90	90	120	130	100
肩外転	R	120	100	90	120	120	100
	L	120	90	90	120	120	100
肘屈曲	R	140	120	90	135	130	100
	L	140	120	100	140	140	120
股屈曲	R	90	120	90	120	140	100
	L	90	120	90	120	140	100
股外転	R	60	60	45	60	90	45
	L	60	60	45	60	90	45
膝屈曲	R	140	120	120	150	135	90
	L	140	120	120	140	135	90

図2 関節可動域

注 赤い部分が改善がみられた領域

となった(**図1**)。また、ERTと鼓膜チューブ留置術との併用で、全症例で中耳炎の罹患頻度が激減し、それにより難聴が改善した。関節拘縮はリハビリとの併用により全症例で改善が認められ、特に大関節では良好な結果が得られた(**図2**)。酵素は脳血管関門を通過しないため、中枢神経系へ直接的に有効性を示さないものの、耳鼻科治療及びリハビリテーションとERTを組み合わせることで、言語、運動双方の発達に有効に働き、症例1、2では、治療前に比して発達の促進が認められた(**図3**)。

まとめ

我々が経験したMPS I 型3症例では、ERTに対症療法を組み合わせることにより、高い効果が得られた。特にHurler病の2症例に関しては、乳幼児早期に耳鼻科治療やリハビリを積極的にERTと併用することで、発達を停滞させず、向上させ得る可能性が見出された[4]。今後、ERTの有効性をさらに高めるためにも、早期診断が重要であり、そのためマススクリーニング法の開発が望まれる[5]。また、発端者が診断・治療された後の長期フォロー体制や家系内における保因者診断、出生前診断など遺伝的なニーズにも対応できる総合的支援を行う体制作りが期待される。

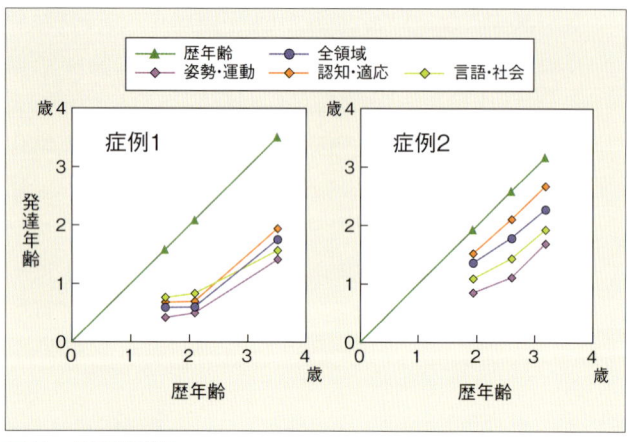

図3 発達評価

文献一覧

1) Clarke LA, Wraith JE, Beck M, Kolodny EH, Pastores GM, Muenzer J, Rapoport DM, Berger KI, Sidman M, Kakkis ED, Cox GF. Long-term efficacy and safety of laronidase in the treatment of mucopolysaccharidosis I.Pediatrics, 123: 229-40, 2009.

2) Wraith JE, Beck M, Lane R, van der Ploeg A, Shapiro E, Xue Y, Kakkis ED, Guffon N. Enzyme replacement therapy in patients who have mucopolysaccharidosis I and are younger than 5 years: results of a multinational study of recombinant human alpha-L-iduronidase (laronidase). Pediatrics, 120: 37-46, 2007.

3) Wraith JE, Clarke LA, Beck M, Kolodny EH, Pastores GM, Muenzer J, Rapoport DM, Berger KI, Swiedler SJ, Kakkis ED, Braakman T, Chadbourne E, Walton-Bowen K, Cox GF. Enzyme replacement therapy for mucopolysaccharidosis I: a randomized, double-blinded, placebo-controlled, multinational study of recombinant human alpha-L-iduronidase (laronidase). J Pediatr, 144: 581-588, 2004.

4) 田中藤樹, 奥山虎之. ムコ多糖症 I 型の最新治療薬と臨床具体的事例. 難病と在宅ケア, 14: 40-431, 2008.

5) 田中藤樹, 奥山虎之. 酵素補充療法 ムコ多糖症 I 型, VI型. 小児科診療, 69: 1735-1739, 2006.

11-5 4 ムコ多糖症Ⅱ型重症例に施行している酵素補充療法の経験

戸田 壮一郎、窪田 満

私たちは、ムコ多糖症Ⅱ型の重症例に対する酵素補充療法（以下ERT）を経験した。重症例に対するERTの問題点も含め、報告する。

症例について

1994年7月8日、33週0日、2144g、母体のHELLP症候群のため、緊急帝王切開で出生し、呼吸窮迫症候群のため人工サーファクタントを使用した。1995年3月（生後8ヵ月）頃、頭囲拡大・胸腰椎後弯・ガーゴイル様顔貌からムコ多糖症が疑われていた。1996年（2歳）、白血球酵素診断でムコ多糖症Ⅱ型の確定診断を受けた。以後は対症療法のみで経過観察が行われていた。気道感染を繰り返し扁桃肥大による上気道狭窄と睡眠障害があるため、口蓋扁桃摘出術（1999年7月；5歳）、アデノイド摘出術（2000年6月；5歳）を施行した。骨髄移植はドナーの問題もあり、行わなかった。発達は、定頸6ヵ月、つかまり立ち1歳、独歩1歳10ヵ月、言語は1歳過ぎに獲得していたが、2歳頃から退行が進行し、8歳10ヵ月で自力歩行不可能となり、発語もなくなった。なお代謝疾患の家族歴はなかった。

検査結果

ERT開始前（2004年8月；10歳）、一般的な血液検査では特に問題を認めなかった。ムコ多糖症に特徴的なトルコ鞍のJ shape変形、肋骨のオール状変形、橈骨・尺骨の遠位端の変形、腸骨のflaringと大腿骨頭の辺縁不整などの骨関節病変を認めた。患児の重症度を示すものとして、頭部CT（図1）で前後方向の長頭と大脳皮質の菲薄化を認め、脳波でてんかん波が散見された。胸部CTで肺野の不均一なdensityの上昇を認め、呼吸状態も悪化傾向にあった。

イデュルスルファーゼ（エラプレース®）によるERTについて

2007年11月20日（13歳）よりERTを開始した。エラプレース0.5 mg/kg（12 mg）を3時間で点滴、15分毎にバイタルチェックし血圧低下などの副作用はなく経過した。1週間に1回ERTを施行した。ERT開始後、尿中ムコ多糖は速やかに改善して基準値となった（図2）。呼吸状態に関しては、酸素飽和度（SpO$_2$）、心拍数

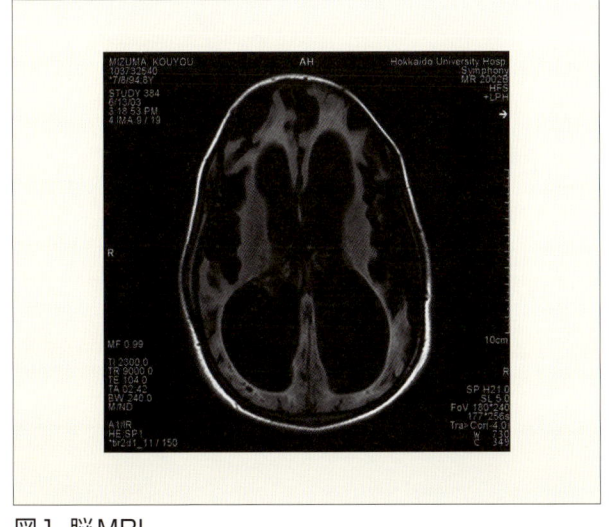

図1. 脳MRI
大脳皮質の菲薄化が著明で、本患児が重症であることを示している。

表1 呼吸モニターによる評価

		ERT前	ERT後
《SpO$_2$》	mean	94.27	96.48
	Dips/Hr [4% >]	5.63	2.19
	Mean nadir	84.66	92.10
	% Time spent 90% >	4.48	2.22
《HR》	Mean	100.79	110.06
	Pulse rise/Hr [6bpm<]	32.81	31.75
《PCO$_2$》	Mean	55.85	44.65
	maxPCO$_2$	70	48
	% Time spent 50 mmHg<	9.15	0

(HR)、経皮二酸化炭素（PCO$_2$）を評価した結果（**表1**）、HR平均値のみERT開始後にわずかな上昇を認めたが、それ以外の項目で改善を認めた。肺胞性低換気の進行はなく、ERTが悪化を抑えていた可能性があると考えられた。上記以外に改善した点としては、皮膚が柔らかくなり、画像上肝脾腫が縮小したことなどが挙げられる。また、中枢神経に対する評価は難しいが、母の話ではあるが、周囲の刺激に対する反応が改善し、覚醒度が上がったとの事であった。しかし、ERT後も骨の変形、気管支陰影増強は変わらず、器質化した症状は改善しにくいと考えられた。

まとめ

ムコ多糖症Ⅱ型の重症例に対してERTを施行した。尿中ムコ多糖は速やかに改善し、呼吸モニターで換気障害も改善しており、ERTの効果はあったと考えられた。重症例に対してもERTの意義は大きいが、改善されない症状もあり、今後更に検討が必要と考えられる。

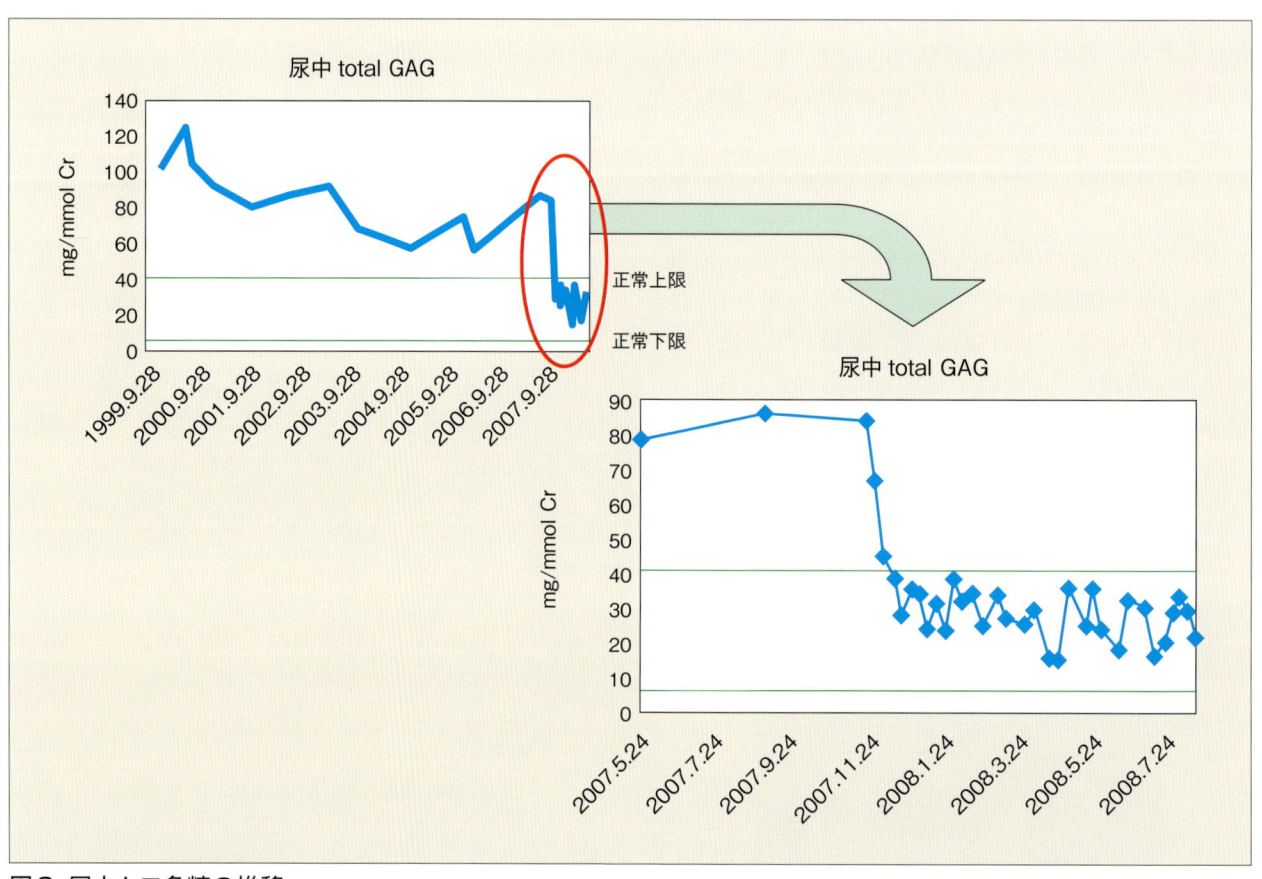

図2. 尿中ムコ多糖の推移
2007年11月からの酵素補充療法開始後、速やかに尿中総グリコサミノグリカン（GAG）は低下している。

11-5 5 ムコ多糖症II型11症例の酵素補充療法の効果

澤田 智、田中 あけみ

はじめに

2007年10月、ムコ多糖症II型の酵素薬が日本でも認可され酵素補充療法が開始された。それ以前より酵素治療を開始していた患者を含め当院での11症例についてその効果を評価した。

対象・方法

軽症型4例(年齢5歳〜53歳、観察期間2〜6年)、重症型7例(年齢2歳〜13歳、観察期間2年)(**表1**)。上記患者に対し遺伝子組み換えヒトidursulfase 0.5mg/kgを毎週点滴投与した。投与に関連した副作用は発疹、微熱、軽度血圧上昇を認めたが自覚症状に乏しく自然軽快した。効果判定は理学的所見、関節可動域測定、耳鼻科・眼科診察、呼吸機能検査、心臓超音波検査、睡眠時無呼吸検査、6分間歩行テスト、骨レントゲン、腹部CT(肝脾腫大評価)、頭部MRI、尿中ムコ多糖分析を、酵素開始後1年までは3ヵ月毎に、それ以降は6ヵ月毎に行った。

結果・考察

全例酵素補充療法開始1〜2ヵ月後には皮膚・毛髪がなめらかになった。また巨舌、粘膜肥厚の改善による騒音性呼吸が改善、食欲も亢進し、活気の上昇を認めた。関節可動域は軽症例では変化なく改善を認めなかったが、重症例では比較的早期に改善を認めた。特に肩関節屈曲・外転では10〜20度の改善を認めた。睡眠時無呼吸検査は全例軽度改善した。呼吸機能検査は施行できた軽症例では改善を認めた。肝腫大・脾腫大は全例開始3〜6ヵ月で速やかに縮小したがそれ以降はほぼ横ばい、もしくは軽度増大を認めた(**図1**)。尿中ムコ多糖は酵素開始後速やかに低下し、正常よりやや高値で経過した。心臓超音波検査では症例2を除き、心機能・弁膜症は変化しなかった。耳鼻科・眼科診察、6分間歩行テスト、頭部MRI、骨レントゲンは変化なかった。症例2は酵素治療開始の時点で弁膜症から重篤な心不全を呈しており、酵素開始後も徐々に悪化し、II度房室ブロックも出現したため、酵素開始2年後にペースメーカー装着を行った。また心不全の悪化に伴い一度改善していた肝腫大も悪化した。症例5は

表1 症例のリスト

症例	病型	酵素開始年齢	観察期間	中枢神経症状	ADL
1	軽症	5歳5ヵ月	6年	なし	歩行
2	軽症	27歳	2年	なし	歩行
3	軽症	23歳	2年	なし	車いす
4	軽症	53歳	2年	なし	車いす
5	重症	13歳0ヵ月	2年	発語なし、意思疎通可	歩行
6	重症	7歳6ヵ月	2年	発語あり、意思疎通可	歩行
7	重症	13歳7ヵ月	2年	発語なし、意思疎通不可	寝たきり
8	重症	7歳7ヵ月	2年	発語なし、意思疎通可	歩行
9	重症	2歳1ヵ月	2年	発達遅滞、発語未	歩行
10	重症	3歳9ヵ月	2年	発語あり、意思疎通可	歩行
11	重症	10歳1ヵ月	2年	発語なし、意思疎通可	歩行

興奮性が亢進し昼夜逆転症状を呈したが、抗痙攣剤の増量で改善した。また開始1年後の肺炎罹患後に歩行不能となった。症例7は開始2年後に急性心不全で死亡した（酵素投与と関連なし）。

まとめ

ムコ多糖症II型に対する酵素補充療法は皮膚・粘膜・肝臓などの血流の豊富な体幹臓器には速やかに効果を認めた。また重症型は関節可動域も改善したが軽症型では効果を認めなかった。これは、軽症型は1例を除きすべて成人症例であったためと思われた。骨の変形に対しても全例が効果はなく、心不全・中枢神経症状については悪化する症例もあった。これらのことから骨・心弁膜・脳などの血流の乏しい臓器に対する効果は乏しく、特にいったん進行してしまうと改善することは難しいと思われた。心臓・脳に対する効果については、長期的な観察による評価が必要であると思われた。

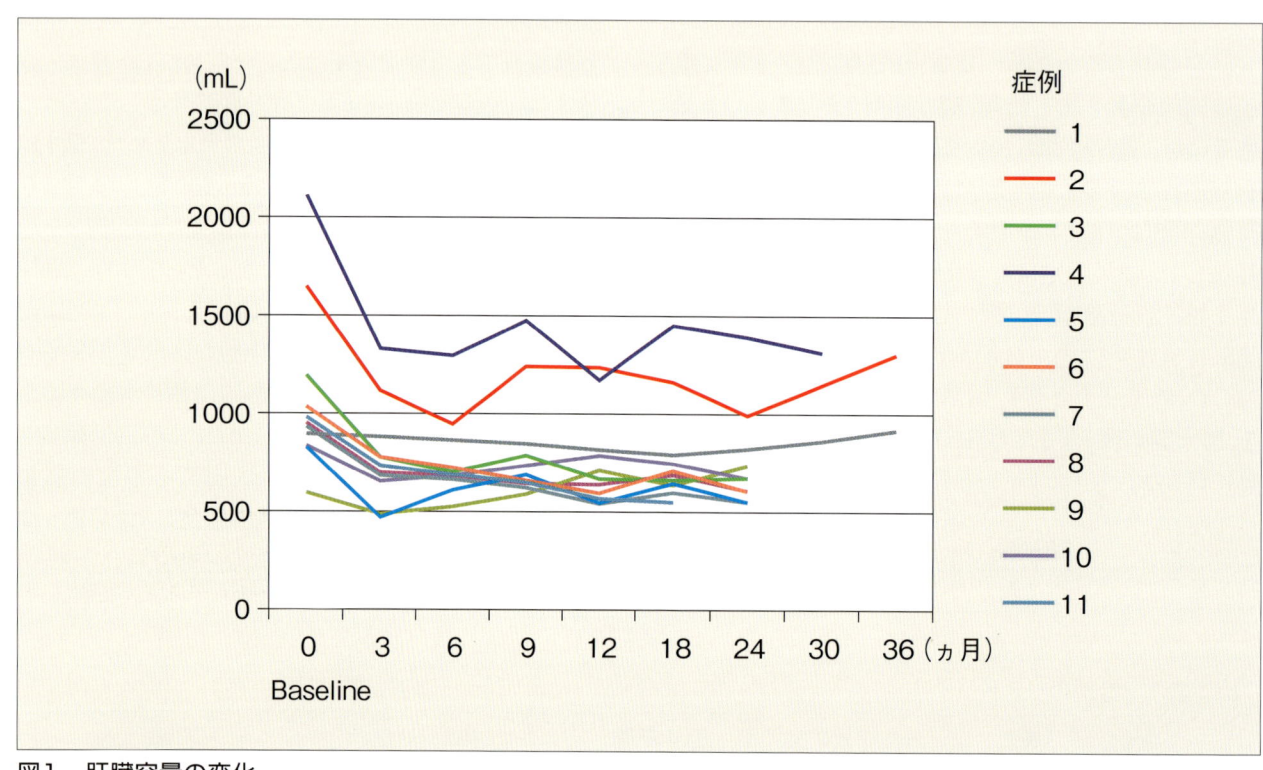

図1　肝臓容量の変化

11-5 ⑥ 酵素補充療法を開始した、女性ムコ多糖症Ⅱ型（Hunter病）の1例

本田 涼子

ムコ多糖症Ⅱ型のヘテロ女性例

ムコ多糖症Ⅱ型（MPSⅡ型）は、iduronate-2-sulfataseの欠損によりlysosome内のムコ多糖が分解されず、不完全な分解産物が全身組織に蓄積する遺伝性代謝疾患である。X連鎖性劣性遺伝形式をとり、通常は男児にのみ発症する。ヘテロの女性では酵素活性が低くとも臨床徴候が見られないことがほとんどで、発症は非常に稀である[1]。一般にX連鎖性劣性遺伝形式をとる疾患における女性例は、男性例と比較すると軽症が多いが、本疾患の女性例には重症型が多い[2]。今回女性MPSⅡ型症例に酵素補充療法を施行したので治療経過を報告する。

自験例

症例は19歳女性。重度の知的障害、関節拘縮、心筋肥大、肝脾腫、感音性難聴を伴う重症型である。兄もMPSⅡ型であり、20歳時に呼吸不全のために死亡されている。1歳時に発達遅滞や特異顔貌などからMPSが疑われ、尿中ウロン酸も著増していた。Iduronate-2-sulfatase活性は、本児、兄とも検出されず、臨床徴候のない母親も、対照と比較して低値であった。遺伝子検査の結果Iduronate-2-sulfatase遺伝子のR468L変異のヘテロ接合であり、X染色体の不活化には著明な偏りが見られた[3]。

治療

MPSⅡ型の治療法については、現在骨髄移植とERTの二つが柱となっているが、自験例では骨髄移植は施行していない。平成19年の合成イデュルスルファターゼ製剤の国内での発売に伴い、当時19歳であった自験例に対してもERTを開始した。イデュルスルファーゼ（エラプレース®）0.5mg/kgを中心静脈カテーテルより週1回点滴静注を行っている。前投薬としてイブプロフェンと抗ヒスタミン薬の内服を併用し、投与に際し現在のところ副作用などは認めていない。

治療前の現症としては、著明な肝脾腫、臍ヘルニア、末梢冷感、関節拘縮、歩容の不安定、喘鳴などを認めていた。心機能は保たれており、心拡大などは認めなかった。

治療開始から半年後に効果判定を行ったところ、肝および脾臓容積の減少が確認されたとともに、歩容・関節拘縮・皮膚所見・呼吸器症状も、短期間のうちに著明な改善を認めた（表1・図1）。

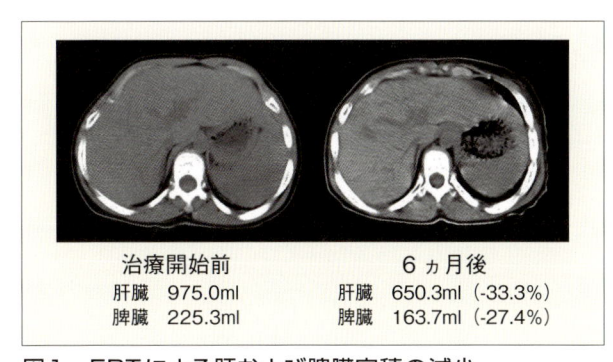

	治療開始前	6ヵ月後
肝臓	975.0ml	650.3ml (-33.3%)
脾臓	225.3ml	163.7ml (-27.4%)

図1 ERTによる肝および脾臓容積の減少

表1 ERTによる臨床所見の変化

	治療開始前	半年後
歩容	動揺性で不安定 2〜3歩で転倒	安定 転倒しなくなった
関節拘縮	手指・足趾の関節の拘縮あり 頚部後屈不可	拘縮の軽度改善 頚部後屈可能
皮膚所見	粗でむくみが強い	滑らかでむくみもなし
肝脾腫	肝：4横指、脾：2横指	触知せず
気道症状での通院の頻度	2〜3回/月	なし
睡眠障害	咳嗽のため頻回に覚醒	良眠
尿中ウロン酸	182.6mg/g.Cre	64.6mg/g.Cre

考察

　これまでに報告のある11例の女性例は、いずれも重症型であり、遺伝学的検査では、非変異アリルの選択的な不活化がみられている[2]。その結果酵素活性が低下し、重症な表現型を呈していると考えられ、残存酵素活性と表現型の相互関係が認められる。これまで海外での報告を含めて、女性例に対するERTの報告はないが、自験例のように重症型の女性例に対してもERTは有効な治療法であることが示された。

文献一覧

1) Sukegawa K, Song XQ, Masuno M, Fukao T, Shimozawa N, Fukuda S, Isogai K, Nishio H, Matsuo M, Tomatsu S, Kondo N, Orii T. Hunter disease in a girl caused by R468Q mutation in the iduronate-2-sulfatase gene and skewed inactivation of the X chromosome carrying the normal allele. Hum Mutat 10:361-367,1997.
2) Tuschl K, Gal A, Paschke E, Kircher S, Bodamer OA. Mucopolysaccharidosis type II in females: case report and review of literature. Pediatr Neurol 32:270-272,2005.
3) Sukegawa K, Matsuzaki T, Fukuda S, Masuno M, Fukao T, Kokuryu M, Iwata S, Tomatsu S, Orii T, Kondo N. Brother/sister siblings affected with Hunter disease: evidence for skewed X chromosome inactivation. Clin Genet 53:96-101,1998.

11-5 7 ムコ多糖症Ⅵ型に対する酵素補充療法の経験

古城 真秀子

はじめに

1963年Maroteauxら[1]、および1965年MaroteauxとLamy[2]は、特異顔貌や角膜混濁、低身長、強い骨変化などを有するHurler病と共通の症状を呈するが知能障害はなく尿中に大量のデルマタン硫酸を排泄する兄妹例を'polydystrophic dwarfism'として報告した。今回ムコ多糖症Ⅵ型と診断され5歳7ヵ月より酵素補充療法を行っている兄と、出生時に診断され生後6週より酵素補充療法を行っている妹の治療経過を報告する。

兄の経過（酵素補充療法が開始されるまで）

両親がいとこ婚である。妊娠、分娩歴に特記すべきことなし。在胎40週3日、3598g、身長53.5cm、頭囲32.5cmで出生。2歳頃までは過成長傾向で、運動発達は年齢相当であった。2歳6ヵ月時二語文を少ししか話さないため言語発達遅延の精密検査をすすめられた。特異顔貌や短頸、嗄声、繰り返す中耳炎などからムコ多糖症が疑われた。広範な蒙古斑や巨舌、騒音呼吸、角膜混濁、肝脾腫、手指の拘縮、尺側偏位などの臨床症状を認め骨レントゲンではオール様肋骨、J-shaped

オール様肋骨

J-shaped sella

椎骨の変形

腸骨底部の低形成

弾丸用指骨および中手骨近位端の尖鋭化

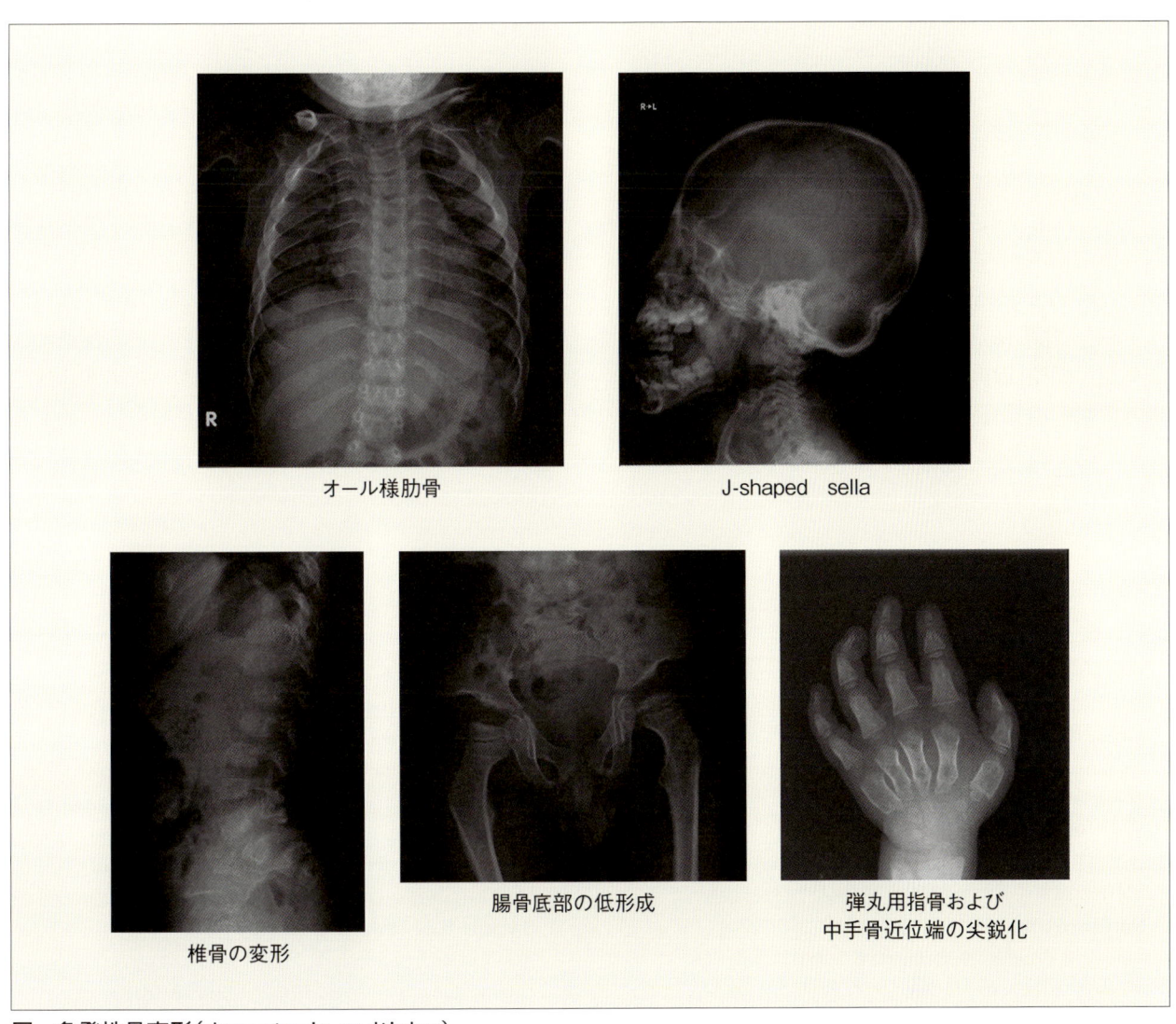

図 多発性骨変形（dysostosis multiplex）

sella、椎骨の変形、腸骨底部の低形成、弾丸様指骨、中手骨近位端の尖鋭化を認め多発性骨変形（dysostosis multiplex）を呈していた（図）。尿中ウロン酸216mg/g・cre（デルマタン硫酸61%、ヘパラン硫酸9%、コンドロイチン硫酸30%）、白血球中ヒト*N*アセチルガラクトサミン-4-スルファターゼ（別名：アリルスルファターゼB以下ARSB）9nmol/mg・pro/hr、皮膚線維芽細胞中ARSB 24nmol/mg・pro/hrであることより3歳3ヵ月時ムコ多糖症Ⅵ型と診断された。

心エコーでは大動脈弁、僧帽弁の肥厚は認めず、関節可動域測定ではすべての関節可動域制限を認めた。遺伝子検査の結果*ARSB*遺伝子のY85H変異のホモ接合体であった。

治療

ムコ多糖症Ⅵ型の治療法については現在骨髄移植[3]と酵素補充療法[4]が行われているが、自験例では欧米での酵素製剤の開発を期待し骨髄移植は施行していない。ムコ多糖症Ⅵ型酵素製剤ガルスルファーゼ（ナグラザイム®）は遺伝子多型が認められているARSBの正常型であり遺伝子組み替え技術を用いてチャイニーズハムスター卵巣細胞によって産生されるヒト型ARSBを有効成分とするライソゾーム加水分解酵素である。ガルスルファーゼはアメリカBioMarin Pharmaceutical Inc.により開発され、2005年5月31日にアメリカ医薬食品局（FDA）、2006年1月24日に欧州医薬品庁（EMEA）で承認された。本症例では海外での酵素製剤の発売をきっかけに2006年個人輸入にふみ切り酵素補充療法を開始された。ガルスルファーゼ1mg/kgを末梢血管より週1回点滴静注を行っている。

前投薬としてアセトアミノフェンと抗ヒスタミン薬の内服を併用し、抗ガルスルファーゼ抗体は上昇していたが投与に際し副作用などは出現していない。投与開始後2年6ヵ月めには抗体価も陰性化し免疫寛容が成立したと考えられた。酵素補充療法が開始されてから3ヵ月毎に効果判定のための検査を行い尿中ウロン酸の減少、肝臓、脾臓容積の減少、皮膚所見、呼吸器症状、関節可動域制限の改善を認めた。椎骨変形、心弁膜所見は不変である（進行していない）。

妹の経過

妊娠中に遺伝カウンセリングを行われ、出生時に尿中ウロン酸、白血球中ARSB活性、遺伝子検査を施行され診断に至る。在胎39週4日、2948g、身長49.5cm、頭囲33.0cmで出生。広範な蒙古斑、皮膚粗造を認める。全身骨レントゲンでは骨変形は認めず、心エコーでは極軽度の弁膜症（僧帽弁、三尖弁逆流）を認める。尿中ウロン酸448mg/g・cre、白血球中ARSB 9nmol/mg・pro/hrであった。生後6週より前投薬として抗ヒスタミン薬（ヒドロキシジンパモ酸塩、0.5mg/kg）を併用し酵素補充を開始した。9回目投与時にじんましんが出現したがステロイド投与にて消失した。10回目からは前投薬にステロイドを追加し、抗ヒスタミン薬も増量（1mg/kg）し副作用は出現していない。尿中ウロン酸の減少、皮膚所見の改善を認め、心弁膜所見は不変である。

酵素補充開始し2年6ヵ月が経過したが成長速度は平均的であり、椎骨の変形を認める以外臨床症状は認めない。兄妹例の経過より酵素の早期投与は有効であると考えられる[5]。

文献一覧

1) Maroteaux P, Leveque B, Marie J, Lamy M. une nouvelle dysostose avec elimination urinaire de chondroitine-sulfate B. Presse Med 71: 1849-1852, 1963.
2) Maroteaux P, Lamy M. Hurler's disease, Morquio's disease And related mucopolysaccharidoses. J Pediatr 67: 312-323, 1965.
3) 祐川和子, 戸松俊治, 折居忠夫, 近藤直美. ムコ多糖症Ⅵ型. 別冊日本臨床先天代謝異常症候群, 領域別症候群シリーズ No19:446-448, 1998.
4) Harmatz P, Giugliani R, Schwartz I, Guffon N, Teles EL, Miranda MC, Wraith JE, Beck M, Arash L, Scarpa M, Yu ZF, Wittes J, Berger KI, Newman MS, Lowe AM, Kakkis E, Swiedler SJ; MPS VI Phase 3 Study Group. Enzyme replacement therapy for mucopolysaccharidosis Ⅵ: a phase 3, randomized, double-blind, placebo-controlled, multinational study of recombinant human N-acetylgalactsamine 4-sulfatase (recombinanthuman arylsulfatase B or rhASB) and follow-on, open-lavel extension study. J Pediatr 148(4): 533-539, 2006.
5) McGill JJ, Inwood AC, Coman DJ, Lipke ML, de Lore D, Swiedler SJ, Hopwood JJ. Enzyme replacement therapy for mucopolysaccharidosis Ⅵ from 8 weeks of age-a sibling control study. Clin Genet 77(5): 492-498, 2010.

11-6 1 酵素補充療法（ムコ多糖症Ⅰ型）まとめ

奥山 虎之

酵素補充療法

ムコ多糖症Ⅰ型に対する酵素補充療法の検討は、1991年～1992年にScottらが欠損酵素であるα-L-イズロニダーゼ（α-L-IDU）の遺伝子配列を決定したことから開始された[1,2]。その遺伝子をCHO細胞で発現させ、ヒト遺伝子組換えα-L-イズロニダーゼ（rhIDU）の産生が可能となり、ムコ多糖症Ⅰ型モデルであるMPSⅠイヌに、rhIDUを静脈内投与し、組織内のglycosaminoglycan（GAGs）、尿中GAGが低下することが証明された。

第Ⅰ/Ⅱ相試験

ヒト遺伝子組換えα-L-イズロニダーゼ（rhIDU）を用いた第Ⅰ/Ⅱ相の臨床治験は、ムコ多糖症Ⅰ型患者10例（5～22歳）を対象に実施された[3]。0.58mg/kgを週1回点滴静注し、10例で52週間投与し、さらに7例で最長288週間投与した。肝脾容積は10例全ての患者で減少し、26週時には8例で正常化した。肩や肘関節の可動性も改善し、尿中GAG濃度は投与3～4週後から有意に低下し、投与終了時まで低下は維持された。

第Ⅲ相試験

第Ⅲ相臨床試験は多施設共同試験として45例の患者を対象に実施された。rhIDU投与群（0.58mg/kg、週1回点滴静注）22例、プラセボ投与群23例に割り付け、26週間投与した[4]。プラセボ群に比較してrhIDU投与群は、6分間歩行距離38.1m延長し、%FVCは4.5%改善した。尿中GAGはプラセボ群では47.3%の増加に対し、rhIDU投与群は54.1%減少した（図1）。また、肝脾腫は改善し、重症例において睡眠時無呼吸、関節可動域の改善が認められた。有害事象はほとんどが注射関連反応であり、顔面紅潮、発熱、頭痛、発疹などで、重篤な有害事象は認めなかった。

第Ⅲ相継続試験

また、第Ⅲ相試験後、さらに3.5年間オープンラベルによる第Ⅲ相継続試験が行われた（プラセボ群をrhIDU0.58mg/kg、週1回投与群に変更）[5]。尿中GAGは最初の12週間で低下し、肝臓容積も1年以内に減少した。6分間歩行距離は最初の2年間で31.7m延長し、試験最終時には17.1mの延長が認められた（図2）。開始時睡眠時無呼吸が有意に認められていた患者群におけるAPI（apnea/hypopnea index）は7.6±4.5改善した。肩関節可動域は、最初の2年で17.4°±3.6°改善した（図3）。IAR（infusion associated reaction）は、53%に認められたが、ほとんどが軽症で管理可能であり、発現6ヵ月後にはほとんどが減少していた。

一方、角膜混濁、心疾患、骨の変形、頭部MRIの変化は認められなかった。

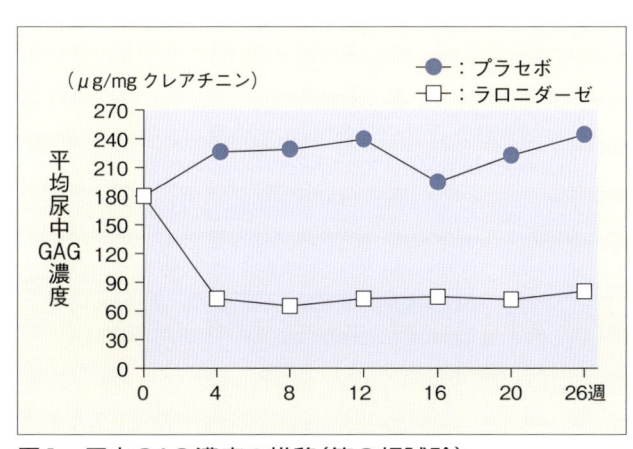

図1 尿中GAG濃度の推移（第3相試験）

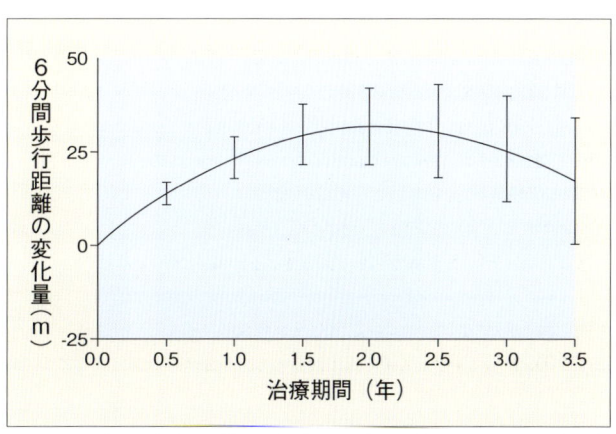

図2 6分間歩行距離の変化量の推移（第3相継続試験）

海外および本邦での承認

上記の臨床試験によって、2003年4月30日に米国医薬食品局（FDA）、2003年6月10日に欧州医薬品庁（EMEA）で承認された。本邦においては欧米での臨床試験データによる製造販売申請がジェンザイムジャパン社により行われ、2006年10月20日にヒト遺伝子組換えα-L-イズロニダーゼ（一般名：ラロニダーゼ、商品名：アウドラザイム®）として承認された。ムコ多糖症に対して最初に導入された酵素補充療法治療薬となった。なお、日本人患者の投与データをも全く含まない欧米での臨床試験データによる承認申請が可能となった背景には、日本ムコ多糖症親の会を中心とした患者家族の切実な思いを厚生労働省が真摯に受け止め英断したという経緯がある。

日本における投与

2010年7月までに、約30例の患者がラロニダーゼによる酵素補充療法を実施している。自験例としては、重症型であるHurler病2例及びHurler-Scheie病1例の3症例に対し、酵素補充療法（ERT）を実施した。ERT開始6ヵ月後には、全ての症例で肝容積が正常化し、3症例とも尿中ウロン酸は3ヵ月後には著明に低下した。5歳4ヵ月Hurler女児においては、アデノイド摘出術とERTによりDesaturation indexが正常範囲を維持している。全症例で中耳炎の罹患頻度が激減し、難聴が改善し、関節拘縮の改善が認められた。ERTでは、中枢神経系へ直接的に有効性を示さないものの、対症療法と組み合わせERTを実施することで、全身状態の改善が得られ、発達促進につながることが示唆された。ムコ多糖症I型では、造血幹細胞移植が多く実施されており、ERTの早期導入で治療効果の向上を図る検討が必要になると考えられる。

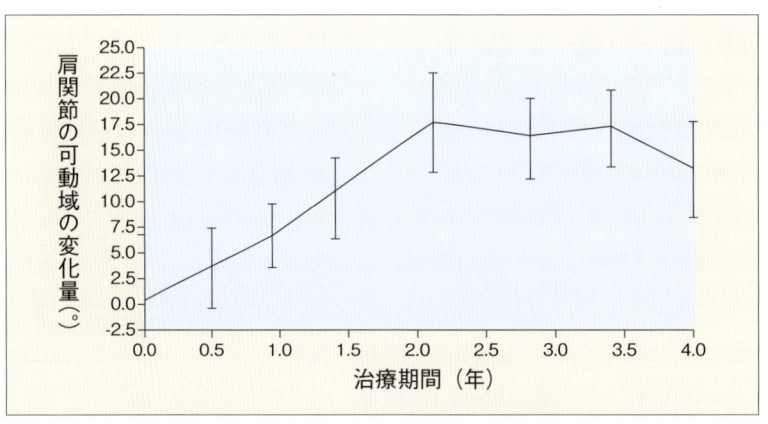

図3　肩関節可動域の変化量の推移（第3相継続試験）

文献一覧

1) Scott HS, Anson DS, Orsborn AM, Nelson PV, Clements PR, Morris CP, Hopwood JJ. Human alpha-L-iduronidase: cDNA isolation and expression, Proc Natl Acad Sci U S A. 88(21): 9695-9699, 1991.

2) Scott HS, Guo XH, Hopwood JJ, Morris CP. Structure and sequence of the human alpha-L-iduronidase gene. Genomics, 13(4):1311-1313, 1992.

3) Kakkis ED, Muenzer J, Tiller GE, Waber L, Belmont J, Passage M, Izykowski B, Phillips J, Doroshow R, Walot I, Hoft R, Neufeld EF. Enzyme-replacement therapy in mucopolysaccharidosis I. N Engl J Med. 344(3):182-8, 2001.

4) Wraith JE, Clarke LA, Beck M, Kolodny EH, Pastores GM, Muenzer J, Rapoport DM, Berger KI, Swiedler SJ, Kakkis ED, Braakman T, Chadbourne E, Walton-Bowen K, Cox GF. Enzyme replacement therapy for mucopolysaccharidosis I: a randomized, double-blinded, placebo-controlled, multinational study of recombinant human alpha-L-iduronidase (laronidase). J Pediatr. 144(5):581-8, 2004.

5) Clarke LA, Wraith JE, Beck M, Kolodny EH, Pastores GM, Muenzer J, Rapoport DM, Berger KI, Sidman M, Kakkis ED, Cox GF. Long-term efficacy and safety of laronidase in the treatment of mucopolysaccharidosis I. Pediatrics. 123(1):229-40, 2009.

11-6 2 酵素補充療法（ムコ多糖症Ⅱ型）まとめ

鈴木 康之

酵素補充療法

本症に対する酵素補充療法の基礎検討は1990年代から始まった。Bielicki[1]はヒトiduronate-2-sulfatase（I2S）遺伝子をCHO細胞で発現させ、精製した酵素をムコ多糖症Ⅱ型患者の培養皮膚線維芽細胞の培養液中に添加したところ、mannose 6-phosphate receptorを介してライソゾーム内に取り込まれることを明らかにした。2002年にはムコ多糖症Ⅱ型マウスを用いて動物実験が行われ、尿中および各種組織内のglycosaminoglycan（GAGs）の蓄積が減少することが証明された[2]。

第Ⅰ/Ⅱ相、第Ⅱ/Ⅲ相臨床試験

Idursulfase（recombinant human iduronate-2-sulfatase）を用いたPhase Ⅰ/Ⅱの臨床治験では、12例の患者（6～20歳）を4群に分け、3種類のdose投与群（0.15mg/kg、0.5mg/kg、1.5mg/kg）およびplacebo群でdouble blind studyが行われた。治療群では尿中GAGsの低下、肝・脾の容積減少、6分間歩行距離の増加といった効果を認めた（**表1**）[3]。

Phase Ⅱ/Ⅲ臨床治験は多国籍多施設共同試験として実施され、日本人4名を含む96名（5～31歳）の患者を3群（0.5mg/kg毎週、0.5mg/kg隔週、Placebo群）に分けてdouble blind studyが行われた。Phase Ⅰ/Ⅱと同様に、6分間歩行の改善、FVCの増加、肝・脾容積の減少、尿中GAGの低下などが認められ、隔週投与よりも毎週投与が望ましいことが明らかとなった（**表2**）[4]。

海外および本邦での承認

上記の治験結果に基づき、米国では2006年7月に、EUでは2007年1月にidursulfase（ELAPRASE®）が認可され患者への投与が始まった。本邦では2007年2月から日本人データ集積のための臨床試験Japan Elaprase Treatment（JET）studyが開始され[5]、2007年10月に厚生労働省の認可を得て薬価収載された。JET studyは倫理的観点から、成人患者10例を優先対象とし、0.5mg/kg/週、1年間の投与を行った。尿中GAG、肝・脾容積の減少などを認め、症状の進行した成人期においても有効であることを明らかにした（**表3**）。

表1　第Ⅰ/Ⅱ相臨床治験の成績（文献3より引用、改変）

	治療前	48週後
尿中GAGs（μg/mg Cr）	398±94	200±18　（p<0.0001）
肝容積（体重に対する%）	3.6±0.6	-　（p<0.001）
脾容積（体重に対する%）	0.93±0.25	-　（p<0.0001）
6分間歩行距離（m）	398±117	445±124　（p=0.013）
呼吸機能（FVC）（L）	1.03±0.34	1.10±0.13　（p=0.08）

表2　第Ⅱ/Ⅲ相臨床治験の成績（文献4より引用、改変）

	Placebo群	0.5mg/kg 毎週群
6分間歩行増加量（m）	7.3±9.5	44.3±12.3　（p=0.013）
FVC増加量（L）	0.06±0.03	0.22±0.05　（p=0.001）
肝容積（%変化）	-0.8±1.6	-25.3±2.4　（p<0.0001）
脾容積（%変化）	7.2±4.2	-25.1±2.4　（p<0.0001）
尿中GAG（%変化）	21.4±11.6	-52.5±5.3　（p<0.0001）

表3 JET studyの成績(文献5より引用、改変)

	治療前	12ヵ月後	p値
尿中GAGs(μg/mg Cr)	106.4	21.2	0.004
肝容積(cc)	1491.2	993.2	0.002
脾容積(cc)	210.2	138.1	0.002
6分間歩行(m)	286.0	340.5	0.109
FVC(L)	1.4	1.5	0.250
肩関節屈曲(度)	93.8	109.8	0.006

酵素補充療法の課題

　上述の各試験で明らかなように、酵素補充療法は組織におけるGAGの蓄積を減少させ、肝脾腫、呼吸機能、歩行機能などの改善に有効である。投与に伴う副反応・抗体産生が報告されているが、重篤なものはなく、どの患者に対しても比較的安全に投与できる。しかし、骨・関節系、心臓弁膜、中枢神経・感覚器系病変に対する効果は今のところ明らかでなく、投与開始は症状が出現する前、なるべく早いほうが良いと考えられている[6]。また酵素補充療法は毎週の通院が必要であり、海外ではhome therapyも開始されている[7]。日本では幸い公費負担制度があるが、非常に高額な薬剤であり、より安価な薬剤開発も望まれる。さらに今後は酵素補充療法と造血幹細胞移植のそれぞれの適応・組み合わせ等に関する検討も望まれる。

文献一覧

1) Bielicki J, Hopwood JJ, Wilson PJ, Anson DS. Recombinant human iduronate-2-sulphatase: correction of mucopolysaccharidosis-type II fibroblasts and characterization of the purified enzyme. Biochem J 289:241-246, 1993.

2) Muenzer J, Lamsa JC, Garcia A, Dacosta J, Garcia J, Treco DA. Enzyme replacement therapy in mucopolysaccharidosis type II (Hunter syndrome): a preliminary report. Acta Paediatr Suppl. 91:98-99, 2002.

3) Muenzer J, Gucsavas-Calikoglu M, McCandless SE, Schuetz TJ, Kimura A. A phase I/II clinical trial of enzyme replacement therapy in mucopolysaccharidosis II (Hunter syndrome). Mol Genet Metab. 90:329-337, 2007.

4) Muenzer J, Wraith JE, Beck M, Giugliani R, Harmatz P, Eng CM, Vellodi A, Martin R, Ramaswami U, Gucsavas-Calikoglu M, Vijayaraghavan S, Wendt S, Puga AC, Ulbrich B, Shinawi M, Cleary M, Piper D, Conway AM, Kimura A. A phase II/III clinical study of enzyme replacement therapy with idursulfase in mucopolysaccharidosis II (Hunter syndrome). Genet Med. 8:465-473, 2006.

5) Okuyama T, Tanaka A, Suzuki Y, Ida H, Tanaka T, Cox GF, Eto Y, Orii T. Japan Elaprase Treatment (JET) study: idursulfase enzyme replacement therapy in adult patients with attenuated Hunter syndrome (Mucopolysaccharidosis II, MPS II). Mol Genet Metab. 99:18-25, 2010.

6) Wraith JE, Scarpa M, Beck M, Bodamer OA, De Meirleir L, Guffon N, Meldgaard Lund A, Malm G, Van der Ploeg AT, Zeman J. Mucopolysaccharidosis type II (Hunter syndrome): a clinical review and recommendations for treatment in the era of enzyme replacement therapy. Eur J Pediatr. 167:267-277, 2008.

7) Bagewadi S, Roberts J, Mercer J, Jones S, Stephenson J, Wraith JE. Home treatment with Elaprase and Naglazyme is safe in patients with mucopolysaccharidoses types II and VI, respectively. J Inherit Metab Dis 31:733-737, 2008.

11-6 3 酵素補充療法（ムコ多糖症VI型）まとめ

田中 あけみ

酵素補充療法

　ムコ多糖症VI型に対する酵素補充療法の研究は、ヒトアリルスルファターゼB（ASB）をCHO細胞（Chinese hamster ovary cell）で発現させた遺伝子組み換えヒトアリルスルファターゼB（rhASB）を用いて行われた。これをムコ多糖症VI型患者から採取した培養皮膚線維芽細胞に添加し、培養24時間後に細胞内に取り込まれたrhASBを測定した結果、培養細胞にrhASBが取り込まれていることが確認された。また、マンノース-6-リン酸の添加により完全に阻害されることが確認され、マンノース-6-リン酸受容体を介して取り込まれていることが明らかにされた。

　また、Crawleyらによって、ネコのムコ多糖症VI型疾患モデルを用いて動物実験が行われた[1]。rhASBを170日間投与し、臓器中のムコ多糖の蓄積の減少、関節拘縮の改善を認めた。生後60時間未満から投与することにより、骨の変形も抑制も認められた[2,3]。そこで、rhASBを用いた第I/II相試験臨床試験が行われた。

第I/II相試験

　Harmatzらの報告では、16名のムコ多糖症VI型患者にrhASBを144週間〜214週間、週1回投与した結果、尿中ムコ多糖は減少し、投与期間中も継続して低下した。12分間歩行試験および3分間階段昇段試験の改善、手指の拘縮の軽減を認め、コンプライアンスが高く安全性にも問題が無かったことが確認された[4,5]。

第III相試験および継続試験

　39名のムコ多糖症VI型患者が抽出されて、プラセボコントロールによる第III相無作為二重盲検試験が多国多施設規模で24週間の投与計画で実施された[6]。その後、全ての患者がrhASBを24週間投与され、さらに96週間まで継続投与試験を実施した。尿中GAGは、投与直後から著明に減少し96週間低下は持続した。12分間歩行試験および3分間階段昇段試験ともにrhASB投与群で明らかな改善を認めた（表1）。IAR

表1　第III相試験結果

項目	rhASB投与群（19例）	プラセボ群（20例）
12分間歩行試験結果（m）（平均値±SD）		
投与前	227±170	381±202
投与24週後	336±227	399±217[※1]
投与前からの変化	109±154	26±122
群間差	92±40[※2] ($p=0.025$)[※3]	
3分間階段昇段試験結果（段/分）（平均値±SD）		
投与前	19.4±12.9	31.0±18.1
投与24週後	26.9±16.8	32.6±19.6[※1]
投与前からの変化	7.4±9.9	2.7±6.9
群間差	5.7±2.9[※2] ($p=0.053$)[※3]	
尿中グリコサミノグリカン濃度（μg/mgクレアチニン）（平均値±SD）		
投与前	346±128	330±114
投与24週後	85±36	317±80[※1]
群間差	−227±18[※2] ($p=0.001$)[※3]	

※1　プラセボ群で患者1例が第24週以前に脱落
※2　ベースライン値で補正した第24週の平均値±標準誤差
※3　モデル・ベース平均値の差に基づくp値

などの副反応で頻度の高いものは、呼吸困難と発熱であった。5例でアナフィラキシー反応を認めたが、抗ヒスタミン剤、消炎解熱剤、あるいはステロイド剤の前投与で解消することができた。

海外および本邦での承認

上記の臨床試験によって、2005年5月31日に米国医薬食品局（FDA）、2006年1月24日に欧州医薬品庁（EMEA）で承認された。欧米での臨床試験データを用いて2007年8月10日に製造販売承認申請を行い、本邦においてムコ多糖症Ⅵ型酵素製剤ガルスルファーゼ（ナグラザイム®）として2008年3月28日に承認された。

日本における投与例の状況

2010年7月現在、4名の患者が酵素補充療法を実施中である。うちの1名は乳児期早期より投与が始まられたが、1歳ですでにレントゲン上で骨変形が観察されており、生後間もなくからの投与により骨の変形を抑制することができたというネコにおいての結果とは異なっている。ムコ多糖症Ⅵ型は、自験例においても、造血幹細胞移植による治療が実施されており、その効果も認められている。酵素補充療法をできるだけ早期に導入し、造血幹細胞移植と組み合わせて治療を実施することも検討すべきと考える。

文献一覧

1) Crawley A, Brooks D, Muller V, Petersen BA, Isaac EL, Bielicki J, King BM, Boulter CD, Moore AJ, Fazzalari NL, Anson DS, Byers S, Hopwood JJ. Enzyme replacement therapy in a feline model of Maroteaux-Lamy syndrome. J Clin Invest. 97:1864-1873, 1996.
2) Crawley AC, Niedzielski KH, Isaac EL, Davey RC, Byers S, Hopwood JJ. Enzyme replacement therapy from birth in a feline model of mucopolysaccharidosis type Ⅵ. J Clin Invest. 99:651-662, 1997.
3) Auclair D, Hopwood JJ, Brooks DA, Lemontt JF, Crawley AC. Replacement therapy in mucopolysaccharidosis type Ⅵ: advantages of early onset of therapy. Mol Genet Metab. 78:163-174, 2003.
4) Harmatz P, Whitley C, Waber L, Pais R, Steiner R, Plecko B, Kaplan P, Simon J, Butensky E, Hopwood JJ. Enzyme replacement therapy in mucopolysaccharidosis Ⅵ (Maroteaux-Lamy syndrome). J Pediatr. 144:574-580, 2004.
5) Harmatz P, Ketteridge D, Giugliani R, Guffon N, Teles EL, Miranda MC, Yu ZF, Swiedler SJ, Hopwood JJ. Direct comparison of measures of endurance, mobility, and joint function during enzyme-replacement therapy of mucopolysaccharidosis Ⅵ (Maroteaux-Lamy syndrome): results after 48 weeks in a phase open-label clinical study of recombinant human N-acetylgalactosamine- 4-sulfatase. Pediatrics. 115(6): 681-689, 2005.
6) Harmatz P, Giugliani R, Schwartz I, Guffon N, Teles EL, Miranda MC, Wraith JE, Beck M, Arash L, Scarpa M, Yu ZF, Wittes J, Berger KI, Newman MS, Lowe AM, Kakkis E, Swiedler SJ. Enzyme replacement therapy for mucopolysaccharidosis Ⅵ: a phase 3, randomized, double blind, placebo-controlled multinational study of recombinant human N-acetylgalactosamine-4-sulfatase (rhASB) and follow-on open-label extension study. J Pediatr. 148: 533-539, 2006.

11-6 4 酵素補充療法（ムコ多糖症ⅣA型）まとめ

戸松 俊治

酵素補充療法の導入

　ERTは、MPSを含むLSDの治療戦略として既に確立された治療法である。過去30年間にERTの開発に向けた研究は劇的な進歩を遂げた。ERTはMPS Ⅰ型[1]、MPS Ⅱ型[2,3]、MPS Ⅵ型[4-7]を含む複数のLSDに臨床応用されている。これらのERTは内臓に著しい改善をもたらしたが、骨や脳には効果的に酵素が運ばれないためこれらの組織では改善がほとんどないか、全く認められていない。骨格に対する臨床効果を得ることは、特にMPS ⅣA型のように複数の骨を障害する疾患では、依然として困難である。酵素に基づく薬物のほとんどが肝臓や脾臓、膵臓のような主要臓器に送達され、少量の酵素のみが骨に送達される。多くのライソゾーム酵素は炭水化物認識用受容体、特にクッパー細胞やマンノース6リン酸受容体（M6PR）に極めて豊富にあるMRにより肝臓で急速に除去されるため、半減期が短い。酵素の一部は骨髄に到達するものの、骨、特に血液供給のない成長板の軟骨細胞にはごく少量が到達するのみである。従って、ゴーシェ病の患者では長期間のERTによる治療の後も骨病変の改善は非常に限られている[8]。同様に、MPS Ⅰ型を対象にした臨床試験でも骨の改善はほとんど見られなかった[1]。このように、現在行われるMRおよびM6PRを標的とした従来型のERTは、骨および軟骨病変に対して効率的に作用しないと考えられる。

　この本質的な問題を解決するために、ERTの代替となる骨標的システムと組み合わせたアプローチが考案された（図1）。ハイドロキシアパタイト（HA）は正電荷をもつ硬組織（骨）の主要な無機成分であり、軟部組織には存在していない。ハイドロキシアパタイトに結合した薬物は骨再吸収プロセスで放出されると考えられ、薬物の標的をハイドロキシアパタイトにすることは骨および軟骨細胞への選択的な薬剤送達の戦略となる可能性がある。Glu6（E6）標的ホルモンの使用によりエストラジオールの骨による取り込みは増強し、骨粗鬆症が予防されている[9,10]。我々や他のグループは最近、この新しい骨標的システムを高分子である酵素（組織非特異型アルカリホスファターゼ）に応用し、標識酵素がより効率的に骨に送達されたこと、また臨床的な病理学的改善が全身性の骨疾患である低ホスファターゼ血症で認められたことを報告した[11,12]。また、骨への標的化を高めるため、ヘキサ-グルタミン酸配列（E6）によりN末端を延長したヒトGALNSを生物工学により生成した（E6-GALNS）。このE6-GALNSにより標識された酵素は未標識の酵素と比較して、血中からのクリアランスを著明に延長し、20倍以上の血中暴露時間をもたらした。この標識された酵素は、酵素活性を維持しながらより長時間骨に留まった。標識酵素を投与された成熟マウスにおける病理所見から、毎週投与24回後で特に、骨、骨髄、および心臓弁における蓄積物質が相当量除去されることが明らかに示された（図2）。こうした結果は、モルキオ病A型マウスにおいて送達および病理学的有効性を高めるために標識酵素の使用することの実現可能性を示している[13]。

第Ⅰ相／Ⅱ相臨床試験

　MPS ⅣA型患者を対象に、遺伝子組み換えヒト内因性GALNSを用いたERTによる治療が現在進行中の第Ⅰ相／Ⅱ相臨床試験で実施されている。GALNSはCHO細胞株で継続的に生産され、自然のライソゾーム酵素GALNSの形で抽出される。糖蛋白酵素のオリゴ糖鎖にあるマンノース6リン酸（M6P）残基は細胞表面上のM6P受容体へのGALNSの特異的な結合を可能にし、細胞内取りこみや酵素によるライソゾームの標的化、さらに蓄積したGAGの異化を導く。MPS ⅣA型患者では内臓は何ら障害されていないため、他のMPS型と比較して短期の観察により見られる治療効果は限られると予想され、治療の評価には長期間にわたる注意深い観察が必要であると推測される。ERTに対する反応は、個々の患者の重症度や治療が開始される年齢により異なると考えられる。多くの若年患者（思春期前）に見られる有効性の最初の兆候は、通常の日常活動に参加する能力が高まるとともに、健康やエネルギーをより強く感じるようになることであろう。数週間のうちに、ほとんどの患者で血中および尿中のKS値が正常値に近づくと考えられる。しかしながら、モルキオ病A型マウスモデルに対する3ヵ月間のERTでは、血中KSの減少を示したものの骨病理所見への効果はより少ないこ

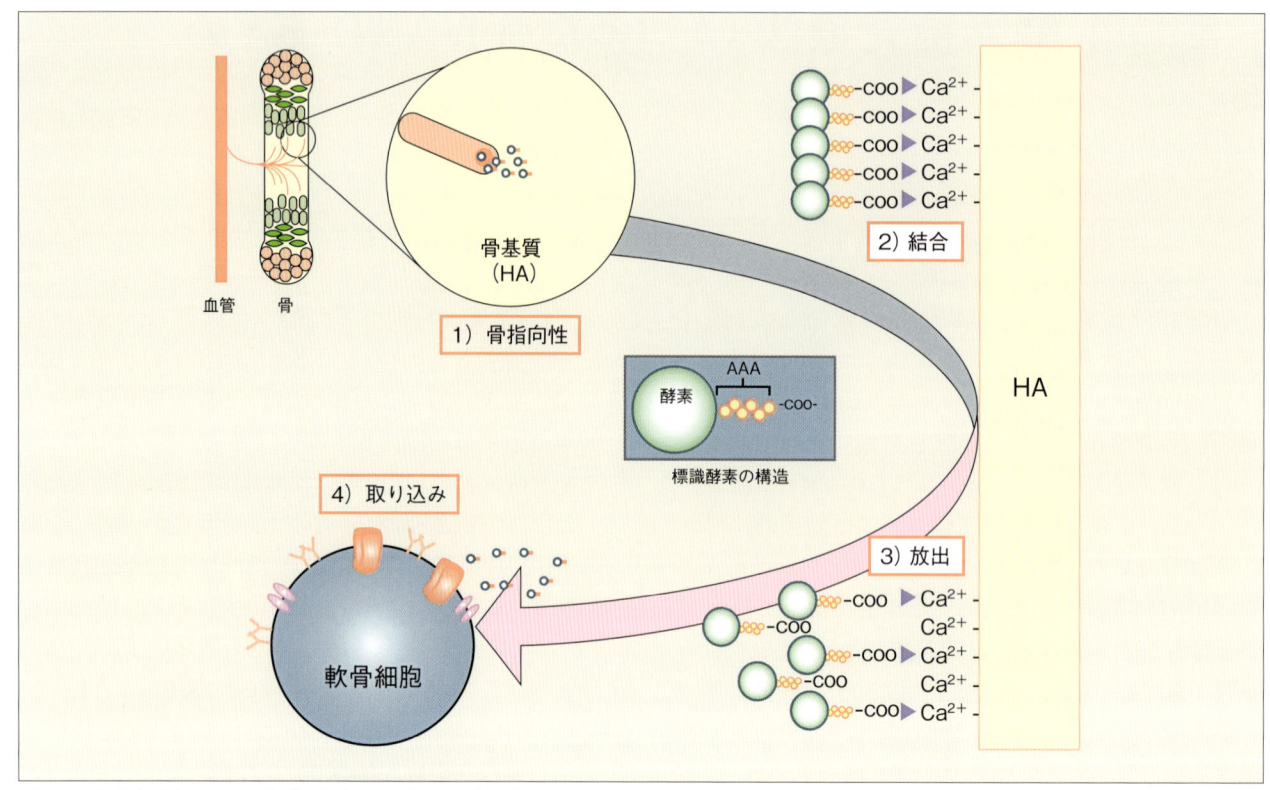

図1　骨移行性の高い修飾型酵素の作用の機構

負に帯電したAAA標識酵素はより長時間血液中を循環し、1) より効率的に骨へ送達され、2) HA上のカルシウム部分に結合し、3) タンパク分解プロセスによりHAから放出され、4) 受容体を介した経路により取りこまれる。

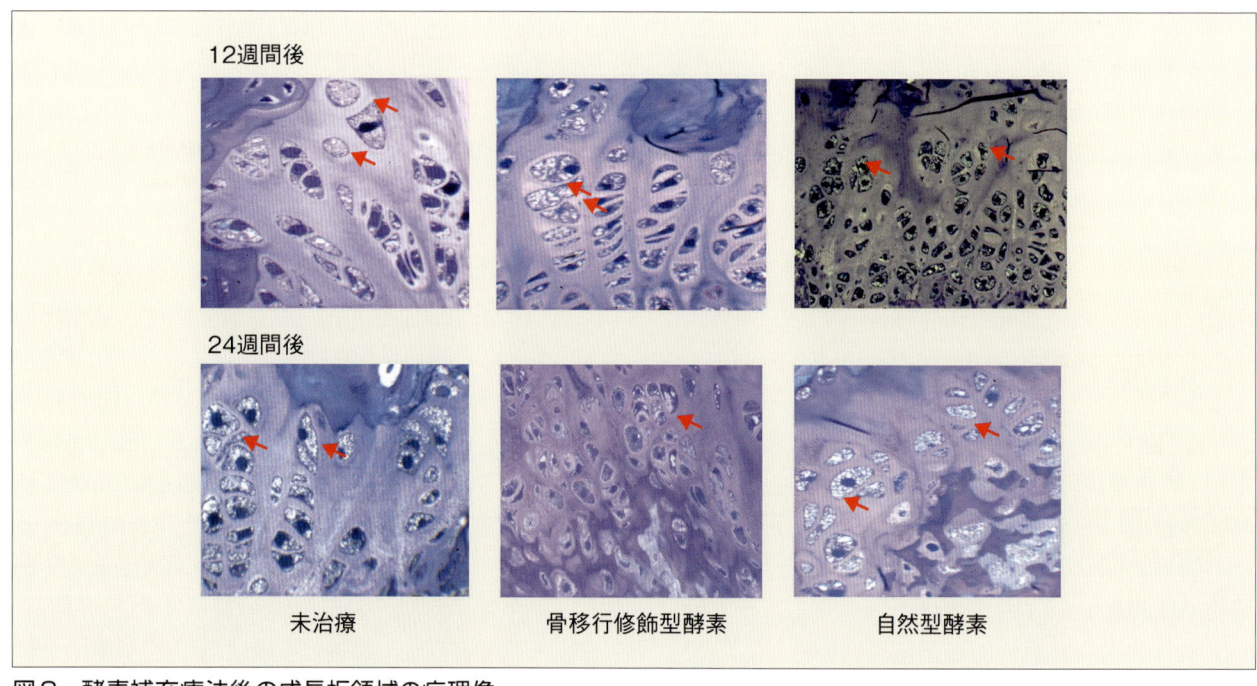

図2　酵素補充療法後の成長板領域の病理像

骨移行修飾型酵素と自然型酵素を250U/kgで毎週経静脈経由でモルキオマウスを治療した。12週間治療群（上）と24週間治療群（下）矢印は軟骨細胞内での蓄積物質を示す。
未治療のモルキオAマウス：軟骨細胞内に多数の空胞変性を見る。
自然型酵素治療モルキオAマウス：12週間治療群と24週間治療群ともに軟骨細胞内に多数の空胞変性を見る。
骨移行修飾型酵素治療モルキオAマウス：24週間治療群では軟骨細胞内の空胞変性の数の減少を見る。

とが示されており、軟骨内の低下や軟骨細胞の機能回復を示す代用マーカーであることが直接証明された訳ではない[14]。ERT治療後の若年患者に急成長や持久力の回復が見られるか否かを評価することは興味深いものになるであろう。

本論文を作成過程において、第Ⅰ相および第Ⅱ相臨床試験の第一報が発表され、尿中KS値の低下と肺機能の亢進という良好なデータであった。しかしながら、歩行距離の改善はなく、持久力試験と肺機能検査にも相関は認められなかった。これらの臨床試験にはプラセボ対照群は設定されていないため、より詳細に各患者の特性を検討する必要がある。持久力は24週と比較して36週の方が低下していた。

文献一覧

1) Kakkis ED, Muenzer J, Tiller GE, Waber L, Belmont J, Passage M, Izykowski B, Phillips J, Doroshow R, Walot I, Hoft R, Neufeld EF. Enzyme-replacement therapy in mucopolysaccharidosis I. N. Engl. J. Med., 344, 182-8, 2001.
2) Muenzer J, Lamsa JC, Garcia A, Dacosta J, Garcia J, Treco DA. Enzyme replacement therapy in mucopolysaccharidosis type Ⅱ (Hunter syndrome): a preliminary report. Acta Paediatr Suppl. 91:98-99, 2002.
3) Muenzer J, Wraith JE, Beck M, Giugliani R, Harmatz P, Eng CM, Vellodi A, Martin R, Ramaswami U, Gucsavas-Calikoglu M, Vijayaraghavan S, Wendt S, Puga AC, Ulbrich B, Shinawi M, Cleary M, Piper D, Conway AM, Kimura A. A phase Ⅱ/Ⅲ clinical study of enzyme replacement therapy with idursulfase in mucopolysaccharidosis Ⅱ (Hunter syndrome). Genet Med. 8:465-473, 2006.
4) Harmatz P, Whitley C, Waber L, Pais R, Steiner R, Plecko B, Kaplan P, Simon J, Butensky E, Hopwood JJ. Enzyme replacement therapy in mucopolysaccharidosis Ⅵ (Maroteaux-Lamy syndrome). J Pediatr. 144:574-580, 2004.
5) Harmatz P, Ketteridge D, Giugliani R, Guffon N, Teles EL, Miranda MC, Yu ZF, Swiedler SJ, Hopwood JJ. Direct comparison of measures of endurance, mobility, and joint function during enzyme-replacement therapy of mucopolysaccharidosis Ⅵ (Maroteaux-Lamy syndrome): results after 48 weeks in a phase open-label clinical study of recombinant human N-acetylgalactosamine- 4-sulfatase. Pediatrics. 115(6): 681-689, 2005.
6) Harmatz P, Giugliani R, Schwartz I, Guffon N, Teles EL, Miranda MC, Wraith JE, Beck M, Arash L, Scarpa M, Yu ZF, Wittes J, Berger KI, Newman MS, Lowe AM, Kakkis E, Swiedler SJ. Enzyme replacement therapy for mucopolysaccharidosis Ⅵ: a phase 3, randomized, double blind, placebo-controlled multinational study of recombinant human N-acetylgalactosamine-4-sulfatase (rhASB) and follow-on open-label extension study. J Pediatr. 148: 533-539, 2006.
7) Harmatz P, Giugliani R, Schwartz IV, Guffon N, Teles EL, Miranda MC, Wraith JE, Beck M, Arash L, Scarpa M, Ketteridge D, Hopwood JJ, Plecko B, Steiner R, Whitley CB, Kaplan P, Yu ZF, Swiedler SJ, Decker C; MPS VI Study Group. Long-term follow-up of endurance and safety outcomes during enzyme replacement therapy for mucopolysaccharidosis VI: Final results of three clinical studies of recombinant human N-acetylgalactosamine 4-sulfatase.Mol Genet Metab. 94(4):469-75,2008.
8) Lim-Melia ER, Kronn DF. Current enzyme replacement therapy for the treatment of lysosomal storage diseases. Pediatr Ann. 38(8):448-55,2009.
9) Sekido T, Sakura N, Higashi Y, Miya K, Nitta Y, Nomura M, Sawanishi H, Morito K, Masamune Y, Kasugai S, Yokogawa K, Miyamoto K. Novel drug delivery system to bone using acidic oligopeptide: pharmacokinetic characteristics and pharmacological potential. J Drug Target. 9(2):111-21,2001.
10) Yokogawa K, Miya K, Sekido T, Higashi Y, Nomura M, Fujisawa R, Morito K, Masamune Y, Waki Y, Kasugai S, Miyamoto K. Selective delivery of estradiol to bone by aspartic acid oligopeptide and its effects on ovariectomized mice. Endocrinology. 142(3):1228-33,2001.
11) Nishioka T, Tomatsu S, Gutierrez MA, Miyamoto K, Trandafirescu GG, Lopez PL, Grubb JH, Kanai R, Kobayashi H, Yamaguchi S, Gottesman GS, Cahill R, Noguchi A, Sly WS. Enhancement of drug delivery to bone: characterization of human tissue-nonspecific alkaline phosphatase tagged with an acidic oligopeptide. Mol Genet Metab. 88(3):244-55,2006.
12) Millán JL, Narisawa S, Lemire I, Loisel TP, Boileau G, Leonard P, Gramatikova S, Terkeltaub R, Camacho NP, McKee MD, Crine P, Whyte MP. Enzyme replacement therapy for murine hypophosphatasia. J Bone Miner Res. 23(6):777-87,2008.
13) Tomatsu S, Montaño AM, DunG VC, Ohashi A, Oikawa H, Oguma T, Orii T, Barrera L, sly WS. Enhancement of drug delivery: enzyme-replacement therapy for murine Morquio A syndrome. Mol Ther. 18(6):1094-102, 2010.
14) Tomatsu S, Montaño AM, Ohashi A, Gutierrez MA, Oikawa H, Oguma T, Dung VC, Nishioka T, Orii T, Sly WS. Enzyme replacement therapy in a murine model of Morquio A syndrome.Hum Mol Genet. 17(6):815-24,2008.

11-7 ムコ多糖症への造血幹細胞移植と酵素補充療法

田中 あけみ

造血幹細胞移植

ムコ多糖症をはじめ、ライソゾーム病の原因療法としての治療法は、ごく最近まで何もなかった。アミノ酸代謝異常症や糖代謝異常症と異なり、食事療法ができないからである。その中で、ライソゾーム酵素の特徴的な動態が着目された。ライソゾーム酵素は、他の体蛋白と同様、細胞核にある遺伝情報を基に細胞質の粗面小胞体で酵素蛋白が作られ、ゴルジ体で糖鎖の修飾がされる。この糖鎖には、多くのマンノース残基がありリン酸化を受ける（マンノース6-リン酸）。このマンノース6-リン酸がライソゾーム膜にあるレセプターによって認識され、ライソゾーム酵素はライソゾーム内に取り込まれ局在して機能を発揮する[3]。ライソゾーム酵素は、作られた細胞内のライソゾームに局在するだけでなく、細胞外へも分泌された結果、他の細胞に取り込まれてその細胞のライソゾームに行くこともでき、そこで酵素活性を発揮することもできる。培養細胞で行われたcross correctionの実験[1]は、ライソゾーム病の治療法のヒントを与えた実験として重要である。この酵素の動態を利用すると、正常な酵素を持った細胞組織を患者に移植すれば、移植組織から分泌された正常な酵素が患者の細胞に行き、酵素として働き、蓄積した老廃物を代謝分解してくれるはずである。そこで、造血幹細胞移植が試みられた。移植された骨髄細胞は、血液細胞として血流中を循環するだけでなく、間葉系幹細胞として各臓器に浸潤することができる。ムコ多糖症への造血幹細胞移植は、1981年、Hobbsら[2]により9歳のHurler病患者に行われたのが最初である。以来、今までに数多くのムコ多糖症患者に造血幹細胞移植が行われてきた。日本においても、すでに100症例以上のライソゾーム病患者が造血幹細胞移植を受けており、そのなかでムコ多糖症患者は全体の半数以上を占めている。

酵素補充療法

1990年代に入り、遺伝子工学の技術が飛躍的に発展し、医療分野でも多くの恩恵がもたらされた。ムコ多糖症治療の分野においても他ならない。ヒトのムコ多糖分解酵素蛋白のそれぞれを実験室レベルで作れるようになり、治療製剤として合成され、臨床使用が可能になった。この製剤は、遺伝子工学的に合成された酵素蛋白に、人工的に糖鎖修飾（マンノース6-リン酸）を付加して細胞のライソゾームに取り込まれやすくしたものである。最初に治療製剤となったのは、ムコ多糖症I型の治療薬、遺伝子組み換えヒトα-L-iduronidaseの製剤である。欧米では、2003年に治療薬として承認された。日本においては、2006年12月に治療薬として認可され、薬価収載がされた（商品名：アウドラザイム）。次いで、米国においては、2006年6月にムコ多糖症VI型製剤（遺伝子組み換えヒトN-acetylgalactosamine 4-sulfatase、商品名：ナグラザイム）が、2006年7月にムコ多糖症II型製剤（遺伝子組み換えヒトiduronate 2-sulfatase、商品名：エラプレース）が、それぞれ認可を受けて臨床使用されている。日本においては、2007年10月にII型治療薬エラプレースが、2008年4月にVI型製剤ナグラザイムがそれぞれ認可されている。現在治療を受けている患者数は、I型30名、II型124名、VI型4名である。

効果の実際

1) 造血幹細胞移植

造血幹細胞移植の効果は、肝臓、脾臓では著しく、速やかに正常の大きさに縮小する。皮膚の硬化や肥厚も速やかに消失する。関節拘縮も次第に軽減し、可動域が大きくなり運動能力が増す。関節の伸びに伴ってその分身長も大きくなる。巨舌、気道狭窄、粘膜の肥厚がとれ、閉塞性の呼吸障害が改善して気道感染も少なくなる。尿中の異常ムコ多糖も著明に減少する。しかし、血流が乏しく間葉系幹細胞の浸潤もあまり無い組織では効果が見られない。すなわち、骨の変形や角膜混濁については改善が見られない。心臓弁についても同様であまり改善が見られないが、心筋については動きが改善しているという報告もある。呼吸障害の改善により循環動態の改善が見られる症例もある。知能障害については、血液脳関門の存在のため、脳への効果は乏しい。したがって、造血幹細胞移植は、知能障害を主な症状とするムコ多糖症III型や、骨変形が主であるムコ多糖症IV型患者に対する効果は期待できない。ま

た、造血幹細胞移植では適当なドナーが必要であり、GVHDの発症の危険性などのリスクがある。

欧米においては、I型、VI型、VII型では造血幹細胞移植が積極的に行われてきたが[3〜5]、II型はそうではなかった。この理由は、欧米においては患者数がそれほど多くないことと、知能に対する効果がないとされているためである。

I型はいままでに多くの報告がされているので、詳しくはそちらを参照されたい。I型について、最も効果が認められるのは、肝腫大、閉塞性呼吸障害の改善である。これに伴い呼吸器感染症、中耳炎の頻度が減少し、聴力障害の程度も軽くなる。心臓弁の肥厚による逆流、閉鎖不全については、進行の停止が見られるが改善はしない。心不全症状や心伝導障害は改善する。すなわち、直接死因となるような障害が緩和あるいは改善されるため、寿命が延びる。皮膚の硬化や毛髪、体毛の異常にもよい効果が得られている。角膜混濁、水頭症、脳萎縮については進行を遅らせたり、骨、関節の症状については一部で改善が認められたりの報告はあるが、長期経過としては進行を防ぐことはできない。

II型については、いままでまとまった報告はされていない。しかし、前述のように、日本では代謝異常症の造血幹細胞移植症例のなかでムコ多糖症II型患者が最も多くの数を占め、軽症型患者の21%、重症型患者の27%が造血幹細胞移植を受けている。著者らの経験では、中枢神経や骨以外の臓器には効果があるため、QOLは著明に改善する。たとえば、関節の拘縮がましになり歩行が楽になる、巨舌や気道の肥厚が軽減されるため嚥下がしやすくなり閉塞性呼吸障害も改善する、呼吸器感染症の頻度が減る、また、肝腫大の改善によっても呼吸が楽になるなどがある。心臓弁の肥厚についても、改善は無くとも進行が緩徐になることから、生命予後も改善する。すなわち、脳以外の臓器については、I型にほぼ匹敵する効果が認められる。また、著者の調査によれば、造血幹細胞移植を受けなかった暦年齢100ヵ月以上のII型重症型患者11例においては、全症例で発語が消失するといった著しい退行が認められているのに対して、造血幹細胞移植を受けた暦年齢100ヵ月以上のII型重症型6例では24歳の1症例を除いて、言葉の減少といった退行は認めていない。このように、造血幹細胞移植により神経症状の退行が緩和されるという事実があるが、これが脳神経系への直接的効果であるのか、閉塞性呼吸障害や聴力障害の改善による二次的効果であるのかは、さらに観察が必要であろう。

日本での移植成績は、10年以上の経過観察において生存率は90%近い。ドナー別に見ると、同胞ドナー、非血縁骨髄ドナーからの移植が非血縁臍帯血ドナー、HLA不適合血縁ドナー（両親）からの移植よりも成績がよい。

なお、ムコ多糖症VI型の骨髄移植例について、田苗綾子らによる症例紹介があるので掲載する（表1）。

表1　ムコ多糖症VI型の骨髄移植例

骨髄移植治療後に外反膝を発症したムコ多糖症VI型の症例

湘南鎌倉総合病院小児科　上田文代、田苗綾子、床枝康伸、大槻則行

腰椎亀背を主訴に来院した1歳5ヵ月の女児に多発性異骨症と軽度のガーゴイル顔貌を認め、ムコ多糖症を疑い精査した。末梢血のMay-Giemsa染色にて好中球細胞質の顆粒化（Alder-Reilly異常）を認め、ムコ多糖症VI型（Maroteaux-Lamy症候群）が疑われた。尿中総ウロン酸高値、デルマタン硫酸異常排泄、白血球中アリルスルファターゼB低値より早期に確定診断に達し、骨髄移植による早期治療を選択できた。

1歳11ヵ月時に骨髄移植施行、2歳7ヵ月時に治療効果を評価した。亀背とガーゴイル顔貌は改善され、肝脾腫、関節拘縮、角膜混濁は消失した。1歳5ヵ月時、身長73.5cm (-1.85SD)、骨年齢は9ヵ月であったが、2歳7ヵ月時、身長80.0cm (-2.8SD)、骨年齢2歳であり成長率5.3cm/年であった。歩行は正常化、声が鼻にかからなくなり会話は極めて上手で知能は治療前と同様に正常である。今回、1歳時に気づかなかった外反膝が明確化し大腿脛骨角153度で、将来、整形外科的矯正が必要と思われる。

ムコ多糖を排除後のこの疾患の成長障害とその他の成人に達するまでに出現してくる種々の症状に対しては、定期的かつ長期にわたる観察が必要である。

（日本小児科学会雑誌　第113巻5号：843-848,2009.に掲載）

2) 酵素補充療法

　酵素補充療法の効果は、骨髄移植より大きいわけではない。酵素製剤を静脈内に点滴投与するわけであるから、血流の少ない臓器で効果が少ないのは造血幹細胞移植と同様である。すなわち、心臓弁、角膜、骨、脳には、効果がほとんど無い。また、造血幹細胞移植は成功すれば1回の治療で済むが、酵素補充療法では毎週1回の点滴を生涯続けなければいけないし、医療費もより莫大である。しかし、造血幹細胞移植に比べれば、はるかに危険が少ない治療法である。診断されたら、まず酵素補充療法を始めて、次に造血幹細胞移植の準備を進めるということも提唱されているが、選択は難しい。I型の酵素補充療法の成績については、すでに多くの報告がされている[6,7]。

　当科における使用経験では、治療後1ヵ月以内の早期に認められる効果は、肝臓容量の減少、睡眠時無呼吸といびきの減少、尿中ムコ多糖量（ウロン酸量）の低下であった。これらの効果は、造血幹細胞移植では生着後に徐々に現れてくるが、酵素補充療法では効果の発現はよりすみやかである。酵素投与後3-6ヵ月の経過で徐々に認められる効果は、皮膚および毛髪の性状の変化および関節可動域の拡大であった。角膜、骨、心臓弁については、効果は明らかでなかった。これは、血流に乏しい臓器であることと、すでに組織学的に不可逆的な変化を来たしていることによるものと想像される。米国で行われた治験時の検査項目に挙げられている％FVCと6分間歩行テストの結果は、症例によっては施行不能であり、また、患者の体調や気分によって変動した。聴力においても、耳管閉塞の改善や中耳炎の減少による効果は期待されるものの、著明な改善は認められなかった。さらに、長期の治療と観察が必要である。II型の酵素補充療法については、日本で承認が降りる前に成人症例についての経験の報告がある[8]。進行末期にであってもかなりの効果が認められた。I型、II型とも同様の効果を認めるが、II型ではI型に比べて効果の程度、発現速度ともにやや緩徐である印象がある。これは、規定投与薬用量の差によるものであるのか、病態の違いによるものであるのか、明らかではない。

文献一覧

1) Frantatoni JC, Hall CW, Neufeld EF. Hurler and Hunter syndromes: mutual correction of the defect in cultured fibroblasts. Science 162: 570-2, 1968.

2) Hobbs JR, Hugh-Jones K, Barrett AJ, Byrom N, Chambers D, Henry K, James DC, Lucas CF, Rogers TR, Benson PF, Tansley LR, Patrick AD, Mossman J, Young EP. Reversal of clinical features of Hurler's disease and biochemical improvement after treatment by bone marrow transplantation. Lancet 2: 709-712, 1981.

3) Peters C, Shapiro EG, Anderson J, Henslee-Downey PJ, Klemperer MR, Cowan MJ, Saunders EF, deAlarcon PA, Twist C, Nachman JB, Hale GA, Harris RE, Rozans MK, Kurtzberg J, Grayson GH, Williams TE, Lenarsky C, Wagner JE, Krivit W. Hurler syndrome: II. Outcome of HLA-genotypically identical sibling and HLA-haploidentical related bone marrow transplantation in fifty-four children. The Storage Disease Collaborative Study Group. Blood 91: 2601-2608, 1998.

4) Krivit W, Perpont ME, Ayaz K, Tsai M, Ramsay NK, Kersey JH, Weisdorf S, Sibley R, Snover D, McGovern MM, Schwartz MF, Desnick RJ. Bone-marrow transplantation in the Maroteaux-Lamy syndrome (mucopolysaccharidosis type VI): Biochemical and clinical status 24 months after transplantation. N. Engl. J. Med. 331: 1606-11, 1984.

5) Yamada Y, Kato K, Sukegawa K, Tomatsu S, Fukuda S, Emura S, Kojima S, Matsuyama T, Sly WS, Kondo N, Orii T. Treatment of MPS VII (Sly disease) by allogeneic BMT in a female with homozygous A169V mutation. Bone Marrow Transplant. 21: 629-34, 1998.

6) Wraith JE, Clreke LA, Beck M, Kolodny EH, Pastores GM, Muenzer J, Rapoport DM, Berger KI, Swiedler SJ, Kakkis ED, Braakman T, Chadbourne E, Walton-Bowen K, Cox GF. Enzyme replacement therapy for mucopolysaccharidosis I: a randomized, double-blinded, placebo-controlled, multinational study of recombinant human α-L-iduronidase (Laronidase). J Pediatr 144: 581-588, 2004.

7) Kakavanos R, Turner CT, Hopwood JJ, Kakkis ED, Brooks DA. Immune tolerance after long-turm enzyme-treatment therapy among patients who have mucopolysaccharidosis I. Lancet 361: 1608-1613, 2003.

8) Okuyama T, Tanaka A, Suzuki Y, Ida H, Tanaka T, Cox JF, Eto Y, Orii T. Japan Elaprase Treatment (JET) Study: Idursulfase Enzyme Replacement Therapy in Adult Patients with Attenuated Hunter Syndrome. Mol Genet Metab 99: 18-25, 2010.

ムコ多糖症に対する治療の未来
11-8 1 ムコ多糖症に対する遺伝子治療

小須賀 基通

はじめに

現在、ライソゾーム病に対する根治的治療法として酵素補充療法や造血幹細胞移植が行われており、その有用性が示されている。しかし酵素補充療法は、血流が豊富な臓器を中心にある程度の治療効果が得られるが、中枢神経や骨の病変に効果がないこと、毎週の点滴投与を一生涯継続する必要があること、莫大な医療費を必要とすること、などの問題がある。また造血幹細胞移植は、酵素補充療法と同等かそれ以上の治療効果が得られ、その効果は永続的に続くが、生着不全や移植片対宿主反応（GVH反応）などの重篤な副作用やドナー不足などの問題が指摘されている。このことからムコ多糖症を含めたライソゾーム病に対して根治的治療法としての遺伝子治療の開発が期待されている。

遺伝子治療の方法

遺伝子治療法には、遺伝子導入を体外で行う ex vivo 法と体内で行う in vivo 法がある。ex vivo 法は、体外に取り出して培養状態にある細胞に遺伝子導入を行う方法である。目的とする細胞にだけ遺伝子導入ができること、遺伝子導入効率の評価が容易であるなどの利点がある。問題点は、いったん体から取り出して遺伝子導入してから再度体内に戻すために侵襲を伴うこと、必要な細胞数を得るために体外で培養が必要なことである。in vivo 法は、体内で直接、細胞に遺伝子導入を行う方法である。一般にはウイルスベクターを用いて経静脈的に全身投与が行われるが、局所での効果を狙って、目的部位に直接、ベクターを注入して遺伝子導入を行うことも可能である。この方法の利点は、細胞培養が必要でなく手技が比較的容易である点である。問題点は、目的とする臓器以外の細胞に遺伝子導入の可能性があること、遺伝子導入効率や遺伝子発現の調節が困難なことである。

遺伝子導入の手段としてのベクターは、ウイルスベクターが主である。アデノウイルスベクターは、高力価に調製可能で遺伝導入効率も良いが、遺伝子の発現は一過性で、免疫反応を惹起しやすく再投与が不可能である。オルニチントランスカルバミラーゼ欠損症を対象とした臨床試験ではアデノウイルスベクター投与後に過剰な免疫反応により患者が死亡した報告がある[1]。レトロウイルスベクターは、導入遺伝子が染色体に組み込まれるため長期発現が可能であるが、遺伝子挿入部位がランダムであるために挿入部位の遺伝子を活性化させて、癌を引き起こす点が危惧されている。実際にX連鎖重症複合免疫不全症の造血幹細胞にレトロウイルスベクターを用いて行われたヒトへの遺伝子治療では、血球の分化増殖などの治療効果が得られたが、一部の症例で血球の癌化が認められた[2]。アデノ随伴ウイルスベクターは、染色体の特定の部位に遺伝子を組み込むため遺伝子発現は長期間であり、安全性も高いが、遺伝子導入効率が低く、また高力価のウイルス液の調製が困難である。レンチウイルスは、レトロウイルスと違って、非分裂細胞にも遺伝子導入が可能であり、導入遺伝子の発現効率が良いという特徴を持つ。

ライソゾーム病に対する遺伝子治療

全身の細胞の代謝異常により多臓器が同時に障害される疾患の場合、遺伝子治療の有用性は低いと一般に考えられていた。しかし cross-correction のメカニズムを応用することにより、ライソゾーム病モデル動物では遺伝子治療が有効である研究結果が得られている。すなわち、ある特定の臓器の細胞にライソゾーム酵素蛋白の遺伝子導入を行うことにより、その遺伝子導入細胞集団から産生・分泌されたライソゾーム酵素は、細胞間輸送機序である cross-correction の機序に基づいて、他の細胞のライソゾームに取り込まれる[3,4]。この性質を応用すれば、必ずしも全身のすべての細胞に遺伝子導入が必要ではなく、一部の細胞のみに遺伝子導入を行うことで遺伝子治療が可能となると考えられる。さらにライソゾーム病のような代謝疾患に対する遺伝子治療には、遺伝子導入により必要な酵素を十分量に産生可能な細胞を長期間生着させる必要がある。各種ベクターによる遺伝子導入効率の改善と遺伝子発現した細胞の長期間生着を実現するために、モデル動物を用いた遺伝子治療の研究が進められている。

ムコ多糖症モデル動物に対する遺伝子治療

ムコ多糖症モデル動物を対象とした遺伝子治療の研究はすでに数多く報告されている。ex vivo法による遺伝子治療は、骨髄細胞[5-10]、線維芽細胞[11-13]、筋原細胞[14,15]、羊膜細胞[16]、骨髄間質細胞[17]などの細胞を対象に、主にレトロウイルスベクターを用いてライソゾーム酵素蛋白の遺伝子を導入し、酵素を大量に分泌する細胞を作成・培養した後、各型のムコ多糖症モデル動物に移植を行う(表1)。初期の報告では、遺伝子導入した造血幹細胞の移植後マウスでは、血漿中の酵素活性上昇と腹腔臓器の病理所見改善が見られるが、中枢神経病変には効果が見られなかった[5]。その後、遺伝子導入効率を改善し、中枢神経への移植後細胞の直接浸潤により、中枢神経病変の改善も報告されている[7,8]。in vivo法は、レトロウイルス[18]、アデノ随伴ウイルス[19]、アデノウイルス[20]、レンチウイルス[21,22]、などのウイルスベクターにライソゾーム酵素蛋白の遺伝子を組み込んで、ムコ多糖症モデル動物に対して、経静脈的に全身投与したり、局所に注入することにより、体内で遺伝子導入を試みる方法である(表2)。

これらの方法では、腹腔臓器と血漿での酵素活性上昇、腹腔臓器の病理所見改善が報告されているが、中枢神経病変や骨病変の改善や症状進行の抑制は認められなかった。そこで、これらの病変に対する治療法として新生仔期投与とウイルスベクターの局所投与が試みられた。マウスの新生仔期は、外来抗原に対する免疫寛容が得られること、病変が進行していないこと、脳血液関門が未熟なためウイルスベクターや分泌されたライソゾーム酵素が直接、神経細胞に到達できること、などの利点がある。各種ウイルスベクターをマウス新生仔期に全身投与した場合には、脳を含めた各臓器での酵素活性上昇、中枢神経病変の進行・骨格

表1　*ex vivo*法

ベクター	病型	対象	遺伝子導入細胞	移植部位	結果
レトロウイルス	MPS VII	マウス	造血幹細胞	経静脈	肝臓と脾臓の病理所見改善あり。[5]
レンチウイルス	MPS VII	SCIDマウス	ヒトCD34＋細胞	経静脈	肝臓、脾臓、肺に酵素活性,肝臓と脾臓に病理所見改善を認める。脳への効果は認めず。[6]
レトロウイルス	MPS I	マウス	造血幹細胞	経静脈	腎臓を含む腹腔臓器と脳の一部で酵素活性と病理所見改善を認めた。脳への効果は細胞の直接浸潤による。[7]
レトロウイルス	MPS IIIB	マウス	造血幹細胞	経静脈	血中の酵素活性値を認め、脳の病理所見を改善。[8]
レトロウイルス	MPS I	イヌ	造血幹細胞	経静脈	移植に対する拒絶あり。長期発現・臨床所見の改善は認めず。[9]
レトロウイルス	MPS I	胎児期イヌ	造血幹細胞	子宮内胎児	移植に対する拒絶は見られなかったが、長期発現・臨床所見の改善は認めず。[10]
レトロウイルス	MPS VII	マウス	線維芽細胞	腹腔	肝臓と脾臓の病理所見改善。[11]
レトロウイルス	MPS II	マウス	線維芽細胞	腹腔(カプセル)	尿中GAG、肝臓、腎臓、脾臓のGAG低下。[12]
レトロウイルス	MPS VII	イヌ	線維芽細胞	腹腔	肝臓の酵素活性、GAGの減少を認めた。[13]
レトロウイルス	MPS VII	マウス	筋原細胞	筋肉	肝臓と脾臓に病理所見改善あり。[14]
レトロウイルス	MPS I	イヌ	筋原細胞	筋肉	遺伝子導入細胞は数百倍の酵素活性を認めたが、治療効果なし。移植後、免疫反応を惹起。[15]
アデノウイルス	MPS VII	マウス	羊膜細胞	脳(線条体)	移植側脳内で広く酵素活性・病理所見の改善を認めた。[16]
レトロウイルス	MPS VII	新生仔マウス	骨髄間質細胞	側脳室	脳内で広く酵素活性上昇・病理所見の改善および行動改善を認めた。[17]

表2 *in vivo*法

ベクター	病型	対象	遺伝子導入時期	投与経路	結果
レトロウイルス	MPS I	マウス	成熟期	経静脈	免疫抑制剤の併用で8ヵ月間、酵素活性持続。骨病変、聴力、視力、脳の一部所見改善。大動脈のみ病理所見改善なし。[18]
アデノ随伴ウイルス	MPS II	マウス	成熟期	経静脈	脳内での酵素活性上昇、骨変形の進行抑制・脳病理所見・歩行テストの改善を認めた。[19]
アデノウイルス	MPS VII	マウス	成熟期	経静脈	CTLA4Igの併用で200日以上、血漿中の酵素活性値高値。脳以外の病理改善。[20]
レンチウイルス	MPS I	マウス	成熟期	経静脈	脳を含む各臓器で酵素活性値が上昇。骨変形は進行。病理所見は改善。[21]
レンチウイルス	MPS IIIB	マウス	成熟期	経静脈	中枢神経病変に効果認めず。[22]
レトロウイルス	MPS VII	マウス	新生仔期	経静脈	肝臓、脾臓、腎臓、脳を含む各臓器で病理所見の改善を認める。[23]
レトロウイルス	MPS I	マウス	新生仔期	経静脈	肝臓、脾臓、腎臓、脳で病理所見の改善を認めた。[24]
レトロウイルス	MPS I	ネコ	新生仔期	経静脈	免疫反応のため1-3ヵ月で血漿酵素活性値は低下。[25]
アデノ随伴ウイルス	MPS I	マウス	新生仔期	経静脈	5ヵ月間、血漿・心臓の酵素活性値高値持続。肝・骨や中枢神経病変の所見改善。行動異常も改善。[26]
アデノ随伴ウイルス	MPS VII	マウス	新生仔期	経静脈	脳を含む各臓器での酵素活性値高値。網膜、中枢神経を含む各臓器の空胞の増加を認めず。[27]
アデノウイルス	MPS VII	マウス	新生仔期	経静脈	脳を含む各臓器での活性上昇、脳、眼の病理像改善、軟骨細胞への遺伝子導入、骨格の正常発育を認める。[28,29]
レンチウイルス	MPS I	マウス	新生仔期	経静脈	脳を含む各臓器で酵素活性値高値。骨や中枢神経病変の改善。脳内のウイルスゲノムコピー数を認める。[21]
レトロウイルス	MPS VII	イヌ	胎児期	子宮内	出生後、各臓器での酵素活性を認めず。[30]
アデノ随伴ウイルス	MPS I	マウス	成熟期	脳（線条体）	中枢神経病変は改善。AAV5はAAV2より導入効率が優れていた。[31]
アデノ随伴ウイルス	MPS I	イヌ	成熟期	脳	脳における酵素活性とGAG減少、病理所見改善を認めた。[32]
単純ヘルペスウイルス	MPS VII	マウス	成熟期	脳内	注入領域を超えて酵素活性・病理所見改善認める。[33]
アデノウイルス	MPS VII	マウス	成熟期	脳（線条体）	片側線条体、脳梁、側脳室、両側脳皮質で酵素活性と病理所見改善を認めた。[34]
レンチウイルス	MPS VII	マウス	成熟期	脳	脳における病理所見改善。[35]
レンチウイルス	MPS IIIB	マウス	成熟期	脳	脳における病理所見・行動異常改善。[36]
レンチウイルス	MPS IIIB	マウス	成熟期	脳室	中枢神経病変・行動異常の改善を認めた。[22]
アデノウイルス	MPS VII	マウス	成熟期	眼（前房、角膜）	角膜混濁が改善。中和抗体の上昇認めず、反復投与は可能であった。[37]
アデノ随伴ウイルス	MPS VII	マウス	新生仔期	筋肉	肝臓・脾臓での若干の酵素活性・病理改善を認めたが、筋肉から酵素分泌は不十分であった。[38]
アデノ随伴ウイルス	MPS VII	マウス	成熟期	肝臓	脳を含む各臓器での酵素活性値上昇、病理所見改善。[39]
レトロウイルス	MPS I	マウス	新生仔期	肝臓	肝臓と血清で酵素活性高値、心機能改善、骨密度、ABR、網膜電図の改善を認めた。肝での腫瘍も認められなかった。[40]

異常の進行抑制などが可能であったが[23-29]、より大型動物であるMPSIイヌの胎児期に治療を行った例では効果は得られなかった[30]。以上の結果は、中枢神経病変、骨格異常に対する遺伝子治療は生後早期に行われることが望ましいことを示唆している。ただしヒトの新生児期は、マウスより成熟しており、同等の結果が得られるかは不明である。また中枢神経病変の遺伝子治療として脳内に直接、ウイルスベクターを注入する方法も試みられた[31-35]。各種ウイルスベクターを用いた、いずれの研究においても脳内での遺伝子発現と広範囲の病理所見の改善が報告されている。特に中枢神経病変が主症状であるムコ多糖症Ⅲ型の場合、病理所見像の改善だけでなく、行動異常の改善も認められている[22,36]。

　角膜混濁の治療のために角膜あるいは前房にアデノウイルスベクターで遺伝子導入を行った実験では角膜混濁が改善しただけでなく、中和抗体の上昇を認めず、反復投与が可能であったと報告されている[37]。ベクターの到達が困難な脳や角膜以外の臓器に対する局所投与の場合は、局所での治療効果を狙ってではなく、遺伝子導入された局所の細胞が目的酵素の供給源となることを意図して行われている。新生仔マウスの筋肉を対象にウイルスベクターで遺伝子導入を行った研究では、注入局所のみの治療効果に留まり、全身に対する効果は見られなかった[38]。しかし肝臓にウイルスベクターを局所投与して遺伝子を高発現させた場合、長期にわたり肝臓から分泌された血中ライソゾーム酵素は高値を持続し、腹腔臓器だけでなく脳でも酵素活性値の上昇を認めた[39]。さらに新生仔期に同様の治療を行うと、血中ライソゾーム酵素は高値を持続し、心機能、骨密度、ABR、網膜電図の正常化が認められた[40]。これらの結果から血中ライソゾーム酵素を高濃度にすることより、脳血液関門を通過して脳内へ酵素を移行させることが可能であると考えられた。

最後に

　現時点では、ムコ多糖症に対する遺伝子治療法において高い遺伝子導入効率・遺伝子長期発現・ベクターの安全性などの条件をすべて満たすプロトコルは確立しておらず、ヒトへの応用は困難である。しかし今後、各種ベクターの改良・開発、ベクターの投与方法・投与時期・安全性などの研究が進めば、近い将来、遺伝子治療は、造血幹細胞移植、酵素補充療法に続くムコ多糖症に対する第三の根治的治療法として確立することが期待される。

文献一覧

1) Raper SE, Chirmule N, Lee FS, Wivel NA, Bagg A, Gao GP, Wilson JM, Batshaw ML. Fatal systemic inflammatory response syndrome in a ornithine transcarbamylase deficient patient following adenoviral gene transfer, Mol Genet Metab.80:148-58,2003.

2) Hacein-Bey-Abina S, Von Kalle C, Schmidt M, McCormack MP, Wulffraat N, Lebouch P, Lim A, Osborne CS, Pawliuk R, Morillon E, Sorensen R, Forster A, Fraser P, Cohen JI, de Saint Basile G, Alexander I, Wintergerst U, Frebourg T, Aurias A, Stoppa-Lyonnet D, Romana S, Radford-Weiss I, Gross F, Valensi F, Delabesse E, Macintyre E, Sigaux F, Soulier J, Leiva LE, Wissler M, Prinz C, Rabbitts TH, Le Deist F, Fischer A, Cavazzana-Calvo M. LMO2-associated clonal T cell proliferation in two patients after gene therapy for SCID-X1. Science.302:415-419,2003.

3) Neufeld EF, Fratantoni, JC, Inborn errors of mucopolysaccharide metabolism. Science 169: 141–146,1970.

4) Taylor RM, Wolfe JH, Cross-correction of beta-glucuronidase deficiency by retroviral vector-mediated gene transfer. Exp. Cell Res. 214: 606–613,1994.

5) Marechal V, Naffakh N, Danos O, Heard JM, Disappearance of lysosomal storage in spleen and liver of mucopolysaccharidosis Ⅶ mice after transplantation of genetically modified bone marrow cells. Blood 82:1358-1365,1993.

6) Hofling AA, Devine S, Vogler C, Sands MS. Human CD34+ hematopoietic progenitor cell-directed lentiviral-mediated gene therapy in a xenotransplantation model of lysosomal storage disease. Mol Ther. 9:856-865,2004.

7) Yi Zheng, Nora Rozengurt, Sergey Ryzantsev, Donald B. Kohn, Noriko Satake, Elizabeth F. Neufeld, Treatment of the mouse model of mucopolysaccharidosis I with retrovirally transduced bone marrow. Molecular Genetics and Metabolism, 79,233-244,2003.

8) Zheng Y, Ryazantsev S, Ohmi K, Zhao HZ, Rozengurt N, Kohn DB, Neufeld EF. Retrovirally transduced bone marrow has a therapeutic effect on brain in the mouse model of mucopolysaccharidosis ⅢB. Mol Genet Metab.82:286-295,2004.

9) Lutzko C, Kruth S, Abrams-Ogg AC, Lau K, Li L, Clark BR, Ruedy C, Nanji S, Foster R, Kohn D, Shull R, Dubé ID. Genetically corrected autologous stem cells engraft, but host immune responses limit their utility in canine alpha-L-iduronidase deficiency.Blood.93:1895-1905,1999.

10) Lutzko C, Omori F, Abrams-Ogg AC, Shull R, Li L, Lau K,

Ruedy C, Nanji S, Gartley C, Dobson H, Foster R, Kruth S, Dubé ID.Gene Therapy for Canine alpha-L-Iduronidase Deficiency: In Utero Adoptive Transfer of Genetically Corrected Hematopoietic Progenitors Results in Engraftment but Not Amelioration of Disease.Hum Gene Ther. 10:1521-1532,1999.

11) Moullier P, Bohl D, Heard JM, Danos O : Correction of lysosomal storage in the liver and spleen of MPS Ⅶ mice by implantation of genetically modified skin fibroblasts. Nat Genet 4:154-159,1993.

12) Friso A, Tomanin R, Alba S, Gasparotto N, Puicher EP, Fusco M, Hortelano G, Muenzer J, Marin O, Zacchello F, Scarpa M. Reduction of GAG storage in MPS Ⅰ mouse model following implantation of encapsulated recombinant myoblasts. J Gene Med. 7:1482-1491,2005.

13) Wolfe JH, Sands MS, Harel N, Weil MA, Parente MK, Polesky AC, Reilly JJ, Hasson C, Weimelt S, Haskins ME. Gene transfer of low levels of beta-glucuronidase corrects hepatic lysosomal storage in a large animal model of mucopolysaccharidosis Ⅶ. Mol Ther. 2:552-561,2001.

14) Naffakh N, Pinset C, Montarras D, Li Z, Paulin D, Danos O, Heard JM : Long-term secretion of therapeutic proteins from genetically modified skeletal muscles. Hum Gene Ther, 7:11-21,1996.

15) Shull RM, Lu X, McEntee MF, Bright RM, Pepper KA, Kohn DB. Myoblast gene therapy in canine mucopolysaccharidosis. I: Abrogation by an immune response to alpha-L-iduronidase. Hum Gene Ther.7:1595-1603,1996.

16) Kosuga M, Sasaki K, Tanabe A, Li XK, Okawa H, Ogino I, Okuda O, Arai H, Sakuragawa N, Kamata Y, Azuma N, Suzuki S, Yamada M, Okuyama T. Engraftment of genetically engineered amniotic epithelial cells corrects lysosomal storage in multiple areas of the brain in mucopolysaccharidosis type Ⅶ mice. Mol Ther.3:139-148,2001.

17) Sakurai K, Iizuka S, Shen JS, Meng XL, Mori T, Umezawa A, Ohashi T, Eto Y. Brain transplantation of genetically modified bone marrow stromal cells corrects CNS pathology and cognitive function in MPS Ⅶ mice. Gene Ther.11:1475-1481.2004.

18) Ma X, Liu Y, Tittiger M, Hennig A, Kovacs A, Popelka S, Wang B, Herati R, Bigg M, Ponder KP, Improvements in mucopolysaccharidosis I mice after adult retroviral vector-mediated gene therapy with immunomodulation. Mol Ther.15:889-902,2007.

19) Cardone M, Polito VA, Pepe S, Mann L, D'Azzo A, Auricchio A, Ballabio A, Cosma MP. Correction of Hunter syndrome in the MPS Ⅱ mouse model by AAV2/8-mediated gene delivery. Hum Mol Genet.15:1225-1236,2006.

20) Kosuga M, Takahashi S, Sasaki K, Li XK, Fujino M, Hamada H, Suzuki S, Yamada M, Matsuo N, Okuyama T. Adenovirus-mediated gene therapy for mucopolysaccharidosis Ⅶ: involvement of cross-correction in wide-spread distribution of the gene products and long-term effects of CTLA-4Ig coexpression. Mol Ther.1:406-413,2000.

21) Kobayashi H, Carbonaro D, Pepper K, Petersen D, Ge S, Jackson H, Shimada H, Moats R, Kohn DB. Neonatal gene therapy of MPS Ⅰ mice by intravenous injection of a lentiviral vector. Mol Ther.11:776-789,2005.

22) McIntyre C, Byers S, Anson DS,Correction of mucopolysaccharidosis type ⅢA somatic and central nervous system pathology by lentiviral-mediated gene transfer. J Gene Med.12:717-728,2010.

23) Xu L, Mango RL, Sands MS, Haskins ME, Ellinwood NM, Ponder KP, Evaluation of pathological manifestations of disease in mucopolysaccharidosis Ⅶ mice after neonatal hepatic gene therapy, Mol Ther.6:745-758,2002.

24) Chung S, Ma X, Liu Y, Lee D, Tittiger M, Ponder KP. Effect of neonatal administration of a retroviral vector expressing alpha-L-iduronidase upon lysosomal storage in brain and other organs in mucopolysaccharidosis I mice. Mol Genet Metab.90:181-192,2007.

25) Ponder KP, Wang B, Wang P, Ma X, Herati R, Wang B, Cullen K, O'Donnell P, Ellinwood NM, Traas A, Primeau TM, Haskins ME, Mucopolysaccharidosis I cats mount a cytotoxic T lymphocyte response after neonatal gene therapy that can be blocked with CTLA4-Ig, Mol Ther.14:5-13,2006.

26) Hartung SD, Frandsen JL, Pan D, Koniar BL, Graupman P, Gunther R, Low WC, Whitley CB, McIvor RS.Correction of metabolic, craniofacial, and neurologic abnormalities in MPS Ⅰ mice treated at birth with adeno-associated virus vector transducing the human alpha-L-iduronidase gene. Mol Ther.9:866-875,2004.

27) Daly TM, Vogler C, Levy B, Haskins ME, Sands MS,Neonatal gene transfer leads to widespread correction of pathology in a murine model of lysosomal storage disease. Proc Natl Acad Sci U S A.96:2296-2300,1999.

28) Kamata Y, Tanabe A, Kanaji A, Kosuga M, Fukuhara Y, Li XK, Suzuki S, Yamada M, Azuma N, Okuyama T, Long-term normalization in the central nervous system, ocular manifestations, and skeletal deformities by a single systemic adenovirus injection into neonatal mice with mucopolysaccharidosis Ⅶ. Gene Ther.10:406-414,2003.

29) Kanaji A, Kosuga M, Li XK, Fukuhara Y, Tanabe A, Kamata Y, Azuma N, Yamada M, Sakamaki T, Toyama Y, Okuyama T,.Improvement of skeletal lesions in mice with mucopolysaccharidosis type Ⅶ by neonatal adenoviral gene transfer. Mol Ther. 8:718-725,2003.

30) Meertens L, Zhao Y, Rosic-Kablar S, Li L, Chan K, Dobson H, Gartley C, Lutzko C, Hopwood J, Kohn D, Kruth S, Hough MR, Dubé ID, In utero injection of alpha-L-iduronidase-carrying retrovirus in canine mucopolysaccharidosis type Ⅰ: infection of multiple tissues and neonatal gene expression. Hum Gene Ther.13:1809-1820.2002.

31) Desmaris N, Verot L, Puech JP, Caillaud C, Vanier MT, Heard JM, Prevention of neuropathology in the mouse model of Hurler syndrome. Ann Neurol.56:68-76,2004.

32) Ciron C, Desmaris N, Colle MA, Raoul S, Joussemet B, Vérot L, Ausseil J, Froissart R, Roux F, Chérel Y, Ferry N, Lajat Y, Schwartz B, Vanier MT, Maire I, Tardieu M, Moullier P, Heard JM. Gene therapy of the brain in the dog model of Hurler's syndrome. Ann Neurol. 60:204-213.2006.

33) Berges BK, Yellayi S, Karolewski BA, Miselis RR, Wolfe JH, Fraser NW, Widespread correction of lysosomal storage in the mucopolysaccharidosis type Ⅶ mouse brain with a herpes simplex virus type Ⅰ vector expressing beta-glucuronidase. Mol Ther. 13:859-869, 2006.

34) Ghodsi A, Stein C, Derksen T, Yang G, Anderson RD, Davidson BL : Extensive beta-glucuronidase activity in murine central nervous system after adenovirus-mediated gene transfer to brain. Hum Gene Ther,9:2331-2340,1998.

35) Bosch A, Perret E, Desmaris N, Trono D, Heard JM : Reversal of pathology in the entire brain of mucopolysaccharidosis type Ⅶ mice after lentivirus-mediated gene transfer. Hum Gene Ther,11:1139-1150,2000.

36) Di Domenico C, Villani GR, Di Napoli D, Nusco E, Calì G, Nitsch L, Di Natale P. Intracranial gene delivery of LV-NAGLU vector corrects neuropathology in murine MPS ⅢB. Am J Med Genet A,149A:1209-1218,2009.

37) Kamata Y, Okuyama T, Kosuga M, O'hira A, Kanaji A, Sasaki K, Yamada M, Azuma N. Adenovirus-mediated gene therapy for corneal clouding in mice with mucopolysaccharidosis type Ⅶ. Mol Ther.4:307-312,2001.

38) Daly TM, Okuyama T, Vogler C, Haskins ME, Muzyczka N, Sands MS: Neonatal intramuscular injection with recombinant adeno-associated virus results in prolonged beta-glucuronidase expression in situ and correction of liver pathology in mucopolysaccharidosis type Ⅶ mice. Hum Gene Ther,10:85-94,1999.

39) Thomas J. Sferra, Kristin Backstrom, Chuansong Wang, Rachel Rennard, Matt Miller, Yan Hu, Widespread Correction of Lysosomal Storage Following Intrahepatic Injection of a Recombinant Adeno-associated Virus in the Adult MPS Ⅶ Mouse. Molecular Therapy 10:478–491,2004.

40) Liu Y, Xu L, Hennig AK, Kovacs A, Fu A, Chung S, Lee D, Wang B, Herati RS, Mosinger Ogilvie J, Cai SR, Parker Ponder K, Liver-directed neonatal gene therapy prevents cardiac, bone, ear, and eye disease in mucopolysaccharidosis I mice. Mol Ther.11:35-47,2005.

11-8 ムコ多糖症に対する治療の未来
2 ムコ多糖症の幹細胞治療

大橋 十也

はじめに

近年のiPS細胞の樹立[1,2]を代表とする幹細胞技術の発展により、様々な疾患に対して細胞治療法開発の期待が集まっている。幹細胞の定義としては自己複製能、多分化能があることである。幹細胞は胎盤などを除く、ほとんど全ての細胞に分化できる胎性幹細胞（ES細胞）と、限定された細胞にしか分化できない組織幹細胞に分かれる。後者としては造血幹細胞、神経幹細胞、肝幹細胞、皮膚幹細胞、生殖幹細胞、間葉系幹細胞などが挙げられる。

現在ムコ多糖症の治療の主役である酵素補充療法は非常に有効な治療法であるが、脳血管関門があるため中枢神経障害に無効であること、生涯に渡り週に一回の点滴をしなければならないこと、中和抗体の発生など問題点も多い。それらの欠点を補う目的で細胞治療法、特に幹細胞移植療法の開発が進んでいる。ムコ多糖症は中枢神経障害、骨軟骨障害などを併発するため神経細胞、骨細胞、軟骨細胞に分化できる幹細胞を移植して永続的な治療効果が得られるのではないかと期待された。実際我々の施設を含め多くの施設がムコ多糖症モデル動物を使用して様々な幹細胞を移植する試みが行われた。しかしながら、ムコ多糖症で実際に臨床に応用され一定の効果を挙げている幹細胞移植は現在、造血幹細胞移植だけである。一方、ムコ多糖症は中枢神経障害を呈するため、神経細胞に分化できる幹細胞は移植する細胞として魅力的であることも事実である。また幹細胞であれば先にも述べた様に自己複製により生涯に渡り移植細胞は生存し続け、一回の治療で長期の治療効果も期待できる。本稿では現在までのムコ多糖症に対する造血幹細胞移植を除く幹細胞移植の研究状況を我々のデータを中心に概説する。

クロスコレクション

幹細胞移植を含む細胞治療がなぜ効くかは他の項でも述べられていると思うが、クロスコレクションというライソゾーム酵素特有のメカニズムによる。ライソゾーム酵素の多くは産生後ライソゾームに局在するが、一部は細胞外に分泌される。一方、細胞は細胞外にある酵素を細胞膜上にあるマンノース6リン酸受容体を介して細胞内に取り込み、ライソゾームに局在させる。よって酵素活性が正常な移植された細胞より分泌された酵素を、周りの細胞が取り込み結果として酵素欠損が矯正されるという現象である。これが細胞治療がムコ多糖症の治療に有効であるという根拠である。また幹細胞移植では障害された細胞を移植した細胞で再生するという期待もある。

間葉系幹細胞

間葉系幹細胞は骨髄中に存在する細胞で様々な間葉系細胞、すなわち、脂肪細胞、骨細胞、軟骨細胞、筋肉細胞などに分化可能な細胞群である。その採取の容易さより、多くの疾患の治療に応用可能ではないかと注目を浴びている。また間葉系幹細胞は神経細胞などへの分化が可能であることも多く報告され、神経疾患の治療に応用すべく多くの動物を用いた検討が行われた。ムコ多糖症に関しても我々の施設でムコ多糖症Ⅶ型モデルマウスを用いて中枢神経系の検討を行った[3]。新生児期であれば免疫寛容が起きる可能性があるため、新生児期のムコ多糖症Ⅶ型モデルマウスに他系統のマウスより樹立した間葉系幹細胞を移植した。すると、移植した細胞が脳質壁より数mm程度移動し、本症の欠損酵素であるβ-glucuronidaseの活性を脳の広範な部位で上昇させた。また本症の蓄積物質である様々なglycosaminoglycanも減少させた（図1）。そして認知能力を水迷路試験で検討したところ間葉系幹細胞を移植したマウスでは有意に改善しているのが明らかになった。これは間葉系幹細胞の脳室内移植が有効であることを示す有力な結果であったが、問題点も明らかとなった。その中でも移植された細胞が時間と伴に消失してしまうことが大きな問題であった。ムコ多糖症では生涯に渡る治療が必要になるわけで、これを克服しないと臨床応用は難しいと思われた。では何故、排除されたのであろうか？これには2つの原因が考えられる。ひとつは免疫学的要因による排除である。新生児期に移植したとは言え、MHCの異なるマウス間での移植であり可能性は十分にある。その他としてはニッチの問題である。ニッチとは幹細胞を体内で維持

するための組織中の特別な微小環境のことである。例えば造血幹細胞移植ではニッチに収まっているホストの造血幹細胞を強力な抗がん剤投与や放射線照射にて死滅させ、ニッチのスペースを空けそこに移植された造血幹細胞が収まり造血能を回復すると考えられている。すなわち移植された造血幹細胞がその特徴である多分化能、自己複製能を維持できる環境に収まって始めて、その特徴を発揮出来るわけである。しかしながら造血幹細胞と異なり神経幹細胞のニッチの研究は進んでおらず、間葉系幹細胞の移植では造血幹細胞移植におけるニッチを空けるというステップを行っていない。となると前処置なく造血幹細胞を輸注した場合に近いということになる。やはり内在する幹細胞、この場合は神経幹細胞になると思うが、ある程度死滅させニッチを空ける操作が必要と思われた。しかしながら、この当たりの基礎研究は、まだ不充分と思われた。

実際にヒトに間葉系幹細胞を移植した例がある[4]。すでに造血幹細胞移植を受けているムコ多糖症Ⅰ型5例と異染性脳白質変性症6例に間葉系幹細胞を移植した。ほとんどの症例で骨髄内での間葉系幹細胞は存在せず、異染性脳白質変性症の4例で末梢神経伝達速度の改善が認められたがムコ多糖症Ⅰ型では全く臨床症状の改善は認められなかったと報告している。

神経幹細胞

神経幹細胞は神経細胞、グリア細胞などに分化可能な細胞である。ムコ多糖症が神経疾患であることを考えると非常に本細胞の移植はダイレクトなアプローチである。最初に神経幹細胞をムコ多糖症の治療に応用したのはSnyderらである[5]。彼らはmycで不死化したマウス神経細胞をムコ多糖症Ⅶ型マウスの側脳室に移植した。これは脳の広範な範囲に移植した細胞は広がり長期間にわたり脳の各部における酵素活性を矯正した。我々の施設でもヒト胎児より樹立した神経幹細胞をやはりムコ多糖症Ⅶ型モデルマウスの脳室内に新生児期に移植し治療効果を検討した[6]。間葉系幹細胞を移植したときと同じような効果が得られたが（図2）、問題点も同様であり、時間と伴に移植した細胞が減少した。これはxenograftであったため、サイクロスポリンの投与を行ったとは言え、移植細胞の減少は免疫学的機序が考えられた。そこでヒトの細胞が移植可能なNOD-SCIDマウスでも同様の移植を行ったところ免疫学的に正常なマウスに移植した場合と、その排除のスピードなど同様の結果であった。これは必ずしも移植細胞の免疫学的排除を否定するものではないが、やなりニッチのコントロールが、この様な移植には必要では

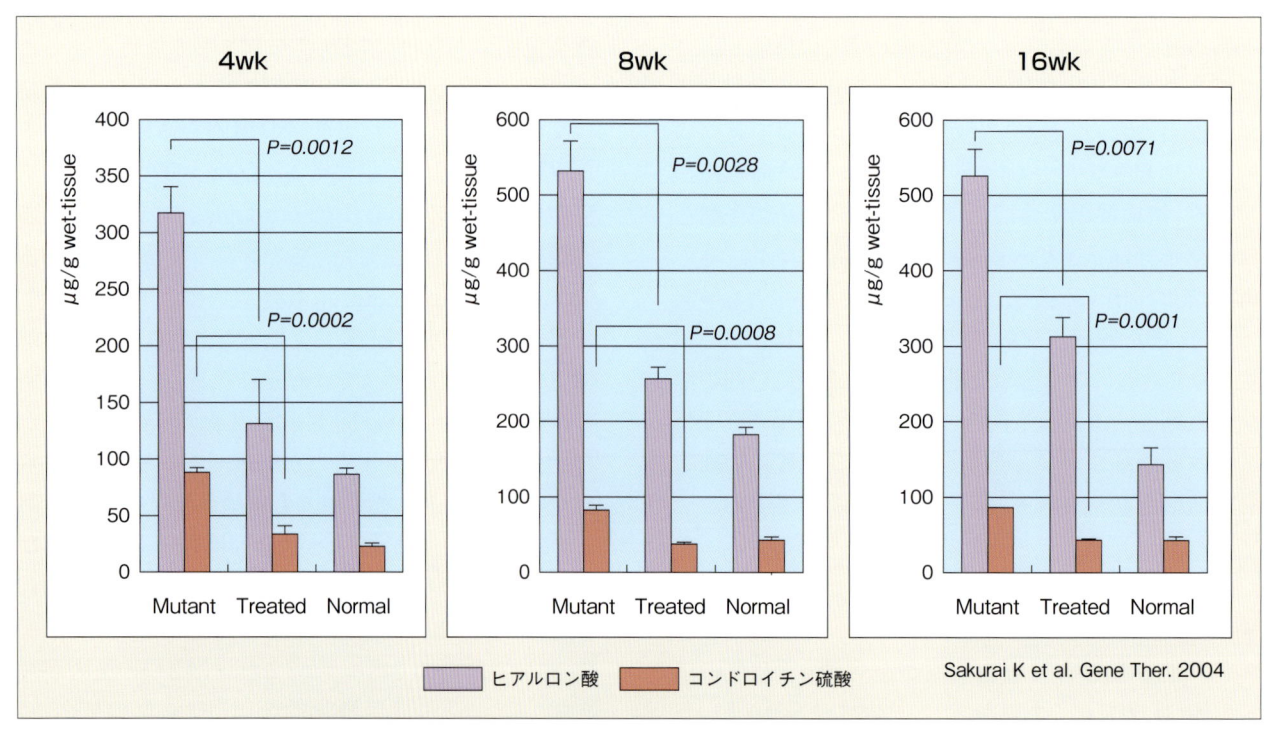

図1　MPS Ⅶ型マウスへの間葉系細胞の側脳室内移植後の脳内蓄積物質の変化

MPS Ⅶの欠損酵素を、その正常遺伝子導入により大量発現している間葉系幹細胞をMPS Ⅶマウスの側脳室内に新生児期に移植した。移植後4、8、16週で蓄積物質であるヒアルロン酸、コンドロイチン硫酸は非移植群（Mutant）に比べ移植群（Treated）では低下し正常マウス（Nomal）のレベル近くまで低下した。

Sakurai K et al. Gene Ther. 2004

ないかと考えている。またマウスよりニューロスフェア法で樹立した神経幹細胞を移植した試みもあるが、これも効果は示したがやはり3週間後には移植された細胞はかなり減少していた[7]。

ムコ多糖症では中枢神経障害はもっとも患者そして、その家族のQOLを阻害するものである。よってムコ多糖症を幹細胞移植で治療しようとした場合、どの様な幹細胞を使用するにしても神経幹細胞ニッチのコントロールは重要な課題であると考えている。造血幹細胞のニッチに関しては重要な分子が続々と判明しており、実際にそれらの分子を阻害することによりドナー細胞の生着が増加する現象がマウスなどで次々に明らかになっている。一方、神経幹細胞ではどうであろうか？成人脳で神経幹細胞の存在が確認されているのは海馬の歯状回と側脳室の外側壁に存在する脳室下帯である。よってこれらの場所にニッチが存在すると考えられる。少なくともその様な場所に移植細胞が収まれば幹細胞の維持機構がそこには存在するはずで、そこに外より神経幹細胞を移植できれば、より永続的な治療効果が期待できる。現在神経幹細胞のニッチの研究では脳室上衣細胞が重要であること、アセチルコリンは神経幹細胞を維持するための一つの重要な分子であ

ることなどが判明しているがまだまだ不明な点も多い。

神経幹細胞を用いた治療法ではもうひとつのアプローチも考えられる。それは内在するホストの神経幹細胞に遺伝子を導入する方法である。我々は胎生期には多くの神経幹細胞が側脳室の外側壁に存在することに着目して胎児ムコ多糖症Ⅶ型モデルマウスや正常マウスの側脳室に欠損酵素であるβ-glucuronidaseやマーカー遺伝子を発現するアデノウイルスベクター[8]、レトロウイルスベクター[9]を注入した。効果は絶大でほぼ生涯にわたり脳全体にマーカー遺伝子を発現する細胞がひろがり、その細胞数も若干の低下がアデノウイルスベクターを用いた場合認められたが（**図3**）、レトロウイルスベクターを注入した場合は酵素活性は長期間あまり低下することなく持続した（**図4**）。これは非常に有望な方法であると思われたが、胎生期に行わなければならないという問題点がある。

iPS細胞

京都大学の山中教授らはマウスおよびヒトの線維芽細胞に4つもしくは3つの遺伝子（Oct3/4, Sox2, Klf4, c-myc）を導入することによりES細胞に非常に酷似し

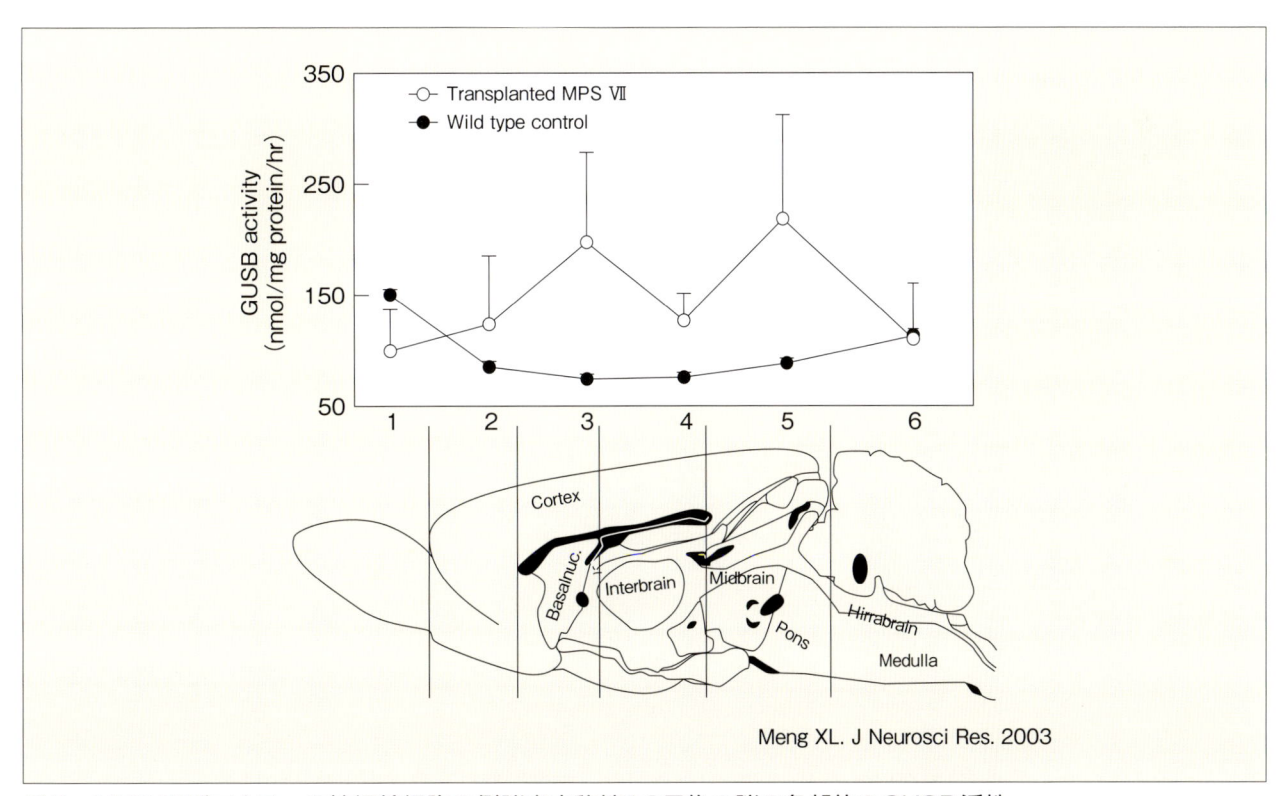

図2 MPS Ⅶ型マウスへの神経幹細胞の側脳室内移植10日後の脳の各部位のGUSB活性

神経幹細胞をMPS Ⅶマウスの側脳室に新生児期に移植した。移植10日後で脳の各部で、欠損酵素であるbeta-glucuronidase（GUSB）の活性は正常（Wild type control）よりも高く上昇していた。

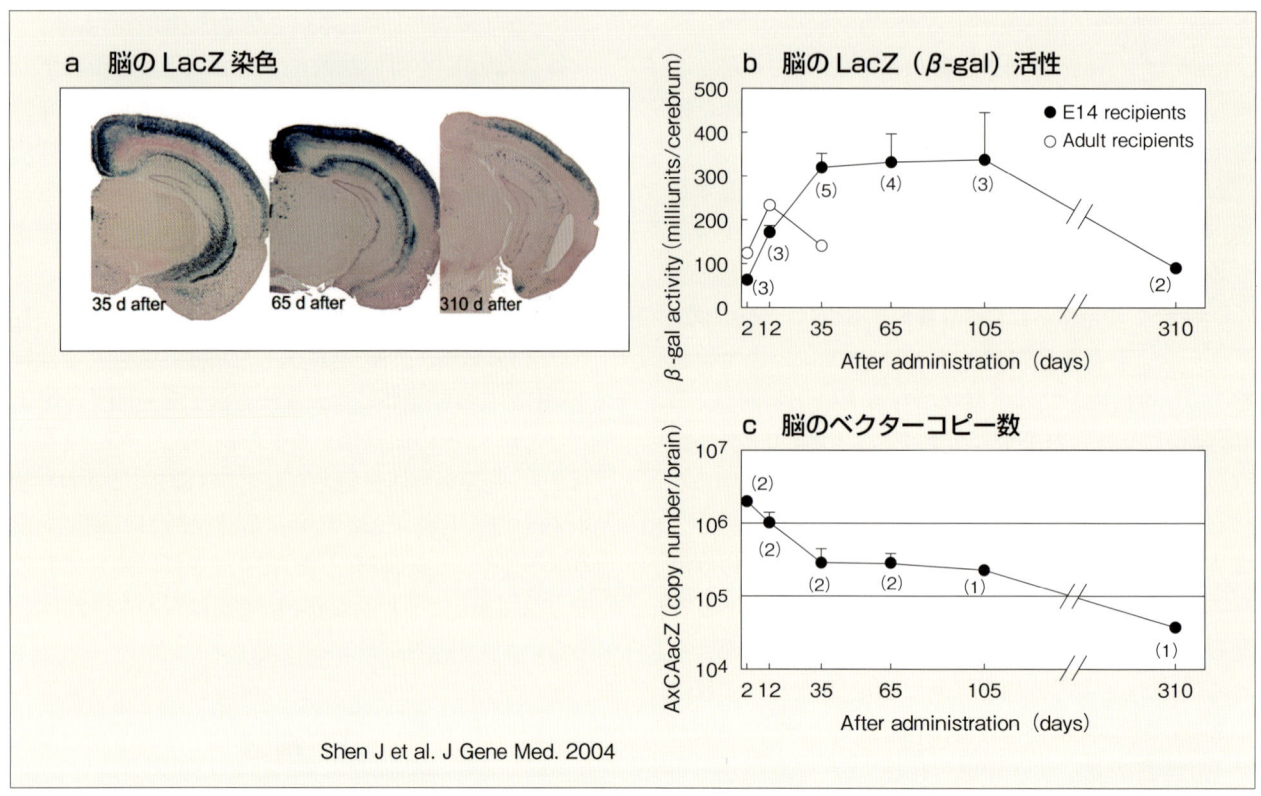

図3 LacZ（マーカー遺伝子）を発現するアデノウイルスベクター（AxCAlacZ）を胎生期に正常マウス脳室内投与

マーカー遺伝子である LacZ を発現するアデノウイルスベクターを正常マウスの脳室内に胎生14日に投与。LacZ 陽性細胞は脳の広範な範囲に存在した（a）。LacZ の活性（β-gal activity）（b）ならびに遺伝子コピー数（c）は生後105日まで低下することなく持続した。しかしその後低下傾向を示した（b,c）。

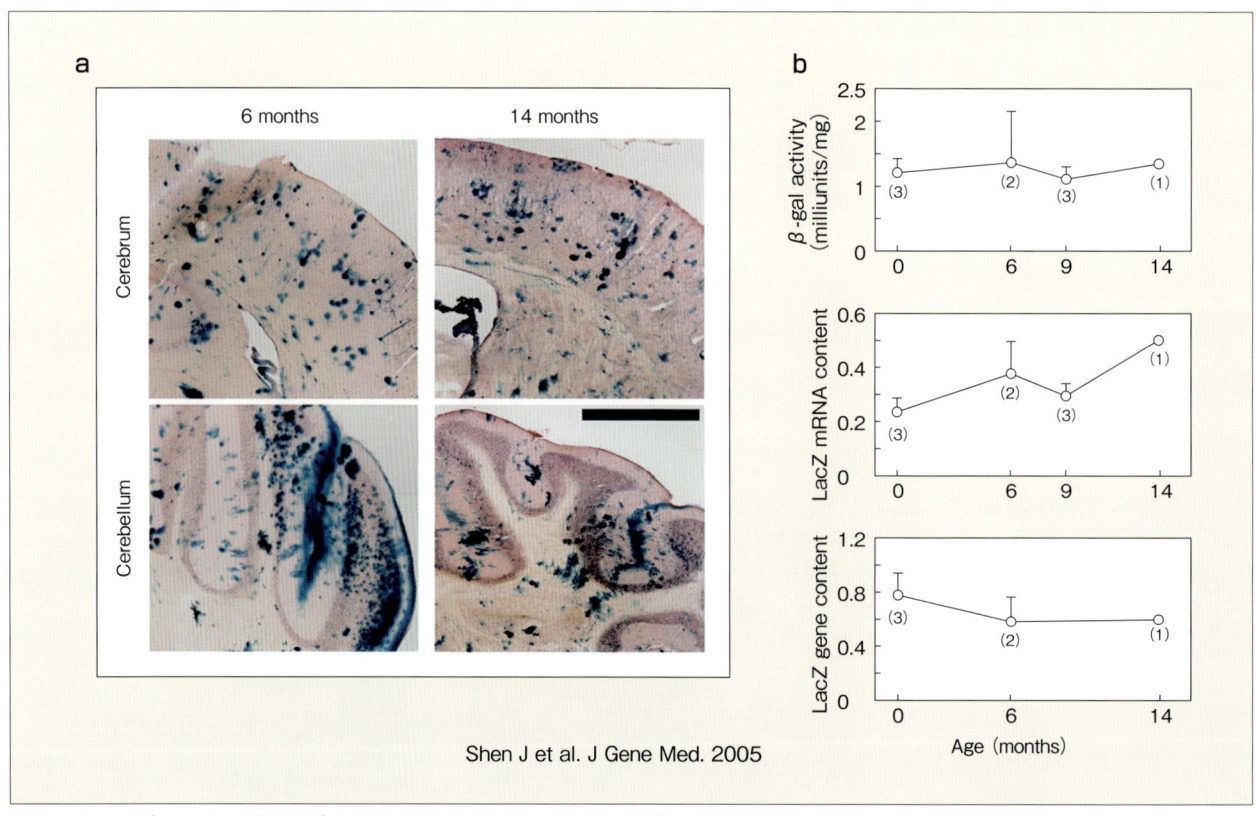

図4 LacZ（マーカー遺伝子）を発現するレトロウイルスベクターを胎生期に正常マウス脳室内投与

マーカー遺伝子である LacZ を発現するレトロウイルスベクターを正常マウスの脳室内に胎生14日に投与。LacZ 陽性細胞は移植6ヵ月、14ヵ月で脳の広範な範囲（Cereberum, Cerebellum 伴に）に存在した（a）。LacZ の活性（β-gal activity）、mRNA レベル（LacZ mRNA content）、遺伝子コピー数（LacZ gene content）は生後14ヵ月まで低下することなく持続した（b）。

た細胞(iPS細胞)を作り出すことに成功した[1,2]。これは自己の細胞であるため移植に際して免疫学的問題を考える必要がないなどの利点があり期待を集めている。事実、鎌状赤血球症のモデルマウスでiPS細胞を用いてその有効性を報告している[10]。すなわちモデルマウスより皮膚線維芽細胞を培養しiPS細胞を樹立、遺伝子導入にて正常のグロビン遺伝子を発現させ、造血幹細胞に分化、それを鎌状赤血球症モデルマウスに移植するという方法である。これにより病気の表現型を矯正できたと報告した。しかしながら、現時点で効率よくiPS細胞より造血幹細胞に分化させるのは非常に困難である。また、少しの未分化細胞が混入すれば奇形腫ができてしまうリスクがあり、iPS細胞がこの様な方法で臨床応用されるのはまだ時間がかかると思われる。

今後の課題

造血幹細胞以外の組織幹細胞移植、ならびに胚性幹細胞を用いての細胞治療法で臨床応用され一般の医療として定着した例はない。神経幹細胞、組織幹細胞についていえば、体内でのそれら幹細胞の維持機構、すなわちニッチの解明がまず重要な課題であると思われる。特にムコ多糖症の場合、移植された幹細胞が長期に体内で維持される必要があるわけで、ただ単に組織幹細胞を移植するといった方法では永続的な治療効果は望めない。これは遺伝子治療など新規の非常に魅力ある治療法などにも言えることであるが、ムコ多糖症の細胞治療開発には基礎的研究が必要である。

文献一覧

1) Takahashi K, Tanabe K, Ohnuki M, Narita M, Ichisaka T, Tomoda K, Yamanaka S. Induction of pluripotent stem cells from adult human fibroblasts by defined factors. Cell 131(5):861-872, 2007.
2) Takahashi K, Yamanaka S. Induction of pluripotent stem cells from mouse embryonic and adult fibroblast cultures by defined factors. Cell 126(4):663-676, 2006.
3) Sakurai K, Iizuka S, Shen JS, Meng XL, Mori T, Umezawa A, Ohashi T, Eto Y. Brain transplantation of genetically modified bone marrow stromal cells corrects CNS pathology and cognitive function in MPS VII mice. Gene Ther. 11(19):1475-1481, 2004.
4) Koc ON, Day J, Nieder M, Gerson SL, Lazarus HM, Krivit W. Allogeneic mesenchymal stem cell infusion for treatment of metachromatic leukodystrophy (MLD) and Hurler syndrome (MPS-IH). Bone Marrow Transplant. 30(4):215-222, 2002.
5) Snyder EY, Taylor RM, Wolfe JH. Neural progenitor cell engraftment corrects lysosomal storage throughout the MPS VII mouse brain. Nature 374(6520):367-370, 1995.
6) Meng XL, Shen JS, Ohashi T, Maeda H, Kim SU, Eto Y. Brain transplantation of genetically engineered human neural stem cells globally corrects brain lesions in the mucopolysaccharidosis type VII mouse. J.Neurosci.Res. 74(2):266-277, 2003.
7) Fukuhara Y, Li XK, Kitazawa Y, Inagaki M, Matsuoka K, Kosuga M, Kosaki R, Shimazaki T, Endo H, Umezawa A, Okano H, Takahashi T, Okuyama T. Histopathological and behavioral improvement of murine mucopolysaccharidosis type VII by intracerebral transplantation of neural stem cells. Mol.Ther. 13(3):548-555, 2006.
8) Shen JS, Meng XL, Maeda H, Ohashi T, Eto Y. Widespread gene transduction to the central nervous system by adenovirus in utero: implication for prenatal gene therapy to brain involvement of lysosomal storage disease. J.Gene Med. 6(11):1206-1215, 2004.
9) Shen JS, Meng XL, Yokoo T, Sakurai K, Watabe K, Ohashi T, Eto Y. Widespread and highly persistent gene transfer to the CNS by retrovirus vector in utero: implication for gene therapy to Krabbe disease. J.Gene Med. 7(5):540-551, 2005.
10) Hanna J, Wernig M, Markoulaki S, Sun CW, Meissner A, Cassady JP, Beard C, Brambrink T, Wu LC, Townes TM, Jaenisch R. Treatment of sickle cell anemia mouse model with iPS cells generated from autologous skin. Science 318(5858):1920-1923, 2007.

11-8 3 ケミカルシャペロン療法

鈴木 義之

ライソゾーム病の分子病態

ライソゾームは酸性の条件で高分子代謝産物を順序よく加水分解する数十の酵素がはたらく細胞内消化器官である。細胞ではたらきを終えたムコ多糖もこの消化経路に乗り、いくもの酵素によって、順序良く分解される。その中で、ひとつの酵素遺伝子に変異が起こると、酵素欠損、細胞機能障害をおこす（ライソゾーム病）。ライソゾーム病の多くは小児期の進行性中枢神経疾患としての病像、経過を示す[1]。ムコ多糖症はその中で特異な表現型を示す疾患のグループである。

われわれは1988年にスフィンゴ脂質の蓄積症であるβ-ガラクトシダーゼ欠損症（G_{M1}-ガングリオシドーシス、モルキオB病）の責任遺伝子構造を解明後[2]、α-ガラクトシダーゼA欠損症（Fabry病）[3-5]、β-ガラクトシダーゼ欠損症[6]、β-グルコシダーゼ欠損症（Gaucher病）[7]の3つの疾患を中心に、新しい治療的アプローチを念頭において、分子解析を進めてきた。それまで、われわれは酵素欠損という言葉を使ってはいたが、その分子背景についての理解は十分でなかった。

まずFabry病の欠損酵素α-ガラクトシダーゼAの試験管内での物性、動態を調べたところ、試験管内ではいくつかの変異酵素が生合成される中性環境（粗面小胞体）では不安定であり、酸性環境（ライソゾーム）で安定に酵素活性を発現することが分かった[3]。そして驚くべきことに、大量のガラクトースの培養液への添加により、患者由来のリンパ芽球で、見掛け上失われた酵素活性が著しく上昇した[4]。

以後、これら3つの病気の変異酵素分子の詳細な分析の結果、「酵素欠損」の分子病態が一様でないことを知った。結論として変異酵素分子の細胞内での存在様式を以下のようにまとめることができた[8-10]。
(1)蛋白質分子の合成障害(合成されない)
(2)蛋白質分子の機能障害（合成された分子に酵素としての機能がない）
(3)蛋白質分子の細胞内不安定性(酵素機能を持つ)

第一第二の病態では正常な酵素蛋白質または遺伝子を補給しない限り、細胞機能の正常化は不可能である。しかし第三の場合、活性発現に必要な酵素蛋白質が実際には合成されているにもかかわらず、分子が不安定で速やかに活性が失われ（分解され）、見掛け上酵素欠損の状態になる。その理由はアミノ酸鎖が三次元の立体構造構築（フォールディング）の段階の障害にあると予測した。実際その後実験的に確認されるデータが報告された。逆に言いかえれば、この蛋白質に適切な細胞内環境を提供すれば、はたらくべき場所、つまりライソゾームで活性を復元できるかもしれないということである。

この論理をまず全身血管病であるFabry病に適用した。上述のように、実際、ガラクトース、1-デオキシガラクトノジリマイシンなどの分子が患者細胞の酵素活性復元に有効であることが分かった[4,5]。次いで、筆者の学問的関心の対象が脳障害であったため、古典的な神経遺伝病であるG_{M1}-ガングリオシドーシスについての検討を開始した。その結果、培養細胞、モデル動物について病態修復が可能であることを知った[6,10,11]。この結果をもとに、シャペロン療法の成立に必要な理論的条件をまとめることができた（表1）。

この治療法が成り立つためには、第一に、患者細胞で合成される変異酵素分子に求められる立体構造が成立した時、触媒能（酵素活性）が保持されていること、第二に、対応する基質類似の低分子化合物（シャペロン）が存在すること、が必要である。第三に、特に筆者の関心の対象である脳障害を持ったライソゾーム病（神経遺伝病）に対しては、シャペロンが脳組織に到達することが絶対的な必要条件であった。

表1 ケミカルシャペロン療法の成立に必要な条件（ライソゾーム病）

1. 変異酵素蛋白質 　A. 触媒能の保持 　B. 中性環境（生合成部位）で不安定、酸性環境（ライソゾーム）で安定
2. 低分子競合阻害剤（ケミカルシャペロン） 　A. 試験管内で酵素活性阻害（高濃度） 　B. 細胞内で酵素活性発現（低濃度） 　C. 血液脳関門を通過、脳組織に到達（脳病変の治療）

ケミカルシャペロン療法の原理

上記の3つの疾患の酵素欠損培養細胞を使った実験系において、変異酵素の蛋白質分子が細胞内で速やかに分解、不活化され、酵素活性が発現しない患者が存在することを確認した[3]。一般に酵素分子に親和性の高い基質類似化合物が試験管内に存在すれば、酵素の競合的阻害剤となる。ところが細胞内にこの化合物が低濃度に存在すると、**図1**のような分子機構により、中性環境（小胞体・ゴルジ体）で変異分子とシャペロン分子が安定な複合体を作り、ライソゾームに輸送される[10]。ライソゾームの酸性環境で蛋白質分子は自動的に解離し、安定に酵素活性を発現する。この種の化合物をケミカルシャペロンと呼んでいる。解離した酵素分子はそのままライソゾームで安定な構造を保ち、酵素活性を発現する。シャペロンは細胞外に排泄されるか、細胞内でリサイクルされてふたたび変異酵素分子と結合してライソゾームに戻る。この分子機構の一部はすでに実験により確認したが、詳細の明らかでない点も多い。ここで重要なのは、細胞内での酵素阻害剤のリサイクリングである。酵素分子と結合し、あるいは単独で細胞内でのコンパートメント間を移動する。または細胞外に排泄される。したがって細胞内に必要最低限の数の分子があれば、阻害剤が活性発現誘導剤シャペロンとしてはたらくというパラドックスが成立する。つまり、もしこの分子が過剰に存在すると、細胞内でも試験管内と同様、阻害剤としてはたらき、細胞機能の障害を起こすことになる。

シャペロン化合物の投与により、細胞内酵素の基質処理能力が一定の閾値以上になれば病気の発症を遅らせることができる。β-ガラクトシダーゼ欠損症の場合、活性が正常の8-10％になれば、実験データをもとにした計算上、発症年齢が無限大となる[10]。発症と寿命との競争である。ただしこの曲線は、培養細胞で合成基質を使った酵素活性データをもとに作成したものである。神経細胞について同じ曲線が得られるかどうか分からない。そこで我々は、酵素活性を可能な限り上昇させることを、複数のシャペロンを使って試みている。

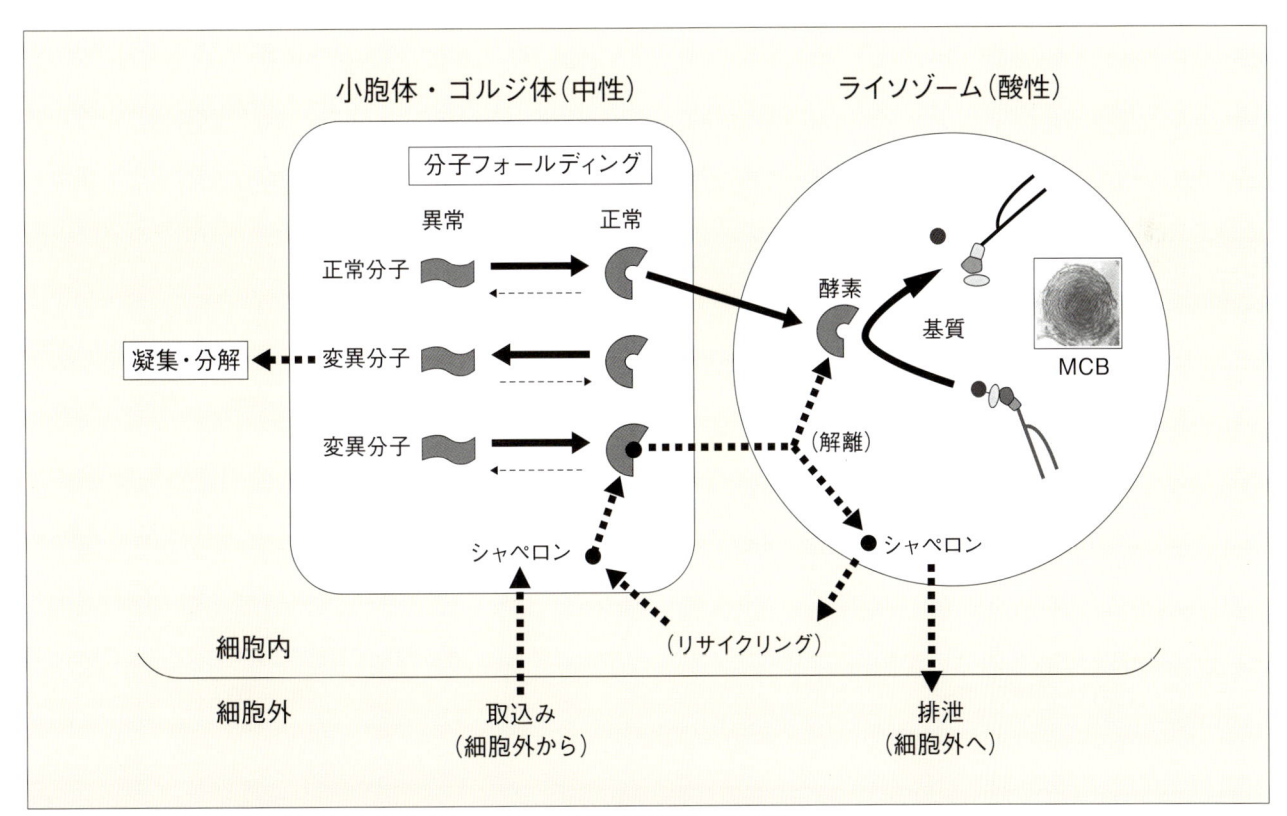

図1 ライソゾーム病に対するケミカルシャペロン療法の原理（文献10）
投与した低分子シャペロン化合物は経口投与後血流に入り、血液脳関門を通過して中枢神経系でシャペロン効果を示す。細胞内小胞体・ゴルジ体の中性環境で変異蛋白質と結合してその立体構造を修復し、複合体のまま細胞内輸送システムによりライソゾームに運ばれる。ライソゾームの酸性環境で酵素分子とシャペロン分子の複合体は自動的に解離する。変異蛋白質は正常の構造を維持し、酵素としての活性を発現する。ただしシャペロン化合物が過剰に存在すると酵素阻害剤としての効果が出現する。

シャペロンとは

Oxford English Dictionary 第2版（1989）によると、「シャペロン」は元来、帽子・被り物を意味するフランス語chaperonであり、14世紀にはじめて英語の文献に登場した。貴族や貴婦人の頭巾・帽子（1380）という意味から、ガーター勲位装束の一部（1577）、棺を引く馬の前頭部の飾り（1680）、社交界にデビューする若い未婚女性に付き添う既婚女性（1720）の意味に使われた。

現代臨床医学では、医師（特に男性）が異なった性（特に女性）の患者を診察するとき医師に付き添う人（女性）という意味で使われる。現代英語（特に米語）ではchaperoneという女性形単語として使われることが多い。生物学では、他の蛋白質や蛋白質複合体の適正な折りたたみ（フォールディング）を助ける別の蛋白質を「分子シャペロン」と呼ぶ（熱ショック蛋白質など）。そこでわれわれは、分子病理学分野で、変異酵素蛋白質を細胞内で安定化し活性発現を誘導する、低分子基質類似の有機合成化合物をケミカルシャペロンと呼ぶことにした。

シャペロン化合物の検索

Fabry病には市販の化合物ガラクトースと1-デオキシガラクトノジリマイシンが細胞レベルで有効であった[5]。次にG$_{M1}$-ガングリオシドーシスのβ-ガラクトシダーゼに働くシャペロン化合物の広範なスクリーニングを行い、新しい有機合成化合物であるバリエナミン誘導体NOEV（N-octyl-4-epi-β-valienamine）を見出した[6,8-11]（図2A）。この化合物はG$_{M1}$-ガングリオシドーシス患者細胞でβ-ガラクトシダーゼ活性を著しく上昇させた[12]。若年型症例の共通変異R201Cにもっとも有効であり、乳児型症例にも有効な変異があった。検査細胞の35%が陽性反応を示した。ついで、すでに確立した酵素欠損ノックアウトマウス（重症型G$_{M1}$-ガングリオシドーシス）[13]の線維芽細胞にR201C変異を導入し、ガングリオシド負荷による脂質蓄積、そしてNOEVによる酵素活性の上昇、蓄積の減少を確認した[6]。

遺伝子組換えモデルマウスに対するNOEVの治療効果

上記の重症型ノックアウトマウスにR201C変異を導入したトランスジェニックマウスを作成し、臨床的に軽症型G$_{M1}$-ガングリオシドーシスのモデルとして利用可能であることを確認した[6]。この動物にNOEV水溶液を経口投与すると、NOEVは速やかに脳組織に入り、酵素活性を上昇させ、投与中止後速やかに組織から消

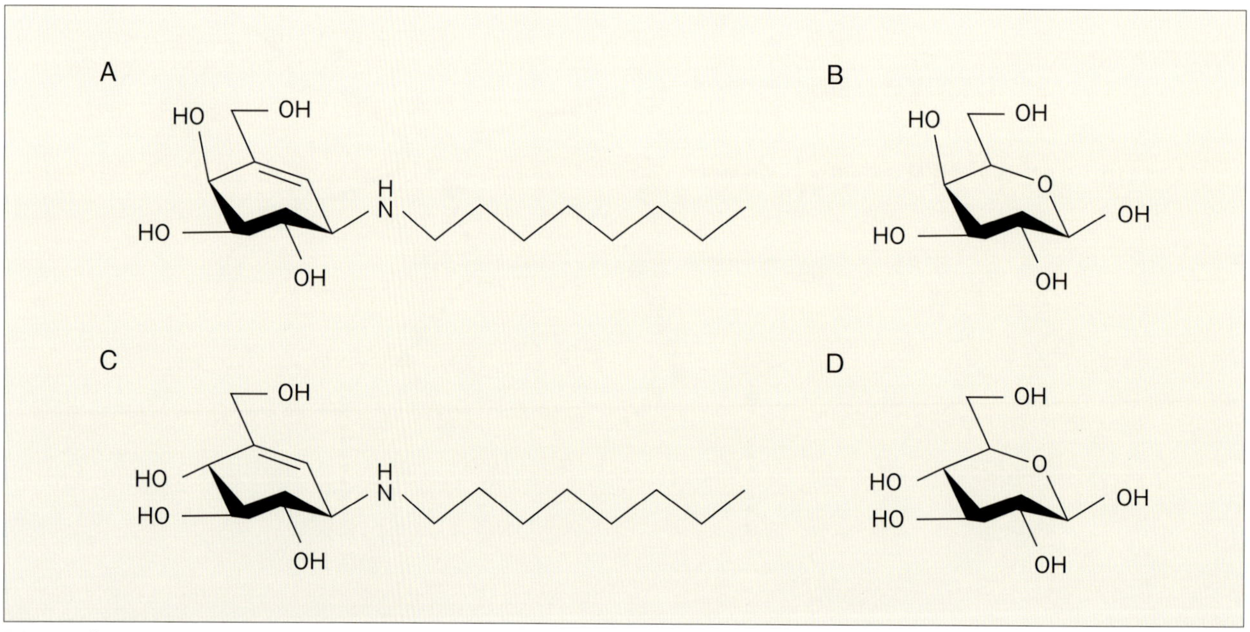

図2 バリエナミン系シャペロン化合物
A：NOEV（N-octyl-4-epi-β-valienamine）、B：ガラクトース、C：NOV（N-octyl-β-valienamine）、D：グルコース。NOEVとNOVはそれぞれガラクトースとグルコースのC1-O結合のかわりにN結合となり、C1-C5の結合がOのかわりにCとなった構造を持つ。ともにC1-NにC8の糖側鎖がある。この長さの側鎖が最も高いシャペロン活性を示す。ガラクトースとグルコースには六環面とC4-OHの立体配位の違いがある。

失した[11]。この実験結果から、NOEVが腸管で分解されずに吸収され、血液脳関門を通過して中枢神経系に到達し、酵素分子を安定化し、活性を発現させたとの結論を得た。

さらにNOEVの臨床効果を知るため、マウスの神経学的検査法を開発した[14]。ヒト乳幼児の神経学的診察法をマウスに適用した。自発運動、姿勢肢位、原始反射、姿勢反射、平衡反応など、合計11項目をセットとしたスコアリングシステムとした。加齢とともに野生型マウス、軽症型マウス、重症型マウスの重症度スコアの差が明確となった[11]。発症早期からのNOEV投与により、神経学的臨床効果を確認することができた。当然のことながら神経症状の軽減、進行阻止には早期治療が必須であった。

シャペロン効果の分子機構解析

ケミカルシャペロンは立体構造異常のため細胞内で不安定な変異酵素分子の活性部位に結合し、安定な複合体としてライソゾームに運ばれる（図1）。ライソゾームの酸性環境ではこの2つの分子の結合が弱くなり、自然に解離すると予想した。この分子機構の詳細は不明である。われわれはヒトβ-ガラクトシダーゼとNOEVの分子の結合エネルギーを計算した[10]。pH 7で-20.08 kcal/molであった。そしてpH 5に低下させたところ、-18.06 kcal/molとなった。つまり酸性の環境で結合の自由エネルギーが大きくなる（分子結合力が弱くなる）。より解離しやすい状態になるということである。

なお、G_{M1}-ガングリオシドーシス患者脳細胞には過剰のガングリオシドG_{M1}が蓄積しており、酵素結合部位におけるG_{M1}とNOEVの競合により、NOEVが複合体から離れる可能性も否定できない。しかしライソゾームに蓄積したG_{M1}の大部分は蛋白質と特殊な細胞内複合体（細胞質内層状封入体）となっており、酵素分子と接触可能なG_{M1}分子数は限られているはずである。

β-グルコシダーゼ欠損症（Gaucher病）

Gaucher病はすでに酵素補充療法により一般臓器症状の改善は到達されているが、脳障害に対する効果は確認されていない。その意味でシャペロン療法の適応疾患として検索する意味がある。シャペロンNOEVは元来、その構造異性体から誘導されたエピマー化合物である。元の化合物NOV（N-octyl-β-valienamine）（図2C）もGaucher病患者由来の培養細胞でシャペロン効果を持つことを確認した[15-18]。ただし、この病気のモデル動物の作製に成功していないので、個体実験はまだ行っていない。またNOVとβ-グルコシダーゼの親和性計算も行い。NOEVと本質的に同じ結果が得られた[19]。

新しいシャペロン化合物の検索

これまで、バリエナミン誘導体（NOEV、NOV）を中心としたシャペロンについての細胞・動物実験で、シャペロン効果を調べ、その有効性を確認し、近い将来、薬剤として開発するための準備を進めた。しかしこの2つの化合物だけでは、変異遺伝子に対するシャペロン効果のスペクトルに限界があり、G_{M1}-ガングリオシドーシス、Gaucher病それぞれに対する治療適応は30-40%と予測してきた。そこで現在、他の構造の化合物の検索をすすめている。特に有望なのが二環構造をもつアザ糖のグループである。その一つ、コード名MTD118という化合物のβ-ガラクトシダーゼ変異に対するシャペロンスペクトルはNOEVと一部の重なりがあるものの、異なった変異にも有効である可能性が明らかになった。この中にはNOEVで無効と判定された成人型G_{M1}-ガングリオシドーシスやMorquio病B型症例の共通変異も含まれる。NOEVとMTD118の併用により、少なくとも細胞レベルでは、60-70%の変異に治療適応があると期待している（未発表データ）。

Gaucher病についてもいくつかの二環系アザ糖の効果を認めた[16]。上述のようにGaucher病のモデルマウスの作製に成功していないので、個体実験が遅れているが、NOVを含むいくつかのシャペロンにより、新しい治療法を開発することができる可能性がある。

ムコ多糖症のケミカルシャペロン療法

われわれはライソゾーム病という、細胞内分子病態解析がかなり進んだ疾患群を対象とした治療研究を行っている。この新しい分子アプローチは、ムコ多糖症を含むすべてのライソゾーム病について理論的に可能である。特にその脳病変がターゲットとなる。ただし、それぞれの疾患に特異的なシャペロンの開発が必要である。そのためには酵素分子の生成、プロセシング、翻訳後修飾、細胞内輸送、基質との分子反応など、多くの分子解析が必要である。

さらに、ライソゾーム病以外の他のグループの遺伝病でも、細胞内での蛋白質動態が明らかになれば、ケミ

カルシャペロン療法が可能となるはずである。今後多くの種類の遺伝病についての研究が発展することを期待している。

-006、H14-こころ-017、H17-こころ-019、H20-こころ-一般-022）の補助金を受けた。ケミカルシャペロン療法の開発は多くの共同研究者のご協力により進行中である。ここに記して感謝の意をささげる。

謝辞

この研究は文部科学省科学研究費（13680918、14207106）ならびに厚生労働省科学研究費（H10-脳

文献一覧

1) Suzuki Y, Nanba E, Matsuda J, Higaki K, Oshima A. β-Galactosidase deficiency（β-galactosidosis）: G_{M1}-Gangliosidosis and Morquio B Disease. Valle D, Beaudet AL, Vogelstein B, Kinzler KW, Antonarakis SF, Ballabio A（eds）: The Online Metabolic and Molecular Bases of Inherited Disease <http://www.ommbid.com/>, McGraw-Hill, New York, Chap 151:1-101, 2008.
2) Oshima A, Tsuji A, Nagao Y, Sakuraba H, Suzuki Y. Cloning, sequencing, and expression of cDNA for human β-galactosidase. Biochem Biophys Res Commun 157: 238-244, 1988.
3) Ishii S, Kase R, Sakuraba H, Suzuki Y. Characterization of a mutant α-galactosidase gene product for the late-onset cardiac form of Fabry disease. Biochem Biophys Res Commun 197: 1585-1589, 1993.
4) Okumiya T, Ishii S, Takenaka T, Kase R, Kamei S, Sakuraba H, Suzuki Y. Galactose stabilizes various missense mutants of α-galactosidase in Fabry disease. Biochem Biophys Res Commun 214: 1219-1224, 1995.
5) Fan JQ, Ishii S, Asano N, Suzuki Y. Accelerated transport and maturation of lysosomal α-galactosidase A in Fabry lymphoblasts by an enzyme inhibitor. Nat Med 5: 112-115, 1999.
6) Matsuda J, Suzuki O, Oshima A, Yamamoto Y, Noguchi A, Takimoto K, Itoh M, Matsuzaki Y, Yasuda Y, Ogawa S, Sakata Y, Nanba E, Higaki K, Ogawa Y, Tominaga L, Ohno K, Iwasaki H, Watanabe H, Brady RO, Suzuki Y. Chemical chaperone therapy for brain pathology in G_{M1}-gangliosidosis. Proc Natl Acad Sci USA, 100: 15912-15917, 2003.
7) Lin H, Sugimoto Y, Ohsaki Y, Ninomiya H, Oka A, Taniguchi M, Ida H, Eto Y, Ogawa S, Matsuzaki Y, Sawa M, Inoue T, Higaki K, Nanba E, Ohno K, Suzuki Y. N-Octyl-β-valienamine up-regulates activity of F213I mutant β-glucosidase in cultured cells: a potential chemical chaperone therapy for Gaucher disease. Biochim Biophys Acta 1689: 219-228, 2004.
8) Suzuki Y. β-Galactosidase deficiency: an approach to chaperone therapy. J Inherit Metab Dis, 29: 471-476, 2006.
9) Suzuki Y. Chemical chaperone therapy for G_{M1}-gangliosidosis. Cell Molec Life Sci 10: 351-353, 2008.
10) Suzuki Y, Ogawa S, Sakakibara Y. Chaperone therapy for neuronopathic lysosomal diseases: Competitive inhibitors as chemical chaperones for enhancement of mutant enzyme activities. Perspect Med Chem 3: 7-19, 2009.
11) Suzuki Y, Ichinomiya S, Kurosawa M, Ohkubo M, Watanabe H, Iwasaki H, Matsuda J, Noguchi Y, Takimoto K, Itoh M, Tabe M, Iida M, Kubo T, Ogawa S, Nanba E, Higaki K, Ohno K, Brady RO. Chemical chaperone therapy: clinical effect in murine G_{M1}-gangliosidosis. Ann Neurol 62: 671-675, 2007.
12) Iwasaki H, Watanabe H, Iida M, Ogawa S, Tabe M, Higaki K, Nanba E, Suzuki Y. Fibroblast screening for chaperone therapy in β-galactosidosis. Brain Dev 28: 482-486, 2006.
13) Matsuda J, Suzuki O, Oshima A, Ogura A, Noguchi Y, Yamamoto Y, Asano T, Takimoto K, Sukegawa K, Suzuki Y, Naiki M. β-Galactosidase-deficient mouse as an animal model for G_{M1}-gangliosidosis. Glycoconjugate J 14: 729-736, 1997.
14) Ichinomiya S, Watanabe H, Maruyama K, Toda H, Iwasaki H, Kurosawa M, Matsuda J, Suzuki Y. Neurological assessment of G_{M1}-gangliosidosis model mice. Brain Dev 29: 210-216, 2007.
15) Lei K, Ninomiya H, Suzuki M, Inoue T, Sawa M, Iida M, Ida H, Eto Y, Ogawa S, Ohno K, Kaneski C, Brady RO, Suzuki Y. Enzyme enhancement activity of N-octyl-β-valienamine on β-glucosidase mutants associated with Gaucher disease. Biochim Biophys Acta 1772: 587-596, 2007.
16) Luan Z, Higaki K, Aguilar-Moncayo M, Ninomiya H, Ohno K, Garcia-Moreno I, Ortiz Mellet C, Garcia Fernandez JM, Suzuki Y. Chaperone activity of bicyclic nojirimycin analogues for Gaucher mutations in comparison with N-(n-nonyl)-deoxynojirimycin. ChemBioChem 10: 2780-2982, 2009.
17) Luan Z, Li L, Ninomiya H, Ohno K, Ogawa S, Kubo T, Iida M, Suzuki Y. The pharmacological chaperone effect of N-octyl-β-valienamine on human mutant acid β-glucosidases. Blood Cell Mol Dis 44: 48–54, 2010.
18) Luan Z, Ninomiya H, Ohno K, Ogawa S, Kubo T, Iida M, Suzuki Y. The effect of N-octyl-β-valienamine on β-glucosidase activity in tissues of normal mice. Brain Dev, in press, 2010.
19) Jo H, Yugi K, Ogawa S, Suzuki Y, Sakakibara Y. Molecular basis of chemical chaperone effects of N-octyl-β-valienamine on human β-glucosidase in low/neutral pH conditions. J Proteomics Bioinform, in press, 2010.

11-9 ライソゾーム病に対する治療の進歩と、そのムコ多糖症治療法開発への応用

櫻庭 均、菅原佳奈子

はじめに

これまで根本的治療法がなかったライソゾーム病に対して、いろいろなアプローチで治療法の開発が試みられている。ここでは、ムコ多糖症以外にも開発が進んでいる幾つかのライソゾーム病に対する治療の進歩について紹介し、そのムコ多糖症に対する新たな治療法開発への応用の可能性を考える。

酵素補充療法

ライソゾーム病に対する本格的な酵素補充療法は、1990年に、ゴーシェ病(Gaucher disease)に対して、ヒト胎盤から精製したグルコセレブロシダーゼ(glucocerebrosidase)製剤(一般名alglucerase、商品名Ceredase®、製造元Genzyme Co.)が開発されたことに始まる[1]。ゴーシェ病の主な障害場所は、肝臓、脾臓や骨髄などのマクロファージ系の細胞であるため、本酵素は、マクロファージの細胞膜に豊富に存在するマンノース受容体(図1)を介して細胞内に取り込まれ易い様に、糖鎖部分の修飾がなされていた。すなわち、胎盤から精製したグルコセレブロシダーゼに酵素処理を加えて、その糖鎖の非還元末端にマンノースが存在する様に工夫されていた。この胎盤由来の酵素を2週間に1回ずつ患者に点滴静注することにより、貧血、血小板減少、肝脾腫などのゴーシェ病の症状が著しく改善し、酵素補充療法の有効性が示された。しかし、胎盤由来の酵素を使用する場合、ヒト-ヒト間で感染する有害寄生生物が混入する危険性がある。そのため、その後、ヒトのグルコセレブロシダーゼ遺伝子をチャイニーズハムスター卵巣由来の培養細胞(CHO細胞)に導入して、これを大量生産し、同様の糖鎖処理を行った組み換えグルコセレブロシダーゼ製剤(一般名imiglucerase、商品名Cerezyme®、製造元Genzyme Co.)が開発されて、広く使用されている[2]。

また、ファブリー病(Fabry disease)に対しては、ヒトのα-ガラクトシダーゼ(α-glactosidase)をCHO細胞で生産した組み換えα-ガラクトシダーゼ製剤(一般名agalsidase beta、商品名Fabrazyme®、製造元Genzyme Co.)とヒト線維肉腫細胞中のα-ガラクトシダーゼ遺伝子の発現を増強させて生産した組み換えα-ガラクトシダーゼ製剤(一般名agalsidase alfa、商品名Replegal®、製造元Shire Human Genetic Therapies, Inc.)が開発されて、広く使用されている[3-5]。

ポンペ病(Pompe disease、別名：糖原病II型)に対しては、酸性α-グルコシダーゼ(acid α-glucosidase)遺伝子を導入して作製したトランスジェニックウサギの乳汁から精製した組み換え酸性α-グルコシダーゼ[6]と同酵素の遺伝子を導入したCHO細胞で生産した組み換え酸性α-グルコシダーゼ製剤(一般名alglucosidase alfa、商品名Myozyme®、製造元Genzyme Co.)とが開発されたが、前者は市販には至らず、今では後者のみが使用されている[7,8]。

ムコ多糖症(mucopolysaccharidosis, MPS)においても、これまでに3種類の疾患に対する補充用酵素薬が開発されている。すなわち、ムコ多糖症I型(MPS I)およびムコ多糖症VI型(MPS VI)に対しては、CHO細胞に当該遺伝子を導入して生産した、それぞれ、組み換えα-L-イズロニダーゼ(α-L-iduronidase)製剤(一般名laronidase、商品名Aldrazyme®、製造元Genzyme Co.)[9]および組み換えN-アセチルガラクトサミン4-スルファターゼ(N-acetylgalactosamine 4-sulfatase)製剤(一般名galsulfase、商品名Naglazyme®、製造元Biomarin)[10]が開発されている。また、ムコ多糖症II型(MPS II)に対しては、ヒト線維肉腫細胞で生産した組み換えイズロン酸スルファターゼ(iduronate sulfatase)

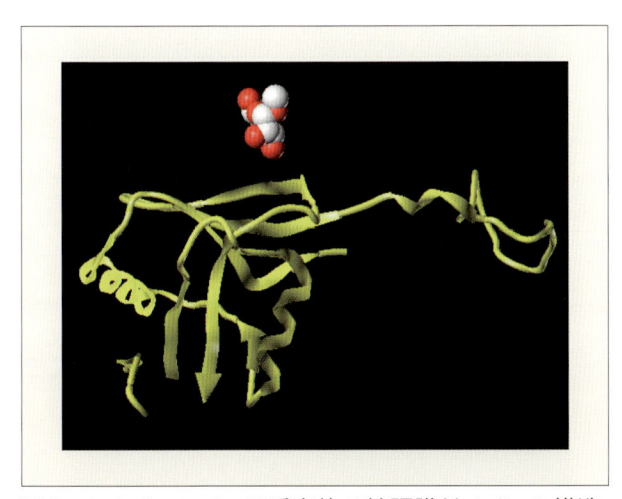

図1 ヒトのマンノース受容体の糖認識ドメインの構造モデル

製剤（一般名idursulfase、商品名Elaprase®、製造元Shire Human Genetic Therapies, Inc.)[11]が開発されて、広く使用されている。

これらの酵素に関しては、グルコセレブロシダーゼの場合と異なり、その主な障害臓器における細胞内への取り込みは、カチオン非依存性マンノース6-リン酸受容体(図2)を介してなされるため、酵素の糖鎖部分にマンノース6-リン酸が多く付いていれば、それだけ取り込み効率が良くなると考えられる。

現在までに、薬剤として承認されて、実際に臨床に使われているのは、上記の6疾患に対する7種類の組み換え酵素製剤であるが、その他にも多くの疾患に対して新規の組み換え酵素が開発されつつあり、臨床試験や前臨床試験が行われている。例えば、ゴーシェ病に対して、ヒト線維肉腫細胞や植物細胞で作られた組み換えグルコセレブロシダーゼ、ニーマン-ピック病A型およびB型（Niemann-Pick disease, type A and type B）に対して、CHO細胞で作られた組み換え酸性スフィンゴミエリナーゼ（acid sphingomyelinase）が、異染性白質ジストロフィー（metachromatic lecukodystrophy）に対して、ヒト線維肉腫細胞で作られた組み換えアリルスルファターゼA（arylsulfatase A）が、ムコ多糖症ⅢA型（MPS ⅢA）に対して、ヒト線維肉腫細胞で作られた組み換えヘパランN-スルファターゼ（heparan N-sulfatase）が、ムコ多糖症ⅣA型（MPS ⅣA）に対して、CHO細胞で作られた組み換えガラクトース6-スルファターゼ（galactose 6-sulfatase）が、α-マンノシドーシス（α-mannosidosis）に対して、CHO細胞で作られた組み換えα-マンノシダーゼ（α-mannosidase）が、そしてクラッベ病（Krabbe disease）に対しては、CHO細胞で作られたガラクトセレブロシダーゼ（galactocerebrosidase）が開発途上にある。これらの酵素が治療薬として早期に承認され、広く使用されることが望まれる。

この様に、組み換え酵素を用いた酵素補充療法が導入されて、その有効性が示されたことは、ライソゾーム病の治療にとって大きな進歩であった。しかし、その臨床への導入後、10年以上の経験を経た今、幾つかの改善すべき点が明らかになりつつある。そのひとつは、「酵素の細胞内への取り込み効率」である。従来の組み換え酵素は、標的臓器の細胞への取り込み効率が必ずしも高くはない。例えば、ポンペ病における骨格筋、ファブリー病における腎臓などは、その治療上、極めて重要な標的臓器であるが、それぞれの構成細胞におけるマンノース6-リン酸受容体の発現が高くないこともあり、治療効果が表われにくいことが知られている。その対応策として、臓器の障害が進行する前に治療を開始しようと、疾患に対するスクリーニング[12,13]の導入が検討されている。また、ライソゾーム酵素のマンノース6-リン酸含量を増やして取り込み効率を上げるため、糖鎖を化学的に酵素に結合させる方法[14]や糖鎖のリン酸化関連遺伝子を操作した酵母で酵素を生産する方法（Akeboshi, et al., 投稿中）などが研究されている。

ムコ多糖症に対する新規の補充用酵素薬の開発においても、これらの研究の成果が参考になると思われる。すなわち、従来の治療薬は、結合組織系の細胞への取り込みは比較的良好であるが、骨系の細胞への取り込み効率は低く[15]、骨組織の障害に対する治療効果はあまり芳しいとは言えない。骨および軟骨系組織の解剖学的特徴から考えて、血管内に投与された酵素が標的細胞に取り込まれ難いという制約はあるものの、その取り込み効率を可能な限り引き上げる努力が必要となろう。

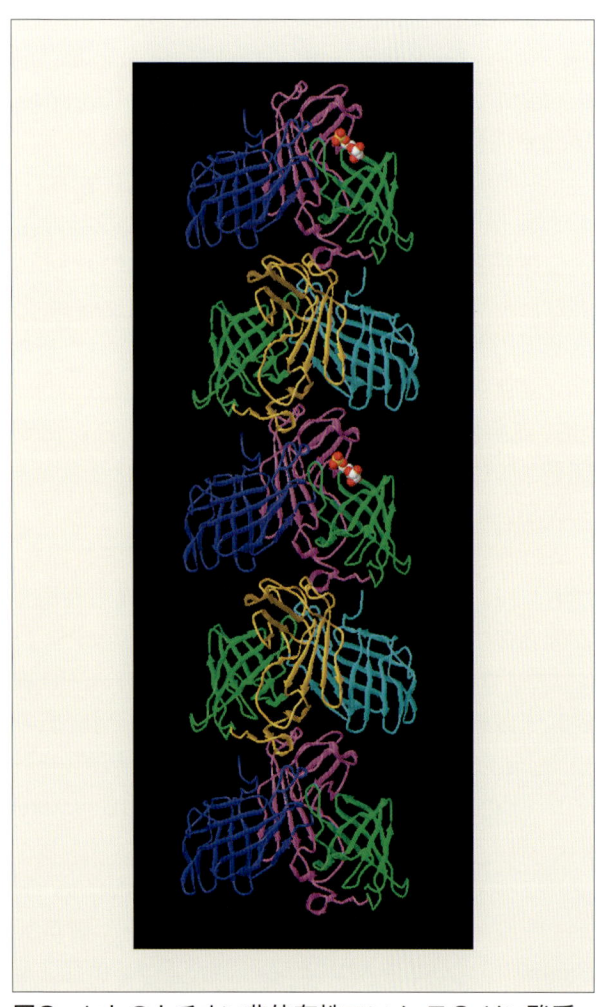

図2　ヒトのカチオン非依存性マンノース6-リン酸受容体の構造モデル

その他の問題点として，「酵素の安定性」が上げられる。現在使用されている酵素は比較的不安定で，1〜2週間の間隔で血管内投与を繰り返す必要がある。これは，患者に対する大きな制約になっており，今後は，より安定な治療用酵素を作り，投与間隔を伸ばすことが必要となろう。また，現在までに承認されている酵素薬は，すべてウシ血清を加えた培地で培養する哺乳類由来の培養細胞で生産されている。狂牛病などの寄生生物による哺乳類間感染の危険を防ぐためにも，将来は無血清培地で培養可能な細胞を用いた組み換え酵素の生産が望まれる。また，医療経済上で大きな問題となっているのが，これらの「組み換え酵素製剤の薬価」の高さである。例えば，成人のファブリー病患者1人に対する1年間の治療費として，約2,500万円が必要である。今後，スクリーニングの導入などで多数の患者が発見されるようになった場合，多額の医療費がかかることになり，組み換え酵素を如何に経済的に生産するかが重要になると思われる。さらに，今後改善されるべき問題点として，組み換え酵素の投与による「有害副反応」の出現頻度の高さがある。ライソゾーム病の患者の多くは，体内で当該酵素蛋白質の欠損があるため，組み換え酵素を繰り返し投与することで，それに対する抗体が生じてアレルギー反応が惹起され易い。将来，アレルギー反応を起こしにくい新規酵素の開発や酵素活性を増強させて投与量を減少させる工夫など，アレルギー反応の発生を抑制させるための対策が望まれる。

酵素増強療法

　ライソゾーム病においては，その病因となるミスセンス変異の結果として，当該酵素分子を構成するアミノ酸に置換を生じて，分子のコンフォメーションに異常が起こり，その折りたたみ構造が変化するグループがある。これらの変異体蛋白質の多くは，小胞体の「質の管理システム」（quality control system）によって認識され，過剰に分解されるものと考えられる。この様な異常を来たす変異体蛋白質の一部においては，基質類似体であるイミノ糖（imino sugar）を投与された場合に，イミノ糖が酵素の活性部位のアミノ酸残基と結合して，これを安定化し，細胞内輸送障害を改善して細胞内酵素活性が増加することがある。この現象を利用して開発されたのが，酵素増強療法（enzyme enhancement therapy）である。ファブリー病に対して1-デオキシガラクトノジリマイシン（1-deoxygalactonojirimycin）製剤（一般名migalstat、商品名Amigal®、製造元Amicus Therapeutics）が開発されており[16,17]、ポンペ病に対して、1-デオキシノジリマイシン（1-deoxynojirimycin）や、N-ブチルデオキシノジリマイシン（N-butyldeoxynojirimycin）を用いた治療薬の開発が始まっている[18]。

　これらのイミノ糖は経口投与が可能であり、低分子のため、脳を含むいろいろな臓器や組織に移行出来る可能性があり、大きな利点となっている。しかし一方では、イミノ糖が安定化出来る変異体蛋白質の種類が限られること、イミノ糖は in vitro 及び in vivo で当該酵素活性を阻害するため、薬剤としての至適投与量の決定が難しいこと、さらには、イミノ糖は一部の糖脂質の生合成を阻害する作用を持つため、その投与により有害副反応が出現する危険性があることなど問題点が多い。今後は、これら基質アナログと当該酵素の分子間相互作用を明らかにし[19,20]、当該酵素の活性や糖脂質の生合成を阻害しない低分子化合物を合成する努力が必要となろう。

基質合成阻害療法

　ライソゾーム病では、当該酵素活性の低下により、その酵素が本来分解する筈の基質が分解されずに体内に蓄積する。この基質の蓄積が病態に深く関係すると考え、ライソゾーム病で蓄積する基質の合成を抑えて、酵素欠損による基質の蓄積を防ごうとするのが、基質合成阻害療法である。

　これまでに臨床で使用された薬剤として、N-ブチルデオキシノジリマイシン（N-butyldeoxynojirimycin）製剤（一般名 miglustat、商品名 Zavesca®、製造元 Actelion Ltd.）がある。この化合物は、グルコシルセラミド合成酵素の阻害作用があり、ゴーシェ病で体内に蓄積するグルコセレブロシドの合成を防げる目的で、ゴーシェ病患者に対して使用された他[21]、最近ではテイ-サックス病（Tay-Sachs disease）[22]や、ニーマン・ピック病C型（Niemann-Pick disease, type C）[23]に使用されている。本薬剤は、経口投与可能な低分子化合物であり、脳障害を伴う疾患に対する治療効果が期待されたが、下痢などの強い副作用がみられ、少なくとも脳に対する臨床効果を望むのは難しいようである。

　現在、Genzyme社が同様の効果を期待してGenz-112638という薬剤を開発中である。

　今後、副作用が少なく、脳に到達して有効に作用する薬剤の開発が望まれる。

細胞治療法

これまでに、多くのライソゾーム病に対して骨髄移植治療が行われ、特にゴーシェ病やムコ多糖症Ⅰ型などに対して効果を上げて来た。しかし、この治療法は、ドナーの確保の難しさや拒絶反応の出現など困難な問題が多く、酵素補充療法の臨床への導入に伴い、その施行数は激減した。

最近、幹細胞移植技術が著しく進歩したことにより、ES細胞やiPS細胞を用いた治療の進歩が期待されている。

遺伝子治療法

ライソゾーム病に対する遺伝子治療としては、ゴーシェ病に対してレトロウィルスベクターを利用した治療が行われたが、臨床的改善を認めた症例は見られなかった。

現在、アデノ随伴ウィルスベクターを用いてニーマン・ピック病A型およびB型とムコ多糖症Ⅱ型に対する前臨床試験が行われている。

ライソゾーム病に対しては、遺伝子治療が最適であることはもちろんであるが、実際に臨床応用するためには、その効果や副作用など多くの問題点が存在する。今後、技術の飛躍的な改善が望まれる。

おわりに

最近のライソゾーム病に対する治療法の進歩は目覚しく、多様な治療法が開発されつつある。これらは、その有効性と共にまだ多くの弱点を抱えている。今後、その弱点を詳細に検討することにより、ムコ多糖症を含む全てのライソゾーム病の患者に対して優れた治療法を提供するための努力が必要である。

文献一覧

1) Barton NW, Brady RO, Dambrosia JM, Di Bisceglie AM, Doppelt SH, Hill SC, Mankin HJ, Murray GJ, Parker RI, Argoff CE. Replacement therapy for inherited enzyme deficiency — Macrophage-targeted glucocerebrosidase for Gaucher's disease. N Engl J Med, 324:1464-1470, 1991.
2) Grabowski GA, Pastores G, Brady RO, Barton NW. Safety and efficacy of macrophage targeted recombinant glucocerebrosidase therapy. Pediatr Res, 33:139A, 1993.
3) Schiffmann R, Murray GJ, Treco D, Daniel P, Sellos-Moura M, Myers M, Quirk JM, Zirzow GC, Browski M, Loveday K, Anderson T, Gillespie F, Oliver KL, Jeffries NO, Doo E, Liang TJ, Kreps C, Gunter K, Frei K, Crutchfield K, Selden RF, Brady RO. Infusion of α-galactosidase A reduces tissue globotriaosylceramide storage in patients with Fabry disease. Proc Natl Acad Sci USA, 97:365-370, 2000.
4) Eng CM, Banikazemi M, Gordon RE, Goldman M, Phelps R, Kim L, Gass A, Winston J, Dikman S, Fallon JT, Godie S, Stacy CB, Mehta D, Parsons R, Norton K, O'Callaghan M, Desnick RJ. A phase 1/2 clinical trial of enzyme replacement in Fabry disease: pharmacokinetic, substrate clearance, and safety studies. Am J Hum Genet, 68:711-722, 2001.
5) Eng CM, Guffon N, Wilcox WR, Germain DP, Lee P, Waldek S, Caplan L, Linthorst GE, Desnick RJ. Safety and efficacy of recombinant human α-galactosidase A replacement therapy in Fabry's disease. N Engl J Med, 345:9-16, 2001.
6) Van den Hout JM, Kamphoven JH, Winkel LP, Arts WF, De Klerk JB, Loonen MC, Vulto AG, Cromme-Dijkhuis A, Weisglas-Kuperus N, Hop W, Van Hirtum H, Van Diggelen OP, Boer M, Kroos MA, Van Doorn PA, Van der Voort E, Sibbles B, Van Corven EJ, Brakenhoff JP, Van Hove J, Smeitink JA, de Jong G, Reuser AJ, Van der Ploeg AT. Long-term intravenous treatment of Pompe disease with recombinant human alpha-glucosidase from milk. Pediatrics, 113:e448-457, 2004.
7) Klinge L, Straub V, Neudorf U, Schaper J, Bosbach T, Görlinger K, Wallot M, Richards S, Voit T. Safety and efficacy of recombinant acid α-glucosidase (rhGAA) in patients with classical infantile Pompe disease: results of a phase Ⅱ clinical trial. Neuromuscul Disord, 15:24-31, 2005.
8) Kishnani PS, Nicolino M, Voit T, Rogers RC, Tsai AC, Waterson J, Herman GE, Amalfitano A, Thurberg BL, Richards S, Davison M, Corzo D, Chen YT. Chinese hamster ovary cell-derived recombinant human acid α-glucosidase in infantile-onset Pompe disease. J Pediatr, 149:89-97, 2006.
9) Wraith JE, Clarke LA, Beck M, Kolodny EH, Pastores GM, Muenzer J, Rapoport DM, Berger KI, Swiedler SJ, Kakkis ED, Braakman T, Chadbourne E, Walton-Bowen K, Cox GF. A randomized, double-blinded, placebo-controlled, multinational study of recombinant human α-L-iduronidase (laronidase). J Pediatr, 144:581-588, 2004.
10) No authors listed. Galsulfase: Arylsulfatase B, BM102, recombinant human arylsulfatase B, recombinant human N-acetylgalactosamine-4-sulfatase, rhASB. Drug RD, 6:312-315, 2005.
11) Muenzer J, Towle D, Calikoglu M, McCandlles S. A phase Ⅰ/Ⅱ clinical study evaluating the safety and clinical activity of enzyme replacement therapy in mucopolysaccharidosis Ⅱ (Hunter syndrome). Am J Hum Genet, 71(Suppl):582, 2002.
12) Spada M., Pagliardini S, Yasuda M, Tukel T, Thiagarajan G, Sakuraba H, Ponzon A, Desnick RJ. High incidence of later-

12) onset Fabry disease revealed by newborn screening. Am J Hum Genet, 79:31-40, 2006.
13) Umapathysivam K, Hopwood JJ, Meikle PJ. Determination of acid α-glucosidase activity in blood spots as a diagnostic test for Pompe disease. Clin Chem, 47:1378-1383, 2001.
14) Zhu Y, Li X, McVie-Wylie A, Jiang C, Thurberg BL, Raben N, Mattaliano RJ, Cheng SH. Carbohydrate-remodelled acid α-glucosidase with higher affinity for the cation-independent mannose 6-phosphate receptor demonstrates improved delivery to muscles of Pompe mice. Biochem J, 389:619-628, 2005.
15) Tsukimura T, Tajima Y, Kawashima I, Fukushige T, Kanzaki T, Kanekura T, Ikekita M, Sugawara K, Suzuki T, Togawa T, Sakuraba H. Uptake of a recombinant human α-L-iduronidase (laronidase) by cultured fibroblasts and osteoblasts. Biol Pharm Bull, 31:1691-1695, 2008.
16) Yam GH-F, Zuber C, Roth J. A synthetic chaperone corrects the trafficking defect and disease phenotype in a protein misfolding disorder. FASEB J, 19:12-18, 2005.
17) Yam GH-F, Bosshard N, Zuber C, Steinmann B, Roth J. Pharmacological chaperone corrects lysosomal storage in Fabry disease caused by trafficking-incompetent variants. Am J Physiol Cell Physiol, 29C:1076-1082, 2006.
18) Parenti G, Zuppaldi A, Pittis MG, Tuzzi MR, Annunziata I, Meroni G, Porto C, Donaudy F, Rossi B, Rossi M, Filocamo M, Donati A, Bembi B, Ballabio A, Andria G. Pharmacological enhancement of mutated α-glucosidase activity in fibroblasts from patients with Pompe disease. Mol Ther, 15:508-514, 2007.
19) Yoshimizu M, Tajima Y, Matsuzawa F, Aikawa S, Iwamoto K, Kobayashi T, Edmunds T, Fujishima K, Tsuji D, Itoh K, Ikekita M, Kawashima I, Sugawara K, Ohyanagi N, Suzuki T, Togawa T, Ohno K, Sakuraba H. Binding parameters and thermodynamics of the interaction of imino sugars with a recombinant human acid α-glucosidase (alglucosidase alfa): Insight into the complex formation mechanism. Clin Chim Acta, 391:68-73, 2008.
20) Sugawara K, Tajima Y, Kawashima I, Tsukimura T, Saito T, Ohno K, Iwamoto K, Kobayashi T, Itoh K, Sakuraba H. Molecular interaction of imino sugars with human α-galactosidase: insight into the mechanism of complex formation and pharmacological chaperone action in Fabry disease. Mol Genet Metab, 96:233-238, 2009.
21) Weinreb NJ, Barranger JA, Charrow J, Grabowski GA, Mankin HJ, Mistry P. Guidance on the use of miglustat for treating patients with type 1 Gaucher disease. Am J Hemat, 80:223-229, 2005.
22) Shapiro BE, Pastores GM, Gianutsos J, Luzy C, Kolodny EH. Miglustat in late-onset Tay-Sachs disease: a 12-month, randomized, controlled clinical study with 24 months of extended treatment. Genet Med, 11(6):425-33, 2009.
23) Galanaud D, Tourbah A, Lehéricy S, Leveque N, Heron B, de Villemeur TB, Guffon N, Feillet F, Baumann N, Vanier MT, Sedel F. 24 month-treatment with miglustat of three patients with Niemann-Pick disease type C: follow up using brain spectroscopy. Mol Genet Metab, 96(2):55-8, 2008.

ムコ多糖症の予防 12

12-1 出生前診断

奥山 虎之

出生前診断の意義

　ムコ多糖症の治療は、現在、造血幹細胞移植と酵素補充療法が中心となっている。造血幹細胞移植はⅠ型、Ⅱ型、Ⅳ型、Ⅵ型で一定の効果が認められるが、ドナーの問題や拒絶反応の危険性などから適応患者が限られる。一方、酵素補充療法はⅠ型、Ⅱ型、Ⅵ型が対象で、適応患者すべてに治療可能であるが、臓器により効果にばらつきがあり、中枢神経症状に対する効果は期待できず、知的障害を阻止することはできない。週1回の点滴治療を生涯続けなければならず、家族の負担は大きい。また、中枢神経症状が強く出現するⅢ型では、今のところ有効な治療手段が存在しない。このようにムコ多糖症には完治治療が存在せず、遺伝子疾患であることから、疾患患者を持つ家族では、発端者の次子に対して出生前診断を希望する場合が少なくない。

出生前診断の方法

　ムコ多糖症の出生前診断には、羊水穿刺や絨毛生検により採取された培養細胞を用いた酵素活性の測定、細胞から抽出したDNA解析（遺伝子診断）が用いられる。胎生週数約15～18週に実施される羊水穿刺、胎生週数約10～12週に実施される絨毛生検により採取された培養細胞における酵素活性の測定により可能であるが、あらかじめ発端者の病因遺伝子変異が同定されている場合は、遺伝子解析による方法も用いられる。

　また、着床前診断を行う場合も発端者の病因遺伝子変異が事前に同定されている必要があるが、我が国では、ムコ多糖症における着床前診断は一般的ではない。

　出生前診断を行う場合は、疾患の診断経験の豊富な専門医による遺伝カウンセリングを検査前後に行い、検査の限界やメリット、デメリットなどを十分理解してもらう必要がある[1]。

出生前診断についてのアンケート調査

　田中らはムコ多糖症親の会の患者家族に対して出生前診断についてのアンケート調査を行った。ムコ多糖症親の会の患者家族90家族に対し、酵素補充療法開始前の平成17年に出生前診断についての意識調査を行った[2]。

　その結果によると、出産前診断の認知度は、父親33％、母親54％であった。また、出生前診断を受けたい理由として、「子供が苦しむのがかわいそう」などの出生前診断で生まないことに基づく理由を選んだのは父親62％、母親56％で（表1）、「心構えをして産む」などの罹患児を産むことを考慮した理由を選んだのは父親38％、母親44％であり（表2）、母親の方が父親よりも出生前診断に対する知識があり、病気の子供を持つことへの不安が強く、母親が出生前診断により積極的であ

表1　出生前診断を受けたいと思うか：病型別回答結果

病型	父 はい	父 いいえ	母 はい	母 いいえ	（はい）/（はい+いいえ）(%) 父	母	全体
ムコ多糖症Ⅰ型	5	1	6	1	83	86	85
ムコ多糖症Ⅱ型	27	14	31	10	66	77	71
ムコ多糖症Ⅲ型	7	2	12	1	78	92	86
ムコ多糖症Ⅳ型	1	4	1	5	20	17	18
ムコ多糖症Ⅵ型	2	1	2	0	67	100	80
ムコ多糖症Ⅶ型	0	1	0	0	0	0	0
ムコリピドーシス	5	2	5	5	71	50	59
合計	47 (56%)	25	57 (63%)	23			

り、罹患児であっても産むという人の割合が多かった[2]。

「出生前診断を受けたいですか」という質問には、父親56％、母親63％であった。病型別では、Ⅳ型では出生前診断を希望する家族は少なかったが、Ⅰ型、Ⅱ型、Ⅲ型、Ⅵ型の家族の80％前後が受けたいと回答し、Ⅳ型では少ない回答であった。Ⅲ型の母親に検査を受けたいと思う人が特に多かった。これは、Ⅳ型は症状が致命的ではなく、知的に正常であるのに対し、Ⅲ型では重症の脳神経変性症状が現われるため、他の病型よりも介護が困難であることが原因であると推察された。

出生前診断の今後における役割

この調査は酵素補充療法の承認直前の調査で、酵素補充療法による治療が行われるようになった現在でも、人工妊娠中絶を選択肢の1つとして出生前診断を受けるケースが多い。これは、酵素治療によっても病気が完治せず、依然として精神的・肉体的負担が大きいことなどが原因と考えられ、出生前診断のあり方、遺伝カウンセリングによる患者家族への適切なサポート体制を構築していくことが必須である。

表2　出生前診断を受けたい理由

(1)罹患児を産まないことに基づくもの	父	母
子供が苦しむのがかわいそう、見るのが辛い	4	10
病気の子供を持ちたくない	4	4
健康な子供が欲しい	2	3
家庭的な負担が大きい	3	5
計	13	22
(1)/(1)+(2)	62％	56％

(2)罹患児を産むことを考慮したもの	父	母
心構えをして産む	3	9
結果をみてから考える	2	4
早く知りたい	3	4
計	8	17
(2)/(1)+(2)	38％	44％

文献一覧

1) 奥山虎之, 高柳正樹, 遠藤文夫. 保険収載されたライソゾーム病5疾患の遺伝病学的検査および遺伝カウンセリングの実施に関するガイドライン. 日本小児科学会雑誌, Vol.113, No.4, 789-790, 2009

2) 田中あけみ, 澤田智, 山野恒一. ムコ多糖症親の会の患者家族に対する出生前診断の意識調査(酵素補充療法承認前調査), 日本小児科学会雑誌, Vol.114, No.3, 463-467, 2010.

12-2 保因者診断

奥山 虎之

ムコ多糖症と保因者診断

　ムコ多糖症は、まれな遺伝性疾患である。ムコ多糖症Ⅱ型(ハンター病)をのぞいては常染色体劣性遺伝である。頻度の低い常染色体劣性遺伝病では、カップルがともに保因者となる可能性は血族結婚をのぞいてはきわめて低いので、保因者診断は特別な場合を除いてほとんど問題とならない。

　これに対して、ハンター病のようなX連鎖劣性遺伝病の場合、保因者診断が問題となるので、以下、ハンター病について述べる。発端者の母親は高い確率で保因者となる(新生突然変異で発端者が発症している場合があるので、発端者の母親の100%が保因者ではない)。発端者の母親が保因者の場合、母親の姉妹や発端者の姉妹が保因者の可能性がある。保因者は配偶者が誰であろうとハンター病を持つ可能性が男児の50%であるため、自身が保因者であるか否かを心配して遺伝カウンセリングを希望するケースは少なくない。

保因者診断の方法と発端者の遺伝子検査

　ハンター病の保因者診断は酵素活性分析からでは正常者との判別が難しいため不確実である。保因者の検査は以前は白血球やリンパ球、皮膚線維芽細胞などによる酵素活性の測定により行われていたが、これらの方法では酵素活性の合計数値を測定しており、正常者とのオーバーラップが避けられず、保因者診断が正確にできない場合も存在していた。発端者の遺伝子変異が同定されていれば、分子遺伝学的検査により保因者診断が可能となる。遺伝子変異が同定されていなければ、家系による連鎖解析が行われる。

ハンター病における毛根を利用した保因者診断の試み

　ハンター病において保因者診断を行うには、関連する家系において実施する必要があるが、遺伝子診断には費用と時間がかかるなどの問題もあり、プライバシーの問題や診断に協力が得られるかといった不安要素も少なくない。一方、酵素活性測定による保因者診断は、測定数値に健常人とのオーバーラップが見られ、測定が困難なことから現在は行われていないのが現状である。しかし、日本ではムコ多糖症の中ではハンター病患者が最も多いことなどを考えれば、保因者の一次検査として簡易に診断する試みも検討されるべきと考える。

　1978年にYutakaら[1]、1979年にNwokoroとNeufeld[2]、そして1981年に折居、服部ら[3]は毛根が発生学的にごく少数(3〜5個)の細胞から由来することから、毛根を利用してイズロン酸-2-スルファターゼ活性を測定することで保因者診断が可能であることを報告しているので、その概略を紹介する[3,4]。その報告によれば、毛根は発生学的にごく少数(3〜5個)の細胞から由来するとされており、ある細胞はイズロン酸-2-スルファターゼ活性が欠損しており、また別の細胞は正常の活性を有するということになる。仮に毛根細胞が3つの起原細胞よりできたとすれば、毛根は①3つの細胞が正常の活性(100%)を有する場合(平均100%)、②2つの細胞は正常活性、1つの細胞は低活性(0%とする)を有する場合(平均200/3%)、③1つの細胞が正常活性、2つの細胞は低活性(0%とする)を有する場合(平均100/3%)、④3つの細胞とも低活性(0%とする)を有する場合(平均0%)の4つが考えられ、毛根の比は①:②:③:④=1:3:3:1となり、8本の毛根のうち1本は活性が0%のものがある計算になる。したがって、保因者診断では被検者から8本の毛根を採取し、0%の活性を持つ毛根が発見できれば、その被検者は保因者と診断できる。起原細胞が5つであれば32本のうち1本に活性0%のものが存在する計算となる。すなわち50本程度を採取し、酵素活性を測定し、そのうち0%のものが存在すれば保因者と診断できるわけである。服部らは14家系、41名と対照6例で、イズロン酸-2-スルファターゼ/β-hexosaminidase比を測定した。酵素活性は毛根1本ごとに測定し、被検者それぞれの分布パターンを検討し、保因者診断を行った(β-hexosaminidaseの活性が低すぎるものは検体量不足として除外した)。その測定した各家系の母親と患児及び対照のイズロン酸-2-スルファターゼ/β-hexosaminidase比の分布を図1に示す。患児のT.Ho、T.Mは軽症例でそれ以外はすべて重症例であった。対照群ではイズロン酸-2-スル

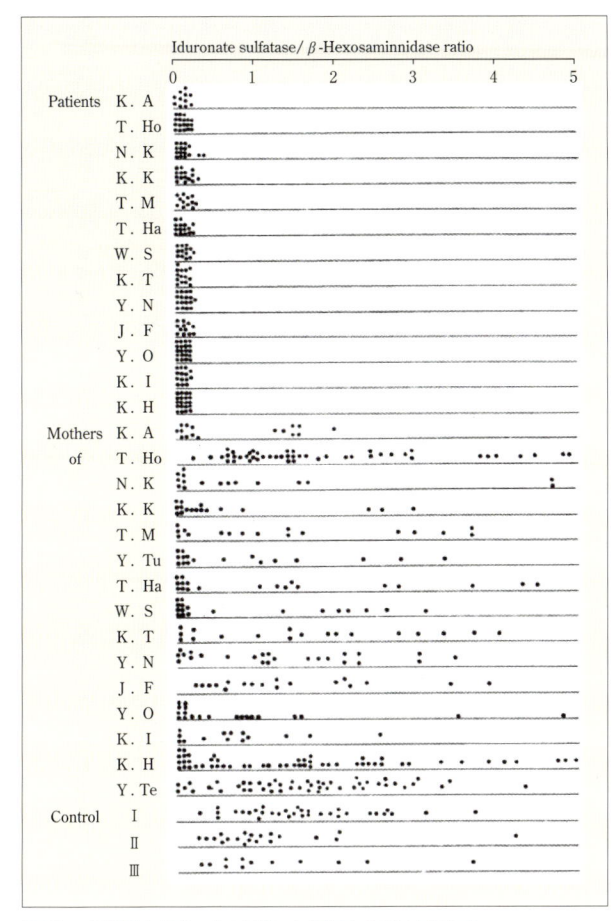

図1 毛根を用いた家族内保因者検索結果

ファターゼ/β-hexosaminidase比が0になるものはなく、値はかなり広範囲に分布した。母親における数値は、患児T.Ho及びJ.Fの2名の母親を除いて、患児と同様の低値を示すグループと、正常者と同様の活性を示すグループと、その間に分布するグループと、3つのグループに分かれることが判明した。患児の分布ではイズロン酸-2-スルファターゼ/β-hexosaminidase比が0.3を超えるものはなく、正常人では0.3以下の毛根は3本以下であった。患児T.Ho及びJ.Fの2名の母親の比は、値が0のものはなく、正常者と同じパターンであったため、この2名の母親は保因者と診断することができず、new mutationによることが考えられた。それ以外の13名の母親の比の数値の分布は0から高い値まで広範囲に分布しており、保因者と診断された。また、患児の症状の程度、角膜混濁の有無による分布パターンに差異は認められなかた。

毛根を用いたこの測定法では、毛質の太い毛根では蛋白量の測定が数10μgの単位で可能であった。蛋白量の測定不能のものは検体量不足として除外することにより、より正確な診断に役立つと考えられた。また、毛髪の細いものでは蛋白量が少なく信頼できる結果が得られないことがあるため、できるだけ太い毛髪を使用することが必要と考えられた。

保因者診断と遺伝カウンセリング

保因者診断はマススクリーニングなどの重要性とともに、患者家系における遺伝背景を見極める上で重要な診断と位置付けられている。また、遺伝学的検査、遺伝カウンセリングを行う上では、日本医学会『医療における遺伝学的検査・診断に関するガイドライン』[5]、厚生労働省『医療・介護関係事業者における個人情報の適切な取り扱いのためのガイドライン』[6]を遵守することが必要である。

2008年から13遺伝性疾患の遺伝病学的検査および遺伝カウンセリングが保険収載され、この中に含まれるライソゾーム病5疾患(酵素補充療法が可能なムコ多糖症Ⅰ型、Ⅱ型、ポンペ病、ゴーシェ病、ファブリー病)については、筆者らが中心となり日本先天代謝異常学会から『保険収載されたライソゾーム病5疾患の遺伝学的検査および遺伝カウンセリングの実施に関するガイドライン』を日本小児科学会雑誌に発表した[7]。上記ガイドラインの不十分な点を修正・補完している。特に、ライソゾーム病の診断や治療の経験豊富な医師がチームの一員となり遺伝カウンセリングを行うことが望ましいこと、治療法が確立している疾患においては、患者が小児であっても積極的に早期診断・発症前診断を行うメリットについて伝えるべきであることなどを留意すべきと提言している。

文献一覧

1) Yutaka T, Fluharty AL, Stevens RL, Kihara H. Iduronate sulfatase analysis of hair roots for identification of Hunter syndrome heterozygotes. Am. J. Hum. Genet. 30:575-582,1978.
2) Nwokoro N, Neufeld EF. Detection of Hunter heterozygotes by enzymatic analysis of hair roots. Am. J. Hum. Genet. 31:42-49,1979.
3) 服部 悟, 祐川和子, 多賀俊明, 石川景子, 折居忠夫, 南 良二, 勝島矩子, 大村 清, 松尾宜武, 松井一郎, 黒木良和, 田中 浩, 神谷 斉. Hunter症候群の保因者検索, 小児科臨床, 34(8):1828-1834, 1981.
4) 折居忠夫. 遺伝性ムコ多糖代謝異常症の酵素診断, 日本小児科学会雑誌, 85(2):167-174, 1981.
5) 医療における遺伝学的検査・診断に関するガイドライン, 日本医学会ホームページ参照.
6) 医療・介護関係事業者における個人情報の適切な取り扱いのた

めのガイドライン, 厚生労働省.
7) 保険収載されたライソゾーム病5疾患の遺伝学的検査および遺伝カウンセリングの実施に関するガイドライン, 日本先天代謝異常学会遺伝病学的検査および遺伝カウンセリングに関するガイドライン編集委員会, 日本小児科学会雑誌, 113(4)：789-790, 2009.

13 新生児マススクリーニング

13-1 新生児マススクリーニング総論

戸松俊治、Adriana Maria Montaño

はじめに

ムコ多糖症（MPS）は、GAGの分解を触媒する酵素の欠損によるGAGの過剰蓄積を原因とする。異なる7つの型のMPSを引き起こす11の酵素欠損が知られており、全体の発生率は、欧米では出生児約25,000人に1人、日本では出生児約50,000人に1人である。ライソゾーム内に未分解の蓄積物質が増加することで、明らかな臨床症状を生じる。無治療の場合、通常、病態は進行し、精神発達遅滞や全身性の骨変形、早期の死につながる。これらのMPS疾患は、酵素補充療法や骨髄移植により治療ができる可能性がある。これらの治療や将来の新規治療の効果を最大限に高めるためには、MPSの早期発見および早期治療が極めて重要である。早期に治療が開始された場合、患者のQOLは劇的に改善することが明らかにされている（Wraithら、2007年；Wraithら、2008年）。

新生児スクリーニング（NBS）

新生児スクリーニング（NBS）は、長期にわたり健康を障害する可能性のある新生児疾患の早期発見を目的とした重要な予防的公衆衛生プログラムとして、世界的に認識されている。一部の遺伝性、代謝性、感染性の先天性疾患の早期における発見、診断、治療は、死亡、病態、障害の明らかな現象につながる。現在NBSでは最大規模の遺伝子検査が実施されている。スクリーニングが行われる新生児疾患は国により異なり、検査の追加や削除の決定には多くの複雑な社会的、民族的、そして政治的な問題が関わる。通常、新生児人口の疾患スクリーニングは、疾患の罹患率、感受性、治療法の有無、転帰、および全体の費用効果などの問題と密接な関係にある。既に多くの疾患が出生時にスクリーニングされるようになっており、今後その数は増え続けると考えられる。現在、高速液体クロマトグラフィーやターボイオンスプレイイオン化タンデム質量分析（LC/MS/MS）によるスクリーニング法の向上により、さらに30～40の代謝疾患の検出が可能になった。

米国では毎年約420万人の新生児にNBSが行われ、日本では年間約100万人の新生児にNBSが行われている。1年あたりのMPS罹患新生児の数は米国で約200名、日本で約20名と推定される。MPSの早期発見は両親の遺伝カウンセリングを可能にする。また、MPSの早期発見は早期治療にもつながる。現時点では、MPSには信頼性の高いNBSはなく、従って新生児期よりもかなり遅れ臨床兆候や症状の現れた後に、MPSの推定診断が行われる。現在は、高額で長時間を要し、そのためにマススクリーニングでの使用に適さない数多くの酵素測定法を通じて確定診断が行われている。臨床早期にMPSをスクリーニングするための標準的な手段を確立することで、臨床経過を大きく改善できる可能性がある。

MPSにおけるNBSの重要性

早期発見は医学的介入を可能にし、結果として本疾患の進行を遅らせ、病態や死亡率を軽減すると考えられる（Grootendorstら、2009年）。NBSにMPSを組み込む決定を支持する重要な要素がいくつかある。それは、

ⅰ）患者数：米国では、MPSの発生率は25,000人に1人と高く、年間に推定でおよそ200人の新生児がMPS疾患を診断されると考えられる。

ⅱ）臨床経過：重症型の発症は1歳未満に見られるが、MPSの大多数は2～4歳に診断されている。診断の遅れは、CNSや骨の不可逆性の障害や早期の死を招く可能性がある。

ⅲ）治療法の存在：MPSのいくつかの型では、ERTおよびBMTによる治療が可能である。MPS患者の臨床研究や動物モデルによる試験から、早期診断および早期治療がより良い予後をもたらすことが証明されている。

ⅳ）自然経過：現在、MPSの多くの型の自然経過が研究されており、明らかにされつつある。

効率的で正確なNBSは先天性欠損を予防し、MPS罹患児により良いQOLをもたらすと考えられる。本章では、MPSのためのNBSとしていくつかの方法を紹介する。これは、1）MPS患者の欠損する各ライソゾームタンパクを検出するための捕捉免疫測定法（Heinら[1]、2005年；Meikleら[2]、2006年）、2）各MPS型の

個々の酵素活性を直接測定する方法（Wangら[3]、2005年；Gelbら[4]、2006年；Civalleroら[5]、2006年；Wangら[6]、2007；Blanchardら[7]、2008年）、3）高速液体クロマトグラフィーやターボイオンスプレイイオン化タンデム質量分析（LC/MS/MS）を用い、血液検体中のDS、HS、およびKSを高速多重法により同時測定する方法（Ogumaら[8,9]、2007年a、2007年b；Tomatsuら[10,11,12]、2010年a-c）などである。

文献一覧

1) Hein LK, Meikle PJ, Dean CJ, Bockmann MR, Auclair D, Hopwood JJ, Brooks DA. Development of an assay for the detection of Mucopolysaccharidosis type VI patients using dried blood spots. Clin Chim Acta 353: 67-74, 2005.

2) Meikle PJ, Grasby DJ, Dean CJ, Lang DL, Bockmann M, Whittle AM, Fietz MJ, Simonsen H, Fuller M, Brooks DA, Hopwood JJ. Newborn screening for lysosomal storage disorders. Mol Genet Metab. 88:307-314, 2006.

3) Wang D, Eadala B, Sadilek M, Chamoles NA, Turecek F, Scott CR, Gelb MH. Tandem mass spectrometric analysis of dried blood spots for screening of mucopolysaccharidosis I in newborns. Clin Chem. 51:898-900, 2005.

4) Gelb MH, Turecek F, Scott CR, Chamoles NA. Direct multiplex assay of enzymes in dried blood spots by tandem mass spectrometry for the newborn screening of lysosomal storage disorders. J Inherit Metab Dis. 29:397-404, 2006.

5) Civallero G, Michelin K, de Mari J, Viapiana M, Burin M, Coelho JC, Giugliani R. Twelve different enzyme assays on dried-blood filter paper samples for detection of patients with selected inherited lysosomal storage diseases. Clin Chim Acta. 372: 98-102, 2006.

6) Wang D, Wood T, Sadilek M, Scott CR, Turecek F, Gelb MH. Tandem mass spectrometry for the direct assay of enzymes in dried blood spots: application to newborn screening for mucopolysaccharidosis Ⅱ (Hunter disease). Clin Chem. 53:137-40, 2007.

7) Blanchard S, Sadilek M, Scott CR, Turecek F, Gelb MH. Tandem mass spectrometry for the direct assay of lysosomal enzymes in dried blood spots: application to screening newborns for mucopolysaccharidosis I. Clin Chem. 54: 2067-2070, 2008.

8) Oguma T, Tomatsu S, Okazaki O. Analytical method for determination of disaccharides derived from keratan sulfates in human serum and plasma by high-performance liquid chromatography/turbo-ionspray ionization tandem mass spectrometry. Biomed Chromatogr. 21:356-62, 2007.

9) Oguma T, Tomatsu S, Montaño AM, Okazaki O. Analytical method for the determination of disaccharides derived from keratan, heparan, and dermatan sulfates in human serum and plasma by high-performance liquid chromatography/turbo ionspray ionization tandem mass spectrometry. Anal Biochem. 368:77-86, 2007.

10) Tomatsu S, Montaño AM, Oguma T, DunG VC, Oikawa H, Carvalho TG, Gutiérrez MG, Yamaguchi S, Suzuki Y, Fukushi M, Kida K, Kubota M, Kida K, Kubota M, Orii T. Validation of dermatan sulfate and heparan sulfate levels in mucopolysaccharidoses and mucolipidoses by tandem mass spectrometry. Mol Genet Metab 99: 124-131, 2010.

11) Tomatsu S, Montaño AM, Oguma T, Dung VC, Oikawa H, Carvalho TG, Gutiérrez MG, Yamaguchi S, Suzuki Y, Fukushi M, Kida K, Kubota M, Kida K, Kubota M, Orii T. Validation of keratan sulfate level in Mucopolysaccharidosis IVA by liquid tandem mass spectrometry method. J Inherit Metab Dis 2010 Jan 27.

12) Tomatsu S, Montaño AM, Oguma T, Dung VC, Oikawa H, de Carvalho TG, Gutiérrez ML, Yamaguchi S, Suzuki Y, Fukushi M, Sakura N, Barrera L, Kida K, Kubota M, Orii T. Dermatan sulfate and heparan sulfate as a biomarker for mucopolysaccharidosis I. J Inherit Metab Dis. 33(2):141-50, 2010.

13-2 血液ろ紙または尿を使用したマススクリーニング法

戸松俊治、Adriana Maria Montaño

はじめに

ムコ多糖症（MPS）は、二糖単位の反復構造から成る長鎖非分岐多糖体グリコサミノグリカン（GAG）を分解するライソゾーム酵素の欠損により引き起こされるLSD疾患の一群である（NeufeldおよびMuenzer、2001年）。GAGには、コンドロイチン硫酸（CS）、デルマタン硫酸（DS）、ヘパラン硫酸（HS）、ケラタン硫酸（KS）、ヒアルロナンなどが挙げられる。これらのGAGの異化が、特定の酵素欠損により単独で、または複合して阻害される。GAG分子がライソゾームに蓄積した結果、細胞、組織、および臓器の機能障害が生じる。MPS疾患では、未分解または一部分解されたGAGがライソゾーム内に蓄積し、あるいは循環血中に分泌された後、尿中に排泄される。異なる7つの病型のMPSを引き起こす11種類の酵素欠損が知られている。

臨床兆候

MPS疾患では多くの臨床兆候が共通するものの、その程度はさまざまである。ほとんどのMPS患者は出生時には無症状であり、後に臨床兆候および症状が発症する。慢性進行性の経過、多機能障害、臓器肥大、多発異骨症、および顔貌異常などである。また、聴覚、視覚、気道、心機能、筋骨格や結合組織なども障害される。明らかな神経学的障害は、MPS I型（ハーラー病）、MPS II型（ハンター病）の重症型、およびMPS III型（サンフィリッポ病）の全病型の特徴であるが、その他のMPS疾患では知能は正常に保たれる。MPS IV型（モルキオ病）およびMPS VI型（マルトー・ラミー病）では特徴的な骨病変を認め、中枢神経障害はない。異なる酵素欠損症の間には臨床的類似性が見られるものの、いずれの酵素欠損症も臨床的重症度は幅広い（NeufeldおよびMuenzer、2001年）。本疾患は軽症例を除くほぼ全ての症例で致命的であり、無治療の場合、寿命は10～20歳未満である。

現在のMPS検出方法

最も一般的に使用されるMPS診断法は、尿検体を用いたジメチルメチレンブルー（DMB）（Farndaleら[1]、1986年；Whitleyら[2]、1989年；Whitleyら[3]、2002年）やアルシアンブルー（Gold[4]、1981年；Bjornssonら[5]、1993年；Karlssonら[6]、2000年）などの色素による分光法である。MPSの検出を目的に、直接DMB法の自動化が考案された（Whitleyら[3]、2002年）。しかしこれら方法は、事前のプロテアーゼやクレアーゼ、ヒアルロニダーゼによる消化が行われていない血液検体には利用できず、数多くの尿検体を収集保管することは困難であるため、新生児の尿中スクリーニングには不向きである。また、この分析法の感受性はスクリーニングとして不十分である。その理由は、検体中のタンパク質が色素のGAGへの結合を阻害すること、染色色素が分解され易いこと、その結果としてノイズ比への低信号を生じ、MPSの表現型を予想することが困難になるためである。HPLCは十分な感受性と特異性をもつ方法であるが、時間と費用を要すため、マススクリーニングには不適切である（Shinmeiら[7]、1992年；Yoshidaら[8]、1989年：Toyodaら[9]、1998年；Kinoshitaら[10]、1999年；Yamadaら[11]、2000年）。MPS検出を目的に考案されたHSやKSなど一部のGAGを測定するサンドイッチELISA法（Tomatsuら[12,13,14]、2004年、2005年a,b）は、治療モニターや臨床的重症度の予測に役立っている。

新生児スクリーニング法

新生児スクリーニング（NBS）には、乾燥濾紙血（DBS）を用いた比較的安価な方法が適している。MPSの各病型をスクリーニングする場合、その費用は高額になると考えられ、出生児10万人に1人～200万人に1人未満という出生率の幅からも受け入れ難い。しかしながら、MPS全体の発生率は出生児2万5000人に1人であり、疾患群としてのMPSスクリーニングは経済的にも実現可能であると考えられる。この数値は、現在スクリーニングプログラムのあるフェニルケトン尿症（1万4000人に1人）や ガラクトース血症（5万人に1人）などの他の遺伝性疾患の発生率と同程度である。

1）免疫捕捉法（表1）

第1のアプローチ法は、MPS I型、MPS II型、MPS IIIA型およびMPS VI型患者で欠損するライソゾーム

タンパクを検出する免疫捕捉法である（Hein ら[15]、2005年；Meikle ら[16]、2006年）。様々な免疫分析法が開発され、MPS I 型（Ashton ら[17]、1992年；Fuller ら[18]、2005年）、MPS II 型（Parkinson ら[19]、2004年；Dean ら[20]、2006年）、MPS III A 型（Perkins ら[21]、1999年）、MPS VI 型（Brooks ら[22]、1999年；Hein ら[15]、2005年）、ポンペ病（Umapathysivam ら[23]、2000年）、ファブリー病（Fuller ら[24]、2004年）、そしてゴーシェ病（Fuller ら[25]、2005年）など、数多くのライソゾーム蓄積疾患（LSD）の変異タンパク質および野生型タンパク質の検出に応用されている。これらの研究から、大部分の LSD 患者では検体に含まれる変異タンパク質の量は少なく、非罹患対照者の検体で検出される量の0％〜5％であることが明らかにされている。こうした観察結果から、新生児スクリーニングプログラムの基準として、活性ではなくタンパク質定量を用いる可能性が高まった。こうしたタンパク質定量の多重化が実現し、最近の報告では、わずか3mmの乾燥濾紙血（DBS）から少なくとも11種類のライソゾームタンパクが検出されている（Meikle ら[26]、2006年）。数滴の血液によるこうしたタンパク質定量は、MPS I 型（α-L-イズロニダーゼ）、MPS II 型（イズロン酸-2-スルファターゼ）、MPS III A 型（スルファミダーゼ）、MPS VI 型（N-アセチルガラクトサミン-4-スルファターゼ）、異染性白質萎縮症（アリルスルファターゼA）、ニーマン・ピック病A型およびB型（酸性スフィンゴミエリナーゼ）、および多重スルファターゼ欠損症などの患者の発見を可能にした。また、多くのファブリー病患者（β-ガラクトシダーゼ）、ポンペ病患者（α-グルコシダーゼ）、ゴーシェ病患者（β-グルコセレブロシダーゼ）に加え、I-cell 病患者の発見を可能にした。

免疫捕捉法の主な問題点は、目的とする酵素に十分な特異性をもつ抗体試薬の有無である。MPS のためのタンパク質定量の多くはほとんどの患者を正常対照群から識別できるものの、一部の病型では、有効なスクリーニングプログラムとしては患者群と対照群の重複が大き過ぎる可能性がある（Meikle ら[27]、2004年）。

2）直接酵素測定法

第2の方法は、MPS I 型、MPS II 型、MPS III B 型、MPS VI 型、および MPS VII 型患者の個々の酵素活性を直接測定する方法である（Chamoles ら[28]、2004年；Wang ら[29]、2005年；Gelb ら[30]、2006年；Civallero ら[31]、2006年；Wang ら[32]、2007年；Blanchard ら[33]、2008年）。別のアプローチとして、乾燥濾紙血による酵素活性測定の多重化も報告されている（Li ら[34]、2004年）。この報告では、5枚の2mm乾燥濾紙血、1カセットの合成基質、および内部標準液により、5つの異なる酵素反応を行う。次にこの酵素反応混合液を混合し、緩衝塩を液液抽出法により、さらにシリカゲルを用いた固相抽出法により除去する。アカルボーズは、好中球内に存在するα-グルコシダーゼを干渉する阻害剤として働き、ポンペ病に関与するライソゾーム酵素の選択的分析を可能にしている。この酵素産物の同時定量には、エレクトロスプレイイオン化タンデム質量分析が用いられている（Li ら、2006年）。

乾燥濾紙血を用いたライソゾーム酵素活性の測定には、含まれる低分子タンパク質や、このために測定する酵素産物の濃度が低いという問題点がある。そのため、以下の手順からなる新しい方法が開発された；1）乾燥濾紙血から小片を切り取り（通常直径数ミリ）、目的の酵素を抽出するため緩衝液内で再水和する。2）各酵素のための基質を加え、混合液を設定された条件下で放置して酵素作用により基質から産物への変換を行う。3）質量分析の際にエレクトロスプレイイオン化プロセスを妨げる比較的量の多い緩衝塩および（ある場合は）浄化剤を除去するため、検体を固相抽出用カートリッジに通すなどの簡単な操作を行う。4）検体を直接、タンデムモードで作動するエレクトロスプレイイオン化質量分析装置に投入し、酵素産物の量を選択的に検出し、同時に内部標準液により反応産物の絶対量を測定する。内部標準液は反応産物と化学的に同一もしくは類似するが、質量が異なることから質量分析装置内で反応産物とは区別される。新生児スクリーニング検査室の多くは定常的に、質量分析装置を用いた乾燥濾紙血内の代謝産物を分析しており、こうした作業の検査室への移転は容易であろう。

多くの分析により乾燥濾紙血による LSD 診断の信頼性が示されているものの、一部の酵素では直接測定に問題を伴う。例えば、マルトースグルコアミラーゼを主とする全ての白血球に存在する酸性α-グルコシダーゼやその他のα-グルコシダーゼの活性は、測定された活性値に影響を及ぼすと考えられる。ライソゾーム内では蛍光基質4-メチルウンベリフェリル硫酸が数多くのスルファターゼにより加水分解される可能性があり、ライソゾームのスルファターゼについても同様の状況が存在する。直接測定法の場合、こうした問題の一部は、不必要な活性の選択的阻害により解決されている（Chamoles ら[28]、2004年）。

3）GAG 同時定量法

NBS では、LC/MS/MS 法による MPS 疾患群の同時検出が実現可能である（Oguma ら[35,36]、2007年 a,b；

Tomatsuら[14,37,38]、2010年a-c)。現在のスクリーニングに関する問題を解決するため、我々はLC/MS/MSを用いて、血液検体中のDS、HS、およびKSから生成された二糖類を同時に分析する感受性と特異性に優れた正確かつ安価な方法を開発した(Ogumaら[35,36]、2007年a,b)。提案した方式は2つの段階から成る。第1段階のスクリーニングでは、DBSを用いて特異的グリコサミノグリカン(GAG)マーカーによる「高リスク」群の特定を行い、さらに第2段階として、確定診断を目的としたDBSによる酵素測定を行う。本法では、スクリーニングの第1段階で全ての病型のMPSを予測し、さらに第2段階で酵素活性による確認を行うことができることが、大きな利点である。DS、HS、およびKSなどの二糖類を得るため血液検体は濾過、精製され、コンドロイチナーゼB、ヘパリチナーゼ、およびケラタナーゼⅡにより消化される(図1)。消化後、検体をLC/MS/MSに投入し、この結果を対照検体と比較、分析する(図2)。

MPS患者の乾燥濾紙血を検体とする分析

DBSを検体とした、LC/MS/MSによるDS、HS、およびKSの同時測定の有効性を確認するため、我々は以下の通りにDBS検体の分析を行った。

i) 健常新生児：健常新生児のDBSから抽出されたΔDiHS-0S、ΔDiHS-NS、ΔDi-4S/6S、およびKSの測定を行った。体重により、DBS検体を6グループに分類した(＜1500g、1500～1999g、2000～2499g、2500～2999g、3000～3499g、＞3500g)。各グループは10検体により構成された。GAGの組成に体重による明らかな差は認められなかった(図3)。ΔDiHS-0S、ΔDiHS-NS、およびΔDi-4S/6Sの平均値はそれぞれ、347ng/ml(幅:282～502)、85ng/ml(幅:64～159)、96ng/ml(幅:57～163)であった。KSの平均値は1185ng/ml(幅:684～1511)であった。ΔDiHS-0SおよびΔDiHS-NSはHSに由来し、ΔDi-4S/6Sは主としてDSに由来した。ΔDiHS-0SとΔDiHS-NS、またはΔDi-4S/6Sとの相関関係を評価した。ΔDiHS-0S値およびΔDiHS-NS値は相関していたが($y=0.2736x-10.289$、$R2=0.6271$)、ΔDiHS-0S値とΔDiHS-6S値の間には弱い相関関係を認めるのみであった($y=0.3098x-11.357$, $R2=0.3171$)。KSとΔDiHS-0SやΔDiHS-NS、もしくはΔDi-4S/6Sとの差には相関がなく、DS、HS、およびKS値が互いに独立であることが示された(データ掲載なし)。

ii) 既にMPSと診断されている患者：図4に、MPSⅡ型と診断された患者から採取したDBSの対照DBS典型的なクロマトグラムをと比較した。その結果、

表1　3つの方法の比較

	免疫捕捉法	酵素直接測定法	GAG同時測定法
装置	Bio-plex protein array システム(Bio-Rad)	MS/MS(Sciex API Ⅲ)	LC/MS/MS(API-4000)
ハイスループット	高性能	高性能	良：自動化の改良が必要
測定	2段階	1段階	2段階
技術	抗体ベース	酵素	GAG蓄積物質
多重化	有り：ライソゾームタンパク11種	有り：酵素5～6種	有り：GAG4種
全MPS疾患の検出	未達成	未達成	MPS Ⅰ型～Ⅶ型
感受性	高い++	極めて高い+++	高い++
偽陰性	一部の患者は正常値を示す		軽症例のGAG値は正常範囲内である可能性あり
特異性	高い++	高い++	高い++
偽陽性	重複	疑似対立遺伝子(ポンペ、ハーラー、MLDなど)	重複
費用	許容範囲	許容範囲	許容範囲
労力	大きい	大きい	比較的軽度
表現型の予測	可能	不可	可能
治療モニター	不可	不可	可能
問題点	特異性に関する抗体の入手可能性	基質の入手可能性 多重化可能な活性の数は？ 複数の酵素を測定するための緩衝液の条件	

MPS Ⅱ型患者の検体では対照と比較して二糖類ΔDiHS-0S、ΔDiHS-NS、およびΔDi-4S/6Sが高値であることが明らかになった。

ⅲ) MPS新生児：MPS患者において、いつ頃からGAG上昇が検出できるのかは未だ分かっていない。LC/MS/MS法によりMPS罹患新生児を正常対照新生児から識別できるか否かを検討するため、我々は3名のMPSⅠ型新生児および対照新生児（n=50）から採取したDBS検体中のDSおよびHS値を二重盲検方式により比較した。ハーラー病の3症全て（**表2**の症例1～3）で、正常対照新生児の値と比較して（平均5.53±1.46ng/spot）、DSおよびHS値は著明に上昇していた（15ng/spot以上）。この後、1歳時（症例3）に採取したDBS検体のDSおよびHS値も、本症例は治療を受けていなかったため、高いままであった。本症例は二卵性双生児として生まれ、双子のDSおよびHS値は罹患児と非罹患児で明らかに異なっていた（8ng/spot vs. 26.6ng/spot）。上述の結果は、MPSのためのNBSとして我々の提案するLC/MS/MS法が応用可能であることを裏付けている。

本法の考え得る利点は、1) MPSの全病型を網羅する第1段階のスクリーニング、2) DS、HS、KSなど特定のGAGの上昇、あるいはその複数の上昇によるMPSの病型予測、3) 治療効果のモニター（Tomatsuら、

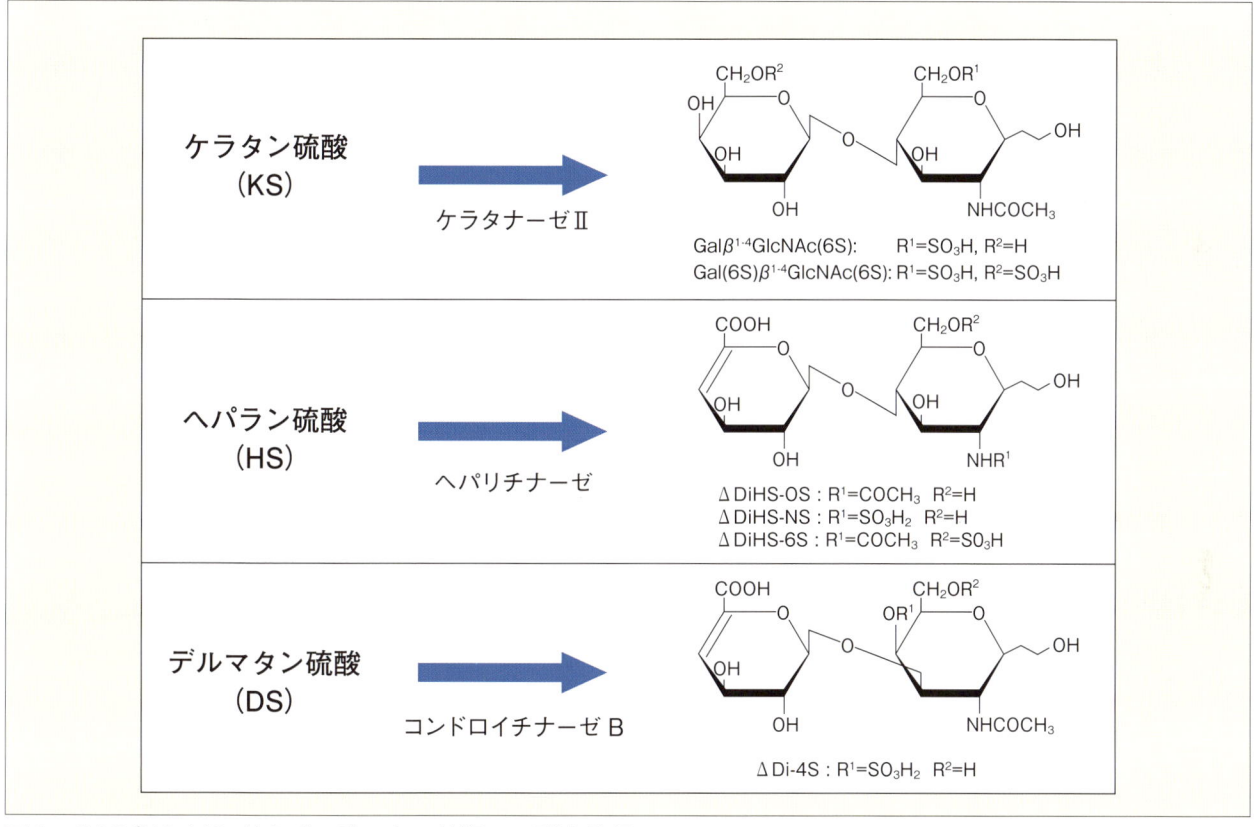

図1 GAG（KS、HS、およびDS）の各二糖類への酵素分解

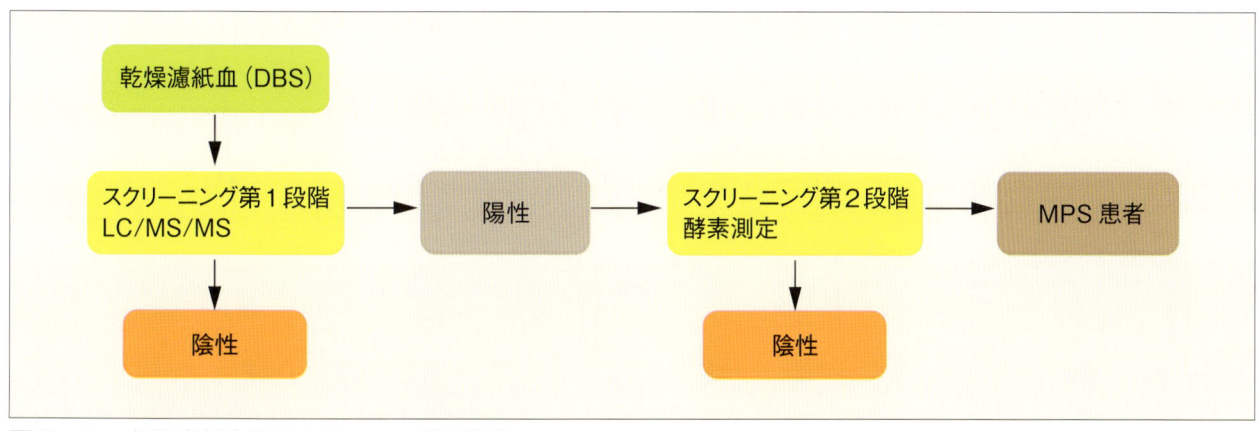

図2 ムコ多糖症新生児スクリーニングの構想

2008年；Montañoら、2008年）および臨床重症度の正確な予測などである。

本法がNBSに応用可能か否かを確認するためには、以下の問題を検討する必要がある。
1) 正常新生児からのDBS検体の大規模な検討を、様々な出生体重、年齢、そしてDBSの保存期間を対象に行う。
2) 異なる病型のMPS新生児を評価する。
3) 臨床的の重症度によるDS、HS、およびKS値の違いを検討する。

新生児のGAG値が、特に軽症例で不十分な場合、GAG値を検出するには本法の感受性が低く、偽陰性を生じる可能性がある。

4) 本法の完全な自動化や、解釈のための適切な生物情報工学が実現すれば、より魅力的なアプローチ法になると考えられる。

最初の2つのアプローチ法は、第1段階のスクリーニングで個々の抗体や酵素活性に依存する。全ての病型のMPSを網羅するための研究はいまも進行中であり、全ての酵素やタンパク質を大規模に測定するには労力を要すると考えられる。NBSに向けたこれらの方法の有用性は、質量分析前の複雑な前処置や、分析する各代謝産物によりことなる作業から制限されるが、複数の代謝産物の測定を多重化することは可能ではある。実現性にはコストパフォーマンスも重要な要素であり、効率に優れ安価なスクリーニング法を考案、開発するべきであると考えられる。

タンデム質量分析の利点（MS/MS）

MS/MSを使用し早期の診断情報を提供することの主な利点を以下に要約する。

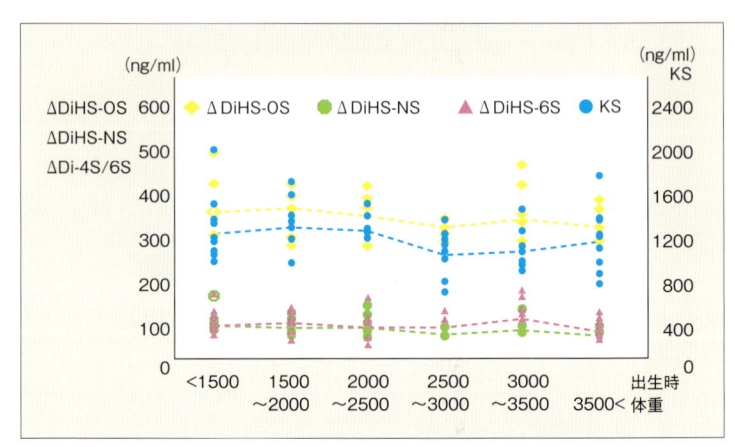

図3 体重によるGAG値の分布（Kida医師による提供）
黄線：DiHS-0S、緑線：DiHS-NS、ピンク線：DiHS-6S、青線：KS

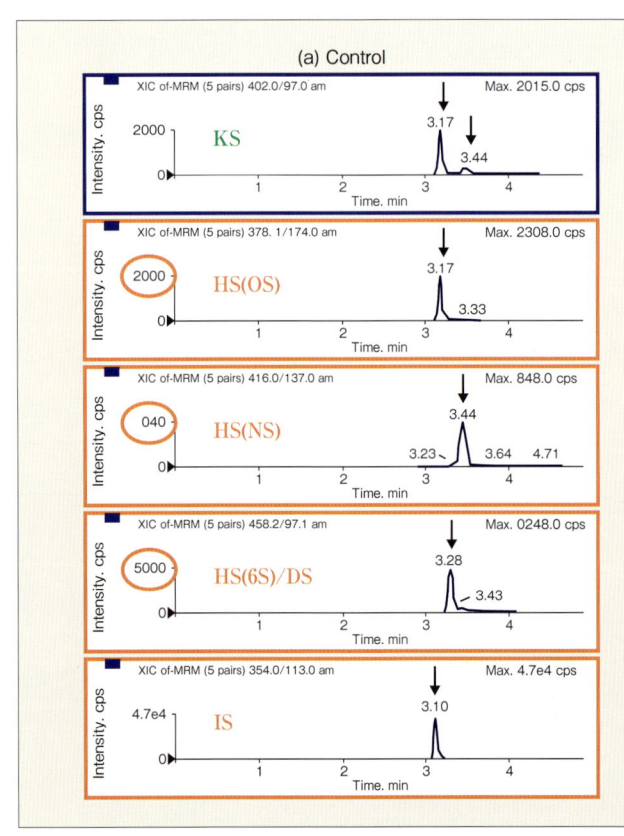

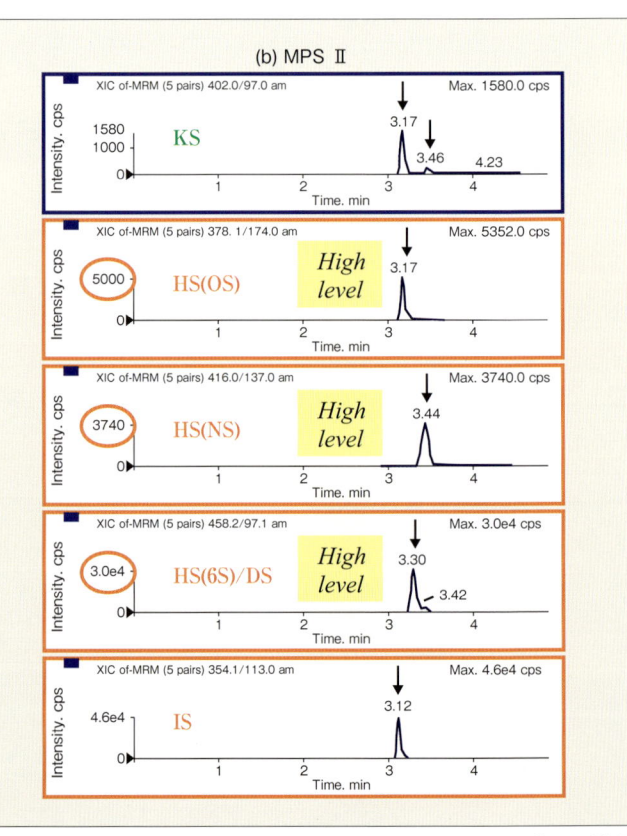

図4 対照（a）およびMPS Ⅱ型（b）のDBSからの抽出物質の典型的なターボイオンスプレイMRMクロマトグラム結果。
Δ DiHS-0S、Δ DiHS-NS、およびΔ Di-4S/6Sをそれぞれ、HS（0S）、HS（NS）、HS（6S）DSとして示す。

1. MS/MSは、多くのMPSを含め、目的とする酵素および代謝産物を直接測定するための強力な手段を提供する。
2. MS/MSは、時間を要するクロマトグラフィー手順なしに、複雑な検体内の代謝産物の定量が可能である。
3. 適切な内部標準液を使用することで、精度の高い定量情報が得られる。
4. MS/MSは、多重化が可能である。例えば、タンデム質量分析装置に1回投与するだけで、20種のアミノ酸と数十種の脂肪酸アシルカルニチンを検出することができ、1度にMPSに関連する全ての代謝産物または酵素を定量することが可能であると考えられる。
5. MS/MSは極めて感受性の高い技術であり、数マイクロリットルの血液で十分である。
6. MS/MSは迅速な手法であり、患者検体毎にかかる時間は5分未満である。
7. MS/MS分析に要する試薬はごく微量であり、費用は最小限に抑えられる。

以上の3つの方法やその組み合わせが最終的にMPSを含むLSD疾患の新生児スクリーニングの基盤になるか否かは、各技術の今後の開発と検証を待つことになる。こうした技術の検証の中で特に重要な点は、各MPS分析の感受性と特異性である。各MPS疾患の発生率は低いため、症例が見落とされることがないよう、偽陰性を少なくする必要がある。同時に、偽陽性は、プログラムの費用を許容範囲に保つ程度に抑えなくてはならない。さらに、家族の追加検査や不要な受診を避け、個々の患者に適切な治療方針を示すことができるよう、臨床的重症度の予測を明確にする必要がある。また、既知のMPSの出生率を人口におけるパイロット研究を行い、各検査の限界を正確に具体的に示す必要があるであろう。

LSDのスクリーニングに伴う技術的な問題に加え、MPSの新生児スクリーニングが受け入れられ、実施される前に解決しなくてはならない多くの民族的問題がある。一部のMPS病型では、病態が不可逆性になる前の早期診断および介入により新生児に大きな効果が得られることがエビデンスで明らかにされている。しかしながら、ERT、HSCTや基質抑制療法が導入されてはいるものの、多くのMPSでは現在も認知された治療法はない。治療法のない疾患のスクリーニングは難しく、議論の分かれる問題である。こうした場合、不利益と利益の可能性を評価する必要がある。では、上記以外の早期診断の利益とは何であろうか。早期診断は、両親の遺伝子相談を可能にし、彼らは情報を得て生殖の選択を行うことができる。MPSの家系では、診断が明らかになる前に2人以上の患児をもつことも稀ではない。また、新生児スクリーニングプログラムで早期診断が行われることで、多くの患者や家族が、現行の時間を要す（数ヵ月から数年）ストレスの多い診断プロセスを回避することができると考えられる。こうした利益は基本的に、新生児ではなくその家族のためのものであるが、それでもなお重要である。特に重要な点は、疾患に関する情報を十分に与えられ、それを受け入れる態勢にある家族から、その効果が新生児へと伝えられるか否かと

表2　乾燥濾紙血から測定したMPS新生児3名のHSおよびDS値(ng/spot)

ID	MPS	Δ DiHS-0S	Δ DiHS-NS	Δ Di-4S/6S	Total HS/DS
症例1	MPS I	2.77	1.58	10.90	15.25
症例2	MPS I	2.85	1.80	12.00	16.65
症例3	MPS I	2.80	1.10	22.66	26.56
症例4	MPS I	45.03	67.00	672.22	784.25
症例5	ML II	1.59	1.69	33.61	36.89
症例6	MPS VII	4.08	4.06	34.17	42.31
症例7	MPS II	2.40	1.37	8.36	12.10
	対照新生児(n=50)平均値	1.17	0.67	3.70	5.53
	±SD	0.23	0.28	1.09	1.46
	最大	1.67	1.56	6.69	9.31
	最小	0.87	0.44	2.50	3.89

いうことである。一方、不治の疾患に関する知識や、臨床兆候を示すまでは「正常であった」子供を家族から奪うという概念は、親子関係に不利益をもたらす可能性があり、考慮する必要がある。これは特に、本疾患の中でも障害が成人に発症する場合に懸念される。何故なら、患児は罹患しながら30年以上、症状が現れない可能性があるためである。これらを明確にすることは難しいものの、スクリーニングを開始するにあたり、地域社会が取り組まなくてはならない課題である。これらの問題に対する答えは各MPS疾患により異なり、国や新たな治療法の開発に伴い時期により違ってくると考えられる。従って、新生児スクリーニング技術の応用は、これらの変化するニーズに応える柔軟性と適応性が必要である。

文献一覧

1) Farndale RW, Buttle DJ, Barrett AJ. Improved quantitation and discrimination of sulphated glycosaminoglycans by use of dimethylmethylene blue. Biochim Biophys Acta. 883:173-177, 1986.
2) Whitley CB, Ridnour MD, Draper KA, Dutton CM and Neglia JP. Diagnostic test for mucopolysaccharidosis. I. Direct method for quantifying excessive urinary glycosaminoglycan excretion. Clin Chem. 35:374-379, 1989.
3) Whitley CB, Spielmann RC, Herro G, Teragawa SS. Urinary glycosaminoglycan excretion quantified by an automated semimicro method in specimens conveniently transported from around the globe. Mol Genet Metab. 75:56-64, 2002.
4) Gold EW. The quantitative spectrophotometric estimation of total sulfated glycosaminoglycan levels. Formation of soluble alcian blue complexes. Biochim Biophys Acta. 673: 408-15, 1981.
5) Bjornsson S. Simultaneous preparation and quantitation of proteoglycans by precipitation with alcian blue. Anal Biochem. 210: 282-91, 1993.
6) Karlsson M, Edfors-Lilja I, Bjornsson S. Binding and detection of glycosaminoglycans immobilized on membranes treated with cationic detergents. Anal Biochem. 286: 51-58, 2000.
7) Shinmei M, Miyauchi S, Machida A, and Miyazaki K. Quantification of chondroitin 4-sulfate and chondroitin 6-sulfate in pathologic joint fluid. Arthritis Rheum, 35: 1304-1308, 1992.
8) Yoshida K, Miyauchi S, Kikuchi H, Tawada A, Tokuyasu K. Analysis of unsaturated disaccharides from glycosaminoglycuronan by high-performance liquid chromatography. Anal Biochem. 177:327-332, 1989.
9) Toyoda H, Demachi Y, Komoriya S, Furuya N, Toida T, Imanari T. Characterization and determination of human urinary keratan sulfate. Chem Pharm Bull. 46:97-101, 1998.
10) Kinoshita A, Sugahara K. Microanalysis of glycosaminoglycan-derived oligosaccharides labeled with a fluorophore 2-aminobenzamide by high-performance liquid chromatography: application to disaccharide composition analysis and exosequencing of oligosaccharides. Anal Biochem. 269:367-378, 1999.
11) Yamada H, Miyauchi S, Morita M, Yoshida Y, Yoshihara Y, Kikuchi T, Washimi O, Washimi Y, Terada N, Seki T, Fujikawa K. Content and sulfation pattern of keratan sulfate in hip osteoarthritis using high performance liquid chromatography. J Rheumatol. 27:1721-1724, 2000.
12) Tomatsu S, Okamura K, Taketani T, Orii KO, Nishioka T, Gutierrez MA, Velez-Castrillon S, Fachel AA, Grubb JH, Cooper A, Thornley M, Wraith E, Barrera LA, Giugliani R, Schwartz IV, Frenking GS, Beck M, Kircher SG, Paschke E, Yamaguchi S, Ullrich K, Isogai K, Suzuki Y, Orii T, Kondo N, Creer M, Noguchi A. Development and testing of new screening method for keratan sulfate in mucopolysaccharidosis IVA. Pediatr Res. 55:592-597, 2004.
12) Tomatsu S, Okamura K, Taketani T, Orii KO, Nishioka T, Gutierrez MA, Velez-Castrillon S, Fachel AA, Grubb JH, Cooper A, Thornley M, Wraith E, Barrera LA, Giugliani R, Schwartz IV, Frenking GS, Beck M, Kircher SG, Paschke E, Yamaguchi S, Ullrich K, Isogai K, Suzuki Y, Orii T, Kondo N, Creer M, Noguchi A. Keratan sulfate levels in mucopolysaccharidoses and mucolipidoses. J Inherit Metab Dis. 28:187-202, 2005.
13) Tomatsu S, Gutierrez MA, Ishimaru T, Pena OM, Montano AM, Maeda H, Velez-Castrillon S, Nishioka T, Fachel AA, Cooper A, Thornley M, Wraith E, Barrera LA, Laybauer LS, Giugliani R, Schwartz IV, Frenking GS, Beck M, Kircher SG, Paschke E, Yamaguchi S, Ullrich K, Isogai K, Suzuki Y, Orii T, Noguchi A. Heparan sulfate levels in mucopolysaccharidoses and mucolipidoses. J Inherit Metab Dis. 28:743-57, 2005.
14) Tomatsu S, Montaño AM, Oguma T, DunG VC, Oikawa H, Carvalho TG, Gutiérrez MG, Yamaguchi S, Suzuki Y, Fukushi M, Kida K, Kubota M, Kida K, Kubota M, Orii T. Validation of dermatan sulfate and heparan sulfate levels in mucopolysaccharidoses and mucolipidoses by tandem mass spectrometry. Mol Genet Metab 99: 124–131, 2010.
15) Hein LK, Meikle PJ, Dean CJ, Bockmann MR, Auclair D, Hopwood JJ, Brooks DA. Development of an assay for the detection of Mucopolysaccharidosis type VI patients using dried blood spots. Clin Chim Acta 353: 67-74, 2005.
16) Meikle PJ, Dean CJ, Grasby D, Bockmann MR, Whittle AM, Lang DL, et al. Newborn screening for lysosomal storage disorders. Mol Genet Metab 88(4):307-14, 2006.
17) Ashton LJ, Brooks DA, McCourt PA, Muller VJ, Clements PR, Hopwood JJ. Immunoquantification and enzyme kinetics of α-Liduronidase in cultured fibroblasts from normal controls and mucopolysaccharidosis type I patients. Am J Hum Genet 50:787–94, 1992.

18) Fuller M, Brooks DA, Evangelista M, Hein LK, Hopwood JJ, Meikle PJ. Prediction of neuropathology in mucopolysaccharidosis I patients. Mol Genet Metab 84:18-24, 2005.

19) Parkinson EJ, Muller V, Hopwood JJ, Brooks DA. Iduronate-2-sulphatase protein detection in plasma from mucopolysaccharidosis type II patients. Mol Genet Metab 81:58-64, 2004.

20) Dean CJ, Bockmann MR, Hopwood JJ, Brooks DA, Meikle PJ. Detection of mucopolysaccharidosis type II by measurement of iduronate-2-sulfatase in dried blood-spot and plasma samples. Clin Chem 52(4):643-9, 2006.

21) Perkins KJ, Byers S, Yogalingam G, Weber B, Hopwood JJ. Expression and characterization of wild type and mutant recombinant human sulfamidase. Implications for Sanfilippo (Mucopolysaccharidosis III A) syndrome. J Biol Chem 274:37193-9, 1999.

22) Brooks DA, McCourt PA, Gibson GJ, Ashton LJ, Shutter M, Hopwood JJ. Analysis of N-acetylgalactosamine-4-sulfatase protein and kinetics in mucopolysaccharidosis type VI patients. Am J Hum Genet 48:710-9, 1999.

23) Umapathysivam K, Whittle AM, Ranieri E, Bindloss C, Ravenscroft EM, van Diggelen OP, et al. Determination of acid α-glucosidase protein: evaluation as a screening marker for Pompe disease and other lysosomal storage disorders. Clin Chem 46:1318-25, 2000.

24) Fuller M, Lovejoy M, Brooks DA, Harkin ML, Hopwood JJ, Meikle PJ. Immunoquantification of ß-galactosidase: evaluation for the diagnosis of Fabry disease. Clin Chem 50:1979-85, 2004.

25) Fuller M, Lovejoy M, Hopwood JJ, Meikle PJ. Immunoquantification of ß-glucosidase: diagnosis and prediction of severity in Gaucher disease. Clin Chem 51:2200-2, 2005.

26) Meikle PJ, Grasby DJ, Dean CJ, Lang DL, Bockmann M, Whittle AM, Fietz MJ, Simonsen H, Fuller M, Brooks DA, Hopwood JJ. Newborn screening for lysosomal storage disorders. Mol Genet Metab. 88:307-314, 2006.

27) Meikle PJ, Ranieri E, Simonsen H, Rozaklis T, Ramsay SL, Whitfield PD, et al. Newborn screening for lysosomal storage disorders: clinical evaluation of a two-tier strategy. Paediatrics 114:909-16, 2004.

28) Chamoles NA, Niizawa G, Blanco M, Gaggioli D, Casentini C. Glycogen storage disease type II: enzymatic screening in dried blood spots on filter paper. Clin Chim Acta 347:97-102, 2004.

29) Wang D, Eadala B, Sadilek M, Chamoles NA, Turecek F, Scott CR, Gelb MH. Tandem mass spectrometric analysis of dried blood spots for screening of mucopolysaccharidosis I in newborns. Clin Chem. 51:898-900, 2005.

30) Gelb MH, Turecek F, Scott CR, Chamoles NA. Direct multiplex assay of enzymes in dried blood spots by tandem mass spectrometry for the newborn screening of lysosomal storage disorders. J Inherit Metab Dis. 29:397-404, 2006.

31) Civallero G, Michelin K, de Mari J, Viapiana M, Burin M, Coelho JC, Giugliani R. Twelve different enzyme assays on dried-blood filter paper samples for detection of patients with selected inherited lysosomal storage diseases. Clin Chim Acta. 372: 98-102, 2006.

32) Wang D, Wood T, Sadilek M, Scott CR, Turecek F, Gelb MH. Tandem mass spectrometry for the direct assay of enzymes in dried blood spots: application to newborn screening for mucopolysaccharidosis II (Hunter disease). Clin Chem. 53:137-40, 2007.

33) Blanchard S, Sadilek M, Scott CR, Turecek F, Gelb MH. Tandem mass spectrometry for the direct assay of lysosomal enzymes in dried blood spots: application to screening newborns for mucopolysaccharidosis I. Clin Chem. 54: 2067-2070, 2008.

34) Li Y, Scott CR, Chamoles NA, Ghavani A, Pinto BM, Turecek F, et al. Direct multiplex assay of lysosomal enzymes in dried blood spots for newborn screening. Clin Chem 50:1785-96, 2004.
Matsuda J, Suzuki O, Oshima A, Yamamoto Y, Noguchi A, Takimoto K, et al. Chemical chaperone therapy for brain pathology in G(M1)-gangliosidosis. Proc Natl Acad Sci U S A 100:15912-7, 2003.

35) Oguma T, Tomatsu S, Okazaki O. Analytical method for determination of disaccharides derived from keratan sulfates in human serum and plasma by high-performance liquid chromatography/turbo-ionspray ionization tandem mass spectrometry. Biomed Chromatogr. 21:356-62, 2007.

36) Oguma T, Tomatsu S, Montaño AM, Okazaki O. Analytical method for the determination of disaccharides derived from keratan, heparan, and dermatan sulfates in human serum and plasma by high-performance liquid chromatography/ turbo ionspray ionization tandem mass spectrometry. Anal Biochem. 368:77-86, 2007.

37) Tomatsu S, Montaño AM, Oguma T, Dung VC, Oikawa H, Carvalho TG, Gutiérrez MG, Yamaguchi S, Suzuki Y, Fukushi M, Kida K, Kubota M, Kida K, Kubota M, Orii T. Validation of keratan sulfate level in Mucopolysaccharidosis IVA by liquid tandem mass spectrometry method. J Inherit Metab Dis 2010 Jan 27.

38) Tomatsu S, Montaño AM, Oguma T, Dung VC, Oikawa H, de Carvalho TG, Gutiérrez ML, Yamaguchi S, Suzuki Y, Fukushi M, Sakura N, Barrera L, Kida K, Kubota M, Orii T. Dermatan sulfate and heparan sulfate as a biomarker for mucopolysaccharidosis I. J Inherit Metab Dis. 33(2):141-50, 2010.

カウンセリング患者ケア 14

　ムコ多糖症は病型により、また重症度により多様な臨床表現型を示す。このような多様性に対応するため、種々の診療科の医師や理学療法士などを含む医療チームを構築して個々の患者さんの状態を正確に把握して、最適な治療方針（根治療法のみならず外科手術を含む対症療法）を選択することが重要である。特に外科手術に関しては麻酔に関する問題及び水頭症に対するシャント手術、アデノイド切除術、軸椎固定手術、心臓弁膜手術、ヘルニア手術、角膜移植など多くの診療科が関わってくるので、その適応や手術時期については専門病院における総合的な医療が必要になってくる。また、ムコ多糖症は慢性疾患であり、家族の負担は大きく精神面のケアや福祉制度に基づく医療費の公的サポート制度についても熟知しておく必要がある。さらに希少疾患なので親の会などの協力を得ながら同じ悩みを抱える家族と課題を共有し、専門医からの意見を参考に医療の全体像を考えていく事は重要である。

　以上のようにムコ多糖症の患者さんの医療においては包括的医療を行うことが極めて重要である。

（井田 博幸）

14-1 ムコ多糖症患者ケアと対症療法の実際

田中 あけみ

　原因療法としての治療法が無かった時代は、種々の症状に対する対症療法がいろいろ工夫されてきた。現在も造血幹細胞移植の適応でなかった患者や進行した患者、また、治療効果が認められない臓器の症状に対して対症療法が行われている。今後、酵素補充療法が普及するにつれ、治療効果の著しい閉塞性呼吸障害および呼吸器症状や滲出性中耳炎に対する対症療法の必要性、および麻酔時の気管内挿管に伴う合併症のリスクは、かなり減少すると思われる。以下に、現在行われている主なものを述べる。

理学療法

　関節拘縮に対して、IV型以外で勧められる。本来、進行性のものであり、また骨変形も伴っていることから、過度の外力を加えることは勧められない。四肢および指を中心に行う。軸椎の形成異常や硬膜の肥厚のために頸部での脊椎管の狭小化を合併していることから、頸部の前屈は禁忌である。関節拘縮に対する理学療法は、造血幹細胞移植や酵素補充療法を行っている症例に対しても、その効果をより発揮するものであり勧められる。

　閉塞性呼吸障害に対しては、nasal BiPAP（bilevel positive airway pressure）が勧められる。気管切開は、頸が短いという体型と肉芽が出来やすく治癒も悪いという病気による体質から、施行と管理に注意が必要である。

薬物療法

　気道分泌物に対しては去痰剤の投与、II型重症型やIII型の痙攣に対しては抗痙攣剤の投与がされる。痙攣について脳波検査がなされるが、ムコ多糖症においては頭蓋骨の肥厚があることから低振幅波となり発作波が捉えられないことが多いので、脳波所見に頼らず症状をよく観察して抗痙攣剤の使用を行うべきである。一般的に全般性の脳障害であることから、バルプロ酸などが勧められる。III型においては、病期により不眠の症状を呈する。これにはメラトニンが勧められる。近年、イソフラボンがヘパラン硫酸の蓄積を緩和させ、ヘパラン硫酸が蓄積するタイプのムコ多糖症で進行を緩やかにするという報告があり[1]、臨床研究がなされている。

外科療法

　IH型およびII型重症型の水頭症に対し、脳室腹腔シャント術が行われことがある。正常圧水頭症の様相を呈するものが多いが、シャントにより症状の改善が認められることがある。I型、IV型、VI型の軸椎の形成不全、硬膜の肥厚から来る頸髄（C1,C2）圧迫症状に対して、徐圧術、固定術が行われる。椎体の形成不全もあることから、手術操作は難しくリスクも大きい。重症型のIV型の頸髄圧迫症状は深刻であり、次第に四肢麻痺を来たす。深部腱反射などの理学的所見に留意して的確な判断をすべきである。

　IS型、II型軽症型の手根管症候群に対して、靭帯切開術が行われる。指先がしびれる、指先の感覚がなくなるなどの症状に留意すべきである。側弯症に対して矯正術が行われることもある。

　閉塞性呼吸障害に対し、アデノイド切除、気管切開が行われる。浸出性中耳炎、耳管閉塞に対し、耳管チューブの設置が行われる。巨舌や神経障害による摂食困難については、胃瘻が造られることもある。

　鼠径ヘルニア、臍ヘルニアについても、外科療法が行われる。

　主にIS型、II型軽症型について、心臓弁の障害に対し、弁置換術がなされる。弁置換術は、逆流の力学的負荷による心筋障害が生ずる前に勧められるべきであろう。

　角膜混濁に対しては、角膜移植が行われる。移植角膜は正常酵素活性を有することから、移植角膜にムコ多糖が蓄積して混濁が起こるということは無い。

　外科的治療には、麻酔が不可欠であるが、頸椎の不安定性から挿管操作時の頸髄損傷の危険、巨舌と気道粘膜の肥厚による挿管困難および抜管困難、気道浄化作用の不良による術後の呼吸器感染など、多くのリスクがある。内視鏡下での慎重な挿管操作が必要である。酵素補充療法が早期から行われると、巨舌や軌道粘膜の肥厚はあまり起こらないと考えられ、挿管操作、

抜管操作はより容易になるものと思われる。

今後、酵素補充療法などにより、多くの患者で閉塞性呼吸障害の程度が軽減されるものと思われ、アデノイド切除、気管切開が行われる症例は激減して、呼吸器合併症による死亡例が減少すると思われる。他方、心臓合併症は際立った改善がないであろうことから、弁置換術の必要な症例は増加するものと想像される。

文献一覧

1) Piotrowska E, Jakobkiewicz-Banecka J, Baranska S, Tylki-Szymanska A, Czartoryska B, Wegrzyn A, Wegrzyn G. Genistein-mediated inhibition of glycosaminoglycan synthesis as a basis for gene expression-targeted isoflavone therapy for mucopolysaccharidoses. Eur J Hum Genet. 14: 846-52, 2006.

14-2 ムコ多糖症の患者及び家族へのかかわり方の実際

奥山 虎之

ムコ多糖症を取り巻く環境と患者家族

　ムコ多糖症は以前は難病のひとつとして取り上げられていた希少な1疾患であった。それがムコ多糖の蓄積機序の解明や酵素補充による治療薬の開発が進み、また酵素補充療法に対するドラッグラグの問題などがマスコミで取り上げられたことなどもあり、数年前に比べムコ多糖症に対する我が国での認知度は徐々にではあるが上がってきていると推測される。しかしながら、その患者家族に毎日続いている治療や献身的な看病の辛さや疲労感はほとんど理解されてはいない。そうした背景から、患者家族は治療に携わる医師により強い信頼感を求めるようになるのは想像できることである。

多様な病態を持つムコ多糖症とどう向き合うか

　ムコ多糖症は多様な病態を持つことが特徴である。病型や重症度によって平均寿命まで一生を過ごせる患者さんもいれば、乳児小児期に死亡する患者さんもいる。精神発達遅滞を伴うものや伴わないものある。病型によっても症状が異なるため、画一的な病態の捉え方ができない側面がある。
　さらに診断の遅れという問題もある。出産後は異常に気がつかず、1歳時検診などで発達の遅れ・骨格の状態や顔付きなどの変異を家族が感じたりして、3歳頃になってようやく診断されるケースや、繰り返す気道感染や中耳炎、アデノイド、股関節ヘルニアなどの治療をして、ムコ多糖症と診断されないまま通院しているといったケースも多い。ムコ多糖症の知識を持ち、治療経験のある医師が対応していれば、早期に診断できるケースも見受けられる。
　さらに、治療方法が異なることも問題といえる。I型、II型、VI型では酵素補充療法が承認され、治療の中心は酵素補充あるいは造血幹細胞移植との兼ね合いといった点になっているが、その他のムコ多糖症では酵素補充療法がなく、対症療法的な治療をどう進めていくかということが中心になっている。造血幹細胞移植を行う条件などについて、丁寧に説明し納得してもらうことも大切である。このようにムコ多糖症では、患者の状況によって医師が選択する治療の内容や対応も異なってくる。

ムコ多糖症患者家族に対する医師の基本的姿勢について

　こうした多様な病態や患者家族の環境があるため、ムコ多糖症患者家族と診断・治療を実施して行く場合には、いくつかの基本的な姿勢があると考える（**表1**）。

①患者の置かれている状況を正確に把握する
　久保らはムコ多糖症の家族に対するヒアリング調査を実施し報告している[1]。多くの家族は自分の子どもの生きる時間が限られており、生きている間は、できるだけのことはしてあげたいと考えている。しかも、それだけに専門医師を信頼している。そうした場合、患者家族がどういう状況にあるかを丁寧に説明し、それを受け入れてくれるのをしっかりと待つことも必要と考える。

②担当医師は治療指導を一緒になって行っているという認識や共有感を高く持つ
　医師はまず、患者家族の治療を主導していく立場にあることを認識する必要がある。そして、信頼に応えるように、個別の治療や指導を一緒になって行っているという認識や共有感を高く持つことが必要と思われる。

③両親家族の精神的な負担をできるだけ軽減する工夫を
　家族とくに母親は、自分が原因でムコ多糖症の子供

表1　ムコ多糖症患者家族に対する医師の基本的姿勢について

①患者の置かれている状況を正確に把握する
②担当医師は治療指導を一緒になって行っているという認識や共有感を高く持つ
③両親家族の精神的な負担をできるだけ軽減する工夫を
④遺伝カウンセリングは重要であり、かつ慎重さが求められる
⑤個別の患者家族に合った治療法の選択肢をわかりやすく
⑥患者家族からの質問はしっかりと受け止める
⑦親の会患者会からの情報を大切にする
⑧他の領域の医療集団との連携を図る
⑨治療経験のある医師とのパイプを作る

を産んでしまったという罪悪感を強く持つ方が多い。遺伝的なリスクや背景はどの人にも生じうる問題であり、精神的に追い詰めることは、治療全体に好ましくないことを、上手に説得していくことが重要だと考える。また、両親からは「病気に対するもっと情報が欲しい」「どのように治療を進めていけばいいか教えて欲しい」といった、将来的に漠然とした不安を抱えている。

そうした診断や治療の進め方もじっくりと、話し合い、納得をしたいただくように心がけるべきであろう。

④遺伝カウンセリングは重要であり、かつ慎重さが求められる

遺伝子診断や遺伝カウンセリングを行う際に、様々な現実的な問題が浮上する。「患者の兄弟を出産したいがどうすればいいか」といった相談から、「社会的背景から遺伝子診断を両親に求めることができない」、「親族から遠ざかってしまった」などのナイーブな問題である。

ムコ多糖症Ⅱ型（Hunter病）のようにX連鎖性劣性遺伝の場合は、遺伝カウンセリングを行う場合、親族家系内でのトラブルの原因になりかねない場合もあり、慎重に患者の両親と相談することが重要となるし、親族に対するメンタルケアも重要なポイントである。こうした点に対しては、じっくりと時間をかけ、どのようにカウンセリングを進めていくかを患者家族と遺伝カウンセラーと相談してもらい、理解を十分してもらうように、焦らず働きかけることが必要である。

⑤個別の患者家族に合った治療法の選択肢をわかりやすく

重症化が進むにつれて治療は複雑化し、家族の負担も計り知れない。その患者の状況を家族や看護師、介護師などからもヒアリングし、現状に合った治療をインフォームドコンセントを繰り返し行うことも、不安感を解消する手段となりえると考える。

⑥患者家族からの質問はしっかりと受け止める

家族からの具体的な質問案件に対しては十分な話し合いをして対処方法を考えることが必要である。医師は、患者家族から「民間治療などをやってもいいか」といった相談を受ける場合もある。症状が進行していく子どもを常に看護している家族は、どうにかしてあげたいという欲求が大変強い。その際、患者の状態を正確に聞き出し、一方的に「効果はない」という断定的な言い方はではなく、「肯定的なデータは発表されていないので、少々考えてみては…」、「症状に対して、緩和できるような方法を考えましょう」といった、あくまでも一緒に治療するというメッセージを与えることが重要である。

⑦親の会患者会からの情報を大切にする

患者家族が孤立することを避ける唯一の手段は、親の会患者会の存在である。患者家族は会を通じて、情報を共有し、最新の治療の実態を勉強し、また、公的な支援についても医師と一緒になって活動している。こうした活動がドラッグラグを解消したという側面もあるのは事実である。

「ムコ多糖症理解のために」といった冊子を、ムコ多糖症の生活、介護、子どもへの接し方などの病気の理解と介護についての指針として作成するといった活動にも親の会は協力して参加されている。

⑧他の領域の医療集団との連携を図る

また、重い骨格関節などの障害、心臓弁疾患、水頭症や中枢神経障害などの症状が症化多様化している場合は、他領域の専門医と情報を共有し、迅速な救命対応ができるようなパイプを作ることが大切である（14-3の項参照）。また、他領域で治療されていた患者が早期に診断されるように連携を図ることも必要である。

⑨治療経験のある医師とのパイプを作る

そして、もしムコ多糖症の治療経験がない小児科医、小児神経内科医、内科医などの医師であるならば、治療経験のある医師との情報入手ラインを作ることが大切であろう。

他の診断名で治療を継続しているような場合、疑いがある場合、どこの専門施設に連絡すればよいかといったことである。また、治療経験のある専門医であれば、そうした情報をできるだけ他の医師にフィードバックし、そうした患者さんを逸早く発見し診断できるような仕組を作ることが大切だと考える。

患者家族と専門医師の絆は強いことを常に念頭に

「小児科医に患者はいない」と言われることがある。疾患が解決すれば患者はいつか成長し大人になっていくからである。だからムコ多糖症のような疾患を患い誕生した患者さんに対しては、小児科専門医はどうにかして救命してあげたいという強い信念をもって治療にあたっているわけである。そうした思いを患者家族とよく話し合い、治療に専心していくことが重要と考えている。

文献一覧

1) 久保恭子, 田村 毅：ムコ多糖症患児とその家族に関する基礎的研究(1)-親が見た乳幼児期の子どもの変化-, 東京学芸大学紀要 総合教育科学系, 58, 387-395, 2007.

14-3 ムコ多糖症の診断と治療に関わる医師・医療集団の連携

奥山 虎之

はじめに

　ムコ多糖症は早期診断・治療が求められる。しかし、ヘテロ接合の場合や軽症例においては、確定診断に至らないまま、個別の症状に対する治療を続けているといったケースも存在する。さらに、確定診断されERTや造血幹細胞移植による治療が開始されても、症状の経過観察を継続的に行う必要があり、また症状が徐々に進行していき、その状況に沿った対症療法やケアを実施していかなければならない。こうした遺伝疾患をケアする場合は、専門の小児科医だけでは良好なmanagementを維持するのは困難である。こうした背景から、ムコ多糖症治療には、腫瘍治療などと同様に集学的治療（multidisciplinary therapy）が必要となっている。

ムコ多糖症患者における病態の進行と治療（概説）

　ムコ多糖症Ⅰ型のうちHurler病では、生後まもなくから中枢神経系、骨格関節の異形成や関節の拘縮、視力障害、睡眠時無呼吸、中耳炎、呼吸器感染症、心臓弁膜症、心筋症、臍/鼠径ヘルニア、下痢など、症状悪化を伴う病態が発症し多岐にわたり悪化していく。ムコ多糖症Ⅱ型のHunter病においても、同様な症状の進展がみられる。ムコ多糖症Ⅲ型（Sanfilippo病）では、身体所見は軽度であるが、1～3歳頃に気道感染症を反復し、次第に精神発達障害や睡眠障害が強くなり、6～8歳頃から強直性変化や痙攣などが悪化していく。また、ムコ多糖症Ⅰ、Ⅱ、Ⅲ型では、水頭症が認められる。脳圧亢進、脳室拡大が伴う場合は、脳室腹腔短絡術を行う場合もある。ムコ多糖症ⅣA型のうちMorquio病では、乳児期からの後弯・側弯、X脚、骨変形、難聴や心弁膜症などを発症する。ムコ多糖症Ⅵ型では、角膜混濁や骨の変形、関節の伸展制限などが見られる。ムコ多糖症Ⅶ型では、胎児水腫などや、精神発達障害、骨の変形、肝脾腫などもみられる。このように、ムコ多糖症はその病型によって、さらにその重症度によって、その進行度は多様であり、個々の患者に対して、その時点でどのような治療を選択すべきかが必要となってくる。

　造血幹細胞移植や酵素補充療法を実施中でも、症状の進行は多種多様であり、うまくコントロールされて成長とともに寛解が認められるケースもあれば、成長とともに骨変形などの症状が顕在化し増強してくるケースもある。そうした場合には症状を緩和するような対症療法を実施し、経過をフォローしていくことが必要となってくる。

Managementに必要な連携ついて

　小児専門医にとって、多く分野の医師、医療スタッフとの連携は、特にムコ多糖症などのLSD（lysosomal storage disease）にとっては不可欠といえる。そのムコ多糖症患者と医師・医療集団の連携サイクルの連携図を図1に掲載する。

■ Pediatrician specialist 小児科専門医、Geneticist 遺伝専門医とPrimary care physician 主治医

　ムコ多糖症は主治医により指摘を受けたり、家族からの相談を受けて、小児専門医、遺伝専門医のいる施設を受診する。こうした際にも、他の疾患との鑑別は難しいため、診断に至らず、対症療法的な治療を開始するケースも多い。その意味でも、主治医と小児専門医との連携は初期治療の観点からは特に重要といえる。

■ Genetic Counselor 遺伝カウンセラー（Geneticist 遺伝専門医、Pediatrician specialist 小児科専門医を含む）

　また、兄弟で該当疾患が既に発見されている場合、第二子についての遺伝学的背景を調査し、よりより出産に結びつけることも重要で、成育医療センターにおいても、積極的に遺伝カウンセリングを導入している。遺伝子カウンセリングは遺伝専門医、小児専門医が実施する場合もあり、また所定の施設において資格認定を受けた遺伝カウンセラーが実施する場合もある。保因者診断や出生前診断のカウンセリングを良好に進めるように家族と相談する場合もある。マススクリーニングなどの普及が進むにつれて、家族と患者、小児専門医との間に位置する役割の重要性は、今後ますます高くなると考えられる。

■ Pediatric neurologist 小児神経科医

　ムコ多糖症Ⅰ型 Hurler 病、ムコ多糖症Ⅱ型 Hunter 病、ムコ多糖症Ⅲ型、ムコ多糖症Ⅶ型などでは、精神神経障害を伴う。初診時は言葉を少し理解しているが、次第に進行して行く場合や、Ⅲ型のように精神症状の強い病型もある。少しでも知能活性を維持できるように、学習療法やコミュニケーションの訓練が必要となる。

■ Otolaryngologist 耳鼻咽喉科医

　治療を進めていく上で、中耳炎に対する治療（鼓膜チューブ留置術など）、気道確保の治療（アデノイド、口蓋扁桃摘出術、気管切開など）、気道感染症の治療、難聴の治療などかなりの部分で助力が必要となる。

■ Pulmonologist 呼吸器内科医

　耳鼻咽喉科医とともに、酸素補給、持続的気道陽圧法、肺感染症の治療などの日常的な対応が要求される。

■ Cardiologist 循環器科医

　外科医、小児専門医と連携して、心臓弁置換治療などを検討する。また、心肥大などを伴う心不全に対する治療、ムコ多糖の蓄積による伝導障害などによる不整脈に対する治療などを考慮する。

■ Ophthalmologist 眼科医

　進行する視力障害、角膜混濁に対する治療、緑内障などの治療など日常活動に重要な病態を経過観察し、小児専門医と連携し、治療を実施する。

図1　ムコ多糖症患者と医師・医療集団の連携サイクル

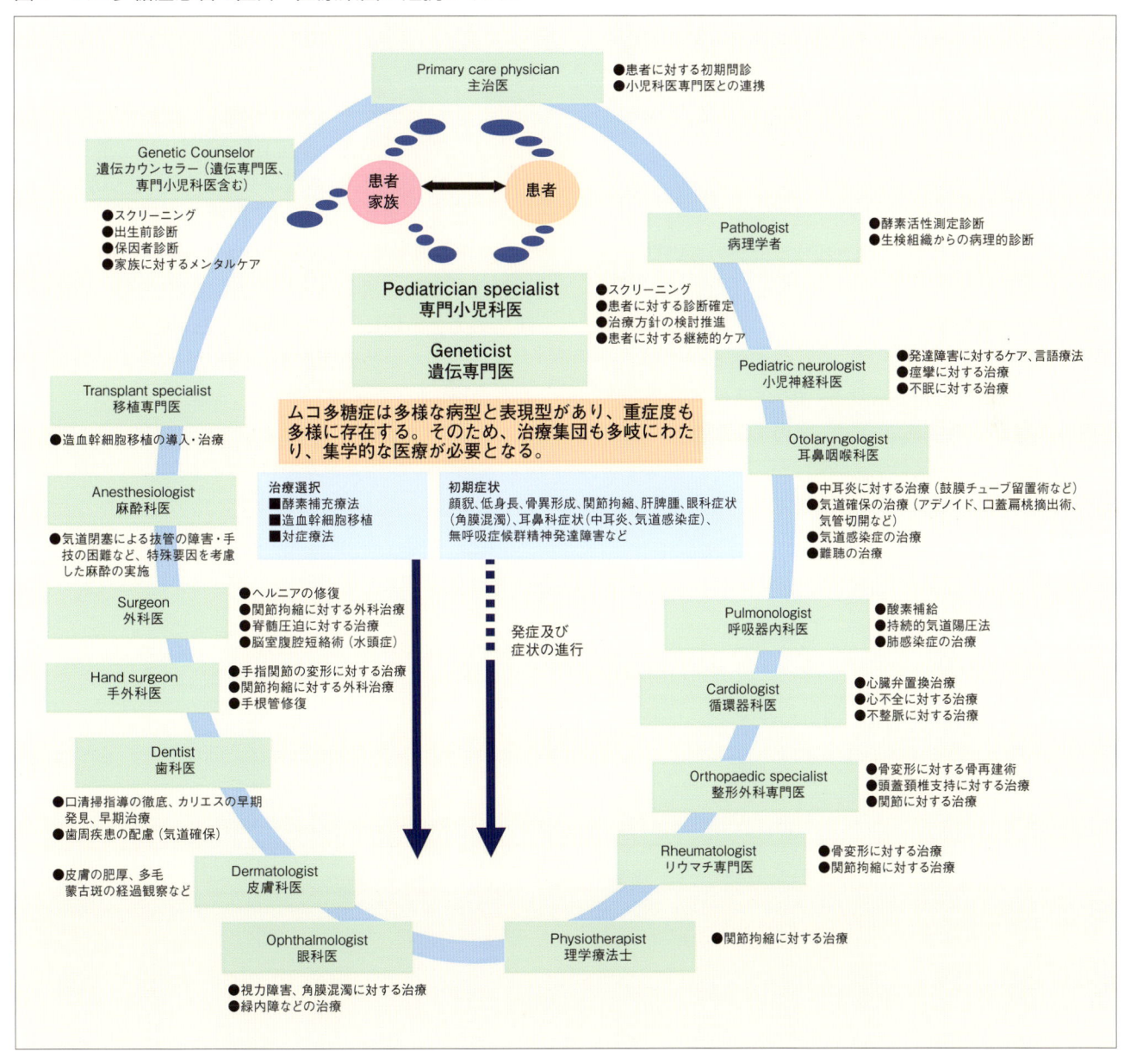

■ Surgeon 外科医
　ムコ多糖症Ⅰ型、Ⅱ型で生後からみられるヘルニアの修復、関節拘縮に対する外科治療、脊髄圧迫に対する治療、心臓弁置換術、ムコ多糖症Ⅰ型、Ⅱ型、Ⅲ型などでみられる水頭症に対する脳室腹腔短絡術、気道確保の治療など、全身にわたる治療が必要となる。

■ Hand surgeon 手外科医
　手指関節の変形に対する治療、関節拘縮に対する外科治療、手根管修復など進行の状態により必要となる。

■ Orthopaedic specialist 整形外科専門医
　骨変形に対する骨再建術、頭蓋頸椎支持に対する治療、関節に対する治療など、骨関節における障害が多く、重要な連携となる。

■ Rheumatologist リウマチ専門医
　ムコ多糖症の場合、小児リウマチとして相談されるケースもある。その場合、通常のリウマチとの違いなどを把握して、小児専門医と連携できることが必要となる。骨変形に対する治療、関節拘縮に対する治療についても重要な連携となる。

■ Dermatologist 皮膚科医
　全身的な症状は、特異な顔つきなどだけでなく、厚いゴワゴワした皮膚、また、背中などに見られる特異な皮膚症状が観察される。小児と接する機会の多い皮膚科医も重要となる。

■ Dentist 歯科医
　ムコ多糖症Ⅰ型、Ⅱ型などでは、歯周組織が肥厚したり、歯牙萌出遅延がみられる。カリエスの早期発見や歯周管理が必要である。また、歯周疾患の配慮した気道確保などにも重要となる。

■ Physiotherapist 理学療法士
　関節の拘縮などの合併症を防ぐために、体位を変えたり、マッサージを積極的に行うことが不可欠である。リハビリテーションにより運動能力の維持や活動性、また職業などのトレーニングも必要である。

■ Anesthesiologist 麻酔科医
　ムコ多糖症患者では、気道閉塞による抜管の障害・手技の困難など、特殊要因を考慮した上で、麻酔の実施を行う必要がある。頻回の治療を行うケースが多いムコ多糖症患者では、特に連携が必要となる。

■ Transplant specialist 移植専門医
　造血幹細胞移植の導入・治療の時期や安全性、ドナー一致などの移植上欠かせない問題をしばしば小児専門医と協議し、患者家族と治療の選択を協議することが不可欠となる。

集学的治療の意義

　ムコ多糖症の患者と接する日々において、年々症状が進行していくのを経過観察して行くのは、医師としても辛い瞬間である。少しでも、病態や症状の進行を抑え、QOLを高めていくことが重要である。その意味で上記だけでなく、介護スタッフや看護師など多くの医療現場の力を集約しシェアして行くことが必要である。患者家族を囲む大勢の力が相談役になり、サポート役になることが重要と考える。

14-4 ムコ多糖症を含むライソゾーム病の医療費の公費負担制度及び関連システム

井田 博幸

1. はじめに

医療費の公費負担制度には、国や地方公共団体が法律、条例、規則などに基づいて実施する医療給付と医療費助成がある。これらはいずれも、医療費の患者負担の軽減を図ることにより、適切かつ適正な医療の提供が行われることを目的としている。また、認定により福祉サービスが受けられるシステムも存在する。本項ではライソゾーム病の患者さんが受けることのできる医療費の公費負担制度、給付金、福祉サービスなどについて概説する。

2. 小児慢性特定疾患治療研究事業

1) **概要**:小児慢性疾患のうち、小児がんなど特定の疾患については、その治療が長期間にわたり、医療費の負担も高額となることからその治療の確立と普及を図り、併せて患者家庭の医療費の負担軽減にも資するため、医療費の自己負担分を補助する医療費助成である。
2) **対象**:厚生労働大臣が定める慢性疾患(ライソゾーム病は先天代謝異常の一つとしてこれに認定されている)に罹患している18歳未満の児童(引き続き治療が必要であると認められる場合は20歳未満)が対象となる。
3) **自己負担額**:所得の状況に応じて自己負担が生じる。ただし、重症者と認定された場合には自己負担はない。自己負担額については**表1**にまとめる。
4) **申請窓口**:居住地を管轄する保健所が申請窓口となる。
5) **助成の範囲**:1医療機関につき、保険診療の自己負担額のうち、月額自己負担限度額を超える分が公費負担となる。
6) **申請時に必要な書類**:以下のものが必要である。
   ①小児慢性特定疾患交付申請書
   ②医療意見書
   ③児童の属する世帯の住民票または世帯構成が確認できる健康保険証の写し
   ④保護者等児童の生計を主として維持する者の所得等に関する状況を確認することができる書類の写し

3. 特定疾患治療研究事業

1) **概要**:「原因不明、治療方法未確立であり、かつ後遺症を残すおそれが少なくない疾病」として調査研究を進めている疾患のうち、診断基準が一応確立し、難治度、重症度が高く患者数が比較的少ないため、公費負担の方法をとらないと原因の究明、治療方法の開発等に困難をきたすおそれのある疾患に対する医療費補助である。
2) **対象**:特定疾患治療研究事業対象疾患(ライソゾーム病はこれに認定されている)に罹患し、医療を受けており、保険診療の際に自己負担がある方が対象となる。
3) **自己負担額**:所得の状況に応じて自己負担が生じる。ただし、重症者と認定された場合には自己負担はない。また、訪問看護、院外処方による調剤薬局での薬剤費についての一部負担は生じない。さらに、同一生計内に2人以上の対象者がいる場合の2人目以降については特例措置がある。自己負担額については**表2**にまとめる。

表1 小児慢性特定疾患治療研究事業における医療費助成の自己負担額

階層区分	自己負担限度額(月額)	
	入院	外来
生活保護法の被保護世帯及び中国残留邦人等の円滑な帰国の促進及び永住帰国後の自立の支援に関する法律による支援給付受給世帯	0円	0円
市町村民税が非課税の場合	0円	0円
前年の所得税が非課税の場合	2,200円	1,100円
前年の所得税課税年額が5,000円以下	3,400円	1,700円
前年の所得税課税年額が5,001円〜15,000円	4,200円	2,100円
前年の所得税課税年額が15,001円〜40,000円	5,500円	2,750円
前年の所得税課税年額が40,001円〜70,000円	9,300円	4,650円
前年の所得税課税年額が70,001円以上	11,500円	5,750円

平成20年7月1日改正
※重症患者に認定された方の自己負担はありません。

4) **申請窓口**：居住地を管轄する保健所が申請窓口となる。
5) **助成の範囲**：1医療機関につき、保険診療の自己負担額のうち、月額自己負担限度額を超える分が公費負担となる。
6) **申請に必要な書類**：以下のものが必要である。
   ①特定疾患医療受給者交付申請書
   ②臨床調査個人票
   ③患者の生計中心者の所得に関する状況を確認することができる書類
   ④住民票

4.特別児童扶養手当

1) **概要**：20歳未満の障害児を養育する父母又は養育者に対して支給される手当である。手当月額は1級50,750円、2級33,800円である。受給資格が認定されると、申請月の翌月分から、毎年4月・8月・12月に各月の前月分までの手当が支給される。ただし、受給者の配偶者・扶養義務者の所得が政令で定める額以上の場合はこの手当は支給されない。
2) **対象**：法令により定められた程度の障害の状態にある20歳未満の障害児を養育する父母又は養育者が対象となる。ただし、以下の場合は対象外である。
   ①養育している障害児が施設等に入所している場合
   ②養育している障害児が日本国内に住所を有しない場合
   ③養育している障害児が当該障害を支給事由とする年金を受給している場合
   ④受給者（申請者）が日本国内に住所を有しない場合
3) **申請窓口**：住民登録している市町村の「福祉事務所」「障害福祉課」「福祉健康課」「住民課福祉係」などが申請窓口となる。

5.特別障害者手当

1) **概要**：身体又は精神に著しい重度の障害を有する方に対して支給される手当である。受給資格が認定されると、申請月の翌月分から、毎年2月・5月・8月・11月に各月の前月分までの手当が支給される。手当月額は26,440円である。ただし、受給者（申請者）の所得が所得限度額を超える場合や、受給者の配偶者・扶養義務者の所得が政令で定める額以上の場合はこの手当は支給されない。
2) **対象**：20歳以上で、おおむね、身体障害者手帳1、2級程度及び愛の手帳1、2級程度の障害が重複している方、もしくはそれと同等の疾病・精神障害を有する方が対象となる。ただし、以下の場合は対象外である。
   ①受給者が20歳未満の場合
   ②受給者が病院又は診療所に継続して3か月を超えて入院している場合
   ③受給者が施設等に入所している場合
3) **申請窓口**：住民登録している市町村の「福祉事務所」「障害福祉課」「福祉健康課」「住民課福祉係」などが申請窓口となる。

表2 特定疾患治療研究事業による医療費助成の自己負担額

階層区分		対象者別の一部自己負担の月額限度額		
		入院	外来等	生計中心者が患者本人の場合
A	生計中心者の市町村民税が非課税の場合	0円	0円	0円
B	生計中心者の前年の所得税が非課税の場合	4,500円	2,250円	対象患者が、生計中心者であるときは、左欄により算出した額の1/2に該当する額をもって自己負担限度額とする。
C	生計中心者の前年の所得税課税年額が5,000円以下の場合	6,900円	3,450円	
D	生計中心者の前年の所得税課税年額が5,001円以上15,000円以下の場合	8,500円	4,250円	
E	生計中心者の前年の所得税課税年額が15,001円以上40,000円以下の場合	11,000円	5,500円	
F	生計中心者の前年の所得税課税年額が40,001円以上70,000円以下の場合	18,700円	9,350円	
G	生計中心者の前年の所得税課税年額が70,001円以上の場合	23,100円	11,550円	

※1医療機関につき生じる自己負担限度額
※訪問看護、院外処方による調剤薬局での薬剤費については一部負担は生じない。

平成20年7月1日改正

6. 障害者自立支援法(介護給付金、訓練等給付金、自立支援医療費、補装具費)

1) **概要**:障害者の福祉サービスを一元化、障害者がもっと働ける社会に、地域の限られた社会資源を活用できるような規制緩和、公平なサービス利用のための手続きや基準の透明化・明確化、増大する福祉サービス等の費用を皆で負担し支え合う仕組みの強化を理念として設立された法律である。
2) **対象**:身体障害者、知的障害者、精神障害者、障害児が対象となる。
3) **申請窓口**:住民登録している市町村の「福祉事務所」「障害福祉課」「福祉健康課」「住民課福祉係」などが申請窓口となる。
4) **申請に関わる取り決め**:本法の適応を受けるためには以下のような取り決めがある。
   ①給付を受けるためには、障害者又は障害児の保護者は市町村等に申請を行い、市町村等の支給決定等を受ける必要があること
   ②障害福祉サービスの必要性を明らかにするため、市町村に置かれる審査会の審査及び判定に基づき、市町村が行う障害程度区分の認定を受けること
   ③障害者等が障害福祉サービスを利用した場合に、市町村はその費用の100分の90を支給すること(残りは利用者負担となる。ただし、利用者負担額は所得等に応じて上限を設ける)
5) **給付内容**:給付内容の概要は以下の通りである。
   ①ホームヘルプサービス、ショートステイ、入所施設等の介護給付費及び自立訓練(リハビリ等)、就労移行支援等の訓練等給付金(障害福祉サービス)
   ②心身の障害の状態の軽減を図る等のための自立支援医療(公費負担医療)

7. 療育手帳

1) **概要**:知的障害者(児)の保護及び自立更正の援助を図るとともに、知的障害者(児)に対する社会の理解と協力を深めるために交付されるものであり、各種の福祉サービスを受ける基礎になるものである。
2) **対象**:児童相談所又は知的障害者更正相談所で知的障害があると判定された方が対象となる。
3) **申請窓口**:住民登録している市町村の児童相談所、知的障害者更正相談所、福祉事務所などが申請窓口となる。
4) **申請に必要な書類**:以下のものが必要である。
   ①申請書
   ②証明写真
5) **受けられる福祉サービス**:本手帳が発行されると以下のような助成・給付やサービスが受けられる。
   ①心身障害者(児)医療費や自立支援医療費などの助成・給付
   ②特別児童扶養手当などの各種手当ての支給
   ③心身障害者扶養年金への加入
   ④税金の減免
   ⑤公営住宅の優先入居
   ⑥鉄道運賃などの交通料金の割引
   これらは東京都の例で障害等級及び自治体によって受けられるサービスが異なる。

8. 身体障害者手帳

1) **概要**:身体に障害のある人が様々な福祉施策を利用するために必要な手帳である。なお、身体障害者福祉による援護以外にも、電車、バス、飛行機などの交通機関を割引で利用する場合等にも利用できる。手帳は、障害の程度により1級から6級までの区分が存在する。
2) **対象**:視覚、聴覚、平衡機能、音声機能、言語機能、咀嚼機能に障害のある者、肢体不自由者、心臓機能、腎臓機能、呼吸機能、膀胱又は直腸機能、小腸機能、免疫機能に永続する障害がある方で障害等級表に該当する方が対象となる。
3) **申請窓口**:住民登録している市町村の福祉事務所、障害福祉課、福祉健康課、住民課福祉係が申請窓口となる。
4) **申請に必要な書類**:以下のものが必要である。
   ①申請書
   ②証明写真
5) **受けられる福祉サービス**:本手帳が発行されると以下のような助成・給付やサービスが受けられる。
   ①心身障害者(児)医療費や自立支援医療費などの助成・給付
   ②特別児童扶養手当などの各種手当ての支給
   ③日常生活用具の給付
   ④税金の減免
   ⑤公営住宅の優先入居
   ⑥鉄道運賃などの交通料金の割引
   これらは東京都の例で障害等級及び自治体に

よって受けられるサービスが異なる。

9.障害年金

1) 国民年金（障害基礎年金）
① 支給要件
・保険料納付済期間（保険料免除期間を含む）が加入期間の3分の2以上ある者の障害
・20歳未満のときに初めて医師の診療を受けた者が、障害の状態にあって20歳に達したとき、または20歳に達した後に障害の状態になったとき
② 障害認定時
初めて医師の診療を受けたときから、1年6ヵ月経過したとき（その間に治った場合は治ったとき）に障害の状態にあるか、または65歳に達するまでの間に障害の状態になったとき
③ 年金額
・1級：792,100円×1.25＋子の加算
・2級：792,100円＋子の加算
　#子の加算　第1子・第2子　各227,900円
　　　　　　　第3子以降　各75,900円

2) 厚生年金保険（障害厚生年金）
① 支給要件
加入期間中に初めて医師の診療を受けた傷病による障害。ただし、障害基礎年金の支給要件を満たしている者であること
② 障害認定時
障害基礎年金と同じ
③ 年金額
・1級
（報酬比例の年金額）×1.25＋〔配偶者の加給年金額（227,900円）〕
・2級
（報酬比例の年金額）＋〔配偶者の加給年金額（227,900円）〕
・3級
（報酬比例の年金額）　#最低保障額　594,200円

以上、ライソゾーム病の医療費の公費負担制度及び関連システムについて概説したが、**表3**にこれらをまとめる。なお、詳細については以下のホームページを参考にしていただきたい。

・特定疾患治療研究事業
http://www.nanbyou.or.jp/what/nan_kennkyu_45.htm
・小児慢性特定疾患治療研究事業
http://www.mhlw.go.jp/bunya/kodomo/boshi-hoken05/index.html
・特別児童扶養手当
http://www.fukushihoken.metro.tokyo.jp/shinsho/teate/toku_ji/index/html
・特別障害者手当
http://www.fukushihoken.metro.tokyo.jp/shinsho/teate/toku_shou/index.html
・障害者自立支援法
http://www.mhlw.go.jp/topics/2005/02/tp0214-1.html
・療育手帳
http://www.fukushihoken.metro.tokyo.jp/shougai/nichijo/a_techou/index.html
・身体障害者手帳
http://www.fukushihoken.metro.tokyo.jp/shinsho/shinshou_techou/index.html
・障害年金
http://www.sia.go.jp/seido/nenkin/shikumi/shikumi03.htm

表3　ムコ多糖症に関わる医療費の公費負担制度及び関連システム

	18歳未満 （特例では20歳未満）	20歳以上
医療費助成	小児慢性特定疾患治療研究事業	特定疾患治療研究事業
適用される可能性のある制度	・身体障害者福祉法（身体障害者手帳） ・療育手帳 ・障害者自立支援法（介護給付費、訓練等給付金、自立支援医療費、補装具費） ・特別児童扶養手当	・身体障害者福祉法（身体障害者手帳） ・療育手帳 ・障害者自立支援法（介護給付費、訓練等給付金、自立支援医療費、補装具費） ・特別障害者手当 ・障害年金

15

ムコ多糖症に対する酵素補充療法、新生児マススクリーニングについての患者と家族の意見

15-1 ムコ多糖症に対する酵素補充療法についての患者と家族の意見

奥山 虎之

酵素補充療法の問題点

　酵素補充療法により、MPS治療の可能性は広がった。しかし、その一方で高額な医療費など治療そのものの負担が大きく、その成果には限界がある。

　酵素補充療法（Enzyme Replacement Therapy：ERT）は、現在、ファブリー病、ポンペ病、ゴーシェ病、ムコ多糖症I、II、VI型の6疾患で実施されているが、投与方法は、ファブリー病、ポンペ病、ゴーシェ病が2週間に1回であるのに対して、ムコ多糖症は1週間に1回、3〜4時間の点滴静注が必要であり、それだけでも家族の負担は倍増する。また、MPSは他の酵素補充療法適応疾患とは異なり、高率に精神運動発達障害や退行を伴うが、酵素補充療法では中枢神経への効果が期待できないとされている。患者家族はこの治療法をどのように捉えているか調査した。

MPS患者家族の意識調査

　2008年Coman DJらは、アメリカとオーストラリアのサポートグループを通じてMPS患者家族に質問を行い、酵素補充療法に対する患者家族の意識調査を実施した[1]（**表1・図1**）。具体的には、重症度、知的障害の有無、QOLの改善などの状況を設定したシナリオを用いて質問し、それに対してERT治療を実施すべきかどうかを回答してもらう形式を取ったところ、249名（11名が成人MPS患者、238名が患児の保護者）から回答が得られた。

　結果として、知的問題がなく身体的問題が中等度の場合は92％の親が、また知的問題があっても、ある程度QOL改善が見込める場合には69％の親がERTを行うべきと考えていた。さらに、知的問題があり重度の身体的問題を示すケースでも、44％の親がERTを支持していた。

日本における意識調査

　また、日本においても、国立成育医療研究センターでERT実施中のMPS患者6例の母親に同様のインタビューしたところ、全員がERTを支持しており、ほとんどの母親は知的問題が改善されなくとも本治療法を好意的に捉えていた（**図2**）。ただし、各回答者のコメントからは、造血肝細胞移植との選択、ERTがもたらす様々な負担や、「家族機能の消耗」についての理解が必要であることも窺えた。

表1　MPS治療患者家族のERT治療に対する意識調査

対象・方法
- アメリカとオーストラリアのサポートグループを通じ質問紙調査（状況設定したシナリオを使用）を実施
- 249名より回答（11名が成人MPS患者、238名が患児の保護者）
- SPSSを用い統計学的に分析

シナリオの1例　（身体的には重症だが知的な問題はない症例を示すシナリオ）
NNちゃんは11歳の女の子です。MPSのために歩くことができず車イスを使っています。知的な問題はありません。ERTによって彼女の寿命はとても延びるでしょう。NNちゃんはERTを受けるべきだと思いますか。
→（Yes or No）

図1　調査票の1例

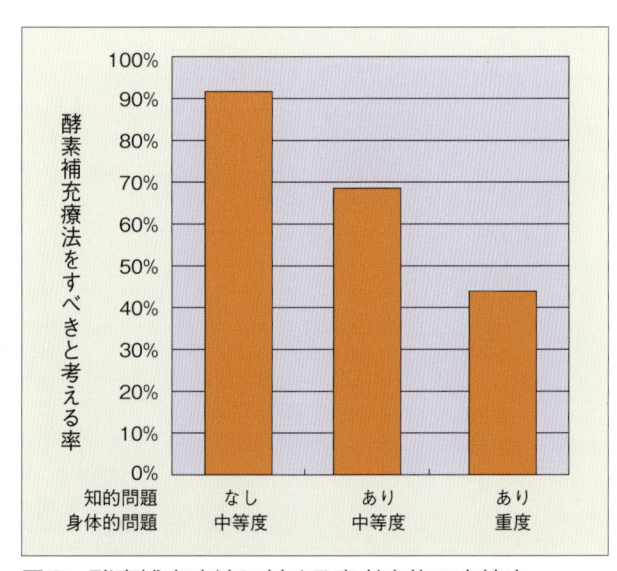

図2　酵素補充療法に対する患者家族の支持率

文献一覧

1) Coman DJ, Hayes IM, Collins V, Sahhar M, Wraith JE, Delatycki MB. Enzyme replacement therapy for mucopolysaccharidoses:opinions of patients and their families. J Pediatrics 152(5):723-7, 2008.

15-2 ムコ多糖症に対するマススクリーニングについての患者及び家族に想定される問題点とその対策

奥山 虎之

ムコ多糖症に対するマススクリーニングの意義

　LSD（Lysosomal Storage Disease）などの先天代謝異常症に対し、新生児マススクリーニングを実施することができれば、希少疾患としてのLSDを早期に診断発見し、治療を速やかに開始することができ、その結果、障害の進行を未然に防ぐことができる。ムコ多糖症においても、I型Hurler病、II型Hunter病、VI型などでは酵素補充療法が承認された。造血幹細胞移植などの組み合わせなどを考慮し早期に治療が実施できれば、不可逆的な病状の進行を少しでも抑えることが期待できる。そのため新生児マススクリーニングの重要性が高まっている。ムコ多糖症の医療現場や患者会などからは早期導入が待望されている検査となっている。

　台湾のChenらは、新生児206,088例を対象にLSDであるポンペ病の新生児スリーニングをパイロットスタディとして実施した[1]。2年3ヵ月間に実施した新生児スクリーニング検査によって6例のポンペ病の患児を発見した。そのうちの5例は心臓、運動機能に症候的特徴があり、重篤な乳児型と考えられたため、直ちに治療が開始された。治療開始は最短例で12日齢であった。通常治療で発見されその後、ERTを実施した患者群と比較し、人工呼吸器なしの生存率で改善傾向が認められ、自立歩行に有意な改善が認められた。ポンペ病は胎児中から病態が進行して行く場合もあるため、早期に治療することが望ましい。ムコ多糖症とは病態は異なり一概には比較できないが、治療法が導入されつつあるムコ多糖症などのLSDにとって、マススクリーニングは早期診断・早期治療の有力な検査になると考えられる。

　我が国のマススクリーニングは、1776年に開始しており、フェニルケトン尿症、メープルシロップ尿症、ホモシスチン尿症、クレチン病、先天性副腎過形成症の6疾患において現在実施されている。今後、実施が検討されている疾患は、有機酸・脂肪酸代謝異常、ムコ多糖症・ライソゾーム病、ウィルソン病、胆道閉鎖症などである。これらの疾患の発症頻度は、実施中の上記6疾患と変わりはなく、フェニルケトン尿症は1例/7万人、病型によって異なるがムコ多糖症・ライソゾーム病は1例/4万人とむしろ発現頻度が高い疾患もある。

ムコ多糖症に対するマススクリーニングの導入のための課題

　ムコ多糖症におけるマススクリーニングの方法としては、濾紙血を利用したタンデムマス、尿を利用した酵素法などが検討されている。タンデムマスは一度に20種類以上の疾患の検知が可能であり、導入が現実的となっている。新生児マススクリーニングを実施する上で、検査機器や検査費用の問題をクリアすると同時に、適切な診断支援体制の確保、日本人患者実態を把握、ムコ多糖症に対する造血幹細胞移植の治療成績、酵素補充療法との効果的な治療法の検討などが必要である。

マススクリーニングのためのムコ多糖症の実態調査

　ムコ多糖症I型・II型の全国実態調査（一次調査）が実施され、患者数、重症度、臨床経過、治療経過などが調査された。一次調査（回収率27.0%）では、I型42例、II型146例が報告された。二次調査ではI型25例（男11例、女14例）、II型109例（男108例。女1例）のデータを解析した。10歳未満の症例数から年間約5例のムコ多糖症I型・II型が発病していると推定されたが、回収率の低さと軽症型は年長になって診断されるケースが多いことから、さらに多い数の患者が新生児マススクリーニングによって発見される可能性があると報告された[2]。

ムコ多糖症患者および家族の意識調査

　米国とオーストラリアでMPS研究会及び患者会などの監修により実施されたアンケート調査では、新生児マススクリーニングについて、治療効果が認められる場合は全体の90%以上で新生児マススクリーニングの利用を支持している。また治療方法が確立していない場合でも80%以上が新生児マススクリーニングの利用を支持していることが報告されている。その理由として最

も多い項目は、診断の遅れを回避でき、治療を早期に開始できるためという点であった[3]。

また、現在、国内でも成育医療センターなど拠点病院を中心にマススクリーニングに対するアンケート調査などを実施しているところである。

マススクリーニング実施に伴う患者および家族にとって想定される問題点

新生児マススクリーニングが実施された場合に、患者および家族にとって想定される問題点がいくつか指摘されている（**表1**）。

ムコ多糖症は同じ病型であっても、治療効果にばらつきがあり、また、I型、II型、VI型以外では酵素補充療法は確立されていない。つまり、マススクリーニングによって、診断されたとしても、十分な治療法が提供できないという問題がある。さらに、ムコ多糖症の病型によってはERTなどの治療法が提供できない病型が存在する。その場合、患者および家族は、長期にわたる治療を受けないとならず、その負担は大きくなる。

治療によっても知的障害などの改善は期待できない場合がある。家族の負担の増大が予測される。こうした場合は、インフォームドコンセントの徹底や治療のサポート体制を充実させること、またメンタルケアのサポートも欠かせない。

X連鎖性劣性遺伝であるムコ多糖症II型の患者が発見された場合、患者の姉がいる場合、保因者であることが予測される。また、母方の親族に患者がいる可能性も考えられる。すなわち、遺伝的な背景を調査する必要が出てくることになり、そうした意味での個人情報の扱いなども問題となってくる。患者および家族を取り巻く環境が変化し同時に、将来的な子供に対する出生前診断なども考慮する必要が出てくる。遺伝カウンセリング体制の充実を図り、家族などへのサポートが欠かせない。

また、マススクリーニングによって、偽陰性であった場合、診断が遅れ、早期治療が導入できなかった場合の社会的責任問題も考えられる。いわゆるFalse negativeの問題である。こうしたことが起きないように、診断体制の充実を図りマススクリーニング検査の制度を向上させることが先決だろう。ムコ多糖症の場合、欠損する酵素の有無を調べる方法と、ライソゾームに蓄積した、ケラタン硫酸（KS）やデルマタン硫酸（DS）、ヘパラン硫酸（HS）などのムコ多糖を測定する方法と大きく2種類のスクリーニング方法が存在し検討されている。False negativeなどが起きないように、一次スクリーニング・二次スクリーニングを採用するなどの考慮も必要かと考える。

マススクリーニングの早期実施にむけて

厚生労働省の子ども家庭総合研究事業として、山口清次を主任研究者とする「タンデムマス等の新技術を導入した新しい新生児マススクリーニング体制の確立にかんする研究」と題する平成19年度報告書の中にも、ムコ多糖症に関する報告が幾つか挙っている。ムコ多糖症に対するマススクリーニングが実施されるにあたり、上記の問題を充分検討する余地があると考える。

文献一覧

1) Chien YH, Lee NC, Thurberg BL, Chiang SC, Zhang XK, Keutzer J, Huang AC, Wu MH, Huang PH, Tsai FJ, Chen YT, Hwu WL. Pompe disease in infants: improving the prognosis by newborn screening and early treatment. Pediatrics. 124(6):e1116-25, 2009.
2) 「タンデムマス等の新技術を導入した新しい新生児マススクリーニング体制の確立にかんする研究」と題する平成19年度報告書
3) Hayes IM, Collins V, Sahhar M, Wraith JE, Delatycki MB. Newborn screening for mucopolysaccharidoses: opinions of patients and their families. Clin Genet. 71(5):446-50, 2007.

表1 マススクリーニングで想定される問題とその対応

問題点	対策
■マススクリーニングによって診断されたとしても、治療効果にばらつきがある。 ■ムコ多糖症の病型によってはERTなどの治療法が提供できない場合がある。 ■治療によっても知的障害などの改善は期待できない場合がある。家族の負担の増大。 ■患者家族における遺伝子的背景を調査する必要がある。（特にII型） ■個人情報の保護 ■False-negativeの問題（早期に治療ができなかったことへの責任）	■インフォームドコンセントの徹底 ■治療のサポート体制の充実 ■メンタルケアのサポート ■遺伝カウンセリング体制の充実 ■診断体制の徹底充実・マススクリーニング検査の精度向上

日本におけるムコ多糖症の研究、診断数

16

16-1 日本におけるムコ多糖症の研究、診断数（札幌医大・岐阜大学小児科）

折居 忠夫

ドイツでのムコ多糖症の研究（1966-1968）

　筆者は1966年6月赤血球の先天性糖質代謝異常症を研究すべくボン大学人類遺伝研究所（Director H. Weicker）へ助手として留学したが、ボンへ到着後、事情があって、ムコ多糖症を研究することになった。新設のため、実験できる部屋もなく、ステロイドホルモンの研究を主体とした医化学研究所の部屋を借りて実験を始めることになった。当時ドルフマンを中心とした米国が圧倒的に強く、英国ついで日本とドイツはドングリの背くらべといったところだったろうか。使える試料は尿と決め、当時尿中ムコ多糖（グリコサミノグリカン、GAG）の定量的研究は、成人尿で米国からVaradiらの報告（1967）があった。しかし小児ではなく、小児の正常値をと考え、幼稚園から、男児尿50リットルを2回集めた。GAGの構成成分であるヘキソサミン、ウロン酸、硫酸、糖、タンパク質の測定法の選択に多くの時間を費やした。また使える分光光度計の指針が微妙に振れて安定せず、Otto講師専用の分光光度計を夜間に使用させていただきましたが、Weicker教授にお願いし、遂に新しい分光光度計を購入していただき研究が前進した。一番困惑したのは試薬を注文しても1ヵ月後でないと手に入らないことであった。2年間という留学期間内に論文を纏めねばならず、時間との戦いで咲く花のうつろいも分らない毎日を過ごした。しかし、この2年間の留学で2編の論文を発表でき幸いであった。帰国後、中尾 亨教授のご承諾を得てムコ多糖症の研究を継続する事になった。多くの先輩・同僚のご協力により、ゴーシェ病成人型、ニーマン・ピック病AとB型（日本初）、GM1-ガングリオシドーシスの1と2型などをご紹介いただいた。ムコ多糖症では角膜の混濁があるためMPS IH型と誤診したIIA型の4例、ISの1例（日本初）、IIIA型の1例、IVA型でケラタン硫酸尿の証明された重症型姉妹例（日本初）、IVA型で中間型の1例（世界初）、I-cell病の1例（日本初）、A new type of mucolipidosis with β-galactosidase deficiency and glycopepiduria Tohoku J, Exp.Med, 107：303-315,1972.などである。

札幌医大時代（1968-1976）と岐阜大学時代（1976-1995）の研究

　札幌医大時代（1968-1976）の約8年間は、ご紹介いただいた患者さんの検索に教室の後輩達と没頭できよい時代を過ごすことができまた良い教訓をいただいた。

　岐阜大学時代（1976-1995）約18年間の在任期間のうち、最初の10年間は研修医に2年間の初期研修、後期研修は県外で2年間、専門機関での研修を実施し、同時に県内の小児科医の医療水準の向上を優先して進めた。そのためか、小生の18年間の在任期間中に140名が小児科医をめざしていただき、残りの8年間で多くの業績を残すことができた。

　当初希少疾患の研究には県外の医療機関からの多くの検体依頼を受けいれるために、簡易で正確な尿中GAGsの検査法を開発、購入不可能な酵素測定のために、幾つかの酵素の基質を調製した。表1は1980年以前および1981年から2000年までの診断数を示している。

　表1のMPS I or IIとIIIは尿の検査は実施したが、酵素測定が未実施の患者数を示す。1982年にMPS IVA型が6例発見されたが、東北地方で文献上、IVA型の報告例を訪ね、精査の結果、報告例の約半数がIVA型と診断されたことによる。表2はムコ多糖症の診断時年齢を示しているが、1歳未満は17例であるが、多くは姉あるいは兄が症例であり、新生児スクリーニングの必要性を感じて今日に至っている。岐阜大に着任以前にMPSの欠損酵素はすべて、米国中心に見出されており、1970年代前半は研究設備、スタッフなどで本邦の水準は太刀打ちできない状態であった。1980年代には遺伝子研究の時代となり、漸くやりようによっては、太刀打ち可能となり、MPS VII型、MPS II中間型、MPS IVA重症型、軽症型で漸く祝杯を挙げる事が出来、ご生存中のH. Weicher教授に、MPSでは初めてであるが、MPS VII型2例の病因遺伝子変異（世界初）をご報告でき、喜んでいただいたことを思い出している。さらにMPS IVA型の中間型の男児例と軽症型の兄弟例は世界で初めての症例報告であった。

　以上の業績は「10-2 世界あるいは日本で初めての症

例ならびに世界で初めての研究発表(到着順)」に記載している。なお、**表1**と**2**については、(折居忠夫.ムコ多糖症の診断と治療、SRL宝函27(No.3):117-126,2003.)に記載されている。

表1 ムコ多糖症診断数(1980年以前および1981年-2000年)(岐阜大学小児科集計)

	I	II	III A	III B	III C	IV	VI	VII	total	I or II	III	total
80前	2	19	4	5		14			44			44
81		4							4			4
82	6	10	2	6	4	6		2	36	3		39
83	1	5	1	4	1	2	1		15	2	2	19
84	3	2	2	6		1			14	1	3	18
85	4	12	1	2		2			21	1		22
86	2	12	2	1		1			18	2		20
87		7	4	3	2	4			20	1		21
88	2	9	3		1			1	16	2	1	19
89	1	4		2		1			8	0	1	9
90	2	14	3			1			20	0	1	21
91	4	11	4			4	1		24	1		25
92	5	14		1	1			1	22	1	1	24
93	2	11		1			1	1	16	2		18
94	5	13	3			1			22	2		24
95	3	9	1	1	1				15	1		16
96	2	11	1		1	1	1		17		5	22
97	3	13	1			1			18	1	2	21
98	2	7				4		1	14			14
99	2	12				1			15		2	17
2000		6							6			6
Total	51	205	32	32	11	44	4	6	385	20	18	423

表2 ムコ多糖症の年齢別診断例数(1969-2000)
(札幌医科大学と岐阜大学による合同調査による集計)

年齢	～1	1～2	2～6	7～19	20～	enzymatically undiagnosed	total
I	3 (6%)	10 (20%)	12	9	15	2	51
II	10 (5%)	17 (8%)	100	42	8	28	205
III	1 (1%)	2 (2%)	24	41	8	17	93
IV A	1 (2%)	1 (2%)	14	17	11	-	44
VI	-	1	3	-	-	-	4
VII	2	-	3	-	1	-	6
I or II	-	-	-	-	-	20	20
total	17 (4%)	31 (7%)	156	109	43	67	423

16-2 日本におけるムコ多糖症の研究、診断数(大阪市立大学)

田中 あけみ

ムコ多糖症研究の流れ

　ムコ多糖症の研究は、他の先天性代謝異常症と同様、代謝異常産物の検出、分析に端を発する。同一の臨床所見を呈する患者が、同一の生化学所見を呈することにより、疾患単位の確立がなされてきた。さらに、欠損する酵素が明らかになり、末梢血で酵素活性の測定が可能になってから、疾患の分類も明快になった。例えば、Hurler病はムコ多糖症Ⅰ型とされ、Scheie病はムコ多糖症Ⅴ型として別の疾患に分類されていたものが、同一酵素の欠損症であることが明らかにされ、ともにムコ多糖症Ⅰ型と呼ばれるようになった。また、ムコ多糖症Ⅲ型では、同様の臨床所見と尿中ムコ多糖の異常を示すにも関わらず、4つの異なる酵素欠損症が明らかになり、それぞれ、ムコ多糖症ⅢA、ⅢB、ⅢC、ⅢDとされた。ムコ多糖症Ⅳ型においても、ⅣAとⅣBとがある。

　酵素欠損が明らかになってくると、研究の中心は異常代謝産物の分析から、欠損酵素蛋白の分析に移行してきた。さらに、酵素蛋白をコードする遺伝子が次々に明らかにされ、患者における遺伝子変異と臨床症状との関係が論ぜられるようになった。我々は、ムコ多糖症ⅢB型が西日本に多いことに着目し、ⅢB型患者の遺伝子解析を行いcommon mutation (R565P) を発見した[1]。この変異は沖縄でさらに多く、founder effectをもたらして沖縄でムコ多糖症Ⅲ型患者が高頻度に発見される要因の一つとなっていることを明らかにした。

　治療に関しては、1980年代より造血幹細胞移植が一部の患者で行われてきている。移植前、移植後の臨床データが全症例で画一的な集積がなされていないため、評価が難しい。最近、全国の移植症例を調査し、臨床経過の評価が始められている。特にムコ多糖症Ⅱ型は、日本で患者数が多く、造血幹細胞移植を受けた症例も多い。しかし、欧米においては、ムコ多糖症Ⅱ型に対しては、造血幹細胞移植が適応とされず行われていない。日本における造血幹細胞移植を受けたムコ多糖症Ⅱ型22症例の長期経過を調査した結果、酵素補充療法と変わらない効果が示された。酵素補充療法については、さらに長期の経過観察と早期治療例の効果についての経過観察がなされている。

ムコ多糖症の診断

　ムコ多糖症診断の入り口は、昔から、また、現在においても、尿中ムコ多糖の分析である。古く行われていたセタブロン(セチルトリメチルアンモニウムブロマイド)反応は、ムコ多糖と四級アンモニウムとが塩を作って析出するのを見るもので、尿中に多量に排泄されるムコ多糖を定性的にとらえるものである。混濁反応なので、偽陽性、偽陰生ともに多いものであった。MPSペーパーとよばれる呈色反応試薬をしみ込ませた濾紙に尿を滴下して、ムコ多糖による呈色をみるものが利用され、迅速診断が試みられた。いずれにせよ、電気泳動法による分析を行わなければ確定診断には近づけないものである。

　ムコ多糖症患者の尿中で認められる主な異常ムコ多糖は、デルマタン硫酸、ヘパラン硫酸、ケラタン硫酸である。うち、デルマタン硫酸、ヘパラン硫酸は、ウロン酸量としても電気泳動法によっても増量が容易に検出できるが、ケラタン硫酸は技術的に難しい。我々は、1987年にケラタン硫酸の抗体を用いてELISA法で尿中のケラタン硫酸を測定する方法を発表した[2]が、その後普及することは無かった。1970〜80年代には、生化学的検査をされることなく、レントゲン所見のみでムコ多糖症Ⅳ型の診断が多くの症例になされていた。このため、ムコ多糖症Ⅳ型と診断されたspondyloepiphyseal dysplasiaなどの骨系統疾患の患者が現在も多く存在している。

　大阪市立大学において、新しくムコ多糖症と診断される患者数は、1980年代以降年間で約2〜4例である。うち、外部から検体のみが送られてくるのは2〜3例であるが、最近では外部施設の症例については検査会社を紹介しているため、当科で直接診断するのは年間1〜2例である。

　他方、出生前診断については検査会社に依頼できないため、継続して当科で診断検査を行っている。検査件数は、毎年1〜3件である。この件数は、酵素補充療法が普及した後も減少はしていない。以前は、患者を持った両親が次子についての診断を希望する例がほぼすべてであったが、最近では、X-連鎖性遺伝のムコ多糖症Ⅱ型患者の姉妹が成人して自分の保因者診断や

胎児の出生前診断を希望する例も増えている。

文献一覧

1) Tanaka A, Kimura M, Hoang TNL, Takaura N, Yamano T. Molecular alalysis of the α-N-acetylglucosaminidase gene in seven Japanese patients from six unrelated families with mucopolysaccharidosis ⅢB (Sanfilippo type B), including two novel mutations. J Hum Genet 47: 484-487, 2002.
2) 田中あけみ, 平林円, 一色玄, 小倉卓, 山本龍人. 単クローン抗体を用いた尿中ケラタン硫酸の検出. 結合組織 19: 236, 1987.

16-3 日本におけるムコ多糖症の研究、診断数（国立成育医療研究センター）

奥山 虎之

国立成育医療研究センターにおけるムコ多糖症の研究について

　国立成育医療研究センターにおけるムコ多糖症については、ライソゾーム病に対する総合的な診断・治療を実施する中で、個々のムコ多糖症に対応する診断・治療を実施している。酵素診断及び遺伝診断について実施しており、遺伝相談も重要な実施項目となっている。

　センター全体の実績では、遺伝診療(初診)約1300件(20002.3-2008.3)、遺伝相談約400件(2006-2008.3)、産科遺伝約550件であった。

　ムコ多糖症は、ムコ多糖を分解する酵素の欠損により発症する単一遺伝病である。II型(Hunter病)はX連鎖性遺伝形式をとるが、他の病型は常染色体劣性遺伝病である。国立成育医療研究センター遺伝診療科および高度先進検査室では、臨床サービスとしての遺伝子診断を2004年4月から開始し、現在ムコ多糖症のI型、II型の酵素補充療法を実施している。

遺伝子診断の方法について

　国立成育医療研究センター遺伝子診断規定に準拠し、当院受診患者にはすべて検査前遺伝カウンセリングを行った。また、他施設からの依頼については、主治医に対して、検査前遺伝カウンセリングを依頼した。血液白血球から、DNAを抽出し、イズロニダーゼ(I型)、イズロネートスルファターゼ(II型)、アリルスルファターゼB(VI型)のいずれかの遺伝子の各エクソンおよびエクソンイントロン接合部をPCRで増幅し、それぞれの塩基配列を決定した。

　以前、ムコ多糖症15例(I型：3例、II型：10例、VI型：2例)で行った遺伝子解析(当院受診患者12名、他施設からの依頼3例)は、**表1**の通りであった[1]。

　ムコ多糖症の遺伝子診断は、発端者の診断の確定や確認だけでなく、家族内の健常保因者の診断に応用できる。保因者診断については、出生前診断や兄弟間で骨髄移植をする際のドナー選択の参考資料としても利用可能である。そのためには十分な検査前遺伝カウンセリングが必須である。

ムコ多糖症診療における今後の課題

　ムコ多糖症の酵素製剤は、I型、II型およびVI型がすでに承認されている。酵素製剤は、早期に使用を開始するほど効果的であることを考慮すると、発症前診断としての遺伝子診断は今後さらに重要となる。(**表2**)

　また、造血幹細胞移植と酵素補充療法のどちらを選択すべきか、またその場合のインフォームフォコンセントの徹底を図り、患者家族の不安を解消するように努めることが欠かせない。ムコ多糖症の造血幹細胞移植の治療成績をレトロスペクティブに解析し、酵素補充療法との効果的な使い分けを検討する必要がある。さらに、全国レベルでの遺伝カウンセリング体制の確立や検査の効率化などを図り、臨床サービスとしての永続的な診断体制を構築する必要がある。

表1　ムコ多糖症患者15例における遺伝子診断解析結果

I型：	3例すべて複合ヘテロ。スプライシング変異1、5塩基挿入2、ナンセンス変異1。(2変異については、未解析)。
II型：	10例解析。遺伝子全長の欠失1例、組み換え1例、ミスセンス変異6例、4塩基挿入1例、ナンセンス変異1例。そのうち既報告の変異は7例であった。
VI型：	2例解析。ミスセンスのホモ変異と異なったナンセンス変異の複合ヘテロが各1例。

表2　ムコ多糖症診療における今後の課題

- レジストリーと長期フォローアップ体制の確立
- 造血幹細胞移植療法の評価と治療法選択に関するガイドラインの作成
- 早期診断法の開発と新生児マススクリーニングへの導入
- 遺伝カウンセリング体制の確立

文献一覧

1) 岡田美智代, 福原康之, 右田王介, 田中藤樹, 小崎里華, 奥山虎之(国立成育医療センター遺伝診療科), 柿島裕樹, 奥山虎之(同高度先進検査室). ムコ多糖症の遺伝子診断とその臨床的意義について, 第11回日本ライソゾーム病研究会発表.

ムコ多糖症の患者団体・関連学会・関連医療機関 17

　日本ムコ多糖症親の会は、1986年に8名の患者とその家族で発足した。当初は、不安と焦燥の中で手探り状態での活動でしたが、多くの方々のご支援・ご協力により、小さいながらも声を出して活動の輪を少しづつ広げ、現在では170を超える会員数となっている。親の会の活動内容は、会員間の情報交換による精神的な互助と国や研究機関に対する研究促進の要望及び協力、医師及び社会に対する啓発活動、会報の発行や年1回の交流会の開催、他の関係団体との交流等を主な目的としている。このような活動を通じて、明日への希望を信じていくための連帯の輪、交流の場を広げたいと考えている。

　特に1997年に発足した研究者と医療関係者で作る「日本ムコ多糖症研究会」との合同シンポジウムを開催し、多くの先生方と患者・家族が最新の情報や医療相談など交流を深めることで大変有意義な交流会となっている。最先端の研究成果や最新の医療情報も、専門用語を患者やその家族でもわかり易く丁寧に紹介していただいている。

　近年、海外の親の会との連携も進めており、まだ人数的には少ないながらも国際シンポジウムに会員の参加が出来るように努力している。

　他のライソゾーム病の患者会とも積極的に交流をしており、「日本ライソゾーム病研究会」へも参加し、また、難病関連という視点では、「難病のこども支援全国ネットワーク」の「親の会連絡会」の一員として、行政への要望や社会への啓蒙活動を行っている。　　　　　（見上　豊繁）

―多くの皆様に支えられて―
17-1 日本ムコ多糖症親の会の設立に関与して

所 正樹

序章

　折居名誉教授より、MPS（ムコ多糖症）親の会の設立に関して原稿の依頼を受けたときに、始めはお断りした。というのも、今から20年以上も前のことを詳しく記載したとしても、今更何の意味があるのだろうか、また学術書に医学的な知識を持たない一民間人が、このような本にふさわしい内容の記述ができるだろうかと不安になったからだ。しかし昔の資料を紐解いたときに、発足当時の患者の多くが闘病の甲斐もなく亡くなっている現実を踏まえ、少しでも私の立場から命のリレーについて、また患者及び家族はどのように考えているかを多くの関係者に伝える事が私の責務かと考え直し、ここに筆を執った。

設立について

　今は亡き長女は1歳半の時より、昭和60年11月頃から岐阜大学病院に診察、入院等お世話になった。疾患名はMPSの疾患群ではなく別の疾患であったが、ライソゾーム病という疾患群では同一グループに属していた。長女が入院中には、担当の主治医や折居教授と何度も治療や子どもの将来について語る機会を得ることができた。その中で折居教授より、ムコ多糖症の患者の会の設立について類似疾患だからぜひとも協力をお願いできないかと相談を受け、患者の会の設立に向けて動き出した。

　当時は今ほど情報の発信や入手が簡単にできる時代ではなく、岐阜大学の患者カルテより、住所、氏名を頂き、10名の家族の方に私の作成したつたない設立趣意書を昭和61年8月23日発送し、6名の家族の方より賛同を得ることができた。当初はお互いの電話での情報交換が中心であったが、昭和62年6月に会報の創刊号を発行し（**図1**）、昭和63年5月には、岐阜の長良川ハイツにて「交流会」を開催するまでに至った（**図2**）。この間には交換ノートをつくり、回覧形式で自己紹介や悩みを相談する場を設けた。また、会員を増やすために、会員の協力のもと全国の県庁の担当部局に患者紹介の依頼の手紙を出したこともあった。またいろいろな難病団体にも患者紹介の手紙を郵送した。少しずつであるが会員が増えていった。

　平成2年2月頃、大阪市立大学小児科独自で患者の会のグループを設立していると聞き及び、田中あけみ先生に参加の許可を頂き、大阪市立大学の講堂で患者の親の皆さんに直接合併を提案し、承諾を受けることができ、更に活動基盤が確立された。

　会も設立され年数も経つと、岐阜大学の小児科に対して、診断確定の為に酵素活性の測定のための血液、組織の一部が送られてくるので、送付もとの病院に対して、患者の家族に対して会の案内パンフレットを送付するようなシステムが確立したため、会の活動は会員の増加ではなく、内容の充実に力を入れるようになっていった（**図3**）。

会の当初の活動の特徴

　他の疾患群の交流会の内容については詳しくは理解してはいなかったが、この会の交流会は、医師と個別家族のみの診察及び相談が最初の開催から行われていた。交流会の会場の別和室にて、聴診器のみで満足な診察が行われるのではなかったが、折居教授と長時間言葉を交わすことにより、親の心の治療、心へのビタ

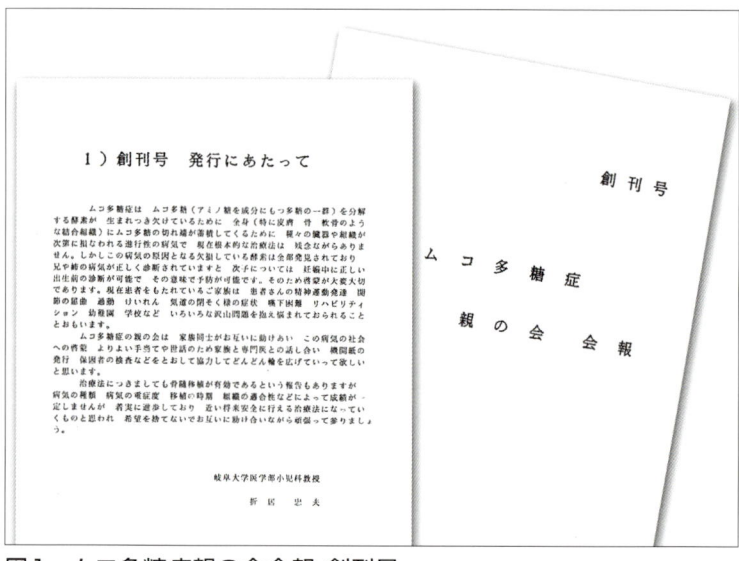

図1　ムコ多糖症親の会会報、創刊号

ミン治療になっていたのだなと今更ながら思い起こされる。会員が増加して、参加者も増加してくると2日間に渡って診察したり、田中先生や新宅先生も診察に加わっていただけるようになっていった。

また当時は、会としても財政基盤が弱く、交流会の会場も公共施設系の会場を探していた。本来なら、参加頂いた医師の方々に交通費や謝礼を払わねばならなかったのだが、参加者からの集金という現実があり、謝礼がすぐに会への寄付となり、今更ながら感謝している。会員の増加に伴い、交流会の会場も千葉や大阪で開かれるようになった。

また交流会の開催にあわせて、折居教授のご尽力により、医師たちによるムコ多糖症研究会が同時開催されるようになり、研究者の拡充、交流も図られるようになっていった。

当時の活動を振り返って

現在は準会員として、外から会の活動を影ながら応援させていただいている。どうしても疾患が少し違うという現実があったからである。当時が対症療法が中心であり、会員の治療に対する要望を実現するという方向でなく、会員同士の精神的な助け合い・情報交換ということに主眼を置いていた。語学も弱く、外国との交流の機会があったが、私が役員当時は消極的であった。更に平成3年7月に長女を亡くしたときは役員を退こうかと悩んだが、1年だけは子どもの供養にもつながると思い留まることにした。

会の設立過程には、患者を中心に設立されたもの、病院を中心に設立されたもの、製薬会社を中心にしたもの等いろいろな設立経過があったが、患者中心の患者団体は精神的な互助、治療方法の確立、更に行政への要望、治療の実現へと向かうものが多いと思われる。しかし会員の多くは、患者を抱え日々の生活に忙殺され、思うような活動ができないのが現実ではないだろうか。会員の知恵を出し合って新しい活動の方法を考えなければいけない時代かと思われる。

発足当時は、今ほど会員が多くなく、会員同士がお互いに顔が見えるという状態であった。会が大きくなると帰属意識も少なくなり、役員の方が苦労されるかと思うが、一人一人が出来る範囲の中で交流を図っていっていただけたらと願っている。

最後に

今日に至るまで、闘病の甲斐もなく、多くの患者また患者の親の多くが長い年月の間に亡くなっていったという現実がある。ここに謹んで哀悼の意を表する。

今の会員は多くの亡くなられた患者の上に今日の治療方法の進展があるということを忘れないでいただきたい。会の発足当初は、まだ骨髄移植すら出始めの治療で、今ほど確立された治療ではなかった。また今では一部の疾患ではあるが、酵素補充療法という最先端の治療が確立されている。これはまさに多くの患者の命のリレーによるものではないかと思われる。

更に研究者もいない難病も数多くあり、同病の患者を探している家族も多くあろうかと推察される現実があるということも事実である。

また、医師、研究者の方はできれば少しでも多く患者と触れ合っていただきたい。治療の方法は無くても親に対して心の治療、安らぎを与えることはできると考えている。これは長い積み重ねの上で、いまだからこそ言える思いである。

最後に、会の活動を影から支え、またある時は叱咤激励くださり、患者のことを第一に考えてくださった、今会が存続しているのはまさに折居教授のおかげであり、心より感謝の意を表したいと思う。

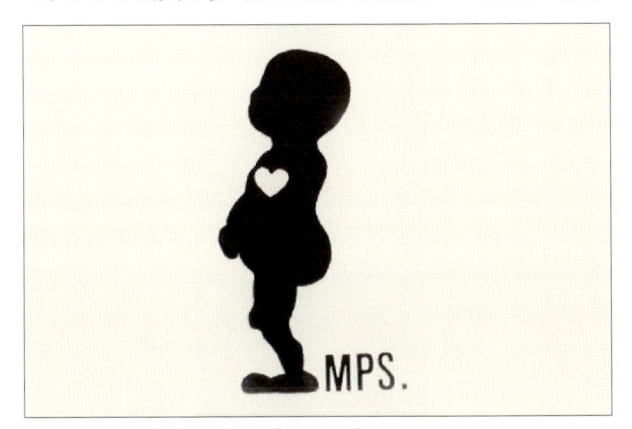

図2 発足当時の親の会シンボルマーク

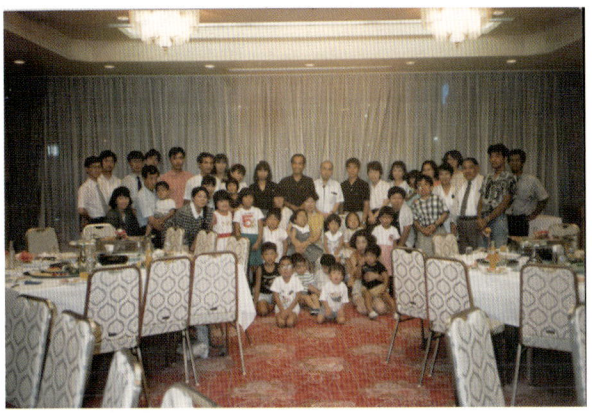

図3 親の懇親会（平成3年岐阜にて）

―多くの皆様に支えられて―
17-2 日本ムコ多糖症親の会　活動の歩み

村田 修二

不安と焦燥の中から

　今でも昨日のことのように鮮明に覚えている……。もう30年以上も前のことになるが、2年半にも及ぶ検査入院、通院を繰り返す中で、ある大学病院で「稀な病気"ムコ多糖症モルキオ病"です、現在の医学では何も治療法がありません……今後年齢と共に病状は進行します。成人までは……」と、医師に告げられて思わず立ち竦んだことを……。子どもが当時4歳の時であった。
　以来10年近く、本当にモルキオ病なのか、治療法は本当にないのか、せめて対症療法は、また新しい医療情報は……と、年を追うごとに病状が悪化していく子どもの姿に不安と焦燥の思いを胸に抱えて、各地の大学病院、総合病院を家族で尋ね歩いた。
　このような時、「岐阜大学」がこの疾患の治療研究をされていることを知り、早速訪れ診察を受けた。折居忠夫先生をはじめとする先生方との初めての出会いであった。残念ながら結果は厳しく残酷なものであったが、先生方の真摯で熱意ある姿を見てなぜか心が安らぎ安堵し、また一縷の望みが持てたとの思いもあった。この時『親の会』の存在を知り、先生方が会の顧問医師として支えてくださることに力を得て、急ぎ入会をした頃であった。
　間もなく「大阪市立大学」の田中あけみ先生方も顧問に加わってくださり、一層心強い思いであった。そして、私自身がこの疾患と向かい合い子どもと共に強く生きると心に決めた時でもあった。

親の会と共に

　発足して間もない『親の会』は、会員がお互いに慰め不安を分かち合うという状況で、暗く内向的であった。会の財政は貧弱で特別な活動もできず、組織の基盤はすべてにおいて脆弱であった。このような様子の中から、私はある時を境に、会として明確な目的を持ち、具体的な動きを実践しなければと覚悟を決め、自ら事務局長として先頭に立ち活動をすることを強く心に誓ったのである。その覚悟とは、いつまでも慰め合うだけでの会ではいけない、また顧問医師に頼るだけではなく会として"一人で歩く"力を持ち自立すること、そして患者会としての役割を果たすこと、併せて組織を作りあげることであった。その考えの主なことは以下のようなことであった。

・財政基盤の確立
　会が自立して活動を実践するためにはどうしても資金が必要となる。あらゆる公的な団体への助成を求めたが上手く話がまとまらず、プライバシーを捨てて浅学な身ではあったが地元福山市（広島県）を中心に、講演活動を何年も繰り返し、講演料を頂き、また多くの知人からご寄付を頂いた。これらは会の貴重な活動資金となった。またその方々に賛助会員としても支えていただいた。多くの皆様方の前で、すべてをさらけ出してお話をすることはとても勇気のいることであった。

・啓発活動と会員増に向けて
　当時ほとんどの医療関係者がムコ多糖症の疾患名さえ御存知ないことから、ご理解を得るよう、また会員の増も期待して、この疾患の説明と入会案内等を記した会のチラシを全国の関係病院に送付しお知らせとお願いをした。また旧厚生省記者クラブで記者会見を実施し、全国の新聞、関係雑誌への掲載をお願いし、ＴＶ、ラジオへ何度となく出演をして思いを訴えのべることを継続した。
　これらの活動で、患者家族は基より医療関係者、教育関係者、保健所等の行政関係などより、多くの様々な立場の方々から反響があり、そして年を追うごとに支援の輪が広がり、並行して会員も増えていった。

・"特定疾患治療研究対象疾患"への選定と研究班設置の要望活動
　最大の目的は、治療法のないこの疾患に対して国として治療法の解明に向けて、この疾患の研究班を設けて頂くこと、そのためにも、またこれから先の患者の成長を見据えて、国の"特定疾患治療研究対象疾患"に選定されることであると考えていた。近年、単年度1疾患しか選定されないことから、とても難しいことであったが、粘り強い要望活動を行っていった。
　ほぼ毎年、旧厚生省へ"特定疾患"への選定等の要望書を持ってお願いに伺った。唐突なこと、非礼なことは

承知の上で、時には国会、議員会館、また政党の本部までにも行き、粘り強く一心に訴えお願いをして行った。多くの関係の皆様方にお力添えと心遣いも頂きお世話になったことは決して忘れることはできないことであった。

「日本児童家庭文化協会エリエール奨励賞」の受賞

苦慮呻吟として永く厳しい期間であったが、私にとって、また親の会にとっても忘れることのできない大きな喜びがあった。活動が認められて「平成6年度日本児童家庭文化協会エリエール奨励賞」を受賞したことである（**写真**）。この賞は、難病と闘っている子どもたちとその家族に対しての社会医学的な実践をすすめている個人またはグループを対象に、それらの一層の促進を願い奨励することを目的としている。応募資格は日本小児科学会ほか3学会の会員または会員の紹介者である。医師でない私は、折居先生の紹介で応募させて頂き、幸いにも受賞の栄を能くしたところであった。

「国際シンポジウム」へ参加

この賞が新聞や関係雑誌に掲載され、ムコ多糖症という疾患と『親の会』の組織が広く社会に認知されて、その後の活動に大きく寄与したと考えている。

この賞を契機として、世界各国の医師、研究者、患者その家族が立場を超えて、3年に一度集まり開催される「MPS国際シンポジウム」へ、患者その家族として日本から初めて参加することになった。1996年、オーストラリア（ウロンゴン）でのことであった。シンポジウムでは、各国のそれぞれの事情、最新の医療情報、治療開発の状況を知り得たこと、また交流もできて多くの様々な立場の方々より計り知れない大きなエネルギーを頂くことができた。

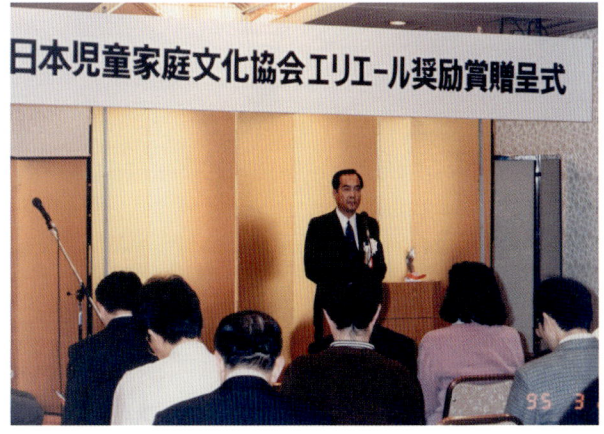

「日本児童家庭文化協会エリエール奨励賞」の受賞式の様子

その後、1999年、オーストリア（ウイーン）での第5回MPS国際シンポジウム、また2002年、韓国（ソウル）での初のMPSシンポジウムへも折居先生方と参加をさせて頂いた。以降、国際シンポジウムへ他の会員の方も参加されており、大変感謝している次第である。

「日本ムコ多糖症研究会」の発足

1997年に、折居忠夫先生をはじめ多くの先生方のご尽力により、ムコ多糖症及び類縁疾患の患者並びに家族の保健、医療、福祉の発展を図り、患者並びに家族の生活の質の向上を支援することを目的とする医師の研究会「日本ムコ多糖症研究会」が発足した。この研究会には全国各地の大学病院を中心とした多くの医師が参加されており、国際シンポジウムと同様にこの研究会と私共と立場を超えて共に開く合同シンポジウムは医療の最新情報を知ることができ、『親の会』にとっても心強い存在となっている。以来、年に一度、隔年で東京、大阪で開催されており現在に至っている。

"特定疾患治療研究対象疾患"に選定される

粘り強く継続して、旧厚生省へ"特定疾患治療研究対象疾患"選定の要望を致していた、2000年11月に、折居忠夫先生、私共の田島事務局長と共にお願いにうかがった。担当課では長時間ご丁寧な対応をして頂いたと記憶している。私は、永年の会の活動の内容等を踏まえての思いやお願い・考えを縷々と述べ、また幾度となく要望書を提出し続けてきたこともお話した。折居先生は、医師の立場での意見を関係資料で熱心に真摯にご説明されていた。このような永年の粘り強い要望活動の経過で、2001年5月1日、"特定疾患治療研究対象疾患"として決定されることになった。同時に「研究班」も立ち上がることが決定した。

申し上げるまでもなく、"特定疾患"に選定されたことは、顧問医師の先生方や日本ムコ多糖症研究会の先生方、思いを共有した同種の患者団体、また多くの様々な立場の方々からのお力添えがあったお陰であることは言うまでもない。選定の知らせを受け、その方々のおひとりおひとりの顔が脳裏を掠めて深甚なる感謝の思いで一杯であった。継続は力、たとえ小さな声であっても叫び続けることはとても大切であると感じたところであった。

ここまで活動が実践できたのは、年齢と共に病状が進行して寝たきりの生活で日々過ごしている子どもと昼夜を問わず永年の介助を続けている妻に鼓舞され、勇気とエネルギーを貰ったとの思いも強い。

医学の進歩と医療行政への期待

『親の会』の発足当時、一縷の望みも持てないこの疾患が、近年、著しい医学の進歩によって、Ⅰ型、Ⅱ型、Ⅵ型と酵素補充療法が国内承認されており、少々驚き喜んでいるのが率直な気持ちである。しかし、酵素補充療法が完治療法ではなく緩和療法であることや、他の病型はこれからという状況であることから、まだまだ課題があると考えている。

その一つに治験の問題がある。見直しの動きが出てきているが、日本の治験はその体制が欧米に比べて不十分なのか、そのスピード、費用といった面で遅れをとっていると思っている。また新薬開発力を高めるためにも承認審査の迅速化、国際共同治験の推進などを願っている。

そして新薬開発のほとんどが海外で行われていることにも問題があると思う。日本の医療レベルは高くその技術がないとはとても思えない。その背景には、研究費、研究施設、医療スタッフの充実などの問題があると考えている。国の責務として解決すべき問題といえる。

様々な問題があるが、国の難病対策は1972年から実施されている難病対策要綱に基づいて実施されている。法制化をされたものではなく、各年度ごとによる予算事業という極めて脆弱な基盤に乗った施策となっている。難病者(児)のQOLを高めるためには、高齢者福祉、障害者福祉と同様に法制化されて、きめ細かな対策がなされることを切に望んでいる。いつの日か、『難病福祉』という言葉が、社会に定着することを願っている。

結びにかえて

1986年、先の会員の方々がご努力され、僅か8家族で発足した『親の会』は、現在、170家族を超え、23年間の紆余曲折を経て、顧問医師をはじめ多くの皆様方に支えられて今日まで成長し歩んで来ることができた。

こうした中で、私共が決して忘れてはいけないことがある。悲しいことに、この間幼くして短い命を亡くした多くの子どもまた家族に何度も直面したことであり、その子どもの思い、家族の悲しみ、苦しみを考えると心が痛む思いである。

このような辛苦、寂寥の思いを何度も経験して今日の『親の会』がある。このことは忘れてならないと考えている。

私は親の会のあり方、役割の一つに最近診断された新たな患者家族やメンバーに対して自分たちの経験を知らせたり、新しい情報を提供しつづけられるように、診断、治療、研究の発展の情報を保ち続けることが重要と考えている。また、来談者の教育に関わること、ケア対策も大切である。そのため、医療関係者との連携、協力は欠くことはできないと考えている。

また医療関係者と『親の会』とは車の両輪のようなものと考えている。立場は違っても目指す目的は同じだからである。これからも私共は、関係する多くの先生方と共に歩んでいかなければならない。『親の会』は軌道に乗り成長はして来たが、まだまだ脆弱な組織であり、多くの課題があることは前述の通りである。会員は、それぞれの問題を抱えて活動にも限界があるのが実情である。しかし、弱音を吐くことなく、今後も会の目的、本質を見失うことなく希望を持って確実に共に前進をして行くことを心から願う次第である。

17-3 海外のMPS協会・患者団体との連携

笠　信博

MPS国際シンポジウムへの参加

　MPS国際シンポジウムは、最新の治療研究の成果の報告、患者・家族と医師・研究者など専門家の教育・交流、社会に対する啓蒙などを目的に、各国のMPS協会の主催で最近では2年おきに開催されている。2008年6月にカナダ・バンクーバーで開催された第10回MPS国際シンポジウムでは4日間の会期中に、専門家向けプログラムで約60件、家族向けプログラムでは約40件の講演が行なわれた。社会的な少数者である患者家族にとって、国際シンポジウムは単なる情報交換の場にとどまらず、同じ病気を抱えるもの同士での交流の中で、日々の生活を見つめなおし今後のケアに向けたモチベーションを高める貴重な機会になっている。

　日本ムコ多糖症親の会の会員としては、1996年オーストラリアで開催された第4回シンポジウムに5家族が参加して以来、これまでに延べ13家族が参加している（表1）。国際シンポジウムに参加する家族を支援するため、日本ムコ多糖症親の会では1996年から特別会計を設け参加費用の一部を助成している。

表1　MPS国際シンポジウムの開催地と日本ムコ多糖症親の会の参加家族数

回次	時期	開催地	日本MPS親の会の参加家族数
1	1987年	アメリカ・ミネアポリス	—
2	1990年	イギリス・マンチェスター	—
3	1993年	ドイツ・エッセン	—
4	1996年5月	オーストラリア・ウロンゴン	5
5	1999年3月	オーストリア・ウィーン	4
6	2000年5月	アメリカ・ミネアポリス	—
7	2002年6月	フランス・パリ	—
8	2004年6月	ドイツ・マインツ	1
9	2006年6～7月	イタリア・ベネチア	2
10	2008年6月	カナダ・バンクーバー	1

海外のMPS協会との交流

　現在、世界29ヵ国でMPS協会が設立されている（表2）。MPS国際シンポジウム参加で得た交わりなどをきっかけに、相互の訪問や会報の交換などで交流している（表3）。欧州・北米では多くの国でMPS協会が設立されており患者の組織化が進んでいるのに対して、その他の地域では限られた国にとどまっている。治療薬の開発に際してもマーケットの大きさが重視される現実を考えると、日本を含む東アジア各国のMPS協会が交流を深め連携し、地域としての存在感を高めていくことも重要と思われる。

表2　MPS協会が設立されている国[注1]

地域	国
欧州	オーストリア、ベルギー、クロアチア、キプロス、チェコ、アイルランド、フィンランド、フランス、ドイツ、ハンガリー、イタリア、オランダ、ノルウェー、ポーランド、ルーマニア、スロベニア、スペイン、スウェーデン、スイス、トルコ
北米・南米	アメリカ合衆国、カナダ、ブラジル
アジア・オセアニア	日本、台湾、韓国、香港、オーストラリア、ニュージーランド

（注1：英国MPS協会のWEBサイト（http://www.mpssociety.co.uk）などによる。）

表3　日本MPS親の会と海外MPS協会などの主な交流

時期	内容
2000年3月	韓国MPS協会（1999年設立）を訪問。（村田相談役）
2000年7月	韓国のサムソンメディカルセンター・Jin博士が岐阜大学・大阪市立大学を訪問。
2000年	米国・国際モルキオ病の会のモルキオ病患者レジストリ（患者登録）に日本から9人登録。
2001年8月	韓国MPS協会の3家族とサムソンメディカルセンター・Jin博士が日本MPS親の会交流会・ムコ多糖症研究会との合同シンポジウム（大阪）に参加。
2006年3月	米国・国際モルキオ病の会の許可を得て「モルキオ病教育用CD-ROM」の日本語版を制作し会員家族などに配布。
2006年9月	英国MPS協会クリスチン・ラベリー会長が来日、懇談。

17-4 日本ムコ多糖症親の会の現状と将来

田島 直秀

私たち日本ムコ多糖症親の会の現在

私たち日本ムコ多糖症親の会は、2009年4月末現在で会員数179名となった。この10年間で約100名の患者家族が新会員として加わった（**図1**）。

会員の疾患別内訳は次の通り。

MPS I型（ハーラー）5名、MPS IS型（シャイエ）6名、MPS II型（ハンター）94名、MPS III型（サンフィリッポ）22名、MPS IV型（モルキオ）17名、MPS VI型（マルトー・ラミー）4名、MPS VII型（スライ）3名、型の不明者が1名。また、ムコ多糖症類縁疾患として、ムコリピドーシス6名、I-cell 7名、ガラクトシアリドーシス3名が当会に所属している（**図2**）。

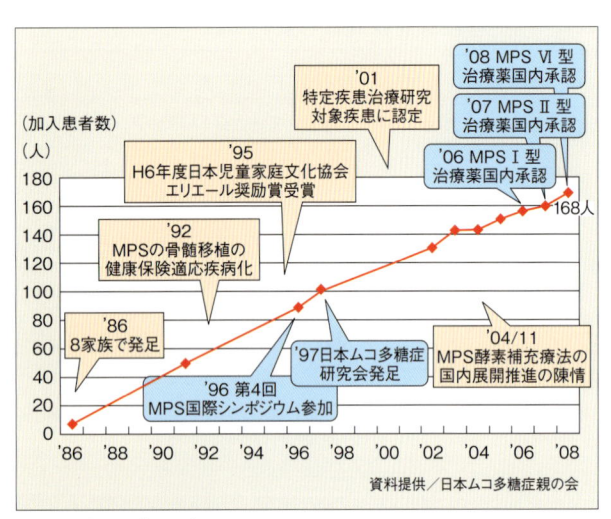

図1　親の会の歩み

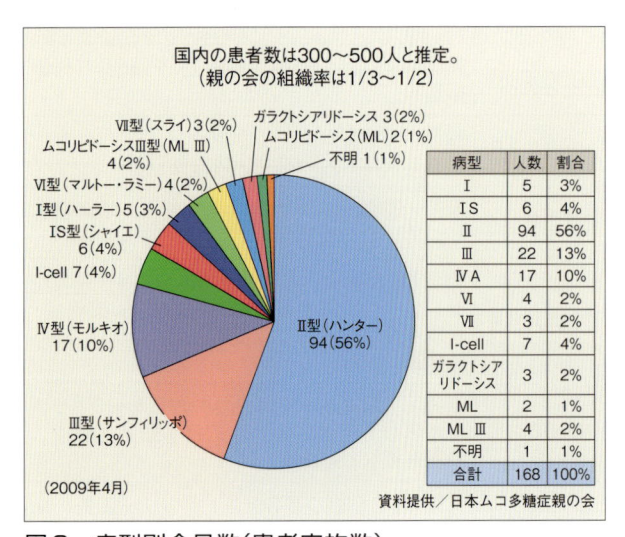

図2　病型別会員数（患者家族数）

患者の死亡後は、脱会する方もあるが、賛助会員として応援する立場になる方も少なくない。会員の立場を継続して活動に参加している家族も多く、現在23名を数える。

なお、会員の中には複数の患者がいる家族もあるため、前述の内訳人数の合計数は会員数を超えている。

その他、当会を側面から援助し応援してくださる賛助会員数が83名いる。最近では、賛助会員の中から、様々な機会に会の活動に積極的かつ活発に関わり、ボランティアにも手を挙げてくださる方々が出てくるようになった。

当会の現在の活動は、年1回8月に開催している交流会が最も大きな位置を占めている。この10年間、東京開催と大阪開催を交互に繰り返している。会員の地域分布は実に北海道から沖縄までとなっているため、開催地については課題も要望も多く、改善への努力が期待されている。また、年1回発行の会報（50～60頁）も当会の交流と情報交換に不可欠かつ重要なものである。

骨髄移植に代わる治療法として酵素補充療法が次第に具体的になるにつれて、行政機関との連携にも力を入れるようになった。特定疾患治療研究事業に選定されることを願って厚生労働省を訪ね要望書を提出してきた。米国でMPS I型の酵素治療のための酵素製剤が承認され販売されてからは、海外承認薬の国内展開を迅速に行ってもらうために繰り返し厚生労働省の関係当局に要望を繰り返し、同時に、製薬会社との連携にも力を注いできた。役員のみならず多くの会員家族、患者自身もそこに同行し、期待と緊急性を顔を合わせて伝えてきた。幸い、一つ一つの地道な活動が実を結び、特定疾患治療研究事業の選定を果たし（2001年5月）、現在欧米で承認・販売されている酵素製剤（MPS I、II、VI型）の国内展開も、長い期間を要したが、すでに承認され販売が開始されている。ムコ多糖症の患者たちに新しい光が注がれるようになった。

当会には顧問医師が5名いる。いずれもムコ多糖症の専門医である。これらの医師からの指導と協力は当会にとって特筆すべきことである。最新の医療情報、治療研究の現状を聞くことができることは言うまでもないことだが、医療的な相談にも応じていただいており、会

員家族からの信頼は厚い。また、前述した行政機関や製薬会社と連携する際にも、顧問医師らのバックアップがなければ前に進むことは著しく困難であったに違いない。数え切れないほどのご尽力をいただいた。

私たち日本ムコ多糖症親の会が抱える課題

　私たち日本ムコ多糖症親の会は、20年以上の歴史を刻んできた患者会であるが、成熟の域に達するにはまだまだ課題が山積している。大きくは3つの課題があるだろう。

　第1の課題は、運営の主体を誰が担うかである。設立当初から患者家族が運営してきた。当事者であるからこそできる患者会活動ではあるが、反面、患者の病状の進行具合によっては生活のスタイルも一変する。歩行困難、呼吸器障害の進行、繰り返す入退院、不眠不休での介護、それぞれの段階において患者を抱える家族には身体的かつ精神的負担が上昇の一途をたどる。そのような状況下であってもこれまでずっと役員を務めてきた者も多く、その流れは未だに変わっていない。

　第2の課題は、会員相互の交流の壁をいかに取り除くかである。主に3つの壁があるように思われる。

　その一つは、会員が全国的に広がっているにもかかわらず（図3）、年1回の交流会の開催が東京と大阪だけに限定されていることから生じる距離の壁である。多額の旅費の負担と長時間の移動が可能な家族だけが集まれるだけとなってしまうため、実際に交流会に参加する会員は全体の四分の一に留まっている。

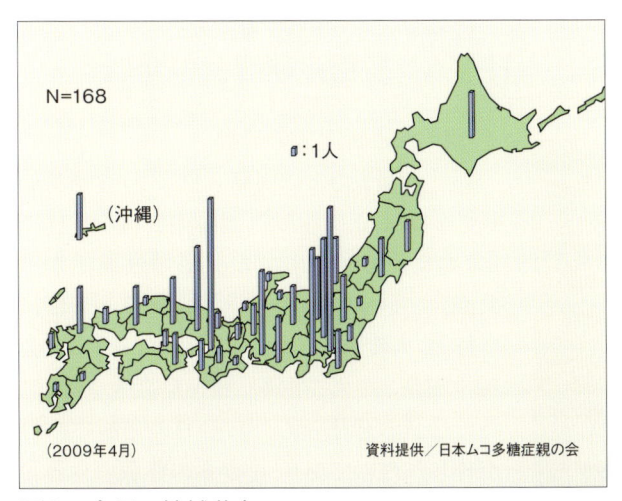

図3　会員の地域分布

　次に、ムコ多糖症やその類縁疾患では、MPS II型を除けば患者数は各々少数である点に壁が生まれる。結果的に、交流の幅が狭いことになるばかりか、交流会に参加しても全体の四分の一の参加者では、同じ型の家族と交流することが難しくなってしまう。

　そして、患者を亡くした家族との壁がある。交流会において、患者を亡くした家族に声を発してもらうことを試みたこともあるが、患者の終焉に目を向けるよりも治療法だという空気には勝てない。患者を亡くした家族には交流会に参加しても居場所を見出すことができない場合が多い。当会の活動の中に、患者を亡くした家族へのグリーフケアが視点として生まれなければならないだろう。

　第3の課題は、運営資金である。賛助会員の方々の支援は大きいが、当会の活動が広がるにつれて運営資金の確保は大きな課題になってきた。しばらく前から企業からの寄付を受ける機会が増えるようになり随分と支えられているが、当会が抱える課題を克服していくためにも、更なる資金の確保は重要な課題であるだろう。

私たち日本ムコ多糖症親の会の展望

　私たち日本ムコ多糖症親の会は、会の将来像をどのように描くべきだろうか。

　患者家族は、会全体の方向性を監督する立場に移行し、細かな事務運営を第三者に委ねることを検討すべき時に来ていると考えている。有給のスタッフを持つことが一つの解決策になるかもしれない。

　また、地域別に支部を設立することが必要である。身近な地域での交流の機会が持てるようにすることは、会員のニーズに合致することであることは間違いない。但し、それを誰が担うかを考えれば、道は険しいだろう。会員らを促して行かなくてはならない。

　そして、運営資金の確保である。様々な知恵を出し合い、今後の会員相互の交流への援助、治療法確立のための種々の支援、MPS国際シンポジウムへの参加援助、など、患者と家族に関わるさまざまなニーズを想定しながら、できる限りの活動ができるようでありたい。そのためには資金がどうしても必要である。

　今後も、様々な方面から、私たち日本ムコ多糖症親の会を応援していただきたい。

17-5 日本ムコ多糖症親の会と日本ムコ多糖症研究会

折居 忠夫

ムコ多糖症親の会の設立まで

　小生は1984年（昭和59年）5月1日から6月14日まで文部省の短期在外研究員として、主に英国ロンドン大学のHobbs教授（ムコ多糖症への骨髄移植を世界で最初に行った）、オランダ、西ドイツのムコ多糖症及び骨髄移植の研究機関を訪ねまわりました。さらに渡欧の一つの目的は、世界で初めてムコ多糖症および類似疾患の親の会を作られたChristine Lavery さんをお訪ねすることでした。ロンドン郊外の自宅兼英国ムコ多糖症親の会事務所の前の写真は中央がMrs. Christine Lavery、男性は小生ですが、撮影者はご夫君です。Christine Lavery さんは1980年代の初めに東京にある英国大使館員のご夫君、長男のSimon さん（Hunter病）と東京に滞在なされていました。小生がロンドン郊外のご自宅をお訪ねした際に、日本にムコ多糖症親の会を作るように、家族に働きかけてくださいと強く依頼されました。帰国後、岐阜県または隣県に住居のある方の中で芯となっていただける方を順にお願いいたしましたが、なかなか前向きな返答はいただけませんでした。そうこうしているうちに、所さんのお嬢さんはムコ多糖症ではありませんが、ライソゾーム病に属しており、お嬢さんの病気の親の会をつくることに熱心な方でした。無理とは知りながら、無理やりお願いし漸く承諾していただきました。親の会の芯ができたのです。本当に有難かったと今でも思い続けて感謝しています。以下は当時のパンフレットからの引用です。

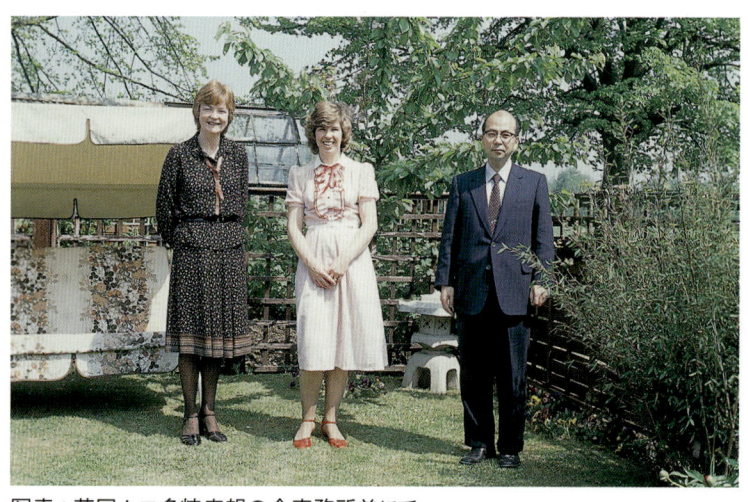

写真；英国ムコ多糖症親の会事務所前にて

ムコ多糖症患者及び親の会に御理解と御支援を！！
＜活動の主な歩み＞
昭和61年6月（1986）
　ムコ多糖症親の会　発足準備開始
昭和61年9月
　患者の家族に設立趣意書送付（10家族に限定送付）
昭和62年6月
　会報　創刊号発送（会員8家族に対して）
昭和62年10月
　回覧ノート　回覧開始
昭和63年5月
　第1回交流会　開催（岐阜にて6家族参加）
昭和63年6月
　会独自の患者全国調査（岐阜大学も別方法で協力）
昭和63年7月
　会報　第1号発送（会員14家族に対して）
昭和64年1月
　会報　第2号発送（会員26家族に対して）
平成元年5月
　第2回交流会　開催（岐阜にて9家族参加）
平成元年6月
　会報　第3号発送（会員29家族に対して）
平成2年4月には会員の合計が44家族になっている。

日本ムコ多糖症親の会と日本ムコ多糖症研究会の発展

1）親の会と研究会の発展

　初代の会長さんは浅草　宏一さん、事務局長さんは所 正樹さんで、当時の会員の皆様には、ムコ多糖症親の会の発足準備開始から交流会、会報の作成、発送、会員が5～6倍に増加と、大変なご苦労をおかけし、次いで、会長村田修二さん、事務局長田島直秀さん、当時の会員の皆様らにより、今日の発展の基盤が作られたのであり、心からの尊敬の念とお喜びを分かち合える幸せを感じております。皆様のお力で平成4年（1992年）ムコ多糖症を含む先天代謝異常症が骨髄移植の適応になったこと（東海大学加藤俊一教授と共に厚

生省へ要望し実現）、平成6年（1994）度日本児童家庭文化協会エリエール奨励賞の受賞（村田修二会長の功績が大きい）、平成13年（2001年5月1日）ムコ多糖症を含むライソゾーム病が特定疾患治療研究対象疾患として決定されることになった、同時に研究班も立ち上がることが決定した（主として日本ムコ多糖症親の会および日本ムコ多糖症研究会の厚生労働省への度重なる熱心な要望による、村田修二、田島直秀、折居忠夫、鈴木康之）。これらのことは日本ムコ多糖症親の会および日本ムコ多糖症研究会の会員にとって極めて大きな成果であり、喜びでもあります。

2）印象に残った方々

歴代の親の会会長をなされた浅草宏一さん、村田修二さん、藤田 潮さん、見上 豊繁さん、事務局長の所 正樹さん、田島直秀さん、川元 正司さん、また役員として活躍いただきました高木明子さん、笠 信博さん、秋山武之さんほか役員の方々、また1997年に発足した日本ムコ多糖研究会の役員の方々、厚生労働省の担当課の方々、衆議院、参議院の議員の方々、日本ジェンザイム、アンジェス、バイオマリン、シャイア、生化学工業、日本ケミカルリサーチの方々およびボランテアの方々のご支援ご協力を心からお礼を申し上げます。多くの方々の善意で個々まで着実に輪が広がってきたように考えます。

①浅草宏一さんのことは、日本ムコ多糖症親の会にとって忘れることの出来ない方でした。絵画など多くの才能を持たれ趣味の人であり、常識人であり、大自然と調和して生きたヒトであり、善人であり、自己の病気を超越して、毎日を幸せに大切に生きたヒトであり仏のようなヒトでありました。小生は浅草さんから、実に多くのことを学び、多くのことを教わったと考えております（浅草さんに対する小生の印象はお母様の手記を拝読以前のものです）。ここで故浅草宏一さんのお母さんの浅草幸子さんが息子の思い出として手記を寄せられましたのでご紹介させていただきます。

息子との思い出

浅草幸子

二歳の頃から何となく普通の子どもと違う。発育が遅れている訳でもないが、ただ頭が大きくてこけやすくて何かが違う。母親の勘で心配しておりました。幼稚園に行くようになってから、九大病院に検査入院をする事になりました。その結果やっと五歳の時に病名が分り、ムコ多糖症（ハンター症候群）と判明しました。その時から入退院の繰り返しの人生でした。生まれた時からずっと一緒に過ごしてきた四十一年間の出来事は、母親である私の頭の中に今も鮮明に残っています。息子の病気は進行性であるため、段々と体型が変わっていくのが分ります。肝臓、脾臓、心臓が肥大してお腹も大きくなります。そんな中で背が低くて頭が大きく、顔にも特徴が現れてきました。何と言っても一番辛い思いをしたことは、他人にジロジロと見られる事です。子どもは立ち止まってじーっと息子を見ています。こんな出来事はしょっ中でしたが、私の力ではどうする事もできませんでした。しかし息子は強い意志をもっており、多くの友人に恵まれて対等に話し合える人間でした。あらゆる分野の本を読みあさり、知識を広めておりました。そのせいかあまり愚痴も言わずに、素直に育ってくれました。

家では父親と私そして弟も、兄貴、あにき、と呼んで、色んなことを相談したり、教えてもらう事も多々ありました。わが家では、中心的な存在でした。趣味も広く、パソコン、写真、美術、読書等、やりたい事が山積みしている様子でしたが、四十一歳の時に内視鏡による喉の静脈瘤の手術をしてから、体調が少しずつ悪くなり、日一日を大切に過ごすことで精一杯でした。幼稚園に通い、小、中、高、大学と幾多の困難を乗り越えて、なんとかやってきましたが、平成十七年十月八日に四十二歳の誕生日（十一月八日）を迎えることなく逝ってしまいました。

息子は亡くなりましたが、親の会は脱会せずに患者家族の先輩として何か私に出来ることがあればと思い、微力ながらお手伝いをしたいと考えています。

---

②もうひと方は、ムコ多糖症親の会会報（第一号）に「英国MPS協会」という題名で寄稿文（1988.5.2）をお寄せいただきました本村沙里さんのことです（ご夫君本村芳行さんは平成16年3月当時、国際連合日本政府代表部大使でしたが、平成17年8月27日に逝去されています）。

1　経緯（1）沙里さんは7年ぐらい前（1981年？）、東京でクリスティーン レイヴリー夫人にお会いした際、長男のサイモン君（Simon）が身体障害者であるのに気づいた。その後コンタクトを失ったが、2年前パリに住んでいた時、仏人医師より三男哲也がムコ多糖体症（MPS）ではないかといわれ、東京と連絡をとった際、折居教授より英国にMPSの親の会があると聞いた。そこで早速連絡をとったところ、親の会はレイヴリー夫人が長男サイモン君（7歳）の死後、設立したことを知りびっくりした。（2）この病気は極めてまれであるので、サイモン君が生きている間、レイヴリー夫人が、同様の病気の子ど

もをもつ親とコンタクトしようとしても、なかなかうまくいかなかった。しかし、努力の甲斐があって、1982年9月に80家族で英国MPS協会が発足し、最初のニュースレターが送付された。同協会のシンボルマークには図案化されたサイモン君の両手が使われている。それ以来、同協会の設立は、MPS関係専門家、MPSの子どもを持つ両親等にとって大成功であったと見られており、同様の団体がカナダ、ニュージーランド、南アフリカ、ドイツ、オーストリア、オーストラリア及び米国で設立されている。紙数の関係で項目番号のみ記します。2 英国MPS協会の業務内容　3 国際会議　4 所感　（1）正確な情報の重要性　（2）兄弟姉妹の重要性（ハンディキャップを持つ人に対する思いやりが生まれつつある）　（3）MPSの子どもに惜しみない愛情を。

　以上ですが、本村沙里さんには今後も日本と国外のムコ多糖症親の会の架け橋としてご活躍くださいますよう願っております。

日本ムコ多糖症親の会の課題と展望

　親の会の極めて困難な時期に長期間にわたって事務局長をなさった田島直秀さん、本当に心身のご苦労をおかけし、申し訳ないという思いが一杯です。しかし、田島さんが事務局長をなさっておられたから、日本にいろんな多くの患者や親の会があるなかで、小さいながら、大いに奮闘なされ、ムコ多糖症の親の会のみでなく、他の多くの難病の会の患者さんに下記のように、大きな希望とQOLの向上をもたらされた貢献は極めて大きいものがあったと私たちは感謝と敬意を表しているのです。上述したごとく①ムコ多糖症ばかりでなく、他の先天代謝異常に対して骨髄移植が健康保険適応となる(1992)。②平成6年(1994)度日本児童家庭文化協会エリエール奨励賞の受賞。③日本ムコ多糖症研究会発足 (1997)。④ムコ多糖症を含むライソゾーム病が特定疾患治療研究対象疾患として決定されることになった (2001)。また、田島さんが事務局長時代に実現が困難であった課題も、国民への種々の啓発活動により、希少難病への認知度の向上、科学の進歩（インターネット等）により、会員相互の理解、協調、協力、支援、活動への参加などの意見の集約などが迅速に効率的に実施可能になってきました。会員自体の自主性の高まり、動けば何かを獲得できるとの自信も芽生えてきています。これまで日本ムコ多糖症親の会が抱える課題　紙数の関係で簡潔に述べます。

(1) 運営の主体は患者または患者の家族が担うべきです。会員の叡知により、例えば、患者さんが死亡後も会員の立場を継続して活動に参加している家族も多くおられます。上記した浅草さんのご家族もそうです。このような方は極めて貴重です。できれば患者を亡くしたご家族で希望なされる方に担っていただければ最高と思っています。勿論、能力に伴った給料の支給は当然のことです。
(2) 会員相互の交流を活発にし活性化するためには、現在、開催場所は2箇所で、沖縄、九州、北海道、東北など方は出席できにくいということになります。解決策として①会議全体を録画録音したCDを配布する。②2～3年に1回は旅費を支給する。③日本ムコ多糖症親の会、日本ムコ多糖症研究会、会員、顧問医間をインターネットで結ぶ。④同じタイプ間の交流はインターネットで交流可能、タイプ担当顧問医を年度毎に定めると相談可能。また毎年希望により、タイプ別相談会を設ける。⑤患者さんを亡くされた家族は多くのことを経験されており、極めて貴重で毎回家族をご招待してその方に適した役割を担っていただく。
(3) 将来を見据えて種々の事業、活動を円滑に運営し、会員のQOLを向上させていくためには、多くの資金が必要です。あらかじめ予算を計上し、支出にみあった収入を獲得しなければなりません。会員が一丸となって自ら動き出すことです。必要な資金は他力本願でなく、自力本願で集める覚悟が必要です。日本でも少しづつではありますが、弱者への支援の輪が大きくなりつつあります。欧米では半端でないお金が研究機関に寄付されています。これはよいことですが、まず集めた資金は親の会の運営と患者さんと家族の日々のQOLの向上にお使いいただき、残りは研究者を育てるために優れた研究機関へご寄付ください。

日本ムコ多糖症親の会の患者および家族の生活保障の充実

(1) 介護保険の適用（年齢制限の撤廃）
(2) ドネイションの推進、普及を強力に推進（優遇税制）－社会の活性化

　毎年毎年　上記2つの事項を政府に要望してゆきましょう。

　「念ずれば花開く」です。

17-6 ムコ多糖症の関連医療機関、酵素活性・遺伝子検査実施施設、関連学会一覧

鈴木 康之

● 関連医療機関リスト

病院名	専門医	連絡先
北海道		
独立行政法人国立病院機構 北海道医療センター　小児科	長尾雅悦	〒063-0005　札幌市西区山の手5条7丁目1番1号 TEL：011-611-8111（代表）
手稲渓仁会病院 小児科	窪田　満	〒006-8555　札幌市手稲区前田1条12丁目1-40 TEL：011-681-8111（代表）
NTT東日本札幌病院 小児科	森　俊彦	〒060-0061　札幌市中央区南1条西15丁目 TEL：011-623-7000（診療案内）
札幌医科大学医学部 小児科	田中藤樹	〒060-8543　北海道札幌市中央区南1条西16丁目 TEL：011-611-2111（代表）
小樽協会病院 小児科		〒047-8510　北海道小樽市住ノ江1-6-15 TEL：0134-23-6234
東北		
仙台市立病院 小児科	大浦敏博	〒984-8501　仙台市若林区清水小路3番地の1 TEL：022-266-7111（代表）
東北大学病院 小児科	呉　繁夫、 坂本　修	〒980-8574　仙台市青葉区星陵町1-1 TEL：022-717-7000（代表）
秋田大学医学部附属病院 小児科	高橋　勉、 野口篤子	〒010-8543　秋田県秋田市広面字蓮沼44-2 TEL：018-834-1111（代表）
財団法人 神経疾患研究所附属 総合南東北病院　検査科	遠藤昌弘	〒963-8563　福島県郡山市八山田7丁目115 TEL：024-934-5322（代表）
関東		
自治医科大学 とちぎ子ども医療センター小児科	山形崇倫、 森　雅人	〒329-0498　栃木県下野市薬師寺3311-1 TEL：0285-44-2111（代表）
----	鈴木義之	〒234-8501　栃木県大田原市北金丸2600-1 国際医療福祉大学大学院保健医療学専攻 リハビリテーション学・理学療法学分野 TEL：0287-24-3229
東京慈恵会医科大学附属病院 小児科	井田博幸、小林博司、 大橋十也	〒105-8461　東京都港区西新橋3-25-8 TEL：03-3433-1111（代表）
東京慈恵会医科大学附属病院 総合診療部	衛藤義勝	〒105-8461　東京都港区西新橋3-25-8 TEL：03-3433-1111（代表）
国立成育医療研究センター ライソゾーム病センター	奥山虎之、 小須賀基通、木田和宏	〒157-8535　東京都世田谷区大蔵2-10-1 TEL：03-3416-0181
東京都予防医学協会	北川照男、 大和田　操	〒162-0843　新宿区市谷田町1-11-1 サンシビル2階 （財）東京都予防医学協会 分室　代謝異常検査センター TEL：03-3269-1172
医療法人財団健貢会 東京クリニック	衛藤義勝	〒100-0004　東京都千代田区大手町2-2-1 新大手町ビル TEL：03-3516-7151（代表）

病院名	専門医	連絡先
千葉県こども病院 代謝科	村山　圭、 高柳正樹	〒266-0007　千葉県千葉市緑区辺田町579-1 TEL：043-292-2111
埼玉県立小児医療センター 代謝内分泌科	望月　弘	〒339-8551　埼玉県さいたま市岩槻区馬込2100番地 TEL：048-758-1811
中部		
岐阜大学医学部附属病院 小児科	鈴木康之、 折居建治	〒501-1194　岐阜県岐阜市柳戸1番1 TEL：058-230-6000（代表）
折居クリニック	折居忠夫、 折居恒治	〒502-0851　岐阜県岐阜市鷺山大橋96 TEL：058-232-7800
関西		
大阪市立大学医学部附属病院 小児科	田中あけみ、 澤田　智	〒545-8586　大阪府大阪市阿倍野区旭町1-5-7 TEL：06-6645-2121（代表）　06-6645-3816（医局直通）
大阪大学医学部附属病院 小児科	酒井規夫、大友孝信	〒565-0871　大阪府吹田市山田丘2番15号 TEL：06-6879-5111（代表）
いぬいこどもクリニック	乾　幸治	〒664-0029　兵庫県伊丹市中野北3-6-6 TEL：072-771-7848
中国		
島根大学医学部附属病院 小児科	福田誠司、 山口清次	〒693-8501　島根県出雲市塩冶町89-1 TEL：0853-23-2111
鳥取大学医学部附属病院 脳神経小児科	大野耕策、 戸川雅美	〒683-8504　鳥取県米子市西町36番地1 TEL：0859-33-1111
広島大学病院　小児科	但馬　剛、 佐倉伸夫	〒734-8551　広島県広島市南区霞1-2-3 TEL：082-257-5555（代表）
国立病院機構岡山医療センター 小児科	古城真秀子	〒701-1192　岡山県岡山市北区田益1711-1 TEL：086-294-9911（代表）
四国		
国立病院機構香川小児病院	伊藤道徳	〒765-8501　香川県善通寺市善通寺町2603 TEL：0877-62-0885
香川大学医学部附属病院 小児科	伊藤　進	〒761-0793　香川県木田郡三木町大字池戸1750-1 TEL：087-898-5111（代表）
九州		
久留米大学病院 小児科	芳野　信、 渡邊順子	〒830-0011　福岡県久留米市旭町６７番地 TEL：0942-35-3311
社会福祉法人聖家族会 みさかえの園むつみの家	松本　正	〒859-0167　長崎県諫早市小長井町遠竹2747番地6 TEL：0957-34-4520
沖縄		
琉球大学医学部附属病院 小児科	知念安紹	〒903-0215　沖縄県中頭郡西原町字上原207番地 TEL：098-895-3331
海外		
セントルイス大学	戸松俊治	St. Louis University School of Medicine Pediatric Research Institute 3662 Park Avenue St. Louis Missouri USA 63104

●酵素活性・遺伝子解析検査の検査項目一覧

検査施設	酵素活性							遺伝子診断						
	Ⅰ型	Ⅱ型	Ⅲ型	Ⅳ型	Ⅵ型	Ⅶ型	Ⅸ型	Ⅰ型	Ⅱ型	Ⅲ型	Ⅳ型	Ⅵ型	Ⅶ型	Ⅸ型
国立成育医療研究センターライソゾーム病センター	○	○				○		○	○	○	○	○	○	
大阪市立大学医学部附属病院　小児科	○★	○★	○★		○★	○★								
鳥取大学生命機能研究支援センター遺伝子探索分野	○			○ ⅣB型のみ		○								
東京慈恵会医科大学DNA医学研究所／遺伝病研究講座	○	○		○ ろ紙血のみ	○ ろ紙血のみ	○								
東京都予防医学協会	○	○												
総合南東北病院	○	○		○	○	○								
エス・アール・エル(SRL)	○*	○*	○*	○*	○*	○*								

★尿中ムコ多糖検査は当院外来受診患者について実施(外部の検体については要相談)
★酵素活性は、Ⅰ、Ⅱ、Ⅲ、Ⅵ、Ⅶが可能(検体のみの依頼は不可。患者様が当院に来院された場合にのみ実施)
＊〔一次検査〕尿中検査(3564-6:ウロン酸定量検査)
　本検査は硫酸カルバゾール法による尿中ウロン酸定量 電気泳動法による尿中ムコ多糖分画(デルマタン硫酸・ヘパラン硫酸・コンドロイチン硫酸・ケラタン硫酸)尿中ウロン酸定量値とムコ多糖分画比率により正常・異常・ムコ多糖症のTypeを判別。そこでムコ多糖症が疑われた場合に、二次検査を実施。
＊〔二次検査〕酵素活性測定(白血球中)

●酵素活性・遺伝子解析検査の実施施設情報

取扱病院	検査項目	検体(量、保存方法)	担当者	連絡先
国立成育医療研究センターライソゾーム病センター	酵素活性 Ⅰ型、Ⅱ型、Ⅶ型 遺伝子解析 Ⅰ型、Ⅱ型、Ⅲ型、Ⅳ型、Ⅵ型、Ⅶ型	下記ホームページ参照 http://www.ncchd.go.jp/hospital/section/lysosome/index.html	奥山虎之、小須賀基通、木田和宏	〒157-8535 東京都世田谷区大蔵2-10-1 TEL：03-3416-0181 FAX：03-3417-2238
大阪市立大学医学部附属病院 小児科	酵素活性 Ⅰ型、Ⅱ型、Ⅲ型、Ⅵ型、Ⅶ型	尿中ムコ多糖検査は当院外来受診患者について実施(外部の検体については要相談)酵素活性は検体のみの依頼は不可。患者様が当院に来院された場合にのみ実施	田中あけみ	〒545-8586 大阪府大阪市阿倍野区旭町1-5-7 TEL：06-6645-2121(代表) 06-6645-3816(医局直通)
鳥取大学生命機能研究支援センター遺伝子探索分野	酵素活性 Ⅰ型、ⅣB型、Ⅶ型		難波栄二、足立香織	〒683-8503 鳥取県米子市西町86 TEL：0859-38-6472
東京慈恵会医科大学DNA医学研究所／遺伝病研究講座	酵素活性 Ⅰ型、Ⅱ型、Ⅶ型	ヘパリン加血5ml	大橋十也	〒105-8461 東京都港区西新橋3-25-8 TEL：03-3433-1111 FAX：03-3433-1230
東京都予防医学協会	酵素活性 Ⅰ型、Ⅱ型	乾燥濾紙血（新生児スクリーニング用採血濾紙3〜4スポット）	鈴木　健 藤川研人 石毛信之	〒162-0843　東京都新宿区市谷田町1-11-1　サンシビル2階(財)東京都予防医学協会分室代謝異常検査センター TEL：03-3269-1172
総合南東北病院	酵素活性 Ⅰ型、Ⅱ型、Ⅳ型、Ⅵ型、Ⅶ型		遠藤昌弘	〒963-8563 福島県郡山市八山田7丁目115 TEL：024-934-5322(代表)
エス・アール・エル（SRL）	酵素活性 Ⅰ型、Ⅱ型、Ⅲ型、Ⅳ型、Ⅵ型、Ⅶ型	EDTA加血(全血7mL、冷蔵)		各営業所

(2011年2月現在)

●関連学会

国内	
日本ムコ多糖症研究会 日本ライソゾーム病研究会	事務局：岐阜大学医学教育開発研究センター（鈴木康之） 〒501-1194　岐阜県岐阜市柳戸1-1
日本先天代謝異常学会（JSIMD）	http://square.umin.ac.jp/JSIMD/
日本小児科学会	http://www.jpeds.or.jp/
海外	
米国先天代謝異常学会 Society for Inherited Metabolic Disorders（SIMD）	http://www.simd.org/
欧州先天代謝異常学会 The Society for Study of Inborn Errors of Metabolism（SSIEM）	http://www.ssiem.org/index.asp
国際先天代謝異常学会 International Congress Of Inborn Errors of Metabolism（ICIEM）	SSIEM、SIMD、JSIMD、オーストラリアの先天代謝異常学会が集まり、3年に1回開催される国際学会
ムコ多糖症及び関連疾患国際シンポジウム International Symposium on MPS and Related Diseases	ムコ多糖症及び関連疾患に携わる医療関係者及び患者が集まり、2年に1回開催される合同シンポジウム

●支援団体・機関

国内	
日本ムコ多糖症親の会（MPS親の会）	http://mps-japan.org/
難病センター	http://www.nanbyou.or.jp/
厚生労働省難治性疾患克服事業ライソゾーム病（ファブリー病を含む）に関する調査班	http://www.japan-lsd-mhlw.jp/index.html
海外	
National MPS Society, Inc.（米国）	http://www.mpssociety.org/
Society for Mucopolysaccharide Diseases（英国）	http://www.mpssociety.co.uk

●関連企業

国内	
ジェンザイム・ジャパン株式会社	http://www.genzyme.co.jp/
アンジェスMG株式会社	http://www.anges-mg.com/
海外	
Genzyme Corporation	http://www.genzyme.com/
Biomarin Pharmaceutical Inc.	http://www.bmrn.com/
Shire Human Genetic Therapies, Inc.	http://www.shire.com/
（海外）製薬会社提供情報サイト	
MPS-I Disease.com ムコ多糖症I型疾患情報	http://www.mps1disease.com/en/
Aldurazyme.com ムコ多糖症I型治療剤に関する情報	http://www.aldurazyme.com/
Hunter Patients.com ムコ多糖症II型疾患情報	http://www.hunterpatients.com/
Elaprase.com ムコ多糖症II型治療剤に関する情報	http://www.elaprase.com/
Maroteax-lamy.com ムコ多糖症VI型疾患情報	http://www.maroteaux-lamy.com/
Nagrazyme.com ムコ多糖症VI型治療剤に関する情報	http://www.naglazyme.com/

● 関連施設URL

施設名	
独立行政法人国立病院機構北海道医療センター	http://www.hosp.go.jp/~hokkaidomc/department/index.html
手稲渓仁会病院	http://www.keijinkai.com/teine/
NTT東日本札幌病院	http://www.ntt-east.co.jp/smc/
札幌医科大学医学部小児科	http://web.sapmed.ac.jp/ped/
仙台市立病院	http://hospital.city.sendai.jp/
東北大学病院	http://www.hosp.tohoku.ac.jp/
秋田大学医学部附属病院	http://www.hos.akita-u.ac.jp/index.html
財団法人 神経疾患研究所附属 総合南東北病院	http://www.minamitohoku.or.jp/
自治医科大学とちぎ子ども医療センター	http://www.jichi.ac.jp/hospital/top/jcmct/index.html
東京慈恵会医科大学	http://www.jikei.ac.jp/
東京慈恵会医科大学附属病院	http://www.jikei.ac.jp/hospital/honin/index.html
国立成育医療研究センター	http://www.ncchd.go.jp/
東京都予防医学協会	http://www.yobouigaku-tokyo.or.jp/index.html
医療法人財団 健貢会 東京クリニック	http://www.tokyo-cl.com/
千葉県こども病院	http://www.kodomo.umin.jp/
埼玉県立小児医療センター	http://www.pref.saitama.lg.jp/soshiki/q04/
岐阜大学医学部附属病院	http://hosp.gifu-u.ac.jp/
折居クリニック	http://www.orii-clinic.com/
大阪市立大学医学部附属病院	http://www.med.osaka-cu.ac.jp/hosp/
大阪大学医学部附属病院	http://www.hosp.med.osaka-u.ac.jp/
いぬいこどもクリニック	http://inuiclinic.com/
島根大学医学部附属病院	http://www.med.shimane-u.ac.jp/hospital/
鳥取大学医学部附属病院	http://www2.hosp.med.tottori-u.ac.jp/
鳥取大学生命機能支援研究センター	http://grc1.med.tottori-u.ac.jp/Seimei/index.html
国立病院機構岡山医療センター	http://okayamamc.jp/index.php
広島大学病院	http://www.hiroshima-u.ac.jp/hosp/
国立病院機構香川小児病院	http://www.kagawasy-hosp.jp/
香川大学医学部附属病院	http://www.med.kagawa-u.ac.jp/~hospital/index.html
久留米大学病院	http://www.hosp.kurume-u.ac.jp/
社会福祉法人聖家族会　みさかえの園むつみの家	http://www.misakae.or.jp/
琉球大学医学部附属病院	http://www.hosp.u-ryukyu.ac.jp/
エス・アール・エル（SRL）	http://www.srl-group.co.jp/

（文責　鈴木康之）

付録：
遺伝子変異のリスト

18

18 ムコ多糖症遺伝子変異（Mutation）一覧

分類	略号	正式名	Chromosomal location	mutation
MPS I	IDUA	Alpha-L-iduronidase	4p16.3	121

Missense/nonsense : 80 mutations

HGMD codon change	HGMD amino acid change (ATG=1)	HGVS (protein)	HGVS (nucleotide)	Phenotype	Reference
ATGc-ATA	Met1Ile	M1I	3G>A	Hurler syndrome	Lee-Chen (1997) J Med Genet 34, 939
GGC-GAC	Gly51Asp	G51D	152G>A	Hurler syndrome	Bunge (1994) Hum Mol Genet 3, 861
TGCc-TGA	Cys53Term	C53X	159C>A	Hurler syndrome	Venturi (2002) Hum Mutat 20, 231
cCAG-TAG	Gln60Term	Q60X	178C>T	Hurler syndrome	Beesley (2001) Hum Genet 109, 503
cCAG-TAG	Gln63Term	Q63X	187C>T	Hurler syndrome	Voskoboeva (1998) Mol Genet Metab 65, 174
TACg-TAA	Tyr64Term	Y64X	192C>A	Hurler syndrome	Bach (1993) Am J Hum Genet 53, 330
cCAG-TAG	Gln70Term	Q70X	208C>T	Hurler syndrome	Clarke (1993) Hum Mol Genet 2, 1311
cGCC-ACC	Ala75Thr	A75T	223G>A	Hurler syndrome	Clarke (1994) Hum Mutat 3, 275
cGCC-CCC	Ala75Pro	A75P	223G>C	Hurler syndrome	Voskoboeva (1998) Mol Genet Metab 65, 174
GCC-GTC	Ala79Val	A79V	236C>T	Hurler-Scheie syndrome	Lee-Chen (2002) J Formos Med Assoc 101, 425
CAC-CCC	His82Pro	H82P	245A>C	Hurler syndrome	Clarke (1993) Hum Mol Genet 2, 1311
cCGG-TGG	Arg89Trp	R89W	265C>T	Hurler syndrome	Bunge (1995) Hum Mutat 6, 91
CGG-CAG	Arg89Gln	R89Q	266G>A	Hurler syndrome	Scott (1995) Hum Mutat 6, 288
ATGg-ATC	Met133Ile	M133I	399G>C	Hurler syndrome	Matte (2003) Mol Genet Metab 78, 37
cACT-TCT	Thr141Ser	T141S	421A>T	Hurler syndrome	Amr (2009) Genet Test Mol Biomarkers 13, 761
GCC-GAC	Ala160Asp	A160D	479C>A	Hurler syndrome	Venturi (2002) Hum Mutat 20, 231
AGA-ATA	Arg162Ile	R162I	485G>T	Hurler syndrome	Li (2002) Genet Med 4, 420
TACg-TAA	Tyr167Term	Y167X	501C>A	Scheie syndrome	Beesley (2001) Hum Genet 109, 503
cGAG-AAG	Glu178Lys	E178K	532G>A	Hurler syndrome	Venturi (2002) Hum Mutat 20, 231
tGAG-AAG	Glu182Lys	E182K	544G>A	Hurler syndrome	Brooks (2001) Glycobiology 11, 741
CCA-CGA	Pro183Arg	P183R	548C>G	Hurler syndrome	Venturi (2002) Hum Mutat 20, 231
GGC-GAC	Gly197Asp	G197D	590G>A	Hurler syndrome	Venturi (2002) Hum Mutat 20, 231
TACg-TAA	Tyr202Term	Y202X	606C>A	Hurler syndrome	Matte (2003) Mol Genet Metab 78, 37
cGAT-AAT	Asp203Asn	D203N	607G>A	Hurler syndrome	Dou (2007) Zhonghua Yi Xue Yi Chuan Xue Za Zhi 24, 136
TGC-TAC	Cys205Tyr	C205Y	614G>A	Scheie syndrome	Beesley (2001) Hum Genet 109, 503
GGT-GAT	Gly208Asp	G208D	623G>A	Hurler syndrome	Li (2002) Genet Med 4, 420
GGT-GTT	Gly208Val	G208V	623G>T	Hurler syndrome	Beesley (2001) Hum Genet 109, 503
CTG-CCG	Leu218Pro	L218P	653T>C	Hurler syndrome	Bunge (1994) Hum Mol Genet 3, 861
CTG-CAG	Leu238Gln	L238Q	713T>A	Hurler syndrome	Yogalingam (2004) Hum Mutat 24, 199
CAC-CGC	His240Arg	H240R	719A>G	Scheie syndrome	Beesley (2001) Hum Genet 109, 503
TCC-TTC	Ser260Phe	S260F	779C>T	Hurler-Scheie syndrome	Matte (2003) Mol Genet Metab 78, 37
gGGT-CGT	Gly265Arg	G265R	793G>C	Hurler syndrome	Yogalingam (2004) Hum Mutat 24, 199
gGAG-TAG	Glu274Term	E274X	820G>T	Hurler syndrome	Clarke (1994) Hum Mutat 3, 275
gGAG-AAG	Glu276Lys	E276K	826G>A	Scheie syndrome	Prommajan (2011) Mol Vis 17 456
cGAG-TAG	Glu299Term	E299X	895G>T	Hurler syndrome	Ketudat Cairns (2005) Southeast Asian J Trop Med Public Health 36, 1308
gGCG-ACG	Ala300Thr	A300T	898G>A	Alpha-L-iduronidase pseudodeficiency	Aronovich (1996) Am J Hum Genet 58, 75
aCAG-TAG	Gln310Term	Q310X	928C>T	Hurler syndrome	Bach (1993) Am J Hum Genet 53, 330
gGAC-TAC	Asp315Tyr	D315Y	943G>T	Hurler syndrome	Scott (1995) Hum Mutat 6, 288 Vazna (2009) Am J Med Genet A 149A: 965 [Functional characterisation]
GCG-GTG	Ala319Val	A319V	956C>T	Scheie syndrome	Beesley (2001) Hum Genet 109, 503
cGCG-CCG	Ala327Pro	A327P	979G>C	Hurler syndrome	Bunge (1995) Hum Mutat 6, 91
TACg-TAA	Tyr343Term	Y343X	1029C>A	Hurler syndrome	Voskoboeva (1998) Mol Genet Metab 65, 174
TACg-TAG	Tyr343Term	Y343X	1029C>G	Hurler syndrome	Tieu (1994) Hum Mutat 3, 333
CTG-CGG	Leu346Arg	L346R	1037T>G	Hurler-Scheie syndrome	Teng (2000) Clin Genet 57, 131
cGAC-AAC	Asp349Asn	D349N	1045G>A	Hurler syndrome	Scott (1995) Hum Mutat 6, 288
cGAC-TAC	Asp349Tyr	D349Y	1045G>T	Hurler syndrome	Venturi (2002) Hum Mutat 20, 231

参考文献：Stenson PD, Mort M, Ball EV, Howells K, Phillips AD, Thomas NS, Cooper DN. 2009. The Human Gene Mutation Database: 2008 update. Genome Med. 1:13. (2011/3/25 現在のデータに基づく)
本データは HGMD Professional からの転載・日本バイオベースから購入可能です。

AAT-ATT	Asn350Ile	N350I	1049A>T	Hurler syndrome	Matte (2003) Mol Genet Metab 78, 37
gCGC-TGC	Arg363Cys	R363C	1087C>T	Hurler syndrome	Yogalingam (2004) Hum Mutat 24, 199
ACG-ATG	Thr364Met	T364M	1091C>T	Hurler syndrome	Lee-Chen (1997) J Med Genet 34, 939
cACC-CCC	Thr366Pro	T366P	1096A>C	Hurler syndrome	Bach (1993) Am J Hum Genet 53, 330
ACC-AAC	Thr374Asn	T374N	1121C>A	Hurler syndrome	Furukawa (2010) J Neurol Sci ,
CAG-CGG	Gln380Arg	Q380R	1139A>G	Hurler syndrome	Scott (1995) Hum Mutat 6, 288
CGC-CAC	Arg383His	R383H	1148G>A	Hurler syndrome	Bunge (1995) Hum Mutat 6, 91
ACG-AGG	Thr388Arg	T388R	1163C>G	Hurler syndrome	Bartholomew (1998) Hum Mutat 12 291
gCAG-TAG	Gln400Term	Q400X	1198C>T	Scheie syndrome	Beesley (2001) Hum Genet 109, 503
TGG-TAG	Trp402Term	W402X	1205G>A	Hurler syndrome	Scott (1992) Hum Mutat 1, 103 Wang (2009) Mol Genet Metab epub: epub [Functional characterisation]
cGAA-TAA	Glu404Term	E404X	1210G>T	Hurler syndrome	Bunge (1995) Hum Mutat 6, 91
cGGG-CGG	Gly409Arg	G409R	1225G>C	Hurler syndrome	Bach (1993) Am J Hum Genet 53, 330
AGCg-AGG	Ser423Arg	S423R	1269C>G	Hurler syndrome	Yogalingam (2004) Hum Mutat 24, 199
CGC-CCC	Arg489Pro	R489P	1466G>C	Hurler syndrome	Bunge (1994) Hum Mol Genet 3, 861
CTG-CCG	Leu490Pro	L490P	1469T>C	Hurler syndrome	Tieu (1995) Hum Mutat 6, 55
CGG-CCG	Arg492Pro	R492P	1475G>C	Hurler syndrome	Tieu (1995) Hum Mutat 6, 55
CCC-CGC	Pro496Arg	P496R	1487C>G	Hurler syndrome	Beesley (2001) Hum Genet 109, 503
CCC-CTC	Pro496Leu	P496L	1487C>T	Hurler syndrome	Tieu (1995) Hum Mutat 6, 55
ATG-ACG	Met504Thr	M504T	1511T>C	Hurler syndrome	Bunge (1995) Hum Mutat 6, 91
CCG-CGG	Pro533Arg	P533R	1598C>G	Hurler syndrome	Scott (1992) Hum Mutat 1, 333
CCG-CTG	Pro533Leu	P533L	1598C>T	Hurler syndrome	Voskoboeva (1998) Mol Genet Metab 65, 174
cCAA-TAA	Gln561Term	Q561X	1681C>T	Hurler syndrome	Matte (2003) Mol Genet Metab 78, 37
cCAG-TAG	Gln584Term	Q584X	1750C>T	Hurler syndrome	Lee-Chen (2002) J Formos Med Assoc 101, 425
cTTC-ATC	Phe602Ile	F602I	1804T>A	Hurler syndrome	Yogalingam (2004) Hum Mutat 24, 199
cCGA-GGA	Arg619Gly	R619G	1855C>G	Hurler-Scheie syndrome	Lee-Chen (1999) Clin Genet 56, 66
cCGA-TGA	Arg619Term	R619X	1855C>T	Hurler syndrome	Beesley (2001) Hum Genet 109, 503
aGTT-TTT	Val620Phe	V620F	1858G>T	Hurler syndrome	Vazna (2009) Am J Med Genet A 149A, 965
tCGA-TGA	Arg621Term	R621X	1861C>T	Hurler syndrome	Bunge (1994) Hum Mol Genet 3, 861
cTGG-CGG	Trp626Arg	W626R	1876T>C	Hurler syndrome	Bunge (1995) Hum Mutat 6, 91
TGG-TAG	Trp626Term	W626X	1877G>A	Hurler syndrome	Vazna (2009) Am J Med Genet A 149A, 965
cCGA-TGA	Arg628Term	R628X	1882C>T	Hurler syndrome	Beesley (2001) Hum Genet 109, 503
CGA-CCA	Arg628Pro	R628P	1883G>C	Hurler syndrome	Matte (2003) Mol Genet Metab 78, 37
TCG-TTG	Ser633Leu	S633L	1898C>T	Scheie syndrome	Beesley (2001) Hum Genet 109, 503
aTGA-GGA	Term654Gly	X654G	1960T>G	Hurler syndrome	Tieu (1995) Hum Mutat 6, 55
TGAg-TGT	Term654Cys	X654C	1962A>T	Hurler syndrome	Bach (1993) Am J Hum Genet 53, 330

Splicing : 11 mutations

IVS	Donor/Acceptor	Location	Substitution	Phenotype	Reference
2	ds	6	C-T	Hurler syndrome	Amr (2009) Genet Test Mol Biomarkers 13, 761
2	as	-3	C-G	Hurler-Scheie syndrome	Teng (2000) Clin Genet 57, 131
3	as	-2	A-G	Hurler syndrome	Clarke (1994) Hum Mutat 3, 275
5	as	-7	G-A	Scheie syndrome	Moskowitz (1993) Hum Mutat 2, 141
7	ds	2	T-C	Hurler syndrome	Scott (1993) Am J Hum Genet 53, 973
8	ds	-77	C-A	Hurler syndrome	Cooksley (2009) Mol Genet Metab 96 S18
11	ds	5	G-A	Hurler syndrome	Venturi (2002) Hum Mutat 20, 231
11	as	-1	G-T	Hurler syndrome	Matte (2003) Mol Genet Metab 78, 37
12	ds	2	T-G	Hurler syndrome	Vazna (2009) Am J Med Genet A 149A, 965
12	ds	2	T-A	Hurler syndrome	Yogalingam (2004) Hum Mutat 24, 199
12	ds	5	G-A	Hurler syndrome	Beesley (2001) Hum Genet 109, 503

Small deletions : 20 mutations

Deletion (^codon number ATG=1)	HGVS (nucleotide)	Phenotype	Reference
GCTCCTG^15GCCtcgctcctggccGCGCCCCCGG	46_57del12	Hurler syndrome	Bunge (1994) Hum Mol Genet 3, 861
TGGCC^20GCGCCcCCGGTGGCCC	65del1	Hurler syndrome	Beesley (2001) Hum Genet 109, 503
GCTTC^47TGGAGgagCACAGGCTTC	144_146del3	Hurler syndrome	Matte (2003) Mol Genet Metab 78, 37
AACCAG^126CTCCtccCAG_E3I3_GTGAGCT	380_382del3	Hurler syndrome	Venturi (2002) Hum Mutat 20, 231
TTTGAG^132CTGAtgggcaGCGCCTCGGG	398_403del6	Hurler syndrome	Venturi (2002) Hum Mutat 20, 231
TCGAG^179ACGTGgaatgAGCCAGACCA	540_544dcl5	Hurler syndrome	Beesley (2001) Hum Genet 109, 503
CGCCCTG^217CGGcTGGGAGGCCC	652del1	Hurler syndrome	Beesley (2001) Hum Genet 109, 503

CGGCTG^219GGAGgCCCCGGCGAC		659del1	Hurler syndrome	Beesley (2001) Hum Genet 109, 503
AGGCCCC^222GGCgactcCTTCCACACC		667_671del5	Hurler syndrome	Venturi (2002) Hum Mutat 20, 231
GGGCGTG^255CGGcTGGACTACAT		766del1	Hurler syndrome	Amr (2009) Genet Test Mol Biomarkers 13, 761
AGTTC^291GCGGAcACCCCCATTT		876del1	Hurler syndrome	Bunge (1994) Hum Mol Genet 3, 861
TCCTG^347AGCAAcgacaaTGCCTTCCTG		1044_1049del6	Hurler syndrome	Bunge (1995) Hum Mutat 6, 91
CCGGTG^387CTCAcGGCCATGGGG		1163del1	Hurler syndrome	Venturi (2002) Hum Mutat 20, 231
GGGCGTC^421CTGgCCAGCGCCCA		1264del1	Hurler syndrome	Li (2002) Genet Med 4, 420
CTACGCG^443AGCgacGACACCCGCG		1333_1335del3	Hurler syndrome	Bunge (1995) Hum Mutat 6, 91
TTTTG^537CTGGTgCACGTGTGTG		1614del1	Hurler syndrome	Scott (1993) Am J Hum Genet 53, 973
GGCAG^564CTGGTtctggtctggtCGGATGAACA		1695_1705del11	Hurler syndrome	Bunge (1995) Hum Mutat 6, 91
TTCAAC^604CTCTttGTGTTCAGCC		1814_1815del2	Hurler syndrome	Venturi (2002) Hum Mutat 20, 231
TCGGAC^635CCTGtgccgtacctgGAGGTCCCTG		1907_1917del11	Hurler syndrome	Bunge (1995) Hum Mutat 6, 91
GCCGTAC^639CTGgaggtccctgTGCCAAGAGG		1918_1927del10	Hurler-Scheie syndrome	Vazna (2009) Am J Med Genet A 149A, 965

Small insertions : 6 mutations

Insertion(^codon number ATG=1)		HGVS(nucleotide)	Phenotype	Reference
TCCCCAG_I1E2_CCCcC^55CCGCTGCCA		164dup1	Hurler syndrome	Bunge (1995) Hum Mutat 6, 91 Furukawa (2010) J Neurol Sci : [Functional characterisation]
G_I2E3_GGGG^102TCCAcacTGGACGGGGC		307_308dup2	Hurler syndrome	Bunge (1995) Hum Mutat 6, 91
CCCAGGC^198TTCacCTGAACTACT		594_595ins2	Hurler syndrome	Bunge (1994) Hum Mol Genet 3, 861
GATGCC^205TGCTctgctCGGAGGGTCT		613_617dup5	Hurler syndrome	Yamagishi (1996) Hum Mutat 7, 23
CCCCATT^296TACaccccatttacAACGACGAGG		878_889dup12	Hurler syndrome	Bunge (1995) Hum Mutat 6, 91
GCGCTG^396CTGGcgctgctgg_E8I8_GTGAGCCGGG		1181_1189dup9	Hurler syndrome	Bunge (1995) Hum Mutat 6, 91

Small indels : 1 mutation

Deletion(^codon number ATG=1)	Insertion	HGVS(nucleotide)	Phenotype	Reference
CCATCG^601ACCTtCAACCTCTTT	gaaca	1805del1ins5	Hurler syndrome	Chkioua (2007) Arch Pediatr 14, 1183

Gross deletions : 2 mutations

Description	Phenotype	Reference
25 bp nt. 1952 in ex. 14 (described at genomic DNA level)	Hurler syndrome	Li (2002) Genet Med 4, 420
29 bp nt. 1839-1867 (described at genomic DNA level)	Hurler syndrome	Venturi (2002) Hum Mutat 20, 231

Complex rearrangements : 1 mutation

Description	Phenotype	Reference
Del ctcggagggtctgcgcgccgcc, ins aactactacg cd. 205	Hurler syndrome	Moskowitz (1993) Hum Mutat 2, 71

分類	略号	正式名	Chromosomal location	mutation
MPS II	IDS	Iduronate 2-sulphatase	Xq28	375

Missense/nonsense : 195 mutations

HGMD codon change	HGMD amino acid change (ATG=1)	HGVS (protein)	HGVS (nucleotide)	Phenotype	Reference
aATG-TTG	Met1Leu	M1L	1A>T	Hunter syndrome	Gort (1998) J Inherit Metab Dis 21, 655
cCGA-TGA	Arg8Term	R8X	22C>T	Hunter syndrome	Vafiadaki (1998) Arch Dis Child 79, 237 Lualdi (2010) Hum Mutat 31: E1261 [Additional report]
TGG-TAG	Trp12Term	W12X	35G>A	Hunter syndrome	Filocamo (2001) Hum Mutat 18, 164
TGGc-TGA	Trp12Term	W12X	36G>A	Hunter syndrome	Kato (2005) J Hum Genet 50, 395
TCG-TAG	Ser32Term	S32X	95C>A	Hunter syndrome	Gort (1998) J Inherit Metab Dis 21, 655
CTC-CCC	Leu41Pro	L41P	122T>C	Hunter syndrome	Cudry (2000) J Med Genet 37, e29
gGAT-AAT	Asp45Asn	D45N	133G>A	Hunter syndrome	Vafiadaki (1998) Arch Dis Child 79, 237
CGC-CCC	Arg48Pro	R48P	143G>C	Hunter syndrome	Sukegawa (1995) Hum Mutat 6, 136 Sukegawa-Hayasaka (2006) J Inherit Metab Dis 29: 755 [Functional characterisation]
tTAT-GAT	Tyr54Asp	Y54D	160T>G	Hunter syndrome	Karsten (1998) Hum Genet 103, 732
aAAT-GAT	Asn63Asp	N63D	187A>G	Hunter syndrome	Goldenfum (1996) Hum Mutat 7, 76
AATa-AAG	Asn63Lys	N63K	189T>G	Hunter syndrome	Whitehead (2001) Hum Genet 108 83
cCAA-TAA	Gln66Term	Q66X	196C>T	Hunter syndrome	Lualdi (2006) Biochim Biophys Acta 1762, 478
GCA-GAA	Ala68Glu	A68E	203C>A	Hunter syndrome	Schroeder (1994) Hum Mutat 4, 128
AGC-AAC	Ser71Asn	S71N	212G>A	Hunter syndrome	Froissart (1998) Clin Genet 53, 362
AGCc-AGA	Ser71Arg	S71R	213C>A	Hunter syndrome	Li (1999) J Med Genet 36, 21

> 参考文献：Stenson PD, Mort M, Ball EV, Howells K, Phillips AD, Thomas NS, Cooper DN. 2009. The Human Gene Mutation Database: 2008 update. Genome Med. 1:13.（2011/3/25 現在のデータに基づく）
> 本データはHGMD Professional からの転載・日本バイオベースから購入可能です。

AGCc-AGG	Ser71Arg	S71R	213C>G	Hunter syndrome	Lualdi (2006) Biochim Biophys Acta 1762, 478
cCTC-TTC	Leu73Phe	L73F	217C>T	Hunter syndrome	Lissens (1997) J Inherit Metab Dis 20, 453
cCAG-TAG	Gln75Term	Q75X	223C>T	Hunter syndrome	Kato (2005) J Hum Genet 50, 395
GCG-GAG	Ala79Glu	A79E	236C>A	Hunter syndrome	Karsten (1998) Hum Genet 103, 732
gCAG-TAG	Gln80Term	Q80X	238C>T	Hunter syndrome	Carrozzo (1996) Hum Mutat 7, 184
GCA-GAA	Ala82Glu	A82E	245C>A	Hunter syndrome	Li (1999) J Med Genet 36, 21
GCA-GTA	Ala82Val	A82V	245C>T	Hunter syndrome	Lualdi (2006) J Mol Med 84, 692
TGCg-TGA	Cys84Term	C84X	252C>A	Hunter syndrome	Vafiadaki (1998) Arch Dis Child 79, 237
cGCC-ACC	Ala85Thr	A85T	253G>A	Hunter syndrome	Rathmann (1996) Am J Hum Genet 59, 1202 Sukegawa-Hayasaka (2006) J Inherit Metab Dis 29: 755 [Functional characterisation]
cGCC-CCC	Ala85Pro	A85P	253G>C	Hunter syndrome	Cooper (2001) Hum Genet 108 83
cGCC-TCC	Ala85Ser	A85S	253G>T	Hunter syndrome	Froissart (1998) Clin Genet 53, 362
CCG-CAG	Pro86Gln	P86Q	257C>A	Hunter syndrome	Rathmann (1996) Am J Hum Genet 59, 1202
CCG-CGG	Pro86Arg	P86R	257C>G	Hunter syndrome	Hopwood (1993) Hum Mutat 2, 435
CCG-CTG	Pro86Leu	P86L	257C>T	Hunter syndrome	Popowska (1995) Hum Mutat 5, 97 Alves (2006) J Inherit Metab Dis 29: 743 [Functional characterisation] Sukegawa-Hayasaka (2006) J Inherit Metab Dis 29: 755 [Functional characterisation]
AGC-AAC	Ser87Asn	S87N	260G>A	Hunter syndrome	Popowska (1995) Hum Mutat 5, 97
cCGC-GGC	Arg88Gly	R88G	262C>G	Hunter syndrome	Froissart (1998) Clin Genet 53, 362
cCGC-TGC	Arg88Cys	R88C	262C>T	Hunter syndrome	Rathmann (1995) Hum Genet 95, 34
CGC-CAC	Arg88His	R88H	263G>A	Hunter syndrome	Rathmann (1996) Am J Hum Genet 59, 1202
CGC-CCC	Arg88Pro	R88P	263G>C	Hunter syndrome	Balzano (1997) Hum Mutat 11, 333
CGC-CTC	Arg88Leu	R88L	263G>T	Hunter syndrome	Karsten (1998) Hum Genet 103, 732
cGTT-TTT	Val89Phe	V89F	265G>T	Hunter syndrome	Froissart (1998) Clin Genet 53, 362
CTC-CCC	Leu92Pro	L92P	275T>C	Hunter syndrome	Popowska (1995) Hum Mutat 5, 97
GGC-GAC	Gly94Asp	G94D	281G>A	Hunter syndrome	Hopwood (1993) Hum Mutat 2, 435
AGG-ACG	Arg95Thr	R95T	284G>C	Hunter syndrome	Moreira da Silva (2001) Clin Genet 60, 316
cAGG-GGG	Arg95Gly	R95G	283A>G	Hunter syndrome	Goldenfum (1996) Hum Mutat 7, 76
CTG-CGG	Leu102Arg	L102R	305T>G	Hunter syndrome	Karsten (1998) Hum Genet 103, 732
TACg-TAA	Tyr103Term	Y103X	309C>A	Hunter syndrome	Karsten (1998) Hum Mutat 12, 433
TACg-TAG	Tyr103Term	Y103X	309C>G	Hunter syndrome	Bonuccelli (2000) Hum Mutat 15, 389
TAC-TCC	Tyr108Ser	Y108S	323A>C	Hunter syndrome	Froissart (1998) Clin Genet 53, 362
TAC-TGC	Tyr108Cys	Y108C	323A>G	Hunter syndrome	Rathmann (1996) Am J Hum Genet 59, 1202
TGGa-TGC	Trp109Cys	W109C	327G>C	Hunter syndrome	Emre (2002) Turk J Pediatr 44, 13
aAAC-TAC	Asn115Tyr	N115Y	343A>T	Hunter syndrome	Vafiadaki (1998) Arch Dis Child 79, 237
TCC-TAC	Ser117Tyr	S117Y	350C>A	Hunter syndrome	Kim (2003) Hum Mutat 21, 449
ACC-ATC	Thr118Ile	T118I	353C>T	Hunter syndrome	Froissart (1998) Clin Genet 53, 362
CCC-CAC	Pro120His	P120H	359C>A	Hunter syndrome	Hopwood (1993) Hum Mutat 2, 435
CCC-CGC	Pro120Arg	P120R	359C>G	Hunter syndrome	Hopwood (1993) Hum Mutat 2, 435
CAG-CGG	Gln121Arg	Q121R	362A>G	Hunter syndrome	Froissart (1998) Clin Genet 53, 362
CAGt-CAC	Gln121His	Q121H	363G>C	Hunter syndrome	Lissens (1997) J Inherit Metab Dis 20, 453
GAG-GTG	Glu125Val	E125V	374A>T	Hunter syndrome	Rathmann (1996) Am J Hum Genet 59, 1202
TCG-TGG	Ser132Trp	S132W	395C>G	Hunter syndrome	Jonsson (1995) Am J Hum Genet 56, 597
gGGA-CGA	Gly134Arg	G134R	400G>C	Hunter syndrome	Rathmann (1996) Am J Hum Genet 59, 1202
AAA-AGA	Lys135Arg	K135R	404A>G	Hunter syndrome	Bunge (1992) Hum Mol Genet 1, 335
AAAg-AAT	Lys135Asn	K135N	405A>T	Hunter syndrome	Popowska (1995) Hum Mutat 5, 97
CAC-CGC	His138Arg	H138R	413A>G	Hunter syndrome	Chang (2005) Hum Genet 116, 160
tCAC-GAC	His138Asp	H138D	412C>G	Hunter syndrome	Froissart (1998) Clin Genet 53, 362
GGG-GTG	Gly140Val	G140V	419G>T	Hunter syndrome	Lualdi (2006) J Mol Med 84, 692
tGGG-AGG	Gly140Arg	G140R	418G>A	Hunter syndrome	Kato (2005) J Hum Genet 50, 395 Keeratichamroen (2008) J Inherit Metab Dis epub: epub [Functional characterisation]
TCT-TTT	Ser143Phe	S143F	428C>T	Hunter syndrome	Karsten (1998) Hum Mutat 12, 433
GAT-GTT	Asp148Val	D148V	443A>T	Hunter syndrome	Keeratichamroen (2008) J Inherit Metab Dis ,
tGAT-AAT	Asp148Asn	D148N	442G>A	Hunter syndrome	Alves (2006) J Inherit Metab Dis 29, 743
tGAT-CAT	Asp148His	D148H	442G>C	Hunter syndrome	Froissart (1998) Clin Genet 53, 362
TATa-TAG	Tyr151Term	Y151X	453T>G	Hunter syndrome	Isogai (1998) J Inherit Metab Dis 21, 60
AGC-AAC	Ser152Asn	S152N	455G>A	Hunter syndrome	Cooper (2001) Hum Genet 108 83
CAT-CCT	His159Pro	H159P	476A>C	Hunter syndrome	Karsten (1998) Hum Genet 103, 732
CCT-CGT	Pro160Arg	P160R	479C>G	Hunter syndrome	Flomen (1992) Genomics 13, 543
aTGT-CGT	Cys171Arg	C171R	511T>C	Hunter syndrome	Kato (2005) J Hum Genet 50, 395

tCGA-TGA	Arg172Term	R172X	514C>T	Hunter syndrome	Flomen (1992) Genomics 13, 543
aGAA-TAA	Glu177Term	E177X	529G>T	Hunter syndrome	Kim (2003) Hum Mutat 21, 449
AAC-ATC	Asn181Ile	N181I	542A>T	Hunter syndrome	Moreira da Silva (2001) Clin Genet 60, 316
CTG-CCG	Leu182Pro	L182P	545T>C	Hunter syndrome	Isogai (1998) J Inherit Metab Dis 21, 60
TGC-TTC	Cys184Phe	C184F	551G>T	Hunter syndrome	Rathmann (1996) Am J Hum Genet 59, 1202
TGCc-TGG	Cys184Trp	C184W	552C>G	Hunter syndrome	Karsten (1998) Hum Mutat 12, 433
GAT-GTT	Asp187Val	D187V	560A>T	Hunter syndrome	Whitehead (2001) Hum Genet 108 83
TTG-TCG	Leu196Ser	L196S	587T>C	Hunter syndrome	Isogai (1998) J Inherit Metab Dis 21, 60
CCT-CGT	Pro197Arg	P197R	590C>G	Hunter syndrome	Lualdi (2006) Biochim Biophys Acta 1762, 478
GAC-GGC	Asp198Gly	D198G	593A>G	Hunter syndrome	Karsten (1998) Hum Genet 103, 732
cAAA-TAA	Lys199Term	K199X	595A>T	Hunter syndrome	Farooq (2008) Mov Disord 23, 1487
aGCC-CCC	Ala205Pro	A205P	613G>C	Hunter syndrome	Goldenfum (1996) Hum Mutat 7, 76
gAAA-TAA	Lys213Term	K213X	637A>T	Hunter syndrome	Kim (2003) Hum Mutat 21, 449
CTG-CCG	Leu221Pro	L221P	662T>C	Hunter syndrome	Hopwood (1993) Hum Mutat 2, 435
GGG-GAG	Gly224Glu	G224E	671G>A	Hunter syndrome	Karsten (1998) Hum Genet 103, 732
GGG-GCG	Gly224Ala	G224A	671G>C	Hunter syndrome	Keeratichamroen (2008) J Inherit Metab Dis ,
gTAT-GAT	Tyr225Asp	Y225D	673T>G	Hunter syndrome	Isogai (1998) J Inherit Metab Dis 21, 60
AAG-ATG	Lys227Met	K227M	680A>T	Hunter syndrome	Isogai (1998) J Inherit Metab Dis 21, 60
tAAG-CAG	Lys227Gln	K227Q	679A>C	Hunter syndrome	Hopwood (1993) Hum Mutat 2, 435
tAAG-GAG	Lys227Glu	K227E	679A>G	Hunter syndrome	Keeratichamroen (2008) J Inherit Metab Dis ,
CCA-CTA	Pro228Leu	P228L	683C>T	Hunter syndrome	Vafiadaki (1998) Arch Dis Child 79, 237
gCCA-ACA	Pro228Thr	P228T	682C>A	Hunter syndrome	Gort (1998) J Inherit Metab Dis 21, 655
aCAC-TAC	His229Tyr	H229Y	685C>T	Hunter syndrome	Jonsson (1995) Am J Hum Genet 56, 597
CAC-CGC	His229Arg	H229R	686A>G	Hunter syndrome	Froissart (1998) Clin Genet 53, 362
CACa-CAG	His229Gln	H229Q	687C>G	Hunter syndrome	Whitehead (2001) Hum Genet 108 83
CCC-CTC	Pro231Leu	P231L	692C>T	Hunter syndrome	Gort (1998) J Inherit Metab Dis 21, 655
TACc-TAA	Tyr234Term	Y234X	702C>A	Hunter syndrome	Li (1996) J Inherit Metab Dis 19, 93
TACc-TAG	Tyr234Term	Y234X	702C>G	Hunter syndrome	Karsten (1998) Hum Mutat 12, 433
gGAG-TAG	Glu245Term	E245X	733G>T	Hunter syndrome	Vafiadaki (1998) Arch Dis Child 79, 237
cGAT-AAT	Asp252Asn	D252N	754G>A	Hunter syndrome	Rathmann (1996) Am J Hum Genet 59, 1202
cGAG-TAG	Glu254Term	E254X	760G>T	Hunter syndrome	Keeratichamroen (2008) J Inherit Metab Dis epub, epub
CTA-CCA	Leu259Pro	L259P	776T>C	Hunter syndrome	Kim (2003) Hum Mutat 21, 449
cTAC-GAC	Tyr264Asp	Y264D	790T>G	Hunter syndrome	Hartog (1999) Hum Mutat 14, 87
AAC-ATC	Asn265Ile	N265I	794A>T	Hunter syndrome	Filocamo (2001) Hum Mutat 18, 164
CCC-CAC	Pro266His	P266H	797C>A	Hunter syndrome	Balzano (1997) Hum Mutat 11, 333
CCC-CGC	Pro266Arg	P266R	797C>G	Hunter syndrome	Vafiadaki (1998) Arch Dis Child 79, 237
TGGa-TGA	Trp267Term	W267X	801G>A	Hunter syndrome	Chang (2005) Hum Genet 116, 160
TGGa-TGT	Trp267Cys	W267C	801G>T	Hunter syndrome	Chang (2005) Hum Genet 116, 160
GAC-GTC	Asp269Val	D269V	806A>T	Hunter syndrome	Karsten (1998) Hum Mutat 12, 433
TTA-TGA	Leu279Term	L279X	836T>G	Hunter syndrome	Li (1996) Am J Med Genet 64, 531
CAGc-CAC	Gln293His	Q293H	879G>C	Hunter syndrome	Schroeder (1994) Hum Mutat 4, 128
tCAG-TAG	Gln293Term	Q293X	877C>T	Hunter syndrome	Lissens (1997) J Inherit Metab Dis 20, 453
cCAG-TAG	Gln298Term	Q298X	892C>T	Hunter syndrome	Rathmann (1996) Am J Hum Genet 59, 1202
AGC-ATC	Ser299Ile	S299I	896G>T	Hunter syndrome	Kim (2003) Hum Mutat 21, 449
gTCA-CCA	Ser305Pro	S305P	913T>C	Hunter syndrome	Chang (2007) Clin Chim Acta 384, 167
GATa-GAG	Asp308Glu	D308E	924T>G	Hunter syndrome	Gort (1998) J Inherit Metab Dis 21, 655
gGAT-AAT	Asp308Asn	D308N	922G>A	Hunter syndrome	Isogai (1998) J Inherit Metab Dis 21, 60
gGAT-TAT	Asp308Tyr	D308Y	922G>T	Hunter syndrome	Zhang (2004) Zhonghua Yi Xue Yi Chuan Xue Za Zhi 21, 269
tACA-GCA	Thr309Ala	T309A	925A>G	Hunter syndrome	Gort (1998) J Inherit Metab Dis 21, 655
cCGC-TGC	Arg313Cys	R313C	937C>T	Hunter syndrome	Gort (1998) J Inherit Metab Dis 21, 655
CTC-CCC	Leu314Pro	L314P	941T>C	Hunter syndrome	Isogai (1998) J Inherit Metab Dis 21, 60
TCG-TTG	Ser333Leu	S333L	998C>T	Hunter syndrome	Flomen (1992) Genomics 13, 543 Sukegawa-Hayasaka (2006) J Inherit Metab Dis 29: 755 [Functional characterisation]
GAT-GGT	Asp334Gly	D334G	1001A>G	Hunter syndrome	Li (1996) J Inherit Metab Dis 19, 93
gGAT-AAT	Asp334Asn	D334N	1000G>A	Hunter syndrome	Froissart (1998) Clin Genet 53, 362
CAT-CGT	His335Arg	H335R	1004A>G	Hunter syndrome	Froissart (1998) Clin Genet 53, 362
GGG-GAG	Gly336Glu	G336E	1007G>A	Hunter syndrome	Froissart (1998) Clin Genet 53, 362
tGGG-AGG	Gly336Arg	G336R	1006G>A	Hunter syndrome	Lissens (1997) J Inherit Metab Dis 20, 453
gTGG-CGG	Trp337Arg	W337R	1009T>C	Hunter syndrome	Sukegawa (1995) Hum Mutat 6, 136 Sukegawa-Hayasaka (2006) J Inherit Metab Dis 29: 755 [Functional characterisation]
TGGg-TGA	Trp337Term	W337X	1011G>A	Hunter syndrome	Keeratichamroen (2008) J Inherit Metab Dis ,

> 参考文献：Stenson PD, Mort M, Ball EV, Howells K, Phillips AD, Thomas NS, Cooper DN. 2009. The Human Gene Mutation Database: 2008 update. Genome Med. 1:13. (2011/3/25 現在のデータに基づく)
> 本データはHGMD Professionalからの転載・日本バイオベースから購入可能です。

CTA-CCA	Leu339Pro	L339P	1016T>C	Hunter syndrome	Guo (2006) Yi Chuan 28, 521 Lau (2008) Clin Chim Acta 392: 8 [Additional report]
CTA-CGA	Leu339Arg	L339R	1016T>G	Hunter syndrome	Froissart (1998) Clin Genet 53, 362
GGT-GAT	Gly340Asp	G340D	1019G>A	Hunter syndrome	Karsten (1998) Hum Genet 103, 732
tGAA-AAA	Glu341Lys	E341K	1021G>A	Hunter syndrome	Lissens (1997) J Inherit Metab Dis 20, 453
aCAT-TAT	His342Tyr	H342Y	1024C>T	Hunter syndrome	Vallance (1999) Hum Mutat 13, 338
TGG-TAG	Trp345Term	W345X	1034G>A	Hunter syndrome	Sukegawa (1995) Hum Mutat 6, 136
TGGg-TGT	Trp345Cys	W345C	1035G>T	Hunter syndrome	Popowska (1995) Hum Mutat 5, 97
GCC-GAC	Ala346Asp	A346D	1037C>A	Hunter syndrome	Olsen (1996) Hum Genet 97, 198
GCC-GTC	Ala346Val	A346V	1037C>T	Hunter syndrome	Li (1995) Hum Mutat 5, 272
AAA-ACA	Lys347Thr	K347T	1040A>C	Hunter syndrome	Villani (1997) Hum Mutat 10, 71
AAA-ATA	Lys347Ile	K347I	1040A>T	Hunter syndrome	Rathmann (1996) Am J Hum Genet 59, 1202
cAAA-CAA	Lys347Gln	K347Q	1039A>C	Hunter syndrome	Lissens (1997) J Inherit Metab Dis 20, 453
cAAA-GAA	Lys347Glu	K347E	1039A>G	Hunter syndrome	Whitehead (2001) Hum Genet 108 83
aTAC-CAC	Tyr348His	Y348H	1042T>C	Hunter syndrome	Karsten (1998) Hum Mutat 12, 433
AGC-ATC	Ser349Ile	S349I	1046G>T	Hunter syndrome	Gort (1998) Hum Mutat S1, S66 Sukegawa-Hayasaka (2006) J Inherit Metab Dis 29: 755 [Functional characterisation]
cAAT-CAT	Asn350His	N350H	1048A>C	Hunter syndrome	Piotrowska (2009) Acta Paediatr 98, 743
CCC-CGC	Pro358Arg	P358R	1073C>G	Hunter syndrome	Jonsson (1995) Am J Hum Genet 56, 597
tGGA-TGA	Gly365Term	G365X	1093G>T	Hunter syndrome	Rathmann (1996) Am J Hum Genet 59, 1202
TCA-TAA	Ser369Term	S369X	1106C>A	Hunter syndrome	Ramirez (2008) Hum Genet 123 545
TCA-TGA	Ser369Term	S369X	1106C>G	Hunter syndrome	Lualdi (2006) Biochim Biophys Acta 1762, 478
cGAG-TAG	Glu375Term	E375X	1123G>T	Hunter syndrome	Hopwood (1993) Hum Mutat 2, 435
aCAG-TAG	Gln389Term	Q389X	1165C>T	Hunter syndrome	Jonsson (1995) Am J Hum Genet 56, 597
gCAA-TAA	Gln396Term	Q396X	1186C>T	Hunter syndrome	Froissart (1998) Clin Genet 53, 362
CTT-CGT	Leu403Arg	L403R	1208T>G	Hunter syndrome	Rathmann (1996) Am J Hum Genet 59, 1202
CTG-CCG	Leu410Pro	L410P	1229T>C	Hunter syndrome	Ben Simon-Schiff (1994) Hum Mutat 4, 263
cTGC-CGC	Cys422Arg	C422R	1264T>C	Hunter syndrome	Moreira da Silva (2001) Clin Genet 60, 316
cTGC-GGC	Cys422Gly	C422G	1264T>G	Hunter syndrome	Bunge (1992) Hum Mol Genet 1, 335
TGC-TAC	Cys422Tyr	C422Y	1265G>A	Hunter syndrome	Gort (1998) J Inherit Metab Dis 21, 655
TCA-TGA	Ser426Term	S426X	1277C>G	Hunter syndrome	Schroeder (1994) Hum Mutat 4, 128
gTGC-CGC	Cys432Arg	C432R	1294T>C	Hunter syndrome	Lualdi (2006) Biochim Biophys Acta 1762, 478
TGC-TAC	Cys432Tyr	C432Y	1295G>A	Hunter syndrome	Karsten (1998) Hum Genet 103, 732
aGAA-AAA	Glu434Lys	E434K	1300G>A	Hunter syndrome	Vafiadaki (1998) Arch Dis Child 79, 237
tCGA-TGA	Arg443Term	R443X	1327C>T	Hunter syndrome	Bunge (1992) Hum Mol Genet 1, 335
CAG-CCG	Gln465Pro	Q465P	1394A>C	Hunter syndrome	Hartog (1999) Hum Mutat 14, 87
cCAG-TAG	Gln465Term	Q465X	1393C>T	Hunter syndrome	Li (1996) J Inherit Metab Dis 19, 93
TATc-TAA	Tyr466Term	Y466X	1398T>A	Hunter syndrome	Vafiadaki (1998) Arch Dis Child 79, 237
CCC-CTC	Pro467Leu	P467L	1400C>T	Hunter syndrome	Froissart (1998) Clin Genet 53, 362
cCGG-TGG	Arg468Trp	R468W	1402C>T	Hunter syndrome	Crotty (1992) Hum Mol Genet 1, 755
CGG-CAG	Arg468Gln	R468Q	1403G>A	Hunter syndrome	Whitley (1993) Hum Mutat 2, 235 Sukegawa-Hayasaka (2006) J Inherit Metab Dis 29: 755 [Functional characterisation]
CGG-CTG	Arg468Leu	R468L	1403G>T	Hunter syndrome	Sukegawa (1995) Hum Mutat 6, 136 Sukegawa-Hayasaka (2006) J Inherit Metab Dis 29: 755 [Functional characterisation]
CCT-CAT	Pro469His	P469H	1406C>A	Hunter syndrome	Jonsson (1995) Am J Hum Genet 56, 597
tCAG-TAG	Gln474Term	Q474X	1420C>T	Hunter syndrome	Rathmann (1996) Am J Hum Genet 59, 1202
TGGa-TGA	Trp475Term	W475X	1425G>A	Hunter syndrome	Bunge (1992) Hum Mol Genet 1, 335
GAC-GGC	Asp478Gly	D478G	1433A>G	Hunter syndrome	Schroeder (1994) Hum Mutat 4, 128
tGAC-TAC	Asp478Tyr	D478Y	1432G>T	Hunter syndrome	Karsten (1998) Hum Genet 103, 732
CCG-CAG	Pro480Gln	P480Q	1439C>A	Hunter syndrome	Froissart (1998) Clin Genet 53, 362
CCG-CGG	Pro480Arg	P480R	1439C>G	Hunter syndrome	Froissart (1998) Clin Genet 53, 362
CCG-CTG	Pro480Leu	P480L	1439C>T	Hunter syndrome	Froissart (1998) Clin Genet 53, 362
TTA-TGA	Leu482Term	L482X	1445T>G	Hunter syndrome	Froissart (1998) Clin Genet 53, 362
ATA-AAA	Ile485Lys	I485K	1454T>A	Hunter syndrome	Vafiadaki (1998) Arch Dis Child 79, 237
ATA-AGA	Ile485Arg	I485R	1454T>G	Hunter syndrome	Schroeder (1994) Hum Mutat 4, 128
ATGg-ATT	Met488Ile	M488I	1464G>T	Hunter syndrome?	Ricci (2003) Am J Med Genet 120A, 84
GGC-GAC	Gly489Asp	G489D	1466G>A	Hunter syndrome	Chang (2005) Hum Genet 116, 160
GGC-GCC	Gly489Ala	G489A	1466G>C	Hunter syndrome	Ricci (2003) Am J Med Genet 120A, 84
TAT-TCT	Tyr490Ser	Y490S	1469A>C	Hunter syndrome	Froissart (1998) Clin Genet 53, 362
TCC-TTC	Ser491Phe	S491F	1472C>T	Hunter syndrome	Vallance (1999) Hum Mutat 13, 338
TGG-TAG	Trp502Term	W502X	1505G>A	Hunter syndrome	Li (1995) Biochem Mol Biol Int 35, 1299
TGG-TCG	Trp502Ser	W502S	1505G>C	Hunter syndrome	Flomen (1992) Genomics 13, 543

TGGg-TGT	Trp502Cys	W502C	1506G>T	Hunter syndrome	Vafiadaki (1998) Arch Dis Child 79, 237
GAA-GTA	Glu521Val	E521V	1562A>T	Hunter syndrome	Lissens (1997) J Inherit Metab Dis 20, 453
gGAA-AAA	Glu521Lys	E521K	1561G>A	Hunter syndrome	Lissens (1997) J Inherit Metab Dis 20, 453
gGAA-TAA	Glu521Term	E521X	1561G>T	Hunter syndrome	Lissens (1997) J Inherit Metab Dis 20, 453
CTG-CCG	Leu522Pro	L522P	1565T>C	Hunter syndrome	Whitehead (2001) Hum Genet 108 83
TAT-TGT	Tyr523Cys	Y523C	1568A>G	Hunter syndrome	Jonsson (1995) Am J Hum Genet 56, 597
gCAG-TAG	Gln531Term	Q531X	1591C>T	Hunter syndrome	Sukegawa (1995) Hum Mutat 6, 136 Sukegawa-Hayasaka (2006) J Inherit Metab Dis 29: 755 [Functional characterisation]

Splicing : 37 mutations

IVS	Donor/Acceptor	Location	Substitution	Phenotype	Reference
1	as	-2	A-G	Hunter syndrome	Karsten (1998) Hum Genet 103, 732
2	as	-10	T-G	Hunter syndrome	Vafiadaki (1998) Arch Dis Child 79, 237
2	as	-3	C-G	Hunter syndrome	Gort (1998) Hum Mutat S1, S66
2	as	-2	A-G	Hunter syndrome	Alves (2006) J Inherit Metab Dis 29, 743
2	as	-1	G-A	Hunter syndrome	Alves (2006) J Inherit Metab Dis 29, 743
2	ds	1	G-T	Hunter syndrome	Isogai (1998) J Inherit Metab Dis 21, 60
2	ds	1	G-C	Hunter syndrome	Chang (2005) Hum Genet 116, 160
2	ds	1	G-A	Hunter syndrome	Froissart (1998) Clin Genet 53, 362
3	as	-2	A-G	Hunter syndrome	Bunge (1993) Hum Mol Genet 2, 1871
3	ds	-24	C-G	Hunter syndrome	Jonsson (1995) Am J Hum Genet 56, 597
3	ds	1	G-C	Hunter syndrome	Lualdi (2006) J Mol Med 84, 692
3	ds	1	G-A	Hunter syndrome	Alves (2006) J Inherit Metab Dis 29, 743 Vorechovsky (2010) Hum Genet 127: 135 [Additional characterisation]
3	ds	3	A-T	Hunter syndrome	Ramirez (2008) Hum Genet 123 545
4	as	35	A-T	Hunter syndrome	Moreira da Silva (2001) Clin Genet 60, 316
4	ds	1	G-A	Hunter syndrome	Karsten (1998) Hum Genet 103, 732
5	as	-2	A-G	Hunter syndrome	Lissens (1997) J Inherit Metab Dis 20, 453
5	ds	-68	C-G	Hunter syndrome	Rathmann (1996) Am J Hum Genet 59, 1202
5	ds	-1	G-A	Hunter syndrome	Rathmann (1996) Am J Hum Genet 59, 1202
5	ds	2	T-G	Hunter syndrome	Vafiadaki (1998) Arch Dis Child 79, 237
5	ds	934	G-A	Hunter syndrome	Vallance (1999) Hum Mutat 13, 338
6	as	-8	A-G	Hunter syndrome	Whitehead (2001) Hum Genet 108 84
6	as	-2	A-G	Hunter syndrome	Bunge (1993) Hum Mol Genet 2, 1871
6	as	-1	G-A	Hunter syndrome	Dou (2007) Yi Chuan 29, 37
6	ds	-1	G-C	Hunter syndrome	Villani (2006) Hum Genet 119 682
6	ds	1	G-A	Hunter syndrome	Karsten (1998) Hum Genet 103, 732
7	as	-133	A-G	Hunter syndrome	Rathmann (1996) Am J Hum Genet 59, 1202Vorechovsky (2010) Hum Genet 127: 135 [Additional characterisation]
7	as	-8	T-G	Hunter syndrome	Hopwood (1993) Hum Mutat 2, 435
7	as	-4	C-T	Hunter syndrome ?	Parkinson (2004) Mol Genet Metab 81, 58
7	as	-1	G-C	Hunter syndrome	Bunge (1993) Hum Mol Genet 2, 1871
7	ds	-9	C-T	Hunter syndrome	Flomen (1992) Genomics 13, 543
7	ds	-1	G-A	Hunter syndrome	Li (1996) J Inherit Metab Dis 19, 93
7	ds	-1	G-C	Hunter syndrome	Alves (2006) J Inherit Metab Dis 29, 743
7	ds	2	T-C	Hunter syndrome	Vafiadaki (1998) Arch Dis Child 79, 237
7	ds	5	G-C	Hunter syndrome	Li (1999) J Med Genet 36, 21 Chang (2007) Clin Chim Acta 384: 167 [Functional characterisation]
8	as	-15	C-A	Hunter syndrome	Moreira da Silva (2001) Clin Genet 60, 316
8	as	-1	G-A	Hunter syndrome	Popowska (1995) Hum Mutat 5, 97
8	as	-1	G-C	Hunter syndrome	Alves (2006) J Inherit Metab Dis 29, 743

Small deletions : 68 mutations

Deletion (^codon number ATG=1)	HGVS (nucleotide)	Phenotype	Reference
CTGGCTG^14GGTcTGGTTCTGAG	43del1	Hunter syndrome	Hopwood (1993) Hum Mutat 2, 435
CTGCGTC^23GCCctcggatccgaaacgcaggcCAACTCGACC	71_90del20	Hunter syndrome	Kim (2003) Hum Mutat 21, 449
CCAAC^32TCGACcACAG_E1I1_GTGCCG	99del1	Hunter syndrome	Froissart (1998) Clin Genet 53, 362
ACGTT^40CTTCTcATCATCGTGG	123del1	Hunter syndrome	Goldenfum (1996) Hum Mutat 7, 76
GAACGTT^40CTTctcATCATCGTGG	121_123del3	Hunter syndrome	Ben Simon-Schiff (1994) Hum Mutat 4, 263
GTTCTT^41CTCAtcaTCGTGGATGA	127_129del3	Hunter syndrome	Gort (1998) J Inherit Metab Dis 21, 655

> 参考文献：Stenson PD, Mort M, Ball EV, Howells K, Phillips AD, Thomas NS, Cooper DN. 2009. The Human Gene Mutation Database: 2008 update. Genome Med. 1:13. (2011/3/25 現在のデータに基づく)
> 本データは HGMD Professional からの転載・日本バイオベースから購入可能です。

ATGAC^47CTGCGcCCCTCCCTGG	147del1	Hunter syndrome	Piotrowska (2009) Acta Paediatr 98, 743
TGGGC^53TGTTAtGGGGATAAGC	162del1	Hunter syndrome	Mutesa (2007) J Trop Pediatr 53, 434
GGGAT^57AAGCTggtgaggtCCCCAAATAT	174_181del8	Hunter syndrome	Goldenfum (1996) Hum Mutat 7, 76
GCTGGTG^60AGGtccccaaaTATTGACCAA	182_189del8	Hunter syndrome	Goldenfum (1993) Hum Mol Genet 2, 1063
CCACAGC^72CTCctcTTCCAGAATG	217_219del3	Hunter syndrome	Kato (2005) J Hum Genet 50, 395
TCTTC^75CAGAAtgccttTGCGCAG_E2I2_GTA	231_236del6	Hunter syndrome	Whitehead (2001) Hum Genet 108 83
AATGCC^78TTTGcGCAG_E2I2_GTATGT	236del1	Hunter syndrome	Ramirez (2008) Hum Genet 123 546
ACAG_I2E3_CAA^82GCAgTGTGCGCCCC	247del1	Hunter syndrome	Parkinson (2004) Mol Genet Metab 81, 58
CCTCACT^94GGCaGGAGACCTGA	283del1	Hunter syndrome	Froissart (1998) Clin Genet 53, 362
CCTCACT^94GGCaggAGACCTGACA	285_287del3	Hunter syndrome	Li (1999) J Med Genet 36, 21
CTGGC^95AGGAGaCCTGACACCA	288del1	Hunter syndrome	Karsten (1998) Hum Mutat 12, 433
TGGAAAC^116TTCtccACCATCCCCC	349_351del3	Hunter syndrome	Rathmann (1996) Am J Hum Genet 59, 1202
AACTTC^117TCCAccaTCCCCCAGTA	353_355del3	Hunter syndrome	Lissens (1997) J Inherit Metab Dis 20, 453
GAGAAT^127GGCTatGTGACCATGT	383_384del2	Hunter syndrome	Li (1999) J Med Genet 36, 21
GACCATG^132TCGgTGGGAAAAGT	397del1	Hunter syndrome	Froissart (1998) Clin Genet 53, 362
TGGGA^135AAAGTctttCACCCTG_E3I3_GTA	409_412del4	Hunter syndrome	Lualdi (2006) Biochim Biophys Acta 1762, 478
GGAAAA^136GTCTttCACCCTG_E3I3_GTA	410_411del2	Hunter syndrome	Filocamo (2001) Hum Mutat 18, 164
AGTCTTT^138CACcCTG_E3I3_GTACTGC	416del1	Hunter syndrome	Hopwood (1993) Hum Mutat 2, 435
TTCTCCG^151TATagctggtCTTTTCCACC	454_460del7	Hunter syndrome	Isogai (1998) J Inherit Metab Dis 21, 60
CGTAT^152AGCTGgTCTTTTCCAC	459del1	Hunter syndrome	Lissens (1997) J Inherit Metab Dis 20, 453
TCCACCT^158TATcatCCTTCCTCTG	476_478del3	Hunter syndrome	Hopwood (1993) Hum Mutat 2, 435
GAAGTAT^166GAAaACACTAAG_E4I4_GT	500del1	Hunter syndrome	Vafiadaki (1998) Arch Dis Child 79, 237
TTTTGAAAG_I4E5_Aca^171TGTCGAGGGC	509_510del2	Hunter syndrome	Bunge (1992) Hum Mol Genet 1, 335
ACCTTG^197CCTGacaaACAGAGCACT	596_599del4	Hunter syndrome	Ben Simon-Schiff (1994) Hum Mutat 4, 263
AAAAG^212ATGAAaACGTCAGCCA	640del1	Hunter syndrome	Isogai (1998) J Inherit Metab Dis 21, 60
TCTTC^221CTGGCcgttgggtatcataagcCACACATCCC	667_683del17	Hunter syndrome	Karsten (1998) Hum Mutat 12, 433
GCCACAC^230ATCcCCTTCAGATA	693del1	Hunter syndrome	Bunge (1993) Hum Mol Genet 2, 1871
ATCCCC^232TTCAgataccccAAG_E5I5_GTGAAGA	698_705del8	Hunter syndrome	Villani (1997) Hum Mutat 10, 71
TTCAGA^234TACCcCAAG_E5I5_GTGAAG	705del1	Hunter syndrome	Vafiadaki (1998) Arch Dis Child 79, 237
ATGGC^259CTACCcCCTGTGGCCT	782del1	Hunter syndrome	Gort (1998) J Inherit Metab Dis 21, 655
ACCCCCT^262GTGgCCTACAACCC	787del1	Hunter syndrome	Kim (2003) Hum Mutat 21, 449
CGTCCAA^278GCCtTAAACATCAG	836del1	Hunter syndrome	Villani (1997) Hum Mutat 10, 71
GTCCA^288ATTCCtGTGGACTTTC	867del1	Hunter syndrome	Rathmann (1996) Am J Hum Genet 59, 1202
CTGTG^291GACTTtcAG_E6I6_GTATCAAG	876_877del2	Hunter syndrome	Guo (2009) Yi Chuan 31, 1101
TGTGGAC^292TTTcaG_E6I6_GTATCAAGG	877_878del2	Hunter syndrome	Kim (2003) Hum Mutat 21, 449
ACAGGTC^312GGCcGCCTCTTGAG	937del1	Hunter syndrome	Goldenfum (1996) Hum Mutat 7, 76
CAGGTC^312GGCCgcctcttgagtgctttGGACGATCTT	939_954del16	Hunter syndrome	Guo (2007) J Zhejiang Univ Sci B 8, 566
CTCTA^340GGTGAaCATGGAGAAT	1023del1	Hunter syndrome	Vafiadaki (1998) Arch Dis Child 79, 237
TATGAACTAG_I7E8_ggtgggctctagGT^341GAACATGG	1008_1019del12	Hunter syndrome	Filocamo (2001) Hum Mutat 18, 164
TGGAGAA^345TGGgCCAAATACAG	1036del1	Hunter syndrome	Rathmann (1996) Am J Hum Genet 59, 1202
ATGGGCC^347AAAtacagcaaTTTTGATGTT	1043_1050del8	Hunter syndrome	Kim (2003) Hum Mutat 21, 449
GGGCC^347AAATAcAGCAATTTTG	1044del1	Hunter syndrome	Hopwood (1993) Hum Mutat 2, 435
AAATAC^349AGCAaTTTTGATGTT	1049del1	Hunter syndrome	Vafiadaki (1998) Arch Dis Child 79, 237
TTTTGAT^353GTTgctacccatgttCCCCTGATAT	1060_1071del12	Hunter syndrome	Chang (2005) Hum Genet 116, 160
CCATGTT^358CCCcTGATATTCTA	1075del1	Hunter syndrome	Lualdi (2006) Biochim Biophys Acta 1762, 478
TGTTCCT^365GGAaggacggcttcacttccggaGGCAGGCGAG	1096_1115del20	Hunter syndrome	Froissart (1998) Clin Genet 53, 362
TTTCCCT^380TACcTCGACCCTTT	1141del1	Hunter syndrome	Hartog (1999) Hum Mutat 14, 87
TTACCTC^382GACcCTTTTGATTC	1148del1	Hunter syndrome	Li (1999) J Med Genet 36, 21
TTTCAG_I8E9_GCAGg^396CAATCCATGG	1185del1	Hunter syndrome	Chang (2005) Hum Genet 116, 160
CATGGAC^400CTTgtGGAACTTGTG	1202_1203del2	Hunter syndrome	Kato (2005) J Hum Genet 50, 395
ACTTGTG^405TCTctTTTTCCCACG	1216_1217del2	Hunter syndrome	Froissart (1998) Clin Genet 53, 362
TGTGTCT^406CTTttTCCCACGCTG	1220_1221del2	Hunter syndrome	Li (1995) Biochem Mol Biol Int 35, 1299
CCTCGC^422TGCCcCGTTCCTTCA	1269del1	Hunter syndrome	Kato (2005) J Hum Genet 50, 395
GAGCTG^432TGCAgagaaggcaAGAACCTTCT	1298_1306del9	Hunter syndrome	Froissart (1998) Clin Genet 53, 362
AGGCAAG^437AACcTTCTGAAGCA	1312del1	Hunter syndrome	Hopwood (1993) Hum Mutat 2, 435
GATTGCC^463TATagccagtatCCCCGGCCTT	1390_1398del9	Hunter syndrome	Froissart (1998) Clin Genet 53, 362
GACATC^473CCTCagTGGAATTCTG	1421_1422del2	Hunter syndrome	Whitehead (2001) Hum Genet 108 83
TGGAAT^477TCTGaCAAGCCGAGT	1433del1	Hunter syndrome	Goldenfum (1996) Hum Mutat 7, 76
CCATA^493CGCACcatagacTATAGGTATA	1482_1488del7	Hunter syndrome	Vafiadaki (1998) Arch Dis Child 79, 237
CTGTG^502TGGGTtGGCTTCAATC	1509del1	Hunter syndrome	Hartog (1999) Hum Mutat 14, 87
GTATTTT^525GTGgATTCTGACCC	1576del1	Hunter syndrome	Vafiadaki (1998) Arch Dis Child 79, 237

ATTCT^528GACCCaTTGCAGGATC	1587del1	Hunter syndrome	Froissart (1998) Clin Genet 53, 362

Small insertions : 27 mutations

Insertion(^codon number ATG=1)	HGVS(nucleotide)	Phenotype	Reference
A_5'UTR E1_ATGCCG^3CCAtCCCCGGACCG	9_10ins1	Hunter syndrome	Lualdi (2010) Hum Mutat 31, E1261
CCGGACC^7GGCgCGAGGCCTTC	21_22ins1	Hunter syndrome	Kim (2003) Hum Mutat 21, 449
GCGTC^23GCCCTtCGGATCCGAA	71dup1	Hunter syndrome	Vafiadaki (1998) Arch Dis Child 79, 237
CGGATCC^27GAAaACGCAGGCCA	82dup1	Hunter syndrome	Goldenfum (1996) Hum Mutat 7, 76
G_I1E2_ATGCT^37CTGAaACGTTCTTCT	113dup1	Hunter syndrome	Gort (1998) J Inherit Metab Dis 21, 655
ACTGGCA^69TCCcCACAGCCTCC	208dup1	Hunter syndrome	Li (1999) J Med Genet 36, 21
CCTGAC^99ACCAaCCCGCCTGTA	298dup1	Hunter syndrome	Karsten (1998) Hum Mutat 12, 433
GTACGAC^105TTCcAACTCCTACT	315dup1	Hunter syndrome	Jonsson (1995) Am J Hum Genet 56, 597
TTCAAG^125GAGAaATGGCTATGT	377dup1	Hunter syndrome	Karsten (1998) Hum Mutat 12, 433
TGAAAAC^168ACTtAAG_E4I4_GTAAGGC	504dup1	Hunter syndrome	Gort (1998) J Inherit Metab Dis 21, 655
TCAGCC^217AGTCcCTTTCTTCCT	653dup1	Hunter syndrome	Hartog (1999) Hum Mutat 14, 87
TATCAT^227AAGCcCACACATCCC	683dup1	Hunter syndrome	Kim (2003) Hum Mutat 21, 449
TTTCCCCAAG_I5E6_g^237GAATTTCAGA	709dup1	Hunter syndrome	Vafiadaki (1998) Arch Dis Child 79, 237
GAAGAC^276GTCCaagatgtttaagggAAGCCTTAAA	832_833ins14	Hunter syndrome	Jonsson (1995) Am J Hum Genet 56, 597
TGCTTTG^319GACtGATCTTCAGC	957_958ins1	Hunter syndrome	Hartog (1999) Hum Mutat 14, 87
GATGTT^354GCTAaCCCATGTTCC	1063dup1	Hunter syndrome	Li (1999) J Med Genet 36, 21
ATCCATG^399GACcCTTGTGGAAC	1198dup1	Hunter syndrome	Froissart (1998) Clin Genet 53, 362
TTCCC^409ACGCTtGGCTGGACTT	1229dup1	Hunter syndrome	Gort (1998) Hum Mutat S1, S66
CCTCGC^422TGCCccCCGTTCCTTC	1268_1269dup2	Hunter syndrome	Li (1995) Biochem Mol Biol Int 35, 1299
GTTGAG^431CTGTgtGCAGAGAAGG	1294_1295dup2	Hunter syndrome	Lissens (1997) J Inherit Metab Dis 20, 453
AACCTT^439CTGAaAGCATTTTCG	1319dup1	Hunter syndrome	Villani (1997) Hum Mutat 10, 71
CTGAAG^441CATTtTTCGATTCCG	1326dup1	Hunter syndrome	Kato (2005) J Hum Genet 50, 395
GATTC^445CGTGAaCTTGGAAGAG	1337dup1	Hunter syndrome	Isogai (1998) J Inherit Metab Dis 21, 60
AAGCCG^481AGTTttTAAAAGATAT	1444_1445dup2	Hunter syndrome	Guo (2006) Zhonghua Yi Xue Yi Chuan Xue Za Zhi 23, 67
GGGGAA^522CTGTtATTTTGTGGA	1567dup1	Hunter syndrome	Rathmann (1996) Am J Hum Genet 59, 1202
TTGTG^526GATTCtattttgtggattcTGACCCATTG	1568_1581dup14	Hunter syndrome	Popowska (1995) Hum Mutat 5, 97
TCTGAC^529CCATtTGCAGGATCA	1589dup1	Hunter syndrome	Dou (2007) Yi Chuan 29, 37

Small indels : 7 mutation

Deletion(^codon number ATG=1)	Insertion	HGVS(nucleotide)	Phenotype	Reference
TGACCTG^48CGCccctccctgggctgttaTGGGGATAAG	t	145_161del17ins1	Hunter syndrome	Parkinson (2004) Mol Genet Metab 81, 58
AACCAT^146ACCGatgATTCTCCGTA	tt	440_442del3ins2	Hunter syndrome	Keeratichamroen (2008) J Inherit Metab Dis ,
TTCCC^193GAGGGcaccttgcctgacaaACAGAGCACT	g	582_596del15ins1	Hunter syndrome	Tuschl (2005) Pediatr Neurol 32, 270
GGCACC^196TTGCctgacAAACAGAGCA	tgaca	590_594del5ins5	Hunter syndrome	Schwartz (2006) Am J Med Genet A 140A, 1684
CTCGGAT^335CATg_E7I7_gTAAGCATTTT	tt	1006_1006+1del2ins2	Hunter syndrome	Bunge (1993) Hum Mol Genet 2, 1871
TAGGT^341GAACAtgGAGAATGGGC	at	1026_1027del2ins2	Hunter syndrome	Timms (1998) J Med Genet 35, 646
TTAAAA^484GATAtaaagatcatgggCTATTCCATA	caaagatcatgga	1454_1466del13ins13	Hunter syndrome	Schwartz (2006) Am J Med Genet A 140A, 1684

Gross deletions : 29 mutations

Description	Phenotype	Reference
14 kb incl. ex. 4-7 (described at genomic DNA level)	Hunter syndrome	Birot (1996) Hum Mutat 8, 44
178 bp, upstream ex. 1 (described at genomic DNA level)	Hunter syndrome	Timms (1998) Hum Mutat 11, 121
38818 bp, ex. 1-7 (described at genomic DNA level)	Hunter syndrome	Chou (2005) J Formos Med Assoc 104, 273
43.6 kb, ex. 1-7 IDS2 + ex. 3-5 W (described at genomic DNA level)	Hunter syndrome	Lagerstedt (2000) Hum Mutat 15, 324
5 Mb removing IDS+FMR1 genes (described at genomic DNA level)	Hunter syndrome	Birot (1996) Hum Mutat 7, 266
5.3 kb nt 376-5725 incl. ex. 2-4 (described at genomic DNA level)	Hunter syndrome	Bonuccelli (1998) Clin Genet 53, 474
60 bp cd. 375-394 (described at cDNA level)	Hunter syndrome	Bunge (1992) Hum Mol Genet 1, 335
>200 kb incl. ex. 1-6+200 kb 5'gene (described at genomic DNA level)	Hunter syndrome	Birot (1996) Hum Mutat 8, 44
entire gene (described at genomic DNA level)	Hunter syndrome	Karsten (1998) Hum Genet 103, 732
entire gene (described at genomic DNA level)	Hunter syndrome	Vafiadaki (1998) Arch Dis Child 79, 237
entire gene (described at genomic DNA level)	Hunter syndrome	Froissart (1993) Hum Mutat 2, 138
entire gene (described at genomic DNA level)	Hunter syndrome	Flomen (1992) Genomics 13, 543
entire gene (described at genomic DNA level)	Hunter syndrome	Bunge (1992) Hum Mol Genet 1, 335
entire gene (described at genomic DNA level)	Hunter syndrome	Steen-Bondeson (1992) Hum Mol Genet 1, 195
entire gene (described at genomic DNA level)	Hunter syndrome	Karsten (1998) Hum Mutat 12, 433

参考文献：Stenson PD, Mort M, Ball EV, Howells K, Phillips AD, Thomas NS, Cooper DN. 2009. The Human Gene Mutation Database: 2008 update. Genome Med. 1:13. (2011/3/25 現在のデータに基づく)
本データはHGMD Professionalからの転載・日本バイオベースから購入可能です。

entire gene + pseudogene (described at genomic DNA level)	Hunter syndrome	Wraith (1991) Hum Genet 87, 205
entire gene + pseudogene (described at genomic DNA level)	Hunter syndrome	Vafiadaki (1998) Arch Dis Child 79, 237
ex. 1-6 (described at genomic DNA level)	Hunter syndrome	Vafiadaki (1998) Arch Dis Child 79, 237
ex. 4 (described at genomic DNA level)	Hunter syndrome	Vafiadaki (1998) Arch Dis Child 79, 237
ex. 8 nt. 1131-1305 (described at cDNA level)	Hunter syndrome	Filocamo (2001) Hum Mutat 18, 164
incl. ex. 3-8 (described at genomic DNA level)	Hunter syndrome	Hopwood (1993) Hum Mutat 2, 435
incl. ex. 4-6 (described at genomic DNA level)	Hunter syndrome	Lissens (1997) J Inherit Metab Dis 20, 453
incl. ex. 5-6 (described at cDNA level)	Hunter syndrome	Karsten (1998) Hum Genet 103, 732
incl. ex. 5-7 (described at genomic DNA level)	Hunter syndrome	Ben Simon-Schiff (1994) Hum Mutat 4, 263
incl. ex. 9 (described at cDNA level)	Hunter syndrome	Lualdi (2006) Biochim Biophys Acta 1762, 478
incl. IDS + part FMR2 (described at genomic DNA level)	Hunter syndrome, with seizures	Timms (1997) Hum Mol Genet 6, 479
incl. IDS, extending distally (described at genomic DNA level)	Hunter syndrome	Timms (1997) Hum Mol Genet 6, 479
part ex. 6-ex. 9 (described at cDNA level)	Hunter syndrome	Olsen (1996) Hum Genet 97, 198
total deletion (described at genomic DNA level)	Hunter syndrome	Gort (1998) J Inherit Metab Dis 21, 655

Gross insertions : 1 mutations

Description	Phenotype	Reference
insertion of 22 bp nt. 1130 cd. 336 (described at genomic DNA level)	Hunter syndrome	Bunge (1992) Hum Mol Genet 1, 335

Complex: 11 mutations

Description	Phenotype	Reference
Alu-mediated rearrangement, del 174 bp, ins 157 bp	Hunter syndrome	Ricci (2003) Hum Genet 112, 419
Del. 3152 bp incl. ex. 4,5 Del. 3603 bp ex. 3,4 of gene W	Hunter syndrome	Karsten (1997) Genomics 43, 123
Del. 3254 bp IVS7-IVS8, ins 20 bp	Hunter syndrome	Cudry (2000) J Med Genet 37, e29
Del. 5581 bp incl ex. 5-6, ins 314 bp + 23 bp + 20 bp	Hunter syndrome	Karsten (1999) Hum Mutat 14, 471
Deletion and inversion, 5' gene	Hunter syndrome	Bunge (1998) Eur J Hum Genet 6, 492
Inv. beyond nt. 221	Hunter syndrome	Rathmann (1996) Am J Hum Genet 59, 1202
Inv. ex. 8, 9	Hunter syndrome	Bondeson (1995) Hum Mol Genet 4, 615
Recomb. between in. 7 and seq. distal of ex. 3 in IDS-2	Hunter syndrome	Lagerstedt (1997) Hum Mol Genet 6, 627
Recombination intr. 3/IDS2 intr. 3 and intr. 7/IDS intr. 7	Hunter syndrome	Lualdi (2005) Hum Mutat 25, 491
Recombination intr. 7/IDS2 intr. 7	Hunter syndrome	Lualdi (2005) Hum Mutat 25, 491
Translocation t(X;5)	Hunter syndrome	Mossman (1983) Arch Dis Child 58, 911

分類	略号	正式名	Chromosomal location	mutation
MPS Ⅲ a	SGSH	heparan N-sulfatase Sulphamidase, heparan sulphate sulphatase	17q25.3	94

Missense/nonsense : 74 mutations

HGMD codon change	HGMD amino acid change (ATG=1)	HGVS(protein)	HGVS(nucleotide)	Phenotype	Reference
CTG-CAG	Leu12Gln	L12Q	35T>A	Sanfilippo syndrome A ?	Valstar (2010) Ann Neurol 68, 876
CTG-CCG	Leu12Pro	L12P	35T>C	Sanfilippo syndrome A ?	Cooksley (2011) Mol Genet Metab 102 S12
GAC-GGC	Asp32Gly	D32G	95A>G	Sanfilippo syndrome A	Beesley (2000) J Med Genet 37, 704
gTAC-AAC	Tyr40Asn	Y40N	118T>A	Sanfilippo syndrome A	Di Natale (1998) Hum Mutat 11, 313
TACa-TAG	Tyr40Term	Y40X	120C>G	Sanfilippo syndrome A	Bekri (2005) J Inherit Metab Dis 28, 601
AACa-AAA	Asn42Lys	N42K	126C>A	Sanfilippo syndrome A	Lee-Chen (2002) Clin Genet 61, 192
cGCC-ACC	Ala44Thr	A44T	130G>A	Sanfilippo syndrome A	Di Natale (1998) Hum Mutat 11, 313
cCTC-TTC	Leu59Phe	L59F	175C>T	Sanfilippo syndrome A ?	Cooksley (2011) Mol Genet Metab 102 S12
TCG-TGG	Ser66Trp	S66W	197C>G	Sanfilippo syndrome A	Blanch (1997) Hum Mol Genet 6, 787
cCGC-TGC	Arg74Cys	R74C	220C>T	Sanfilippo syndrome A	Weber (1997) Hum Mol Genet 6, 1573
CGC-CAC	Arg74His	R74H	221G>A	Sanfilippo syndrome A	Bunge (1997) Hum Mutat 10, 479
cACT-CCT	Thr79Pro	T79P	235A>C	Sanfilippo syndrome A	Weber (1997) Hum Mol Genet 6, 1573
gCAT-TAT	His84Tyr	H84Y	250C>T	Sanfilippo syndrome A	Beesley (2000) J Med Genet 37, 704
CAG-CGG	Gln85Arg	Q85R	254A>G	Sanfilippo syndrome A	Montfort (1998) Hum Mutat 12, 274
ATG-ACG	Met88Thr	M88T	263T>C	Sanfilippo syndrome A	Fiorentino (2006) Hum Reprod 21, 670
cGGG-AGG	Gly90Arg	G90R	268G>A	Sanfilippo syndrome A	Bunge (1997) Hum Mutat 10, 479
AGCc-AGA	Ser106Arg	S106R	318C>A	Sanfilippo syndrome A	Muschol (2004) Hum Mutat 23, 559
cACA-CCA	Thr118Pro	T118P	352A>C	Sanfilippo syndrome A	Zhang (2008) Hum Genet 124 323
cGGG-AGG	Gly122Arg	G122R	364G>A	Sanfilippo syndrome A	Bunge (1997) Hum Mutat 10, 479

CCG-CTG	Pro128Leu	P128L	383C>T	Sanfilippo syndrome A	Di Natale (1998) Hum Mutat 11, 313
cGTG-ATG	Val131Met	V131M	391G>A	Sanfilippo syndrome A	Weber (1997) Hum Mol Genet 6, 1573
ACG-ATG	Thr139Met	T139M	416C>T	Sanfilippo syndrome A	Weber (1997) Hum Mol Genet 6, 1573
CTC-CCC	Leu146Pro	L146P	437T>C	Sanfilippo syndrome A	Di Natale (1998) Hum Mutat 11, 313
CGG-CAG	Arg150Gln	R150Q	449G>A	Sanfilippo syndrome A	Bunge (1997) Hum Mutat 10, 479
gCGG-TGG	Arg150Trp	R150W	448C>T	Sanfilippo syndrome A	Beesley (2000) J Med Genet 37, 704
CTG-CCG	Leu163Pro	L163P	488T>C	Sanfilippo syndrome A	Muschol (2004) Hum Mutat 23, 559
cGAC-AAC	Asp179Asn	D179N	535G>A	Sanfilippo syndrome A	Di Natale (1998) Hum Mutat 11, 313
CCC-CTC	Pro180Leu	P180L	539C>T	Sanfilippo syndrome A ?	Valstar (2010) Ann Neurol 68, 876
cCGC-TGC	Arg182Cys	R182C	544C>T	Sanfilippo syndrome A	Di Natale (1998) Hum Mutat 11, 313
cGGA-AGA	Gly191Arg	G191R	571G>A	Sanfilippo syndrome A	Muschol (2004) Hum Mutat 23, 559
TTCt-TTG	Phe193Leu	F193L	579C>G	Sanfilippo syndrome A	Bunge (1997) Hum Mutat 10, 479
CGT-CCT	Arg206Pro	R206P	617G>C	Sanfilippo syndrome A	Montfort (1998) Hum Mutat 12, 274
TGG-TAG	Trp210Term	W210X	629G>A	Sanfilippo syndrome A	Weber (1997) Hum Mol Genet 6, 1573
CCC-CGC	Pro227Arg	P227R	680C>G	Sanfilippo syndrome A	Di Natale (1998) Hum Mutat 11, 313
cCGA-TGA	Arg233Term	R233X	697C>T	Sanfilippo syndrome A	Beesley (2000) J Med Genet 37, 704
GCC-GGC	Ala234Gly	A234G	701C>G	Sanfilippo syndrome A	Weber (1997) Hum Mol Genet 6, 1573
cGAC-AAC	Asp235Asn	D235N	703G>A	Sanfilippo syndrome A	Beesley (2000) J Med Genet 37, 704
GAC-GTC	Asp235Val	D235V	704A>T	Sanfilippo syndrome A	Bunge (1997) Hum Mutat 10, 479
CGC-CAC	Arg245His	R245H	734G>A	Sanfilippo syndrome A	Blanch (1997) Hum Mol Genet 6, 787
gGAC-CAC	Asp247His	D247H	739G>C	Sanfilippo syndrome A ?	Valstar (2010) Ann Neurol 68, 876
GGA-GCA	Gly251Ala	G251A	752G>C	Sanfilippo syndrome A	Meyer (2008) Hum Mutat 29, 770
cGAC-AAC	Asp273Asn	D273N	817G>A	Sanfilippo syndrome A	Beesley (2000) J Med Genet 37, 704
TAC-TCC	Tyr286Ser	Y286S	857A>C	Sanfilippo syndrome A	Yogalingam (2001) Hum Mutat 18, 264
gCCG-TCG	Pro288Ser	P288S	862C>T	Sanfilippo syndrome A	Emre (2002) Hum Mutat 19, 184
tGAA-AAA	Glu292Lys	E292K	874G>A	Sanfilippo syndrome A	Piotrowska (2009) Acta Paediatr 98, 743
aCCC-ACC	Pro293Thr	P293T	877C>A	Sanfilippo syndrome A	Di Natale (2006) Hum Genet 119 679
aCCC-TCC	Pro293Ser	P293S	877C>T	Sanfilippo syndrome A	Lee-Chen (2002) Clin Genet 61, 192
aTCC-CCC	Ser298Pro	S298P	892T>C	Sanfilippo syndrome A	Bunge (1997) Hum Mutat 10, 479
GAG-GTG	Glu300Val	E300V	899A>T	Sanfilippo syndrome A	Bekri (2005) J Inherit Metab Dis 28, 601
CAA-CCA	Gln307Pro	Q307P	920A>C	Sanfilippo syndrome A	Bekri (2005) J Inherit Metab Dis 28, 601
cACC-GCC	Thr321Ala	T321A	961A>G	Sanfilippo syndrome A	Bunge (1997) Hum Mutat 10, 479
ATC-AGC	Ile322Ser	I322S	965T>G	Sanfilippo syndrome A	Beesley (2000) J Med Genet 37, 704
TCC-TAC	Ser347Tyr	S347Y	1040C>A	Sanfilippo syndrome A ?	Valstar (2010) Ann Neurol 68, 876
TCC-TTC	Ser347Phe	S347F	1040C>T	Sanfilippo syndrome A	Miyazaki (2002) J Neurol Neurosurg Psychiatry 73, 777
gGCC-CCC	Ala354Pro	A354P	1060G>C	Sanfilippo syndrome A	Montfort (1998) Hum Mutat 12, 274
cGAG-AAG	Glu355Lys	E355K	1063G>A	Sanfilippo syndrome A	Beesley (2000) J Med Genet 37, 704
AGCc-AGG	Ser364Arg	S364R	1092C>G	Sanfilippo syndrome A	Bunge (1997) Hum Mutat 10, 479
cCAG-TAG	Gln365Term	Q365X	1093C>T	Sanfilippo syndrome A	Esposito (2000) Biochim Biophys Acta 1501, 1
cGAG-AAG	Glu369Lys	E369K	1105G>A	Sanfilippo syndrome A	Di Natale (1998) Hum Mutat 11, 313
cGAG-TAG	Glu369Term	E369X	1105G>T	Sanfilippo syndrome A	Beesley (2000) J Med Genet 37, 704
cTAC-CAC	Tyr374His	Y374H	1120T>C	Sanfilippo syndrome A	Beesley (2000) J Med Genet 37, 704
ATG-AGG	Met376Arg	M376R	1127T>G	Sanfilippo syndrome A ?	Cooksley (2011) Mol Genet Metab 102 S12
CGC-CAC	Arg377His	R377H	1130G>A	Sanfilippo syndrome A	Weber (1997) Hum Mol Genet 6, 1573
gCGC-TGC	Arg377Cys	R377C	1129C>T	Sanfilippo syndrome A	Di Natale (1998) Hum Mutat 11, 313
CAG-CGG	Gln380Arg	Q380R	1139A>G	Sanfilippo syndrome A	Weber (1997) Hum Mol Genet 6, 1573
CTC-CGC	Leu386Arg	L386R	1157T>G	Sanfilippo syndrome A	Montfort (1998) Hum Mutat 12, 274
AACc-AAA	Asn389Lys	N389K	1167C>A	Sanfilippo syndrome A	Bunge (1997) Hum Mutat 10, 479
CTC-CGC	Leu411Arg	L411R	1232T>G	Sanfilippo syndrome A ?	Valstar (2010) Ann Neurol 68, 876
ACG-AGG	Thr421Arg	T421R	1262C>G	Sanfilippo syndrome A ?	Valstar (2010) Ann Neurol 68, 876
cCGG-TGG	Arg433Trp	R433W	1297C>T	Sanfilippo syndrome A	Beesley (2000) J Med Genet 37, 704
CGG-CAG	Arg433Gln	R433Q	1298G>A	Sanfilippo syndrome A	Chabas (2001) Am J Med Genet 100, 223
GAC-GGC	Asp444Gly	D444G	1331A>G	Sanfilippo syndrome A	Miyazaki (2002) J Neurol Neurosurg Psychiatry 73, 777
cGAG-AAG	Glu447Lys	E447K	1339G>A	Sanfilippo syndrome A	Blanch (1997) Hum Mol Genet 6, 787
cGTC-TTC	Val486Phe	V486F	1456G>T	Sanfilippo syndrome A	Beesley (2000) J Med Genet 37, 704

Splicing : 1 mutations

IVS	Donor/Acceptor	Location	Substitution	Phenotype	Reference
2	as	-2	A-G	Sanfilippo syndrome A	Bunge (1997) Hum Mutat 10, 479

Small deletions : 10 mutations

参考文献：Stenson PD, Mort M, Ball EV, Howells K, Phillips AD, Thomas NS, Cooper DN. 2009. The Human Gene Mutation Database: 2008 update. Genome Med. 1:13. (2011/3/25 現在のデータに基づく)
本データはHGMD Professionalからの転載・日本バイオベースから購入可能です。

Deletion (^codon number ATG=1)	HGVS(nucleotide)	Phenotype	Reference
GCACCTG^51GACgCCTTGGCCCG	154del1	Sanfilippo syndrome A	Di Natale (1998) Hum Mutat 11, 313
CCTCTTT^61CGCaatgcctTCACCTCGGT	184_190del7	Sanfilippo syndrome A	Meyer (2008) Hum Mutat 29, 770
CTCTGG^359GCCAcCGTCTTTGGC	1080del1	Sanfilippo syndrome A	Weber (1997) Hum Mol Genet 6, 1573
CTGGGCC^360ACCgTCTTTGGCAG	1081del1	Sanfilippo syndrome A	Bunge (1997) Hum Mutat 10, 479
CATGCGC^378TCCgTGCAGCACCG	1135del1	Sanfilippo syndrome A	Weber (1997) Hum Mol Genet 6, 1573
CCGGCAC^384TTCcGCCTCGTGCA	1153del1	Sanfilippo syndrome A	Yogalingam (2001) Hum Mutat 18, 264
CACAAC^390CTCAaacttcaAGATGCCCTT	1173_1178del6	Sanfilippo syndrome A	Yogalingam (2001) Hum Mutat 18, 264
CCAGGAC^402TTCtacGTCTCACCCA	1207_1209del3	Sanfilippo syndrome A	Muschol (2004) Hum Mutat 23, 559
CGGGC^423TGGTAcaaggacctccGTCATTACTA	1272_1282del11	Sanfilippo syndrome A	Scott (1995) Nat Genet 11, 465
CATTAC^431TACTaccgggcgcGCTGGGAGCT	1295_1303del9	Sanfilippo syndrome A	Blanch (1997) Hum Mol Genet 6, 787

Small insertions : 8 mutations

Insertion(^codon number ATG=1)	HGVS(nucleotide)	Phenotype	Reference
AAGAAG^125CACGgTGGGGCCGGA	376dup1	Sanfilippo syndrome A	Weber (1997) Hum Mol Genet 6, 1573
TTTGAC^136TTTGtgtacccgtttgactttgCGTACACGGA	392_409dup18	Sanfilippo syndrome A	Bunge (1997) Hum Mutat 10, 479
CGACCCA^218CTGtgGACGTGCTG_E5I5_G	653_654dup2	Sanfilippo syndrome A	Zhang (2008) Zhonghua Er Ke Za Zhi 46, 407
CCATC^342CACCTtCACTGGCCGG	1028dup1	Sanfilippo syndrome A	Esposito (2000) Biochim Biophys Acta 1501, 1
GACCATC^342CACcCTCACTGGCC	1027dup1	Sanfilippo syndrome A	Weber (1997) Hum Mol Genet 6, 1573
TGGGCC^360ACCGgTCTTTGGCAG	1081dup1	Sanfilippo syndrome A	Di Natale (1998) Hum Mutat 11, 313
GTGCAG^381CACCagcgccGGCACTTCCG	1144_1145ins6	Sanfilippo syndrome A	Beesley (2000) J Med Genet 37, 704
TTTGCT^459CAGCcTTCTGGAGAT	1378dup1	Sanfilippo syndrome A	Yogalingam (2001) Hum Mutat 18, 264

Gross deletions : 1 mutations

Description	Phenotype	Reference
2075bp c.950-204 (described at genomic DNA level)	Sanfilippo syndrome A ?	Valstar (2010) Ann Neurol 68, 876

分類	略号	正式名	Chromosomal location	mutation
MPS Ⅲ b	NAGLU	α-N-acetylglucosaminidase	17q21	128

Missense/nonsense : 90 mutations

HGMD codon change	HGMD amino acid change (ATG=1)	HGVS(protein)	HGVS(nucleotide)	Phenotype	Reference
ATG-AAG	Met1Lys	M1K	2T>A	Sanfilippo syndrome B	Mangas (2008) Clin Genet 73, 251
cATG-TTG	Met1Leu	M1L	1A>T	Sanfilippo syndrome B	Bunge (1999) J Med Genet 36, 28
gCTC-TTC	Leu35Phe	L35F	103C>T	Sanfilippo syndrome B	Tessitore (2000) Hum Genet 107, 568
cCGG-TGG	Arg38Trp	R38W	112C>T	Sanfilippo syndrome B	Beesley (2005) J Inherit Metab Dis 28, 759
TTC-TGC	Phe48Cys	F48C	143T>G	Sanfilippo syndrome B	Beesley (1998) J Med Genet 35, 910
TTCt-TTA	Phe48Leu	F48L	144C>A	Sanfilippo syndrome B	Weber (1999) Eur J Hum Genet 7, 34
gGAC-AAC	Asp63Asn	D63N	187G>A	Sanfilippo syndrome B ?	Valstar (2010) J Inherit Metab Dis 33, 759
cGGC-AGC	Gly69Ser	G69S	205G>A	Sanfilippo syndrome B	Weber (1999) Eur J Hum Genet 7, 34
GTG-GGG	Val77Gly	V77G	230T>G	Sanfilippo syndrome B	Beesley (2005) J Inherit Metab Dis 28, 759
cGGC-TGC	Gly79Cys	G79C	235G>T	Sanfilippo syndrome B	Bunge (1999) J Med Genet 36, 28
GGC-GAC	Gly82Asp	G82D	245G>A	Sanfilippo syndrome B	Tessitore (2000) Hum Genet 107, 568
cTAC-CAC	Tyr92His	Y92H	274T>C	Sanfilippo syndrome B	Schmidtchen (1998) Am J Hum Genet 62, 64
CAC-CGC	His100Arg	H100R	299A>G	Sanfilippo syndrome B	Bunge (1999) J Med Genet 36, 28
gCCA-TCA	Pro115Ser	P115S	343C>T	Sanfilippo syndrome B	Schmidtchen (1998) Am J Hum Genet 62, 64
gGAG-TAG	Glu120Term	E120X	358G>T	Sanfilippo syndrome B	Piotrowska (2009) Acta Paediatr 98, 743
cCGC-TGC	Arg130Cys	R130C	388C>T	Sanfilippo syndrome B	Lee-Chen (2002) J Med Genet 39, e3
TAC-TGC	Tyr140Cys	Y140C	419A>G	Sanfilippo syndrome B	Zhao (1998) Am J Hum Genet 62, 53
TGGg-TGA	Trp147Term	W147X	441G>A	Sanfilippo syndrome B	Mangas (2008) Clin Genet 73, 251
aGAG-AAG	Glu153Lys	E153K	457G>A	Sanfilippo syndrome B	Schmidtchen (1998) Am J Hum Genet 62, 64
ATA-AGA	Ile154Arg	I154R	461T>G	Sanfilippo syndrome B	Lee-Chen (2002) J Med Genet 39, e3
TGGa-TGT	Trp156Cys	W156C	468G>T	Sanfilippo syndrome B	Tessitore (2000) Hum Genet 107, 568
TGG-TAG	Trp168Term	W168X	503G>A	Sanfilippo syndrome B	Coll (2001) J Inherit Metab Dis 24, 83
gCGG-TGG	Arg177Trp	R177W	529C>T	Sanfilippo syndrome B	Verhoeven (2010) Acta Psychiatr Scand 122, 162
gCGA-TGA	Arg203Term	R203X	607C>T	Sanfilippo syndrome B	Schmidtchen (1998) Am J Hum Genet 62, 64
CAC-CCC	His227Pro	H227P	680A>C	Sanfilippo syndrome B	Weber (1999) Eur J Hum Genet 7, 34
gCGC-TGC	Arg234Cys	R234C	700C>T	Sanfilippo syndrome B	Beesley (1998) J Med Genet 35, 910

aGTG-ATG	Val241Met	V241M	721G>A	Sanfilippo syndrome B	Tanaka (2002) J Hum Genet 47, 484
CTG-CCG	Leu242Pro	L242P	725T>C	Sanfilippo syndrome B	Beesley (2004) Clin Genet 65, 143
CCT-CTT	Pro243Leu	P243L	728C>T	Sanfilippo syndrome B	Bunge (1999) J Med Genet 36, 28
cGCG-CCG	Ala246Pro	A246P	736G>C	Sanfilippo syndrome B	Beesley (2005) J Inherit Metab Dis 28, 759
CAT-CGT	His248Arg	H248R	743A>G	Sanfilippo syndrome B	Weber (1999) Eur J Hum Genet 7, 34
tTGG-CGG	Trp268Arg	W268R	802T>C	Sanfilippo syndrome B	Beesley (1998) J Med Genet 35, 910
TGC-TTC	Cys277Phe	C277F	830G>T	Sanfilippo syndrome B	Bunge (1999) J Med Genet 36, 28
CTT-CCT	Leu280Pro	L280P	839T>C	Sanfilippo syndrome B	Bunge (1999) J Med Genet 36, 28
GCT-GTT	Ala282Val	A282V	845C>T	Sanfilippo syndrome B ?	Valstar (2010) J Inherit Metab Dis 33, 759
cGGG-AGG	Gly292Arg	G292R	874G>A	Sanfilippo syndrome B	Bunge (1999) J Med Genet 36, 28
gCGA-TGA	Arg297Term	R297X	889C>T	Sanfilippo syndrome B	Zhao (1995) Am J Hum Genet 57 A185
GGC-GTC	Gly304Val	G304V	911G>T	Sanfilippo syndrome B	Mangas (2008) Clin Genet 73, 251
TAT-TGT	Tyr309Cys	Y309C	926A>G	Sanfilippo syndrome B	Lee-Chen (2002) J Med Genet 39, e3
tTTC-CTC	Phe314Leu	F314L	940T>C	Sanfilippo syndrome B	Tanaka (2002) J Hum Genet 47, 484
cGTC-TTC	Val334Phe	V334F	1000G>T	Sanfilippo syndrome B	Weber (1999) Eur J Hum Genet 7, 34
TAT-TGT	Tyr335Cys	Y335C	1004A>G	Sanfilippo syndrome B	Beesley (2005) J Inherit Metab Dis 28, 759
tGAG-TAG	Glu336Term	E336X	1006G>T	Sanfilippo syndrome B	Tessitore (2000) Hum Genet 107, 568
CCG-CTG	Pro358Leu	P358L	1073C>T	Sanfilippo syndrome B	Schmidtchen (1998) Am J Hum Genet 62, 64
TAT-TGT	Tyr391Cys	Y391C	1172A>G	Sanfilippo syndrome B ?	Valstar (2010) J Inherit Metab Dis 33, 759
ATC-ACC	Ile403Thr	I403T	1208T>C	Sanfilippo syndrome B ?	Valstar (2010) J Inherit Metab Dis 33, 759
TGG-TAG	Trp404Term	W404X	1211G>A	Sanfilippo syndrome B	Bunge (1999) J Med Genet 36, 28
TTT-TCT	Phe410Ser	F410S	1229T>C	Sanfilippo syndrome B	Weber (1999) Eur J Hum Genet 7, 34
GGA-GAA	Gly412Glu	G412E	1235G>A	Sanfilippo syndrome B	Lee-Chen (2002) J Med Genet 39, e3
CAT-CGT	His414Arg	H414R	1241A>G	Sanfilippo syndrome B	Weber (1999) Eur J Hum Genet 7, 34
ACC-ATC	Thr437Ile	T437I	1310C>T	Sanfilippo syndrome B	Emre (2002) Hum Mutat 19, 184
cGAG-AAG	Glu446Lys	E446K	1336G>A	Sanfilippo syndrome B	Beesley (2004) Clin Genet 65, 143
cGAA-AAA	Glu452Lys	E452K	1354G>A	Sanfilippo syndrome B	Bunge (1999) J Med Genet 36, 28
TAT-TGT	Tyr455Cys	Y455C	1364A>G	Sanfilippo syndrome B	Zhao (1998) Am J Hum Genet 62, 53
cTGG-GGG	Trp474Gly	W474G	1420T>G	Sanfilippo syndrome B	Coll (2001) J Inherit Metab Dis 24, 83
CGG-CAG	Arg482Gln	R482Q	1445G>A	Sanfilippo syndrome B	Beesley (2004) Clin Genet 65, 143
gCGG-TGG	Arg482Trp	R482W	1444C>T	Sanfilippo syndrome B	Bunge (1999) J Med Genet 36, 28
TGGa-TGA	Trp494Term	W494X	1482G>A	Sanfilippo syndrome B	Weber (1999) Eur J Hum Genet 7, 34
aCTG-GTG	Leu497Val	L497V	1489C>G	Sanfilippo syndrome B ?	Valstar (2010) J Inherit Metab Dis 33, 759
GTG-GGG	Val501Gly	V501G	1502T>G	Sanfilippo syndrome B	Tessitore (2000) Hum Genet 107, 568
CCG-CTG	Pro516Leu	P516L	1547C>T	Sanfilippo syndrome B	Beesley (2004) Clin Genet 65, 143
gCGG-TGG	Arg520Trp	R520W	1558C>T	Sanfilippo syndrome B	Tessitore (2000) Hum Genet 107, 568
CCG-CTG	Pro521Leu	P521L	1562C>T	Sanfilippo syndrome B	Zhao (1998) Am J Hum Genet 62, 53
gTCC-CCC	Ser522Pro	S522P	1564T>C	Sanfilippo syndrome B	Mangas (2008) Clin Genet 73, 251
cCGA-TGA	Arg533Term	R533X	1597C>T	Sanfilippo syndrome B	Mangas (2008) Clin Genet 73, 251
TCT-TAT	Ser534Tyr	S534Y	1601C>A	Sanfilippo syndrome B	Tessitore (2000) Hum Genet 107, 568
CTG-CCG	Leu560Pro	L560P	1679T>C	Sanfilippo syndrome B	Weber (1999) Eur J Hum Genet 7, 34
CTG-CGG	Leu561Arg	L561R	1682T>G	Sanfilippo syndrome B	Bunge (1999) J Med Genet 36, 28
CGG-CAG	Arg565Gln	R565Q	1694G>A	Sanfilippo syndrome B	Bunge (1999) J Med Genet 36, 28
CGG-CCG	Arg565Pro	R565P	1694G>C	Sanfilippo syndrome B	Weber (1999) Eur J Hum Genet 7, 34
tCGG-TGG	Arg565Trp	R565W	1693C>T	Sanfilippo syndrome B	Beesley (1998) J Med Genet 35, 910
CTG-CCG	Leu591Pro	L591P	1772T>C	Sanfilippo syndrome B	Beesley (1998) J Med Genet 35, 910
tAGT-GGT	Ser612Gly	S612G	1834A>G	Sanfilippo syndrome B	Zhao (1998) Am J Hum Genet 62, 53
TTGc-TTC	Leu617Phe	L617F	1851G>C	Sanfilippo syndrome B	Weber (1999) Eur J Hum Genet 7, 34
cCGA-TGA	Arg626Term	R626X	1876C>T	Sanfilippo syndrome B	Zhao (1995) Am J Hum Genet 57 A185
cGAG-AAG	Glu634Lys	E634K	1900G>A	Sanfilippo syndrome B ?	Valstar (2010) J Inherit Metab Dis 33, 759
cGAG-TAG	Glu639Term	E639X	1915G>T	Sanfilippo syndrome B	Beesley (2005) J Inherit Metab Dis 28, 759
cCGC-TGC	Arg643Cys	R643C	1927C>T	Sanfilippo syndrome B	Weber (1999) Eur J Hum Genet 7, 34
CGC-CAC	Arg643His	R643H	1928G>A	Sanfilippo syndrome B	Zhao (1996) Proc Natl Acad Sci U S A 93, 6101
TGGg-TGC	Trp649Cys	W649C	1947G>C	Sanfilippo syndrome B	Tessitore (2000) Hum Genet 107, 568
GGG-GAG	Gly650Glu	G650E	1949G>A	Sanfilippo syndrome B	Weber (1999) Eur J Hum Genet 7, 34
TAT-TTT	Tyr658Phe	Y658F	1973A>T	Sanfilippo syndrome B	Coll (2001) J Inherit Metab Dis 24, 83
GCG-GTG	Ala664Val	A664V	1991C>T	Sanfilippo syndrome B	Schmidtchen (1998) Am J Hum Genet 62, 64
CGC-CAC	Arg674His	R674H	2021G>A	Sanfilippo syndrome B	Zhao (1995) Am J Hum Genet 57 A185
tCGC-TGC	Arg674Cys	R674C	2020C>T	Sanfilippo syndrome B	Zhao (1998) Am J Hum Genet 62, 53
TGG-TAG	Trp675Term	W675X	2024G>A	Sanfilippo syndrome B	Zhao (1998) Am J Hum Genet 62, 53
CGG-CCG	Arg676Pro	R676P	2027G>C	Sanfilippo syndrome B	Weber (1999) Eur J Hum Genet 7, 34

参考文献：Stenson PD, Mort M, Ball EV, Howells K, Phillips AD, Thomas NS, Cooper DN. 2009. The Human Gene Mutation Database: 2008 update. Genome Med. 1:13. (2011/3/25 現在のデータに基づく)
本データは HGMD Professional からの転載・日本バイオベースから購入可能です。

CTG-CGG	Leu682Arg	L682R	2045T>G	Sanfilippo syndrome B	Schmidtchen (1998) Am J Hum Genet 62, 64
gGAG-AAG	Glu705Lys	E705K	2113G>A	Sanfilippo syndrome B	Beesley (1998) J Med Genet 35, 910
gCAG-TAG	Gln706Term	Q706X	2116C>T	Sanfilippo syndrome B	Zhao (1998) Am J Hum Genet 62, 53

Splicing : 2 mutations

IVS	Donor/Acceptor	Location	Substitution	Phenotype	Reference
3	ds	1	G-A	Sanfilippo syndrome B	Tessitore (2000) Hum Genet 107, 568
5	as	-2	A-G	Sanfilippo syndrome B	Emre (2002) Hum Mutat 19, 184

Small deletions : 20 mutations

Deletion (^codon number ATG=1)	HGVS(nucleotide)	Phenotype	Reference
CCGGG^18GCCGGgGGCGCGGCAG	59del1	Sanfilippo syndrome B	Weber (1999) Eur J Hum Genet 7, 34
CTTGGAC^64ACCtACAGCCTGGG	193del1	Sanfilippo syndrome B	Coll (2001) J Inherit Metab Dis 24, 83
ACAGC^67CTGGGcGGCGGCGGCG	204del1	Sanfilippo syndrome B	Tessitore (2000) Hum Genet 107, 568
CTGGGC^69GGCGgcgGCGCGGCGCG	212_214del3	Sanfilippo syndrome B	Coll (2001) J Inherit Metab Dis 24, 83
GCGGC^72GCGGCgcgcgtgcgggtgcgcggcTCCACGGGCG	219_237del19	Sanfilippo syndrome B	Beesley (1998) J Med Genet 35, 910
CAGAAT^135GTGTgcacGCAAAGCTAC	410_413del4	Sanfilippo syndrome B	Beesley (2005) J Inherit Metab Dis 28, 759
AAGCTAC^141TCTtcGTGTGGTGGG	424_426del3	Sanfilippo syndrome B	Bunge (1999) J Med Genet 36, 28
GCACTG^167GCCTggagcggccaGGAGGCCATC	507_516del10	Sanfilippo syndrome B	Zhao (1996) Proc Natl Acad Sci U S A 93, 6101
TGGCC^168TGGAGcGGCCAGGAGG	507del1	Sanfilippo syndrome B	Tessitore (2000) Hum Genet 107, 568
CCTGG^219CACATcAAGCAGCTTT	660del1	Sanfilippo syndrome B	Lee-Chen (2002) J Med Genet 39, e3
CCAGATG^234CGCtCCTTCGGCAT	703del1	Sanfilippo syndrome B	Beesley (2005) J Inherit Metab Dis 28, 759
AGAGCTG^300ATCaaAGAGTTTGGC	902_903del2	Sanfilippo syndrome B	Schmidtchen (1998) Am J Hum Genet 62, 64
CTGATC^301AAAGagTTTGGCACAG	905_906del2	Sanfilippo syndrome B	Bunge (1999) J Med Genet 36, 28
ACTGAG^345GCTGtgTGGCTGCTCC	1039_1040del2	Sanfilippo syndrome B	Weber (1999) Eur J Hum Genet 7, 34
CCACC^438ATGGTaGGCACGGGCA	1317del1	Sanfilippo syndrome B	Weber (1999) Eur J Hum Genet 7, 34
GGGCATG^444GCCcCCGAGGGCAT	1335del1	Sanfilippo syndrome B	Beesley (1998) J Med Genet 35, 910
GCGTGG^495AGGCtACTGCTCCGG	1487del1	Sanfilippo syndrome B	Beesley (2005) J Inherit Metab Dis 28, 759
AGTTT^698GACAAaAATGTCTTCC	2099del1	Sanfilippo syndrome B	Beesley (1998) J Med Genet 35, 910
GGAGAC^723ACTGtgGACCTGGCCA	2171_2172del2	Sanfilippo syndrome B	Weber (1999) Eur J Hum Genet 7, 34
CTGGCC^728AAGAagaTCTTCCTCAA	2186_2188del3	Sanfilippo syndrome B	Tessitore (2000) Hum Genet 107, 568

Small insertions : 10 mutations

Insertion(^codon number ATG=1)	HGVS(nucleotide)	Phenotype	Reference
GCCGGG^18GCCGggggccgGGGGCGCGGC	54_60dup7	Sanfilippo syndrome B	Weber (1999) Eur J Hum Genet 7, 34
CTCTG^57GCTGCctgcCAAGCCGGGC	171_174dup4	Sanfilippo syndrome B	Bunge (1999) J Med Genet 36, 28
CGGCGGC^71GGCGcggcGCGGCGCGCG	217_221dup5	Sanfilippo syndrome B	Weber (1999) Eur J Hum Genet 7, 34
GGCGCG^73GCGCcGCGTGCGGGT	220dup1	Sanfilippo syndrome B	Coll (2001) J Inherit Metab Dis 24, 83
TGCCC^216CCCTCcCTGGCACATC	651dup1	Sanfilippo syndrome B	Schmidtchen (1998) Am J Hum Genet 62, 64
TCAAT^316GAGATaaGCAGCCACCT	950_951ins2	Sanfilippo syndrome B	Weber (1999) Eur J Hum Genet 7, 34
GCCCGG^482CGGTtATGGGGTCTC	1447dup1	Sanfilippo syndrome B	Beesley (1998) J Med Genet 35, 910
GGCACTG^607GACactggacGAGGTGCTGG	1815_1821dup7	Sanfilippo syndrome B	Coll (2001) J Inherit Metab Dis 24, 83
CAGCCGC^644TACgctacCAGCTGACCT	1928_1932dup5	Sanfilippo syndrome B	Beesley (1998) J Med Genet 35, 910
GTGGGGG^651CCAgccaGAAGGCAACA	1951_1954dup4	Sanfilippo syndrome B	Tessitore (2000) Hum Genet 107, 568

Small indels : 1 mutations

Deletion(^codon number ATG=1)	Insertion	HGVS(nucleotide)	Phenotype	Reference
CGCTAC^93CTGCgcgACTTCTGTGG	ccc	281_283del3ins3	Sanfilippo syndrome B ?	Valstar (2010) J Inherit Metab Dis 33, 759

Gross deletions : 3 mutations

Description	Phenotype	Reference
24 bp c.214_237 (described at genomic DNA level)	Sanfilippo syndrome B ?	Valstar (2010) J Inherit Metab Dis 33, 759
25 bp nt. 334-358 (described at genomic DNA level)	Sanfilippo syndrome B	Beesley (1998) J Med Genet 35, 910
ex. 3-4, c.531+249_764+184del1146 (described at genomic DNA level)	Sanfilippo syndrome B	Champion (2010) Mol Genet Metab 100, 51

Gross insertions : 2 mutations

Description	Phenotype	Reference
Duplication of 24 bp nt. 233 (described at genomic DNA level)	Sanfilippo syndrome B	Zhao (1998) Am J Hum Genet 62, 53
Duplication of 25 bp nt. 73 cd 25 (described at genomic DNA level)	Sanfilippo syndrome B	Weber (1999) Eur J Hum Genet 7, 34

分類	略号	正式名	Chromosomal location	mutation
MPS Ⅲ c	HGSNAT	heparan-α-glucosaminide N-acetyltransferase	8p11.1	54

Missense/nonsense : 30 mutations

HGMD codon change	HGMD amino acid change (ATG=1)	HGVS (protein)	HGVS (nucleotide)	Phenotype	Reference
TGT-TTT	Cys76Phe	C76F	227G>T	Sanfilippo syndrome C	Hrebicek (2006) Am J Hum Genet 79, 807 Feldhammer (2009) PLoS One 4: [Functional characterisation] Fedele (2010) Hum Mutat 31: E1574 [Functional characterisation]
CTC-CCC	Leu137Pro	L137P	410T>C	Sanfilippo syndrome C	Fedele (2007) Hum Mutat 28, 523 Feldhammer (2009) PLoS One 4: [Functional characterisation] Fedele (2010) Hum Mutat 31: E1574 [Functional characterisation]
tCGA-TGA	Arg203Term	R203X	607C>T	Sanfilippo syndrome C	Ruijter (2008) Mol Genet Metab 93, 104
CCG-CAG	Pro237Gln	P237Q	710C>A	Sanfilippo syndrome C	Hrebicek (2006) Am J Hum Genet 79, 807 Feldhammer (2009) Hum Mutat 30: 918 [Functional characterisation] Feldhammer (2009) PLoS One 4: [Functional characterisation] Fedele (2010) Hum Mutat 31: E1574 [Functional characterisation]
aGGA-AGA	Gly262Arg	G262R	784G>A	Sanfilippo syndrome C	Ruijter (2008) Mol Genet Metab 93, 104 Feldhammer (2009) PLoS One 4: [Functional characterisation] Fedele (2010) Hum Mutat 31: E1574 [Functional characterisation]
AATg-AAG	Asn273Lys	N273K	819T>G	Sanfilippo syndrome C	Ruijter (2008) Mol Genet Metab 93, 104 Feldhammer (2009) PLoS One 4: [Functional characterisation]
CCG-CTG	Pro283Leu	P283L	848C>T	Sanfilippo syndrome C	Hrebicek (2006) Am J Hum Genet 79, 807 Feldhammer (2009) PLoS One 4: [Functional characterisation] Fedele (2010) Hum Mutat 31: E1574 [Functional characterisation]
TCG-TAG	Ser296Term	S296X	887C>A	Sanfilippo syndrome C	Feldhammer (2009) Mol Genet Metab 96 524
TGG-TAG	Trp316Term	W316X	947G>A	Sanfilippo syndrome C	Hrebicek (2006) Am J Hum Genet 79, 807
TTA-TGA	Leu321Term	L321X	962T>G	Sanfilippo syndrome C	Hrebicek (2006) Am J Hum Genet 79, 807
CGC-CAC	Arg344His	R344H	1031G>A	Sanfilippo syndrome C	Hrebicek (2006) Am J Hum Genet 79, 807 Feldhammer (2009) PLoS One 4: [Functional characterisation]
gCGC-TGC	Arg344Cys	R344C	1030C>T	Sanfilippo syndrome C	Hrebicek (2006) Am J Hum Genet 79, 807 Feldhammer (2009) PLoS One 4: [Functional characterisation] Fedele (2010) Hum Mutat 31: E1574 [Functional characterisation]
tCGA-TGA	Arg384Term	R384X	1150C>T	Sanfilippo syndrome C	Hrebicek (2006) Am J Hum Genet 79, 807
TGGc-TGT	Trp403Cys	W403C	1209G>T	Sanfilippo syndrome C	Hrebicek (2006) Am J Hum Genet 79, 807 Feldhammer (2009) PLoS One 4: [Functional characterisation] Fedele (2010) Hum Mutat 31: E1574 [Functional characterisation]
gGGC-AGC	Gly424Ser	G424S	1270G>A	Sanfilippo syndrome C	Hrebicek (2006) Am J Hum Genet 79, 807 Feldhammer (2009) PLoS One 4: [Functional characterisation] Fedele (2010) Hum Mutat 31: E1574 [Functional characterisation]
cGAG-AAG	Glu471Lys	E471K	1411G>A	Sanfilippo syndrome C	Hrebicek (2006) Am J Hum Genet 79, 807 Feldhammer (2009) PLoS One 4: [Functional characterisation] Fedele (2010) Hum Mutat 31: E1574 [Functional characterisation]
cGTG-TTG	Val481Leu	V481L	1441G>T	Sanfilippo syndrome C	Feldhammer (2009) Mol Genet Metab 96 524 Feldhammer (2009) Hum Mutat 30: 918 [Functional characterisation] Feldhammer (2009) PLoS One 4: [Functional characterisation] Fedele (2010) Hum Mutat 31: E1574 [Functional characterisation]
ATG-AAG	Met482Lys	M482K	1445T>A	Sanfilippo syndrome C	Hrebicek (2006) Am J Hum Genet 79, 807 Feldhammer (2009) PLoS One 4: [Functional characterisation] Fedele (2010) Hum Mutat 31: E1574 [Functional characterisation]
GGA-GAA	Gly486Glu	G486E	1457G>A	Sanfilippo syndrome C	Feldhammer (2009) Hum Mutat 30, 918 Fedele (2010) Hum Mutat 31: E1574 [Functional characterisation]
GCA-GAA	Ala489Glu	A489E	1466C>A	Sanfilippo syndrome C	Feldhammer (2009) Mol Genet Metab 96 524 Feldhammer (2009) PLoS One 4: [Functional characterisation] Fedele (2010) Hum Mutat 31: E1574 [Functional characterisation]
tCGA-TGA	Arg506Term	R506X	1516C>T	Sanfilippo syndrome C	Hrebicek (2006) Am J Hum Genet 79, 807
TGGt-TGA	Trp510Term	W510X	1530G>A	Sanfilippo syndrome C	Ruijter (2008) Mol Genet Metab 93, 104
TCT-TTT	Ser518Phe	S518F	1553C>T	Sanfilippo syndrome C	Fedele (2007) Hum Mutat 28, 523 Feldhammer (2009) PLoS One 4: [Functional characterisation] Fedele (2010) Hum Mutat 31: E1574 [Functional characterisation]
gAAG-CAG	Lys523Gln	K523Q	1567A>C	Sanfilippo syndrome C	Hrebicek (2006) Am J Hum Genet 79, 807 Feldhammer (2009) Hum Mutat 30: 918 [Functional characterisation] Feldhammer (2009) PLoS One 4: [Functional characterisation] Fedele (2010) Hum Mutat 31: E1574 [Functional characterisation]
TCC-TGC	Ser539Cys	S539C	1616C>G	Sanfilippo syndrome C	Ruijter (2008) Mol Genet Metab 93, 104 Feldhammer (2009) PLoS One 4: [Functional characterisation] Fedele (2010) Hum Mutat 31: E1574 [Functional characterisation]

参考文献：Stenson PD, Mort M, Ball EV, Howells K, Phillips AD, Thomas NS, Cooper DN. 2009. The Human Gene Mutation Database: 2008 update. Genome Med. 1:13.（2011/3/25 現在のデータに基づく）
本データはHGMD Professionalからの転載・日本バイオベースから購入可能です。

TCG-TTG	Ser541Leu	S541L	1622C>T	Sanfilippo syndrome C	Hrebicek (2006) Am J Hum Genet 79, 807 Feldhammer (2009) PLoS One 4: [Functional characterisation] Fedele (2010) Hum Mutat 31: E1574 [Functional characterisation]
TACc-TAG	Tyr558Term	Y558X	1674C>G	Sanfilippo syndrome C	Feldhammer (2009) Hum Mutat 30, 918
GAT-GTT	Asp562Val	D562V	1685A>T	Sanfilippo syndrome C	Hrebicek (2006) Am J Hum Genet 79, 807 Feldhammer (2009) PLoS One 4: [Functional characterisation] Fedele (2010) Hum Mutat 31: E1574 [Functional characterisation]
CCA-CTA	Pro571Leu	P571L	1712C>T	Sanfilippo syndrome C	Hrebicek (2006) Am J Hum Genet 79, 807 Feldhammer (2009) PLoS One 4: [Functional characterisation] Fedele (2010) Hum Mutat 31: E1574 [Functional characterisation]
cGCC-ACC	Ala615Thr	A615T	1843G>A	Sanfilippo syndrome C	Hrebicek (2006) Am J Hum Genet 79, 807 Feldhammer (2009) Hum Mutat 30: 918 [Functional characterisation] Feldhammer (2009) PLoS One 4: [Functional characterisation] Fedele (2010) Hum Mutat 31: E1574 [Functional characterisation]

Splicing : 11 mutations

IVS	Donor/Acceptor	Location	Substitution	Phenotype	Reference
1	ds	1	G-A	Sanfilippo syndrome C	Hrebicek (2006) Am J Hum Genet 79, 807
2	ds	1	G-A	Sanfilippo syndrome C	Hrebicek (2006) Am J Hum Genet 79, 807
3	as	-2	A-G	Sanfilippo syndrome C	Coutinho (2008) Clin Genet 74, 194
4	ds	1	G-A	Sanfilippo syndrome C	Fan (2006) Am J Hum Genet 79, 738
7	as	-2	A-G	Sanfilippo syndrome C	Feldhammer (2009) Hum Mutat 30, 918
9	as	-1	G-A	Sanfilippo syndrome C	Fedele (2007) Hum Mutat 28, 523
9	ds	5	G-A	Sanfilippo syndrome C	Hrebicek (2006) Am J Hum Genet 79, 807
12	ds	1	G-A	Sanfilippo syndrome C	Hrebicek (2006) Am J Hum Genet 79, 807
12	ds	2	T-C	Sanfilippo syndrome C	Feldhammer (2009) Mol Genet Metab 96 524
14	ds	1	G-A	Sanfilippo syndrome C	Fedele (2007) Hum Mutat 28, 523
17	ds	1	G-A	Sanfilippo syndrome C	Hrebicek (2006) Am J Hum Genet 79, 807

Small deletions : 4 mutations

Deletion(^codon number ATG=1)	HGVS(nucleotide)	Phenotype	Reference
GAAG_I6E7_GAG^213CTGgGATCTCCCAG	641del1	Sanfilippo syndrome C	Feldhammer (2009) Mol Genet Metab 96 524
GGACACC^246TTCaGGGG_E7I7_GTATGT	739del1	Sanfilippo syndrome C	Fedele (2007) Hum Mutat 28, 523
AAGGTG^344CGCAttcctggtgtgctgcaGCGATTGGGA	1034_1049del16	Sanfilippo syndrome C	Hrebicek (2006) Am J Hum Genet 79, 807
TCTGGTA^583TATgTCGGCCACGA	1750del1	Sanfilippo syndrome C	Hrebicek (2006) Am J Hum Genet 79, 807

Small insertions : 5 mutations

Insertion(^codon number ATG=1)	HGVS(nucleotide)	Phenotype	Reference
TGGTCTT^175GCTtGTCATCATTG	525dup1	Sanfilippo syndrome C	Coutinho (2008) Clin Genet 74, 194
CTTC^247AGGGG_E7I7_GgTATGTGGGCC	743+1dup1	Sanfilippo syndrome C	Ruijter (2008) Mol Genet Metab 93, 104
GTCCT^423GGGGGgCATTGGAGAT	1271dup1	Sanfilippo syndrome C	Feldhammer (2009) Hum Mutat 30, 918
GCTGCTG^448GGAgGACGATCACC	1345dup1	Sanfilippo syndrome C	Fan (2006) Am J Hum Genet 79, 738
TATT^514CTT_E15I15_GTAaAGTAAGCAGC	1542+4dup1	Sanfilippo syndrome C	Feldhammer (2009) Mol Genet Metab 96 524

Small indels : 1 mutations

Deletion(^codon number ATG=1)	Insertion	HGVS(nucleotide)	Phenotype	Reference
CCTGCTG^556GTCctgtacCCAGTTGTGG	acat	1669_1674del6ins4	Sanfilippo syndrome C	Fedele (2007) Hum Mutat 28, 523

Gross deletions : 2 mutations

Description	Phenotype	Reference
2339 bp incl. ex. 1 (described at genomic DNA level)	Sanfilippo syndrome C	Feldhammer (2009) Mol Genet Metab 96 524
c.682_740del59 (described at genomic DNA level)	Sanfilippo syndrome C	Fedele (2007) Hum Mutat 28, 523

Gross insertions : 1 mutations

Description	Phenotype	Reference
Duplication of 37 bp c.1420_1456, p.V488GfsX22 (described at genomic DNA level)	Sanfilippo syndrome C	Hrebicek (2006) Am J Hum Genet 79, 807

分類	略号	正式名	Chromosomal location	mutation
MPS Ⅲ d	GNS	N-acetylglucosamine 6-sulfatase	12q14	23

Missense/nonsense : 7 mutations

HGMD codon change	HGMD amino acid change (ATG=1)	HGVS(protein)	HGVS(nucleotide)	Phenotype	Reference
AGC-ATC	Ser94Ile	S94I	281G>T	Sanfilippo syndrome D	Valstar (2010) Hum Mutat 31, E1348
gCAA-TAA	Gln272Term	Q272X	814C>T	Sanfilippo syndrome D	Beesley (2007) Mol Genet Metab 90, 77
AAG-AGG	Lys340Arg	K340R	1019A>G	Sanfilippo syndrome D	Valstar (2010) Hum Mutat 31, E1348
tCGA-TGA	Arg355Term	R355X	1063C>T	Sanfilippo syndrome D	Mok (2003) Genomics 81, 1
tAAG-TAG	Lys388Term	K388X	1162A>T	Sanfilippo syndrome D	Valstar (2010) Hum Mutat 31, E1348
aCAG-TAG	Gln390Term	Q390X	1168C>T	Sanfilippo syndrome D	Jansen (2007) Arch Neurol 64, 1629
GGA-GAA	Gly418Glu	G418E	1253G>A	Sanfilippo syndrome D	Valstar (2010) Hum Mutat 31, E1348

Splicing : 3 mutations

IVS	Donor/Acceptor	Location	Substitution	Phenotype	Reference
7	as	-2	A-G	Sanfilippo syndrome D	Jansen (2007) Arch Neurol 64, 1629
11	as	-2	A-G	Sanfilippo syndrome D	Valstar (2010) Hum Mutat 31, E1348
12	as	-2	A-G	Sanfilippo syndrome D	Valstar (2010) Hum Mutat 31, E1348

Small deletions : 4 mutations

Deletion (^codon number ATG=1)	HGVS(nucleotide)	Phenotype	Reference
CGCCAC^19CTGCcctcctgcAGCCCAGCGC	59_66del8	Sanfilippo syndrome D	Valstar (2010) Hum Mutat 31, E1348
TAGG^291AAAAG_E7I7_GtAAGAGCTGCT	875+2del1	Sanfilippo syndrome D	Valstar (2010) Hum Mutat 31, E1348
GACCTT^303GTGGagaaactggTCAAGAGGCT	911_919del9	Sanfilippo syndrome D	Valstar (2010) Hum Mutat 31, E1348
AATAAG^389ACACaGATGGATGGG	1169del1	Sanfilippo syndrome D	Beesley (2003) J Med Genet 40, 192

Small insertions : 4 mutations

Insertion(^codon number ATG=1)	HGVS(nucleotide)	Phenotype	Reference
TGCCTG^36GGGGgTCTTCGGGGT	109dup1	Sanfilippo syndrome D	Valstar (2010) Hum Mutat 31, E1348
ACTATT^379TTGGgtcctACATTGCTGG	1138_1139ins5	Sanfilippo syndrome D	Jansen (2007) Arch Neurol 64, 1629
TGACC^408TGGCGgATCAGATGTC	1226dup1	Sanfilippo syndrome D	Elçioglu (2009) Genet Couns 20, 133
TGGCGA^410TCAGgATGTCCTGGT	1231dup1	Sanfilippo syndrome D	Valstar (2010) Hum Mutat 31, E1348

Small indels : 1 mutations

Deletion(^codon number ATG=1)	Insertion	HGVS(nucleotide)	Phenotype	Reference
CAGACA^365AGCAag_E9I9_gTAGGTGCCTG	ggt	1097_1098+1del3ins3	Sanfilippo syndrome D	Valstar (2010) Hum Mutat 31, E1348

Gross deletions : 2 mutations

Description	Phenotype	Reference
8723 bp, intr. 1_ex. 3 (described at genomic DNA level)	Sanfilippo syndrome D	Beesley (2007) Mol Genet Metab 90, 77
ex. 1 (described at cDNA level)	Sanfilippo syndrome D	Valstar (2010) Hum Mutat 31, E1348

Complex : 2 mutations

Description	Phenotype	Reference
c.1046_1659+16210del36529ins9	Sanfilippo syndrome D	Valstar (2010) Hum Mutat 31, E1348
c.625-637_875+6del3346ins8	Sanfilippo syndrome D	Valstar (2010) Hum Mutat 31, E1348

分類	略号	正式名	Chromosomal location	mutation
MPS IV A	GALNS	N-acetylgalactosamine-6-sulfate sulfatase Galactosamine (N-acetyl)-6-sulphate sulphatase	16q24.3	172

Missense/nonsense : 129 mutations

HGMD codon change	HGMD amino acid change (ATG=1)	HGVS(protein)	HGVS(nucleotide)	Phenotype	Reference
cATG-GTG	Met1Val	M1V	1A>G	Morquio A	Tomatsu (2004) Hum Mutat 24, 187
TGG-TAG	Trp10Term	W10X	29G>A	Morquio A	Bunge (1997) Hum Mutat 10, 223
gCTG-ATG	Leu15Met	L15M	43C>A	Morquio A	Tomatsu (2005) Hum Mutat 26, 500
gGGG-CGG	Gly23Arg	G23R	67G>C	Morquio A	Tomatsu (2004) Hum Mutat 24, 187
CTG-CCG	Leu36Pro	L36P	107T>C	Morquio A	Tomatsu (2005) Hum Mutat 26, 500
cATG-TTG	Met41Leu	M41L	121A>T	Morquio A	Tomatsu (2004) J Med Genet 41, e98
GGA-GAA	Gly42Glu	G42E	125G>A	Morquio A	Tomatsu (2005) Hum Mutat 26, 500

参考文献：Stenson PD, Mort M, Ball EV, Howells K, Phillips AD, Thomas NS, Cooper DN. 2009. The Human Gene Mutation Database: 2008 update. Genome Med. 1:13. (2011/3/25 現在のデータに基づく)
本データは HGMD Professional からの転載・日本バイオベースから購入可能です。

cGGG-AGG	Gly47Arg	G47R	139G>A	Morquio A	Bunge (1997) Hum Mutat 10, 223
TCC-TTC	Ser53Phe	S53F	158C>T	Morquio A	Tomatsu (2005) Hum Mutat 26, 500
gGAC-AAC	Asp60Asn	D60N	178G>A	Morquio A	Bunge (1997) Hum Mutat 10, 223
cCGG-TGG	Arg61Trp	R61W	181C>T	Morquio A	Tomatsu (2005) Hum Mutat 26, 500
aGGG-CGG	Gly66Arg	G66R	196G>C	Morquio	Laradi (2006) Mol Genet Metab 87, 213
tTTC-GTC	Phe69Val	F69V	205T>G	Morquio A	Kato (1997) Hum Genet 101, 97
CCT-CGT	Pro77Arg	P77R	230C>G	Morquio A	Tomatsu (1995) Hum Mol Genet 4, 741
TGC-TAC	Cys79Tyr	C79Y	236G>A	Morquio A	Tomatsu (2004) J Hum Genet 49, 490
TCG-TTG	Ser80Leu	S80L	239C>T	Morquio A	Tomatsu (1997) Hum Mutat 10, 368
ACA-ATA	Thr88Ile	T88I	263C>T	Morquio A	Wang (2010) J Hum Genet 8 534
aCGG-TGG	Arg90Trp	R90W	268C>T	Morquio A	Tomatsu (1995) Hum Mol Genet 4, 741
cCGC-GGC	Arg94Gly	R94G	280C>G	Morquio A	Ogawa (1995) Hum Mol Genet 4, 341
cCGC-TGC	Arg94Cys	R94C	280C>T	Morquio A	Ogawa (1995) Hum Mol Genet 4, 341
CGC-CTC	Arg94Leu	R94L	281G>T	Morquio A	Tomatsu (2005) Hum Mutat 26, 500
GGC-GTC	Gly96Val	G96V	287G>T	Morquio A	Tomatsu (1995) Hum Mol Genet 4, 741
tGGC-TGC	Gly96Cys	G96C	286G>T	Morquio A	Bunge (1997) Hum Mutat 10, 223
cTTC-GTC	Phe97Val	F97V	289T>G	Morquio	Cole (1996) Am J Med Genet 63, 558
cGCC-ACC	Ala107Thr	A107T	319G>A	Morquio A	Tomatsu (2004) Hum Mutat 24, 187
CAG-CGG	Gln111Arg	Q111R	332A>G	Morquio A	Bunge (1997) Hum Mutat 10, 223
gCAG-TAG	Gln111Term	Q111X	331C>T	Morquio A	Tomatsu (1997) Hum Mutat 10, 368
gATT-TTT	Ile113Phe	I113F	337A>T	Morquio A	Tomatsu (1995) Am J Hum Genet 57, 556
cGGC-AGC	Gly116Ser	G116S	346G>A	Morquio A	Tomatsu (2005) Hum Mutat 26, 500
CCG-CTG	Pro125Leu	P125L	374C>T	Morquio A	Tomatsu (1997) Hum Mutat 10, 368
gAAG-TAG	Lys129Term	K129X	385A>T	Morquio A	Carraresi (2008) Clin Chim Acta 397, 72
AGCa-AGG	Ser135Arg	S135R	405C>G	Morquio A	Yamada (1998) Hum Mutat 11, 202
GTC-GCC	Val138Ala	V138A	413T>C	Morquio A	Ogawa (1995) Hum Mol Genet 4, 341
cGGC-AGC	Gly139Ser	G139S	415G>A	Morquio A	Tomatsu (1997) Hum Mutat 10, 368
gTGG-AGG	Trp141Arg	W141R	421T>A	Morquio A	Bunge (1997) Hum Mutat 10, 223
TGGc-TGT	Trp141Cys	W141C	423G>T	Morquio A	Tomatsu (2004) J Hum Genet 49, 490
CAT-CGT	His142Arg	H142R	425A>G	Morquio A	Wang (2010) J Hum Genet 8 534
cCAG-TAG	Gln148Term	Q148X	442C>T	Morquio A	Ogawa (1995) Hum Mol Genet 4, 341
cCAC-TAC	His150Tyr	H150Y	448C>T	Morquio A	Tomatsu (2004) Hum Mutat 24, 187
CCC-CTC	Pro151Leu	P151L	452C>T	Morquio A	Tomatsu (1995) Hum Mol Genet 4, 741
cCCC-TCC	Pro151Ser	P151S	451C>T	Morquio A	Ogawa (1995) Hum Mol Genet 4, 341
cGGA-AGA	Gly155Arg	G155R	463G>A	Morquio A	Bunge (1997) Hum Mutat 10, 223
GGA-GAA	Gly155Glu	G155E	464G>A	Morquio A	Tomatsu (2004) J Med Genet 41, e98
TTT-TCT	Phe156Ser	F156S	467T>C	Morquio A	Bunge (1997) Hum Mutat 10, 223
TTT-TGT	Phe156Cys	F156C	467T>G	Morquio A	Yamada (1998) Hum Mutat 11, 202
TGGt-TGT	Trp159Cys	W159C	477G>T	Morquio	Qubbaj (2008) Prenat Diagn 28, 900
TCC-TTC	Ser162Phe	S162F	485C>T	Morquio A	Kato (1997) Hum Genet 101, 97
CCC-CAC	Pro163His	P163H	488C>A	Morquio A	Wang (2010) J Hum Genet 8 534
AAC-ACC	Asn164Thr	N164T	491A>C	Morquio A	Tomatsu (2004) J Hum Genet 49, 490
CACt-CAG	His166Gln	H166Q	498C>G	Morquio A	Tomatsu (1997) Hum Mutat 10, 368
cTTT-GTT	Phe167Val	F167V	499T>G	Morquio A	Tomatsu (2005) Hum Mutat 26, 500 Montaño (2007) J Inherit Metab Dis 30: 758 [Additional report]
tGGA-AGA	Gly168Arg	G168R	502G>A	Morquio A	Bunge (1997) Hum Mutat 10, 223
GAC-GCC	Asp171Ala	D171A	512A>C	Morquio A	Sukegawa (2000) Hum Mol Genet 9, 1283
cCCT-TCT	Pro179Ser	P179S	535C>T	Morquio A	Terzioglu (2002) Hum Mutat 20, 477
CCT-CAT	Pro179His	P179H	536C>A	Morquio A	Bunge (1997) Hum Mutat 10, 223
CCT-CTT	Pro179Leu	P179L	536C>T	Morquio A	Yamada (1998) Hum Mutat 11, 202
GAG-GGG	Glu185Gly	E185G	554A>G	Morquio A	Tomatsu (1997) Hum Mutat 10, 368
GCC-GTC	Ala203Val	A203V	608C>T	Morquio A	Tomatsu (2005) Hum Mutat 26, 500
AACc-AAG	Asn204Lys	N204K	612C>G	Morquio A	Fukuda (1992) J Clin Invest 90, 1049
gCAG-TAG	Gln211Term	Q211X	631C>T	Morquio A	Tomatsu (2004) Hum Mutat 24, 187
cTGG-GGG	Trp230Gly	W230G	688T>G	Morquio A	Tomatsu (1995) Hum Mol Genet 4, 741
TGG-TAG	Trp230Term	W230X	689G>A	Morquio A	Montaño (2003) Hum Genet 113, 162
cGAC-AAC	Asp233Asn	D233N	697G>A	Morquio A	Tomatsu (2004) J Med Genet 41, e98
gCAC-GAC	His236Asp	H236D	706C>G	Morquio A	Wang (2010) J Hum Genet 8 534
cGTC-TTC	Val239Phe	V239F	715G>T	Morquio A	Tomatsu (2005) Hum Mutat 26, 500
GGC-GAC	Gly247Asp	G247D	740G>A	Morquio A	Bunge (1997) Hum Mutat 10, 223
gCGG-TGG	Arg253Trp	R253W	757C>T	Morquio A	Sukegawa (2000) Hum Mol Genet 9, 1283

cGCC-ACC	Ala257Thr	A257T	769G>A	Morquio A	Yamada (1998) Hum Mutat 11, 202
CGG-CAG	Arg259Gln	R259Q	776G>A	Morquio A	Bunge (1997) Hum Mutat 10, 223
GAGa-GAC	Glu260Asp	E260D	780G>C	Morquio A	Tomatsu (2005) Hum Mutat 26, 500
cTTC-GTC	Phe284Val	F284V	850T>G	Morquio A	Yamada (1998) Hum Mutat 11, 202
TCG-TTG	Ser287Leu	S287L	860C>T	Morquio A	Bunge (1997) Hum Mutat 10, 223
AAC-AGC	Asn289Ser	N289S	866A>G	Morquio A	Wang (2010) J Hum Genet 8 534
cGGC-AGC	Gly290Ser	G290S	868G>A	Morquio A	Tomatsu (1997) Hum Mutat 10, 368
cGCT-ACT	Ala291Thr	A291T	871G>A	Morquio A	Tomatsu (1995) Hum Mol Genet 4, 741
GCT-GAT	Ala291Asp	A291D	872C>A	Morquio A	Bunge (1997) Hum Mutat 10, 223
TCC-TTC	Ser295Phe	S295F	884C>T	Morquio A	Bunge (1997) Hum Mutat 10, 223
tGGC-TGC	Gly301Cys	G301C	901G>T	Morquio A	Bunge (1997) Hum Mutat 10, 223
CTG-CCG	Leu307Pro	L307P	920T>C	Morquio A	Tomatsu (2004) J Hum Genet 49, 490
tGGG-AGG	Gly309Arg	G309R	925G>A	Morquio A	Tomatsu (1997) Hum Mutat 10, 368
AAGc-AAC	Lys310Asn	K310N	930G>C	Morquio A	Tomatsu (2005) Hum Mutat 26, 500
ACC-AGC	Thr312Ser	T312S	935C>G	Morquio A	Yamada (1998) Hum Mutat 11, 202
gACC-GCC	Thr312Ala	T312A	934A>G	Morquio A	Wang (2010) J Hum Genet 8 534
GGA-GTA	Gly316Val	G316V	947G>T	Morquio A	Wang (2010) J Hum Genet 8 534
ATG-AGG	Met318Arg	M318R	953T>G	Morquio A	Ogawa (1995) Hum Mol Genet 4, 341
GCA-GAA	Ala324Glu	A324E	971C>A	Morquio A	Wang (2010) J Hum Genet 8 534
TGG-TAG	Trp325Term	W325X	974G>A	Morquio A	Wang (2010) J Hum Genet 8 534
TGGt-TGT	Trp325Cys	W325C	975G>T	Morquio A	Tomatsu (2005) Hum Mutat 26, 500
cCAG-TAG	Gln338Term	Q338X	1012C>T	Morquio A	Bunge (1997) Hum Mutat 10, 223
GGC-GAC	Gly340Asp	G340D	1019G>A	Morquio A	Tomatsu (2004) J Med Genet 41, e98
AGCa-AGA	Ser341Arg	S341R	1023C>A	Morquio A	Tomatsu (2004) J Hum Genet 49, 490
cATG-TTG	Met343Leu	M343L	1027A>T	Morquio A	Ogawa (1995) Hum Mol Genet 4, 341
GACc-GAG	Asp344Glu	D344E	1032C>G	Morquio A	Bunge (1997) Hum Mutat 10, 223
gGAC-AAC	Asp344Asn	D344N	1030G>A	Morquio A	Ogawa (1995) Hum Mol Genet 4, 341
CTC-CCC	Leu345Pro	L345P	1034T>C	Morquio A	Tomatsu (2004) J Med Genet 41, e98
TTCa-TTA	Phe346Leu	F346L	1038C>A	Morquio A	Ogawa (1995) Hum Mol Genet 4, 341
GCC-GTC	Ala351Val	A351V	1052C>T	Morquio A	Tomatsu (1997) Hum Mutat 10, 368
CTT-CCT	Leu352Pro	L352P	1055T>C	Morquio A	Tomatsu (2004) J Med Genet 41, e98
CCG-CTG	Pro357Leu	P357L	1070C>T	Morquio A	Tomatsu (2004) Hum Mutat 24, 187
cAGG-GGG	Arg361Gly	R361G	1081A>G	Morquio A	Bunge (1997) Hum Mutat 10, 223
cCTC-TTC	Leu366Phe	L366F	1096C>T	Morquio A	Wang (2010) J Hum Genet 8 534
CTC-CCC	Leu369Pro	L369P	1106T>C	Morquio A	Tomatsu (2005) Hum Mutat 26, 500
gCAG-TAG	Gln374Term	Q374X	1120C>T	Morquio A	Tomatsu (2004) Hum Mutat 24, 187
CGG-CAG	Arg376Gln	R376Q	1127G>A	Morquio A	Yamada (1998) Hum Mutat 11, 202
AGG-ACG	Arg380Thr	R380T	1139G>C	Morquio A	Tomatsu (2005) Hum Mutat 26, 500
AGGc-AGT	Arg380Ser	R380S	1140G>T	Morquio A	Tomatsu (2005) Hum Mutat 26, 500
cCGT-TGT	Arg386Cys	R386C	1156C>T	Morquio A	Ogawa (1995) Hum Mol Genet 4, 341
CGT-CAT	Arg386His	R386H	1157G>A	Morquio A	Tomatsu (2004) J Hum Genet 49, 490
cGAC-AAC	Asp388Asn	D388N	1162G>A	Morquio A	Tomatsu (2004) Hum Mutat 24, 187
gATG-GTG	Met391Val	M391V	1171A>G	Morquio A	Tomatsu (1997) Hum Mutat 10, 368
GCG-GTG	Ala392Val	A392V	1175C>T	Morquio A	Tomatsu (2004) Hum Mutat 24, 187
cCTC-GTC	Leu395Val	L395V	1183C>G	Morquio A	Yamada (1998) Hum Mutat 11, 202
CTC-CCC	Leu395Pro	L395P	1184T>C	Morquio A	Tomatsu (1997) Hum Mutat 10, 368
gCAC-GAC	His398Asp	H398D	1192C>G	Morquio A	Tomatsu (2004) J Med Genet 41, e98
tCAC-TAC	His401Tyr	H401Y	1201C>T	Morquio A	Tomatsu (2005) Hum Mutat 26, 500
cAAC-CAC	Asn407His	N407H	1219A>C	Morquio A	Bunge (1997) Hum Mutat 10, 223
TGG-TCG	Trp409Ser	W409S	1226G>C	Morquio A	Bunge (1997) Hum Mutat 10, 223
GGG-GAG	Gly421Glu	G421E	1262G>A	Morquio A	Lissens (1999) Hum Genet 105 189
gCAG-AAG	Gln422Lys	Q422K	1264C>A	Morquio A	Wang (2010) J Hum Genet 8 534
gCAG-TAG	Gln422Term	Q422X	1264C>T	Morquio A	Wang (2010) J Hum Genet 8 534
GAG-GTG	Glu450Val	E450V	1349A>T	Morquio A	Ogawa (1995) Hum Mol Genet 4, 341
gTTC-ATC	Phe452Ile	F452I	1354T>A	Morquio A	Tomatsu (2005) Hum Mutat 26, 500
gTTC-CTC	Phe452Leu	F452L	1354T>C	Morquio A	Wang (2010) J Hum Genet 8 534
cTCG-CCG	Ser470Pro	S470P	1408T>C	Morquio A	Tomatsu (2005) Hum Mutat 26, 500
cCAG-TAG	Gln473Term	Q473X	1417C>T	Morquio	Tomatsu (1995) Hum Mutat 6, 195
gCCC-TCC	Pro484Ser	P484S	1450C>T	Morquio A	Tomatsu (2005) Hum Mutat 26, 500 Montaño (2007) J Inherit Metab Dis 30: 758 [Additional report]
AAC-AGC	Asn487Ser	N487S	1460A>G	Morquio	Tomatsu (1995) Hum Mutat 6, 195

参考文献：Stenson PD, Mort M, Ball EV, Howells K, Phillips AD, Thomas NS, Cooper DN. 2009. The Human Gene Mutation Database: 2008 update. Genome Med. 1:13.（2011/3/25 現在のデータに基づく）
本データは HGMD Professional からの転載・日本バイオベースから購入可能です。

| cGTG-ATG | Val488Met | V488M | 1462G>A | Morquio A | Ogawa (1995) Hum Mol Genet 4, 341 |
| cATG-GTG | Met494Val | M494V | 1480A>G | Morquio A | Bunge (1997) Hum Mutat 10, 223 |

Splicing : 14 mutations

IVS	Donor/Acceptor	Location	Substitution	Phenotype	Reference
1	as	-2	A-G	Morquio A	Tomatsu (1994) Hum Mol Genet 3, 1427
1	as	-1	G-C	Morquio A	Tomatsu (2005) Hum Mutat 26, 500
1	ds	1	G-A	Morquio	Laradi (2006) Mol Genet Metab 87, 213
4	as	-1	G-A	Morquio A	Fukuda (1997) Jpn J Hum Genet 42, 317
4	ds	1	G-A	Morquio A	Tomatsu (1997) Hum Mutat 10, 368
5	as	-1	G-T	Morquio A	Wang (2010) J Hum Genet 8 534
6	as	-1	G-A	Morquio A	Wang (2010) J Hum Genet 8 534
7	ds	1	G-C	Morquio A	Tomatsu (2004) J Med Genet 41, e98
8	as	-2	A-G	Morquio A	Tomatsu (2004) J Med Genet 41, e98
8	as	-1	G-C	Morquio A	Carraresi (2008) Clin Chim Acta 397, 72
8	ds	1	G-A	Morquio A	Bunge (1997) Hum Mutat 10, 223
8	ds	1	G-C	Morquio A	Tomatsu (2004) J Med Genet 41, e98
11	as	-1	G-A	Morquio A	Bunge (1997) Hum Mutat 10, 223
12	ds	1	G-A	Morquio A	Bunge (1997) Hum Mutat 10, 223

Small deletions : 18 mutations

Deletion (^codon number ATG=1)	HGVS(nucleotide)	Phenotype	Reference
CATCCTG^35CTCctgctcATGGACGAC_E1I1_G	106_111del6	Morquio A	Yang (2001) Hum Mutat 18, 254
GTATGGA^51GAGccctccagagagACCCCGAATT	154_165del12	Morquio A	Tomatsu (2004) J Med Genet 41, e98
CTGCTT^69TTCCcaaacttctattCTGCCAACCC	210_221del12	Morquio A	Tomatsu (2005) Hum Mutat 26, 500
CAACCCT^78CTGtgCTCGCCAT_E2I2_GT	235_236del2	Morquio A	Bunge (1997) Hum Mutat 10, 223
CACACCG^111CAGgAGATTGTGGG	334del1	Morquio A	Terzioglu (2002) Hum Mutat 20, 477
CGGC^140AAGTG_E4I4_GtaagtctcCTGGCCACGC	422+2_422+9del8	Morquio A	Tomatsu (2005) Hum Mutat 26, 500
GTTTGGA^162TCCcCCAACTGCCA	489del1	Morquio A	Bunge (1997) Hum Mutat 10, 223
CAGGCCC^177AACatCCCTGTGTAC	532_533del2	Morquio A	Bunge (1997) Hum Mutat 10, 223
CTGAAG^200ACGGgGGAAGCCAAC	604del1	Morquio A	Tomatsu (2004) J Med Genet 41, e98
ACGCC^235ACGCAtGCACCCGTCT	Not yet available	Morquio A	Terzioglu (2002) Hum Mutat 20, 477
CTTCGTC^284TTCttcACGTCGGACA	853_855del3	Morquio A	Tomatsu (2004) Hum Mutat 24, 187
CAACGGC^291GCTgCCCTCATTTC	874del1	Morquio A	Terzioglu (2002) Hum Mutat 20, 477
CCTCGCA^325TGGtggCCAGGGCACG	976_978del3	Morquio A	Bunge (1997) Hum Mutat 10, 223
TGGCGAC^389ACGcTGATGGCGGC	1168del1	Morquio A	Bunge (1997) Hum Mutat 10, 223
CTTCTGG^404ACCtggaccAACTCCTGGG	1213_1218del6	Morquio A	Fukuda (1996) Hum Mutat 8, 187
TTTCA^426GGGGTcaCAACTCACAA	1283_1284del2	Morquio A	Ogawa (1995) Hum Mol Genet 4, 341
GTCACA^429ACTCacAATCTGGAAG	1290_1291del2	Morquio	Fukuda (1992) J Clin Invest 90, 1049
AAGCTG^439CCCCtGATCTTCCAC	1319del1	Morquio A	Fukuda (1996) Hum Mutat 8, 187

Small insertions : 3 mutations

Insertion(^codon number ATG=1)	HGVS(nucleotide)	Phenotype	Reference
ACTGC^166CACTTtTGGACCTTAT	501dup1	Morquio A	Bunge (1997) Hum Mutat 10, 223
CTGATG^392GCGGtCCACCCTCGG	1177_1178ins1	Morquio A	Terzioglu (2002) Hum Mutat 20, 477
GGGGAG^451AGGTtTCCCCCTCAG	1355dup1	Morquio A	Tomatsu (2005) Hum Mutat 26, 500

Small indels : 1 mutations

Deletion(^codon number ATG=1)	Insertion	HGVS(nucleotide)	Phenotype	Reference
CTGCCAC^167TTTggACCTTATGAC	tt	502_503del2ins2	Morquio A	Wang (2010) J Hum Genet 8 534

Gross deletions : 3 mutations

Description	Phenotype	Reference
27 bp nt. 888 cd. 279 (described at genomic DNA level)	Morquio A	Fukuda (1996) Hum Mutat 8, 187
incl. ex. 2 (described at genomic DNA level)	Morquio A	Tomatsu (2005) Hum Mutat 26, 500
~100 kb, GALNS in. 2 to APRT in. 2 (described at genomic DNA level)	APRT and GALNS deficiency, combined	Wang (1999) Mol Genet Metab 68, 78

Gross insertions : 2 mutations

Description	Phenotype	Reference
Insertion of 158 bp, nt 120, cd 40 (described at genomic DNA level)	Morquio A	Tomatsu (2005) Hum Mutat 26, 500

Description				Phenotype	Reference
Insertion of 42 bp, I5E6-131 (described at genomic DNA level)				Morquio A	Tomatsu (2005) Hum Mutat 26, 500

Complex : 2 mutations

Description	Phenotype	Reference
Complex	Morquio A	Tomatsu (1995) Hum Genet 95, 376
Del. 8 kb ex. 2-5, Del. 6 kb ex. 11-12	Morquio A	Hori (1995) Genomics 26, 535

分類	略号	正式名	Chromosomal location	mutation
MPS Ⅳ B	GLB1	Galactosidase beta	3p21.33	145

Missense/nonsense : 114 mutations

HGMD codon change	HGMD amino acid change (ATG=1)	HGVS(protein)	HGVS(nucleotide)	Phenotype	Reference
CCT-CTT	Pro10Leu	P10L	29C>T	Gangliosidosis GM1	Gururaj (2005) J Child Neurol 20, 57
CGC-CAC	Arg49His	R49H	146G>A	Gangliosidosis GM1	Roze (2005) Mov Disord 20, 1366
tCGC-TGC	Arg49Cys	R49C	145C>T	Gangliosidosis GM1	Nishimoto (1991) Am J Hum Genet 49, 566
ATC-ACC	Ile51Thr	I51T	152T>C	Gangliosidosis GM1	Yoshida (1991) Am J Hum Genet 49, 435 Iwasaki (2006) Brain Dev 28: 482 [Functional characterisation]
AGC-AAC	Ser54Asn	S54N	161G>A	Gangliosidosis GM1, infantile	Caciotti (2005) Am J Pathol 167, 1689
TACt-TAG	Tyr57Term	Y57X	171C>G	Gangliosidosis GM1	Georgiou (2004) Hum Mutat 24, 352 Iwasaki (2006) Brain Dev 28: 482 [Functional characterisation]
cCGT-TGT	Arg59Cys	R59C	175C>T	Gangliosidosis GM1	Caciotti (2005) Hum Mutat 25, 285
CGT-CAT	Arg59His	R59H	176G>A	Gangliosidosis GM1	Silva (1999) Hum Mutat 13, 401
TGGa-TGA	Trp65Term	W65X	195G>A	Gangliosidosis GM1	Hofer (2010) Clin Genet 78, 236
cCGG-TGG	Arg68Trp	R68W	202C>T	Gangliosidosis GM1	Caciotti (2003) Hum Genet 113, 44
CGG-CAG	Arg68Gln	R68Q	203G>A	Gangliosidosis GM1	Hofer (2009) Hum Mutat 30, 1214
gAAG-GAG	Lys73Glu	K73E	217A>G	Gangliosidosis GM1	Roze (2005) Mov Disord 20, 1366
ACG-ATG	Thr82Met	T82M	245C>T	Gangliosidosis GM1	Chakraborty (1994) Am J Hum Genet 54, 1004
gTAT-CAT	Tyr83His	Y83H	247T>C	Morquio B	Ishii (1995) Clin Genet 48, 103
TAT-TGT	Tyr83Cys	Y83C	248A>G	Morquio B	Santamaria (2006) Hum Mutat 27, 1060
cCAT-GAT	His102Asp	H102D	304C>G	Gangliosidosis GM1	Yang (2010) J Biomed Sci 17,
tTTT-CTT	Phe107Leu	F107L	319T>C	Gangliosidosis GM1, juvenile	Hofer (2010) Clin Genet 78, 236
CAT-CCT	His112Pro	H112P	335A>C	Gangliosidosis GM1	Hofer (2010) Clin Genet 78, 236
AGGc-AGT	Arg121Ser	R121S	363G>T	Gangliosidosis GM1	Silva (1999) Hum Mutat 13, 401
cGGG-AGG	Gly123Arg	G123R	367G>A	Gangliosidosis GM1	Yoshida (1991) Am J Hum Genet 49, 435
TGT-TAT	Cys127Tyr	C127Y	380G>A	Gangliosidosis GM1, juvenile	Hofer (2010) Clin Genet 78, 236
ATG-ACG	Met132Thr	M132T	395T>C	Gangliosidosis GM1	Hofer (2009) Hum Mutat 30, 1214
GGA-GTA	Gly134Val	G134V	401G>T	Gangliosidosis GM1	Santamaria (2007) Clin Genet 71, 273
aCCT-TCT	Pro136Ser	P136S	406C>T	Gangliosidosis GM1	Santamaria (2006) Hum Mutat 27, 1060
cCGC-AGC	Arg148Ser	R148S	442C>A	Gangliosidosis GM1	Morrone (2000) Hum Mutat 15, 354
cCGC-TGC	Arg148Cys	R148C	442C>T	Gangliosidosis GM1	Roze (2005) Mov Disord 20, 1366
TCC-TTC	Ser149Phe	S149F	446C>T	Morquio B	Hofer (2009) Hum Mutat 30, 1214
cGAC-TAC	Asp151Tyr	D151Y	451G>T	Gangliosidosis GM1	Georgiou (2004) Hum Mutat 24, 352
GAC-GTC	Asp151Val	D151V	452A>T	Gangliosidosis GM1	Santamaria (2006) Hum Mutat 27, 1060
CTG-CGG	Leu155Arg	L155R	464T>G	Gangliosidosis GM1	Santamaria (2007) Clin Genet 71, 273
TGGt-TGA	Trp161Term	W161X	483G>A	Gangliosidosis GM1, infantile	Hofer (2010) Clin Genet 78, 236
TTG-TCG	Leu162Ser	L162S	485T>C	Gangliosidosis GM1	Santamaria (2007) Clin Genet 71, 273
CTC-CCC	Leu173Pro	L173P	518T>C	Gangliosidosis GM1	Santamaria (2006) Hum Mutat 27, 1060
ATA-AAA	Ile181Lys	I181K	542T>A	Gangliosidosis GM1, infantile	Hofer (2010) Clin Genet 78, 236
CAG-CGG	Gln184Arg	Q184R	551A>G	Gangliosidosis GM1	Hofer (2009) Hum Mutat 30, 1214
GGC-GAC	Gly190Asp	G190D	569G>A	Gangliosidosis GM1	Hofer (2009) Hum Mutat 30, 1214
tGAC-TAC	Asp198Tyr	D198Y	592G>T	Morquio B	Hofer (2009) Hum Mutat 30, 1214
TAC-TGC	Tyr199Cys	Y199C	596A>G	Gangliosidosis GM1	Santamaria (2006) Hum Mutat 27, 1060
CGC-CAC	Arg201His	R201H	602G>A	Gangliosidosis GM1	Kaye (1997) J Child Neurol 12, 242 Iwasaki (2006) Brain Dev 28: 482 [Functional characterisation]
gCGC-TGC	Arg201Cys	R201C	601C>T	Gangliosidosis GM1	Yoshida (1991) Am J Hum Genet 49, 435 Iwasaki (2006) Brain Dev 28: 482 [Functional characterisation]
tCGC-TGC	Arg208Cys	R208C	622C>T	Gangliosidosis GM1	Boustany (1993) Am J Hum Genet 53, 881
tGAT-TAT	Asp214Tyr	D214Y	640G>T	Gangliosidosis GM1	Morrone (2000) Hum Mutat 15, 354
GTT-GCT	Val216Ala	V216A	647T>C	Gangliosidosis GM1	Morrone (2000) Hum Mutat 15, 354

> 参考文献：Stenson PD, Mort M, Ball EV, Howells K, Phillips AD, Thomas NS, Cooper DN. 2009. The Human Gene Mutation Database: 2008 update. Genome Med. 1:13. (2011/3/25 現在のデータに基づく)
> 本データは HGMD Professional からの転載・日本バイオベースから購入可能です。

aTGT-CGT	Cys230Arg	C230R	688T>C	Gangliosidosis GM1, infantile	Hofer (2010) Clin Genet 78, 236
TGT-TAT	Cys230Tyr	C230Y	689G>A	Gangliosidosis GM1, juvenile	Caciotti (2005) Am J Pathol 167, 1689
ACG-ATG	Thr239Met	T239M	716C>T	Gangliosidosis GM1	Caciotti (2005) Hum Mutat 25, 285
gGTG-ATG	Val240Met	V240M	718G>A	Gangliosidosis GM1	Silva (1999) Hum Mutat 13, 401
CAGa-CAC	Gln255His	Q255H	765G>C	Gangliosidosis GM1	Iwasaki (2006) Brain Dev 28, 482
aCCC-TCC	Pro263Ser	P263S	787C>T	Gangliosidosis GM1	Morrone (2000) Hum Mutat 15, 354
TTG-TCG	Leu264Ser	L264S	791T>C	Gangliosidosis GM1	Santamaria (2006) Hum Mutat 27, 1060
AAT-AGT	Asn266Ser	N266S	797A>G	Gangliosidosis GM1	Kaye (1997) J Child Neurol 12, 242
cTAT-GAT	Tyr270Asp	Y270D	808T>G	Morquio B	Paschke (2001) Hum Genet 109, 159
GGC-GAC	Gly272Asp	G272D	815G>A	Gangliosidosis GM1	Santamaria (2006) Hum Mutat 27, 1060
cTGG-CGG	Trp273Arg	W273R	817T>C	Morquio B	Gucev (2008) Am J Med Genet A 146A, 1736
TGG-TAG	Trp273Term	W273X	818G>A	Gangliosidosis GM1, infantile	Hofer (2010) Clin Genet 78, 236
TGG-TTG	Trp273Leu	W273L	818G>T	Morquio B	Oshima (1991) Am J Hum Genet 49, 1091 Iwasaki (2006) Brain Dev 28: 482 [Functional characterisation]
tCAC-TAC	His281Tyr	H281Y	841C>T	Neuronal affection	Paschke (2001) Hum Genet 109, 159
GCG-GTG	Ala301Val	A301V	902C>T	Gangliosidosis GM1, juvenile	Hofer (2010) Clin Genet 78, 236 Yang (2010) J Biomed Sci 17: 79 [Functional characterisation]
TAT-TGT	Tyr316Cys	Y316C	947A>G	Gangliosidosis GM1	Yoshida (1991) Am J Hum Genet 49, 435
gAAT-CAT	Asn318His	N318H	952A>C	Morquio B ?	Tatano (2006) J Med Invest 53, 103
TAT-TGT	Tyr324Cys	Y324C	971A>G	Gangliosidosis GM1	Iwasaki (2006) Brain Dev 28, 482
ACC-ATC	Thr329Ile	T329I	986C>T	Gangliosidosis GM1	Hofer (2009) Hum Mutat 30, 1214
cACC-GCC	Thr329Ala	T329A	985A>G	Gangliosidosis GM1	Caciotti (2005) Am J Pathol 167, 1689 Caciotti (2009) Eur J Paediatr Neurol 13: 160 [Functional characterisation]
cGAC-AAC	Asp332Asn	D332N	994G>A	Gangliosidosis GM1	Zhang (2000) Biochem J 348, 621
GACt-GAG	Asp332Glu	D332E	996C>G	Gangliosidosis GM1	Hofer (2009) Hum Mutat 30, 1214
cTAT-CAT	Tyr333His	Y333H	997T>C	Morquio B	Mayer (2009) Mol Genet Metab 96, 148
TAT-TGT	Tyr333Cys	Y333C	998A>G	Morquio B	Mayer (2009) Mol Genet Metab 96, 148
AAGt-AAC	Lys346Asn	K346N	1038G>C	Gangliosidosis GM1	Santamaria (2006) Hum Mutat 27, 1060
TAT-TGT	Tyr347Cys	Y347C	1040A>G	Gangliosidosis GM1	Santamaria (2006) Hum Mutat 27, 1060
gCGA-TGA	Arg351Term	R351X	1051C>T	Gangliosidosis GM1	Hinek (2000) Am J Hum Genet 67, 23
TTTg-TTG	Phe357Leu	F357L	1071T>G	Gangliosidosis GM1 ?	Hofer (2010) Clin Genet 78, 236
CTG-CCG	Leu389Pro	L389P	1166T>C	Gangliosidosis GM1, juvenile	Hofer (2010) Clin Genet 78, 236
gCCC-GCC	Pro397Ala	P397A	1189C>G	Morquio B	Hofer (2009) Hum Mutat 30, 1214
CAG-CCG	Gln408Pro	Q408P	1223A>C	Morquio B	Paschke (2001) Hum Genet 109, 159
ACA-AAA	Thr420Lys	T420K	1259C>A	Gangliosidosis GM1	Santamaria (2006) Hum Mutat 27, 1060
gACA-CCA	Thr420Pro	T420P	1258A>C	Gangliosidosis GM1	Santamaria (2006) Hum Mutat 27, 1060
CTT-CGT	Leu422Arg	L422R	1265T>G	Gangliosidosis GM1	Santamaria (2006) Hum Mutat 27, 1060
TCA-TTA	Ser434Leu	S434L	1301C>T	Gangliosidosis GM1	Santamaria (2007) Clin Genet 71, 273
cCTC-TTC	Leu436Phe	L436F	1306C>T	Gangliosidosis GM1	Caciotti (2003) Hum Genet 113, 44
GGA-GAA	Gly438Glu	G438E	1313G>A	Morquio B	Hinek (2000) Am J Hum Genet 67, 23
GTC-GGC	Val439Gly	V439G	1316T>G	Gangliosidosis GM1	Iwasaki (2006) Brain Dev 28, 482
cGAT-AAT	Asp441Asn	D441N	1321G>A	Gangliosidosis GM1	Santamaria (2006) Hum Mutat 27, 1060
CGA-CAA	Arg442Gln	R442Q	1325G>A	Gangliosidosis GM1	Caciotti (2005) Am J Pathol 167, 1689 Caciotti (2009) Eur J Paediatr Neurol 13: 160 [Functional characterisation]
TAT-TGT	Tyr444Cys	Y444C	1331A>G	Morquio B	Santamaria (2006) Hum Mutat 27, 1060
GAT-GTT	Asp448Val	D448V	1343A>T	Gangliosidosis GM1, infantile	Hofer (2010) Clin Genet 78, 236
CGA-CAA	Arg457Gln	R457Q	1370G>A	Gangliosidosis GM1	Yoshida (1991) Am J Hum Genet 49, 435 Iwasaki (2006) Brain Dev 28: 482 [Functional characterisation]
gCGA-TGA	Arg457Term	R457X	1369C>T	Gangliosidosis GM1	Nishimoto (1991) Am J Hum Genet 49, 566
gGGA-TGA	Gly481Term	G481X	1441G>T	Gangliosidosis GM1	Santamaria (2006) Hum Mutat 27, 1060
aCGT-TGT	Arg482Cys	R482C	1444C>T	Morquio B	Ishii (1995) Clin Genet 48, 103
CGT-CAT	Arg482His	R482H	1445G>A	Morquio B	Oshima (1991) Am J Hum Genet 49, 1091
AACt-AAA	Asn484Lys	N484K	1452C>A	Morquio B	Hinek (2000) Am J Hum Genet 67, 23
cGAT-AAT	Asp491Asn	D491N	1471G>A	Gangliosidosis GM1	Silva (1999) Hum Mutat 13, 401
cGAT-TAT	Asp491Tyr	D491Y	1471G>T	Gangliosidosis GM1	Santamaria (2007) Clin Genet 71, 273
gGGT-AGT	Gly494Ser	G494S	1480G>A	Morquio B	Santamaria (2006) Hum Mutat 27, 1060
gGGT-TGT	Gly494Cys	G494C	1480G>T	Gangliosidosis GM1	Oshima (1991) Am J Hum Genet 49, 1091
GGT-GTT	Gly494Val	G494V	1481G>T	Gangliosidosis GM1	Yang (2010) J Biomed Sci 17,
gACT-GCT	Thr500Ala	T500A	1498A>G	Morquio B	Hinek (2000) Am J Hum Genet 67, 23
TGGa-TGT	Trp509Cys	W509C	1527G>T	Morquio B	Oshima (1991) Am J Hum Genet 49, 1091
tGAG-TAG	Glu517Term	E517X	1549G>T	Gangliosidosis GM1	Santamaria (2006) Hum Mutat 27, 1060

gCGC-TGC	Arg521Cys	R521C	1561C>T	Gangliosidosis GM1		Caciotti (2005) Hum Mutat 25, 285 Silva (1999) Hum Mutat 13: 401 [Additional report]
TGG-TAG	Trp527Term	W527X	1580G>A	Gangliosidosis GM1		Santamaria (2006) Hum Mutat 27, 1060
cAGT-GGT	Ser532Gly	S532G	1594A>G	Reduced activity, association with		Santamaria (2007) J Lipid Res 48, 2275
CCG-CTG	Pro549Leu	P549L	1646C>T	Gangliosidosis GM1		Santamaria (2007) Clin Genet 71, 273
GGG-GAG	Gly554Glu	G554E	1661G>A	Gangliosidosis GM1		Santamaria (2007) Clin Genet 71, 273
TGGa-TGA	Trp576Term	W576X	1728G>A	Gangliosidosis GM1		Santamaria (2007) Clin Genet 71, 273
AAG-AGG	Lys578Arg	K578R	1733A>G	Gangliosidosis GM1		Boustany (1993) Am J Hum Genet 53, 881
GGC-GAC	Gly579Asp	G579D	1736G>A	Gangliosidosis GM1		Morrone (2000) Hum Mutat 15, 354
cCGC-TGC	Arg590Cys	R590C	1768C>T	Gangliosidosis GM1		Santamaria (2006) Hum Mutat 27, 1060
CGC-CAC	Arg590His	R590H	1769G>A	Gangliosidosis GM1		Boustany (1993) Am J Hum Genet 53, 881
cTAT-AAT	Tyr591Asn	Y591N	1771T>A	Gangliosidosis GM1, infantile		Morrone (2000) Hum Mutat 15, 354
TAT-TGT	Tyr591Cys	Y591C	1772A>G	Gangliosidosis GM1, infantile		Morrone (2000) Hum Mutat 15, 354
cCGG-TGG	Arg595Trp	R595W	1783C>T	Pseudodeficient enzyme activity		Gort (2007) Clin Genet 72, 109
cCCT-TCT	Pro597Ser	P597S	1789C>T	Gangliosidosis GM1		Hofer (2009) Hum Mutat 30, 1214
GAA-GGA	Glu632Gly	E632G	1895A>G	Gangliosidosis GM1		Boustany (1993) Am J Hum Genet 53, 881

Splicing : 11 mutations

IVS	Donor/Acceptor	Location	Substitution	Phenotype	Reference
2	as	-1	G-A	Gangliosidosis GM1	Morrone (2000) Hum Mutat 15, 354
2	as	1	G-T	Gangliosidosis GM1	Hofer (2009) Hum Mutat 30, 1214
2	ds	1	G-A	Gangliosidosis GM1	Georgiou (2004) Hum Mutat 24, 352
6	as	-8	A-G	Gangliosidosis GM1, infantile ?	Hofer (2010) Clin Genet 78, 236
6	ds	2	T-C	Gangliosidosis GM1	Caciotti (2005) Hum Mutat 25, 285
8	ds	-13	C-T	Gangliosidosis GM1	Santamaria (2006) Hum Mutat 27, 1060
8	ds	2	T-C	Gangliosidosis GM1, infantile	Morrone (2000) Hum Mutat 15, 354
8	ds	4	A-G	Gangliosidosis GM1	Georgiou (2004) Hum Mutat 24, 352
10	ds	1	G-T	Gangliosidosis GM1	Santamaria (2007) Clin Genet 71, 273
14	as	-2	A-G	Gangliosidosis GM1, infantile	Morrone (2000) Hum Mutat 15, 354
14	ds	1	G-T	Gangliosidosis GM1	Santamaria (2006) Hum Mutat 27, 1060

Small deletions : 10 mutations

Deletion (^codon number ATG=1)	HGVS(nucleotide)	Phenotype	Reference
CTCAGGA^54AGCaTTCACTACTC	163del1	Gangliosidosis GM1, juvenile	Hofer (2010) Clin Genet 78, 236
AGTCT^145ATTCTtctCCGCTCCTCC	438_440del3	Gangliosidosis GM1	Santamaria (2007) Clin Genet 71, 273
TGGGA^164GTCCTtctGCCCAAGATG	495_497del3	Gangliosidosis GM1	Yang (2010) J Biomed Sci 17,
AACCT^281CACTCcACAATCAAGA	846del1	Gangliosidosis GM1	Santamaria (2007) Clin Genet 71, 273
TATACTT^298GCCcGTGGGGCGAG	895del1	Gangliosidosis GM1	Hofer (2010) Clin Genet 78, 236
AGTTT^358GAAAAaGTACCAGAAG	1077del1	Gangliosidosis GM1	Hofer (2010) Clin Genet 78, 236
ATATGGA^376AAGgtcactttggaaaag_E11I11_GTAAGAAAAA	1131_1143+2del15	Gangliosidosis GM1	Santamaria (2007) Clin Genet 71, 273
TCACCC^436CTCAaTGGAGTCCAC	1310del1	Gangliosidosis GM1	Caciotti (2005) Hum Mutat 25, 285
CCCAG^568GACACcTTTATCCAGT	1707del1	Gangliosidosis GM1	Santamaria (2007) Clin Genet 71, 273
TGACC^611TCGGCccCAAACACCAT	1837_1838del2	Gangliosidosis GM1	Caciotti (2007) Hum Mutat 28, 204

Small insertions : 7 mutations

Insertion(^codon number ATG=1)	HGVS(nucleotide)	Phenotype	Reference
GCTTG^25CGC_E1I1_GTtAAGTCTGCGG	75+2dup1	Gangliosidosis GM1	Chakraborty (1994) Am J Hum Genet 54, 1004
GCCTGT^196GATTtTTGACTACCT	591dup1	Gangliosidosis GM1	Silva (1999) Hum Mutat 13, 401
GACTTT^243GGAAcagaattttCAG_E7I7_GTTGGTG	733_733+1ins9	Gangliosidosis GM1	Kaye (1997) J Child Neurol 12, 242
CTCAC^282TCCACcCAATCAAGACC	848dup1	Gangliosidosis GM1	Silva (1999) Hum Mutat 13, 401
GTTGCT^447GTGGgATGGG_E14I14_GTAAG	1342dup1	Gangliosidosis GM1, juvenile	Hofer (2010) Clin Genet 78, 236
GCCAC^524CTGGGgGGGCTGGGGA	1577dup1	Gangliosidosis GM1	Silva (1999) Hum Mutat 13, 401 Roze (2005) Mov Disord 20: 1366 [Additional characterisation]
ACAGT^533GGCCAgccaCCATGATGAA	1598_1601dup4	Gangliosidosis GM1	Hofer (2009) Hum Mutat 30, 1214

Gross deletions : 1 mutations

Description	Phenotype	Reference
1529 bp incl. ex. 5 (described at genomic DNA level)	Gangliosidosis GM1	Santamaria (2007) Clin Genet 71, 273

Gross insertions : 2 mutations

Description	Phenotype	Reference

参考文献：Stenson PD, Mort M, Ball EV, Howells K, Phillips AD, Thomas NS, Cooper DN. 2009. The Human Gene Mutation Database: 2008 update. Genome Med. 1:13.（2011/3/25 現存のデータに基づく）
本データはHGMD Professional からの転載・日本バイオベースから購入可能です。

| Duplication of 165 bp nt. 1103-1267 (described at cDNA level) | Gangliosidosis GM1, infantile | Yoshida (1991) Am J Hum Genet 49, 435 |
| Duplication of 23 bp within ex. 3 (described at genomic DNA level) | Gangliosidosis GM1, infantile | Oshima (1992) Clin Genet 41, 235 |

分類	略号	正式名	Chromosomal location	mutation
MPS VI	ARSB	Arylsulfatase B	5q11-q13	133

Missense/nonsense : 100 mutations

HGMD codon change	HGMD amino acid change (ATG=1)	HGVS(protein)	HGVS(nucleotide)	Phenotype	Reference
GCG-GTG	Ala33Val	A33V	98C>T	Maroteaux-Lamy syndrome	Karageorgos (2007) Hum Mutat 28, 897
cGAC-AAC	Asp54Asn	D54N	160G>A	Maroteaux-Lamy syndrome	Karageorgos (2007) Hum Mutat 28, 897
TGGa-TGC	Trp57Cys	W57C	171G>C	Maroteaux-Lamy syndrome	Karageorgos (2007) Hum Mutat 28, 897
cGAC-AAC	Asp59Asn	D59N	175G>A	Maroteaux-Lamy syndrome	Petry (2005) J Inherit Metab Dis 28, 1027
TCC-TTC	Ser65Phe	S65F	194C>T	Maroteaux-Lamy syndrome	Villani (1999) Biochim Biophys Acta 1453, 185
CTG-CAG	Leu72Gln	L72Q	215T>A	Maroteaux-Lamy syndrome	Isbrandt (1996) Hum Mutat 7, 361
CTG-CGG	Leu72Arg	L72R	215T>G	Maroteaux-Lamy syndrome	Petry (2005) J Inherit Metab Dis 28, 1027
CTG-CGG	Leu82Arg	L82R	245T>G	Maroteaux-Lamy syndrome	Garrido (2007) Mol Genet Metab 92, 122
gGAC-TAC	Asp83Tyr	D83Y	247G>T	Maroteaux-Lamy syndrome	Karageorgos (2007) Hum Mutat 28, 897
CAGc-CAC	Gln88His	Q88H	264G>C	Maroteaux-Lamy syndrome	Petry (2005) J Inherit Metab Dis 28, 1027
ACG-AAG	Thr92Lys	T92K	275C>A	Maroteaux-Lamy syndrome	Karageorgos (2007) Hum Mutat 28, 897
ACG-ATG	Thr92Met	T92M	275C>T	Maroteaux-Lamy syndrome	Litjens (1996) Am J Hum Genet 58, 1127
gCCG-TCG	Pro93Ser	P93S	277C>T	Maroteaux-Lamy syndrome	Petry (2005) J Inherit Metab Dis 28, 1027
CGG-CAG	Arg95Gln	R95Q	284G>A	Maroteaux-Lamy syndrome	Litjens (1996) Am J Hum Genet 58, 1127
AGCc-AGG	Ser96Arg	S96R	288C>G	Maroteaux-Lamy syndrome	Karageorgos (2007) Hum Mutat 28, 897
cCAG-TAG	Gln97Term	Q97X	289C>T	Maroteaux-Lamy syndrome	Karageorgos (2004) Hum Mutat 23, 229
CTG-CAG	Leu98Gln	L98Q	293T>A	Maroteaux-Lamy syndrome	Karageorgos (2007) Hum Mutat 28, 897
CTG-CCG	Leu98Pro	L98P	293T>C	Maroteaux-Lamy syndrome ?	Voskoboeva (2000) Russ J Genet 36 689
CGC-CAC	Arg102His	R102H	305G>A	Maroteaux-Lamy syndrome	Karageorgos (2007) Mol Genet Metab 90, 164
CGT-CAT	Arg106His	R106H	317G>A	Maroteaux-Lamy syndrome	Karageorgos (2007) Hum Mutat 28, 897
GGT-GTT	Gly108Val	G108V	323G>T	Maroteaux-Lamy syndrome	Karageorgos (2007) Mol Genet Metab 90, 164
CCC-CAC	Pro116His	P116H	347C>A	Maroteaux-Lamy syndrome	Villani (1999) Biochim Biophys Acta 1453, 185
cTGT-CGT	Cys117Arg	C117R	349T>C	Maroteaux-Lamy syndrome	Jin (1992) Am J Hum Genet 50, 795
CCC-CTC	Pro130Leu	P130L	389C>T	Maroteaux-Lamy syndrome	Karageorgos (2007) Mol Genet Metab 90, 164
CTC-CCC	Leu132Pro	L132P	395T>C	Maroteaux-Lamy syndrome	Lin (2008) Clin Chim Acta 394, 89
GGT-GTT	Gly137Val	G137V	410G>T	Maroteaux-Lamy syndrome	Wicker (1991) J Biol Chem 266, 21386
TAT-TGT	Tyr138Cys	Y138C	413A>G	Maroteaux-Lamy syndrome	Garrido (2007) Mol Genet Metab 92, 122
tACC-CCC	Thr140Pro	T140P	418A>C	Maroteaux-Lamy syndrome	Karageorgos (2007) Hum Mutat 28, 897
ATGg-ATC	Met142Ile	M142I	426G>C	Maroteaux-Lamy syndrome	Simonaro (1995) Biochim Biophys Acta 1272, 129
cGGA-AGA	Gly144Arg	G144R	430G>A	Maroteaux-Lamy syndrome	Isbrandt (1994) Am J Hum Genet 54, 454
aTGG-CGG	Trp146Arg	W146R	436T>C	Maroteaux-Lamy syndrome	Simonaro (1995) Biochim Biophys Acta 1272, 129
TGG-TCG	Trp146Ser	W146S	437G>C	Maroteaux-Lamy syndrome	Simonaro (1995) Biochim Biophys Acta 1272, 129
TGG-TTG	Trp146Leu	W146L	437G>T	Maroteaux-Lamy syndrome	Simonaro (1995) Biochim Biophys Acta 1272, 129
TGGc-TGA	Trp146Term	W146X	438G>A	Maroteaux-Lamy syndrome	Voskoboeva (2000) Russ J Genet 36 689
cCGG-TGG	Arg152Trp	R152W	454C>T	Maroteaux-Lamy syndrome	Voskoboeva (1994) Hum Genet 93, 259
cCGA-TGA	Arg160Term	R160X	478C>T	Maroteaux-Lamy syndrome	Voskoboeva (1994) Hum Genet 93, 259
CGA-CAA	Arg160Gln	R160Q	479G>A	Maroteaux-Lamy syndrome	Voskoboeva (1994) Hum Genet 93, 259
CTG-CGG	Leu170Arg	L170R	509T>G	Maroteaux-Lamy syndrome	Dou (2006) Clin Chim Acta 374, 171
gGGT-AGT	Gly171Ser	G171S	511G>A	Maroteaux-Lamy syndrome	Karageorgos (2007) Mol Genet Metab 90, 164
GGT-GAT	Gly171Asp	G171D	512G>A	Maroteaux-Lamy syndrome	Karageorgos (2007) Hum Mutat 28, 897
CAT-CTT	His178Leu	H178L	533A>T	Maroteaux-Lamy syndrome	Karageorgos (2007) Hum Mutat 28, 897
aCGA-TGA	Arg191Term	R191X	571C>T	Maroteaux-Lamy syndrome	Karageorgos (2007) Mol Genet Metab 90, 164
aTGT-CGT	Cys192Arg	C192R	574T>C	Maroteaux-Lamy syndrome	Isbrandt (1994) Am J Hum Genet 54, 454
tCGA-TGA	Arg197Term	R197X	589C>T	Maroteaux-Lamy syndrome	Petry (2005) J Inherit Metab Dis 28, 1027
TAT-TGT	Tyr210Cys	Y210C	629A>G	Maroteaux-Lamy syndrome	Litjens (1996) Am J Hum Genet 58, 1127
ACA-ATA	Thr212Ile	T212I	635C>T	Pseudodeficient enzyme activity	Sandberg (2008) Mol Genet Metab 93 S34
cATA-GTA	Ile223Val	I223V	667A>G	Maroteaux-Lamy syndrome	Karageorgos (2007) Hum Mutat 28, 897
CTT-CCT	Leu236Pro	L236P	707T>C	Maroteaux-Lamy syndrome	Jin (1992) Am J Hum Genet 50, 795
CAG-CGG	Gln239Arg	Q239R	716A>G	Maroteaux-Lamy syndrome	Wu (2000) Hum Mutat 15, 389
TCT-TTT	Ser240Phe	S240F	719C>T	Maroteaux-Lamy syndrome	Garrido (2007) Mol Genet Metab 92, 122

TATg-TAA	Tyr255Term	Y255X	765T>A	Maroteaux-Lamy syndrome	Lam (2004) Chin Med J (Engl) 117, 1850
TAT-TCT	Tyr266Ser	Y266S	797A>C	Maroteaux-Lamy syndrome	Karageorgos (2007) Hum Mutat 28, 897
GGA-GTA	Gly268Val	G268V	803G>T	Maroteaux-Lamy syndrome	Karageorgos (2007) Hum Mutat 28, 897
ATC-AAC	Ile296Asn	I296N	887T>A	Maroteaux-Lamy syndrome	Karageorgos (2007) Hum Mutat 28, 897
GATa-GAA	Asp300Glu	D300E	900T>A	Maroteaux-Lamy syndrome	Karageorgos (2007) Hum Mutat 28, 897
cGGA-AGA	Gly302Arg	G302R	904G>A	Maroteaux-Lamy syndrome	Villani (1997) Hum Mutat 11, 410
GGG-GAG	Gly303Glu	G303E	908G>A	Maroteaux-Lamy syndrome	Lin (2008) Clin Chim Acta 394, 89
aGGG-AGG	Gly308Arg	G308R	922G>A	Maroteaux-Lamy syndrome	Garrido (2007) Mol Genet Metab 92, 122
cTGG-CGG	Trp312Arg	W312R	934T>C	Maroteaux-Lamy syndrome	Karageorgos (2007) Hum Mutat 28, 897
TGGc-TGT	Trp312Cys	W312C	936G>T	Maroteaux-Lamy syndrome	Karageorgos (2004) Hum Mutat 23, 229
gCCC-GCC	Pro313Ala	P313A	937C>G	Maroteaux-Lamy syndrome	Brooks (2005) Mol Genet Metab 85, 236
gCCC-TCC	Pro313Ser	P313S	937C>T	Maroteaux-Lamy syndrome	Karageorgos (2007) Hum Mutat 28, 897
CGA-CAA	Arg315Gln	R315Q	944G>A	Maroteaux-Lamy syndrome	Villani (1999) Biochim Biophys Acta 1453, 185
tCGA-TGA	Arg315Term	R315X	943C>T	Maroteaux-Lamy syndrome	Voskoboeva (2000) Russ J Genet 36 689
AGCc-AGG	Ser320Arg	S320R	960C>G	Maroteaux-Lamy syndrome	Voskoboeva (2000) Russ J Genet 36 689
CTG-CCG	Leu321Pro	L321P	962T>C	Maroteaux-Lamy syndrome	Isbrandt (1994) Am J Hum Genet 54, 454
TGGg-TGA	Trp322Term	W322X	966G>A	Maroteaux-Lamy syndrome	Garrido (2007) Mol Genet Metab 92, 122
GGA-GTA	Gly324Val	G324V	971G>T	Maroteaux-Lamy syndrome	Karageorgos (2007) Hum Mutat 28, 897
cCGA-TGA	Arg327Term	R327X	979C>T	Maroteaux-Lamy syndrome	Karageorgos (2004) Hum Mutat 23, 229
AAG-ATG	Lys343Met	K343M	1028A>T	Maroteaux-Lamy syndrome	Karageorgos (2007) Hum Mutat 28, 897
AACc-AAG	Asn344Lys	N344K	1032C>G	Maroteaux-Lamy syndrome	Karageorgos (2007) Hum Mutat 28, 897
cTGG-CGG	Trp353Arg	W353R	1057T>C	Maroteaux-Lamy syndrome	Karageorgos (2007) Mol Genet Metab 90, 164
CTG-CCG	Leu360Pro	L360P	1079T>C	Maroteaux-Lamy syndrome	Voskoboeva (2000) Russ J Genet 36 689
TGG-TAG	Trp377Term	W377X	1130G>A	Maroteaux-Lamy syndrome	Karageorgos (2007) Hum Mutat 28, 897
AGC-AAC	Ser384Asn	S384N	1151G>A	Maroteaux-Lamy syndrome ?	Voskoboeva (2000) Russ J Genet 36 689 Litjens (2001) Hum Mutat 18: 282 [Additional report] Zanetti (2009) Eur J Hum Genet 17: 1160 [Additional report]
CAT-CCT	His393Pro	H393P	1178A>C	Maroteaux-Lamy syndrome	Litjens (1996) Am J Hum Genet 58, 1127
TTCg-TTG	Phe399Leu	F399L	1197C>G	Maroteaux-Lamy syndrome	Yang (2001) J Formos Med Assoc 100, 820
TGT-TAT	Cys405Tyr	C405Y	1214G>A	Maroteaux-Lamy syndrome	Jin (1992) Am J Hum Genet 50, 795
aGAA-TAA	Glu421Term	E421X	1261G>T	Maroteaux-Lamy syndrome	Xu (1996) Hokkaido Igaku Zasshi 71, 359
CAT-CGT	His430Arg	H430R	1289A>G	Maroteaux-Lamy syndrome	Karageorgos (2007) Mol Genet Metab 90, 164
cCAT-AAT	His430Asn	H430N	1288C>A	Maroteaux-Lamy syndrome	Lin (2008) Clin Chim Acta 394, 89
AGA-ATA	Arg434Ile	R434I	1301G>T	Maroteaux-Lamy syndrome	Karageorgos (2007) Hum Mutat 28, 897
gAAA-GAA	Lys439Glu	K439E	1315A>G	Maroteaux-Lamy syndrome	Karageorgos (2007) Hum Mutat 28, 897
ACG-AGG	Thr442Arg	T442R	1325C>G	Maroteaux-Lamy syndrome	Karageorgos (2007) Hum Mutat 28, 897
ACG-ATG	Thr442Met	T442M	1325C>T	Maroteaux-Lamy syndrome	Karageorgos (2007) Hum Mutat 28, 897
aGGC-CGC	Gly446Arg	G446R	1336G>C	Maroteaux-Lamy syndrome	Karageorgos (2007) Mol Genet Metab 90, 164
TGT-TCT	Cys447Ser	C447S	1340G>C	Maroteaux-Lamy syndrome	Karageorgos (2007) Hum Mutat 28, 897
TGT-TTT	Cys447Phe	C447F	1340G>T	Maroteaux-Lamy syndrome	Karageorgos (2007) Hum Mutat 28, 897
tCAA-TAA	Gln456Term	Q456X	1366C>T	Maroteaux-Lamy syndrome	Villani (1997) Hum Mutat 11, 410
TCA-TGA	Ser465Term	S465X	1394C>G	Maroteaux-Lamy syndrome	Lin (2008) Clin Chim Acta 394, 89
CTC-CCC	Leu472Pro	L472P	1415T>C	Maroteaux-Lamy syndrome	Karageorgos (2007) Hum Mutat 28, 897
TGGc-TGA	Trp473Term	W473X	1419G>A	Maroteaux-Lamy syndrome	Karageorgos (2007) Hum Mutat 28, 897
CCT-CTT	Pro481Leu	P481L	1442C>T	Maroteaux-Lamy syndrome	Brooks (2005) Mol Genet Metab 85, 236
aAGA-GGA	Arg484Gly	R484G	1450A>G	Maroteaux-Lamy syndrome	Karageorgos (2004) Hum Mutat 23, 229
CTC-CCC	Leu498Pro	L498P	1493T>C	Maroteaux-Lamy syndrome	Litjens (1996) Am J Hum Genet 58, 1127
aCAG-TAG	Gln503Term	Q503X	1507C>T	Maroteaux-Lamy syndrome	Villani (1999) Biochim Biophys Acta 1453, 185
TACt-TAG	Tyr513Term	Y513X	1539C>G	Maroteaux-Lamy syndrome	Voskoboeva (2000) Russ J Genet 36 689
TGT-TAT	Cys521Tyr	C521Y	1562G>A	Maroteaux-Lamy syndrome	Isbrandt (1994) Am J Hum Genet 54, 454
CCT-CGT	Pro531Arg	P531R	1592C>G	Maroteaux-Lamy syndrome	Villani (1999) Biochim Biophys Acta 1453, 185
gTAG-CAG	Term534Gln	X534Q	1600T>C	Maroteaux-Lamy syndrome	Arlt (1994) J Biol Chem 269, 9638

Splicing : 9 mutations

IVS	Donor/Acceptor	Location	Substitution	Phenotype	Reference
1	ds	-1	G-C	Maroteaux-Lamy syndrome	Karageorgos (2007) Hum Mutat 28, 897
3	as	-1	G-A	Maroteaux-Lamy syndrome	Karageorgos (2007) Hum Mutat 28, 897
5	as	-8	T-G	Maroteaux-Lamy syndrome	Petry (2005) J Inherit Metab Dis 28, 1027
5	as	-1	G-C	Maroteaux-Lamy syndrome	Karageorgos (2007) Hum Mutat 28, 897
5	ds	1	G-T	Maroteaux-Lamy syndrome	Karageorgos (2007) Hum Mutat 28, 897
5	ds	2	T-A	Maroteaux-Lamy syndrome	Garrido (2007) Mol Genet Metab 92, 122

参考文献：Stenson PD, Mort M, Ball EV, Howells K, Phillips AD, Thomas NS, Cooper DN. 2009. The Human Gene Mutation Database: 2008 update. Genome Med. 1:13.（2011/3/25 現在のデータに基づく）
本データはHGMD Professional からの転載・日本バイオベースから購入可能です。

6	as	-2		A-G	Maroteaux-Lamy syndrome	Karageorgos (2007) Mol Genet Metab 90, 164
6	ds	5		G-A	Maroteaux-Lamy syndrome	Karageorgos (2007) Mol Genet Metab 90, 164
7	ds	2		T-G	Maroteaux-Lamy syndrome	Karageorgos (2004) Hum Mutat 23, 229

Small deletions : 17 mutations

Deletion (^codon number ATG=1)	HGVS(nucleotide)	Phenotype	Reference
CGCCG^35CCGGGctcgggcgcgggGCCAGCCGGC	108_120del13	Maroteaux-Lamy syndrome	Karageorgos (2007) Hum Mutat 28, 897
GCCGGGC^37TCGgGCGCCGGGGC	113del1	Maroteaux-Lamy syndrome	Karageorgos (2007) Hum Mutat 28, 897
GGCTCG^38GGCGccggggccAGCCGGCCGC	116_123del8	Maroteaux-Lamy syndrome	Karageorgos (2007) Hum Mutat 28, 897
CGGCC^78GGCGGggtgctcCTGGACAAACT	237_243del7	Maroteaux-Lamy syndrome	Voskoboeva (1994) Hum Genet 93, 259
GGCCGGC^79GGGgTGCTCCTGGA	238del1	Maroteaux-Lamy syndrome	Litjens (1992) Hum Mutat 1, 397 Karageorgos (2007) Hum Mutat 28: 897 [Additional report]
GGGGTG^81CTCCtGGACAACTAC	245del1	Maroteaux-Lamy syndrome	Voskoboeva (2000) Russ J Genet 36 689
GGACAAC^85TACtacACGCAGCCGC	256_258del3	Maroteaux-Lamy syndrome	Karageorgos (2004) Hum Mutat 23, 229
TACCCAT^142ATGgTCGGAAAATG	427del1	Maroteaux-Lamy syndrome	Karageorgos (2004) Hum Mutat 23, 229
GAGGA^162TTTGAtacCTACTTTG_E2I2_GT	489_491del3	Maroteaux-Lamy syndrome	Karageorgos (2007) Hum Mutat 28, 897
AAAAAT^209ATGTattcaacAAACATATTC	630_636del7	Maroteaux-Lamy syndrome	Karageorgos (2007) Hum Mutat 28, 897
CTTCAG^247GTCCcTGAGGAATAC	743del1	Maroteaux-Lamy syndrome	Isbrandt (1996) Hum Mutat 7, 361
ATAAC^312TGGCCcCTTCGAGGAA	940del1	Maroteaux-Lamy syndrome	Karageorgos (2007) Hum Mutat 28, 897
TGAAG^344AACCGgGAGCTCATCC	1036del1	Maroteaux-Lamy syndrome	Karageorgos (2007) Hum Mutat 28, 897
AGCCTTT^426AACaCATCTGTCCA	1279del1	Maroteaux-Lamy syndrome	Petry (2005) J Inherit Metab Dis 28, 1027
ATCCT^493CACATcGTCACAAAGC	1482del1	Maroteaux-Lamy syndrome	Karageorgos (2007) Hum Mutat 28, 897
CCCAAG^525GCCAcTGGGGTGTGG	1577del1	Maroteaux-Lamy syndrome	Isbrandt (1994) Am J Hum Genet 54, 454
GGCCACT^527GGGgtgtggggcccttggATGTAG_E8 3'UTR_GATT	1582_1596del15	Maroteaux-Lamy syndrome	Karageorgos (2007) Hum Mutat 28, 897

Small insertions : 3 mutations

Insertion (^codon number ATG=1)	HGVS(nucleotide)	Phenotype	Reference
CACGCCG^71CACgccgcacCTGGACGCGC	207_213dup7	Maroteaux-Lamy syndrome	Sandberg (2008) Mol Genet Metab 93 S34
AGCCCA^386TCCCcCCAGAATTGA	1161dup1	Maroteaux-Lamy syndrome	Karageorgos (2007) Hum Mutat 28, 897
TAACACA^428TCTtGTCCATGCTG	1284dup1	Maroteaux-Lamy syndrome	Isbrandt (1994) Am J Hum Genet 54, 454

Small indels : 1 mutations

Insertion (^codon number ATG=1)	HGVS(nucleotide)	Phenotype	Reference
CGCAC^72CTGGAcgcgctggcggcCGGCGGGGTG	g219_230del12ins1	Maroteaux-Lamy syndrome	Isbrandt (1996) Hum Mutat 7, 361

Gross deletions : 3 mutations

Description	Phenotype	Reference
23 bp nt 1533-1555 (described at genomic DNA level)	Maroteaux-Lamy syndrome	Petry (2003) Genet Test 7, 347
ex. 5 (described at genomic DNA level)	Maroteaux-Lamy syndrome	Arlt (1994) J Biol Chem 269, 9638
ex. 5 & parts of introns 4+5 (described at genomic DNA level)	Maroteaux-Lamy syndrome	Villani (2010) Genet Test Mol Biomarkers 14, 113

分類	略号	正式名	Chromosomal location	mutation
MPS Ⅶ	GUSB	β-glucuronidase	7q21.11	54

Missense/nonsense : 43 mutations

HGMD codon change	HGMD amino acid change (ATG=1)	HGVS(protein)	HGVS(nucleotide)	Phenotype	Reference
cCCC-TCC	Pro30Ser	P30S	88C>T	Sly syndrome	Tomatsu (2009) Hum Mutat 30, 511
gTGC-GGC	Cys38Gly	C38G	112T>G	Sly syndrome	Vervoort (1998) Hum Genet 102, 69 Tomatsu (2009) Hum Mutat 30: 511 [Functional characterisation]
TCT-TTT	Ser52Phe	S52F	155C>T	Sly syndrome	Vervoort (1997) Hum Genet 99, 462 Tomatsu (2009) Hum Mutat 30: 511 [Functional characterisation]
gCGA-TGA	Arg110Term	R110X	328C>T	Sly syndrome	Vervoort (1997) Hum Genet 99, 462
tGGG-AGG	Gly136Arg	G136R	406G>A	Sly syndrome	Vervoort (1996) Am J Hum Genet 58, 457 Tomatsu (2009) Hum Mutat 30: 511 [Functional characterisation]
cCCC-TCC	Pro148Ser	P148S	442C>T	Sly syndrome	Yamada (1995) Hum Mol Genet 4, 651 Tomatsu (2009) Hum Mutat 30: 511 [Functional characterisation]
cGAG-AAG	Glu150Lys	E150K	448G>A	Sly syndrome	Vervoort (1996) Am J Hum Genet 58, 457 Tomatsu (2009) Hum Mutat 30: 511 [Functional characterisation]
cGAC-AAC	Asp152Asn	D152N	454G>A	Sly syndrome	Vervoort (1995) Am J Hum Genet 57, 798 Tomatsu (2009) Hum Mutat 30: 511 [Functional characterisation]

GAC-GGC	Asp152Gly	D152G	455A>G	Sly syndrome	Tomatsu (2009) Hum Mutat 30, 511
aCTC-TTC	Leu176Phe	L176F	526C>T	Sly syndrome	Vervoort (1995) Am J Hum Genet 57, 798 Tomatsu (2009) Hum Mutat 30: 511 [Functional characterisation]
gCGG-TGG	Arg216Trp	R216W	646C>T	Hydrops fetalis	Vervoort (1993) Hum Mutat 2, 443 Tomatsu (2009) Hum Mutat 30: 511 [Functional characterisation]
CTG-CCG	Leu243Pro	L243P	728T>C	Sly syndrome	Tomatsu (2009) Hum Mutat 30, 511
TCA-TAA	Ser312Term	S312X	935C>A	Sly syndrome	Vervoort (1996) Am J Hum Genet 58, 457
TAC-TCC	Tyr320Ser	Y320S	959A>C	Sly syndrome	Vervoort (1996) Am J Hum Genet 58, 457 Tomatsu (2009) Hum Mutat 30: 511 [Functional characterisation]
TAC-TGC	Tyr320Cys	Y320C	959A>G	Sly syndrome	Vervoort (1996) Am J Hum Genet 58, 457 Tomatsu (2009) Hum Mutat 30: 511 [Functional characterisation]
AAT-AGT	Asn339Ser	N339S	1016A>G	Sly syndrome	Tomatsu (2009) Hum Mutat 30, 511
AAGc-AAC	Lys350Asn	K350N	1050G>C	Sly syndrome	Storch (2003) Hum Genet 112, 190 Tomatsu (2009) Hum Mutat 30: 511 [Functional characterisation]
gCAT-TAT	His351Tyr	H351Y	1051C>T	Sly syndrome	Vervoort (1996) Am J Hum Genet 58, 457 Tomatsu (2009) Hum Mutat 30: 511 [Functional characterisation]
GCG-GTG	Ala354Val	A354V	1061C>T	Sly syndrome	Wu (1993) Hum Mutat 2, 446 Tomatsu (2009) Hum Mutat 30: 511 [Functional characterisation]
cCGA-TGA	Arg357Term	R357X	1069C>T	Sly syndrome	Shipley (1993) Am J Hum Genet 52, 517
cGAC-AAC	Asp362Asn	D362N	1084G>A	Sly syndrome	Tomatsu (2009) Hum Mutat 30, 511
CCG-CTG	Pro364Leu	P364L	1091C>T	Sly syndrome	Tomatsu (2009) Hum Mutat 30, 511
tCGC-TGC	Arg374Cys	R374C	1120C>T	Sly syndrome	Vervoort (1996) Am J Hum Genet 58, 457 Tomatsu (2009) Hum Mutat 30: 511 [Functional characterisation]
cCGT-TGT	Arg382Cys	R382C	1144C>T	Sly syndrome	Fukuda (1991) J Inherit Metab Dis 14, 800 Tomatsu (2009) Hum Mutat 30: 511 [Functional characterisation]
CGT-CAT	Arg382His	R382H	1145G>A	Sly syndrome	Vervoort (1996) Am J Hum Genet 58, 457 Tomatsu (2009) Hum Mutat 30: 511 [Functional characterisation]
tCCC-TCC	Pro408Ser	P408S	1222C>T	Sly syndrome	Islam (1996) Hum Genet 98, 281 Tomatsu (2009) Hum Mutat 30: 511 [Functional characterisation]
CCG-CTG	Pro415Leu	P415L	1244C>T	Sly syndrome	Islam (1996) Hum Genet 98, 281 Tomatsu (2009) Hum Mutat 30: 511 [Functional characterisation]
CGT-CCT	Arg435Pro	R435P	1304G>C	Sly syndrome	Vervoort (1996) Am J Hum Genet 58, 457 Tomatsu (2009) Hum Mutat 30: 511 [Functional characterisation]
TGG-TAG	Trp446Term	W446X	1337G>A	Sly syndrome	Vervoort (1998) Hum Genet 102, 69
cCGG-TGG	Arg477Trp	R477W	1429C>T	Sly syndrome	Vervoort (1996) Am J Hum Genet 58, 457 Tomatsu (2009) Hum Mutat 30: 511 [Functional characterisation]
TAT-TGT	Tyr495Cys	Y495C	1484A>G	Sly syndrome	Yamada (1995) Hum Mol Genet 4, 651 Tomatsu (2009) Hum Mutat 30: 511 [Functional characterisation]
TGG-TAG	Trp507Term	W507X	1520G>A	Sly syndrome	Vervoort (1996) Am J Hum Genet 58, 457
TGGt-TGA	Trp507Term	W507X	1521G>A	Sly syndrome	Yamada (1995) Hum Mol Genet 4, 651
TAT-TGT	Tyr508Cys	Y508C	1523A>G	Sly syndrome	Vervoort (1996) Am J Hum Genet 58, 457 Tomatsu (2009) Hum Mutat 30: 511 [Functional characterisation]
cGAG-AAG	Glu540Lys	E540K	1618G>A	Sly syndrome	Tomatsu (2009) Hum Mutat 30, 511
GGT-GAT	Gly572Asp	G572D	1715G>A	Sly syndrome	Vervoort (1996) Am J Hum Genet 58, 457 Tomatsu (2009) Hum Mutat 30: 511 [Functional characterisation]
CGC-CTC	Arg577Leu	R577L	1730G>T	Sly syndrome	Storch (2003) Hum Genet 112, 190 Tomatsu (2009) Hum Mutat 30: 511 [Functional characterisation]
AAGg-AAC	Lys606Asn	K606N	1818G>C	Sly syndrome	Vervoort (1996) Am J Hum Genet 58, 457 Tomatsu (2009) Hum Mutat 30: 511 [Functional characterisation]
GGG-GCG	Gly607Ala	G607A	1820G>C	Sly syndrome	Tomatsu (2009) Hum Mutat 30, 511
tCGG-TGG	Arg611Trp	R611W	1831C>T	Sly syndrome	Wu (1993) Hum Mutat 2, 446 Tomatsu (2009) Hum Mutat 30: 511 [Functional characterisation]
GCG-GTG	Ala619Val	A619V	1856C>T	Sly syndrome	Fukuda (1991) J Inherit Metab Dis 14, 800 Tomatsu (2009) Hum Mutat 30: 511 [Functional characterisation]
aTAC-CAC	Tyr626His	Y626H	1876T>C	Sly syndrome	Vervoort (1998) Hum Genet 102, 69 Tomatsu (2009) Hum Mutat 30: 511 [Functional characterisation]
TGGa-TGT	Trp627Cys	W627C	1881G>T	Sly syndrome	Shipley (1993) Am J Hum Genet 52, 517 Tomatsu (2009) Hum Mutat 30: 511 [Functional characterisation]

Splicing : 5 mutations					
IVS	Donor/Acceptor	Location	Substitution	Phenotype	Reference
3	ds	1	G-A	Sly syndrome	Tomatsu (2009) Hum Mutat 30, 511
7	ds	1	G-A	Sly syndrome	Vervoort (1997) Hum Genet 99, 462 Tomatsu (2009) Hum Mutat 30: 511 [Additional report]
9	as	-70	C-T	Increased activity, association with	Gratz (2005) Pharmacogenet Genomics 15, 875
10	ds	-37	C-T	Sly syndrome	Yamada (1995) Hum Mol Genet 4, 651

参考文献：Stenson PD, Mort M, Ball EV, Howells K, Phillips AD, Thomas NS, Cooper DN. 2009. The Human Gene Mutation Database: 2008 update. Genome Med. 1:13.（2011/3/25 現在のデータに基づく）
本データは HGMD Professional からの転載・日本バイオベースから購入可能です。

| 10 | ds | 151 | A-G | Increased activity, association with | Gratz (2005) Pharmacogenet Genomics 15, 875 |

Regulatory : 1 mutations

Sequence	Phenotype	Reference
TCTTAGCGCCGCAGACGGTGGCCGAGCGGG(G-A)GACCGGGAAGCATGGCCCGGGGGTCG GCGG-12 relative to initiation codon	Reduced promoter activity, association with	Gratz (2005) Pharmacogenet Genomics 15, 875

Small deletions : 4 mutations

Deletion (^codon number ATG=1)	HGVS(nucleotide)	Phenotype	Reference
CCGCTCAGGTtcAAGTGATTCT non-coding region	Not yet available	Sly syndrome	Vervoort (1998) Hum Genet 103, 686 Vorechovsky (2010) Hum Genet 127: 135 [Additional characterisation]
GTGAGC^484AACTctaaCTATGCAGCA	1457_1460del4	Sly syndrome	Vervoort (1997) Hum Genet 99, 462
TTTTGCC^591GATtTCATGACTGA	1775del1	Sly syndrome	Vervoort (1998) Hum Genet 102, 69
TTGCGA^624GAGAgaTACTGGAAGA	1874_1875del2	Sly syndrome	Vervoort (1996) Am J Hum Genet 58, 457

Gross deletions : 1 mutations

Description	Phenotype	Reference
27 bp nt. 1107 cd. 361 (described at cDNA level)	Sly syndrome	Vervoort (1997) Hum Genet 99, 462

分類	略号	正式名	Chromosomal location	mutation
MPS IX	HYAL1	Hyaluronoglucosaminidase 1 （hyaluronidase-1）	3p21.3-p21.2	2

Missense/nonsense : 1 mutations

HGMD codon change	HGMD amino acid change (ATG=1)	HGVS(protein)	HGVS(nucleotide)	Phenotype	Reference
cGAG-AAG	Glu268Lys	E268K	802G>A	Mucopolysaccharidosis IX	Triggs-Raine (1999) Proc Natl Acad Sci U S A 96, 6296

Complex rearrangements : 1 mutations

Description	Phenotype	Reference
Del. 37 ins 14 nt 1361 C-T nt 1400	Mucopolysaccharidosis IX	Triggs-Raine (1999) Proc Natl Acad Sci U S A 96, 6296

（文責　戸松 俊治）

索引 19

あ

アウエルバッハ神経叢・・・・・・・・・・・・・・・・・117
アウドラザイム(aldurazyme)・・・・・・・・219, 223, 234, 242, 322
アザ糖・・・・・・・・・・・・・・・・・・・・・・・・・・・・・259
アシアロ体・・・・・・・・・・・・・・・・・・・・・・・・・151
アスパルチルグルコサミン尿症
　(aspartylglucosaminuria)(AGU)
　・・・・・・・・・・・・・・・・・・・11, 164, 172, 181, 182
アセチル-CoA：α-グルコサミニド N-アセチルトランスフェラーゼ・・・・・・・・・・・・・・・・2, 68
アデノイド(肥大)・・・・・・・・・・・・・・・・28, 29, 40, 41, 106, 108, 109, 119, 121, 123, 126, 138, 198, 208, 223, 225, 234, 286, 287, 288, 291
アデノ随伴ウイルスベクター・・・・・・・・・245, 264
アリルスルファターゼ・・・・・・・・68, 76, 139, 154, 156, 232, 262, 277, 306
アルシアンブルー(AB)(染色)・・・・22, 23, 24, 43, 135, 143, 146, 276
異染性白質ジストロフィー
　(metachromatic leukodystrophy：MLD)
　・・・・・・・・・・・・・・・11, 12, 13, 154, 180, 181, 262
移植片対宿主病
　(graft versus host disease：GVHD)
　・・・・・127, 160, 200, 209, 210, 212, 213, 243
一次元電気泳動法・・・・・・・・・・・・・・58, 59, 60
イデュルスルファーゼ(idursulfase)・・227, 235
遺伝カウンセリング・・・・・・・・13, 104, 110, 137, 139, 140, 232, 268, 270, 271, 274, 288, 289, 290, 300, 306
遺伝子診断・・・・・・・・・・・・270, 289, 299, 321
遺伝的地図(genetic map)・・・・・・・・・・・・・・98
遺伝子治療・・・・・・・・・・・13, 104, 157, 160, 199, 245, 246, 248, 255, 264
遺伝子マッピング(遺伝子地図作成)・・・73, 80, 90, 96, 97, 98, 99
イミノ糖(imino sugar)・・・・・・・・・・・・・・・263
咽頭狭窄・・・・・・・・・・・・・・・・・・・・・・・・・・・29
ウイルスベクター・・・・・・245, 246, 248, 253, 254
ウロン酸・・・・・・・・・・・・・・58, 64, 65, 109, 112, 133, 135, 141, 144, 209, 219, 223, 229, 232, 234, 243, 304, 321
エナメル質・・・・・・・・・・・・・・・50, 119, 121, 123
エラスチン結合蛋白(EBP)・・・・・・・・・91, 134
エラプレース(elaprase)・・・・・・・・235, 262, 322
エンドキサン・・・・・・・・・・209, 214, 215, 217
大阪市立大学・・・・・・304, 308, 310, 313, 320, 321
オートファゴソーム・・・・・・・・・・・・・・・17, 18
オートライソゾーム・・・・・・・・・・・・・・・17, 18
オリゴ糖・・・・・・10, 11, 13, 91, 97, 112, 134, 146, 150, 161, 162, 167, 170, 180, 181, 183, 239

か

開口障害・・・・・・・・・・・・・・29, 30, 41, 205, 207
角膜混濁・・・・42, 43, 44, 102, 103, 106, 111, 116, 119, 121, 124, 131, 138, 143, 155, 162, 171, 175, 181, 199, 219, 223, 231, 248, 271, 286
ガーゴイリズム(ガルゴイリズム)gargoylism
　・・・・・・・・・・・・・・・・・・・・・・・・・3, 102, 209
ガーゴイル・・・・・・・・・・102, 107, 112, 141, 154, 161, 162, 173, 182, 225
カテプシン(阻害蛋白)欠損症・・・・・・・・・・・10
カテプシンA・・・・・・91, 134, 153, 167, 168, 170
カテプシンD・・・・・・・・・・・・・・・・・・・・・・・93
ガラクトース(Gal)・・・・15, 64, 133, 256, 258, 276
ガラクトシアリドーシス(galactosialidosis)
　・・・・・・・・・11, 13, 49, 91, 136, 153, 159, 163, 164, 167, 168, 170, 171, 181, 314
ガルスルファーゼ・・・・・・・・・・92, 232, 238
カルバゾール硫酸法・・・・・・・・・・・・・64, 143
感音性難聴・・・・・・・・・・・・40, 162, 209, 229
眼球突出・・・・・・・・・・・・・・・・・・・43, 44, 155
ガングリオシド(ganglioside)・・・・・・22, 25, 54, 112, 117, 150
ガングリオシドーシス・・・・・・・・・180, 181, 182
神崎病(Kanzaki disease)・・・・・・・159, 164, 181
患者家族の意識調査・・・・・・・・・・・・・・・・298
肝腫大・・・・・・・・・・・・32, 106, 112, 119, 175, 186, 187, 209, 211, 220, 223, 227, 243
関節障害・・・・・・・・・・・・・・・・・・・・・・・・・・35
乾燥濾紙血(DBS)・・276, 277, 278, 279, 281, 321
間葉系幹細胞・・・・・・・・・・・・・・・242, 251, 252
気管狭窄・・・・・・・・・・・・・・・・28, 29, 30, 41
気管切開・・・・・・28, 29, 30, 32, 41, 102, 104, 177, 187, 198, 206, 207, 210, 219, 286, 287, 291
基質合成阻害療法・・・・・・・・・・・・・・・・・263
基質最適化療法(substrate optimized
　therapy：SOT)・・・・・・・・・127, 199, 200
基質抑制療法(substrate reduction
　therapy：SRT)・・・・・・127, 199, 200, 281
岐阜大学小児科・・・・・・・・58, 115, 191, 302
強膜肥厚・・・・・・・・・・・・・・・・・・・・・・・・・・43
巨舌・・32, 50, 102, 103, 106, 107, 108, 123, 141, 173, 175, 205, 209, 227, 231, 242, 243, 286
魚鱗癬(ichthyosis)・・・・・・・・・・・・・・・・・154
グリオーシス・・・・・・・・・・・・・・・・22, 23, 117
グリコサミノグリカン(glycosaminoglycan)
　(GAG)・・・3, 10, 15, 33, 58, 64, 68, 112, 117, 119, 122, 219, 233, 235, 237, 278
クレチン病・・・・・・・・・・・・・・・・・・・・・・・299
クロスコレクション(cross-correction)
　・・・・・・・・・・・・・・・・・・・・・242, 245, 251
蛍光 in situ ハイブリダイゼーション(FISH)
　・・・・・・・・・・・・・・・・・・・・・90, 96, 97, 99
痙攣発作・・・・・・・・・・・・・111, 112, 167, 171
血管外膜周囲腔(Virchow-Robin氏腔)・・22, 24
欠失・・・・・・・・・・・・・・・・・・・76, 77, 87, 91
ゲニステイン(イソフラボン)・・・・・・・113, 200
ケミカルシャペロン療法・・・・・・153, 199, 256, 257, 258, 259, 260
ケラタナーゼII・・・・・・・・・・・・・・・278, 279
ケラタン硫酸(KS)・・・・2, 11, 15, 23, 29, 42, 56, 64, 68, 74, 84, 91, 119, 122-124, 133, 141, 150, 276, 300, 304, 321
高血圧・・・・・・・・・・・・・・31, 32, 33, 138, 165
酵素増強療法(enzyme enhancement therapy)
　・・・・・・・・・・・・・・・・・・・・・・・・・・・・・263
酵素補充療法(enzyme replacement therapy：
　ERT)・・・・・・・・7, 13, 18, 33, 104, 109, 127, 139, 199, 219, 221, 223, 225, 227, 229, 231, 233, 235, 237, 239, 242, 261, 298, 304, 314
公費負担制度・・・・・・・・・・・・・236, 293, 296
呼吸器感染症・・・・・・・111, 116, 118, 126, 141, 142, 175, 177, 243, 290
国立成育医療研究センター・・298, 306, 319, 321
骨髄移植・・・・・・・・・・33, 42, 104, 109, 126, 139, 144, 160, 162, 171, 174, 177, 187, 209, 212, 213, 215, 216, 243, 264, 318
骨髄破壊的移植・・・・・・・・・・・・・・・・・・・212
骨髄非破壊的移植・・・・・・・・・・・・・・・・・212
コレステロールエステル蓄積症・・・・・・・11, 180
コロイド鉄(染色)・・・・・・・・・・23, 24, 46, 47
コンドロイチナーゼ・・・・・・・・・4, 65, 278, 279
コンドロイチン・・・・・・・・・・・・・・・・・・・・・64
コンドロイチン硫酸(CS)・・・・2, 15, 16, 23, 42, 55, 56, 64, 65, 68, 74, 84, 93, 111, 119, 134, 138, 143, 144, 232, 252, 321

さ

再構成・・・・・・・・・・・・・・・・・・・74, 75, 76, 77
臍帯血移植・・・・・・・・・・・・・・・・・・・・・・・212
細胞治療法・・・・・・・・・・・・・・・251, 255, 264
左室駆出率・・・・・・・・・・・・・・・・・・31, 32, 221
左室肥大・・・・・・・・・・・・・・・・・・31, 32, 33, 103
酸性ホスファターゼ・・・・・・・・・・・・・・11, 180
酸性ホスファターゼ欠損症・・・・・・・・・・・・・11
サンフィリッポ(Sanfilippo)病・・・・2, 7, 17, 28, 40, 42, 43, 50, 55, 58, 111, 115, 156, 181, 186, 216, 276, 314
サンフィリッポ(Sanfilippo)病A型・・・・・・2, 7, 11, 17, 55, 68, 81, 111
サンフィリッポ(Sanfilippo)病B型・・・・2, 11, 17, 81, 111, 187
サンフィリッポ(Sanfilippo)病C型・・・・・2, 11, 17, 81, 82, 111, 115
サンフィリッポ(Sanfilippo)病D型
　・・・・・・・・・・・・・・・・2, 11, 17, 81, 111
シアリダーゼ・・・・・・・・・136, 153, 167, 170
シアリドーシス(sialidosis)・・・・・・11, 167, 168, 169, 181, 182
歯牙の形成不全(萌出遅延)・・50, 106, 138, 292
シクロスポリン・・・・・・・・・・・・・・・209, 213
視神経萎縮・・・・・・・・・・・・・42, 43, 44, 124
視神経乳頭異常(浮腫)・・・・・・・・・・・・42, 43
シスチン症・・・・・・・・・・・・・・・・・・・・・・・・12
持続型陽圧呼吸(C-PAP)・・・・・29, 41, 121, 223
歯肉肥厚・・・・・・・・・・・・・・・・・・50, 106, 162
ジメチルメチレンブルー(DMB)・・・・・・65, 276
シャイエ(Scheie)病・・・・2, 7, 11, 33, 40, 42, 50, 54, 59, 72, 102, 216, 221, 223, 304, 314
シャペロン・・・・・・・・・・118, 153, 256, 257, 258
集学的治療(multidisciplinary therapy)
　・・・・・・・・・・・・・・・・・・・・・・・・・290, 292
周術期・・・・・・・・・・・・・30, 32, 40, 41, 205, 207
絨毛生検・・・・・・・・・・・・・・・・・・・・・・・・268
手根管症候群・・・・・・・・・5, 45, 104, 108, 109, 138, 176, 200, 286
出生前診断・・・・・・・・・・・・・・・・137, 268, 269
障害者自立支援法・・・・・・・・・・・・・・295, 296
障害年金・・・・・・・・・・・・・・・・・・・・・・・・296
上気道狭窄・・・・・・・・・・・・・・28, 40, 205, 225
常染色体劣性・・・・・・・70, 82, 97, 102, 115, 119, 131, 141, 142, 143, 144, 150, 154,

		97, 146, 276
	直腸生検 · 54	ヒアルロニダーゼ · · · · · · · 16, 46, 47, 68, 146
159, 161, 164, 167, 172, 175, 186	直腸粘膜電顕像 · 54	ヒアルロニダーゼ（hyaluronidase）遺伝子
小児慢性特定疾患治療研究事業 · · 161, 293, 296	低身長 · · · · · · · 54, 74, 103, 139, 142, 143, 146,	（*HYAL*） · · · · · · · · · · · · · · · · · · 97, 146, 353
小脳失調 · · · · · · · · · · · · · · · · 167, 171, 181	159, 165, 176, 181, 182, 217, 231, 291	ヒアルロニダーゼ（Hyaluronidase）欠損症
心エコー · · · · · · · · · · · 32, 33, 34, 220, 221, 232	デルマタン硫酸（DS）· · · · 2, 11, 15, 23, 29, 42, 46,	· 2, 11, 97, 146
神経幹細胞 · · · · · · · · · · · · · 251, 252, 253, 255	47, 64, 65, 68, 71, 74, 138, 139, 143, 144,	ヒアルロン酸 · · · · · · · · · · · · · · · · 46, 64, 252
人工弁置換術 · 221	154, 156, 231, 232, 276, 279, 300, 304, 321	被角血管腫（angiokeratoma）
滲出性中耳炎 · · · · · · · · · · · 40, 209, 211, 286	伝音難聴 · 40	· · · · · · · · · · · · · · · · 159, 164, 165, 171, 173
新生児スクリーニング（NBS） · · · · 144, 274, 276,	てんかん · · · · · · · · · · · 12, 13, 173, 187, 225	ピクノディスオストーシス · · · · · · · · · · · · · 11, 13
277, 279, 281, 282, 299, 321	電気泳動 · · · · · · · 64, 96, 117, 135, 144, 304, 321	微細欠失 · · · · · · · · · · · · · · · · · 74, 76, 77, 92
心臓弁膜症 · · · · · · · · 102, 107, 109, 119, 177, 290	点変異 · · · · · · · · · · · · · · · 74, 75, 76, 77, 85	微細挿入 · 74, 76, 77
身体障害者手帳 · · · · · · · · · · · · · · 294, 295, 296	動悸 · 32	脾腫大 · · · · · · · · · · · · · · · · · · 102, 112, 227
真皮メラノサイト · 48	東京慈恵会医科大学 · · · · · · · · · · · · · · 319, 321	フェニルケトン尿症 · · · · · · · · · · · · · · · 276, 299
心不全 · · · · · · · · · · · 23, 32, 33, 104, 107, 108,	特異顔貌 · · · · · · · · · · · · · · 42, 141, 229, 231	フコシドーシス · · · · · · · · · · · · 11, 159, 181, 182
109, 138, 139, 170, 182, 187, 210, 214,	特定疾患治療研究事業 · · · · 293, 294, 296, 314	ブスルファン · · · · · · · · · · 209, 214, 215, 217
215, 219, 220, 221, 227, 228, 243, 291	特定疾患治療研究対象疾患 · · · 310, 311, 317, 318	物理的地図（physical map） · · · · · · · · · · · · 98
心弁膜症 · · · · · · 154, 175, 182, 219, 220, 223, 290	特別児童扶養手当 · · · · · · · · · · · 294, 295, 296	フレームシフト · · · · · · 71, 72, 74, 75, 76, 77, 87
錐体外路症状（障害）（ジストニア）· · · · 150, 180	特別障害者手当 · · · · · · · · · · · · · · · · 294, 296	プロサポシン欠損症 · · · · · · · · · · · · · · · · · · 12
水頭症 · · · · 45, 102, 103, 109, 138, 139, 155, 198,	トーヌス · 131, 150	米国麻酔科学会（ASA） · · · · · · · · · · · · · 205
215, 217, 243, 286, 289, 290, 291, 292	トール様受容体（TLR） · · · · · · · · · · · · · · · 19	ヘパラン-*N*-スルファターゼ · · · · · · · · · · 2, 68
睡眠時無呼吸 · · 28, 40, 102, 103, 106, 121, 123,	トリソミー21 · 172	ヘパラン硫酸（HS） · · 2, 11, 15, 17, 23, 29, 42, 47,
126, 138, 198, 205, 217, 227, 233, 243, 290	トルイジンブルー（toluidine blue）（染色）	55, 64, 71, 74, 106, 109, 112, 113, 117, 119,
スフィンゴ脂質 · · · · · · · · · · · · · · · 10, 180, 256	· · · · · · · · · · · · · · 3, 22, 23, 142, 155, 177	138, 143, 144, 156, 200, 232, 279, 304, 321
スフィンゴリピドーシス · · · · · · · · · · · 10, 11, 13		ヘパリチナーゼ · · · · · · · · · · · · · · · · · 278, 279
スプライシング（スプライス） · · · · · · 72, 74, 76,	**な**	ヘパリン · 64
77, 78, 83, 87, 88, 91, 94	ナグラザイム · · · · · · · · · · · · · · · 232, 238, 242	ヘマトキシリン・エオジン（HE）（染色）· · · · · 24
スライ（Sly）病 · · 2, 7, 11, 17, 42, 44, 58, 217, 351	ナンセンス · · · · · · · · · 71, 72, 75, 76, 77, 78, 83,	扁桃（肥大） · · · · · 28, 29, 40, 41, 108, 109, 119,
スルファミダーゼ · · · · · · · · · · · · · · · · · 68, 277	88, 92, 93, 94, 104, 159, 167, 306	121, 123, 126, 138, 198, 205, 208, 225, 291
脆弱X症候群 · 172	難聴 · · · · · 40, 102, 103, 104, 106, 107, 109, 119,	保因者診断 · · · · · · 74, 104, 109, 113, 118, 124,
精神発達遅滞 · · · · 34, 42, 43, 102, 106, 115, 142,	121, 124, 138, 159, 162, 181, 199,	137, 140, 144, 147, 180, 224, 270, 290, 304, 306
165, 167, 172, 207, 274, 288	203, 207, 209, 224, 234, 290, 291	保険収載されたライソゾーム病5疾患の
脊髄圧迫 · · · · · · · · · · · 104, 124, 125, 138, 139,	ニッチ · · · · · · · · · · · · · · · 251, 252, 253, 255	遺伝学的検査および遺伝カウンセリングの
199, 200, 291, 292	日常生活動作（activity of daily life）（ADL）	実施に関するガイドライン · · · · · · · · · 271
脊髄神経障害 · 45	· · · · · · · · · 106, 127, 173, 202, 203, 204, 227	拇指球筋 · 45
全身麻酔 · · · · · · · · · · · · · · · 29, 30, 40, 198, 205,	日本ムコ多糖症親の会 · · · · · · · 234, 308, 310,	ホモシスチン尿症 · · · · · · · · · · · · · · · · · · 299
206, 207, 208, 212, 214	313, 314, 315, 316, 317, 318, 322	
先天性副腎過形成症 · · · · · · · · · · · · · · · · · 299	日本ムコ多糖症研究会 · · · · · · · · 311, 314, 316,	**ま**
造血幹細胞移植 · · · · · · 31, 33, 45, 104, 106, 109,	317, 318, 322	麻酔導入 · · · · · · · · · · · · · 205, 206, 207, 208
120, 126, 139, 160, 199, 200, 203, 209,	尿スクリーニング法 · · · · · · · · · · · · · · · 61, 109	マススクリーニング · · · · 224, 271, 276, 299, 306
212-217, 234, 242, 252, 286, 291, 304	ノイラミニダーゼ-1（NEU1） · · · · · · · · · · · · 167	末梢血幹細胞移植 · · · · · · · · · · · · · · · · · 212
挿入 · · · · · · · · · · · 74, 75, 76, 83, 91, 98, 134, 166	脳萎縮 · · · · · · · · · · 45, 116, 180, 187, 209, 243	末梢神経障害 · · · · · · · · · · · · · · 13, 45, 180, 181
僧帽弁狭窄（mitral stenosis）（MS） · · · · · · · 31		マルチプル（多種）スルファターゼ欠損症（Multiple
僧帽弁肥厚 · 31	**は**	sulfatase deficiency）（MSD）
僧帽弁閉鎖不全（mitral regurgitation）（MR）	肺高血圧 · 29, 31, 33	· · · · · · · · · · · · · · · 12, 109, 154, 156, 181
· · · · · · · · · · · · · · · · · · 31, 33, 106, 219, 221	白内障 · 43, 162, 171	マルトー・ラミー（Maroteaux-Lamy）病
側弯 · · · · · · · 116, 159, 162, 175, 176, 181, 290	ハーラー（Hurler）病 · · 2, 7, 16, 17, 24, 28, 32, 40,	· · · · · · · 2, 7, 11, 16, 28, 40, 42, 44, 46, 49,
	42, 48, 50, 54, 58, 59, 71, 102, 104, 106, 182,	50, 56, 58, 138, 139, 216, 276, 314, 322
た	200, 215, 223, 234, 242, 276, 278, 290, 314	マンノース6-リン酸受容体 · · · · · · · · · · 71, 144,
対症療法 · · · · · · · · 5, 104, 109, 113, 117, 120,	ハーラー・シャイエ（Hurler-Scheie）病 · · · · 2, 7,	237, 239, 251, 262
125, 159, 168, 171, 177, 198, 223,	11, 32, 40, 42, 43, 50,	ミエリン様構造物 · · · · · · · · · · · · · · · 54, 55, 56
225, 234, 286, 288, 290, 309, 310	72, 102, 216, 223, 234	ミオクローヌス · · · · · · · · · · · · · · 167, 168, 171
大動脈弁置換 · · · · · · · · · · · · · · · 31, 34, 220, 221	ハイドロキシアパタイト（HA） · · · · · · · · 127, 239	ミオクローヌスてんかん
大動脈弁閉鎖不全（aortic regurgitation）（AR）	ハプロタイプ · 213	（Unverricht-Lundborg病） · · · · · 12, 13
· 31, 32, 33, 106	バリエナミン誘導体NOEV（N-octyl-4-epi-	ミスセンス · · · · · · 71, 72, 76, 78, 82, 83, 88, 91,
タクロリムス · · · · · · · · · · · · · · · · · · · 209, 213	β-valienamine） · · · · · · · · · · · · · · 258, 259	92, 93, 94, 97, 118, 134, 156, 159, 167, 170
タンデム質量分析 · · 120, 124, 274, 277, 280, 281	バルプロ酸 · 286	ムコリピドーシス · · · · · · · · · · · 12, 54, 104, 109,
タンデムマス · · · · · · · · · · · · · · · · · · · 299, 300	ハンター（Hunter）病 · · · · · · 2, 7, 11, 16, 17, 23,	117, 157, 175, 176, 182, 183, 314
チェリーレッドスポット（斑）cherry red spot	25, 28, 33, 40, 42, 43, 46, 47, 48, 50, 55, 68,	ムコ多糖症Ⅰ型の遺伝子座位 · · · · · · · · · · · · 73
· · · · · 13, 131, 150, 167, 170, 180, 181, 182	74, 76, 106, 202, 209, 216, 229, 270, 314, 322	ムコ多糖症Ⅰ型の酵素・酵素欠損 · · · · · · · · 71
中耳炎 · · 102, 106, 109, 121, 124, 146, 162, 175,	ハンチントン病遺伝子 · · · · · · · · · · · · · · · · · 71	ムコ多糖症Ⅱ型のヘテロ女性例 · · · · · · · · · 229
177, 209, 211, 223, 231, 243, 286, 290, 291	ヒアルロナン（hyaluronan） · · · · · · 2, 11, 15, 68,	
直接酵素測定法 · 277		

ムコ多糖症Ⅱ型の遺伝子 ･････････････76
ムコ多糖症Ⅱ型の遺伝子座位 ･･･････80
ムコ多糖症Ⅱ型の遺伝子変異 ･･･････76
ムコ多糖症Ⅱ型の原因遺伝子････････76
ムコ多糖症Ⅱ型の酵素・酵素欠損･････74
ムコ多糖症ⅢC型の遺伝子異常の機構･･････82
ムコ多糖症ⅢC型の遺伝子座位 ･････82
ムコ多糖症ⅢC型の酵素と酵素欠損･･･82
ムコ多糖症Ⅲ型の遺伝子異常の機構･･･81
ムコ多糖症Ⅲ型の遺伝子座位 ･･･････81
ムコ多糖症Ⅲ型の酵素と酵素欠損････81
ムコ多糖症ⅣA型の遺伝子と遺伝子異常･･･87
ムコ多糖症ⅣA型の遺伝子座位 ･････90
ムコ多糖症ⅣA型の酵素と酵素欠損･･84
ムコ多糖症ⅣB型の遺伝子異常の機構･･･91
ムコ多糖症ⅣB型の遺伝子座位 ･････91
ムコ多糖症ⅣB型の酵素と酵素欠損･･91
ムコ多糖症Ⅵ型の遺伝子異常の機構･･92
ムコ多糖症Ⅵ型の遺伝子座位 ･･･････92
ムコ多糖症Ⅵ型の酵素と酵素欠損････92
ムコ多糖症Ⅶ型の遺伝子異常の機構･･93
ムコ多糖症Ⅶ型の遺伝子座位 ･･･････96
ムコ多糖症Ⅶ型の酵素と酵素欠損････93
ムコ多糖症Ⅸ型の遺伝子異常の機構･･97
ムコ多糖症Ⅸ型の酵素と酵素欠損････97
ムコ多糖症の疫学････････････････････7
ムコ多糖症の患者数･････････････････62
ムコ多糖症の診断数･･･････････････303
ムコ多糖症の発症（生）頻度 ･････7, 68
メソトレキセート･････････････････213
メープルシロップ尿症･････････････299
メラトニン ･･････････････111, 112, 286
メラノソーム ･･････････････････48, 165
免疫捕捉法 ･･･････････････276, 277, 278
免疫抑制剤 ･･･････････････････127, 213, 247
蒙古斑････ 46, 48, 49, 106, 107, 231, 232, 291
毛根････････････････････････270, 271
網膜変性･･･････････････････42, 43, 102
モルキオ（Morquio）病 ････ 2, 7, 28, 33, 40,
　　　　　42, 44, 50, 56, 68, 84, 87, 136, 217, 314
モルキオ（Morquio）病A型 ･････ 2, 7, 11,
　　　　　　　　　　　　　　　16, 84, 119, 239
モルキオ（Morquio）病B型 ･････ 2, 11, 16,
　　　　　　　　　　　　91, 131, 133, 134, 136, 153

や

羊水穿刺･･････････････････････104, 268

ら

ライソゾーム（病）･･･････10, 11, 12, 17, 18, 82,
　　　　　　　157, 200, 245, 256, 261, 293, 319, 322
ライソゾーム蓄積疾患（lysosomal storage
　　disease）（LSD） ･･･････17, 68, 127, 239,
　　　　　　　　　　　　　　276, 281, 290, 299
ラロニダーゼ（laronidase）･･･････219, 220,
　　　　　　　　　　　　　　221, 222, 223, 233
理学療法･･ 104, 121, 125, 126, 198, 286, 291, 292
リピドーシス（脂質蓄積症）････ 10, 175, 180, 182
リポフスチン ････････････････････117
療育手帳･･･････････････････････295, 296
緑内障････42, 43, 44, 124, 126, 138, 187, 208, 291

わ

鷲手･･････････102, 103, 106, 107, 138, 176

数字

1-デオキシガラクトノジリマイシン
　（1-deoxygalactonojirimycin） ････ 256, 263
1-デオキシノジリマイシン（1-deoxynojirimycin）
　･････････････････････････････････263
5-hydroxytryptophan ･･････････････168
6分間歩行 ･･･････････33, 227, 233, 235, 243
8p11.1 ･･････････････････11, 68, 81, 82, 340
12分間歩行試験 ･････････････････237

A

α-L-fucosidase ･･････････････ 159, 164, 165
α-L-iduronidase（IDUA）（α-L-IDU）･･ 5, 11,
　　　　　　　　　71, 73, 112, 219, 242, 261
α-L-イズロニダーゼ ･････ 2, 16, 68, 71, 103,
　　　　　　　　　221, 233, 234, 277
α-L-イズロニダーゼ遺伝子（IDUA）
　･････････････････････71, 73, 104, 326
α-N-acetylglucosaminidase（NAGLU）
　････････････････････ 5, 81, 82, 85, 337
α-N-アセチルグルコサミニダーゼ ･･･････2, 68
α-マンノシダーゼ（α-mannosidase）
　･････････････････････11, 161, 177, 262
α-マンノシドーシス（α-mannosidosis）
　･････････････････････11, 161, 162, 262
acetyl-CoA: α-glucosaminide-
　N-acetyltransferase ･････････････117
Alder-Leily小体 ････････････････154
Alkhayat ･･････････････････････164, 166
API（apnea/hypopnea index）･･････233
Arvio ･･･････････････････････････173
arylsulfatase B（ARSB）･･ 11, 85, 138, 139, 349
ASAガイドライン ･･･････････････205
aspartylglucosaminidase（AGA）
　･･･････････････････････11, 164, 165, 172
ATG（anti-thymocyte globulin）
　･･･････････････････････209, 210, 214, 215
Austin ･･････････････････････････154

B

Barthel index ･････････････････････202
BiPAP（bilevel positive airway pressure）
　･･･････････････････････46, 198, 285
β-galactosidase（β-Gal）･･･････ 11, 12, 85, 133,
　　　　　　　　　　　　150, 164, 165, 170
β-glucuronidase（GUSB）･･･････ 5, 11, 58, 85,
　　　　　　　　　　　　96, 112, 251, 253,
β-ガラクトシダーゼ（GLB1）･････ 2, 13, 68, 91,
　　　　　　　　　133, 134, 135, 150, 151,
　　　　　　　　　153, 164, 167, 170, 256, 259
β-ガラクトシダーゼ遺伝子（GBL1）91, 134, 346
β-ガラクトシダーゼ欠損症 ･･････････13, 256
β-グルクロニダーゼ ･･･ 2, 16, 68, 93, 141,
　　　　　　　　　　　142, 143, 144
β-グルクロニダーゼ遺伝子（GUSB）
　･････････････････････93, 144, 351
β-マンノシダーゼ（β-mannosidase）
　･････････････････････11, 164, 165, 166
β-マンノシドーシス（β-mannosidosis）
　･････････････････････11, 164, 165, 182

C

Chediak-Higashi病 ･･････････････12
CHO細胞（Chinese hamster ovary cell）
　･･･････････71, 120, 233, 237, 239, 261, 262
CPC（セチルピリミジウムクロライド）････65, 135
Crosby-Kuglar型小腸生検器具 ･･･････54
CTAB（セタブロン：セチルトリメチルアンモ
　ニウムブロマイド）･･････････････65, 135

D

Danon病 ････････････････････････12
Desaturation index ･････････････223, 234
difficult airway management（DAM）････205
difficult airway（DA）･･････････････205
Durand ･････････････････････159, 164
dysostosis multiplex（多発性骨形成不全症）
　･･･････････････････････138, 175, 231
D-ガラクトサミン ･････････････････64
D-グルクロン酸（GlcA）･･･････ 15, 17, 64
D-グルコサミン ･･･････････････････64

E

electron dense body ･･･････････････22

F

Fabry（ファブリー）病 ････ 11, 13, 159, 164, 180,
　　　　　　181, 182, 256, 258, 261, 271, 277, 298, 322
Farber病 ････････････････ 11, 13, 181
FIM質問紙 ････････････････････202
Forminoglycine generating enzyme（Fgly）154
founder effect ･･･････････111, 138, 186, 304
FUCA1 ･･････････････････････159
Functional Independence Measure（FIM）202
FVC ･･････････････････233, 235, 236, 243

G

GAG同時定量法 ･･････････････････277
GAG断片結合蛋白（GAGFP）･････････37
Galactose-6-sulfate sulfatase ･･･････ 84, 85
Gaucher（ゴーシェ）病････ 11, 12, 13, 127, 180,
　　　　　　　　　181, 212, 256, 259, 261,
　　　　　　　　　262, 263, 264, 271, 277, 298
General Health Questionnaire（GHQ）
　精神健康調査票 ･･････････････204
GM1-gangliosidosis（GM1-ガングリオシドーシス）
　･･････････････11, 13, 56, 91, 109, 131, 134, 135,
　　　　136, 150, 151, 152, 153, 156, 181, 256, 259
GM2-gangliosidosis（GM2-ガングリオシドーシス）
　････････････････････････････11, 12
GNPTG遺伝子 ･････････････････176

H

heparan N-sulfatase（SGSH）･････ 5, 81, 82,
　　　　　　　　　　111, 113, 115, 262, 335
heparan N-sulfatase 遺伝子（SGSH）･･ 81, 335
heparan-α-glucosaminide N-acetyltransferase
　（HGSNAT）････････････82, 83, 115, 117

heparan-α-glucosaminide N-acetyltransferase
遺伝子(*HGSNAT*) ‥ 81, 82, 117, 118, 340
HUSLAB ································· 174
Hyaluronidase(HYAL) ···· 11, 58, 97, 276, 353

I

IAR(infusion associated reaction) ‥ 233, 237
I-cell disease(アイセル病) ···· 10, 12, 57, 136,
153, 167, 168, 175, 181, 182, 183, 277, 314
Iduronate-2-sulfatase(I2S)(IDS) ···· 5, 46,
74, 85, 109, 235
Iduronate-2-sulfatase 遺伝子(*IDS*) 74, 76, 80,
109, 235, 328
IL-1β ······································ 19
in situ ハイブリダイゼーション(ISH) ‥ 73, 80, 99
International Morquio Resistry ········ 120
iPS 細胞 ···················· 251, 253, 255, 264

J

Japan Elaprase Treatment(JET)study ‥ 235
jelly roll barrel ························· 93

K

Katz index ···························· 202
Krabbe(クラッベ)病 ‥ 11, 12, 13, 180, 181, 262

L

Lamy ······························ 138, 231
laryngeal mask airway(LMA) ······ 206, 207
LC/MS/MS ··············· 275, 277, 278, 279
Luxol Fast Blue(LFB)(染色) ············ 24
L-イズロン酸 ···················· 15, 64, 112
L-イズロン酸スルファターゼ ········ 2, 16, 68

M

MAN2B1 ······························· 161
mannose 6-phosphate receptor ··········· 235
Maroteaux ·························· 138, 231
membranous cytoplasmic body(MCB)
((膜様)顆粒状封入体)
············ 22, 25, 133, 142, 150, 156, 175
metachromasia ·························· 3
MPS国際シンポジウム ·············· 311, 313
MyD88 ····························· 19, 38

N

N-Acetylgalactosamine 4-sulfatase
···················· 5, 139, 242, 261, 277
N-acetylgalactosamine 6-sulfate sulfatase
(GALNS) ············ 84, 85, 86, 87, 119,
120, 124, 126, 127, 239
N-acetylgalactosamine 6-sulfate sulfatase
遺伝子(*GALNS*) ·········· 87, 88, 90, 342
N-acetylglucosamine 6-sulfatase(GNS)
··················· 81, 111, 113, 341
N-acetylglucosamine 6-sulfatase 遺伝子
(*GNS*) ···························· 81, 341
Natowicz病 ·························· 42, 44
Niemann-Pick(ニーマン・ピック)病 ···· 11, 12,
13, 23, 157, 180, 181, 262, 263, 277
NIPPV(non-invasive positive pressure
ventilation) ···················· 177, 223
NOV(N-octyl-β-valienamine) ······ 258, 259
N-アセチルガラクトサミン 4-スルファターゼ
······························· 2, 68, 138
N-アセチルガラクトサミン 6-スルフェイト スル
ファターゼ ··························· 2, 68
N-アセチルガラクトサミン(Gal *N*Ac) ···· 15, 133
N-アセチルグルコサミン 6-スルファターゼ·· 2, 68
N-アセチルグルコサミン(Glc*N*Ac) ······ 15, 133
N-ブチルデオキシノジリマイシン
(*N*-butyldeoxynojirimycin) ········ 263

P

Papillon-Lefevre症候群············· 11, 13
PAS(染色) ················ 3, 22, 23, 117, 177
pebbly-appearing papules ··············· 46
Pollitt ······························ 164, 172
Pompe(ポンペ)病 ···· 11, 181, 261, 262, 263,
271, 277, 278, 298, 299
PPCA 遺伝子 ······················ 164, 170
pseudo-Hurler polydystrophy ··········· 175
pseudodeficiency ···················· 93, 94

Q

quality of life(QOL) ········· 5, 34, 106, 109,
120, 126, 198, 202, 220, 243,
253, 274, 292, 298, 312, 318

R

reilly小体 ······························· 3
RANKL ································· 39

S

Salla病(シアル酸尿症) ···················12
Sandhoff病································11
Schindler-Kanzaki病 ·················· 11
Schuwann 細胞 ·························54
sialidase(sial) ······ 11, 12, 164, 165, 170, 171
Sly ······················ 93, 141, 142, 143
State-Trait Anxiety Inventory(STAI)状態・
特性不安検査 ····················· 204
Sudan(染色) ·······················3, 22
SUMF1遺伝子 ······················ 157

T

Tay-Sachs(テイ-サックス)病 ‥ 11, 16, 150, 263
TGF-β ································· 19
TNF-α ···························· 19, 37, 38
Toll-like receptor4(TLR4) ·········· 37, 39

U

UA/C（ウロン酸／クレアチニン)比 ···· 58, 60

V

Von Figra ···························· 154

W

Wolman病··················· 11, 180, 181

X

X連鎖性(染色体)劣性 ···· 3, 75, 76, 186, 229

Z

zebra body ···················· 4, 22, 25, 54

ムコ多糖症 UPDATE	ISBN 978-4-9903927-2-7

2011年12月1日　　　第1版　第1刷　発行

総 監 修	折居忠夫（代表）
編　　集	井田博幸、衞藤義勝、奥山虎之、鈴木康之、田中あけみ
発　　行	株式会社イーエヌメディックス
	〒102-0076 東京都千代田区五番町12 ドミール五番町2057
	TEL03-5210-3379　FAX03-5210-3389
	E-mail　enmedix@ny.airnet.ne.jp
制作印刷	株式会社 アドメディア

© Tadao Orii　2011　Printed in Japan
乱丁・落丁の場合はお取り替えいたします。